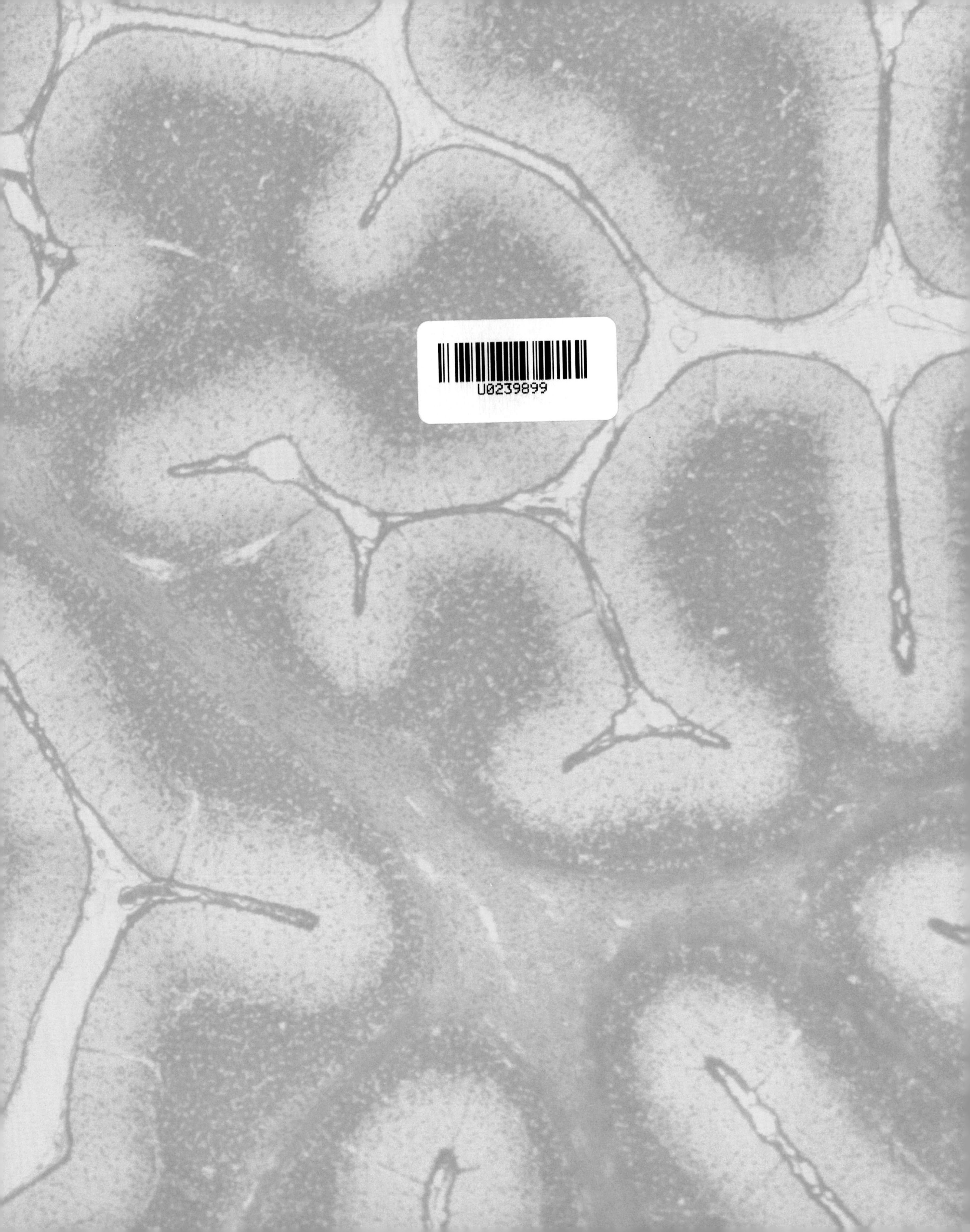

DK大脑百科

关于大脑解剖结构、功能和疾病的图解指南

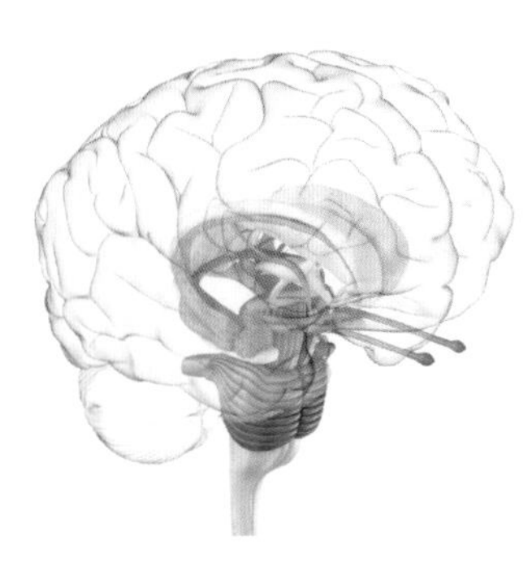
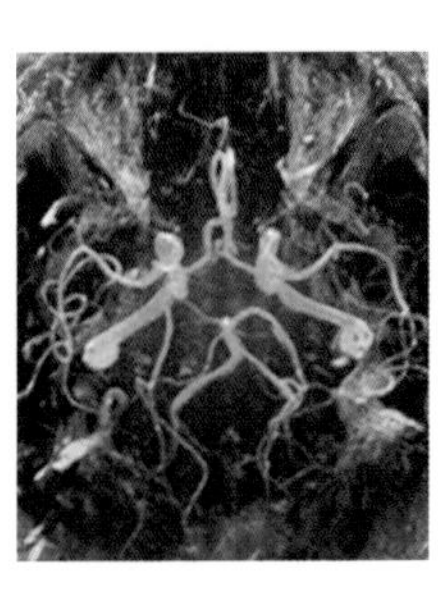
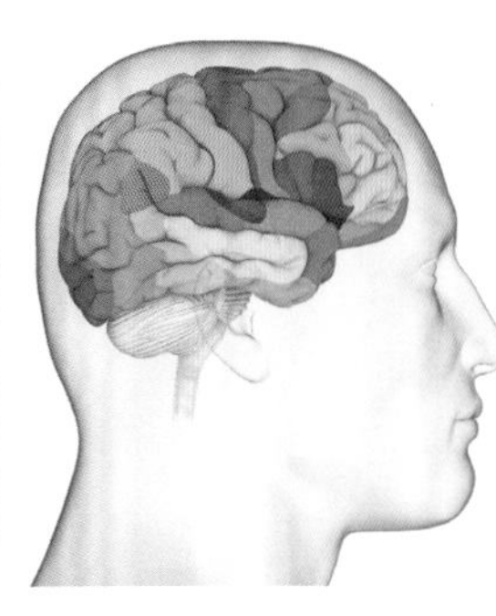
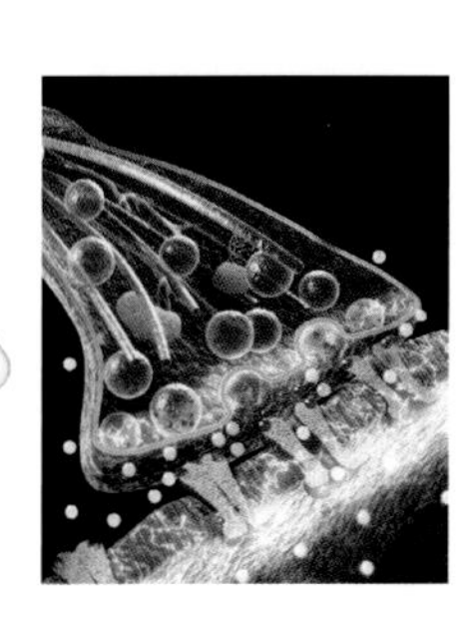
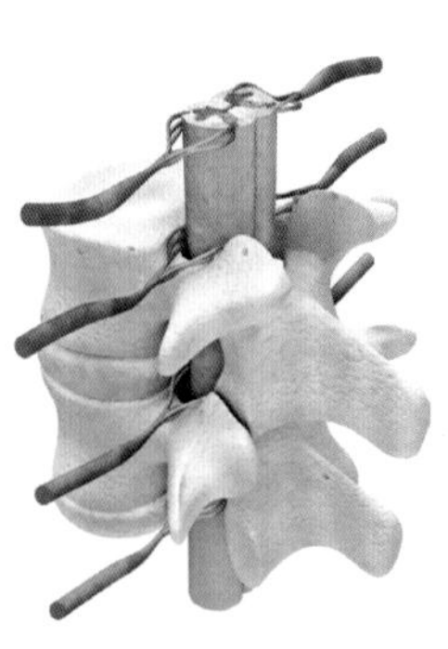

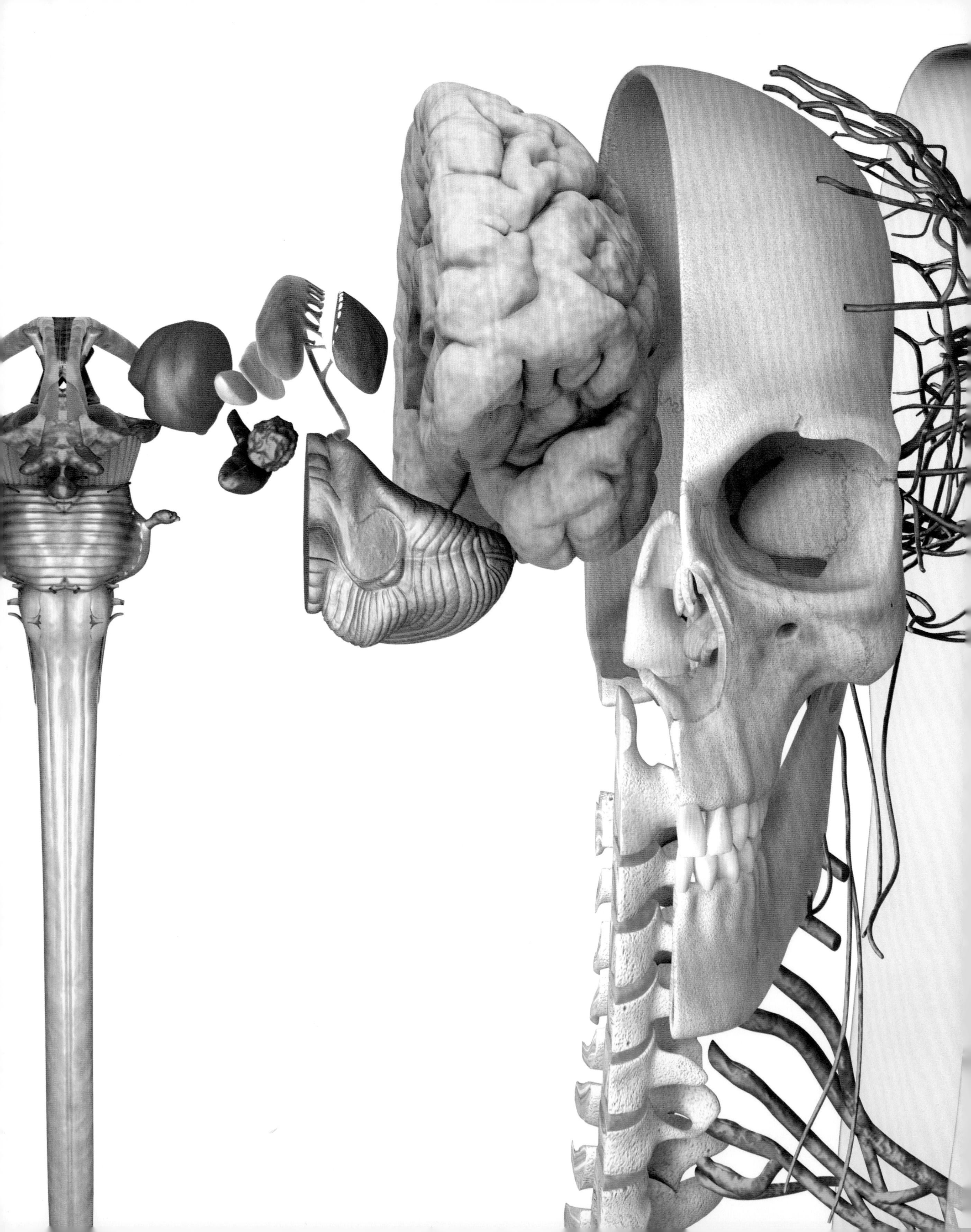

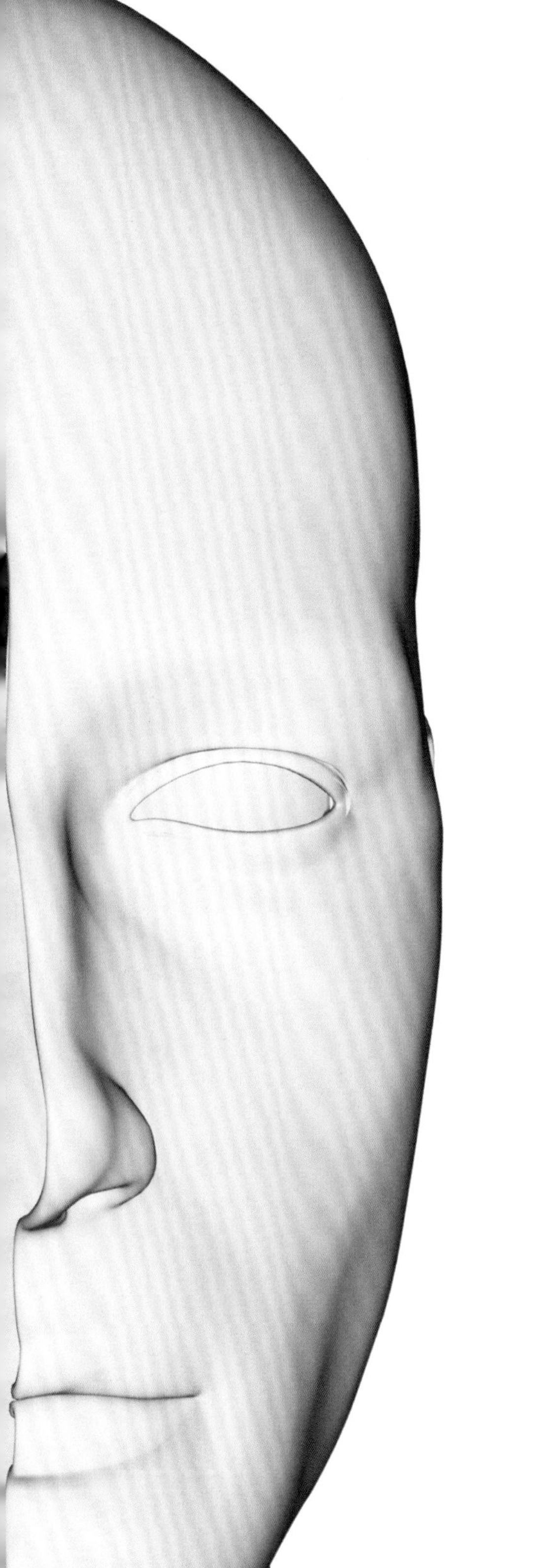

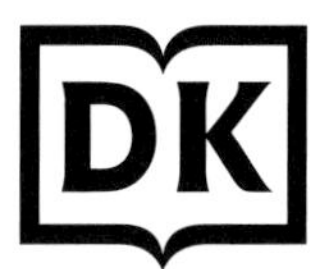

DK大脑百科

关于大脑解剖结构、功能和疾病的图解指南

The Brain Book

著　〔英〕丽塔·卡特（Rita Carter）
〔英〕苏珊·奥尔德里奇（Susan Aldridge）
〔英〕马丁·佩奇（Martyn Page）
〔英〕史蒂夫·帕克（Steve Parker）

顾问〔英〕克里斯·弗里斯（Chris Frith）
〔英〕乌塔·弗里斯（Vta Frith）

译　吕　捷　秦　琳

北京科学技术出版社

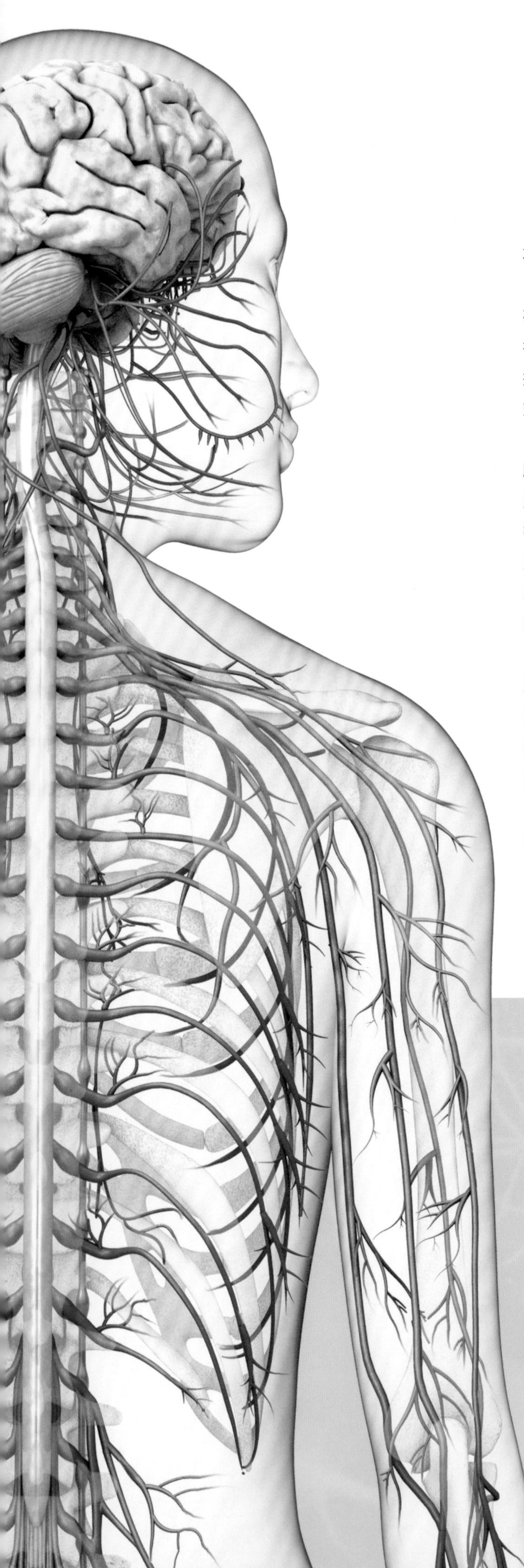

目录

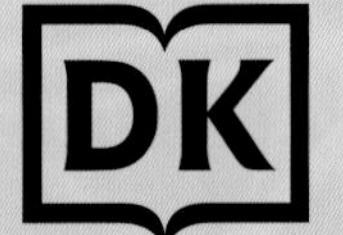

著作权合同登记号 图字：01–2019–1583

图书在版编目（CIP）数据

DK大脑百科：关于大脑解剖结构、功能和疾病的图解指南 /（英）丽塔·卡特（Rita Carter）等著；吕捷，秦琳译. 一北京：北京科学技术出版社，2024.6
书名原文：The Brain Book
ISBN 978-7-5714-1793-2

Ⅰ. ①D… Ⅱ. ①丽… ②吕… ③秦… Ⅲ. ①脑科学—普及读物 Ⅳ. ①R338.2-49

中国版本图书馆CIP数据核字（2021）第178210号

责任编辑：赵美蓉
文字编辑：王元秀
责任校对：贾　荣
责任印制：吕　越
图文制作：北京锋尚制版有限公司
出 版 人：曾庆宇
出版发行：北京科学技术出版社
社　　址：北京西直门南大街16号
邮政编码：100035
ISBN 978-7-5714-1793-2
电　　话：0086-10-66135495（总编室）
　　　　　0086-10-66113227（发行部）
网　　址：www.bkydw.cn
印　　刷：北京华联印刷有限公司
开　　本：787 mm × 1092 mm　1/8
字　　数：320千字
印　　张：33
版　　次：2023年4月第1版
印　　次：2024年6月第2次印刷

定　　价：238.00元

www.dk.com

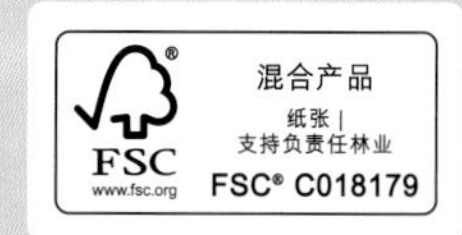

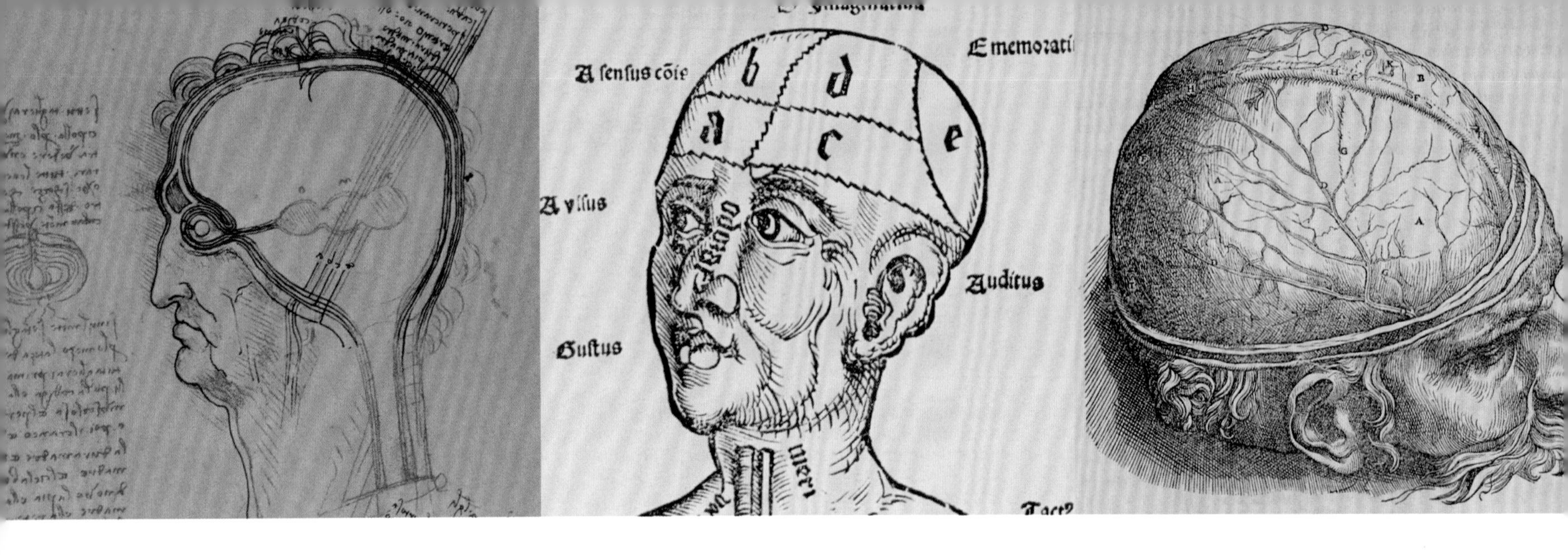

不是普通的器官

人脑是独一无二的。就外观而言，它不是特别讨人喜欢，它是重约1.4千克波纹状结构的器官，其质地介于果冻和冷黄油之间。它不会像肺一样扩张和收缩，不会像心脏一样泵血，也不会分泌液体。如果打开某人的头颅往里看，你不会发现太多新奇的东西。

意识的所在

公元前的几个世纪，人们普遍认为颅骨里的东西是不重要的。当古埃及人把死者制成木乃伊的时候，他们把死者的脑掏出来丢弃，却小心翼翼地保存着死者的心脏。古希腊哲学家亚里士多德认为脑是冷却血液的散热器。法国哲学家勒内·笛卡尔对脑有更高的认识，他认为脑是一种精神与肉体交流的天线。直到现在，我们才认识到脑的全部功能。脑最基本的功能是维持身体其他部分的活力。在脑内的1 000亿个神经元中，有些是调节心跳、呼吸和血压的，还有些是控制食欲、性欲和睡眠周期的。在此基础上，脑还会产生引导行为的情绪、感知和思想等。然后，它指导并控制行动。最后，它负责思想本身的自觉意识。

动态的脑

直到100多年前的一项“自然试验”才证实了脑与意识相关联——在意外事故中，受到头部创伤的患者的行为发生异常。通过观察这些幸存者，医生绘制出脑的不同区域图，然后将他们的行为缺陷与他们脑的受损区域相匹配，但是科学家必须等到幸存者死亡后才能观察到生理证据，所以这项工作进展缓慢。直到20世纪初，关于意识的物理基础的全部知识才可以包含在一本书之中。从那以后，科技进展推动了神经科学革命。先进的显微镜使人们详细观察脑的复杂解剖结构成为可能。随着对电的了解日益加深，使人们能够识别脑动态，并且随着脑电图（electroencephalogram，EEG）的出现使脑动态可被观察和测量。最后，脑功能成像仪的出现使科学家能看到活体脑的内部结构，并观察其运作机制。在过

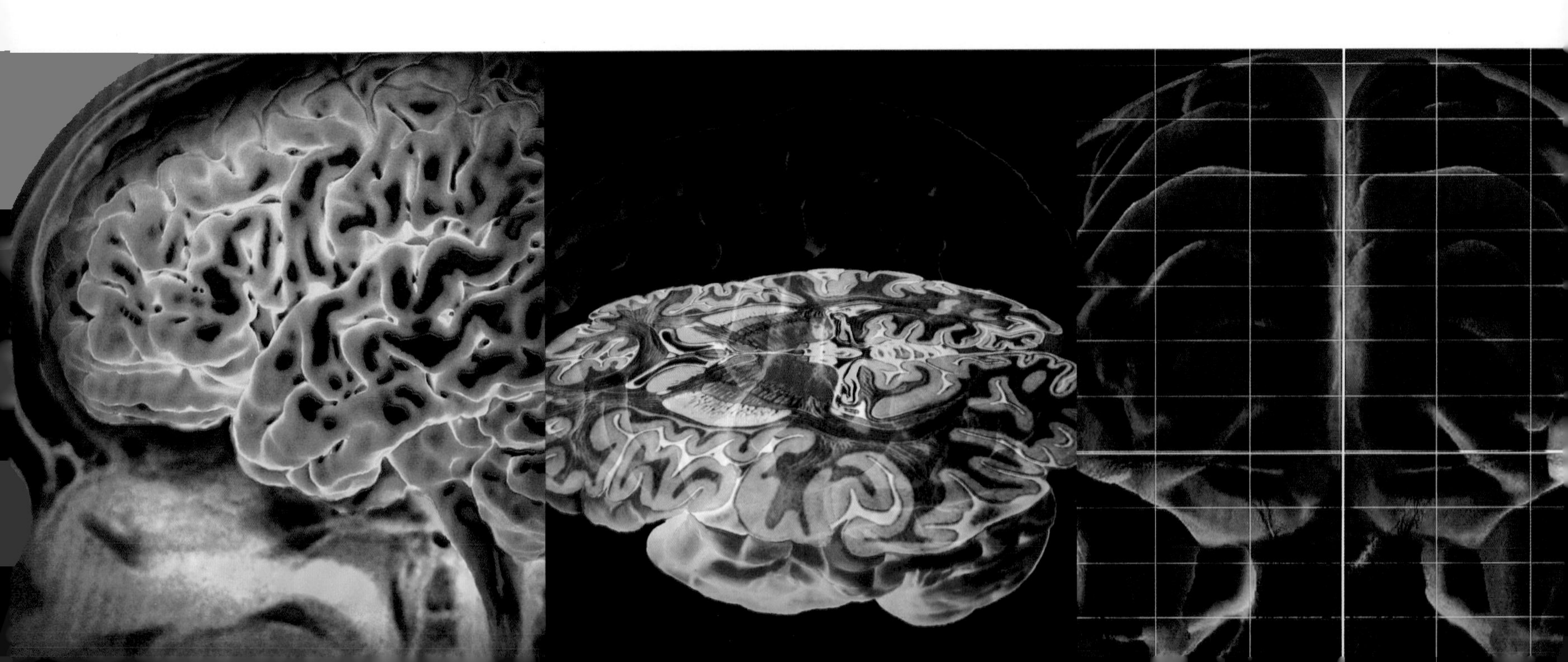

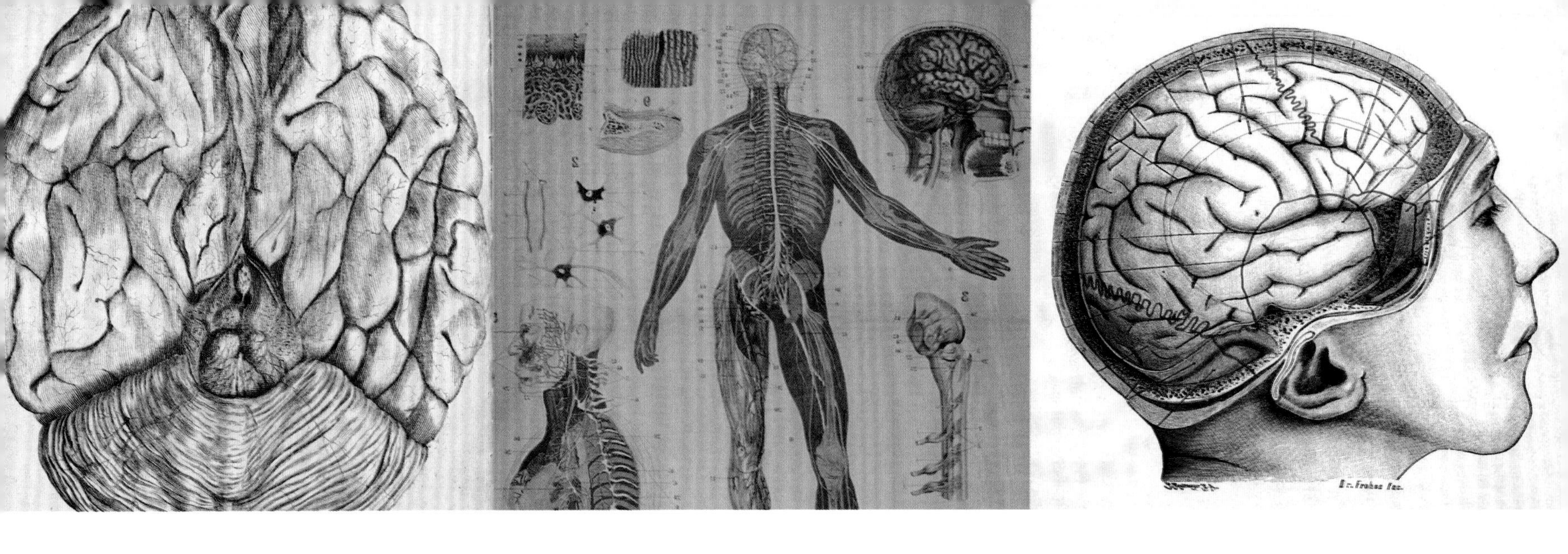

去的20年里，正电子发射断层成像（positron emission tomography, PET）、功能性磁共振成像（functional magnetic resonance imaging, fMRI）及最近的脑磁图（magnetoencephalography, MEG）的综合应用帮助我们绘制了一幅更详细的脑功能图。

无限的风景

通过现代技术手段，今天我们能指出维持我们生命进程正常运行的回路，产生神经递质的细胞，信号从一个细胞传到另一个细胞的突触，传递痛觉或移动四肢的神经纤维。我们知道我们的感觉器官是如何将光束和声波转换成电信号，并且我们能追踪它们的转换通路，找到对它们做出反应的特定皮质区域。我们知道这些刺激被一个组织块——杏仁核衡量、评估并转化为情感。我们能看到海马检索记忆或者前额皮质做出道德判断，能识别与娱乐、同理心有关的神经模式，甚至还能看到一个人因对手遭遇失败而产生幸灾乐祸的快感。从成像研究中得到的图像不仅仅是一张地图，它还揭示了脑是一个令人惊讶的、复杂的、敏感的系统，其中每个部分都相互影响。例如，由额叶执行的“高水平”认知功能反馈会影响感官体验，因此，当我们看一个物体时，我们所看到的往往是由期望和光线进入视网膜的效果共同塑造的。相反，脑最复杂的产物可能依赖于其最低级的机制。例如，智力判断是由情感反应驱动的，并且意识可以被低级脑干的损伤所扼杀。让人更迷惑的是神经系统并没有在颈部停留，而是延伸到脚趾尖。有些人认为它会继续延伸且涵盖与之相互作用的其他意识。针对脑神经科学的研究仍在进展中，并且没有人知道脑最终的图像是什么样子。也许因为脑是如此复杂，所以它永远不会完全了解自己。因此，不能把本书看作是对脑的完整描述。相对脑的复杂程度，本书只是今天所知的人类脑自下而上的一幅单一视图。你一定感到很惊奇吧！

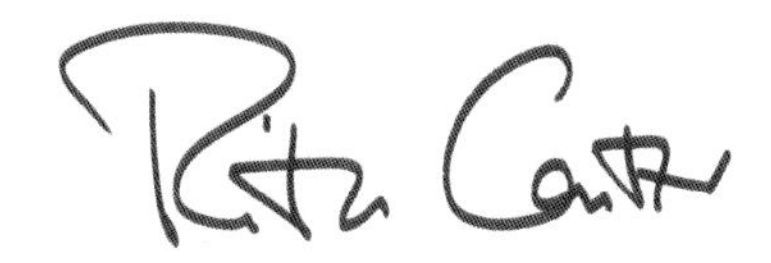

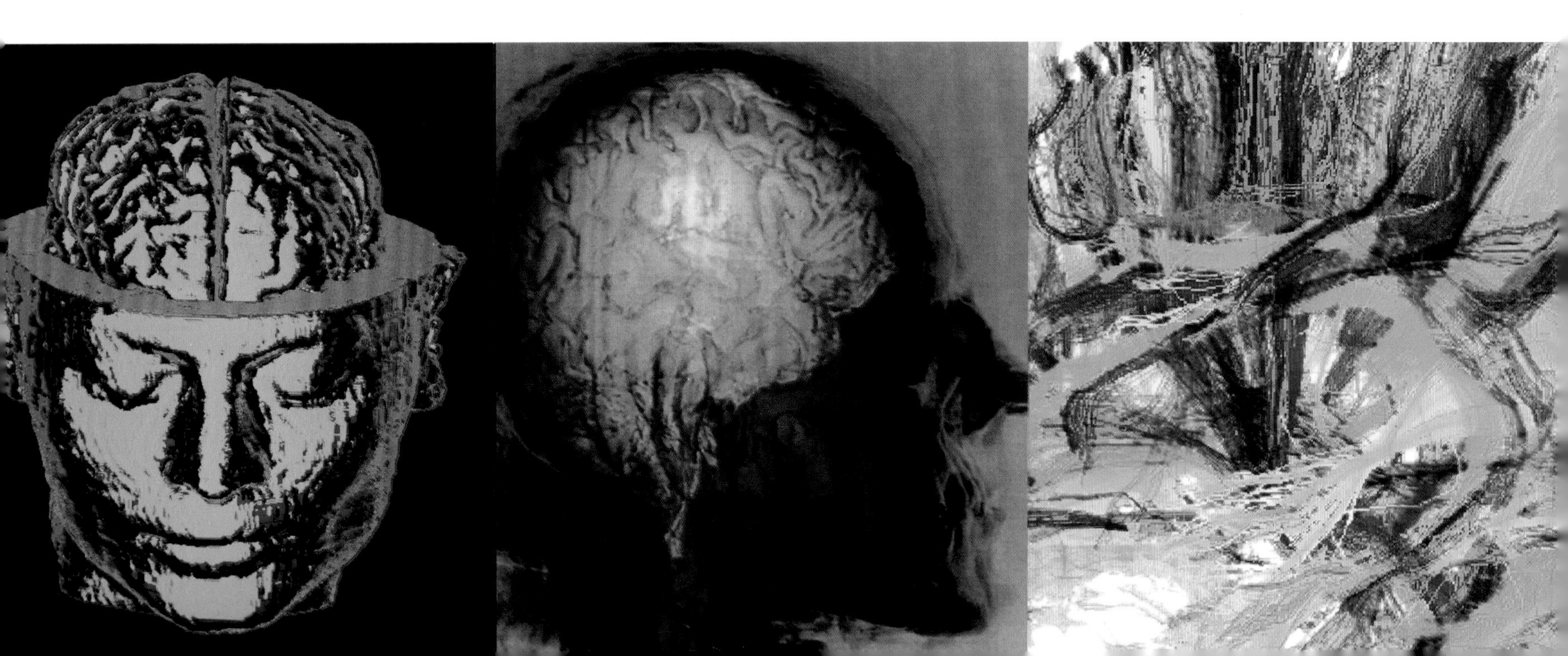

研究脑

随着人们对这一神秘器官认识的不断深入，脑成为最后一个被解密的人类器官。很长一段时间，人们甚至不知道脑的作用。研究其解剖结构及功能的过程历经了数千年，漫长而艰苦。

探索脑

研究脑特别困难，因为其结构微小且研究它的过程无法用肉眼看到。更糟糕的是，脑最有趣的产物——意识，不像是一个物理过程，因而没有显而易见的证据让我们的祖先把它和脑联系起来。然而，几个世纪以来，哲学家与医生对脑有了一定的了解，并且在过去25年，随着脑成像技术的发展，神经科学家在曾经完全神秘的领域绘制了一幅详细的结构图。

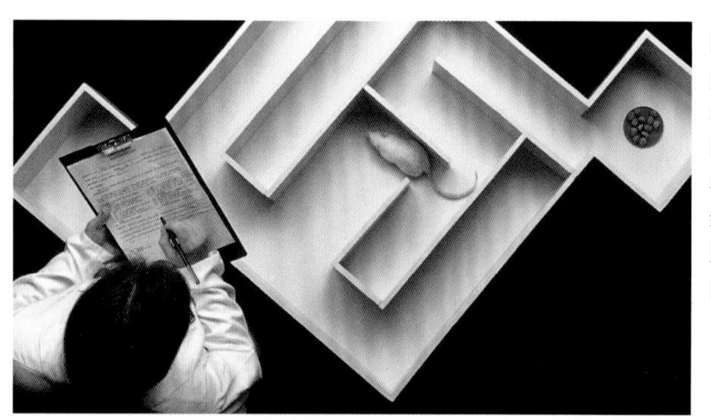

利用大鼠
大鼠的脑与人类的脑非常相似。在成像技术被开发出来之前，科学家能直接看到脑组织的唯一方法是利用大鼠或其他动物的脑。

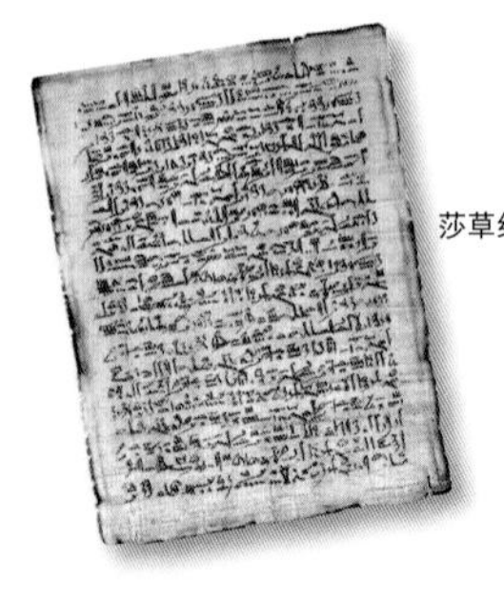

莎草纸

公元前4000年
早期苏美尔人的文字记录了罂粟籽带来的欣快效应。

公元前2500年
环锯术（在颅骨打孔）在很多文化中都是一种常见的手术，可用于缓解诸如癫痫等脑部疾病，或者出于习俗仪式或心灵信仰上的原因应用。

钻孔

公元前1700年
埃及莎草纸上的文字对脑进行了细致的描述，但是古埃及人对这个器官的评价不高。与其他器官不同的是，在制成木乃伊之前，脑被移除或丢弃，表明它被认为在未来的化身中没有任何用处。

公元前450年
古希腊人开始认识到脑是人类感觉中心。

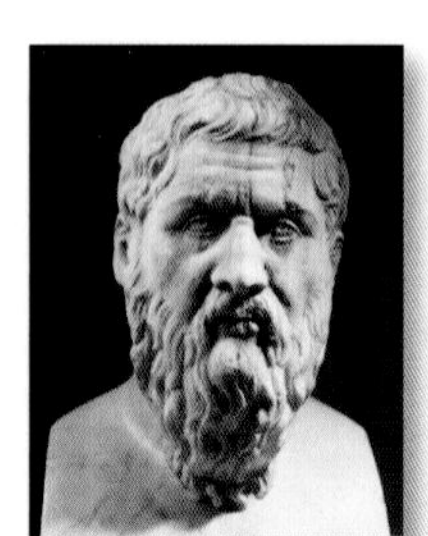

柏拉图

公元前387年
古希腊哲学家柏拉图在雅典授课，他相信脑是思维过程的中心。

公元前335年
古希腊哲学家亚里士多德重申了古老的信念，即心脏是上等器官。他声称脑是防止身体过热的散热器。

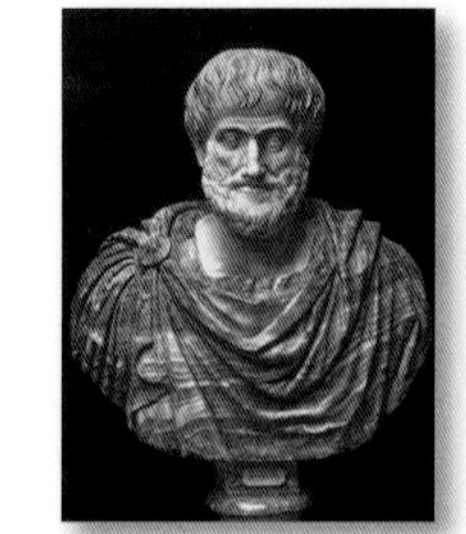

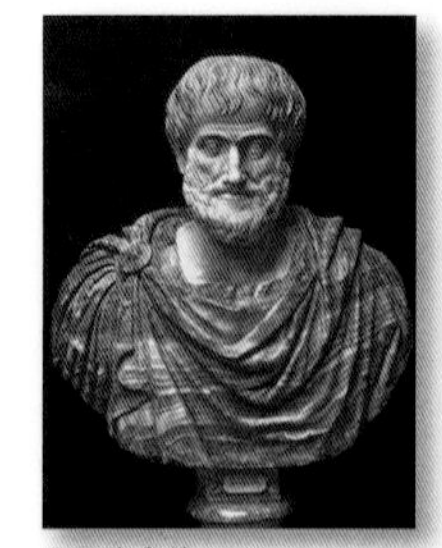

亚里士多德

公元前170年
古罗马医生盖伦认为人的情绪和性格是由4种“体液”（保存在脑室内的液体）决定的。这一观念延续了1 000多年。盖伦的解剖学描述主要是基于对猴子和猪的研究，这个描述被几代医生使用。

盖伦在工作

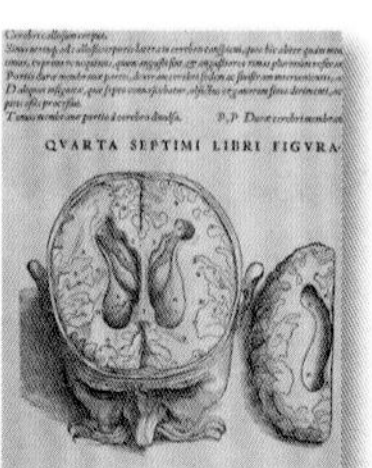

描绘脑的结构

1543年
欧洲医生安德烈亚斯·维萨里出版了第一部“现代”解剖学著作，里面详细描绘了人脑的结构。

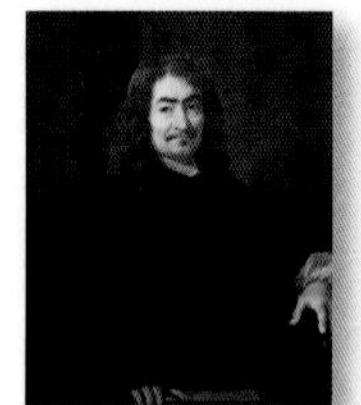

勒内·笛卡尔

1649年
法国哲学家勒内·笛卡尔把脑描述为一个控制行为的液压系统。“高级”精神功能是由一个精神实体产生的，然而，它通过松果体与身体相互作用。

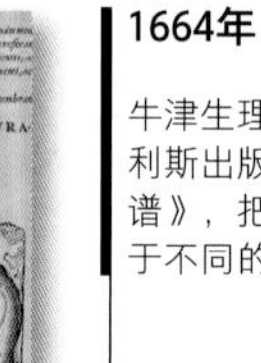

1664年
牛津生理学家托马斯·威利斯出版了第一部《脑图谱》，把各种脑功能定位于不同的脑“模块”。

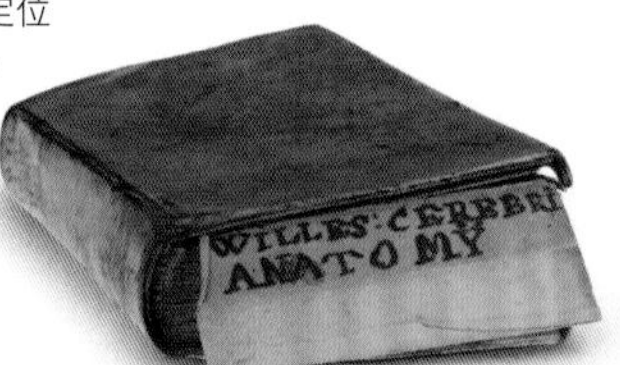

脑图谱

1774年
德国医生弗朗茨·安东·梅斯默提出了“动物磁力”，后来称作催眠。

1791年
意大利物理学家路易吉·伽伐尼通过让青蛙的腿抽搐而发现了神经活动的电基础。

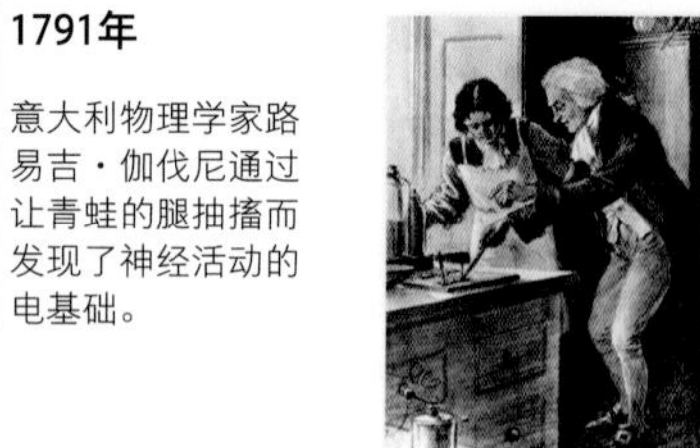

路易吉·伽伐尼（右）

1848年
菲尼斯·盖奇的脑被一根铁棍穿过（见第141页）。

1849年
德国物理学家赫尔曼·冯·亥姆霍兹测量了神经传导的速度，继而发展出感知依赖于“无意识推理”的思想。

公元前4000年 | 公元前3000年 | 公元前2000年 | 公元前1000年 | 1500年 | 1600年 | 1700年 | 1800年

成像技术

直到最近，科学家们对脑的运作方式才有了更多的了解。他们将视觉、言语等功能与脑内相应区域相对应的唯一方法是找到一个因创伤导致某种脑功能受损的患者，等到他年老后观察其脑损伤的部位和程度。否则，科学家只能通过观察患者的行为来猜测其脑内发生了什么。今天，现代成像技术，如磁共振成像（magnetic resonance imaging, MRI）和EEG（见第12页），使神经科学家可以观察到一个人在执行任务时或思考过程中脑内的电活动。这使得他们能够把行为、情绪等与脑内特殊类型的活动联系起来。成像技术使神经科学领域的“知识爆炸”成为可能，并加深了我们对脑及其运作方式的理解。

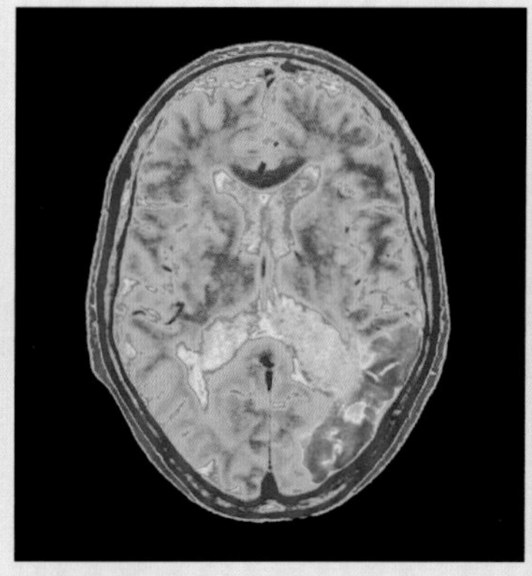

磁共振成像
脑部扫描能显示损伤组织——上面MRI扫描图内的红色区域表示脑卒中引起的损伤。

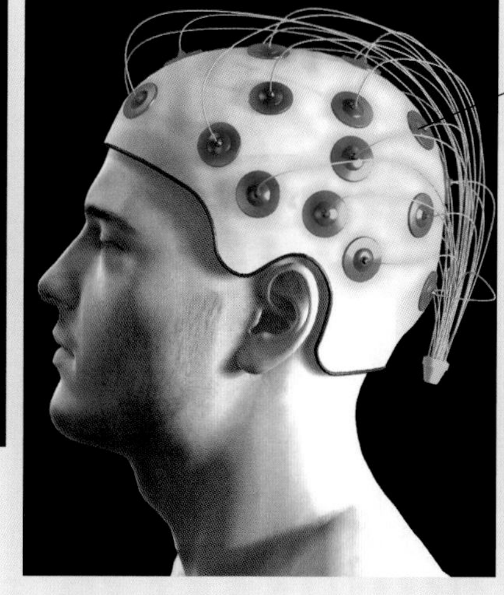

电极
神经活动可以通过将电极连接到头皮上来测量。这些电极接收脑中的电活动，并把它转化为数字信号。

1850年
弗朗茨·约瑟夫·加尔创立了颅相学（见第10页），它把不同的人格特征归因于头部的特定区域。

1859年
查尔斯·罗伯特·达尔文出版了《物种起源》。

1862—1874年
布罗卡与韦尼克（见第10页）发现了脑内两个主要的语言区。

1873年
意大利科学家卡米洛·高尔基出版了《硝酸银染色法》，使人们能完整地看到神经。他在1906年获得诺贝尔奖。

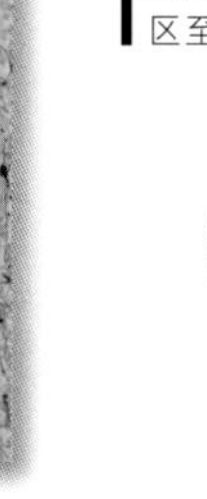

神经元

1874年
卡尔·韦尼克出版了《失语》（脑损伤后出现的语言障碍）。

1889年
圣地亚哥·拉蒙·卡哈尔在神经元学说里提出神经元是独立元素，是脑的基本单位。他在1906年获得诺贝尔奖。

约1900年
西格蒙德·弗洛伊德放弃了早期神经科职业而去学习心理动力学。弗洛伊德心理分析的成功使生理精神病学黯然失色达半个世纪之久。

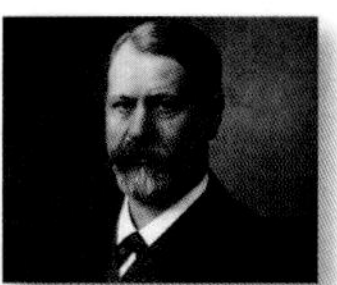

西格蒙德·弗洛伊德

1906年
圣地亚哥·拉蒙·卡哈尔描述了神经元是如何交流的。

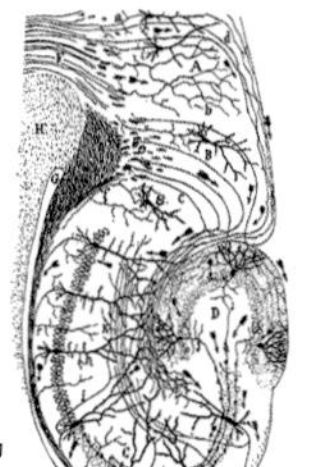

啮齿类海马神经元

1906年
阿诺斯·阿尔茨海默提出了阿尔茨海默病（见第231页）。

1909年
科比尼安·布罗德曼根据神经结构描述了52个不同的皮质区。这些分区至今仍在应用（见第67页）。

皮质图

1914年
英国生理学家亨利·哈利特·戴尔分离出了乙酰胆碱，这是第一个被发现的神经递质（见第73页）。他在1936年获得诺贝尔奖。

1919年
爱尔兰神经科医生戈登·摩根·福尔摩斯发现了视觉位于初级视皮质。

1924年
汉斯·伯杰制作了第一个脑电图。

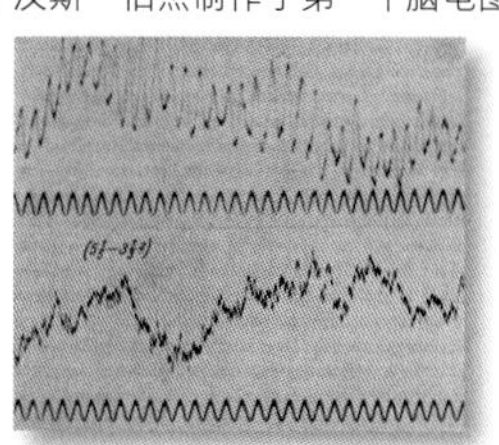

脑电图

1927年和1930年
1927年，葡萄牙神经科医生埃加斯·莫尼兹发明了脑血管造影术，这是支持科学家制作脑图像的首批技术之一。1930年，他进行了第一例脑叶白质切除术（后来被称为脑叶切除术，见第11页）。

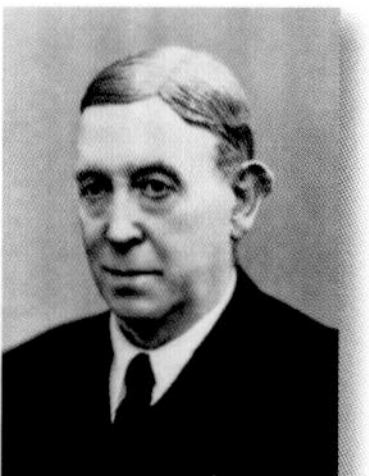

埃加斯·莫尼兹

1953年
布兰达·米尔纳描述了患者HM（见第159页）在做了海马手术后丧失记忆。

1957年
彭菲尔德与拉斯穆森设计了一个代表脑运动和感觉支配区的小矮人（见第10、103页）。

1970—1980年
脑扫描发展期：正电子发射断层成像（PET）、单光子发射计算机断层成像（single photon emission computed tomography，SPECT）、MRI和MEG都在这10年出现。

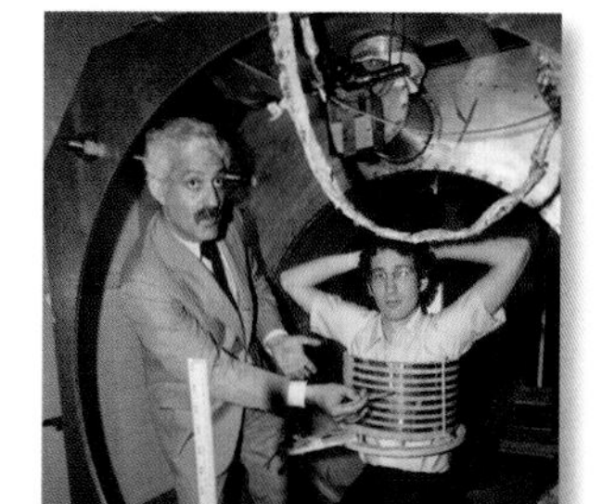

早期磁成像

1973年
蒂莫西·布利斯和泰耶·洛莫描述了长时程增强的概念（见第158页）。

1981年
罗杰·沃尔科特·斯佩里因对两个大脑半球不同功能（见第11、204页）的研究而被授予诺贝尔奖。

1983年
本杰明·利伯特发表了《有意识意志的时机》（见第11页）。

1991年
帕尔马的贾科莫·里佐拉蒂发现镜像神经元（见第122、123页）。

2013年
欧盟和美国启动人脑计划，其是一个全球性的合作项目，提供了神经元之间的第一张连接图。

1900年

2000年

神经科学的里程碑

我们所知道的关于脑的大部分知识都是通过漫长而艰苦的研究获得的，这些研究通常需要很多人的参与。然而，神经科学的历史偶尔也会被一些新奇的发现或想法打断，这些发现或想法通常源自一位科学家的工作。其中的一些发现或想法随后被证明是有价值的，而另一些尽管有影响力，却被证明是行不通的。

颅相学

弗朗茨·约瑟夫·加尔

加尔认为可以通过触摸颅骨的轮廓来解读人格。他认为脑的不同部分负责不同的功能，功能最强的部分结构也相应较大，使颅骨明显隆起且可以测量。这个理论在19世纪的美国和欧洲非常受欢迎，几乎每个城镇都有一所颅相学研究所。尽管这在如今看来是无稽之谈，但加尔的脑功能定位的观点在很大程度上是正确的。以定位脑功能为目标的影像研究通常被称为“现代颅相学”。

颅相学头部模型

类似这样的模型显示，颅骨上的凸起代表一个人的性格，其类别包括“温和”或“仁慈”。

失去了自己的人

菲尼斯·盖奇

这位有礼貌、很受欢迎的美国铁路工人的行为在一次事故中致大脑受损（见第141页）之后发生了戏剧性的改变，变得“非常不敬”。他的案例第一次表明社会和道德判断等能力可以由额叶决定。

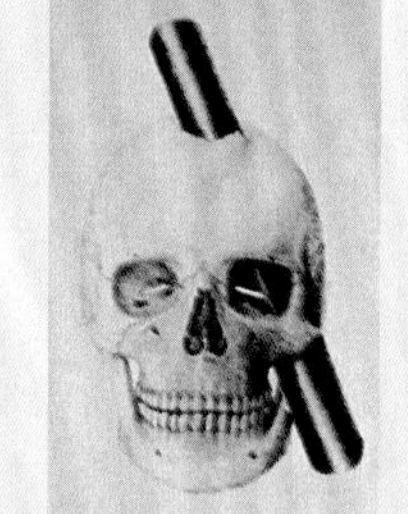

致命的损伤

这个重建的菲尼斯·盖奇的颅骨显示一根铁棍是如何损伤其大脑额叶的。

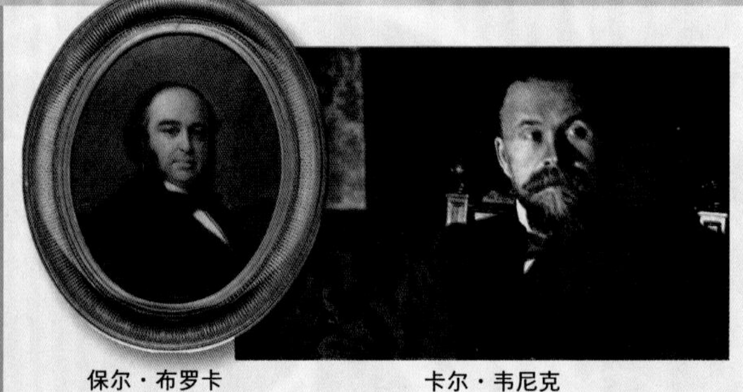

保尔·布罗卡　　卡尔·韦尼克

语言区

布罗卡与韦尼克

1861年，法国医生保尔·布罗卡描述了一位他称作“Tan”的患者，因为“Tan”是这位患者能说的唯一的词。在Tan去世后，布罗卡检查了他的脑，发现他的左半球额皮质部分受损。这部分脑区后来被称作“布罗卡区”（见第148页）。1876年，德国神经科医生卡尔·韦尼克发现脑不同部位（后来被称作“韦尼克区”）的损伤也会导致语言问题。这两位科学家第一次清楚地定义了脑的功能区域。

早期脑植入物

何塞·德尔加多

西班牙神经科医生何塞·德尔加多博士发明了一种可以通过无线电波操控的脑植入物。他发现通过按下按钮能够控制动物和人的行为。在1964年进行的一项著名的试验中，德尔加多面对一头正向他冲过去的公牛，通过激活公牛脑内的植入物让公牛停在自己的脚边。在另一项试验中，他在一只欺侮同伴的黑猩猩脑内植入了一个装置，他把控制装置的开关放在笼子里，这样受欺负的黑猩猩就能用它“关掉”欺负者的不友好行为。

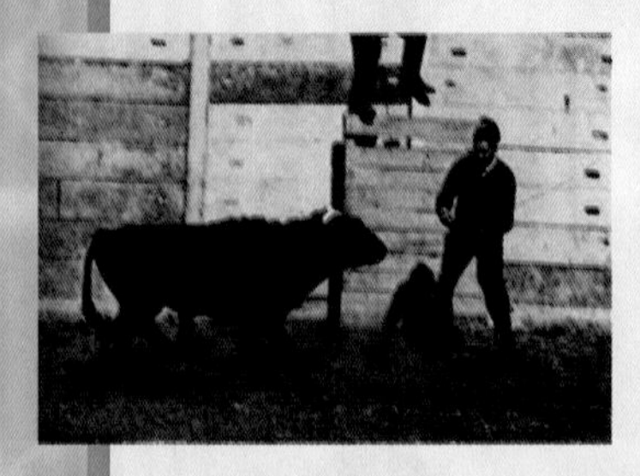

德尔加多和公牛

绘制脑图

怀尔德·彭菲尔德

第一幅详细的人类脑功能图是由加拿大神经外科医生怀尔德·彭菲尔德绘制的。他与接受手术治疗的癫痫患者进行合作，当患者的脑被暴露且其意识清醒时，彭菲尔德用电极探测患者的大脑皮质并记录他接触每一个部位时患者的反应。彭菲尔德的研究首次揭示了颞叶在回忆中的作用，并且绘制了控制运动和提供身体感觉的皮质区域图。

加拿大邮票

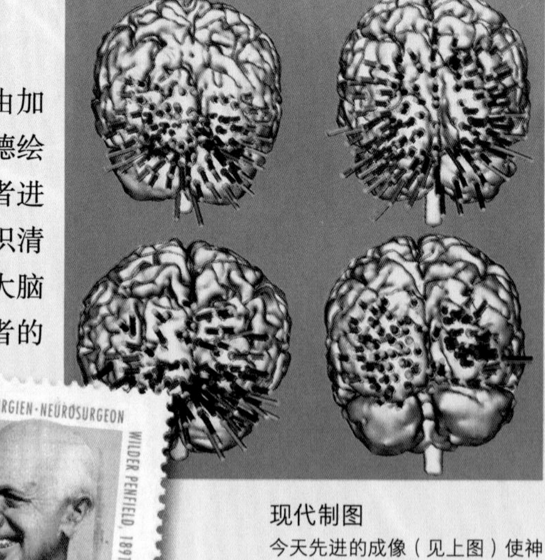

现代制图

今天先进的成像（见上图）使神经活动能与心理任务相匹配。然而，大部分基本图是由彭菲尔德在半个世纪之前绘制的。

脑叶切除术

1930年，葡萄牙神经科医生埃加斯·莫尼兹进行了第一例脑叶白质切除术（后来被称为脑叶切除术），他发现切断从额皮质到海马的神经联系能缓解一些患者的精神病症状，在这之后这个手术开始被推广。美国外科医生沃尔特·弗里曼在莫尼兹的工作基础上继续研究，他发明了“冰锥脑叶切除术”。1936—1950年，他主张采用脑叶切除术治疗一系列疾病，40 000~50 000名患者接受了脑叶切除术。因为这个手术当时被滥用，所以现在令人憎恶。然而，在很多病例中，它减轻了患者的痛苦：英国的一项对患者的随访显示，41%的患者已“恢复”或“显著改善”，28%的患者有“最低限度改善”，25%的患者“没有改善”，4%的患者死亡，2%的患者恶化。

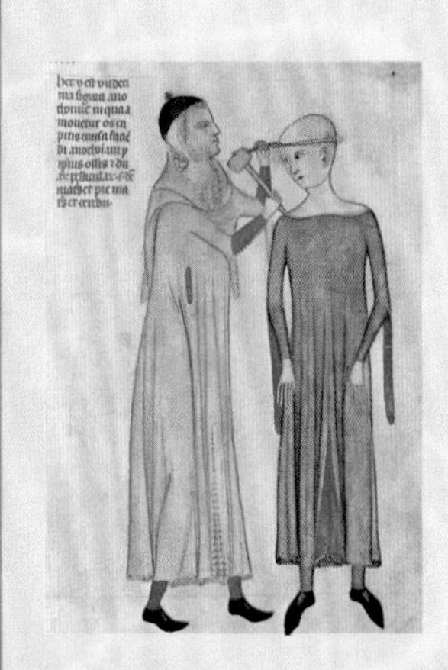

环锯术

在颅骨钻洞自史前时代以来就已经被用于治疗各种各样的疾病。在现代开颅手术被用来减轻颅内压。

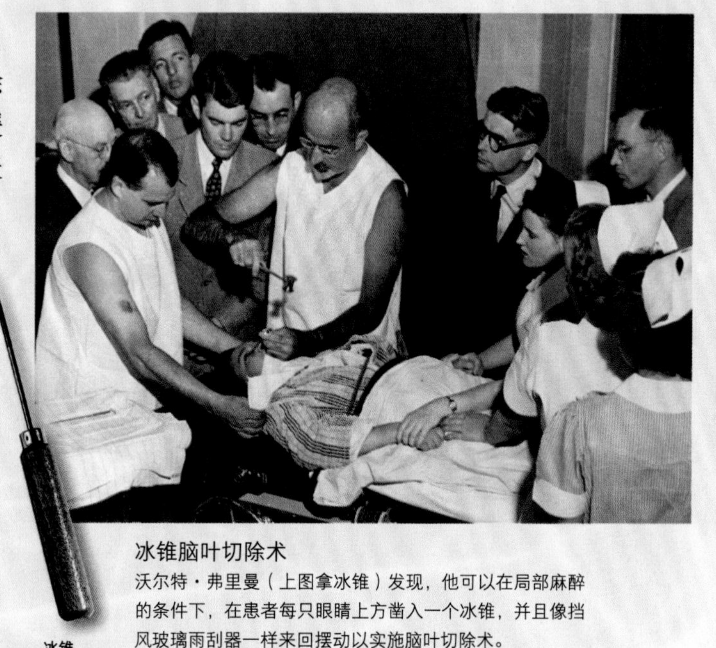

冰锥

冰锥脑叶切除术

沃尔特·弗里曼（上图拿冰锥）发现，他可以在局部麻醉的条件下，在患者每只眼睛上方凿入一个冰锥，并且像挡风玻璃雨刮器一样来回摆动以实施脑叶切除术。

制造记忆
亨利·G. 莫莱森

1953年，27岁的“HM”在美国接受了手术以预防严重的癫痫。外科医生当时没有意识到海马的功能，切除了他脑内海马的很大一块（见第159页）。当他醒过来以后，不能形成新的记忆，并且在他的余生中一直如此。这个悲剧性的故事证明了海马在回忆中的关键作用。

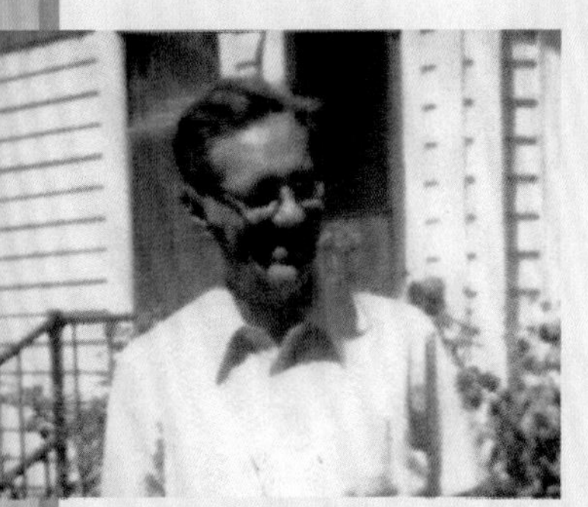

时间停滞

亨利·G. 莫莱森通常被称作HM，是现代医学史上被研究得最多的患者之一。

有意识的决定
本杰明·利伯特

美国神经科学家本杰明·利伯特在20世纪80年代早期做了一系列巧妙的实验，证明了我们认为的有意识行动“决定”的实际上只是对无意识的脑正在做的事情的认知。利伯特的实验具有深刻的哲学意义，从表面上看，结果显示我们对自己的行为不存在有意识的选择，因此不能认为我们自己有自由意志。

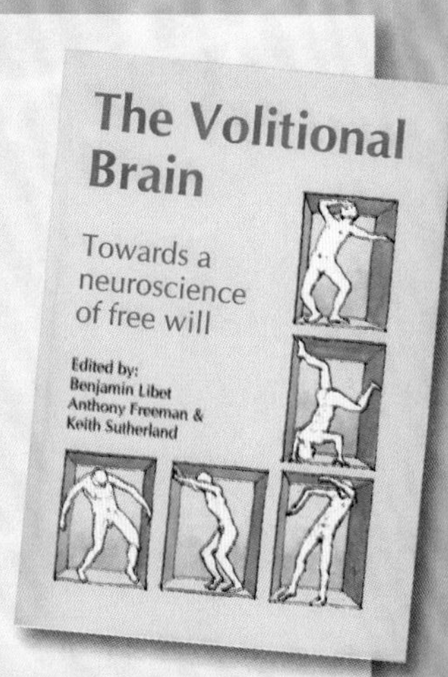

研究自由意志

裂脑实验
罗杰·沃尔科特·斯佩里

神经生物学家罗杰·沃尔科特·斯佩里对癫痫患者进行了裂脑实验（见第204页），即患者两侧大脑半球在手术中被切开。实验表明，在某些条件下，每侧大脑半球可以有不同的思想和意图。这就提出了一个深奥的问题：一个人是否只有一个“自我”。

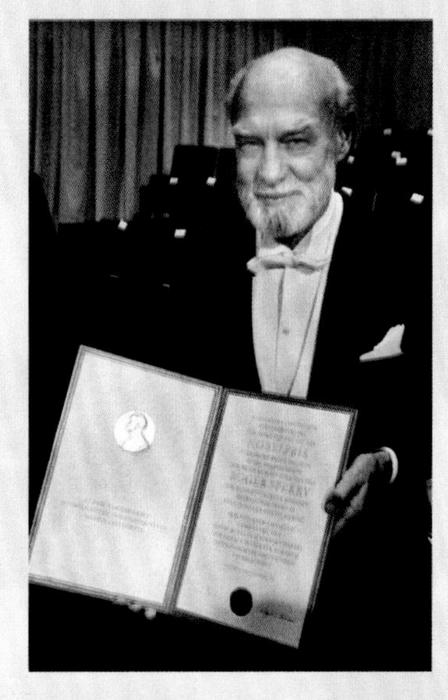

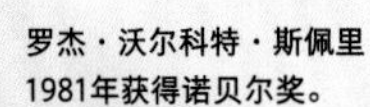

罗杰·沃尔科特·斯佩里1981年获得诺贝尔奖。

镜像神经元

镜像神经元（见第122~123页）是在1991年被偶然发现的。贾科莫·里佐拉蒂领导的一组意大利研究人员监测了猴子在做伸手动作时脑内的神经活动。一天，一名研究人员在猴子的注视下无意模仿了它的动作，然后发现猴子在看到这一幕后引发的脑内神经活动与其自身做这个动作时发生的神经活动是完全相同的。一些人认为镜像神经元是意识、模仿和移情的理论基础。

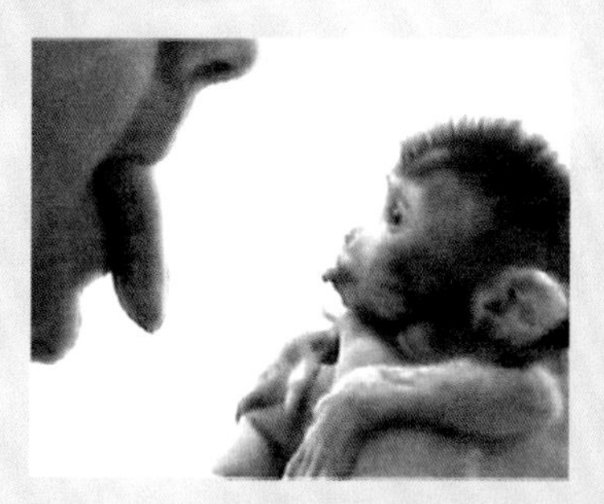

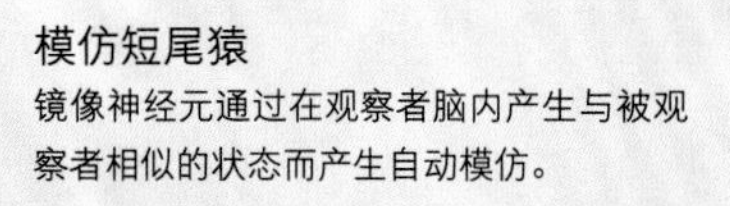

模仿短尾猿

镜像神经元通过在观察者脑内产生与被观察者相似的状态而产生自动模仿。

扫描脑

脑成像技术可分为两种不同类型：解剖成像——提供关于脑结构的信息，功能扫描——使研究人员可以看到脑是如何工作的。综合应用后，这个技术使神经科学发生了革命性变化。

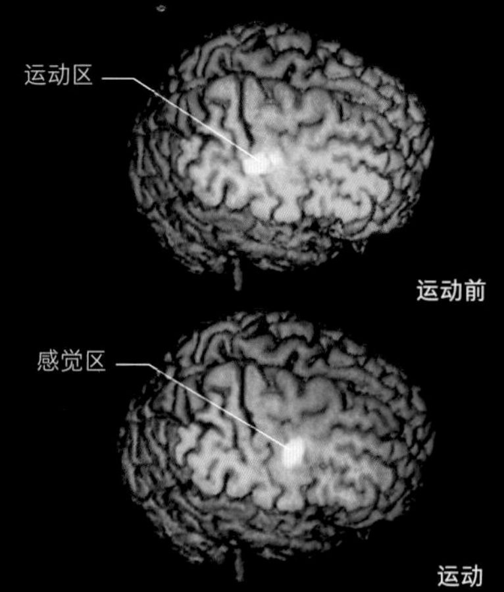

PET扫描
这些扫描包括给志愿者注射放射性标记化合物，它会贴附在脑内的葡萄糖上。高度活动区（红色）吸收葡萄糖作为燃料。标记染料显示哪部分脑区正在放电。

脑上的一面窗

脑的结构是众所周知的，但是直到最近，它创造思想、情绪和感知的方式还只能靠猜测。现在，成像技术可以让人们看到活体脑内部的运作情况，脑的运作原理是产生微小的电荷。功能成像显示哪个脑区最活跃，这可以通过直接测量电活动，收集电活动产生的磁场，或测量代谢副作用如葡萄糖吸收和血流的改变来实现。

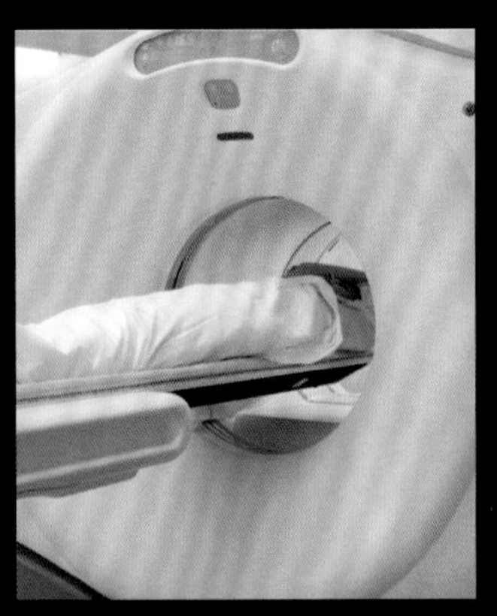

PET扫描仪
PET扫描仪通过检测组织内的放射性标记化合物的信号以显示脑内活动。

功能

脑是由为做特定事情而特化的模块构成。脑功能成像主要是用来鉴别各个模块分别与做什么事情最相关。这使得神经科学家能详细绘制一幅脑功能图。我们现在知道感知、语言、记忆、情绪和运动在哪儿发生。通过展示各种功能如何协同工作，成像技术也让我们一窥人类心理学中一些最复杂的方面。例如，观察一个人做决定时的脑活动会发现明显理性的决定是由情感脑驱动的。国际象棋大师的脑成像表明为什么专长依赖于练习。观看一个人看到惊恐表情时的脑部反应表明情绪是可以传染的。

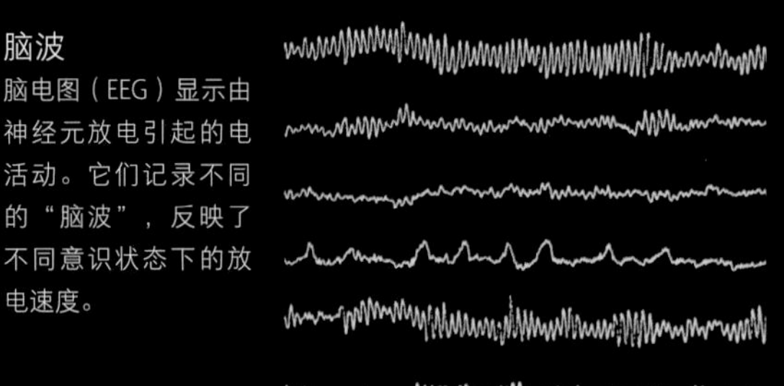

脑波
脑电图（EEG）显示由神经元放电引起的电活动。它们记录不同的“脑波”，反映了不同意识状态下的放电速度。

运动区

运动前

感觉区

运动

实时活动
脑磁图记录脑活动的磁信号。它不适合记录活动发生的位置，但适合确定活动发生的时间。上图显示的是脑计划了一个手指运动，40毫秒后，随着运动的进行脑活动发生了转移。

解剖

脑看起来非常不同，取决于你通过什么方式看它。计算机断层扫描（computed tomography，CT）成像将计算机与精细的X线相结合来产生身体的多个“切片”。它可以让你从任何角度和水平看到通常被遮蔽的身体组织，如脑的内部，让精细的内部结构被清晰地呈现出来。区域的人工着色进一步区分了不同部分。CT是纯粹结构性的，它们显示的是器官的形状而不是它如何工作。它们非常适合显示软组织与骨之间的对比，因此在诊断肿瘤和血块时非常有用。

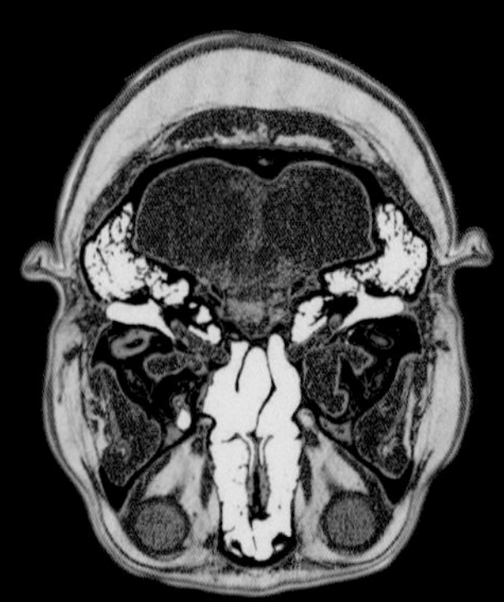

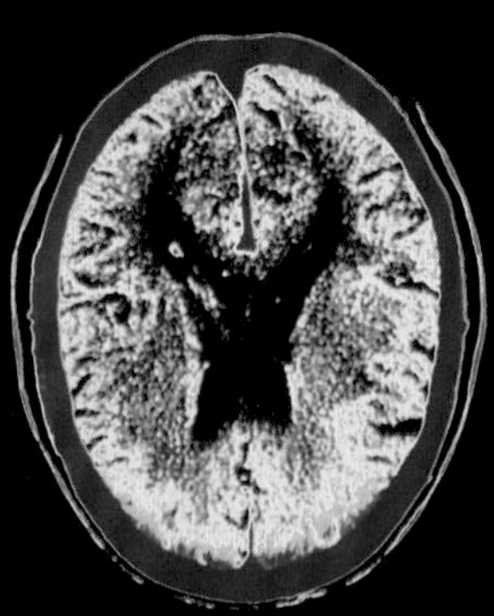

结构的细节
这些CT成像详细显示了不同组织。左侧的图像显示红色的小脑和眼球、蓝色和绿色的骨和明黄色的鼻窦和耳腔。右侧的图像显示一个健康的脑（额部在下面）。黑色区域是充满液体的脑室。

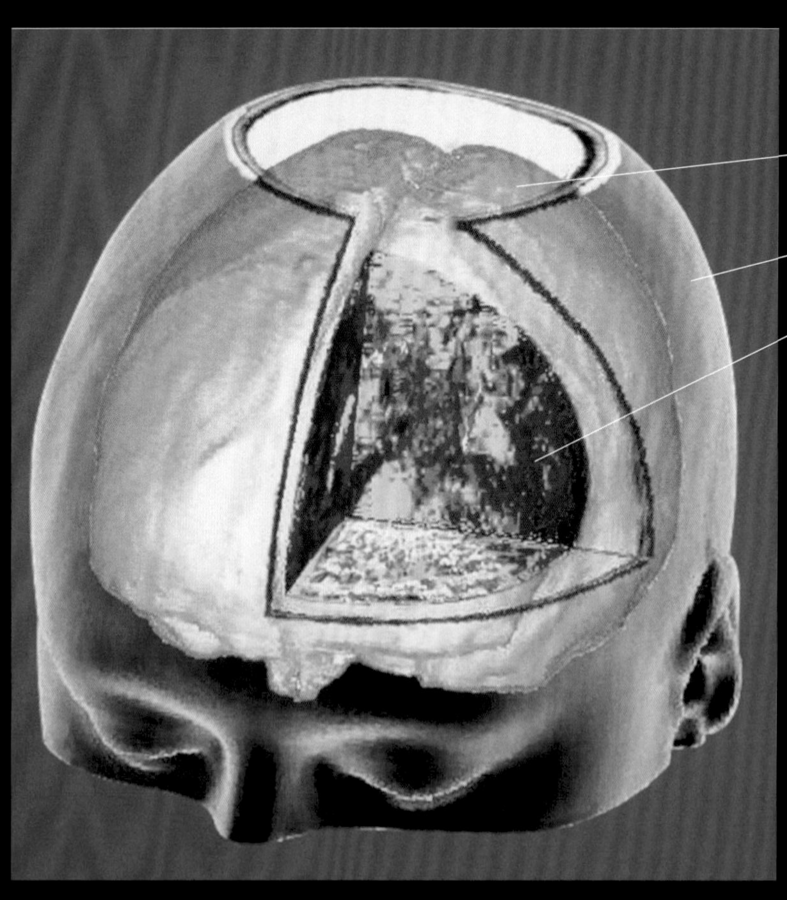

三维脑

计算机产生的头

内部组织

三维脑
CT既可使脑图像以三维形式显示，又可以“切片”（扫描的切面或断面）形式展示内部工作情况。在这张图片中前右侧1/4脑的覆盖物和表面被切掉以展示下面的组织。

磁共振成像

与CT相比，MRI能更好地显示不同组织之间的差异。它利用强磁场使体内氢原子重排而不是X线成像。原子核产生的磁场被扫描仪“读取”，并转换成三维计算机图像。脑被快速扫描（通常每2~3秒扫描一次）以产生与CT类似的“切片”。神经活动增加导致脑血流的改变，继而引起该区域氧含量的改变，最后引起磁信号的改变。fMRI包括显示脑中覆盖在解剖细节上的不同水平的电活动。

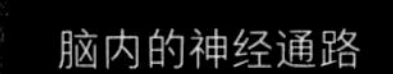

脑内的神经通路

扩散张量成像是对MRI的改进，它能检测到水沿着神经纤维的流动。在上图中，蓝色的纤维从上到下，绿色的纤维从前到后，而红色的纤维连接两侧半球。

运动

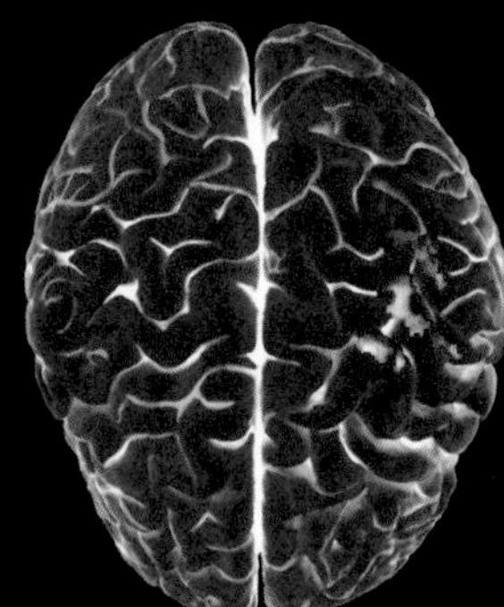

fMRI非常善于定位脑活动。在这幅图像（脑的额部在下面）中，红色区域显示负责移动右手的部分脑区的活动。身体的每一侧都由对侧的大脑半球控制。

纤维细节

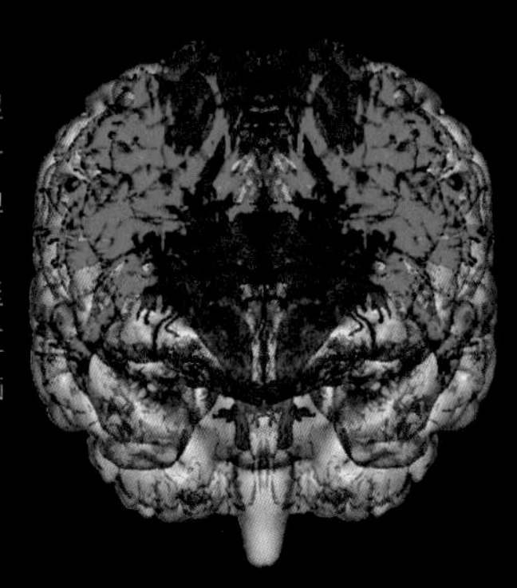

这幅扩散张量成像显示神经纤维的另一面。绿色纤维连接边缘系统的多个部分。蓝色纤维从小脑延伸，连接到脊髓。红色纤维连接两侧大脑半球。

内部结构

这个MRI扫描叠加在颈部和颅骨的X线上。MRI揭示了脑组织的复杂褶皱。

组合成像

每种类型的成像都有自己的优点。例如，MRI在细节方面处理得很好，但是扫描速度太慢，不能记录快速变化的事件。EEG和MEG扫描速度快，但是却不擅长精确定位。为了获得既能显示快速变化过程又能精确定位的扫描，研究人员用两种或更多的方法来生成一个组合图像。例如，右图中在15分钟内采集的高分辨率MRI与在几秒内采集的低分辨率fMRI结合显示在听别人说话时活动的脑区域。这个区域在处理类似的任务时会发生变化，因为它需要多个脑区的参与，并且多个脑区必须快速且协调地工作。处理任务时用到的脑区因人而异，因此研究通常结合志愿者的数据给出平均值。

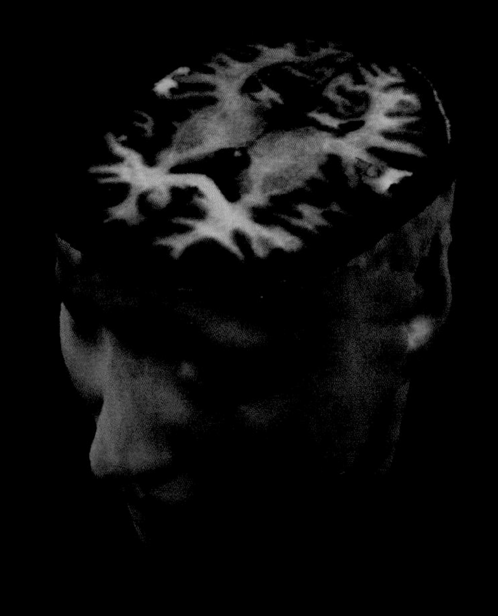

学习语言

对大多数人来说，脑的主要语言区位于左半球，所以当一个人听别人说话时，这个区域表现得更活跃。完整地听别人说话及辨别其音调和节律也需要右半球的参与。

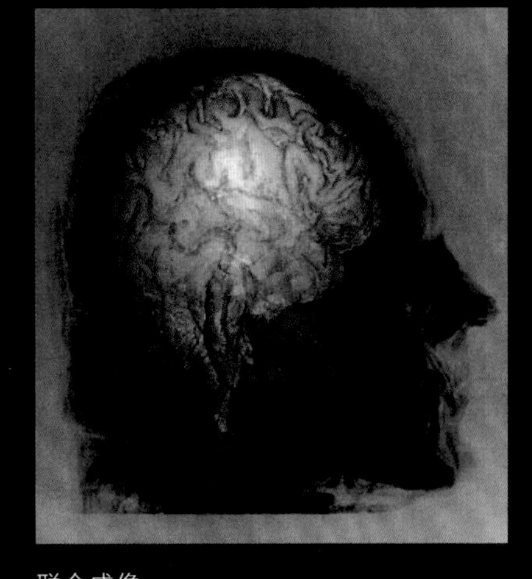

联合成像

上图中，CT和MRI的组合成像显示了脑表面的褶皱，也显示了颅骨和顶部的椎骨。

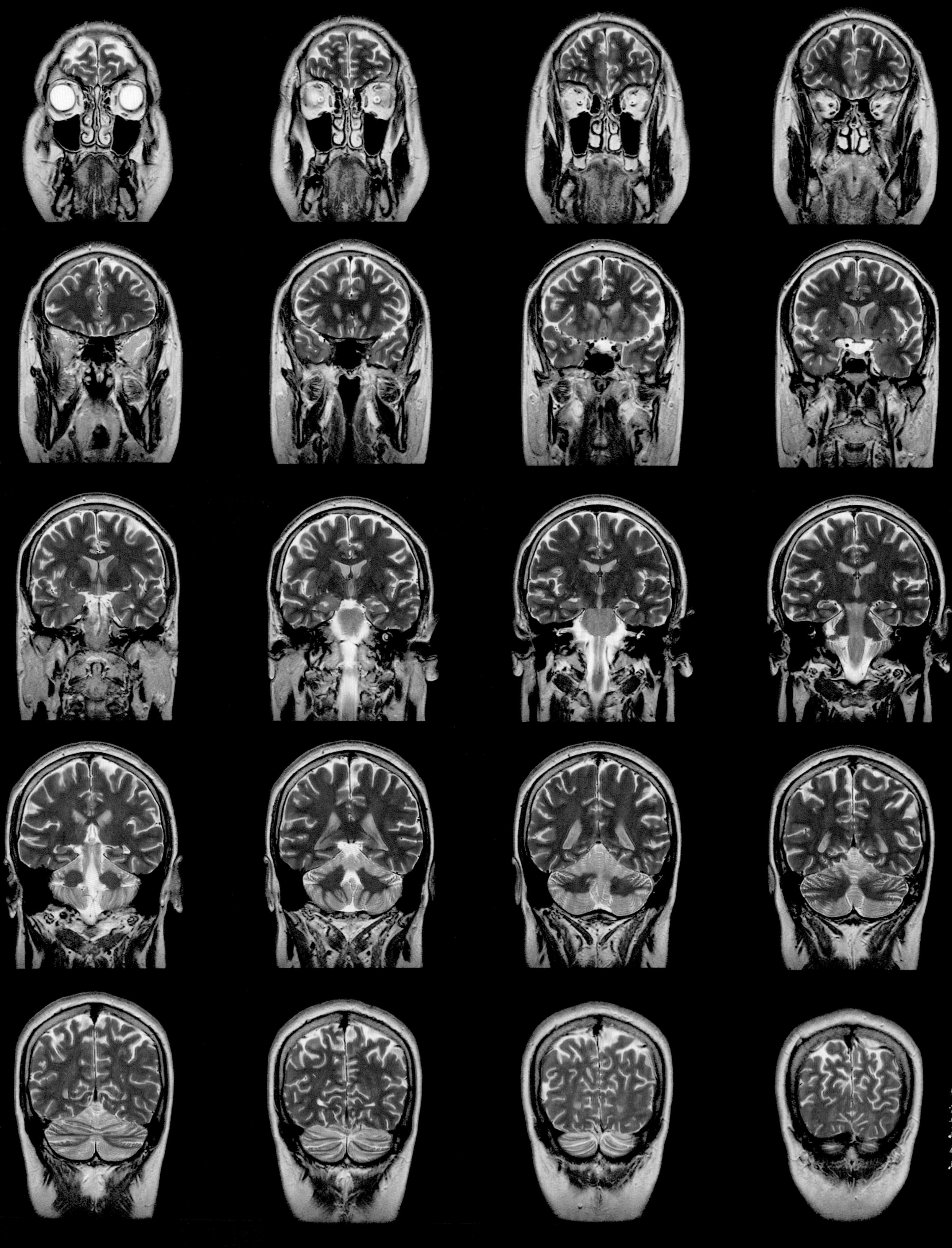

穿越脑的旅行

脑是身体内最复杂的器官，可能是人类已知的最复杂的系统。我们的脑包含数十亿个神经元，它们彼此之间不断发送信号，而正是这些信号产生了我们的意识。在现代扫描技术的帮助下，我们对脑结构有了更多的了解。

19世纪，人们通过研究死者的脑对脑结构有了更多的了解。只有通过研究脑受损的人如菲尼斯·盖奇（见第141页），才能了解脑的运作方式，但是损伤的精确位置在患者活着的时候是无法知道的。20世纪末，随着人类发明了脑扫描仪后，所有事情都改变了。在接下来的内容中，我们将通过一名55岁的健康男性的MRI进行一次穿越脑的旅行。在这些图像中，我们能看到脑的很多组成部分。我们正准备了解其中一些功能，但是这还只是开始。每张扫描图下的文字概括了脑不同区域最有可能的功能。这些区域通常有很多功能，这些功能依赖于与其他脑区的相互作用。脑内的大多数结构都是成对的，左右半球结构是相同的，因此一侧半球的结构会在对侧找到其镜像。扫描图是彩色的，所以大脑在图中显示为红色，小脑为淡蓝色，而脑干为绿色。

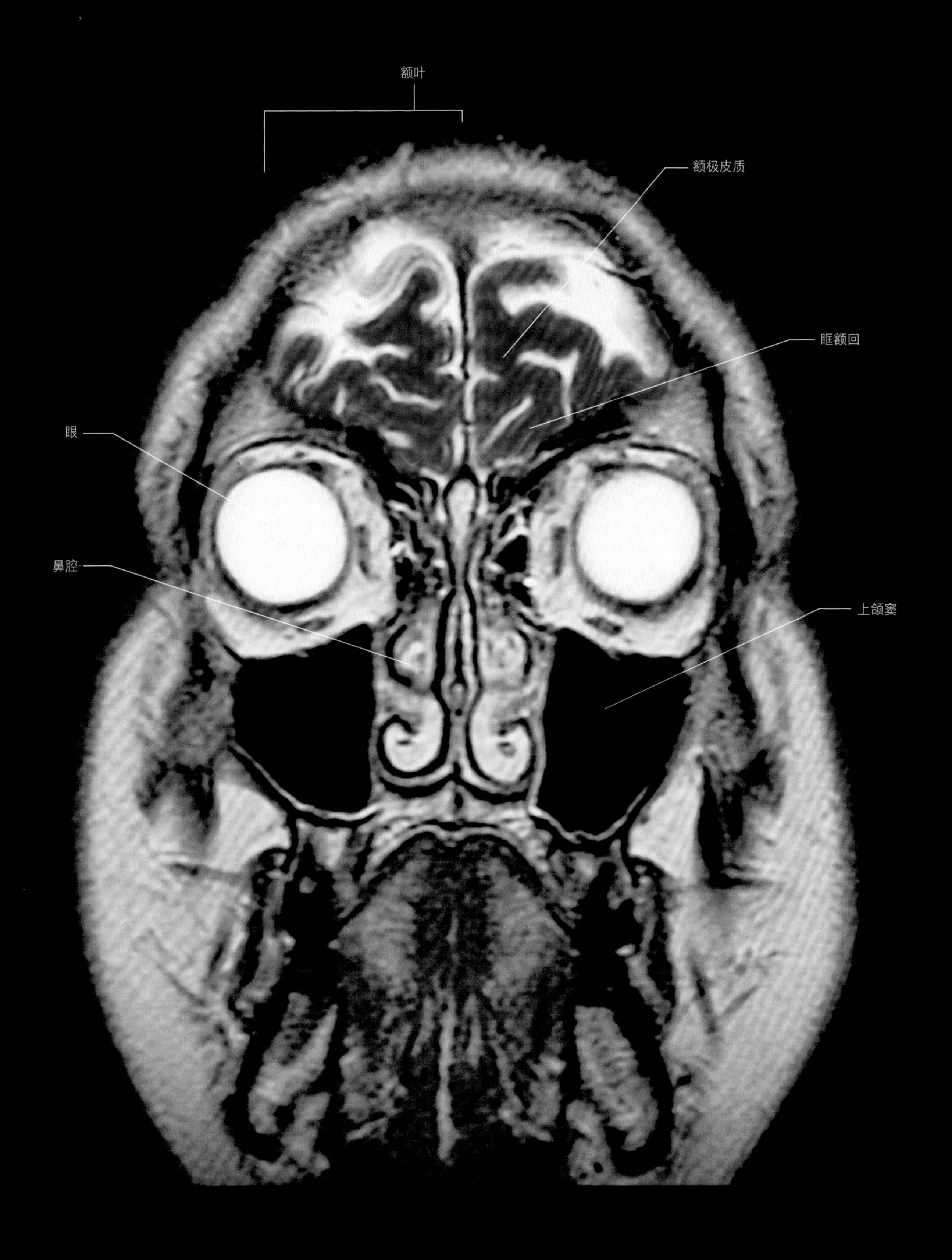

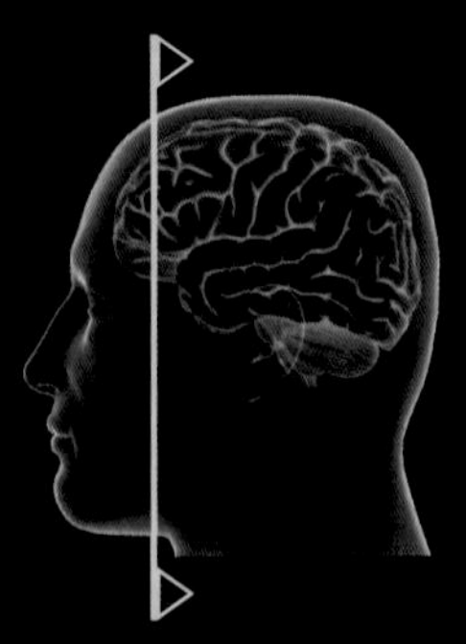

1 额极皮质

额极皮质是额叶内前额皮质最新进化的一部分，并且与前瞻性规划和对其他脑区域的控制有关。这张脑前部的切片，也揭示了颅骨的其他特征，包括眼、鼻腔、上颌窦和舌。

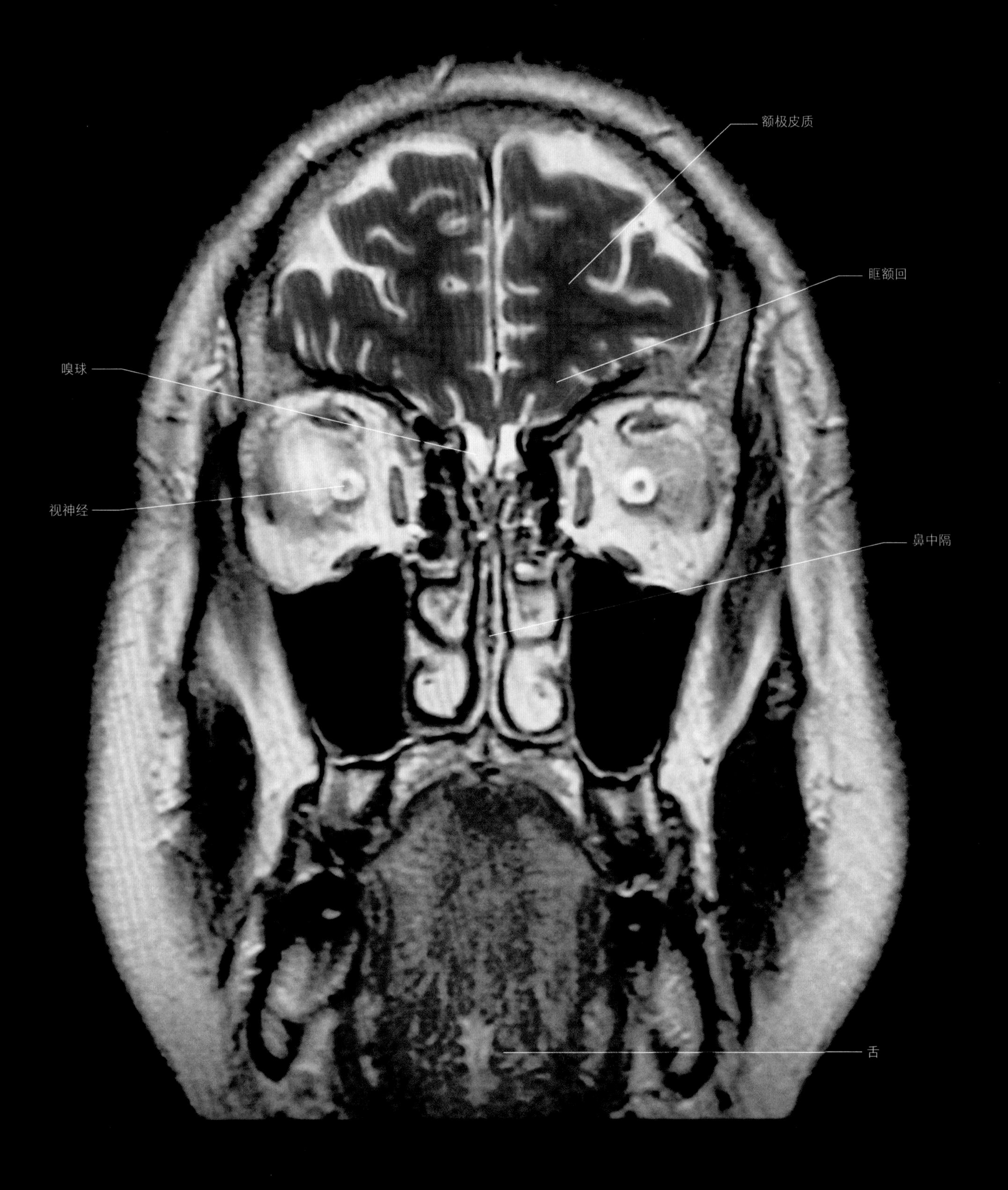

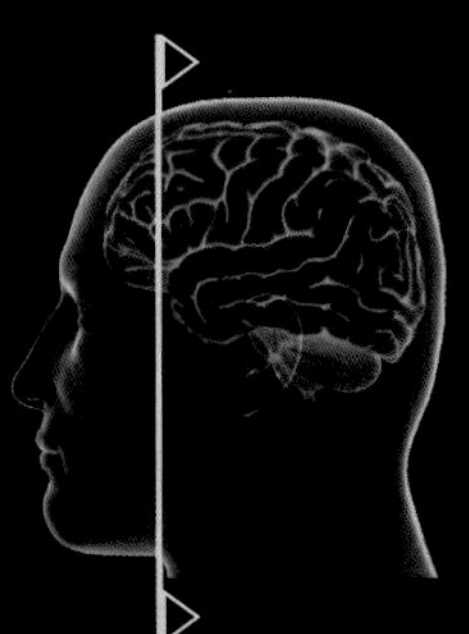

2 额叶

额叶是最大的大脑叶，也是最新进化的大脑叶，额叶的前部是前额皮质。额叶负责控制行动——后部精确控制肌肉，前部负责规划。在这张切片中，可以看到视神经把视觉信息从眼传递到脑。

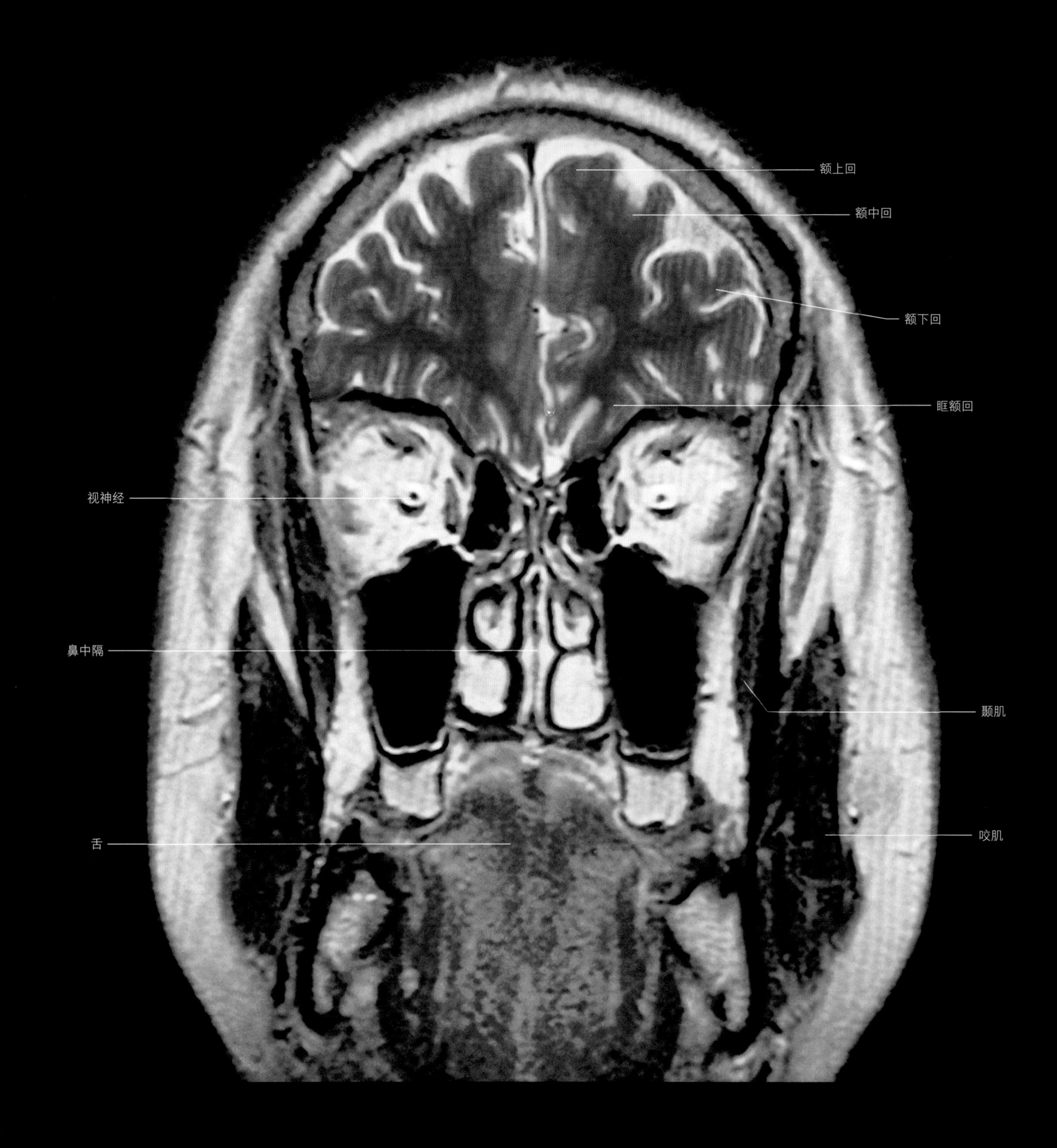

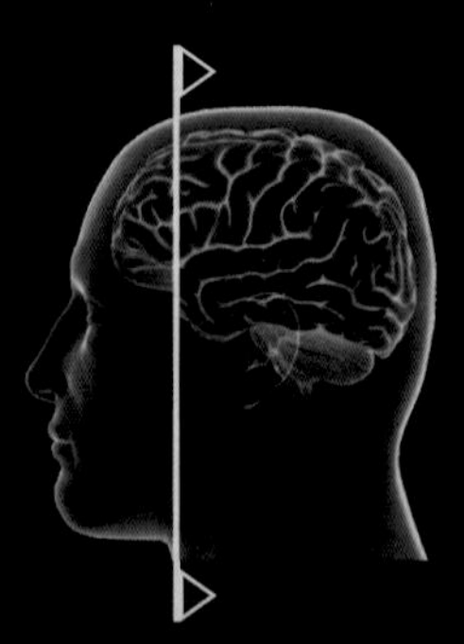

3 大脑皮质

大脑皮质在这些扫描中显示为黄线，它高度褶皱，形成一个较大的表面积。主要的内向褶皱（沟）被用作界定脑区的标志。内向褶皱之间的凸起称作脑回。额叶的主要组成部分有额上回、额中回和额下回。

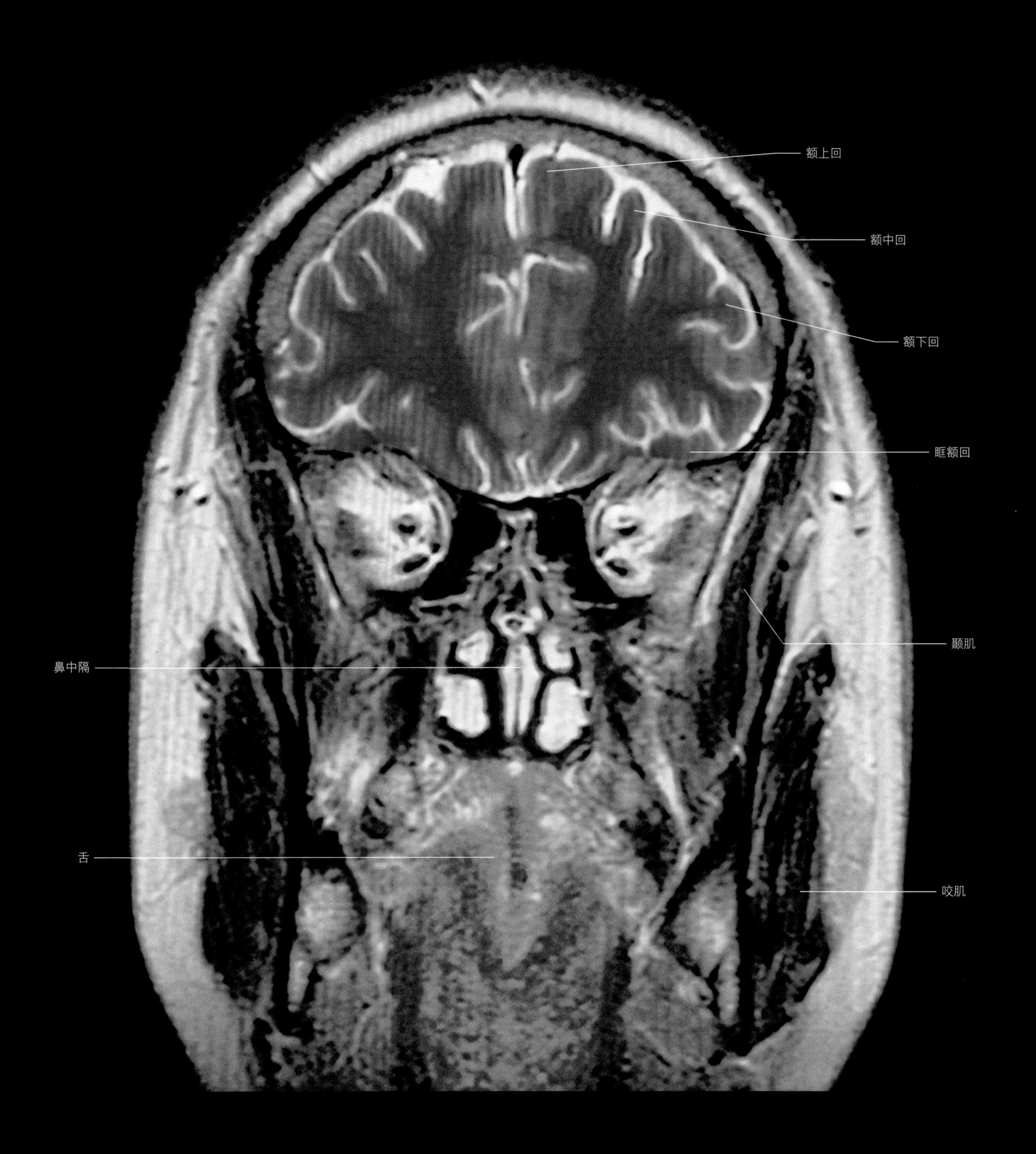

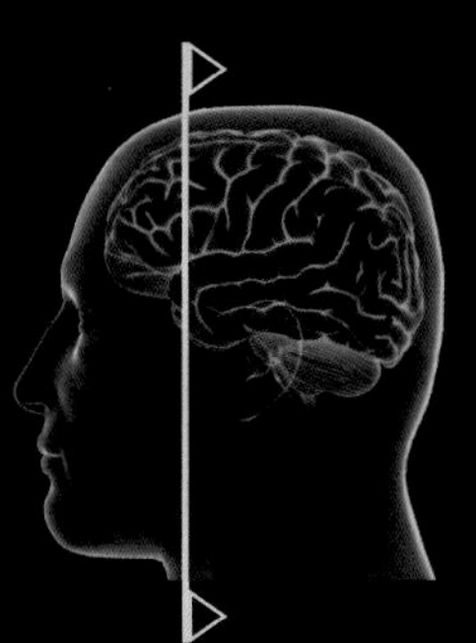

4 眶额回

眶额回位于脑的底部，接收嗅觉和味觉信号。同其他前额皮质一样，眶额回与预测未来有关，但是主要负责奖励和惩罚以及情绪的预测。这个脑区与杏仁核（见切片9，第24页）相连。

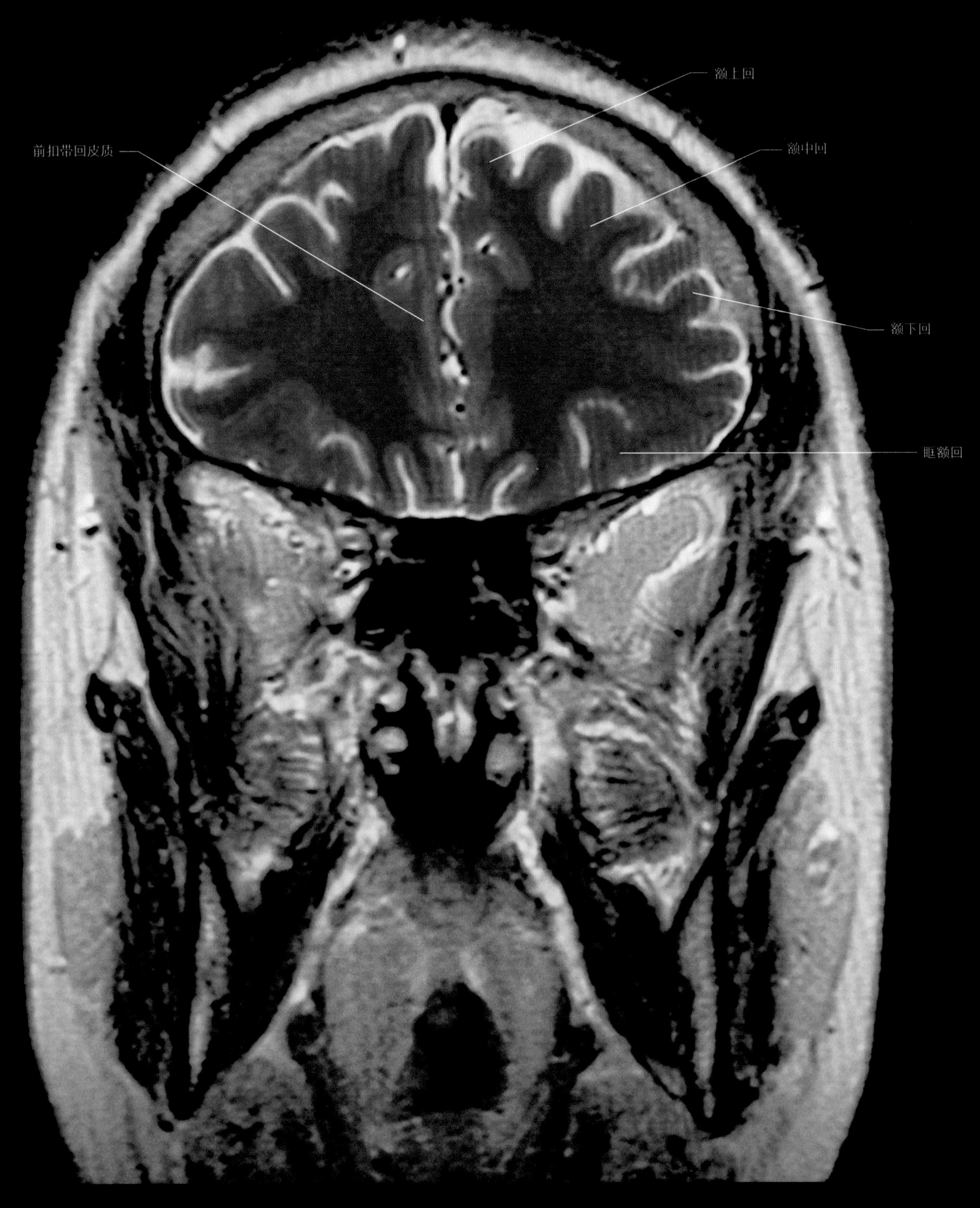

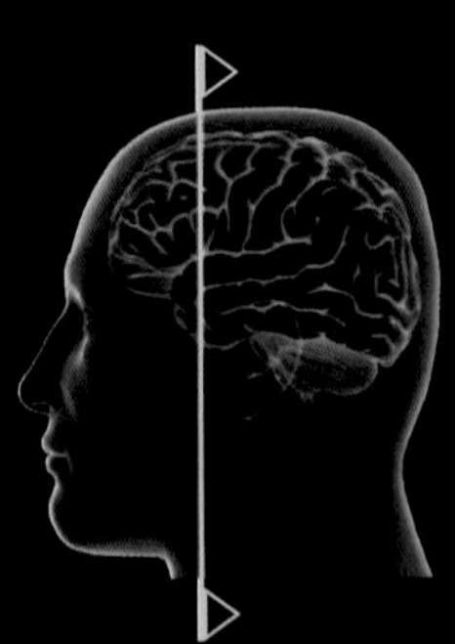

5 前扣带回皮质

在切片中可以看到前扣带回皮质的起始部，它位于两个半球之间，与边缘系统为邻。它负责将情绪与行为联系起来，并预测行为的后果。前扣带回皮质的后部与运动系统直接相关。

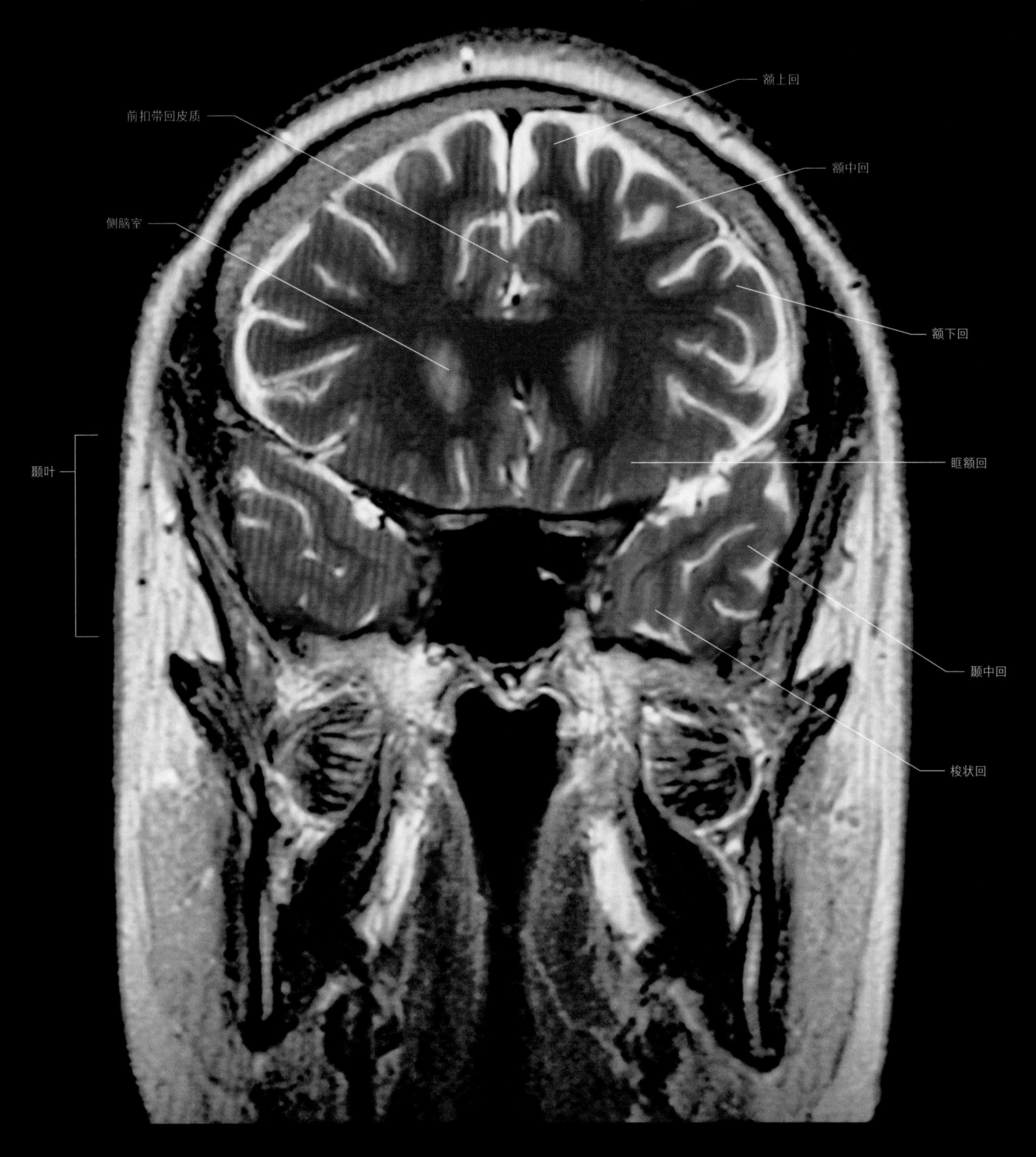

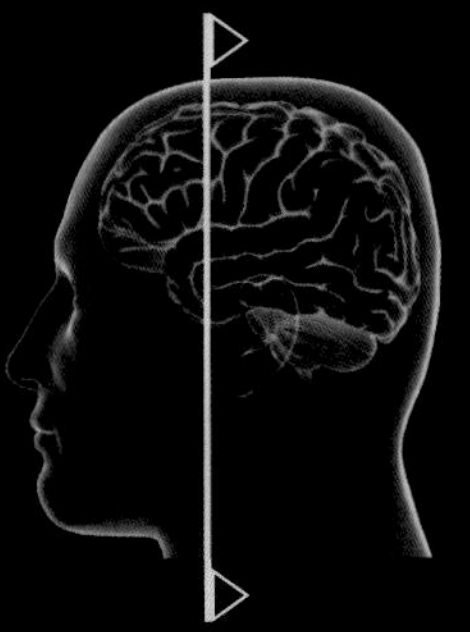

6 颞叶

在这张切片中，颞叶第一次出现在我们的视野中。在颞叶的最前端（颞极），所有感觉信息在这与情感结合在一起。此外，也能看到切片中部的侧脑室。这些是脑中部充满液体的空间系统的一部分。

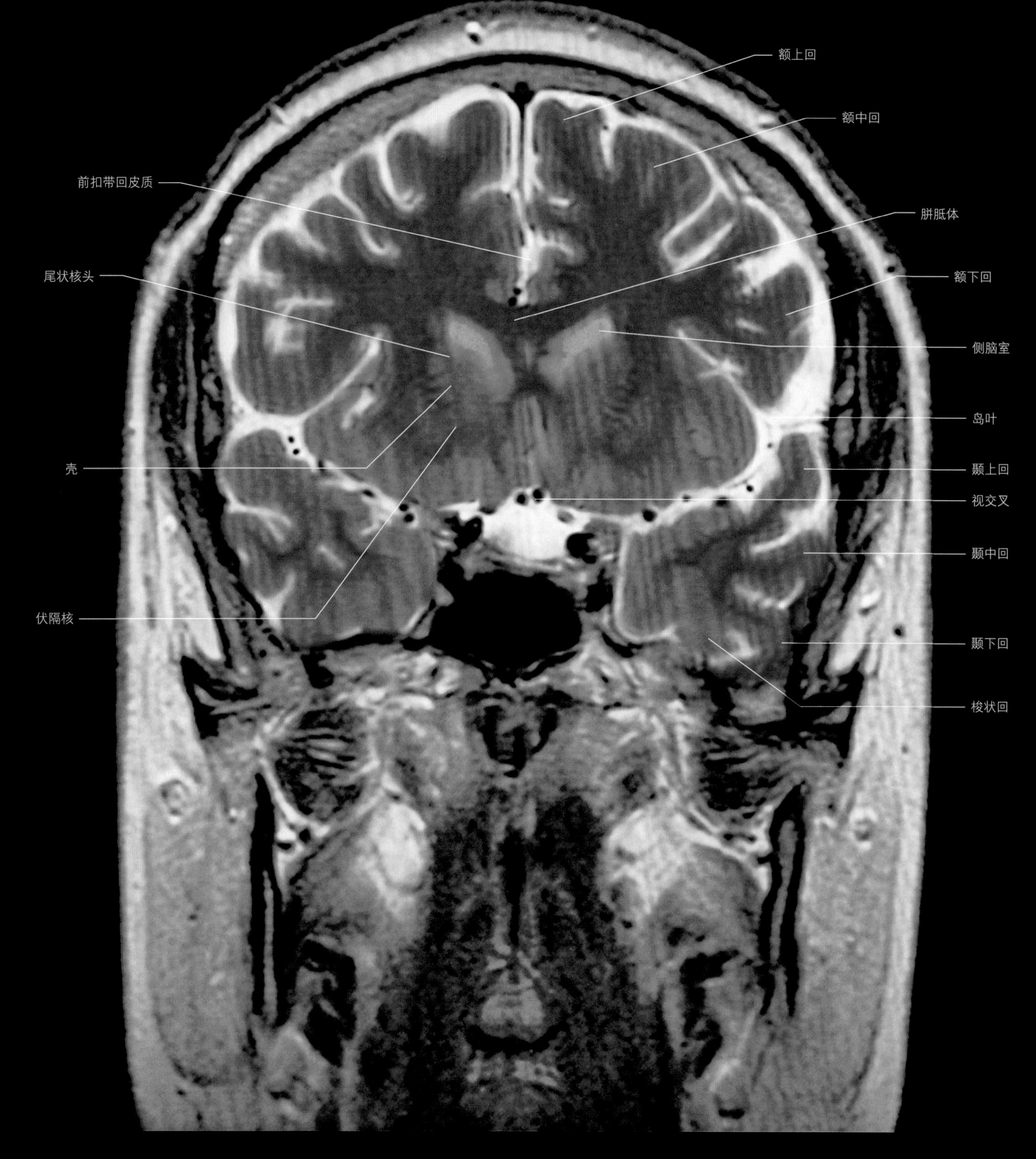

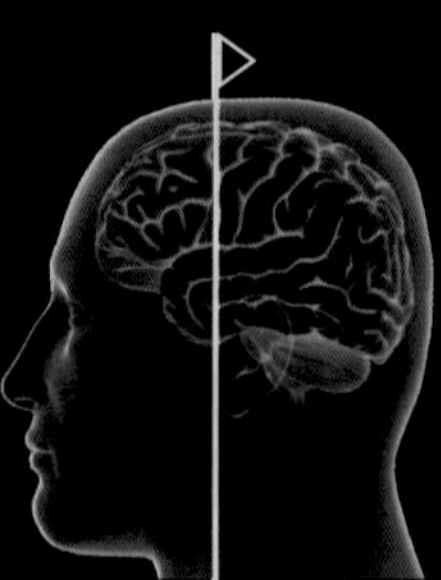

7 岛叶

岛叶是在额叶和颞叶之间的隐藏于脑深处的皮质褶皱。有关身体内部状态的信号，例如心率、体温和痛觉，在这里被接收。在这张切片上还能看到胼胝体，它是连接大脑左右半球的神经纤维束。

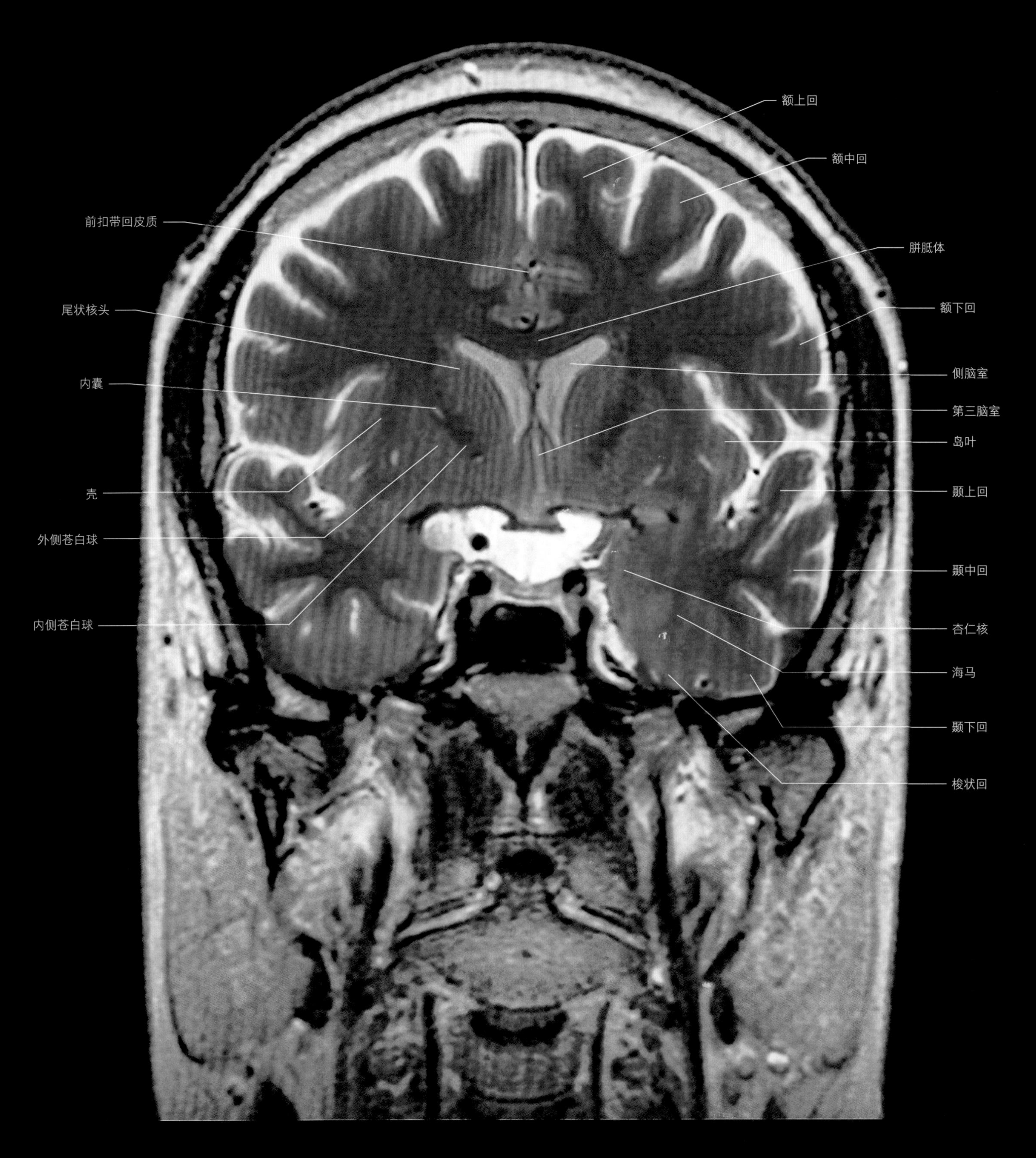

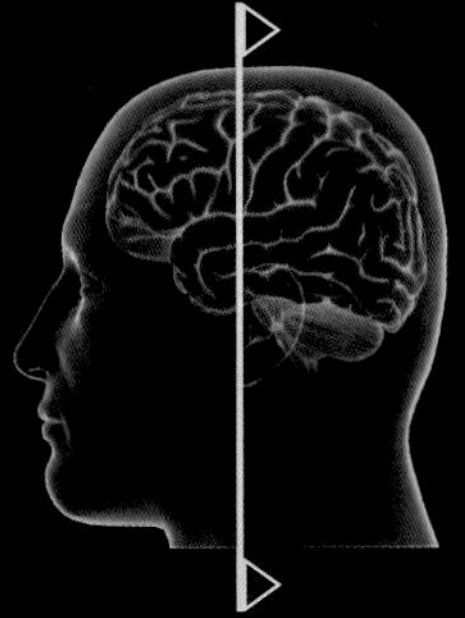

8 基底核

位于脑中部的基底核包括尾状核、壳和苍白球。基底核是由白质包围的灰质团（或者神经胞体）构成。基底核与皮质、丘脑和脑干相连，与运动控制和决策有关。

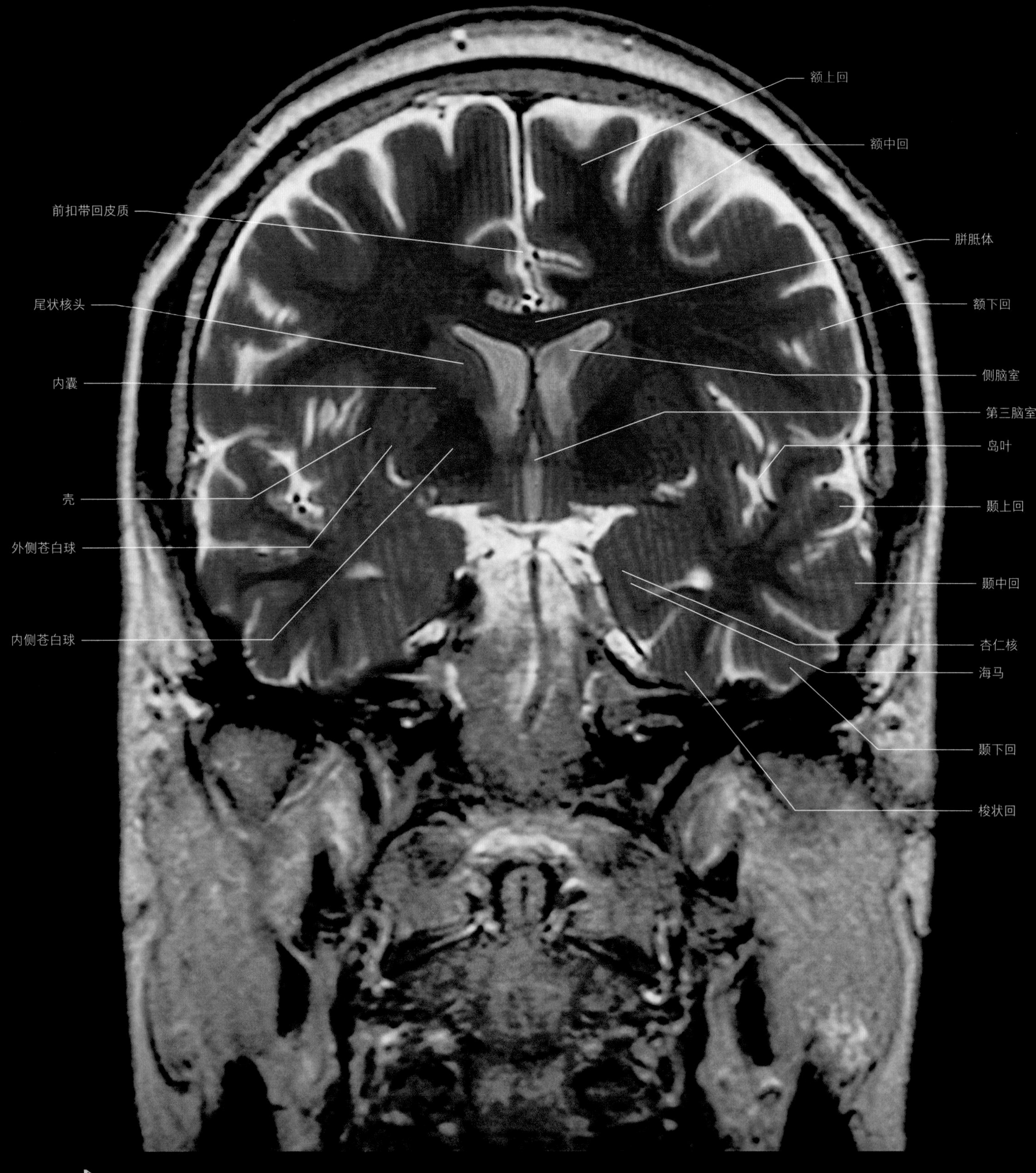

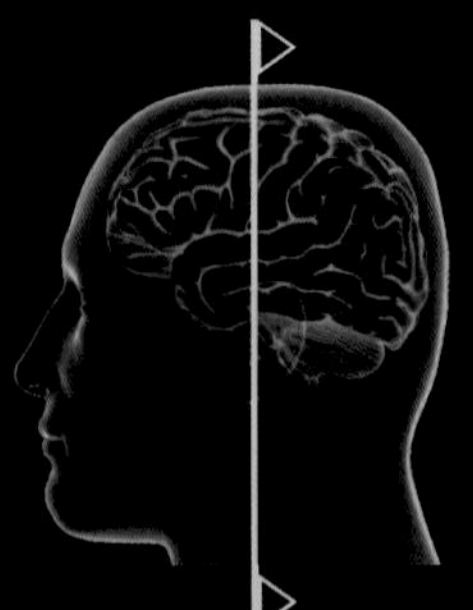

9 杏仁核与海马

这张切片包括杏仁核与海马前部。这两个结构都位于颞叶内部。杏仁核参与学习如何接近或避开事物，因此与情感相关。海马在空间（包括地点间的路线）导航和对过去经历的记忆有关键作用。

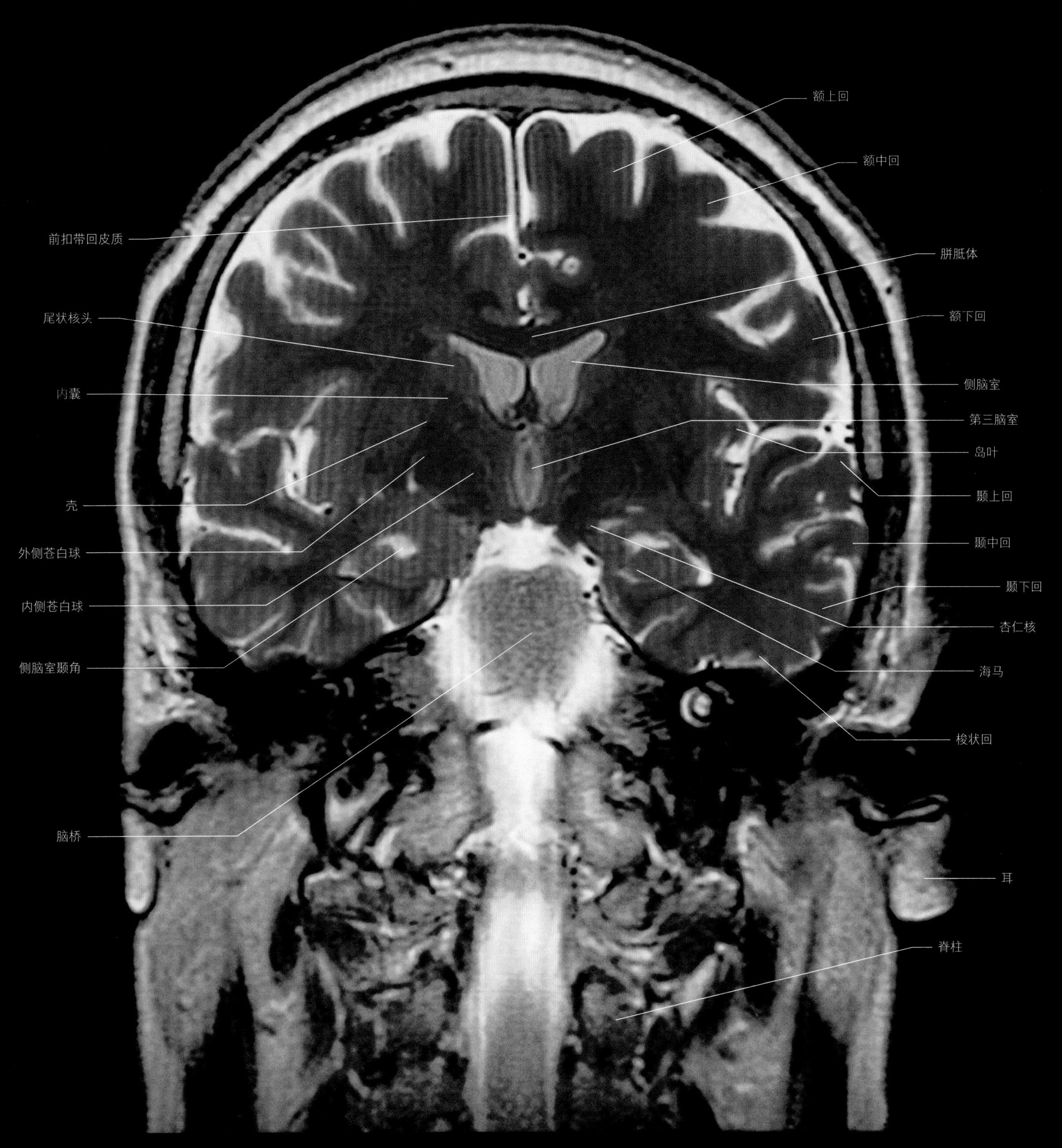

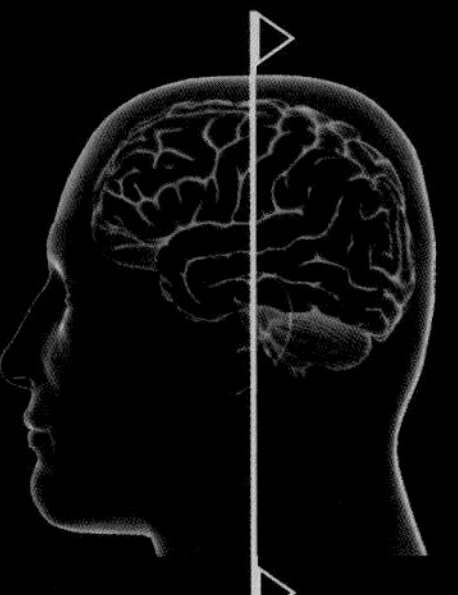

10 布罗卡区

从这张切片中可更清楚地看到额叶的后部。在左半球额下回的底部，也就是岛叶上面，包含布罗卡区，它在语言方面有关键作用。在切片的底部，可以看到脑干的前部——脑桥，把脑和脊髓连接起来。

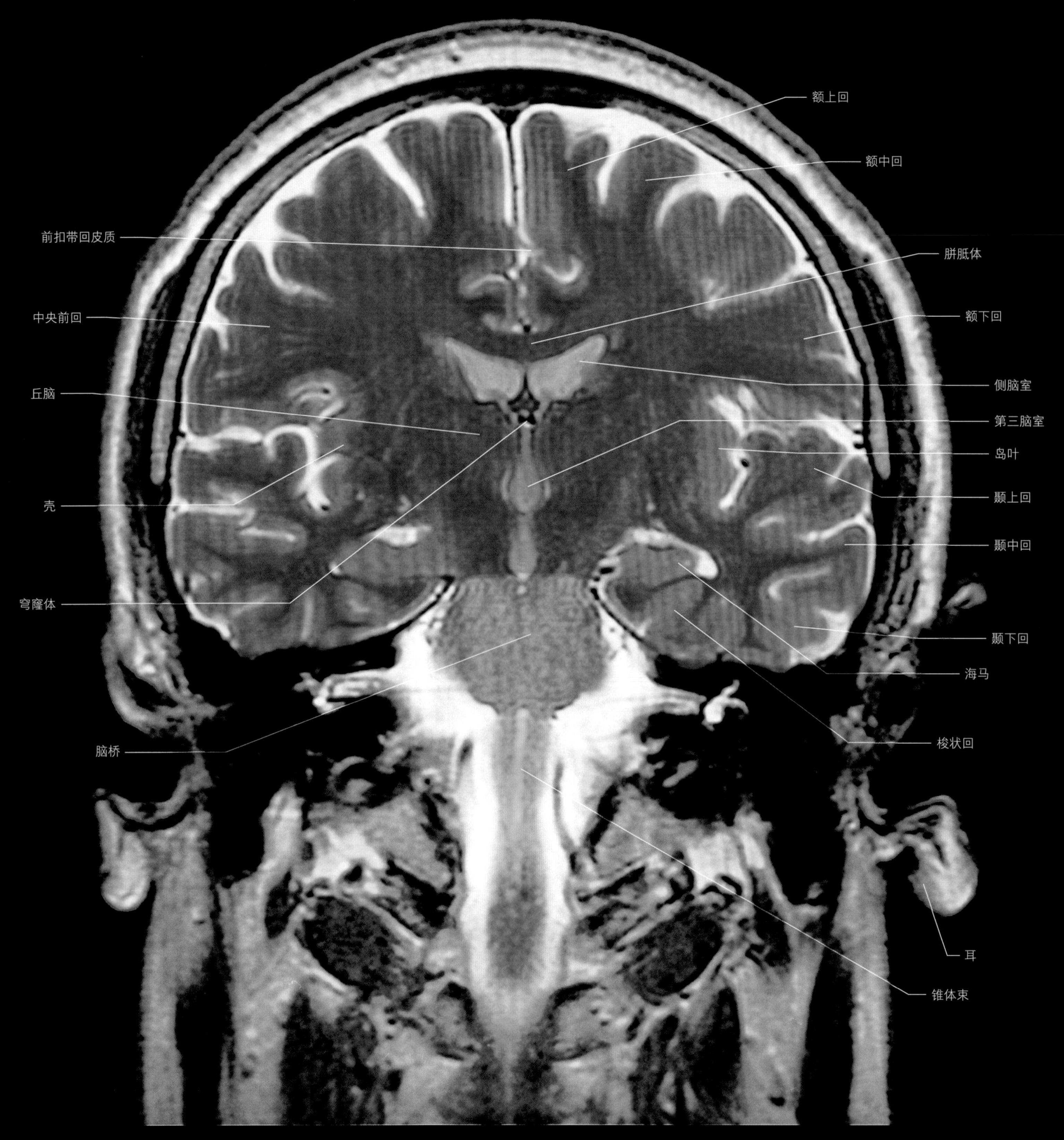

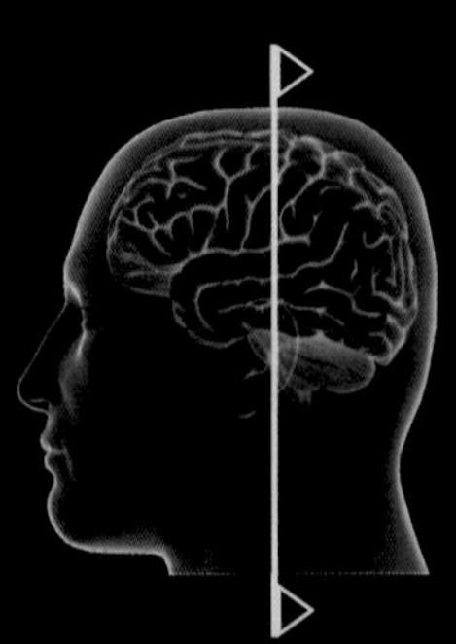

11 丘脑

这张切片包括位于大脑和脑干之间的丘脑。它是一个复杂的结构，由20多个核团（见第60页）组成。丘脑的运作方式与中继站类似，接收除了嗅觉之外的所有感觉信息，并把其传送到大脑皮质的不同部分。

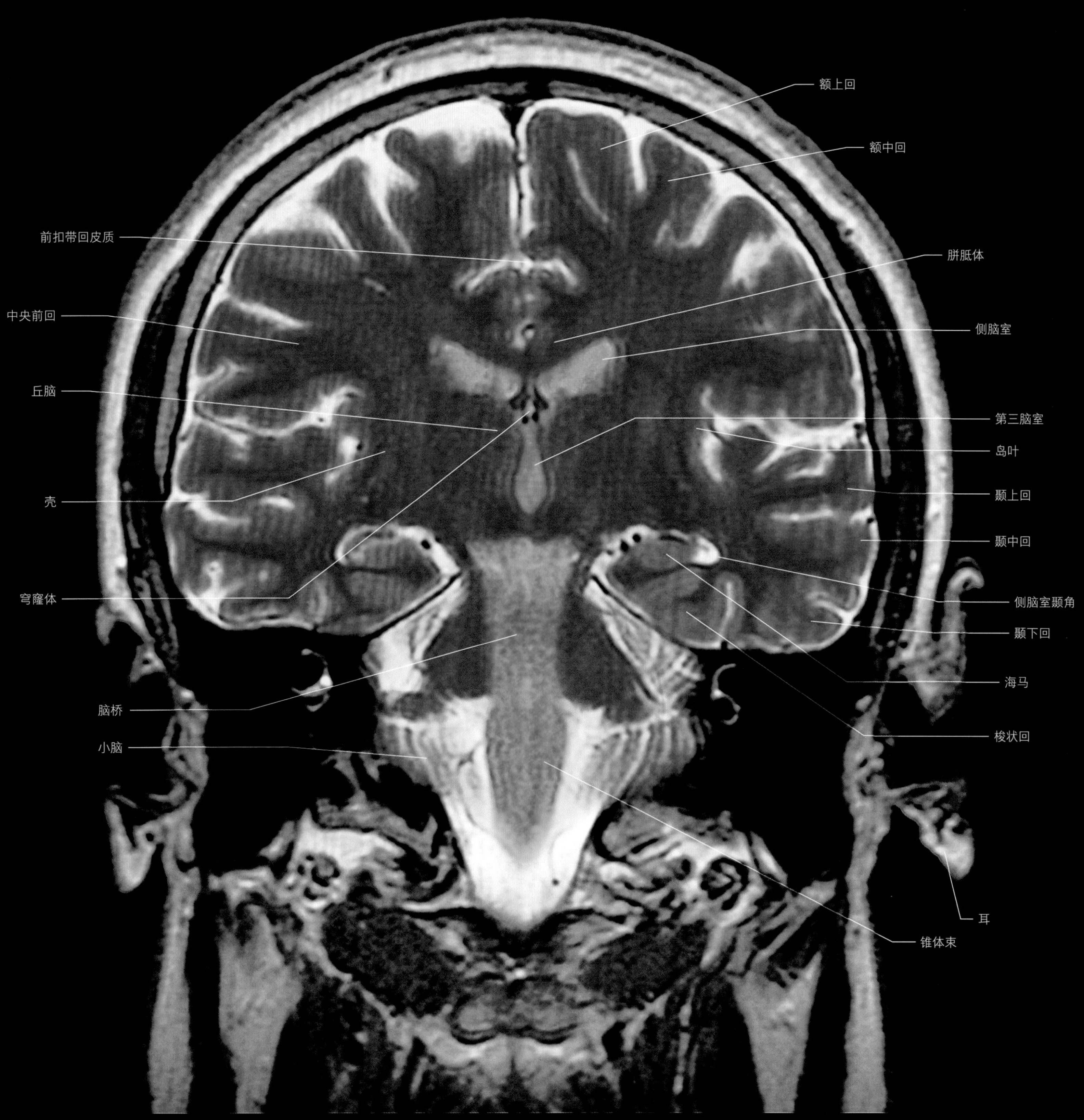

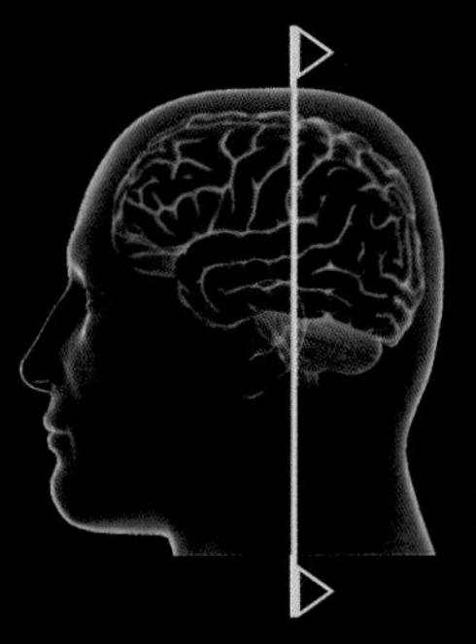

12 脑干

脑干（绿色）连接间脑和脊髓，并包含许多结构，如脑桥。脑干在控制基本的身体功能上有特殊作用，包括控制心率和呼吸。它还将来自脑的信号传递给肌肉，将来自身体各部位的感觉传递给脑。

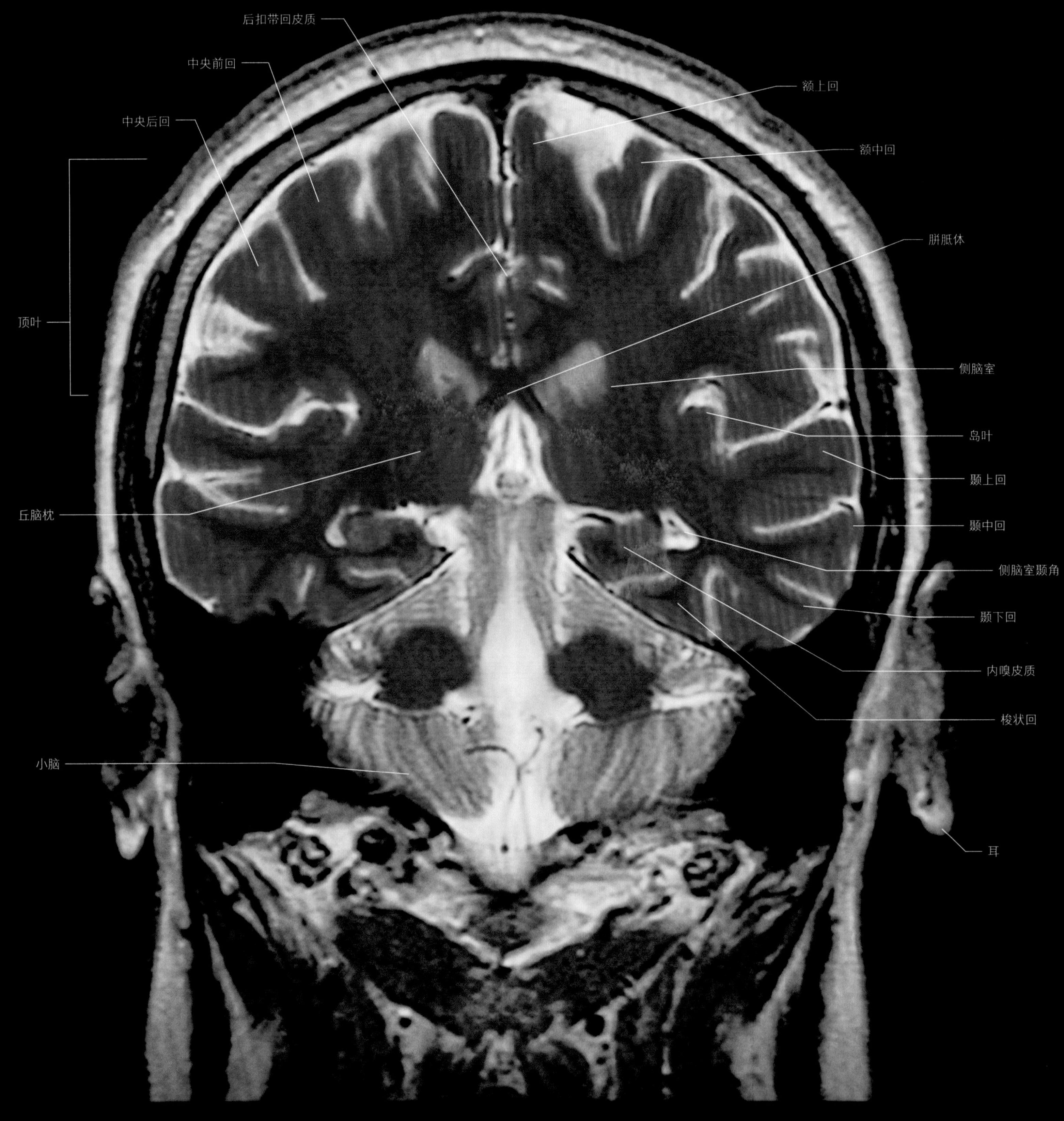

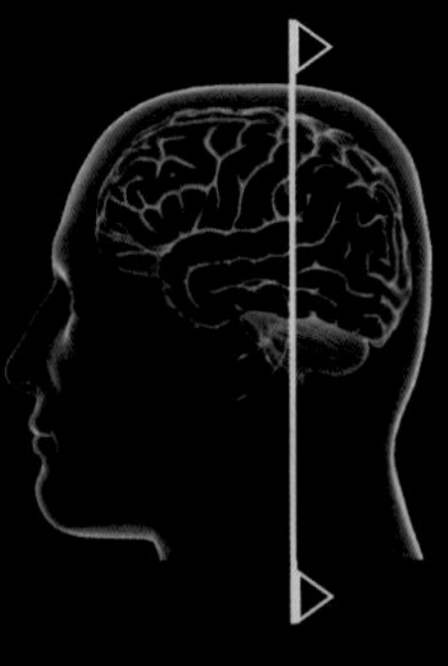

13 顶叶

顶叶包括缘上回和角回（见切片14~20，第29~35页）。顶叶整合很多感觉信息（包括通过背侧通路到达的视觉信息，见第82~83页），以估计身体和四肢在空间中的位置。这个信息对我们伸手拿东西至关重要。

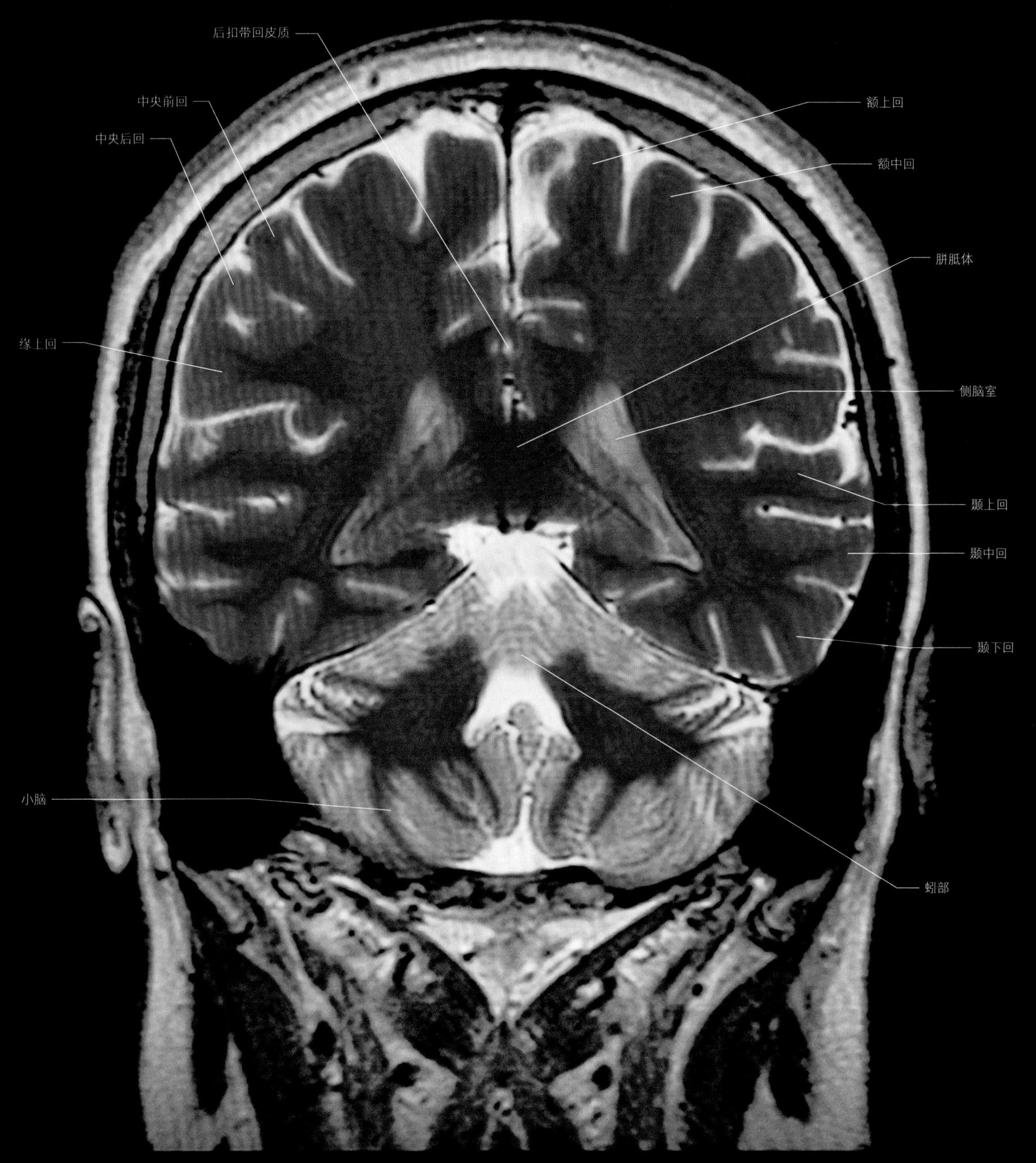

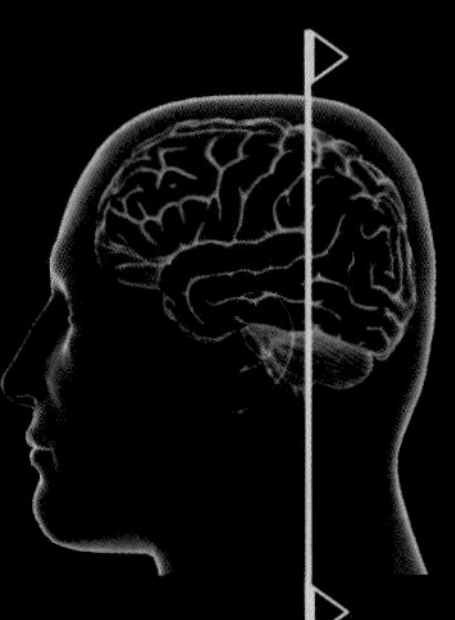

14 中央前回和中央后回

额皮质的最后一部分是中央前回。中央前回包含运动皮质，它的不同区域发出信号控制身体的不同部分。紧挨着中央前回的顶皮质部分（中央后回）有相应的感觉皮质，可接收来自身体不同部分的感觉信号。

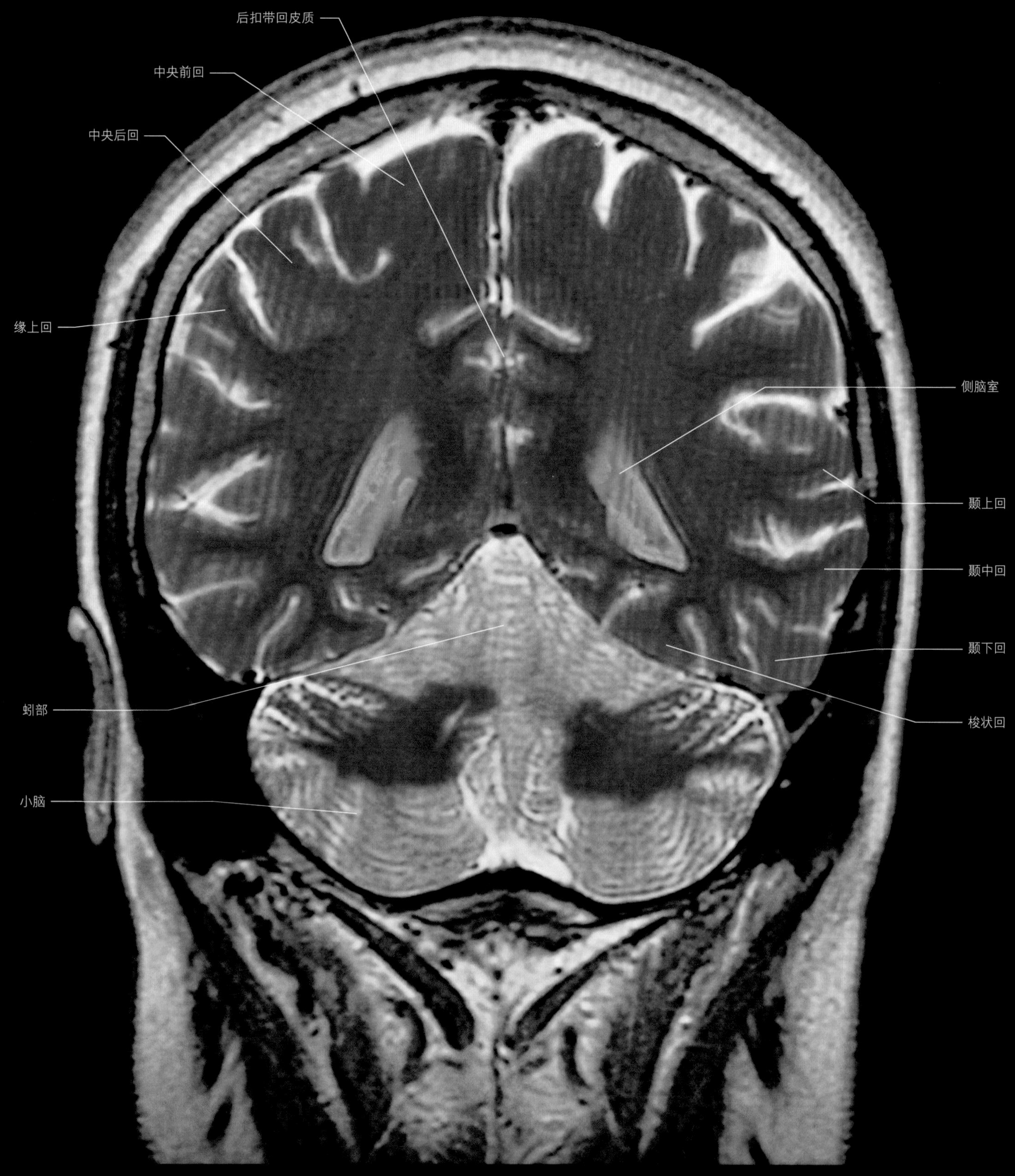

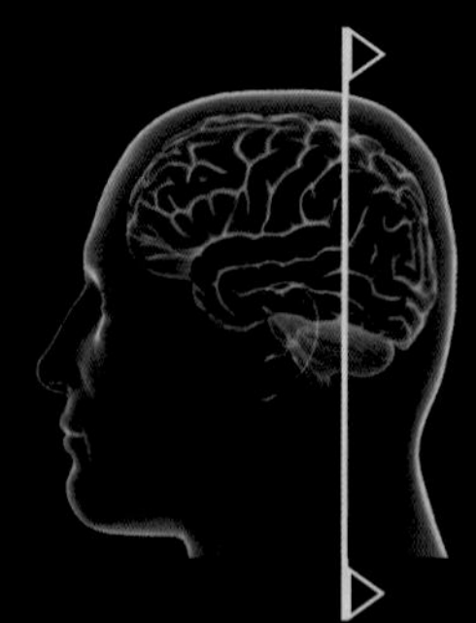

15 初级听皮质

听觉信号通过丘脑到达初级听皮质，初级听皮质位于颞上回的最顶端，在颞叶和顶叶之间的裂缝中。与初级听皮质相邻的是韦尼克区，在这里传入的声音被转换为词语。

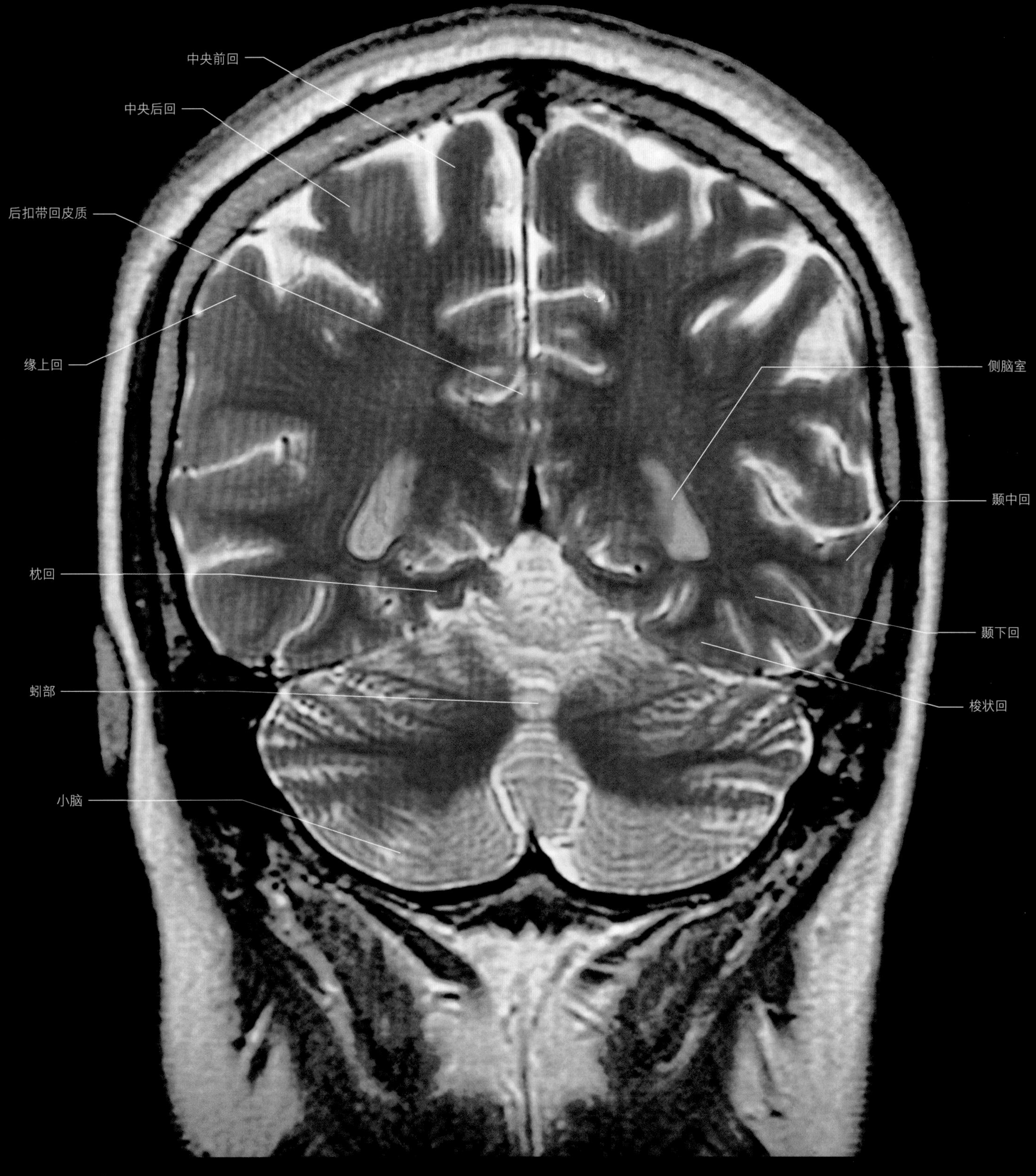

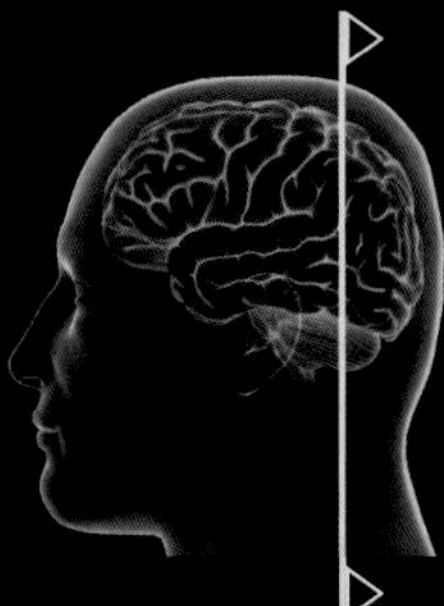

16 梭状回

位于颞叶底部的梭状回和颞下回是两个与物体识别有关的区域。梭状回的一部分称作面部识别区，专门用于识别面部。它不仅能识别面部特征，而且能分辨出面部特征的含义，因此在社会交往中非常重要。

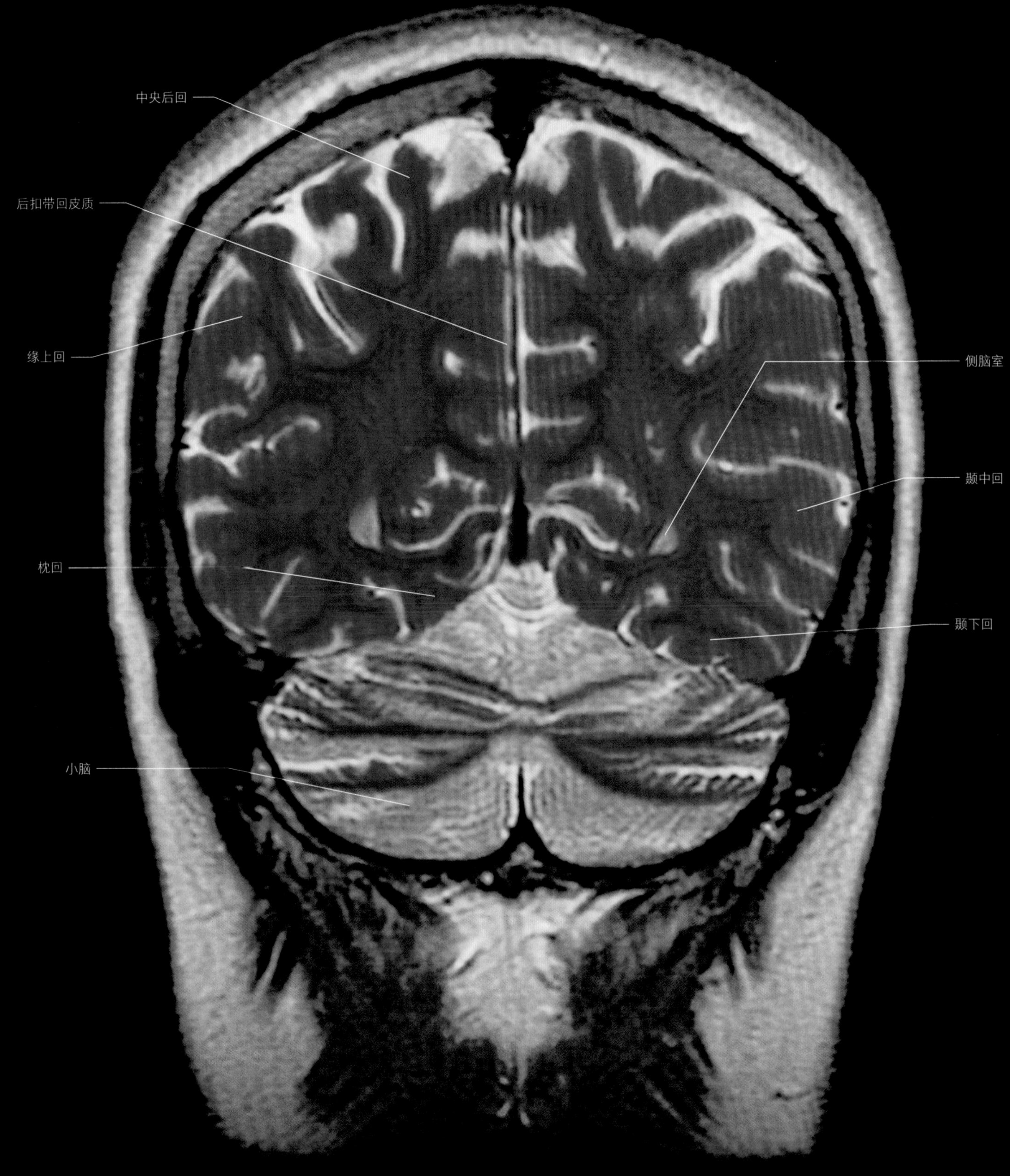

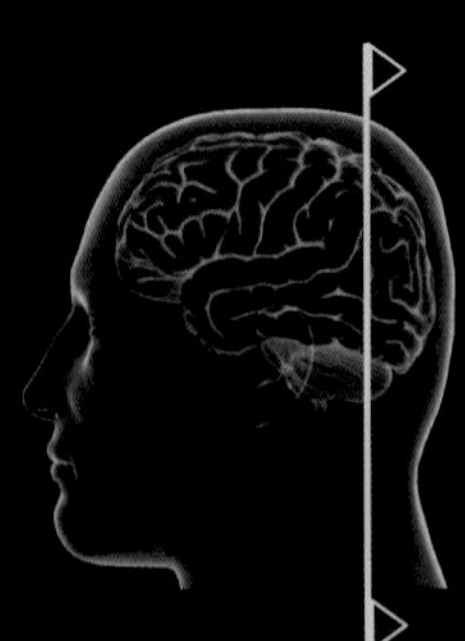

17 小脑

小脑（淡蓝色）是高度褶皱的位于大脑后下方的“小的脑”。小脑与精细运动的控制和运动时间有关。小脑与运动皮质之间有很多连接。

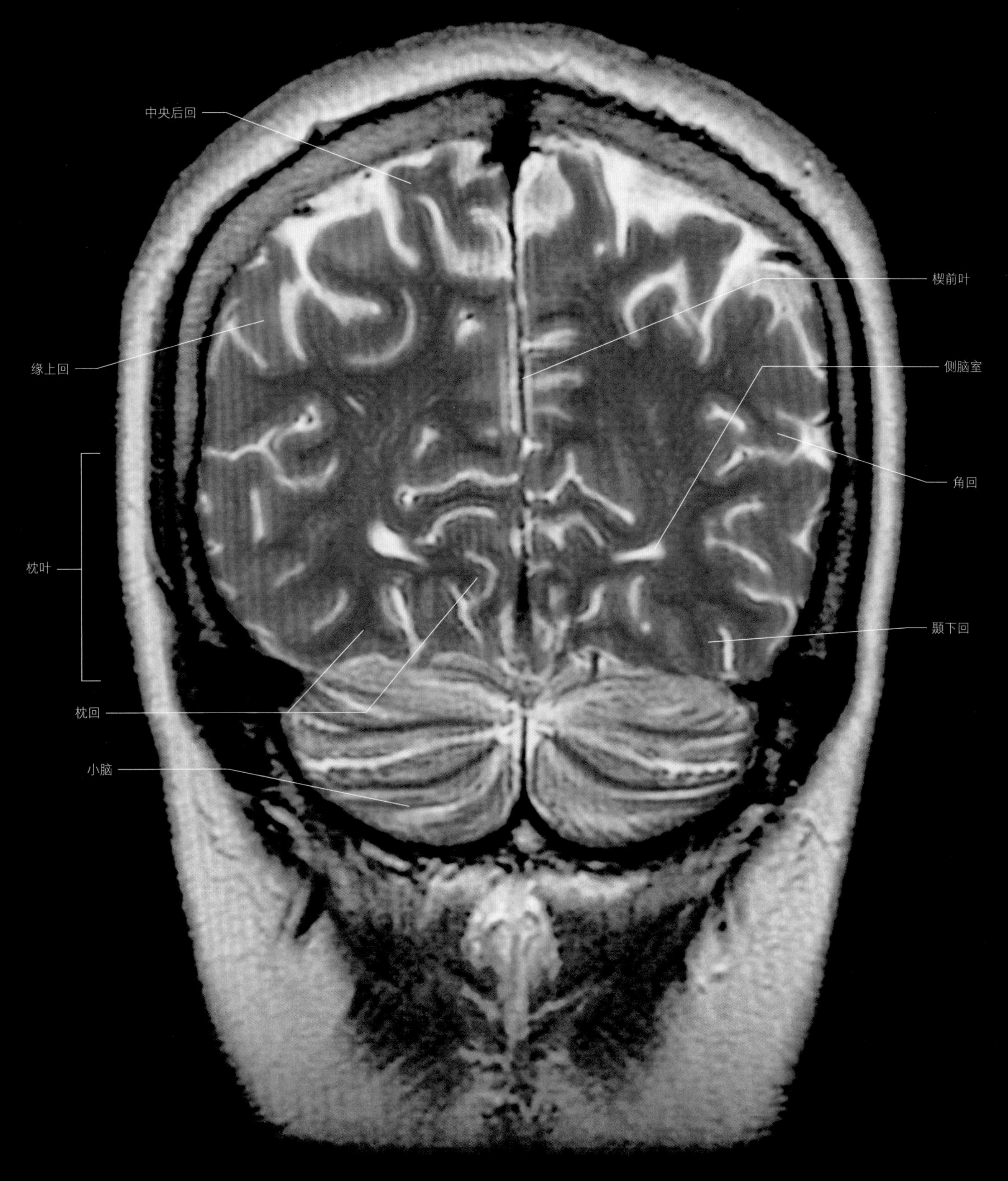

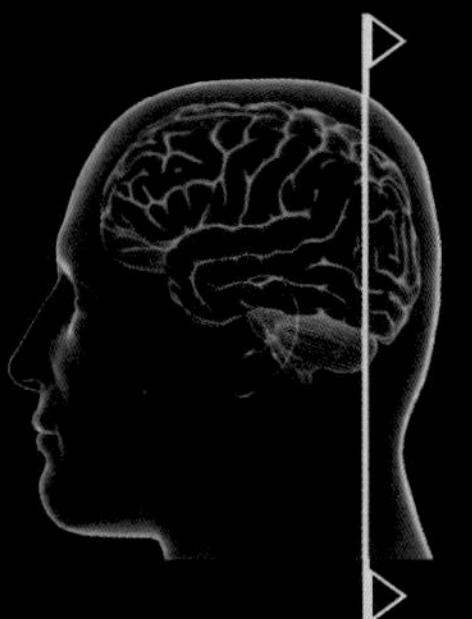

18 枕叶

枕叶与视觉有关。在枕叶的最前区，根据形状和颜色等特征分析来自初级视皮质（见切片20，第35页）的信号。这些信息沿着腹侧通路被继续传递到颞下皮质（见切片16，第31页颞下回），用于物体识别。

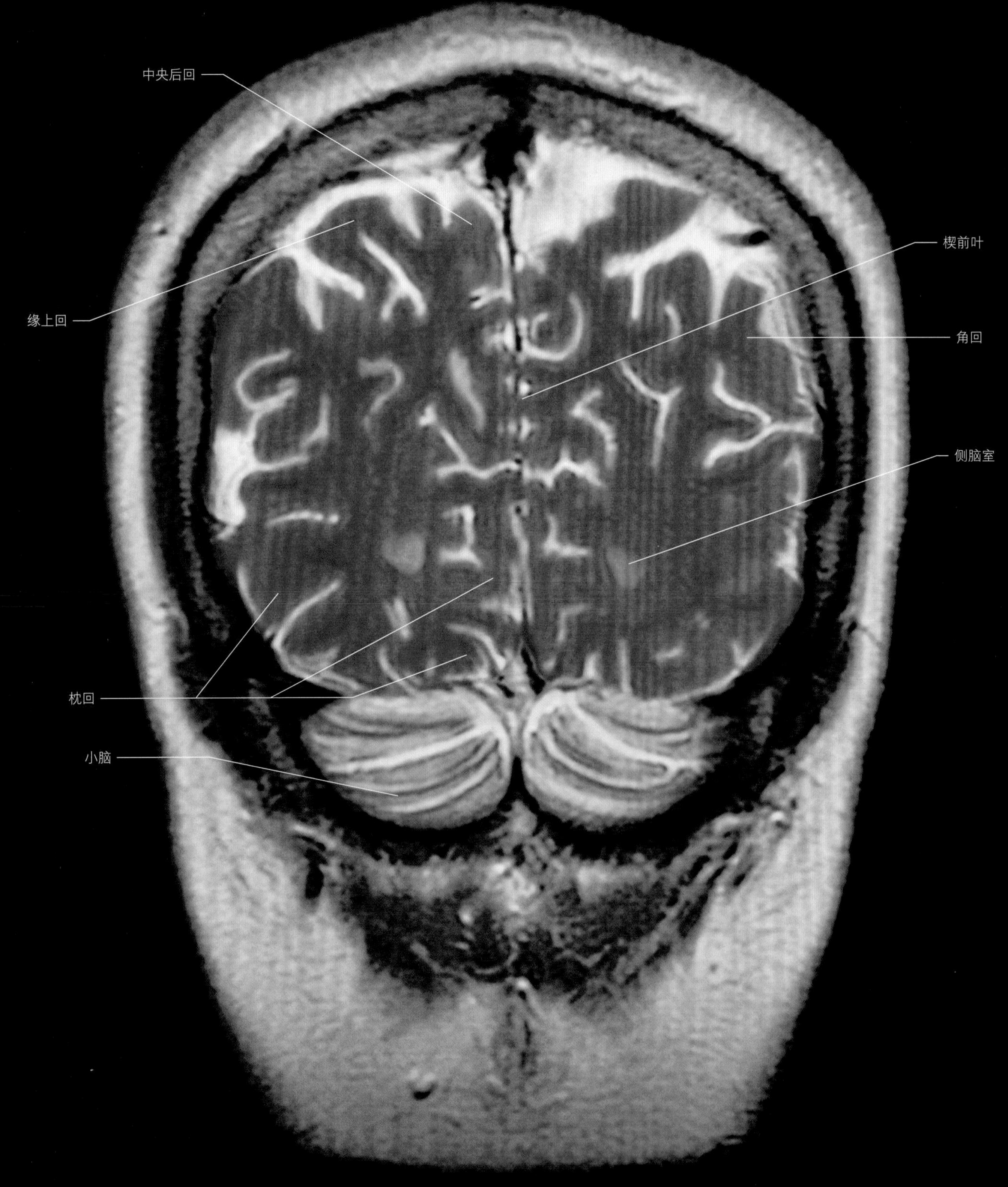

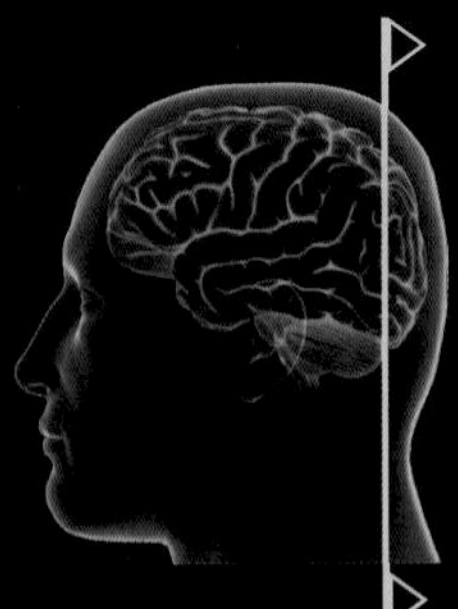

19 楔前叶和后扣带回皮质

顶叶后部的楔前叶和后扣带回皮质（见切片17，第32页）位于两半球之间。这些依然是脑中的神秘区域，它们可能对记忆尤其是对自我的记忆产生作用。

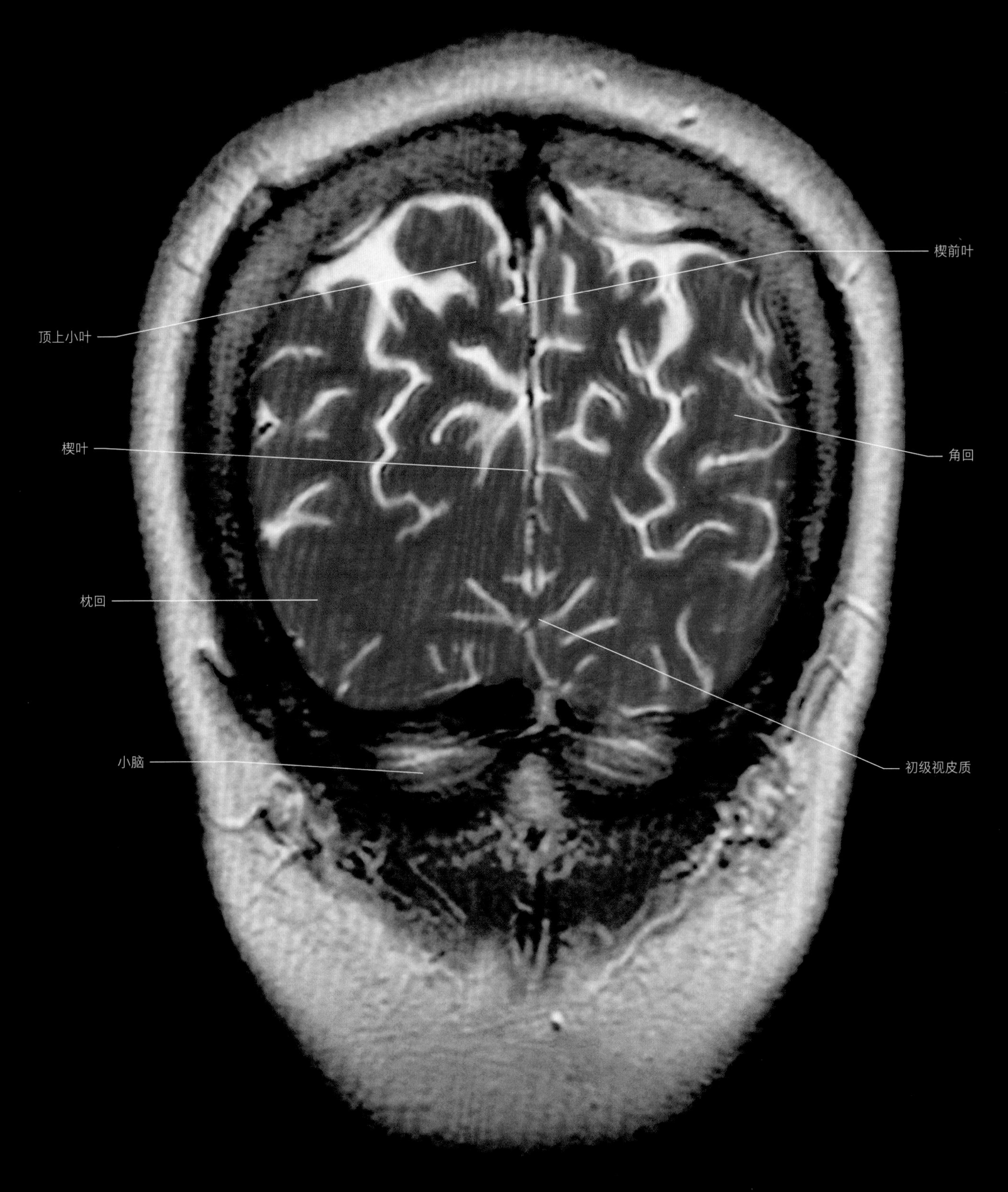

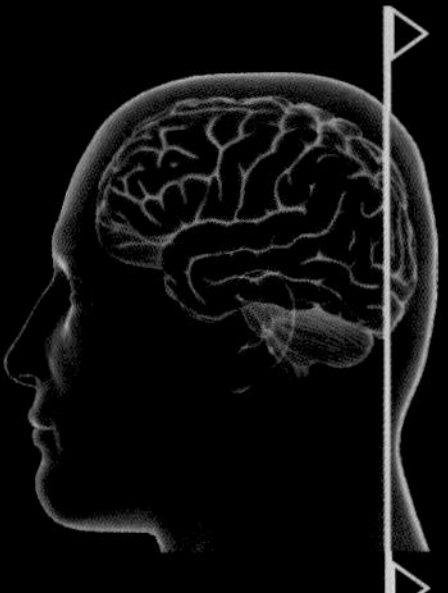

20 初级视皮质

初级视皮质在脑后，并且大部分位于两侧半球的内面。这是视觉信号通过丘脑到达皮质的第一点。这些信号由视网膜定位，即来自视网膜上一个特定点的信号被传递到初级视皮质上的相应点。

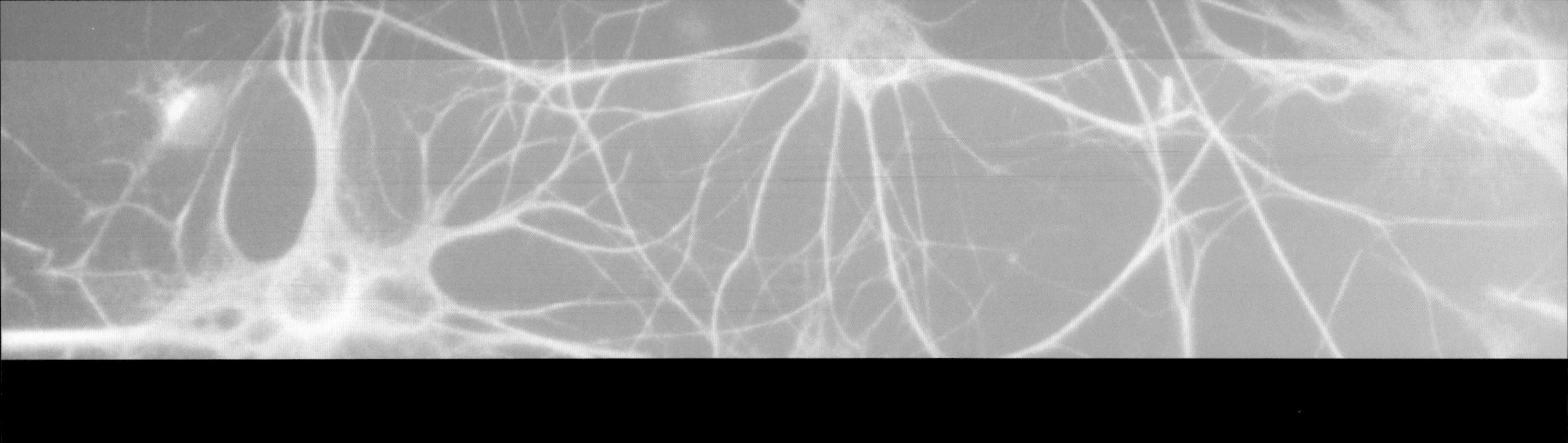

人类的脑使我们时刻准备着应对周围的世界。它是一个庞大而复杂的通信网络中心，不停地从身体的其他部分和外部世界搜索和收集信息。当脑解释这些信息时会产生视觉和声音、情感和思维。但是脑的主要功能是在体内产生变化。这些变化包括维持生命的基础，如从心脏的规律性收缩到构成行为的复杂动作。

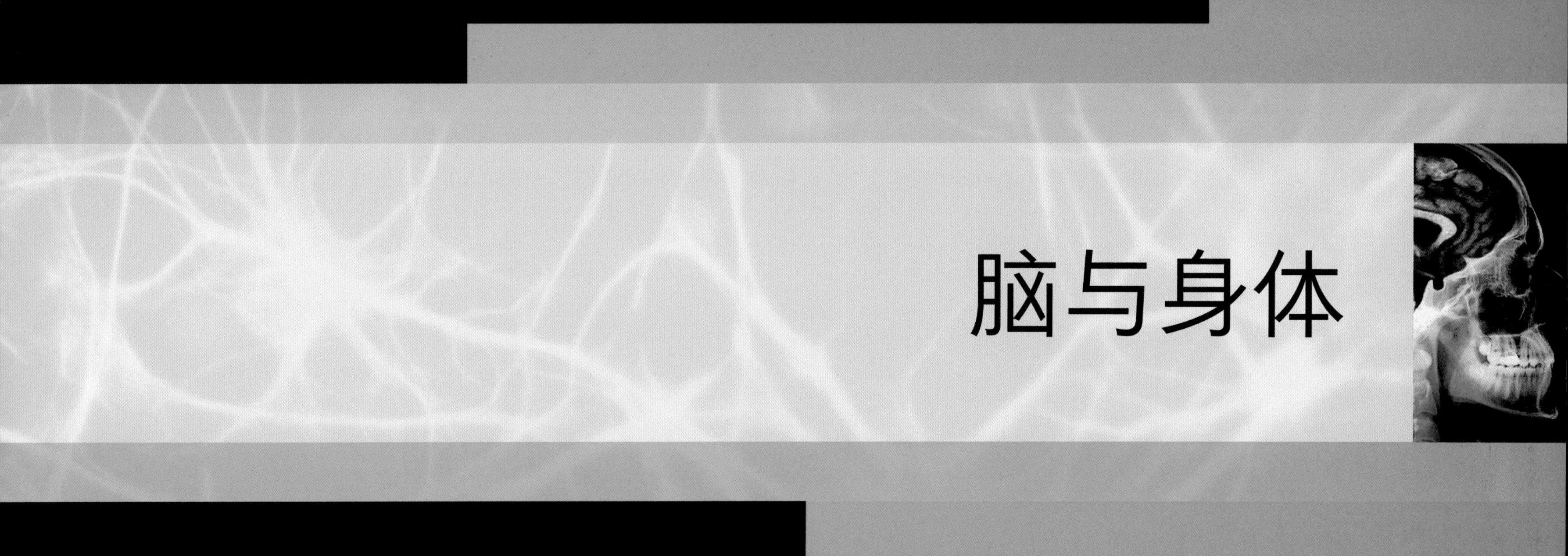

脑与身体

脑的功能

脑的主要任务是帮助整个身体维持相对于环境的最佳状态，以最大限度地提高生存的可能。脑通过记录刺激，然后产生行动而做出反应来达到这个目的。在这个过程中，它也产生主观体验。

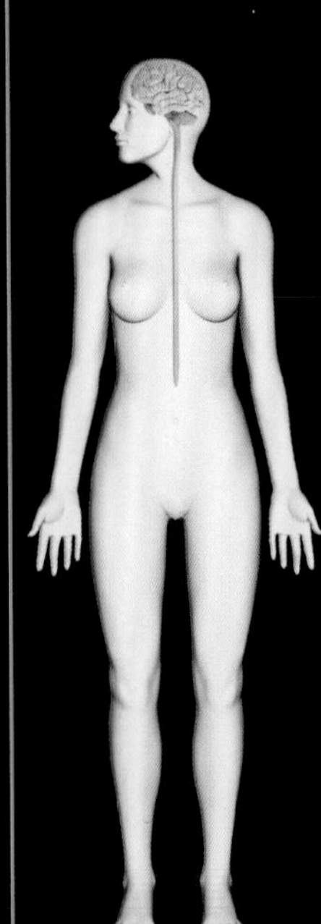

脑与身体
脑和脊髓组成中枢神经系统，它是身体的主要控制中心，负责协调身体的全部过程和运动。

脑做什么

脑接收来自感觉器官神经元以电脉冲形式发送的源源不断的信息。它做的第一件事是确定信息是否值得关注。如果信息无关紧要或者仅仅确定所有事情都保持不变，那么信息会被忽略。但是如果信息是新奇或重要的，那么脑会放大这些信号并由不同脑区表现出来。如果这个活动持续的时间足够长，就会产生有意识的经验。在某些情况下，想法会被进一步放大，脑会通过给肌肉发送信号使它收缩，从而指示身体做出反应。

特征	描述
处理信息	脑记录了大量的信息。然而，实际上只有很少一部分被选择并做进一步处理以进入我们的意识并被报告。不能被报告的经验是无意识的。然而，无意识的脑处理仍然会引导和启动行动（见第116、191页）
发送信号	脑由大约1 000亿个细胞组成，其中约10%是被称作神经元的特化放电细胞，它们彼此发送信号。这种信号传递使脑功能与任何其他身体过程不同。尽管这些信号是电的，但细胞间传递的模式是化学的——信号是由称作神经递质的物质传递
模块与连接	脑是模块化的，不同模块做不同事情。然而这些模块密集互联，没有其他模块（以及身体其他部分）的支持，任何模块都无法工作。通常，较低级别的功能，如记录感觉，是强烈局域化的，但是较高级别的功能，如记忆和语言，是脑区域之间相互连接的结果
人格	脑的基本结构是由基因决定的。和其他身体特征一样，不同的脑共享一个基本的解剖结构，但每个人都是独一无二的。即使是同卵双胞胎，从他们出生的那一刻起他们就拥有完全不同的脑，因为脑对环境非常敏感。个体脑之间的不同导致每个人都有独特的人格
可塑性	根据运用量的多少，脑组织可以像肌肉一样得到“强化”和锻炼。因此，如果一个人学习和练习一个技能，如演奏乐器或做数学题，脑中与那项任务相关的模块在外形上会变大。脑也会变得更有效率，使人能更熟练地执行任务

表：脑的主要特征

脑是怎么做到的

没有人确切地知道电活动是如何转化为经验的。这至今是个尚未被破解的著名难题。然而，现在我们对脑把传入的信息转化成诸如思想或情感等主观体验的过程有了更多的了解。主观体验的产生在很大程度上取决于信息的来源。每个感觉器官被特化以处理不同类型的刺激——眼对光敏感、耳对声波敏感等。感觉器官对这些刺激的反应大多相同——它们产生电信号，这些电信号被传送然后做进一步处理。但是来自每个器官的信息都被传送到脑的不同部分，然后沿着不同的神经通路被处理。因此，信息处理的位置决定脑和身体会产生什么样的体验。

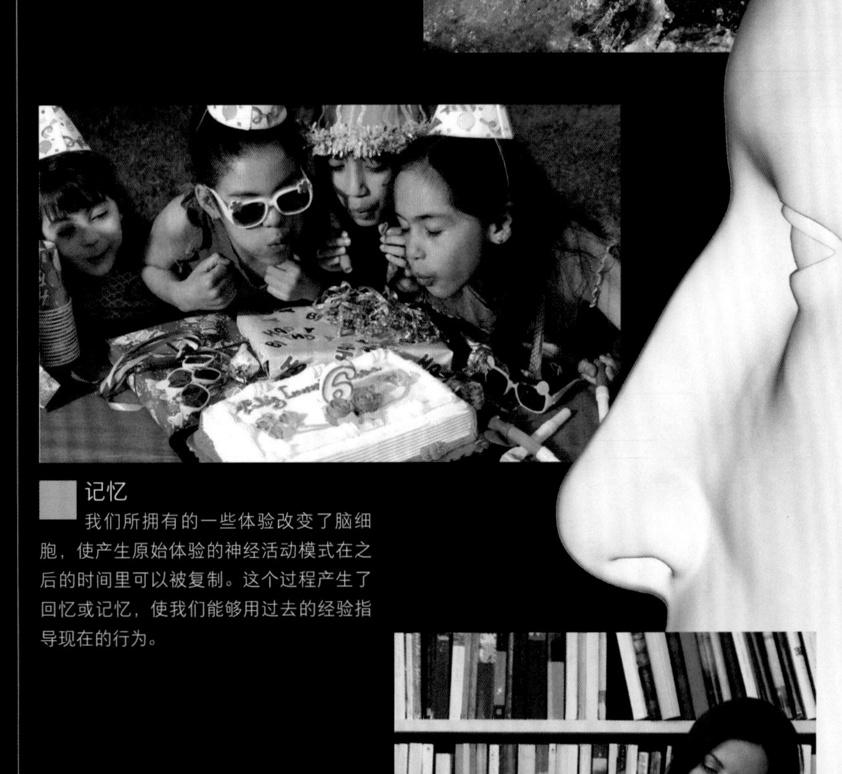

行动
某些脑区被特化以产生身体运动。脑干控制内部的自主运动，如呼吸所需的肺和胸的运动、心脏的跳动，以及控制血压的血管的收缩与舒张。在有意识的活动中，初级运动皮质发送信息（通过小脑和基底核）到四肢、躯干和头部的肌肉以产生运动。

记忆
我们所拥有的一些体验改变了脑细胞，使产生原始体验的神经活动模式在之后的时间里可以被复制。这个过程产生了回忆或记忆，使我们能够用过去的经验指导现在的行为。

语言
语言包括产生言语和分析他人言语以理解其含义。这取决于脑将事物与抽象符号联系起来的能力，然后通过文字将这些符号和它们所代表的含义传达给他人。语言除了能促进人与人之间的沟通外，还能使人反思。

情感

某些刺激（包括一些想法和想象）通过激活边缘系统的区域，尤其是杏仁核，引起身体的变化。当来自边缘系统的信号被传送到支持意识的前额皮质“关联区”时，有意识的“感受”就会产生。在青春期，处理情感信息在很大程度上依赖于杏仁核，因为前额皮质要等到20多岁时才成熟。

关于脑的事实性描述

特征	事实性描述
结构	脑是高度致密的。如果把所有的褶皱抹平，脑会覆盖2 300平方厘米的面积
连接	脑神经元之间的潜在联系比宇宙中的原子还要多
生长	胎儿以每分钟250 000个的速率产生神经元。一个人出生时就几乎拥有全部神经元，但是此时神经网络还不成熟
信号速度	信息在不同类型的神经元之间以不同的速度传导。传导速度为1~100米/秒，甚至更快
利用整个脑	关于我们仅用了10%的脑的说法是错误的，我们实际上用了全部脑。一些复杂的功能，如记忆，同时涉及多个脑区
再生	在衰老的过程中，脑细胞不会被“丢弃”，尽管某些功能会退化。我们可以通过锻炼脑维持神经网络运行，甚至形成新的神经网络
无痛区	脑组织没有痛觉受体，所以尽管它收集来自全身各个部位的痛觉，但它本身并不能感受到疼痛

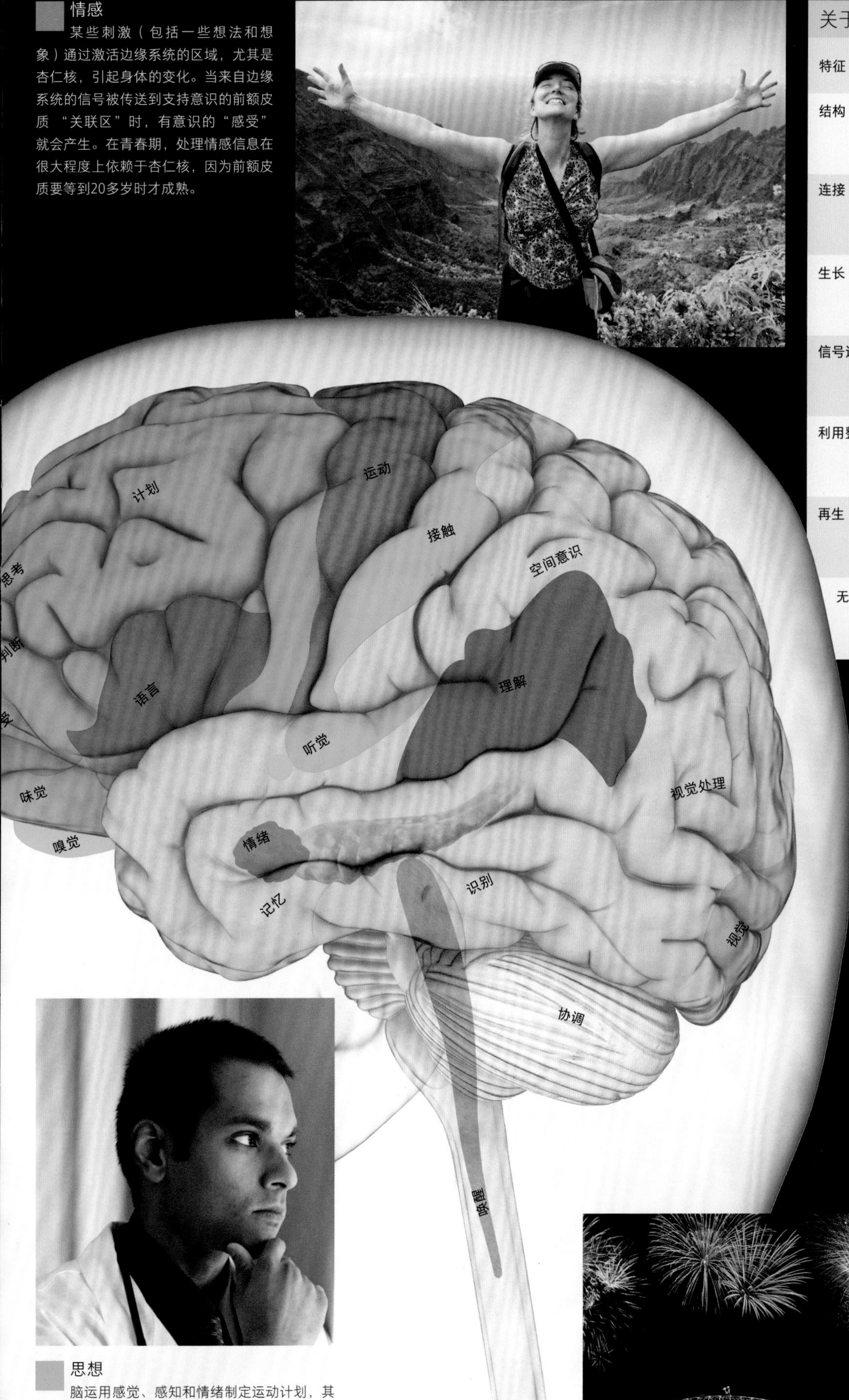

感觉

来自环境的信息通过不同的感觉器官进入脑，并被传送到大脑皮质的特定区域——初级感觉区。感觉信息的输入还有一部分来自身体自身。在没有外部刺激的情况下，感觉区继续保持活跃状态，并被认为能产生梦、幻觉和想象等体验。

思想

脑运用感觉、感知和情绪制定运动计划，其中一些计划会引起内化的脑活动或思想。例如，“内心的言语”实际上是在运动区产生的，但是没有明显的迹象。一些活动发生在海马，是我们记忆的体验。

感知

大多数时候，我们同时接收来自多个感觉区的信息，像在观看烟花表演时听觉与视觉信息的结合。这些信息可能被传送到关联区，然后在这里被“绑定”到一起。如果这些“绑定”信息变得有意识，它们就形成多感知觉。目前，有大量关于“绑定”信息是如何形成一个统一的多感知觉的神经科学的研究，因为“绑定”过程还没有被完全理解。

神经系统

神经系统是身体主要的通信与控制网络。数据以电信号的形式通过复杂的神经元网络在以毫秒为单位的时间尺度上被持续传递于感觉器官与脑之间。

虽然神经系统是一个单一的、统一的通信网络，但它由3个解剖结构和功能均不同的系统组成。中枢神经系统（central nervous system，CNS）是身体的协调系统。它包括脑和脊髓，它们分别被颅骨和脊柱所包围和保护。周围神经系统（peripheral nervous system，PNS）是一个遍布全身的复杂的神经网络，包括12对源自脑的脑神经和31对源自脊髓的脊神经分支。它在身体和脑之间以神经冲动的形式传递信息。它由传入神经（将信息从身体传递到脑）和传出神经（将信息从脑传递到身体）组成。最后，自主神经系统（antonomic nervous system，ANS）与CNS和PNS共享一些神经结构。它在没有意识的情况下“自动”工作，控制基本功能，如体温、血压和心率。感觉信息从全身的感受器通过PNS的传入神经快速传到脑，脑在几分之一秒内处理、协调和解释这些数据。脑的执行决定再通过PNS的传出神经传递到肌肉，快速对环境改变做出反应，并采取必要的行动。

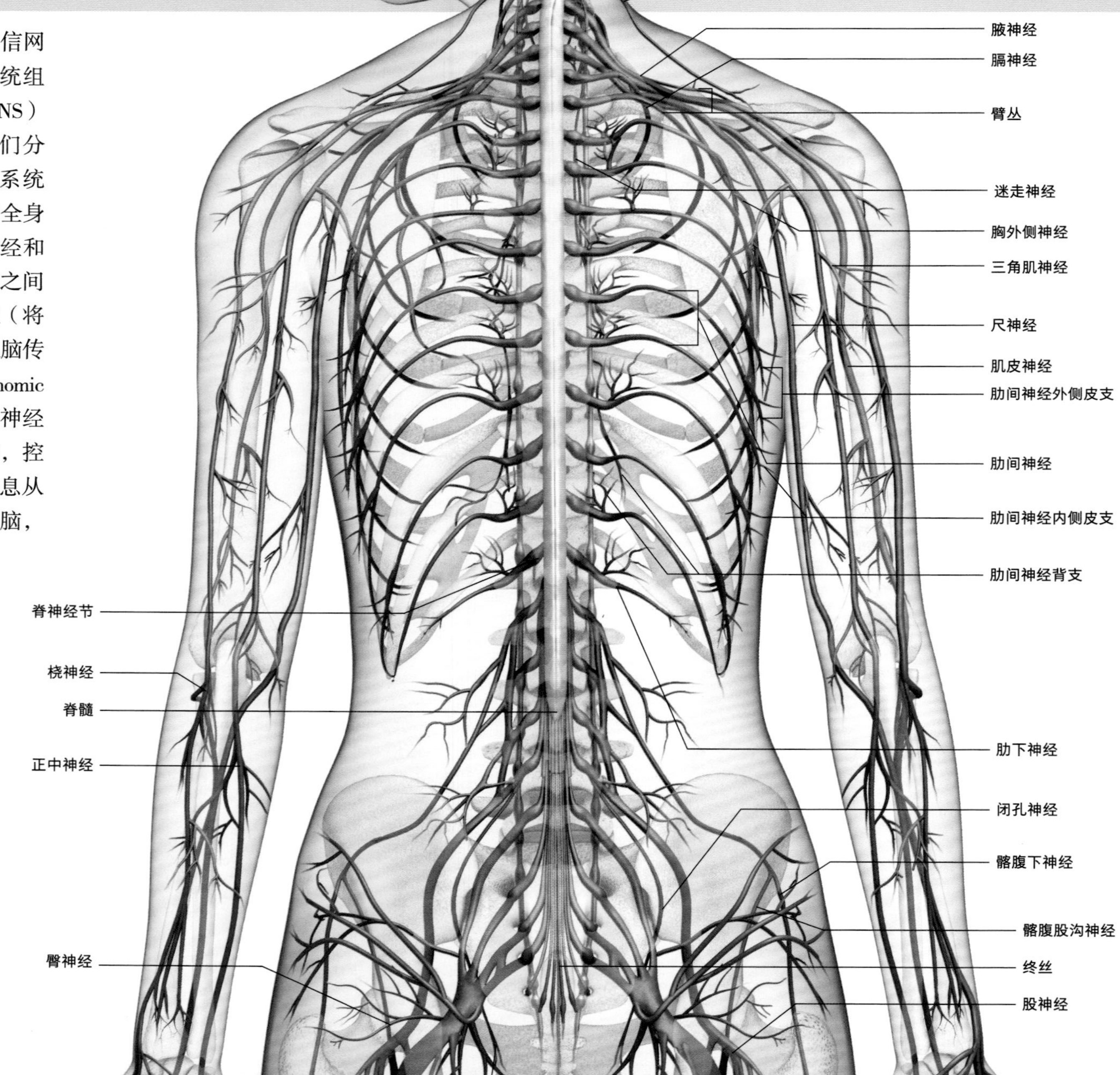

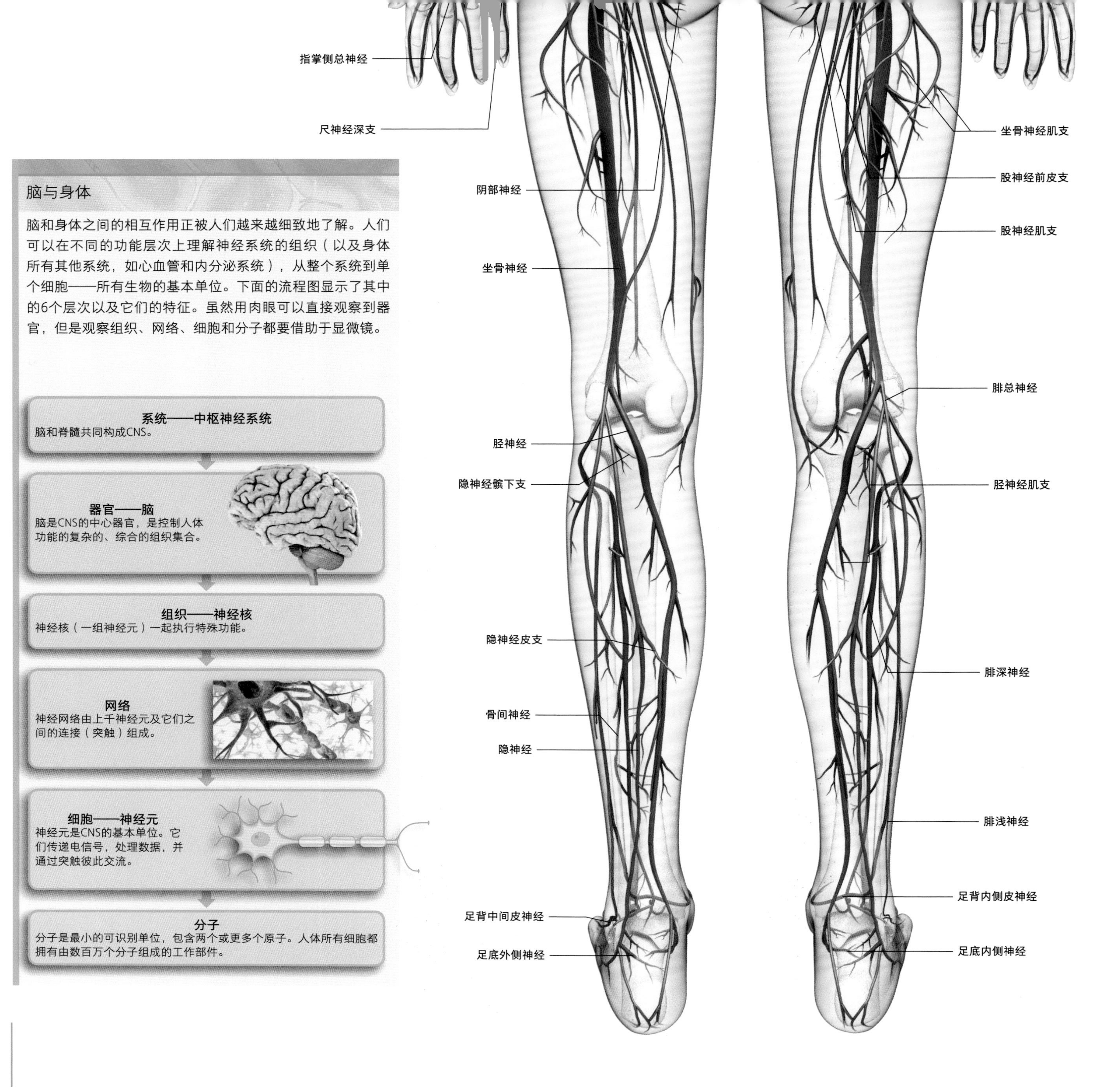

脑与身体

脑和身体之间的相互作用正被人们越来越细致地了解。人们可以在不同的功能层次上理解神经系统的组织（以及身体所有其他系统，如心血管和内分泌系统），从整个系统到单个细胞——所有生物的基本单位。下面的流程图显示了其中的6个层次以及它们的特征。虽然用肉眼可以直接观察到器官，但是观察组织、网络、细胞和分子都要借助于显微镜。

系统——中枢神经系统
脑和脊髓共同构成CNS。

器官——脑
脑是CNS的中心器官，是控制人体功能的复杂的、综合的组织集合。

组织——神经核
神经核（一组神经元）一起执行特殊功能。

网络
神经网络由上千神经元及它们之间的连接（突触）组成。

细胞——神经元
神经元是CNS的基本单位。它们传递电信号，处理数据，并通过突触彼此交流。

分子
分子是最小的可识别单位，包含两个或更多个原子。人体所有细胞都拥有由数百万个分子组成的工作部件。

脑与神经系统

脑位于身体的顶端，通过脊髓和神经指导和协调整个身体的所有行动和活动。神经沿着脊髓在各个节点发出，这些神经分支组成贯穿全身的网络。

皮质
脑干

脊髓的范围

脊髓从脑干向下延伸至第1腰椎，在那里形成一个被称作终丝的丝状体，终丝一直延伸至尾骨。

脊髓
终丝
尾骨
腰区

脊髓

脊髓在脑与身体各部分（除了由脑神经支配的头部）之间传递信息。沿着脊髓传递的信号被称为神经冲动。脊髓本身由一束神经纤维组成，后者是神经元的长距离投射。它们从脑基底部延伸到脊柱的下部区域。脊髓大概有一支铅笔粗，底部逐渐变细，成为一束窄纤维。来自身体不同部位的感觉信息通过脊神经被收集，并沿着脊髓传递到脑。脊髓还发送来自脑的运动信息，如运动指令，再次通过脊神经网络传递到身体。

脊髓解剖

脊髓的核心是灰质，它由神经元组成。白质外层使从神经元延伸出来的长纤维（轴突）绝缘。

神经纤维
神经纤维束在脊髓和脑的特定区域传递信号

白质

灰质

中央管
充满提供营养的脑脊液

脊神经
在脑与身体之间传递感觉和运动信息

前裂
脊髓前面的深沟

运动神经根丝
从脊髓前面出现的单个神经纤维，向肌肉传递信号

感觉根神经节
是位于每一脊神经上的一群胞体，部分处理传入信号

感觉神经根
神经分裂成根丝进入脊髓后部，把触觉信号传递到脑

蛛网膜下腔

软脊膜

蛛网膜

硬脊膜

脊髓膜
保护脊髓的3层结缔组织，脑脊液充满中层下的空间

身体的前部

脊神经根
脊神经
脊髓
椎骨
身体的后部

脊神经如何进入脊髓

脊柱的椎骨中存在间隙，脊神经通过这些间隙进入脊髓。脊神经分成脊神经根，每个脊神经根由进入脊髓前后部分的细根丝组成。

脊神经

总共有31对脊神经。这些脊神经从脊髓分支出来，通过分支再分支形成一个连接脊髓和身体各个部位的网络。脊神经将信息从全身受体传递到脊髓，再传递到脑进行处理。脊神经还将运动信息从脑传递到身体的肌肉和腺体，使脑的指令可以被迅速执行。

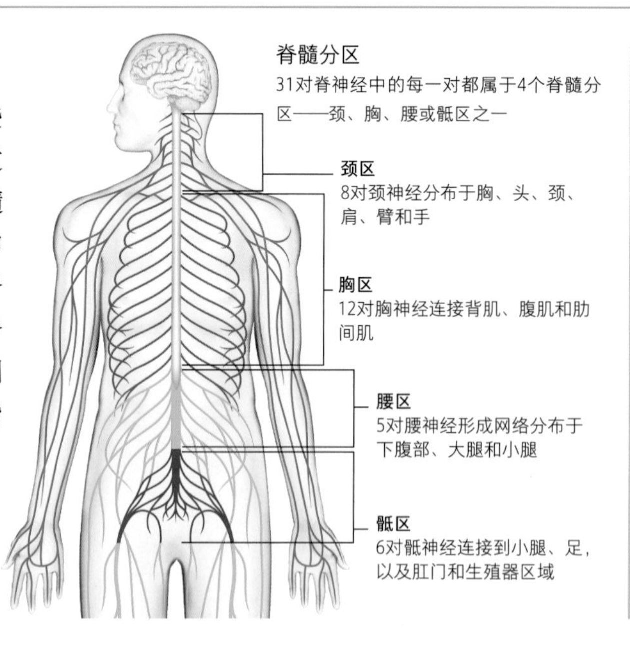

脊髓分区

31对脊神经中的每一对都属于4个脊髓分区——颈、胸、腰或骶区之一

颈区
8对颈神经分布于胸、头、颈、肩、臂和手

胸区
12对胸神经连接背肌、腹肌和肋间肌

腰区
5对腰神经形成网络分布于下腹部、大腿和小腿

骶区
6对骶神经连接到小腿、足，以及肛门和生殖器区域

皮节

脊神经含有一种特殊纤维——背根，将感觉信息从皮肤传递到脑。每对脊神经（C1颈神经除外）负责身体的特定区域或皮节。连接皮肤感受器的神经纤维沿着皮节纤维网连接起来，形成相关的背根，背根再进入脊髓，把相应皮节的感觉冲动传递到脑。

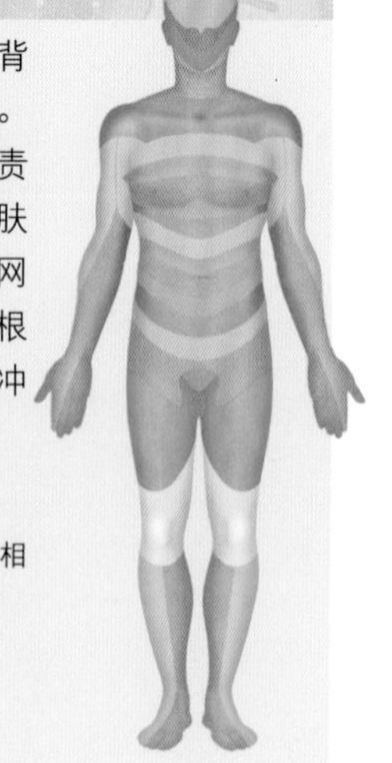

皮节图

右图显示了身体的30个皮节。每区都由相应的一对脊神经负责。

脑神经

有12对脑神经不进入脊髓而直接连接到脑。它们把感觉信息从头部器官，如眼和耳，传递到脑，并且把运动信息从脑传递到这些器官，如在说话时移动嘴。脑神经以其所负责的身体部位命名，如视神经对应眼，并且还根据解剖学惯例以罗马数字命名。

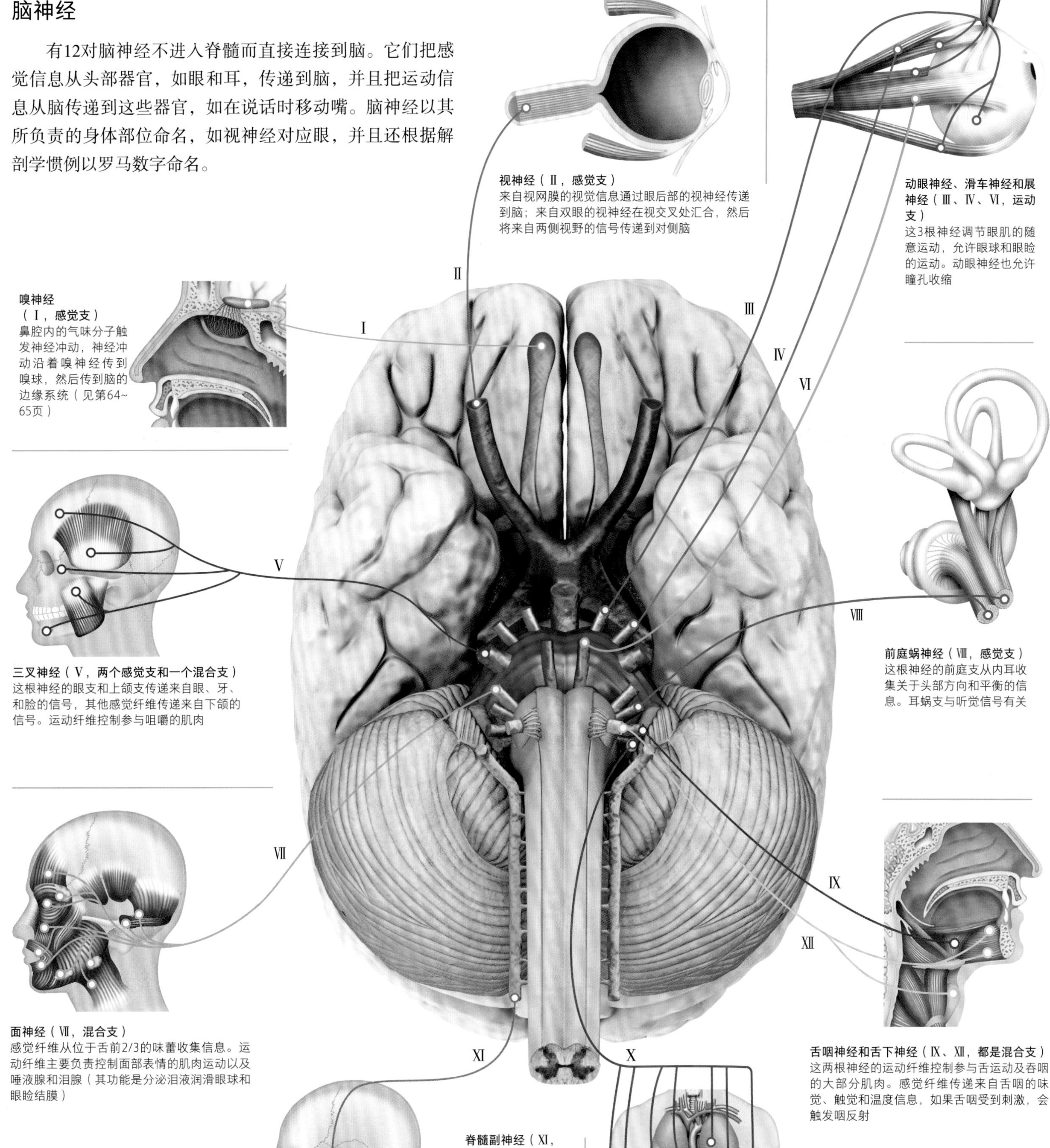

视神经（Ⅱ，感觉支）
来自视网膜的视觉信息通过眼后部的视神经传递到脑；来自双眼的视神经在视交叉处汇合，然后将来自两侧视野的信号传递到对侧脑

动眼神经、滑车神经和展神经（Ⅲ、Ⅳ、Ⅵ，运动支）
这3根神经调节眼肌的随意运动，允许眼球和眼睑的运动。动眼神经也允许瞳孔收缩

嗅神经（Ⅰ，感觉支）
鼻腔内的气味分子触发神经冲动，神经冲动沿着嗅神经传到嗅球，然后传到脑的边缘系统（见第64~65页）

三叉神经（Ⅴ，两个感觉支和一个混合支）
这根神经的眼支和上颌支传递来自眼、牙、和脸的信号，其他感觉纤维传递来自下颌的信号。运动纤维控制参与咀嚼的肌肉

前庭蜗神经（Ⅷ，感觉支）
这根神经的前庭支从内耳收集关于头部方向和平衡的信息。耳蜗支与听觉信号有关

面神经（Ⅶ，混合支）
感觉纤维从位于舌前2/3的味蕾收集信息。运动纤维主要负责控制面部表情的肌肉运动以及唾液腺和泪腺（其功能是分泌泪液润滑眼球和眼睑结膜）

舌咽神经和舌下神经（Ⅸ、Ⅻ，都是混合支）
这两根神经的运动纤维控制参与舌运动及吞咽的大部分肌肉。感觉纤维传递来自舌咽的味觉、触觉和温度信息，如果舌咽受到刺激，会触发咽反射

脊髓副神经（Ⅺ，混合支）
运动功能：负责头部、颈部、肩部的肌肉和运动，刺激参与吞咽的咽喉肌肉。感觉功能未知

迷走神经（Ⅹ，混合支）
脑神经中最长和分支最多的一根神经，含有自主、感觉和运动纤维。支配头下部、喉部、颈部、胸部和腹部，在很多方面起作用，包括吞咽、呼吸、心跳和胃酸的产生

脑神经连接

脑神经Ⅰ和Ⅱ分别连接到端脑和间脑，而脑神经Ⅲ~Ⅻ连接到脑干。每根脑神经的感觉纤维都从脑外的细胞体投射出来，这些细胞体分布于感觉神经节或其他部位的感觉神经干

脑的大小、能量使用与保护

脑约占身体总重量的2%，但却消耗大量的能量以维持众多身体活动。脑受到包裹它的脑膜、骨性颅骨及脑脊液的保护。

重量与容量

成年人脑的平均重量大约是1.5千克。它的体积和形状与一般大小的花椰菜相当，并且其组织的致密性与硬果冻类似。一个人脑的大小与其智力无关，每个脑，不管重量和容量是多少，都有数量大致相同的神经元和突触。大约20岁以后，脑的重量每年减少大约1克。新的神经元一生都在不断产生，但是不足以替换那些随着年龄增长而衰亡的神经元。这通常不值得关注，因为还有大量存活的神经元执行脑的功能。

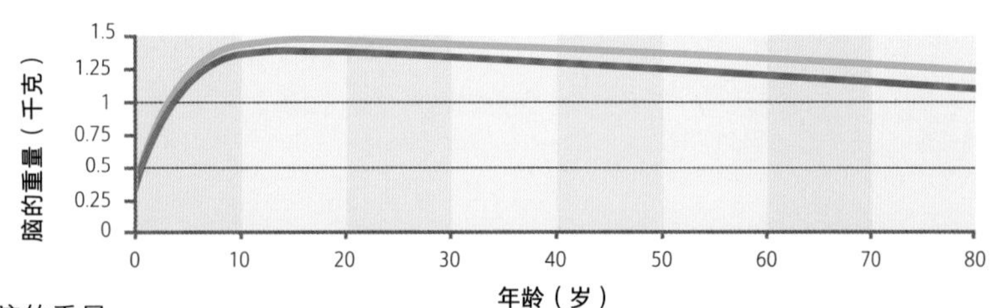

脑的重量

脑的重量从出生起一直增长，直到青春期时达到最大值。在身体生长的过程中，神经元的体积增加并形成新的连接。男性脑自出生起就一直比女性的重。

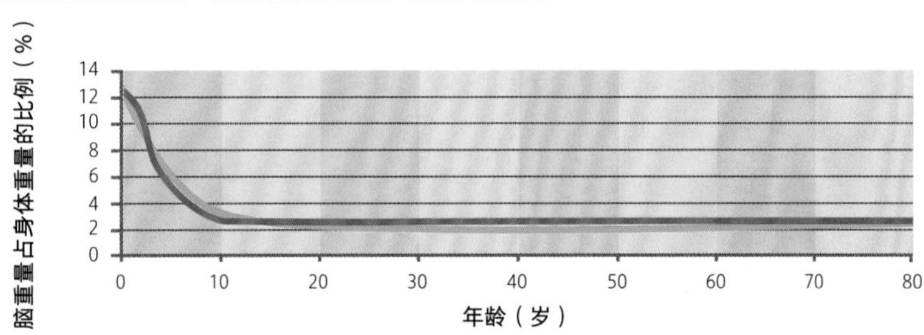

脑的重量和身体的重量

上图显示的是不同年龄的人的脑重量占身体总重量的比例。婴儿的脑占比大约是成年人的6倍。尽管总体上女性脑重量比男性脑轻，但在13岁以后，如果按照脑重量占身体总重量的比例来算，女性脑实际上比男性脑重。

要点
女性
男性

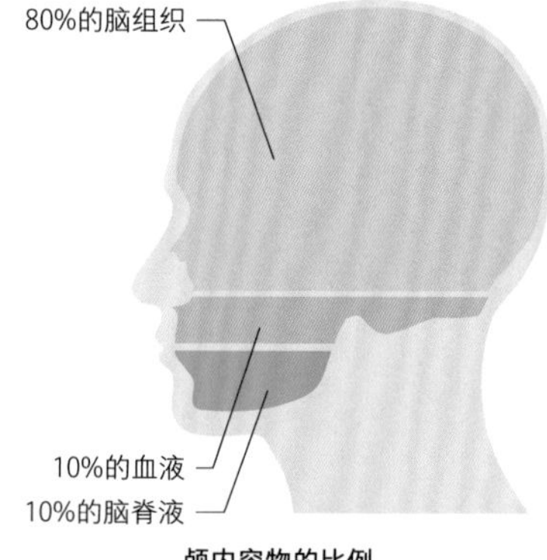

颅内容物的比例

颅内容物

脑组织包含灰质和白质，它们分别由神经元和（支持）神经胶质细胞组成。各个脑室内充满脑脊液，并且脑也富含血管。

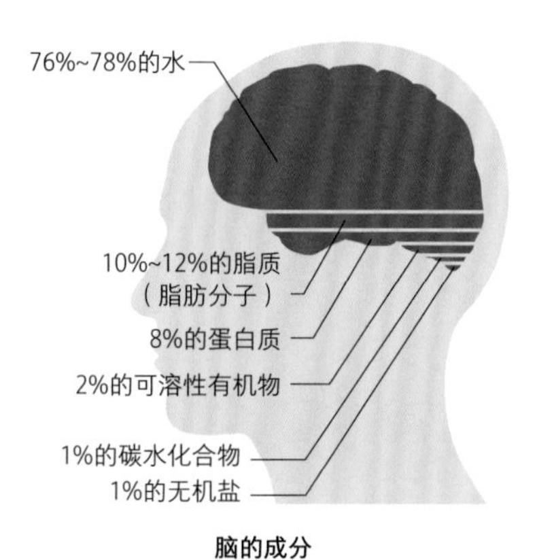

脑的成分

脑的构成

脑主要由水构成，它存在于神经元和神经胶质细胞的细胞质内，也是血液的主要成分。脑也富含脂质——构成细胞膜的脂肪分子。

脑的长、宽和高

脑位于颅腔内，所以测量颅骨可以有效地估计脑的大小。个体人脑的长、宽和高可以通过MRI扫描来测量。成年人脑的大小差异很大，脑的平均大小如下图所示。脑内部有众多复杂的褶皱，所以脑的表面积比从其整体形状上看要明显大得多。

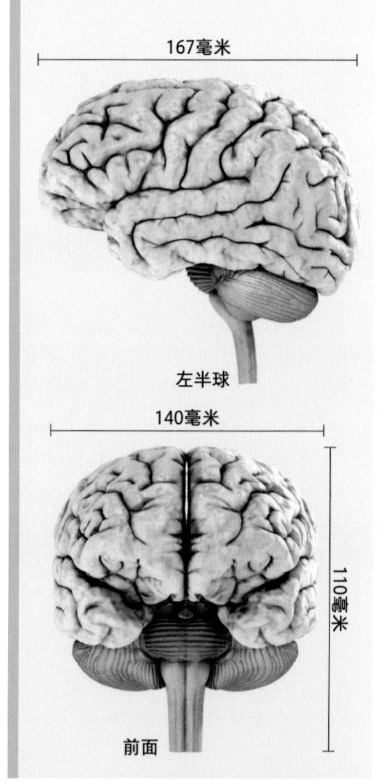

脑容量与生活方式

最近一项研究把饮酒与脑萎缩联系起来。参与者披露了他们的饮酒习惯，然后用MRI扫描来测量每个人的脑容量与颅骨大小的比例。结果发现不饮酒者的脑容量比戒酒者、轻度饮酒者、中度饮酒者或重度饮酒者的脑容量都要大。不饮酒者的脑容量平均比重度饮酒者的脑容量大1.6%。有趣的是，这些效应在老年女性中最明显。在另一项研究中，60~79岁的参与者进行了6个月的定期有氧运动或肌肉锻炼和伸展运动，参与者在锻炼前后的MRI扫描显示有氧运动组的脑容量增加，这表明有氧运动有助于维持老年人的脑健康。

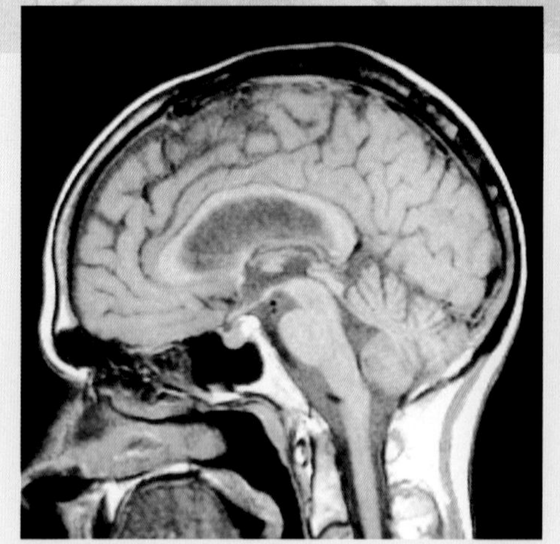

正常男性的脑

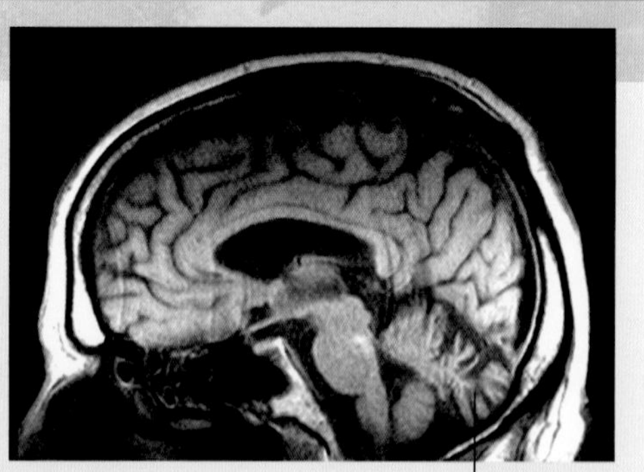

酗酒者的脑

酗酒与脑萎缩

酗酒会导致如上图所示的小脑变性。扫描效果不佳是由于该男子的戒断症状使他无法静坐。

氧气和葡萄糖供应

葡萄糖是脑唯一的燃料，但是在饥饿的情况下，它将蛋白质作为燃料。脑是身体中最易饥饿的器官。虽然它只占人体总重量的2%，但它却占人体总葡萄糖供应需求量的20%。葡萄糖是通过饮食中的碳水化合物获取的，它通过血液运输到脑。脑每天消耗大约120克葡萄糖。脑不能储存葡萄糖，所以葡萄糖必须通过血供保持随时可用。在没有氧气和葡萄糖的情况下，脑只能坚持大约10分钟，否则就会发生不可修复的损伤。这就是为什么在心脏骤停的情况下需要迅速复苏。

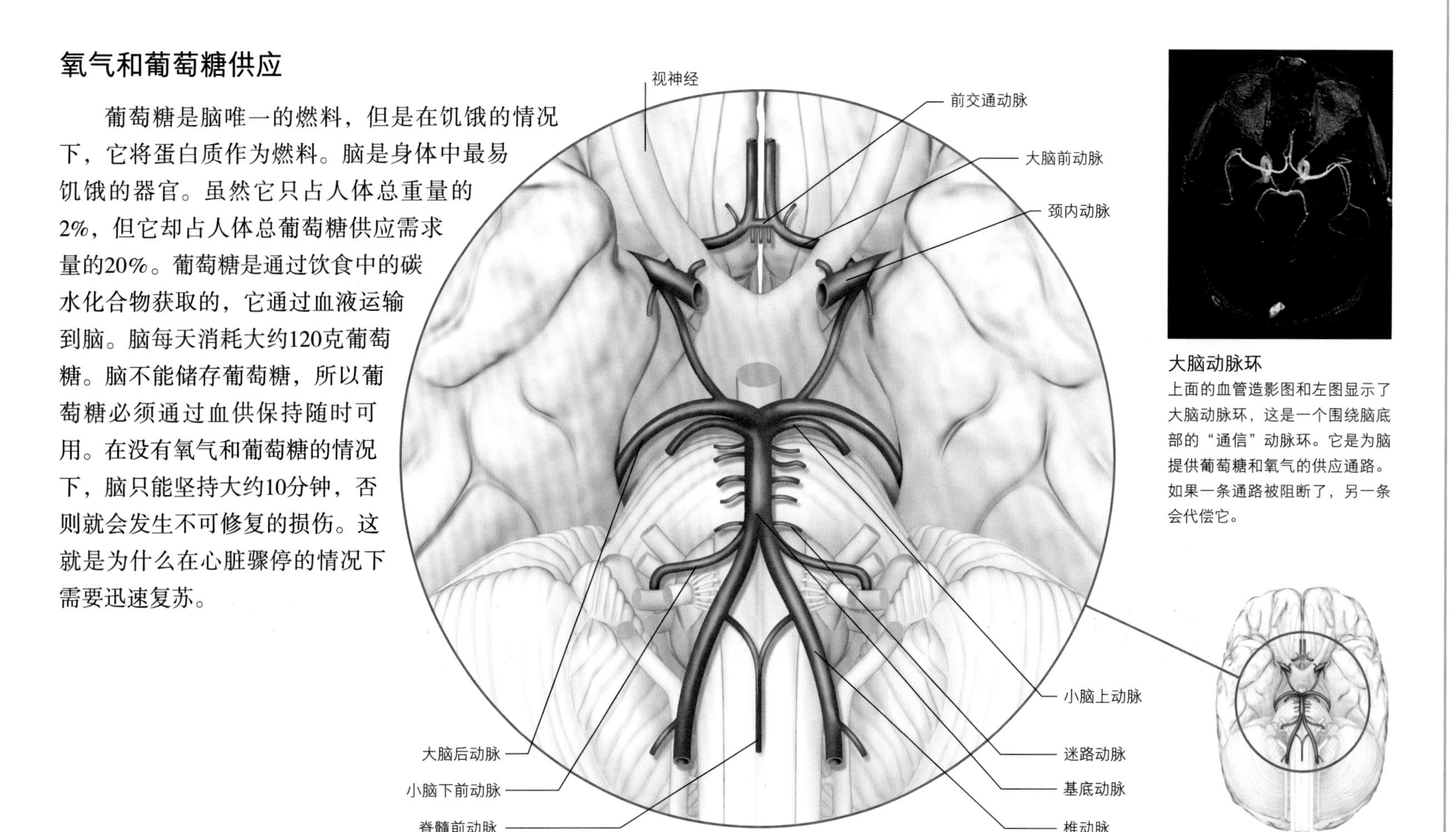

大脑动脉环
上面的血管造影图和左图显示了大脑动脉环，这是一个围绕脑底部的"通信"动脉环。它是为脑提供葡萄糖和氧气的供应通路。如果一条通路被阻断了，另一条会代偿它。

保护脑

脑有几种防御机制来保护自己免受伤害。骨性颅骨充当外壳（里面装着脑）抵御打击。脑膜是颅骨内衬的3层薄膜，其包裹着脑，并在颅骨与脑之间提供额外的保护层。脑脊液在脑内循环，滋养脑并起到减震器的作用，以减少撞击对脑的影响。

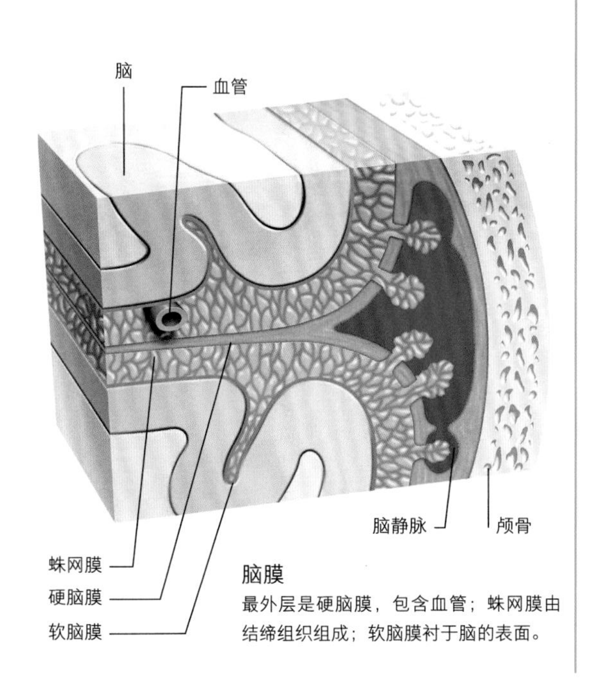

脑膜
最外层是硬脑膜，包含血管；蛛网膜由结缔组织组成；软脑膜衬于脑的表面。

脑脊液

脑组织漂浮在颅骨内的脑脊液（cerebro spinal fluid，CSF）中。CSF可以减缓撞击对脑的冲击。它是在一系列相连的脑室中产生的，并且每天更新4~5次。它含有蛋白质和葡萄糖以滋养脑细胞，也含有白细胞以防止感染。脑动脉的搏动推动脑脊液在脑室内流动。

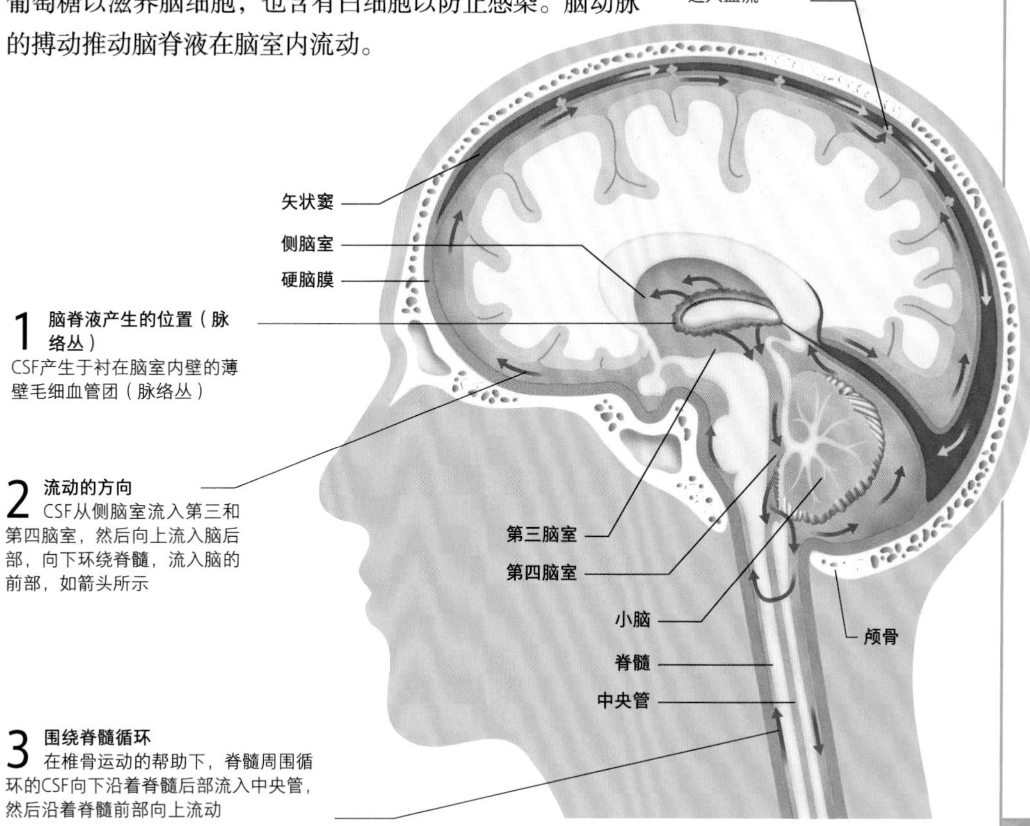

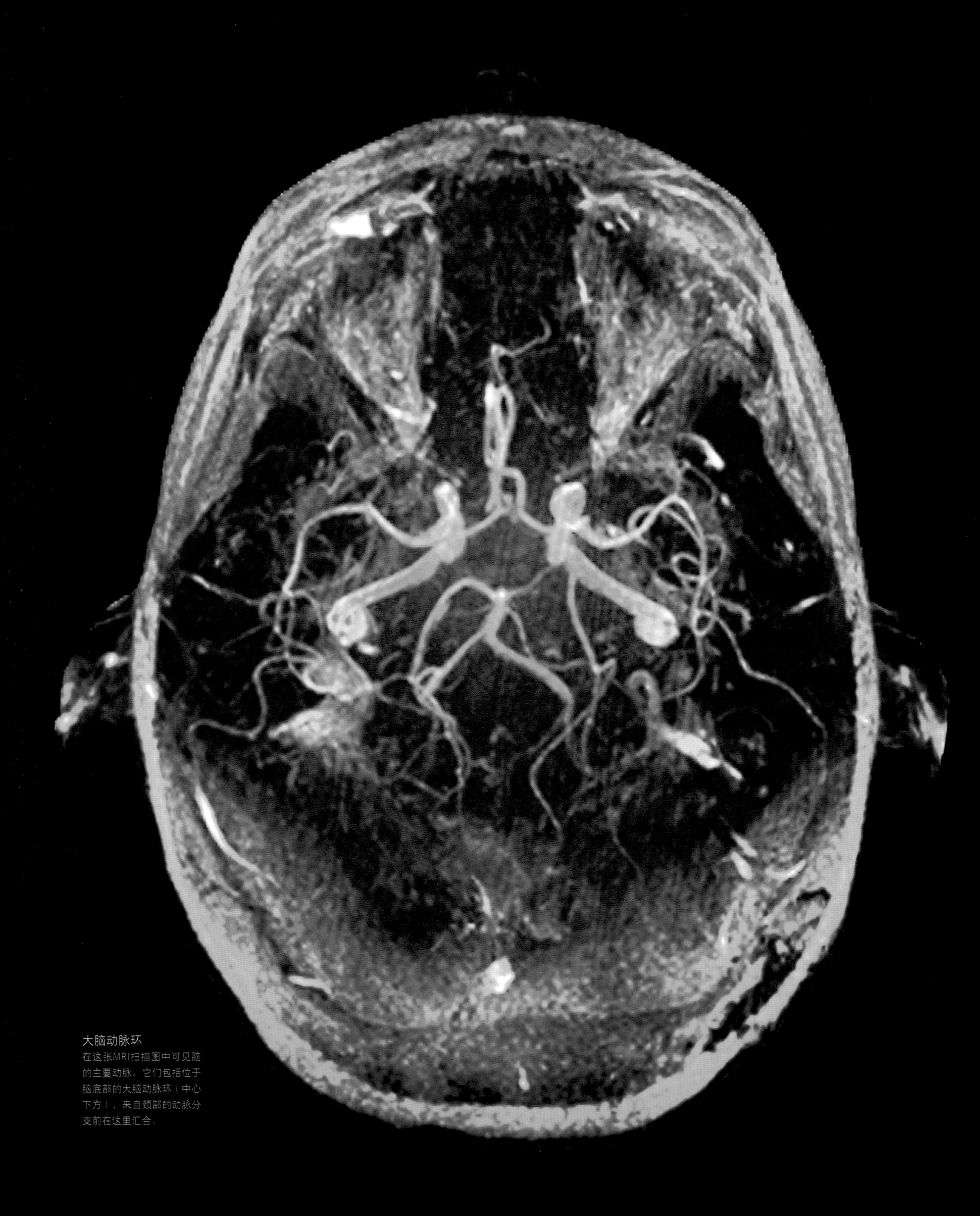

大脑动脉环
在这张MRI扫描图中可见脑的主要动脉：它们包括位于脑底部的大脑动脉环（中心下方），来自颈部的动脉分支前在这里汇合。

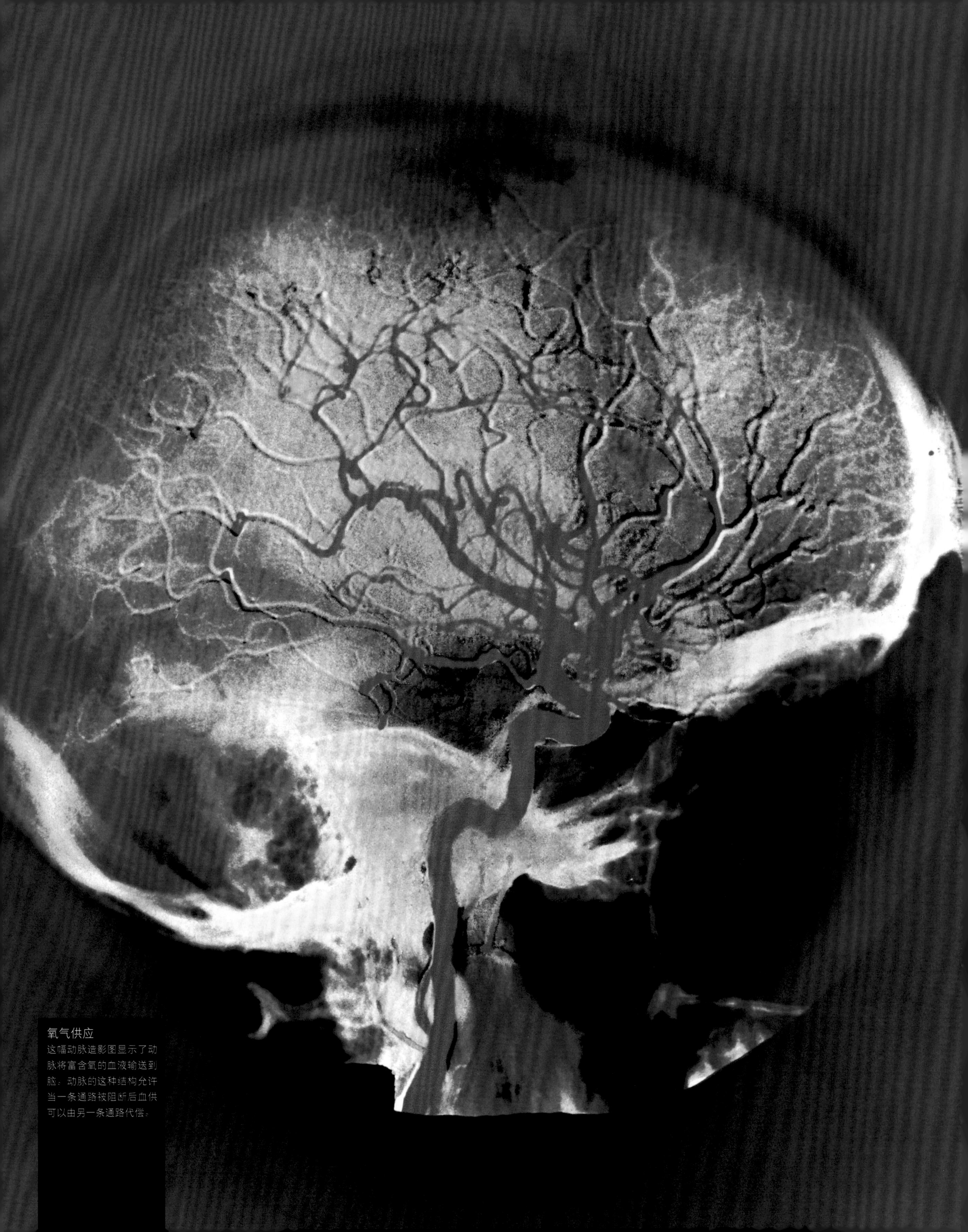

氧气供应

这幅动脉造影图显示了动脉将富含氧的血液输送到脑。动脉的这种结构允许当一条通路被阻断后血供可以由另一条通路代偿。

脑的进化

脑的进化使动物能适应环境的改变。人脑经过多个阶段进化到目前的复杂状态，其中几个阶段在所有动物中都是一样的。人脑的起源可以在其他物种的脑中看到，人脑中还保留着更多原始结构。

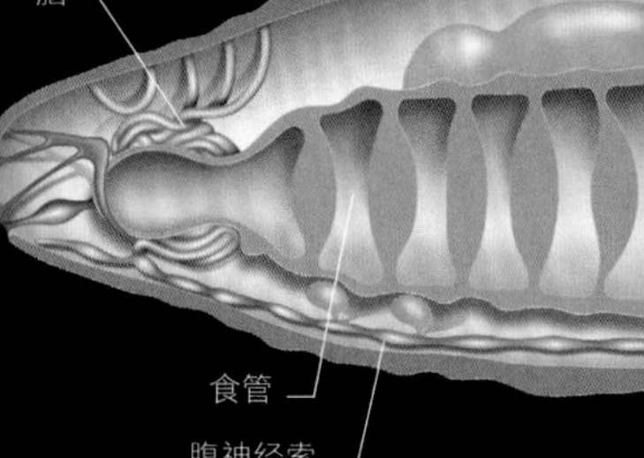

蚯蚓的脑

蚯蚓有一个原始的脑，即脑神经节，它与一条贯穿全身的神经组织索（腹神经索）相连。来自腹神经索的神经纤维延伸到每个体节，因此肌肉收缩可以协调起来，产生运动以对刺激做出反应。

无脊椎动物脑的进化

为了生存，所有动物都必须随着内外环境的改变而做出改变。为了做到这一点，它们进化出对光和振动等刺激敏感的细胞。接着，感觉细胞与其他细胞相连，这些细胞可以改变生物体位置或其状态以应对刺激。这种相互关联的神经组织系统是脑的一种原始形式。无脊椎动物，如蠕虫，神经系统作为松散的反应性纤维网络分布于生物体的全身，其中一些网络包含被称为神经节的小神经块，在某些物种中这些结构已经成为中枢神经系统或脑的先驱。

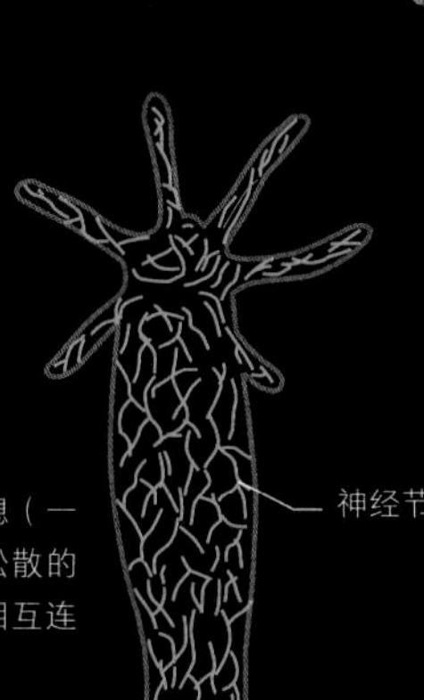

原始神经系统

最简单的系统，如右图这只水螅（一种微小的水生无脊椎动物）由松散的感觉细胞网络和称为神经节的相互连接的细胞团组成。

脊椎动物脑的进化

在进化的过程中，脊椎动物的脑发生了很大的变化。与无脊椎动物的原始神经系统相比，脊椎动物的脑是一个发达的、高度互联的器官。中枢神经系统通过来往于感觉器官纤维的周围神经系统与身体其他部分相连。基本的脊椎动物脑，有时也被称为“爬行动物的脑”，对应于人脑干上方的核团。它们包括产生觉醒、感觉，以及对刺激做出反应的模块。然而，单靠这些核团不足以产生意识。这些基本的脊椎动物脑不包括更高级的结构，如边缘系统或大脑皮质，它们只在哺乳动物的脑里存在。

脊椎动物脑区域图例

- 小脑
- 视叶
- 大脑
- 垂体
- 延髓
- 嗅球

鱼

鱼的脑接收来自感觉器官的感觉信息，并将这些信息与来自内脏和神经的信息相结合以指导行动。鱼有大的小脑来协调运动和估测压力。

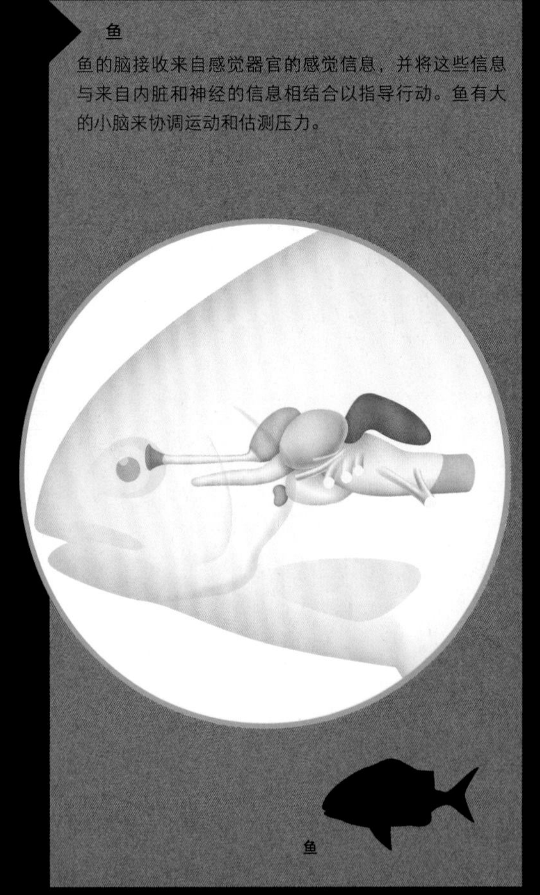

两栖动物

两栖动物的脑与鱼脑相似，不同之处在于两栖动物的脑被神经组织所覆盖。这个区域的主要功能是感知气味，正如它们的大嗅球所反映的那样。两栖动物的前脑比小脑大很多。

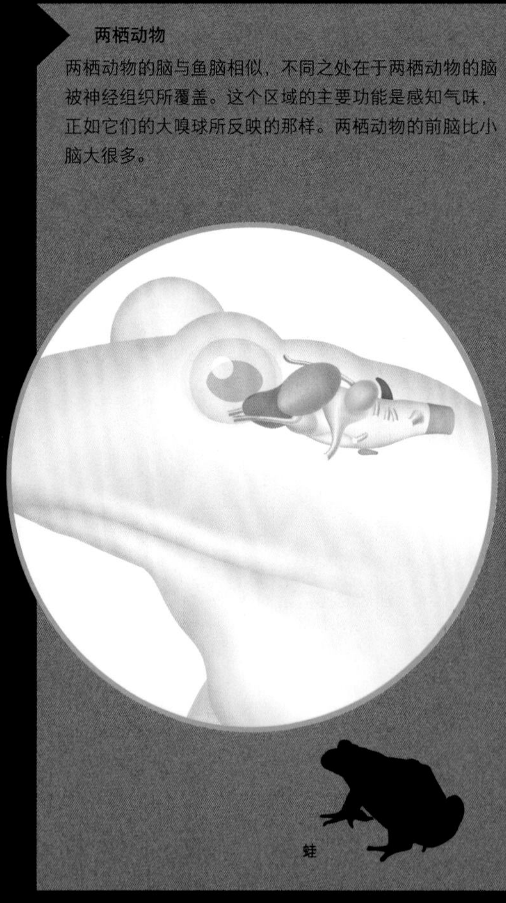

爬行动物

现代爬行动物的前脑基底部发育更为发达，并且脑比视叶大很多。与脑的其他结构相比，嗅球很大并且发育良好。

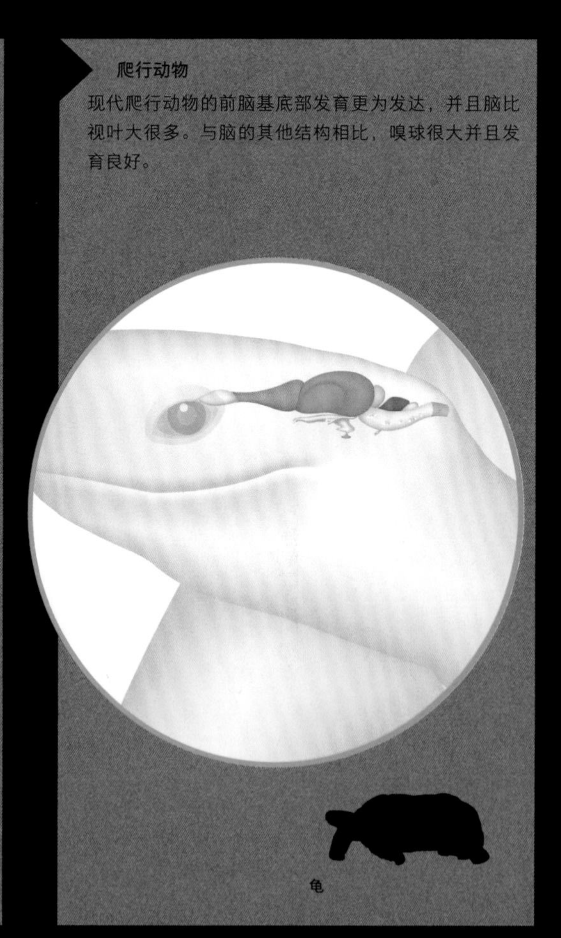

哺乳动物的脑

哺乳动物的脑包含一组被称作边缘系统的结构（在基本脊椎动物脑基础上进化而来），以及被称作皮质的褶皱覆盖，皮质与其下面的边缘系统相互连接。边缘系统是产生情感的脑区。边缘系统对刺激的反应超越了脊椎动物脑的基本反应（如“抓取”或“逃避”），并且产生并不总是可预测的微妙和复杂的行动。边缘系统还含有将经验编码为记忆的结构，这些记忆可以被提取以指导未来的行动。情感和记忆能力极大地增加了哺乳动物表现出的行为的范围和复杂性，因为它不仅仅是受本能的支配。

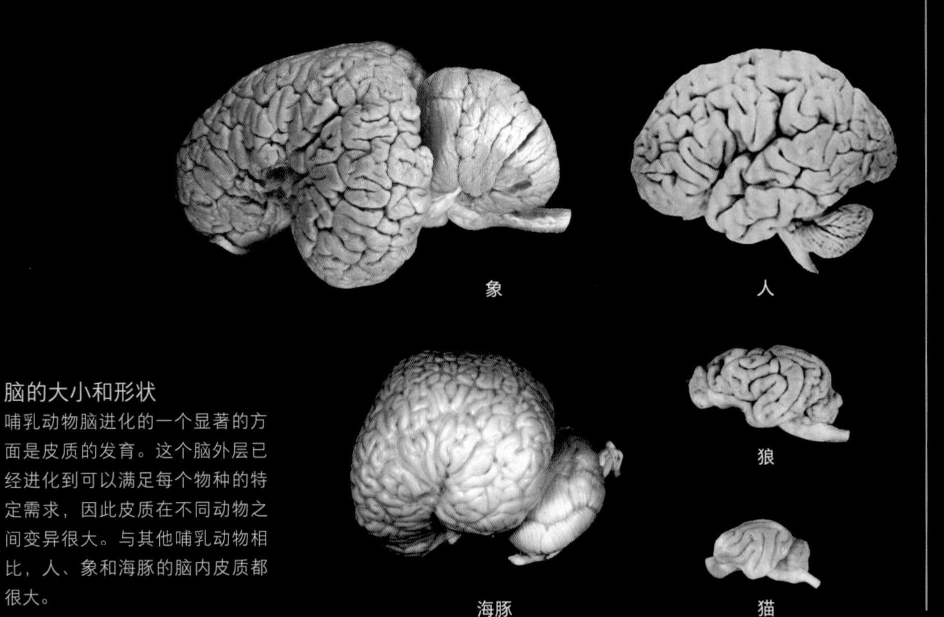

脑的大小和形状

哺乳动物脑进化的一个显著的方面是皮质的发育。这个脑外层已经进化到可以满足每个物种的特定需求，因此皮质在不同动物之间变异很大。与其他哺乳动物相比，人、象和海豚的脑内皮质都很大。

人科动物的脑

人科动物（现代人及其祖先）的脑经历了急剧的进化，使他们在某种程度上甚至与他们的“近亲”，如黑猩猩和大猩猩，都显著不同。人脑与其他哺乳动物脑的主要区别在于大小和皮质密度，尤其是负责复杂思想、意识判断和自我反省的额叶。没有人知道为什么人脑如此进化，这也许是由于环境变化而导致人类的饮食改变，或者是人类彼此密切联系以求生存的群居生活的产物（见第138页）。

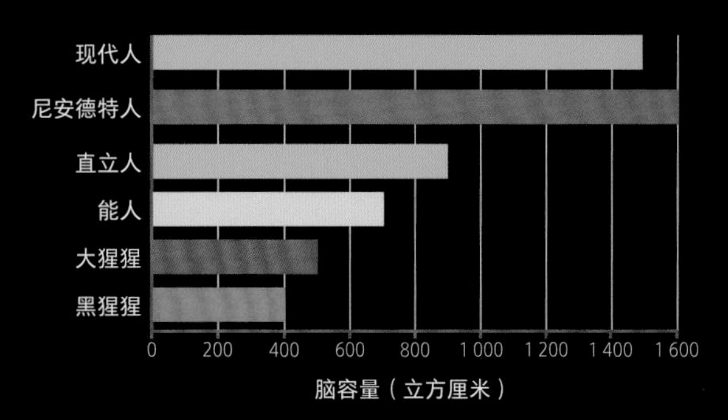

大小重要吗

人脑在进化过程中的生长被认为是人类占主导地位的原因。然而，脑大小本身并不是影响智力或生存的唯一至关重要的因素，脑连接的方式可能更重要。尼安德特人拥有比现代人更大的脑，但是缺乏创新，最终被其他原始人所取代。

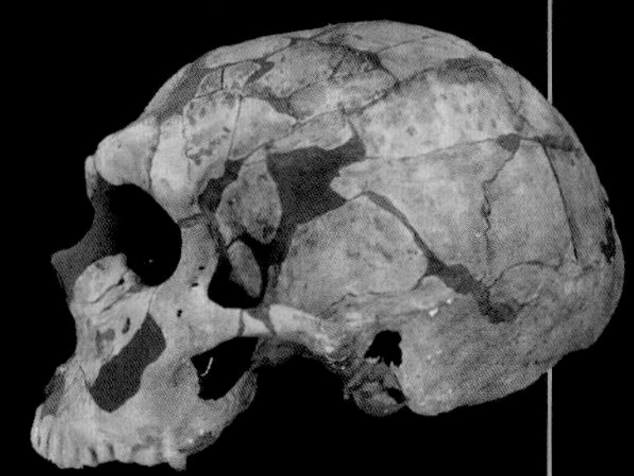

现代人类

鸟

鸟类的脑与爬行动物的脑相似，不同之处在于鸟类小脑高度发达以控制飞行中的平衡和位置。尽管鸟类的嗅球相对较大，但大多数鸟类的嗅觉都很差，也有例外，如几维鸟。

鸟

哺乳动物

哺乳动物的小脑比前脑小。与爬行动物平滑的脑表面相比，哺乳动物大脑皮质布满褶皱，这些褶皱可使更大容量的皮质装进颅骨中。

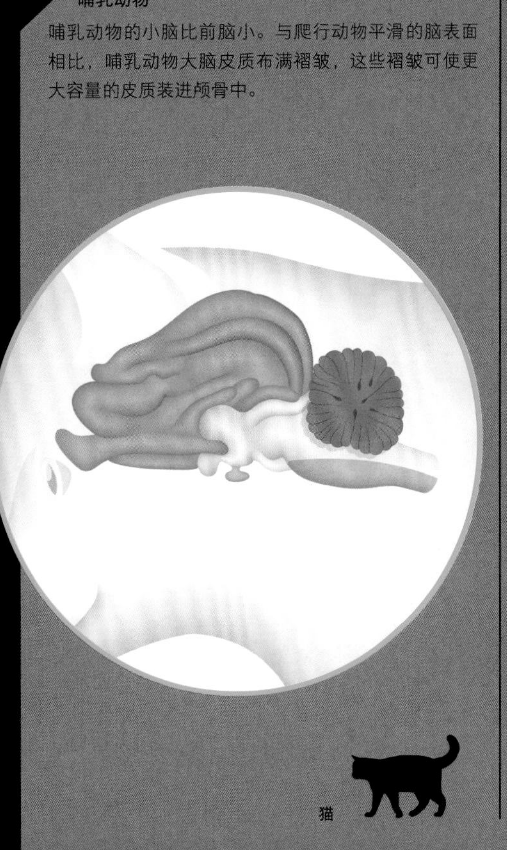

猫

人

人脑完全由大脑支配，并且皮质被错综复杂地折叠以便最大限度地包含在颅骨中。然而，小脑依然很大且活跃，以进行复杂的运动。

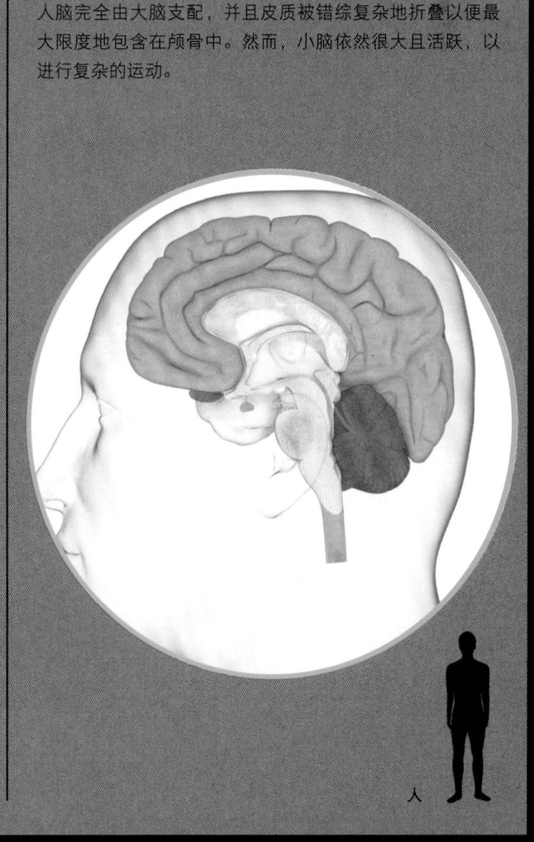

人

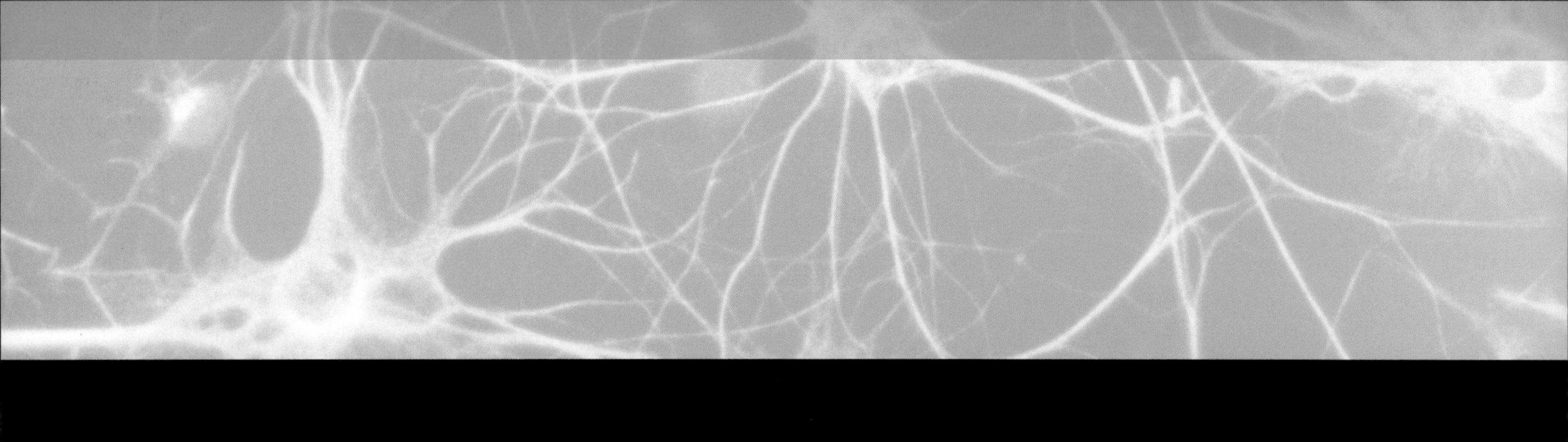

脑的解剖是隐蔽的、神密的，并且比身体的任何其他部分都复杂。脑的基本组成部分是细胞。神经元形成更大的结构——神经核以执行特定的功能。它们还聚集在一起形成厚厚的灰质，形成大脑皮质的覆盖物。脑表面的一条深裂缝把脑分成两个半球（大脑半球），每个半球有5个大脑叶。这些分区各自负责不同的任务，但

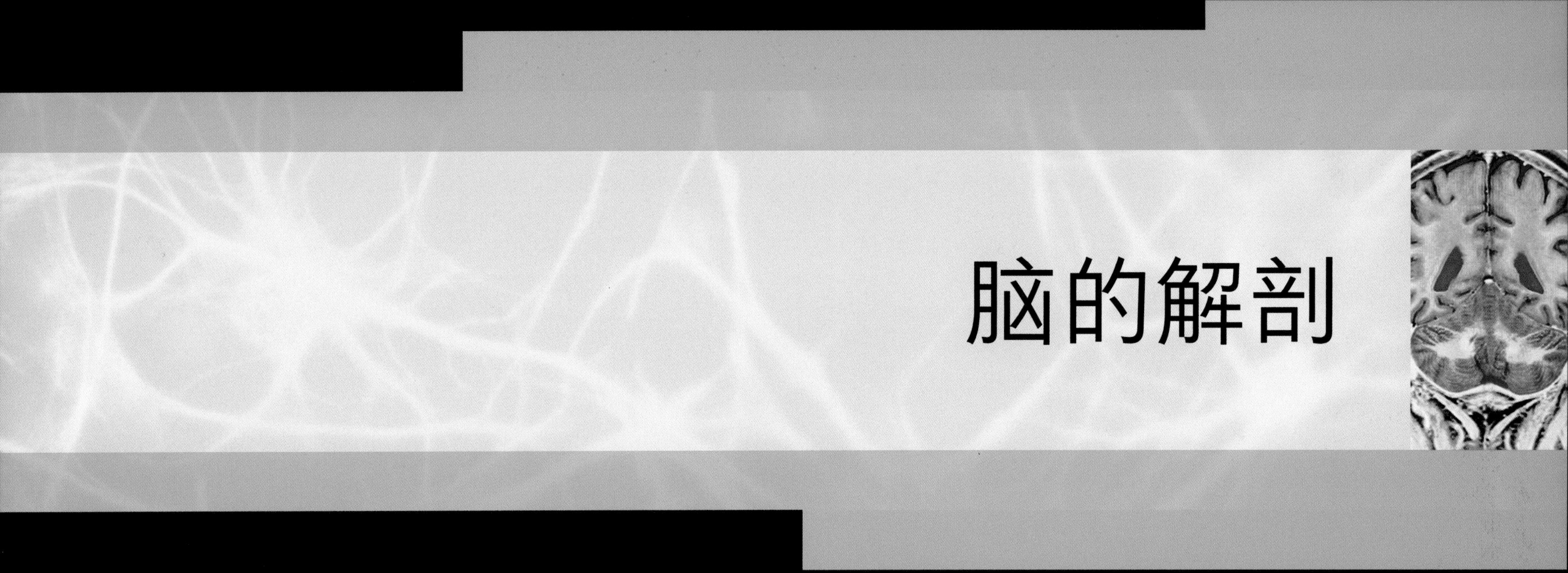

脑的解剖

脑的结构

脑有一个复杂和多层的解剖结构。将占据主导地位的大脑半球“剥开”可以进一步看到脑内部的一系列结构，一些是分离的组织块，如小脑和丘脑；另一些是较大结构中的神经纤维区或神经元区（只有在显微镜下才能观察到）。

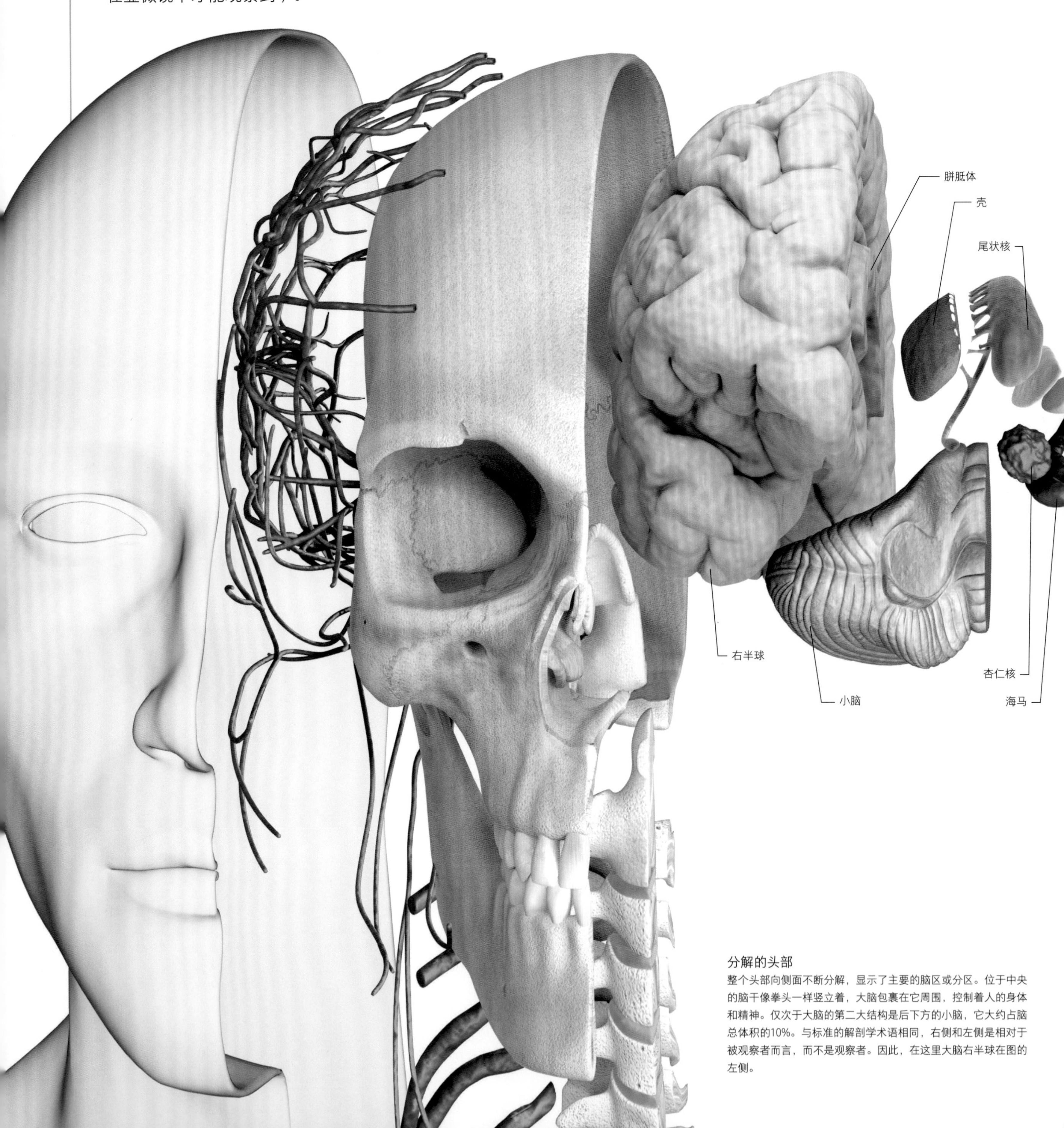

分解的头部

整个头部向侧面不断分解，显示了主要的脑区或分区。位于中央的脑干像拳头一样竖立着，大脑包裹在它周围，控制着人的身体和精神。仅次于大脑的第二大结构是后下方的小脑，它大约占脑总体积的10%。与标准的解剖学术语相同，右侧和左侧是相对于被观察者而言，而不是观察者。因此，在这里大脑右半球在图的左侧。

脑的层次

脑的主要部分可以分为以下几类。在所有这些系统中，主导部分都是大脑，这个大的粉灰色褶皱结构占脑总体积的3/4以上。大脑被分为左右半球，中间由神经纤维“桥”——胼胝体连接。包含海马和杏仁核在内的大脑部分也被称为端脑。端脑包裹着的部分是丘脑、下丘脑及其相关部分（统称为间脑），端脑与间脑共同构成被称作前脑的主要的脑分区。前脑下方是中脑，这是一个小的分区，包括一组被称为核团的神经元胞体，如基底核。中脑下方是后脑，后脑最上部是脑桥，下面是小脑和延髓，延髓逐渐变窄与脊髓相连。

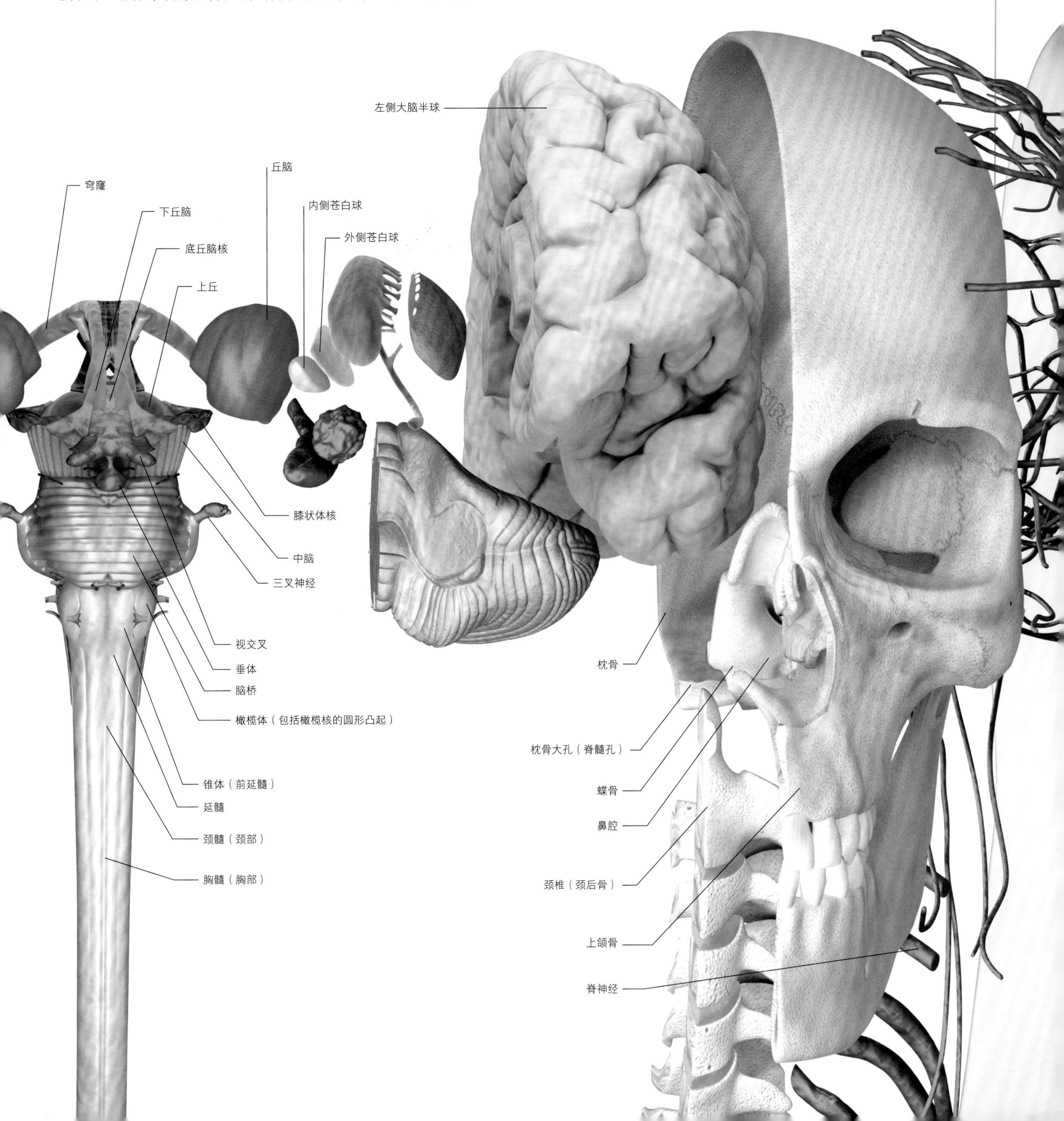

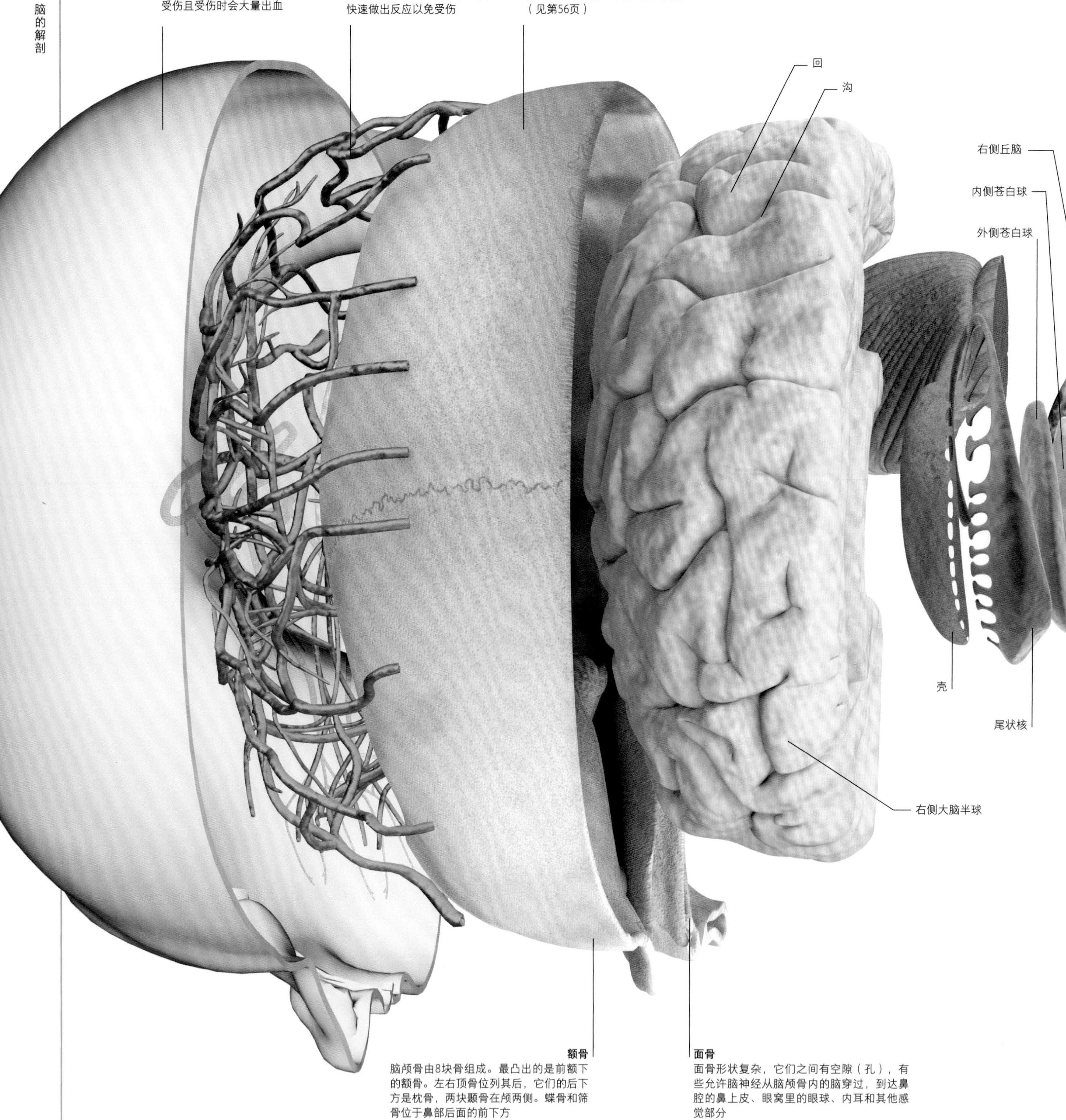

头皮
头皮仅有一层薄薄的皮下脂肪，坚硬的颅骨就在下面，所以它易受伤且受伤时会大量出血
头皮神经
很多小的周围神经从Ⅱ、Ⅲ和Ⅴ脑神经分支发出，穿过头皮或在头皮下方，使得即使是轻微的接触也会产生感觉，然后快速做出反应以免受伤
颅骨
颅骨的上半球部分叫作脑颅骨，形成一个“脑壳”来抵御撞击和震动。脑膜协助发挥这个功能（见第56页）
回
沟
右侧丘脑
内侧苍白球
外侧苍白球
壳
尾状核
右侧大脑半球
额骨
脑颅骨由8块骨组成。最凸出的是前额下的额骨。左右顶骨位列其后，它们的后下方是枕骨，两块颞骨在颅两侧。蝶骨和筛骨位于鼻部后面的前下方
面骨
面骨形状复杂，它们之间有空隙（孔），有些允许脑神经从脑颅骨内的脑穿过，到达鼻腔的鼻上皮、眼窝里的眼球、内耳和其他感觉部分

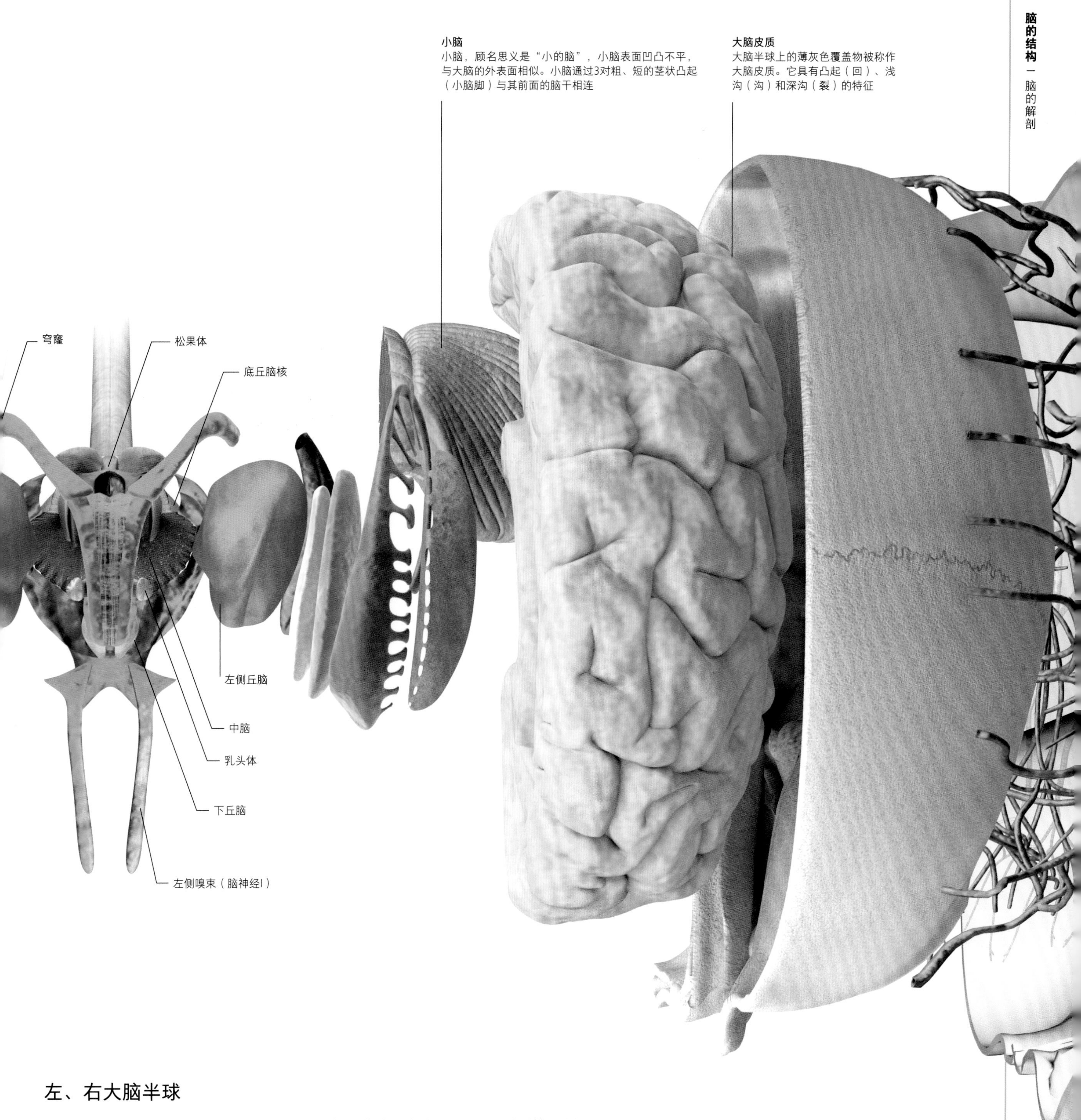

左、右大脑半球

这张分解开的脑的俯视图显示了两个大脑半球是如何通过切开胼胝体而被整齐地分开。许多其他脑结构也是这种对称方式，如丘脑，有时被描述为“两个鸡蛋并排”。位于大脑后下方的小脑容纳在被称为后颅窝的碗状颅骨腔内。脑神经（Ⅰ~Ⅻ，见第43页）直接进入脑而不是连接脊髓。

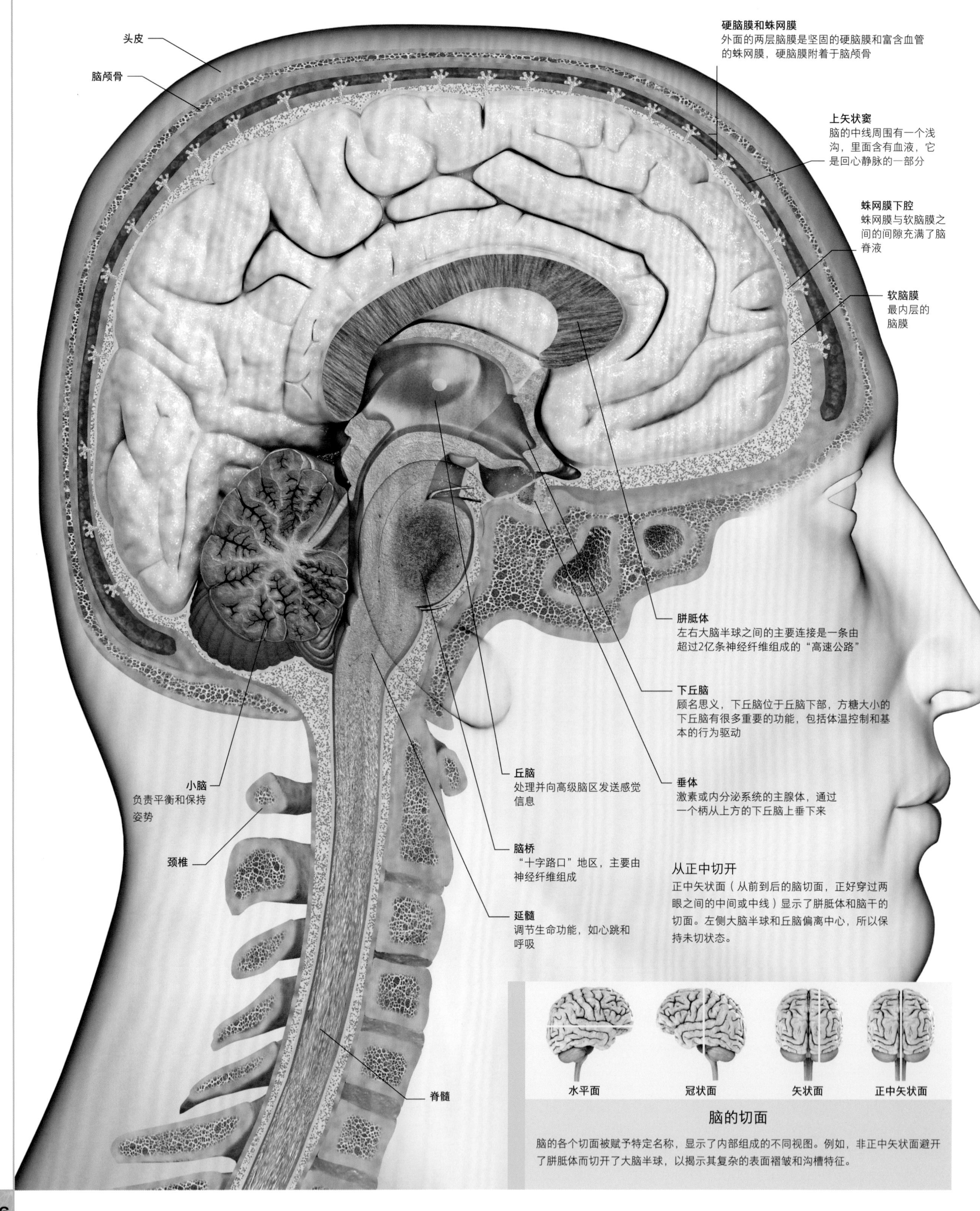

从正中切开

正中矢状面（从前到后的脑切面，正好穿过两眼之间的中间或中线）显示了胼胝体和脑干的切面。左侧大脑半球和丘脑偏离中心，所以保持未切状态。

脑的切面

脑的各个切面被赋予特定名称，显示了内部组成的不同视图。例如，非正中矢状面避开了胼胝体而切开了大脑半球，以揭示其复杂的表面褶皱和沟槽特征。

脑区与划分

脑的物理结构广泛地反映了它的认知功能。高级的思维过程通常发生在脑的上部区域，而脑的下部区域负责维持基本的生命活动。

纵向组织

大脑皮质作为脑最上部区域，主要参与有意识的感觉、抽象思维过程、推理、计划、工作记忆和类似的高级思维过程。位于脑的最内侧围绕脑干的边缘系统（见第64~65页）主要处理更多情感和本能的行为和反应以及长期记忆。丘脑是预处理和中转站，主要接收来自脑干下部的感觉信息，并将信息上行传递到大脑半球。沿着脑干向下到延髓是“植物人”的脑中心，即使这个人已失去意识，也能维持生命。

大脑皮质
↓
边缘系统
↓
中脑
↓
脑干

更少的意识，更多的自动化
脑的垂直分区从大脑皮质的高级精神活动逐渐过渡为更基本或原始的低级功能，尤其是位于脑干下部延髓的自主神经中枢，它负责处理重要的身体功能，如呼吸和心跳。

左和右

从结构上看，左、右大脑半球大致相似。然而在功能上，大多数人的言语和语言、逐步推理和分析以及某些交流行为主要是基于左侧大脑半球。由于神经纤维在大脑底部从左向右交叉，这个占优势的左侧大脑半球接收来自身体右侧肌肉的感觉信息并向其发送信息——包括右手。同时，右侧大脑半球更关注感觉信息的输入、听觉和视觉意识、创造力和时空意识（我们周围每时每刻发生的事情）。

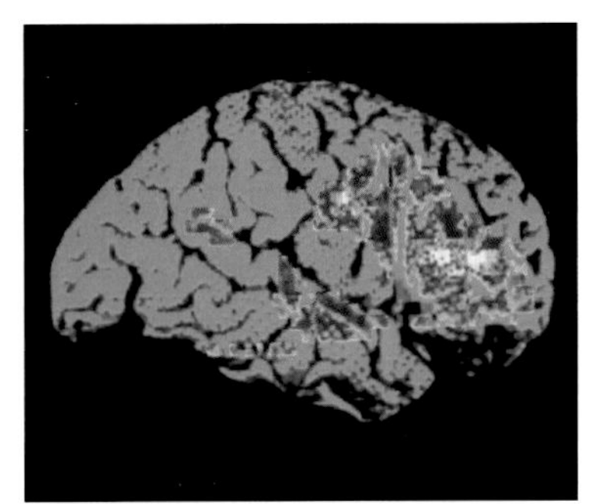

左撇子
在PET脑扫描中，黄色和红色区域表示活动增加。左撇子在参与“词语识别”实验时，其右前大脑皮质有活跃区域。

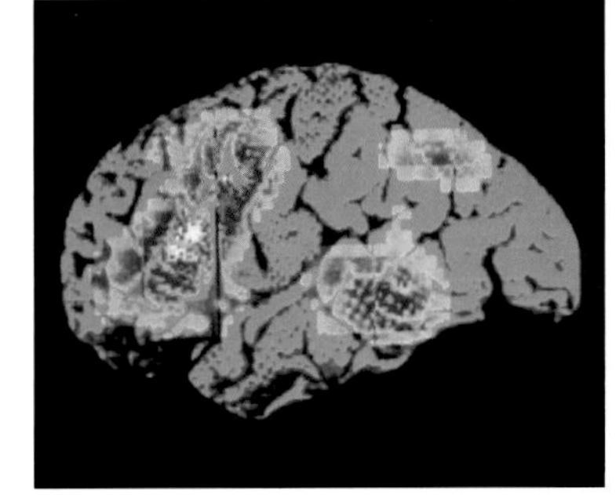

右撇子
对右撇子进行同样的实验，左侧皮质显示相似的活跃模式，活动主要位于额区和颞顶区。

异己手综合征

患有异己手综合征（alien hand syndrome，AHS）的人有一只手不受意识控制，它似乎可以自己移动，就好像被另一个人所控制。这个问题通常是由对侧大脑皮质运动中枢的异常造成的。从这里发出的控制手的神经信号没有记录任何有意识的行为动机。

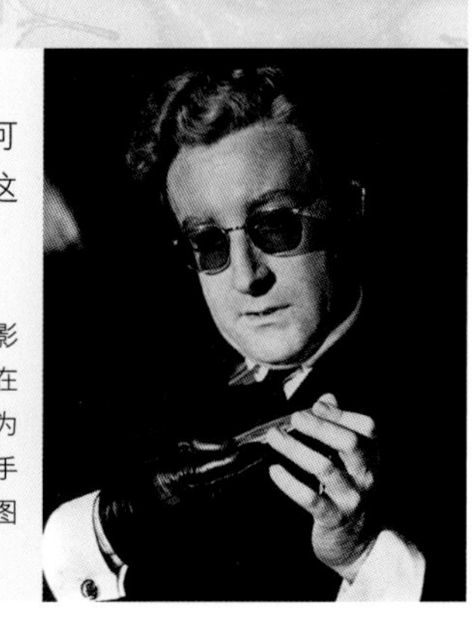

奇爱博士
在这部1964年的电影中，这位“英雄”在与AHS做斗争，因为他的那只“戴着皮手套的右手”甚至试图杀死他。

不对称的脑

近年来，以MRI（见第13页）为代表的更新、更精确的扫描技术显示，脑并不是我们以前认为的左右对称的结构。扫描计算机可以通过编程放大与精确镜像不同的任何细微偏离。例如，在外侧裂附近，理解言语的颞叶部分在左侧比在右侧略大。外侧裂本身的形状通常也不同，在左侧比在右侧更长，弯曲度更小。这在一定程度上是由于一种被称为雅科夫列夫扭矩的扭转效应，它会使脑右侧向前扭曲。

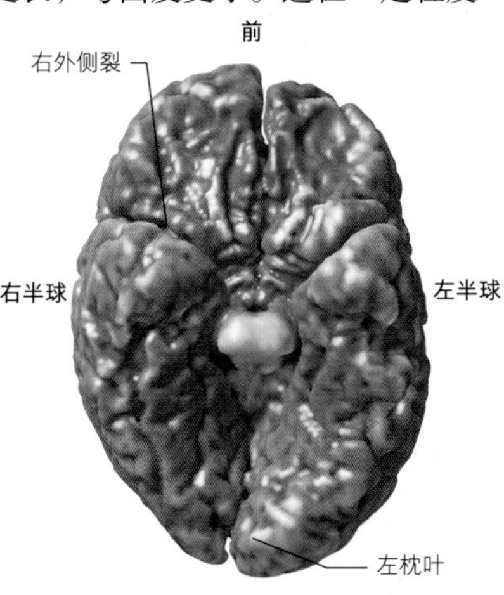

从下面看
脑底部的不对称增强MRI扫描揭示了左右两侧的差异，包括右额叶比其对侧凸出更多，以及较长的左枕叶在中线处扭曲。

空心的脑

脑有一个内部房室（脑室）系统，其中充满由脑室脉络丛产生的液体——脑脊液（CSF）。上部的两个室是左、右侧脑室，每个大脑半球各一，具有角状的前向和侧向凸出。小的开口将它们连接到中脑的第三脑室，继而又连接到脑桥和延髓的第四脑室。CSF缓慢而连续地流过脑室，然后通过小的开口流入脑和脊髓周围的蛛网膜下腔。

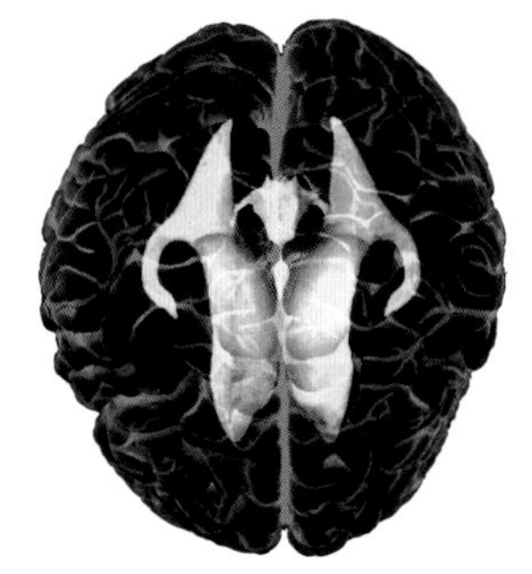

脑室
两个大的侧脑室通过导管与位于两者之间和下方的第三脑室（黄色区域，上中部）连通。

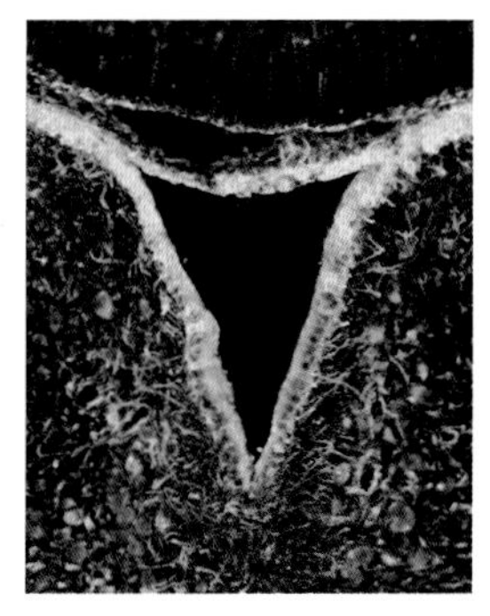

脑脊液
脑脊液（CSF）是由脑室脉络丛（绿色）产生的。它可以对脑进行物理缓冲、分配营养物质，并收集废物。

脑的核团

在脑中，神经核是离散的神经元（神经细胞）胞体的集合。它们的神经纤维或轴突向外延伸，投射或连接到脑的其他各个部分。脑有30多个神经核，多数是左右对称的。

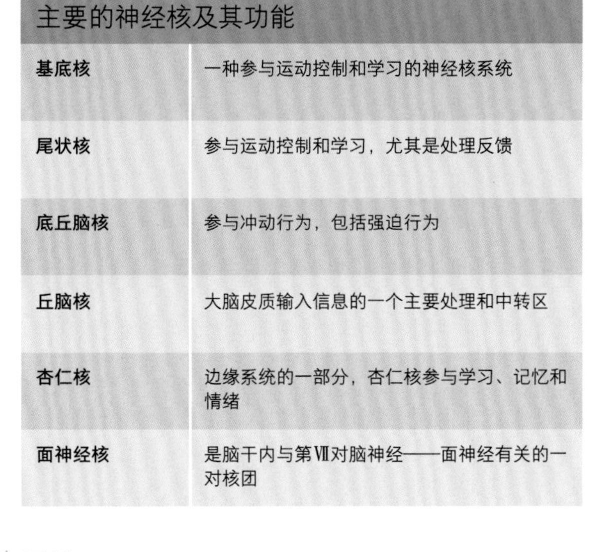

主要的神经核及其功能	
基底核	一种参与运动控制和学习的神经核系统
尾状核	参与运动控制和学习，尤其是处理反馈
底丘脑核	参与冲动行为，包括强迫行为
丘脑核	大脑皮质输入信息的一个主要处理和中转区
杏仁核	边缘系统的一部分，杏仁核参与学习、记忆和情绪
面神经核	是脑干内与第Ⅶ对脑神经——面神经有关的一对核团

一般结构

用肉眼观察，大部分神经核类似于神经纤维构成的白质内的灰质“岛”（神经元胞体）。许多神经核没有被包裹，即神经核外面没有膜或覆盖物，因此它们与周围组织没有清晰的界线。其中一些神经核曾被称为“神经节”。然而，“神经节”通常是指保留在周围神经系统中的类似结构，那里的神经元胞体通常被包裹成离散的结构。

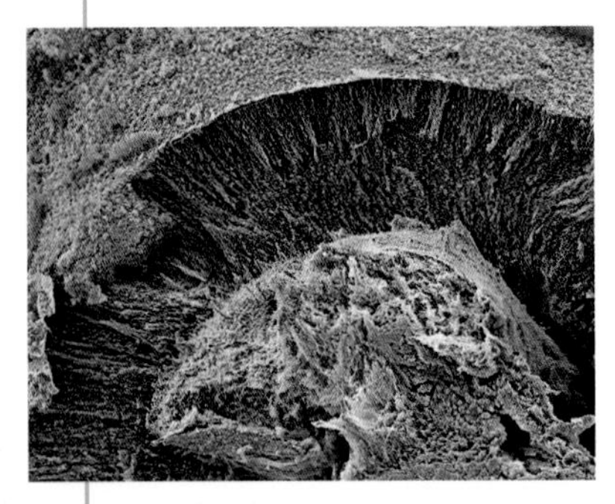

纹状体
这张显微照片显示的神经元胞体（深色）和神经纤维（浅色）使得这个脑区看起来呈条状或纹状。

基底核

基底核是几对位于大脑半球“基底”神经核的总称——邻近脑内表面，在丘脑周围和下面。基底核包括壳、尾状核、苍白球、底丘脑核和黑质。由于壳和尾状核具有条状或纹状外观，所以两者统称为背侧纹状体。壳、尾状核与苍白球统称为纹状体。

底丘脑核与苍白球

每一对底丘脑核都位于丘脑下方，也在黑质的正上方。每个核的大小和形状都类似于半压扁的豌豆，而且几乎被进出或环绕核的神经纤维所包围。大多数传入神经纤维来自苍白球，还有一些来自大脑皮质和黑质。大部分传出神经纤维向苍白球和黑质传递信号。苍白球和壳有时被称作豆状核。

黑质

黑质或成对的“黑色物质”核位于基底核的底部。每一个都位于底丘脑核的下方。这些核的黑色外观是由人体黑色素（皮肤中也有）引起的，黑色素是涉及神经递质多巴胺生化途径的一部分。黑质神经元变性可引起帕金森病（见第234页）。

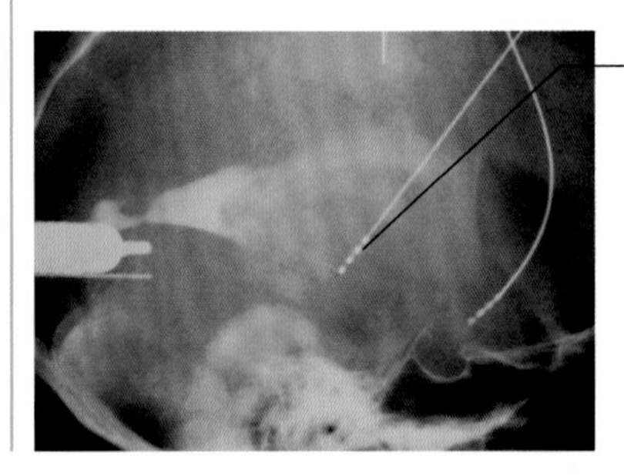

刺激
利用电极对基底核，如黑质进行深部脑刺激，是目前帕金森病治疗研究的一部分。

连接与功能

大多数神经核由多个神经连接，既有传入神经也有传出神经，并执行广泛的功能。在侧脑室旁位于丘脑上外侧的“C”形尾状核有头部、主体部和锥形的尾部。它们参与运动（肌肉）控制以及学习和记忆。圆形的壳是基底核的最外层，部分基底核的外形类似于尾状核，并在解剖学上与尾状核有着复杂的联系。基底核也高度参与运动控制和运动以及学习。壳与苍白球及黑质有主要的神经联系。基底核作为一个整合的脑系统工作，有助于维持运动时身体的平衡和协调。一个或多个神经核出现问题会导致运动障碍，如震颤、抽搐、帕金森病、发声和多种运动联合抽动障碍（见第243页）和亨廷顿病（见第234页）。底丘脑核也在冲动行为和动作意图中起作用。

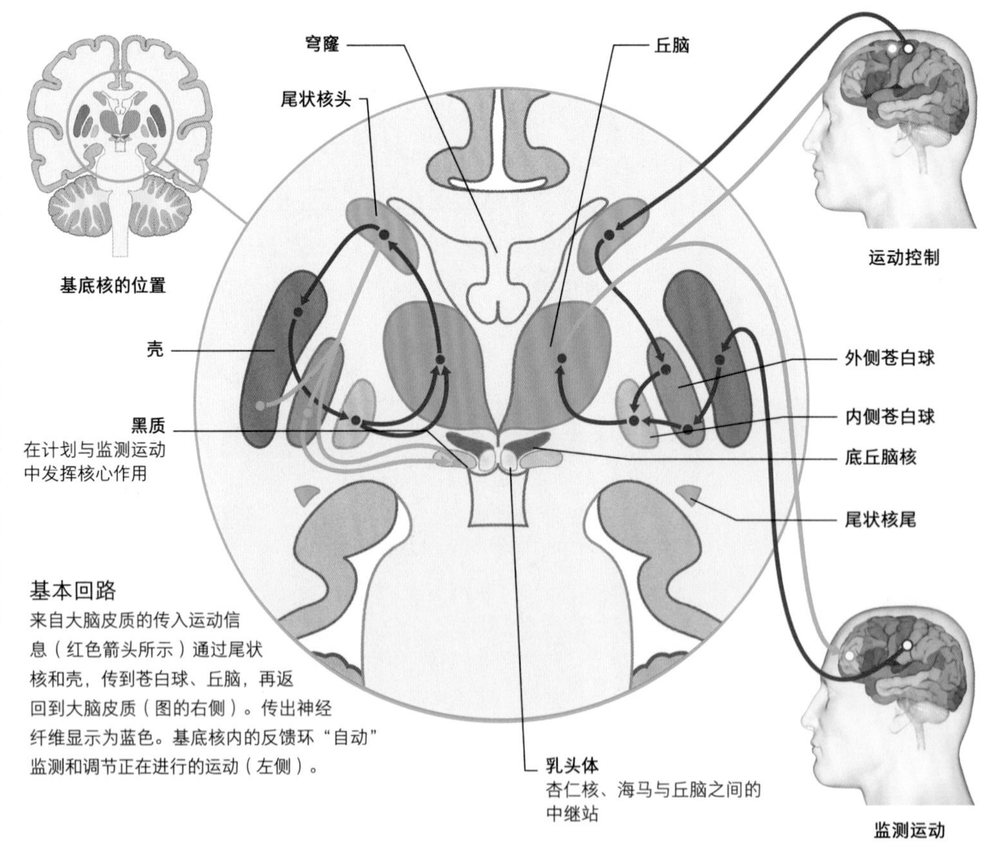

基本回路
来自大脑皮质的传入运动信息（红色箭头所示）通过尾状核和壳，传到苍白球、丘脑，再返回到大脑皮质（图的右侧）。传出神经纤维显示为蓝色。基底核内的反馈环“自动”监测和调节正在进行的运动（左侧）。

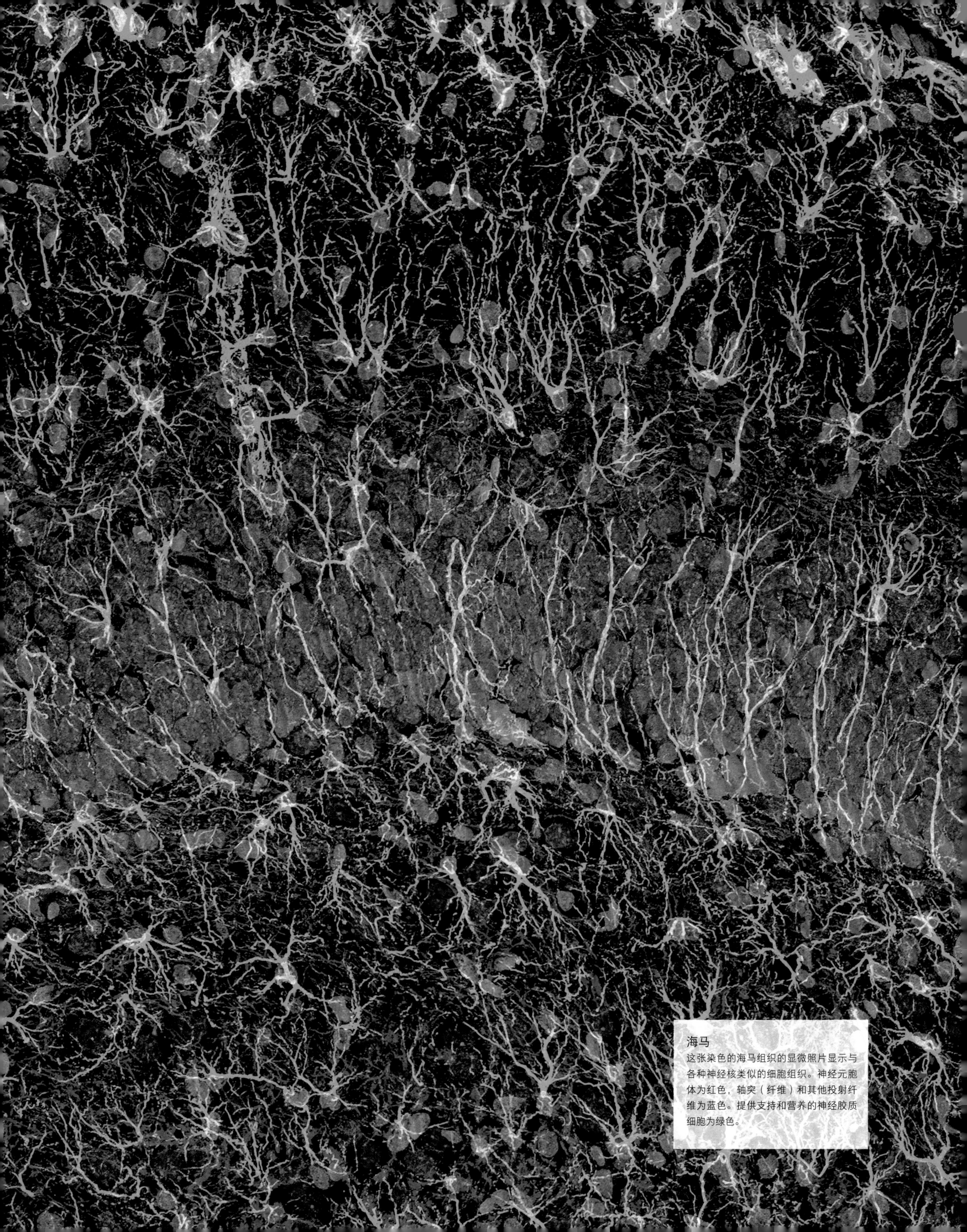

海马

这张染色的海马组织的显微照片显示与各种神经核类似的细胞组织。神经元胞体为红色，轴突（纤维）和其他投射纤维为蓝色。提供支持和营养的神经胶质细胞为绿色。

丘脑、下丘脑与垂体

丘脑位于脑的解剖核心，是感觉器官与脑之间的中转站。位于丘脑下方的下丘脑和垂体连接中枢神经系统与内分泌系统。

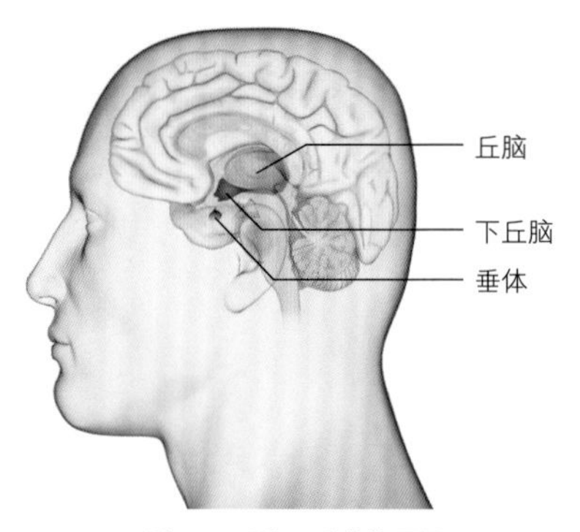

丘脑、下丘脑、垂体位置图

丘脑

成对的并行排列的卵形团块构成丘脑。在典型的脑中，每个团块大约长3厘米、宽1.5厘米。两个团块之间没有直接的神经连接，实际上，充满液体的第三脑室位于两者之间。丘脑是除了嗅觉以外的所有感觉信息的中转站。丘脑对这种持续不断的感觉信息进行筛选、分类和预处理，然后将其发送到大脑皮质。

丘脑神经元

紧密连接的神经元胞体和神经纤维（绿色）从神经胶质细胞（红色）中获得营养。

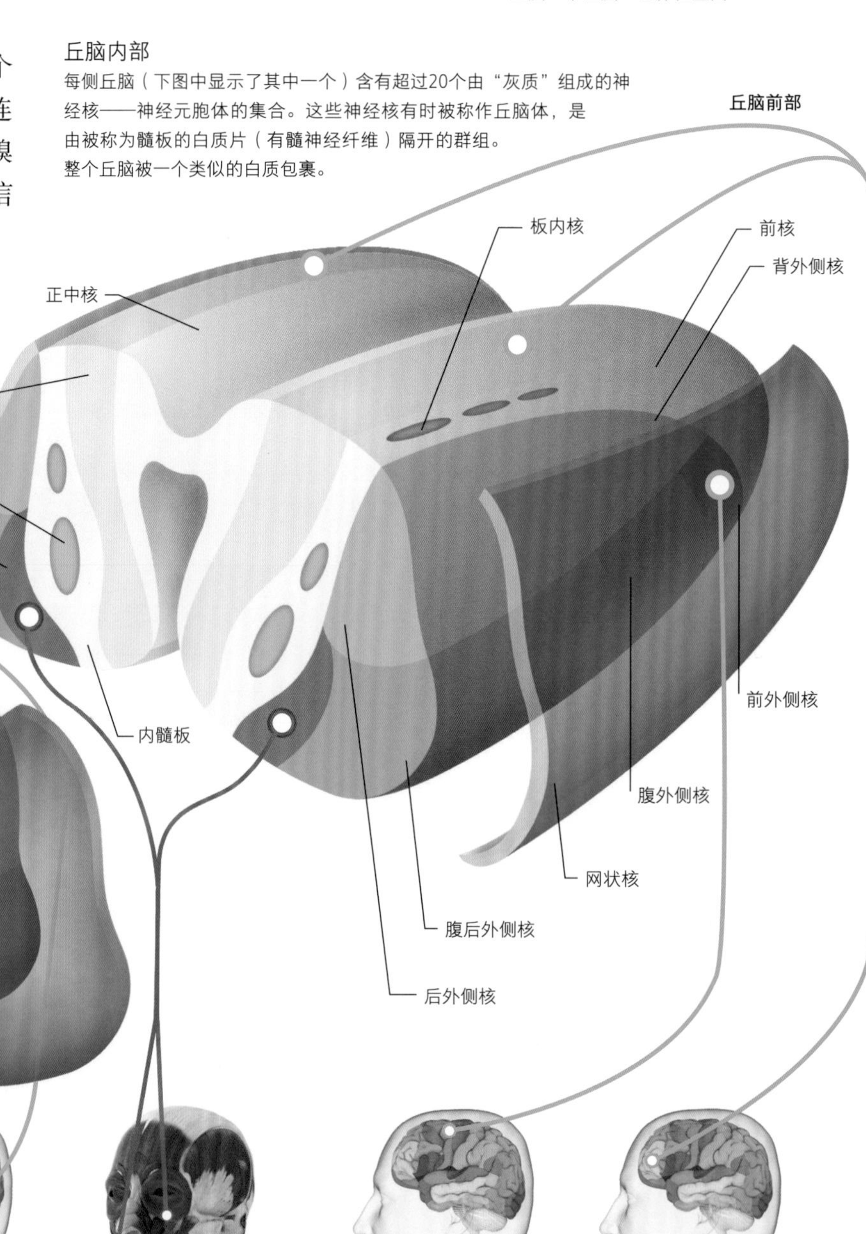

内耳

内侧膝状体核是内耳耳蜗神经冲动的主要接收者，然后其把神经冲动传送到听皮质（布罗德曼分区41区和42区，见第67页）。

视网膜

眼看到的信息通过视网膜到达外侧膝状体核。经过处理后，信息被传送到初级视皮质（17区）和视相关皮质。

视皮质

与外侧膝状体核一起发挥作用，每个更大的外侧核（或枕核）发送附带感觉信息到视皮质的几个部分（见第82~83页）。

面与口

来自面部皮肤和口腔内的感觉信息沿着三叉神经和三叉丘脑束传送到腹后内侧核。

前运动皮质

丘脑有传入和传出神经纤维。很多到前外侧核的神经纤维来自前运动皮质的传入纤维。

前额皮质

大多数到背内侧核的传入信号来自大脑前额皮质，如果涉及情感，也来自下丘脑。

下丘脑

下丘脑的大小和小指末节差不多，重量只有4克，只占脑总体积的0.4%，下丘脑有很多重要作用，如可以自动控制有意识的行为、情感和本能，以及身体系统和生理过程。它由十几个配对的核（相互连接的神经元胞体区域）组成，聚集在间脑底部，并被侧脑室分开。它的分泌细胞生成激素（称作释放因子）进入血液，它的神经分泌细胞产生激素样物质并沿着神经轴突向下传递到垂体（见下图）。

垂体

下丘脑整合身体的两个协调和控制系统（在其周围和上面），以及通过其下方垂体的激素或内分泌系统（见第114~115页）。豌豆大小的垂体通常被称为身体的“主激素腺”，分为前叶和后叶。前叶（腺垂体）产生多种激素，释放到血液中调节身体周围的其他内分泌腺，如甲状腺。后叶（神经垂体）沿着来自下丘脑的轴突接收两种已生成的激素。

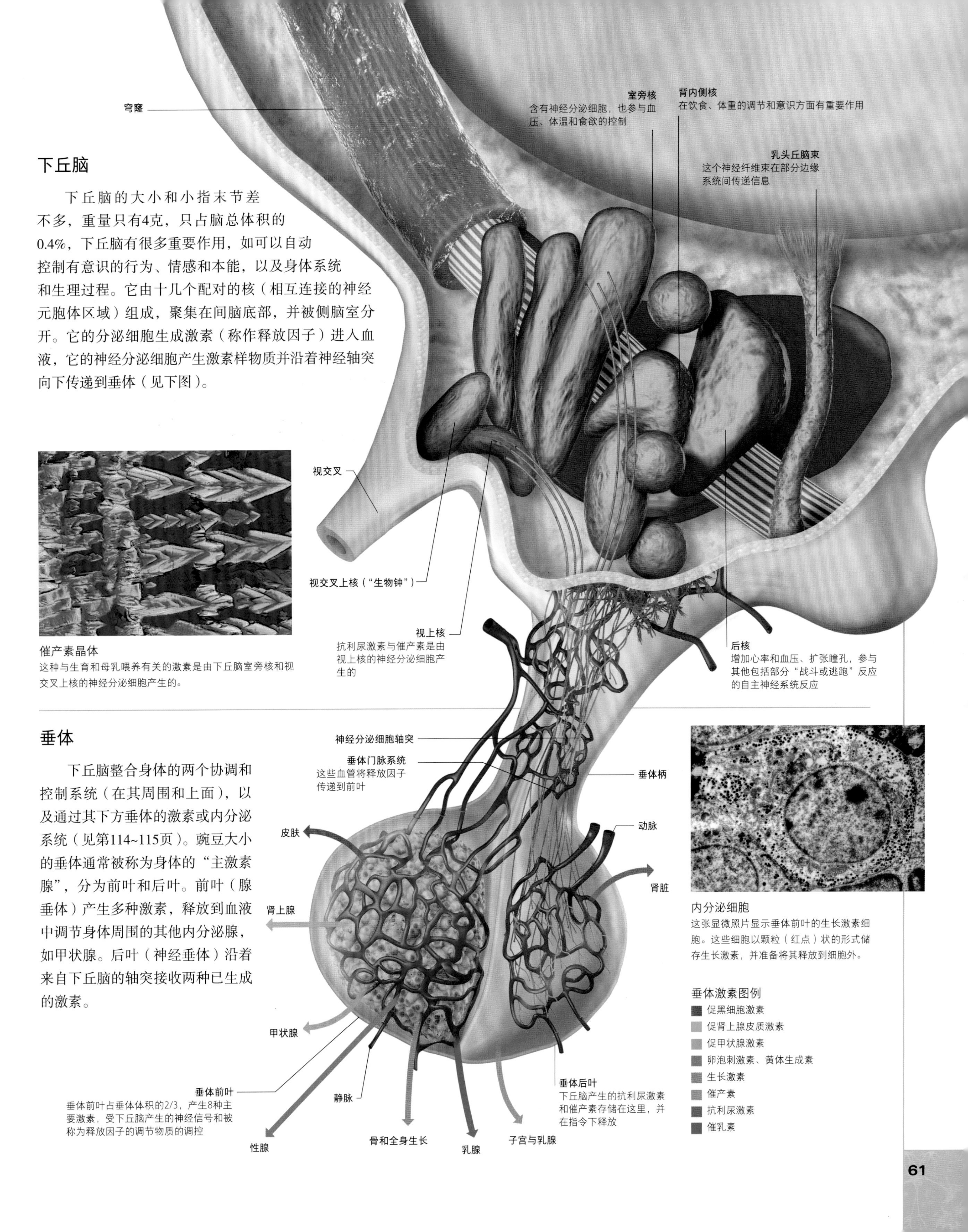

催产素晶体
这种与生育和母乳喂养有关的激素是由下丘脑室旁核和视交叉上核的神经分泌细胞产生的。

内分泌细胞
这张显微照片显示垂体前叶的生长激素细胞。这些细胞以颗粒（红点）状的形式储存生长激素，并准备将其释放到细胞外。

脑干与小脑

“脑干”这个名称可能不准确。它不是通向上面脑的干，而是脑本身的一个组成部分。它的形状更像是一个加宽的直立茎，上面是丘脑和大脑半球的圆顶。小脑位于脑的后方，蜷缩在脑干下部。

内部结构

在脑干内部有被称作神经核（见58~59页）的神经元胞体集合，以及许多被称作神经束的神经纤维或轴突。例如，位于前面或腹侧脑桥的脑桥核参与运动技能的学习和记忆，它们是神经信号从运动皮质传递到脑桥后的小脑的中转站。

脑干的解剖

脑干包括中脑、脑桥和延髓。它的最上面的区域是中脑，由上部的顶或顶盖、后部的上、下丘或凸起，以及前部的被盖组成。中脑下方是凸出的脑桥。脑桥的后下方是延髓，延髓逐渐变窄进而与身体的主要神经脊髓的最上端融合。小脑通过3对被称作“小脑脚”的茎连接到延髓的后部。

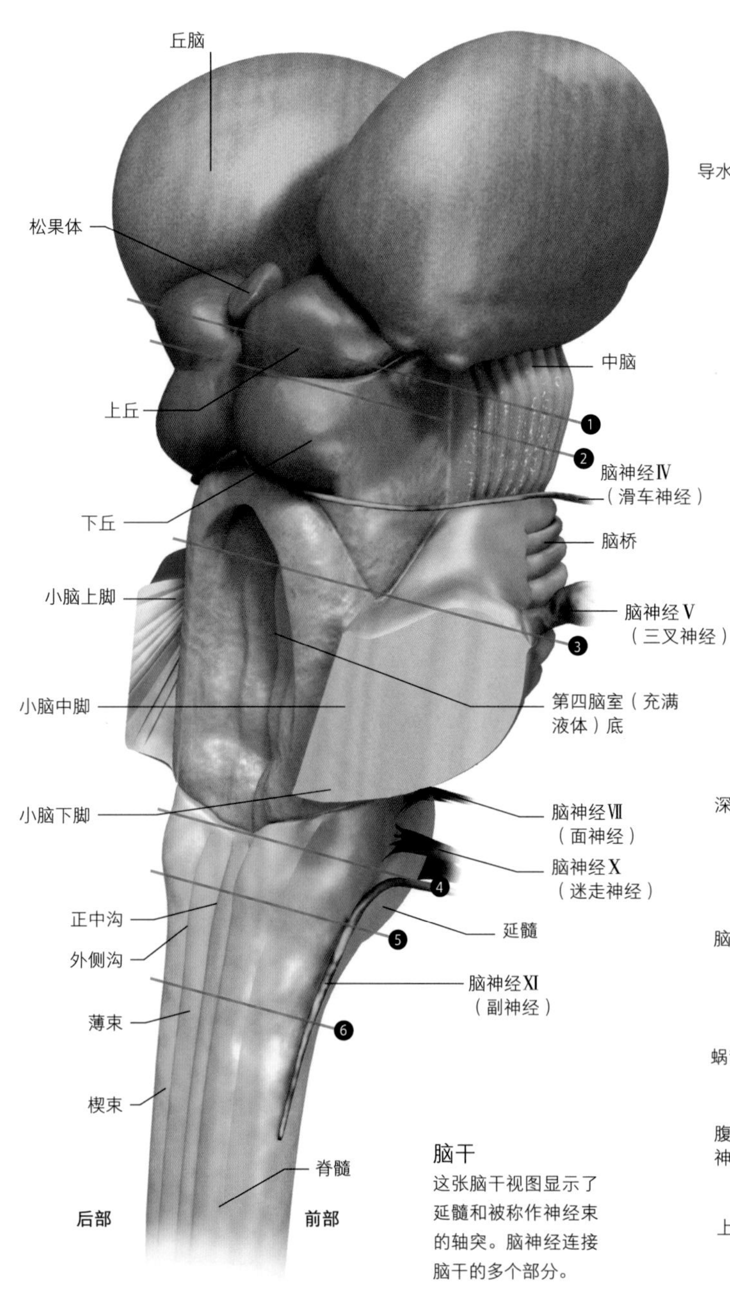

脑干

这张脑干视图显示了延髓和被称作神经束的轴突。脑神经连接脑干的多个部分。

导水管周围灰质
上丘
导水管
黑质
红核

❶ 吻侧中脑

下丘
导水管
黑质
导水管周围灰质

❷ 尾侧中脑

第四脑室
深小脑核
脑桥网状结构
脑桥核

❸ 脑桥

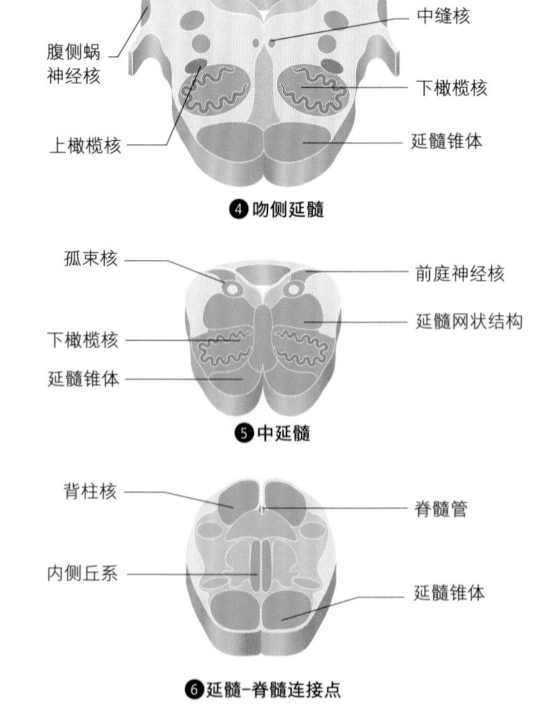

连接脑

这张MRI扫描图显示上部脑干与眼处于同一水平，脑干的下部区域通过颅底的间隙——枕骨大孔，与脊髓相连。

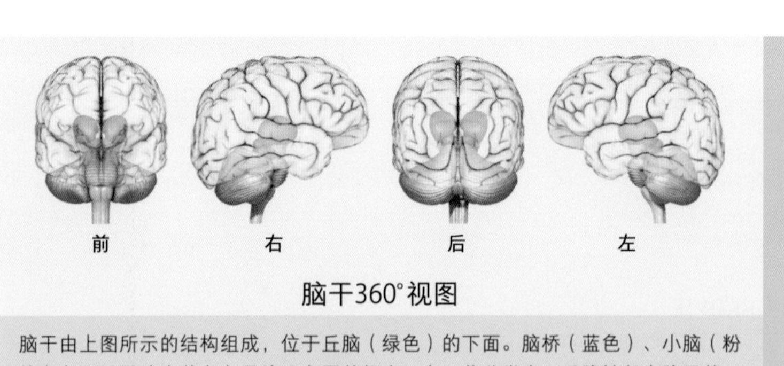

脑干360°视图

脑干由上图所示的结构组成，位于丘脑（绿色）的下面。脑桥（蓝色）、小脑（粉棕色）和延髓（米黄色）是脑干主要的标志。在一些分类中，丘脑被归为脑干的一部分。

脑干切面

右侧这6张脑干水平扫描切面与中间插图中的编号相对应。神经核呈绿色，神经纤维束的白质呈灰白色。在每张扫描切面上，身体的后部在最上方。

脑干的功能

脑干高度参与中低级精神活动，如我们看到某物经过时，眼睛通常会跟着这个物体移动，这个动作几乎是“自动”的。脑干控制着潜意识过程，而这些潜意识过程我们通常觉察不到。尤其是延髓内的多组神经核，这些神经核作为呼吸、心脏（心跳）和血管舒缩（血压）监测和控制的中心，还控制呕吐、打喷嚏、吞咽和咳嗽。

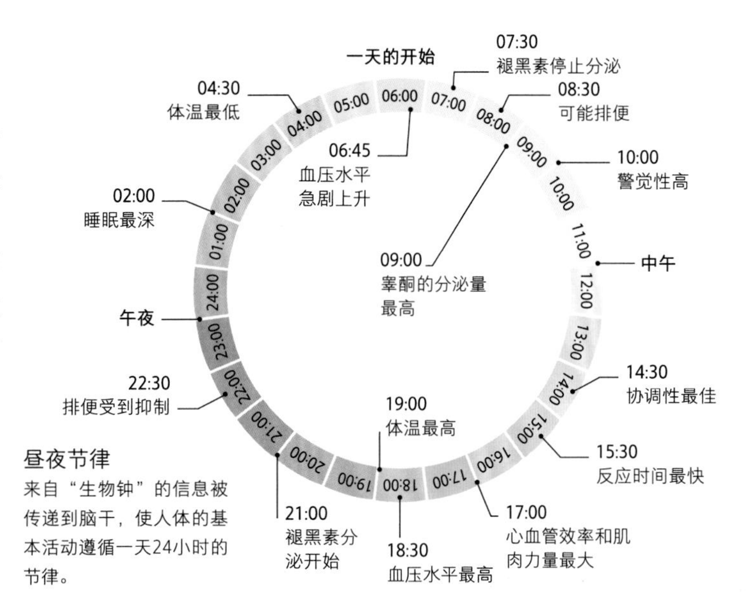

昼夜节律
来自“生物钟”的信息被传递到脑干，使人体的基本活动遵循一天24小时的节律。

闭锁综合征

脑干某些部分受损，尤其是脑桥的前部，会导致一种被称作闭锁综合征的情况发生。患者能意识到且能看到和听到周围的情况，但是不能激活那些在意识控制之下的随意肌，所以不能动或做出反应。这种病症可能是由损伤或脑卒中引起的血供不足造成的。在某些情况下，眼部肌肉功能正常，患者可以通过眼部运动来交流。

小脑

小脑位于整个脑的后部较低处。小脑的表面也有褶皱，与其上方的大脑相似，但是它的沟回更细致，并且组织更规则。小脑的主要解剖部分包括中心细长的蚓部（“蠕虫”），下面的两个绒球小结叶（每侧一个），在前两者的外侧有两个更大的外侧叶（每个外侧叶都被分成几个小叶）。两个外侧叶让人联想起两个大脑半球（有时被称为小脑半球）。小脑的主要功能是通过对肌肉的综合控制来协调身体的运动，包括平衡和姿势。

内部结构
小脑有类似于大脑的分层显微结构。它的外层或小脑皮质是由神经元胞体及其树突构成的灰质。在灰质下是主要由神经纤维构成的白质髓区。靠近中心的是更多神经元胞体的集合，被称作深小脑核。神经纤维从深小脑核延伸到上面的大脑皮质。在穿过小脑几乎任意角度的一个横切面后，皮质与深小脑核之间的白质形成的复杂的分支被称作“小脑活树”。

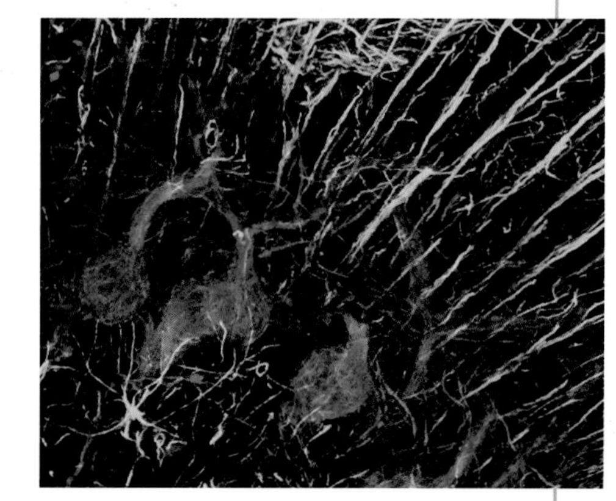

小脑细胞
小脑皮质的主要类型的神经元是浦肯野细胞（红色），由神经胶质细胞（绿色）支持。

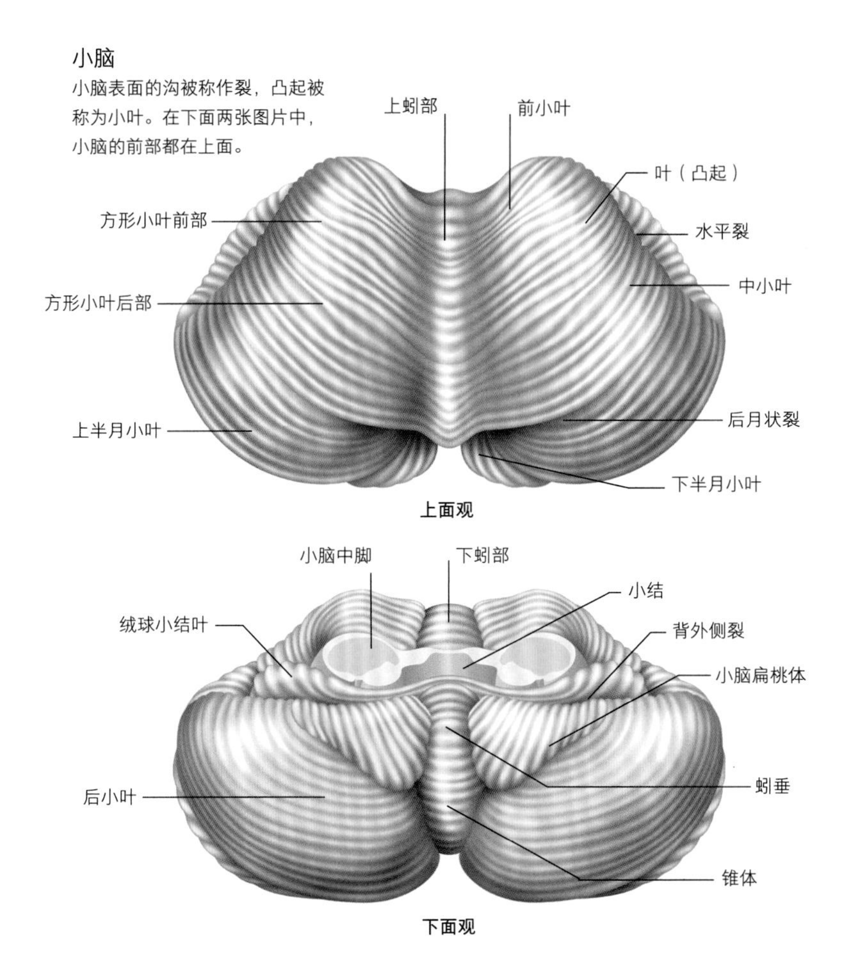

小脑
小脑表面的沟被称作裂，凸起被称为小叶。在下面两张图片中，小脑的前部都在上面。

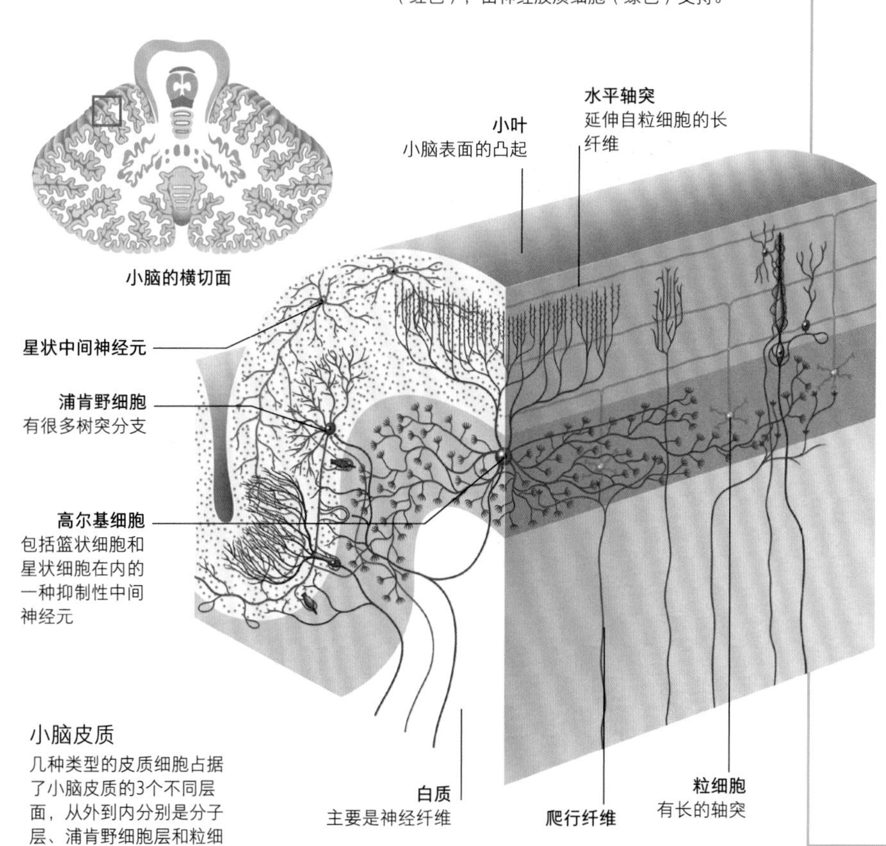

小脑皮质
几种类型的皮质细胞占据了小脑皮质的3个不同层面，从外到内分别是分子层、浦肯野细胞层和粒细胞层。

边缘系统

边缘系统参与本能行为、深层次的情感和基本冲动，如性、愤怒、快乐和生存。它也在大脑皮质的高级意识中心与调节身体系统的脑干之间形成一个连接。

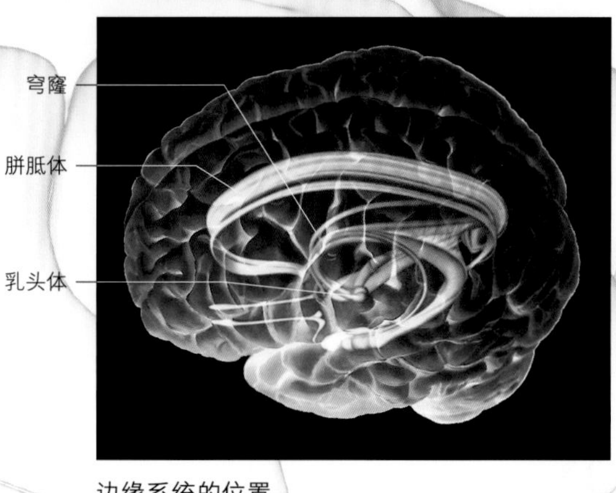

边缘系统的位置
边缘系统大致位于脑的解剖中心或核心，是从大脑向内和向下延伸到脑干的各种结构的集合。

边缘系统的成分

边缘系统包括被称作边缘叶（见第65页）的皮质区及其相邻部分，以及杏仁核、下丘脑、丘脑、乳头体和其他更深、更多的中央脑结构。这个系统也“硬连”入感觉系统部分，尤其是嗅觉。神经纤维将所有这些部分紧密地连接起来，并且将它们连接到其他脑区，特别是下额皮质——在期望、奖励和决策方面起作用。

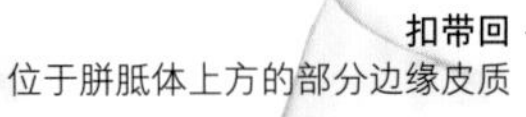

穹窿
这条神经纤维束连接乳头体和海马

扣带回
位于胼胝体上方的部分边缘皮质

穹窿柱

乳头体
这些神经元小团将信号传递到丘脑，促进警觉及记忆形成

嗅球
感觉神经元纤维束由鼻腔延伸到脑，它们在嗅觉信息进入意识之前对其进行部分处理

边缘系统
这个名称来源于拉丁文“limbus”，意思是“边界”或“边缘”。它的主要结构形成一个环形的带状过渡区，位于相对普通的大脑皮质和脑内部位置较低的、更独特的体、束和核之间。

下丘脑
神经系统与激素或内分泌系统（见第61页）之间的主要连接和中介

脑桥

海马
这个结构因其与海马的“S”形相似而得名，它参与记忆与空间意识

中脑
边缘系统将神经纤维从丘脑和其他高级部分延伸到脑干的最上部及基底核

海马旁回
这个在海马侧翼的皮质区在观看某个场景和处于某个地点时会变得活跃

杏仁核
杏仁形状的神经元簇，与记忆和情感反应密切相关

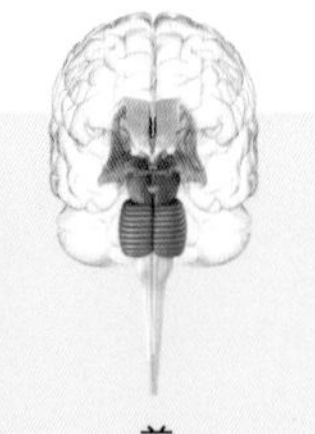
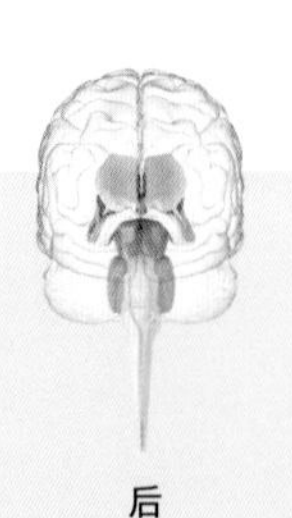
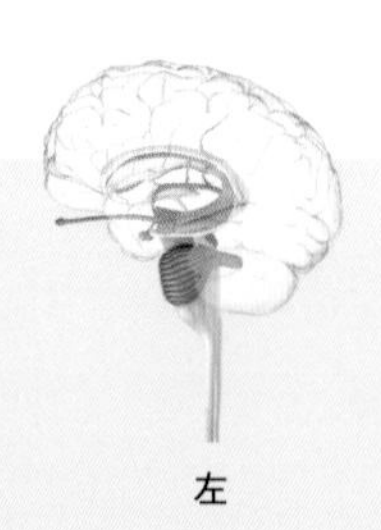
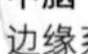
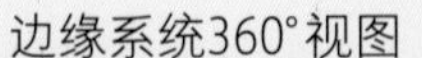

前　右　后　左

边缘系统360°视图

上面视图显示了边缘系统位于脑的中心，并且占据大脑皮质内部或内侧表面的一部分。扣带回、海马和海马旁回都是大脑皮质的一部分，它们呈拱形环绕在胼胝体上、下方。

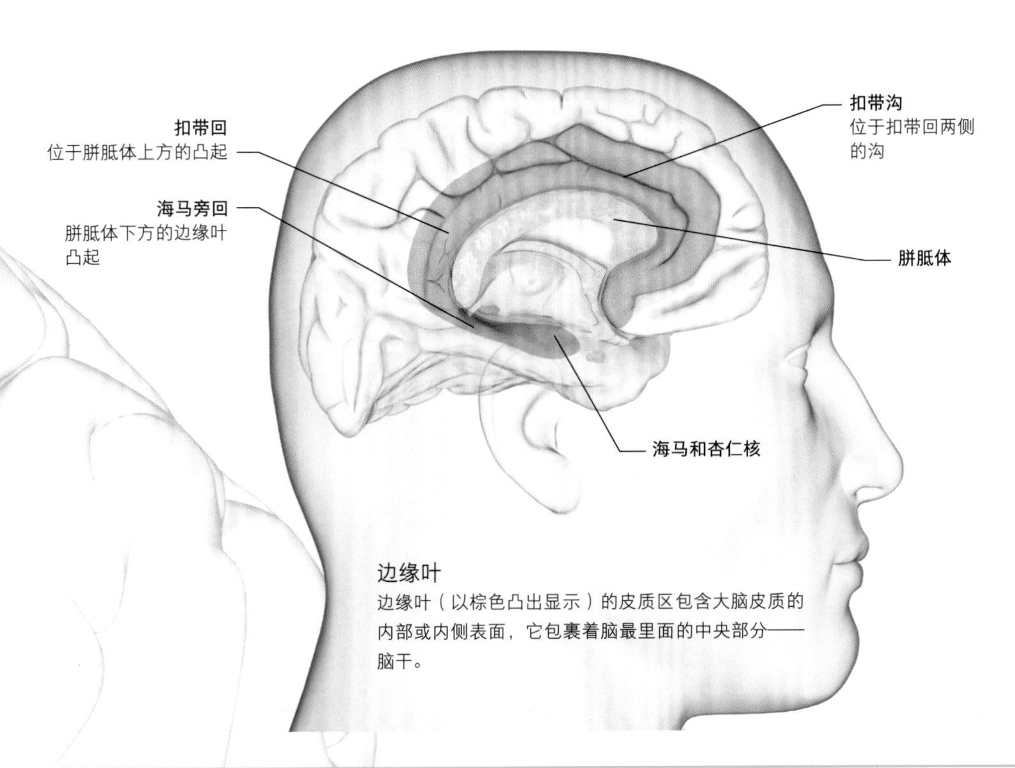

边缘叶

边缘叶（以棕色凸出显示）的皮质区包含大脑皮质的内部或内侧表面，它包裹着脑最里面的中央部分——脑干。

边缘叶

边缘系统的结构被边缘叶的皮质区所包围。边缘叶在大脑半球的内表面呈领状或环状，胼胝体的上方和下方均有分布。上部是位于扣带沟两侧的扣带回。下部是海马旁回，海马旁回的下面是侧副沟和嗅脑沟。扣带回和海马旁回统称为穹窿回。因此，边缘叶包括其他皮质叶的向内部分，包括颞叶、顶叶和额叶，在这里左、右叶弯曲相对。海马和杏仁核不是这种裂环形状的组成部分，但在解剖学上被认为是边缘叶的一部分以及边缘系统的组成部分。

海马

海马沿着海马旁回的上边缘排列。海马与齿状回的脊互相连接，两者共同形成海马-齿状复合体。它是大脑皮质的一部分，但是它仅有1~3层细胞。海马的主要功能包括空间意识、记忆形成和回忆。此外，海马有助于选择瞬时信息进行记忆，然后将其传递给长期记忆区域。海马损伤可以阻止一个人形成新的记忆。

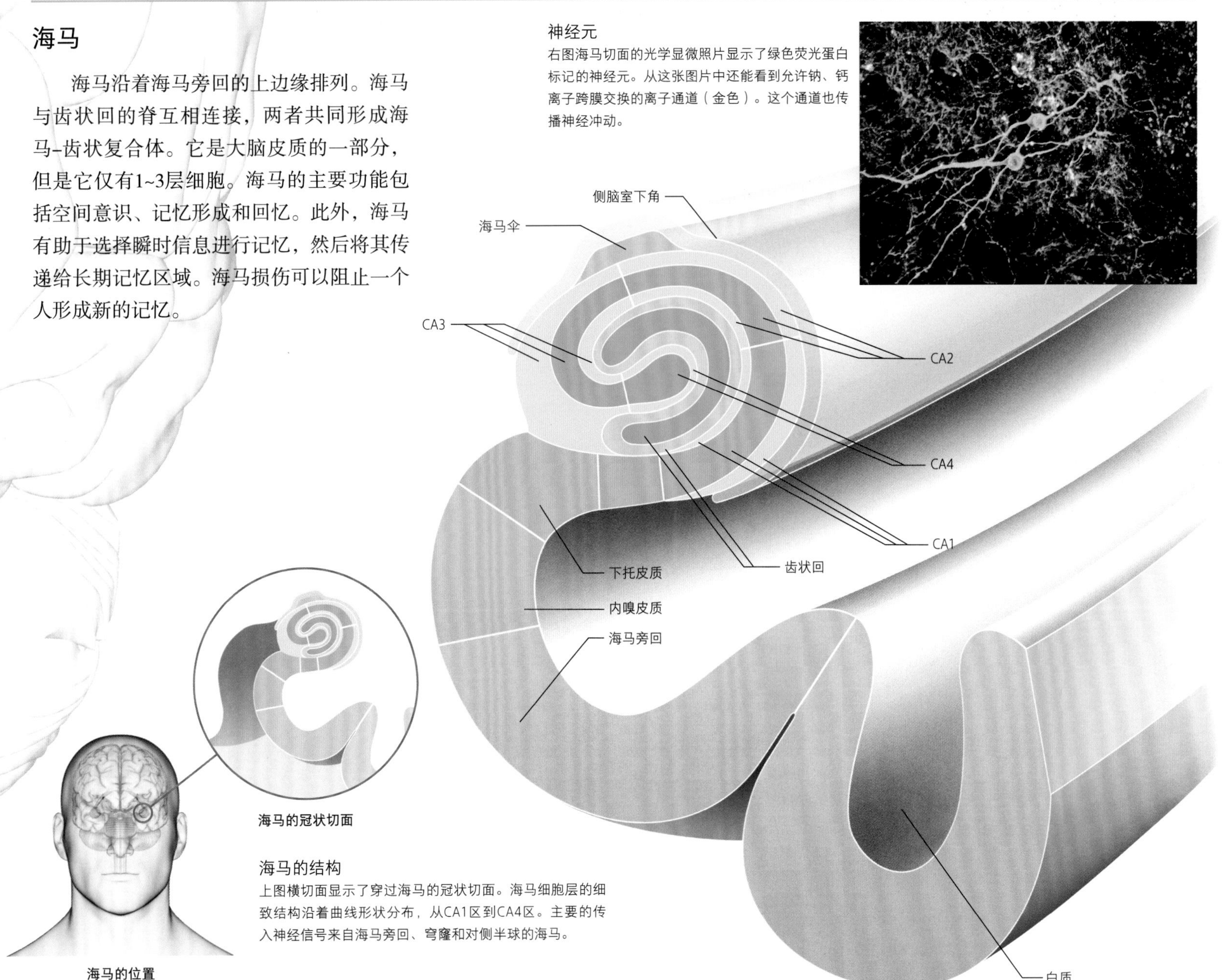

神经元

右图海马切面的光学显微照片显示了绿色荧光蛋白标记的神经元。从这张图片中还能看到允许钠、钙离子跨膜交换的离子通道（金色）。这个通道也传播神经冲动。

海马的冠状切面

海马的位置

海马的结构

上图横切面显示了穿过海马的冠状切面。海马细胞层的细致结构沿着曲线形状分布，从CA1区到CA4区。主要的传入神经信号来自海马旁回、穹窿和对侧半球的海马。

大脑皮质

大脑皮质是脑的最主要部分，位于大脑的最外层。它是我们从任意角度观察脑时所看到的凸出的褶皱表面。它通常因其颜色为灰色而被称作灰质，与下层的白质相对。

大脑叶

根据所使用的解剖系统，依据凸起和凹槽，将皮质分成4~6对大脑叶。主要的和最深的沟是分隔两个大脑半球的纵裂。大脑叶的范围和名称也和它上面颅骨部分相关。例如，两个额叶大致在额骨下面，同样枕叶在枕骨的下面。

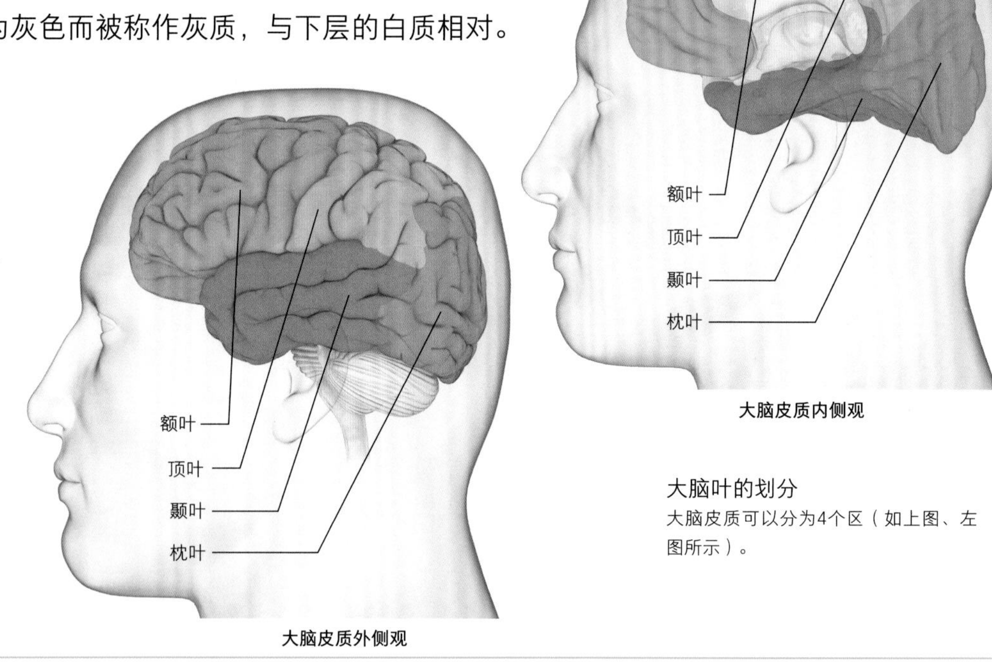

大脑皮质外侧观

大脑皮质内侧观

大脑叶的划分
大脑皮质可以分为4个区（如上图、左图所示）。

皮质的标志

皮质的圆形凸起叫作回；浅的凹槽叫作沟，深的凹槽叫作裂。在正常脑中，回与沟的模式大体相似，但存在个体差异。它们在个体脑的左、右侧也相似，尽管稍微不对称。

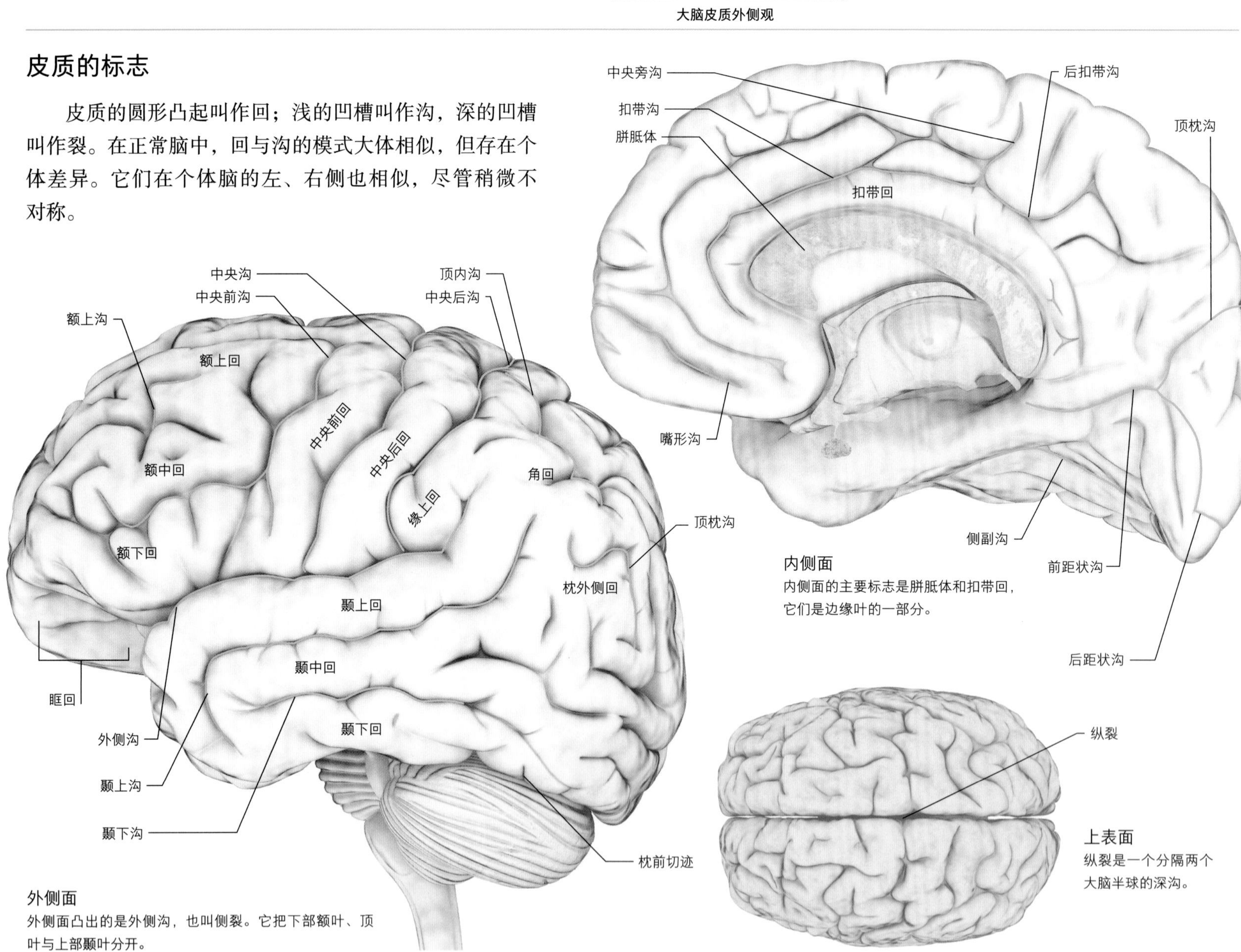

外侧面
外侧面凸出的是外侧沟，也叫侧裂。它把下部额叶、顶叶与上部颞叶分开。

内侧面
内侧面的主要标志是胼胝体和扣带回，它们是边缘叶的一部分。

上表面
纵裂是一个分隔两个大脑半球的深沟。

功能区

这里一共有3种方式可以给大脑皮质“绘制地图”。第一种方式是大体解剖，以沟和回界定。第二种方式是显微解剖，通过细胞的形状和类型以及它们的连接来界定，由科比尼安·布罗德曼开创。这里显示的分区图就是以他的名字命名的。第三种方式是通过神经功能界定的，其中的小区域与它们的功能相关。例如，脑后部的叶主要负责视觉，其中又分成许多小区，分别负责视觉处理的多个方面，包括颜色、形状或运动等。这个功能性“地图”的最早部分是通过将一个人脑中的损伤（通常在此人死亡之后）与此人在活着时表现出的认知缺陷相匹配而创建的。现在主要通过刺激小区域，并观察其效果或通过功能性脑成像来完成。

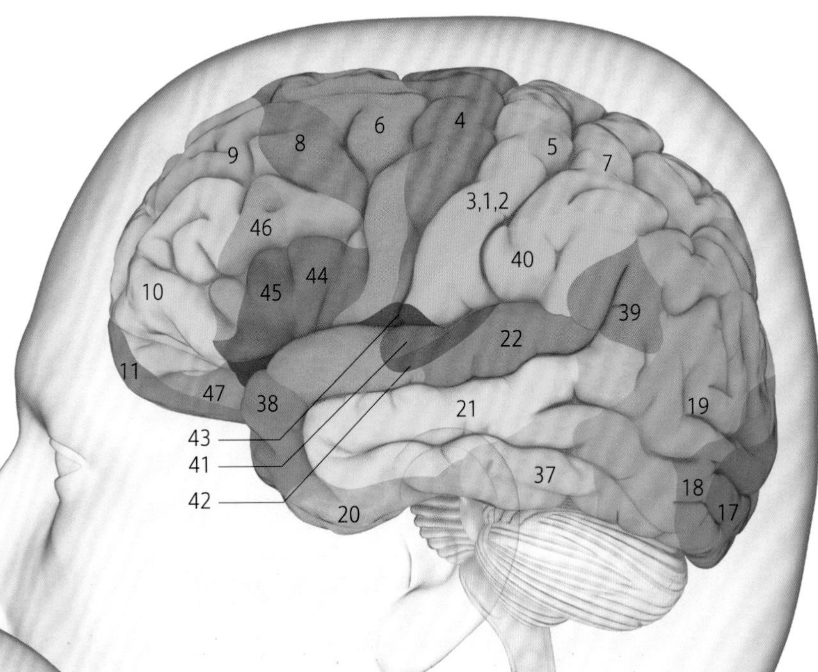

外侧布罗德曼分区

科比尼安·布罗德曼根据神经元胞体的布局绘制了一幅大脑皮质的地图。几个布罗德曼分区都从外侧面延伸到内侧面。一些脑区通常也有其他名称，如44区和45区，被称为布罗卡区。

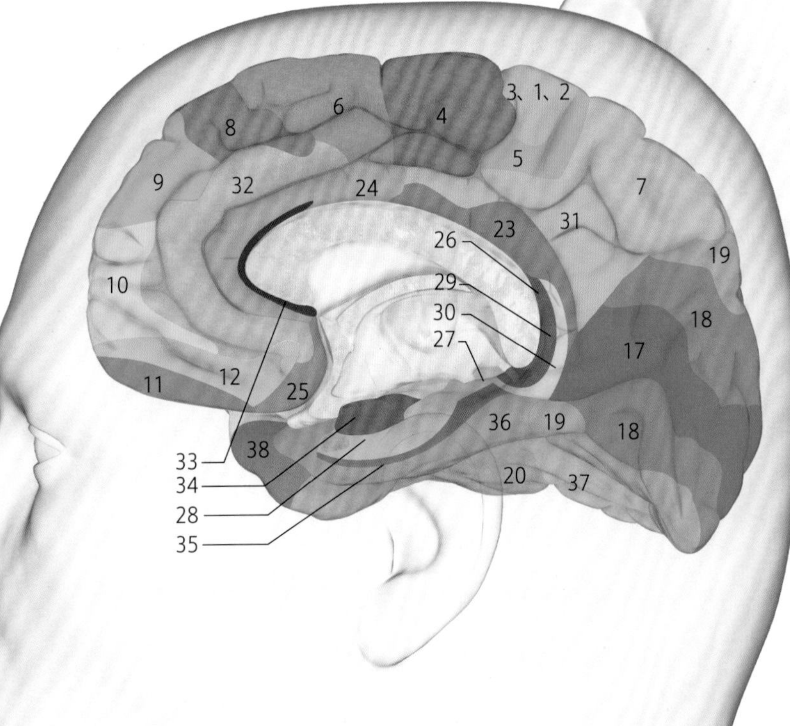

内侧布罗德曼分区

在右侧大脑皮质内侧面，这些区域直接对应左侧大脑皮质的相应区域。38区在脑下方从内侧面延伸到外侧面。它是一个重要的交界区，与听觉、视觉、记忆、情感意识和反应相关的脑区相连。

大体功能

听觉
颞叶
22　41
38　42

身体感觉
顶叶
1、2、3
5　39
7　40
31

情绪
前扣带回和眶额皮质
11　32
12　33
24　38
25

味觉
岛叶
43

嗅觉
内侧颞皮质
28　34

记忆
内侧颞叶、后扣带回
23　30
26　35
27　36
29

运动
额叶
4　44
6　45
8　46
9　47
10

视觉
枕皮质和颞皮质
17　21
18　37
19　38
20

科比尼安·布罗德曼

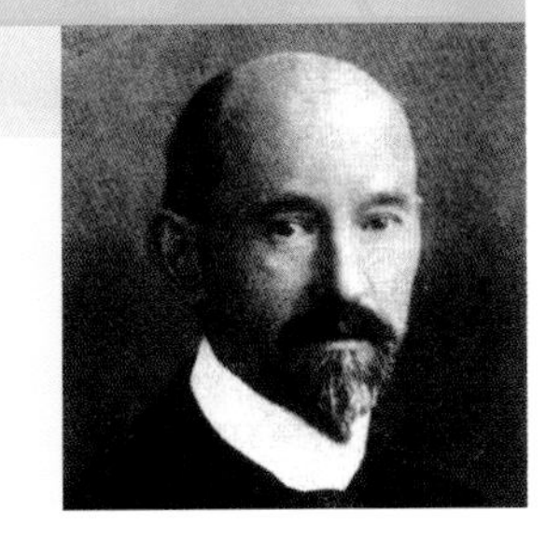

德国神经内科医生布罗德曼（1868—1918）对大脑皮质进行了详细研究，观察了其分层、组织、单个神经元和其他细胞在结构和大小上的改变。他对人类、猴子和其他哺乳动物脑的不同区域进行了识别和编号，结束了当时存在的关于大脑皮质部分命名的混淆状况。

关联区

大脑皮质的某些部分被称作关联区，是由连接两个或多个功能区的神经元组成。这意味着关联区接收不同类型的信息，如视觉和听觉信息。它们的作用是整合这些信息。这是构建过程的一部分，它使得我们看到一个整合的而不是离散的世界。以视区与顶区相邻的边缘为例，它结合视信息与身体意识来确定视觉感受到的物体相对于身体的位置。额皮质可以被认为是一个关联区，因为它接收来自所有其他脑区的信息，并将其整合起来。这种整合信息的产物就是思想、判断、意识感觉。

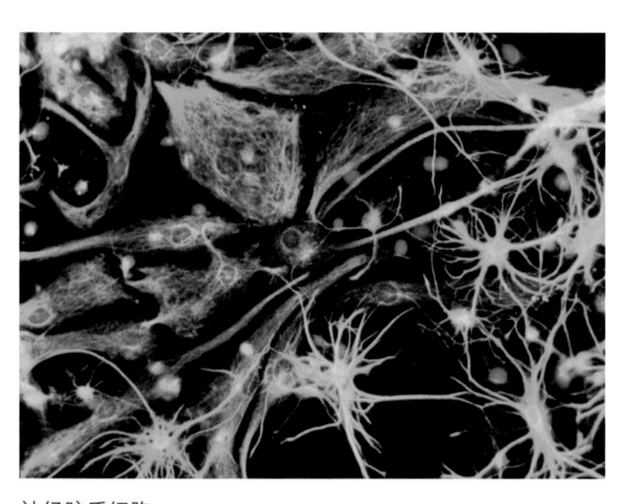

神经胶质细胞
在上面这张显微照片中，可以看到星形胶质细胞（淡绿色）与其他支持细胞或神经胶质细胞，它们构成脑的结缔组织，并为神经元提供保护。结缔组织支持神经元在皮质区之间传递信息。

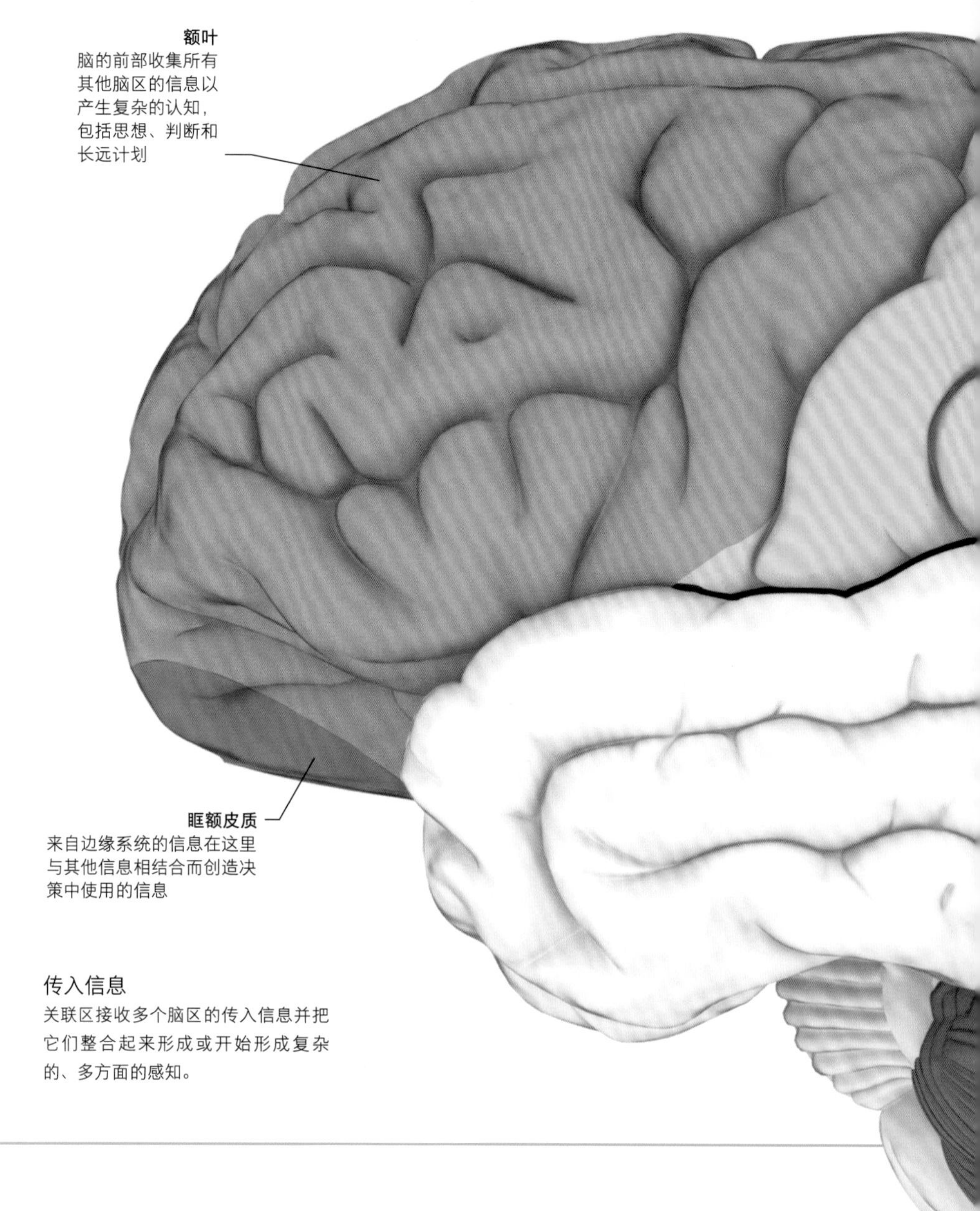

传入信息
关联区接收多个脑区的传入信息并把它们整合起来形成或开始形成复杂的、多方面的感知。

皮质的结构

构成大脑皮质的高度卷曲的灰质薄片的厚度为2~5毫米。据估计，皮质有100亿~500亿个神经元和500亿~5 000亿个（支持）神经胶质细胞和其他细胞。神经元有6层，从外到内依次是分子层、外颗粒层、外锥体细胞层、内颗粒层、内锥体细胞层和多形细胞层。每个布罗德曼分区也有不同类型和形状的神经元。例如，初级运动皮质富含锥体细胞。皮质内的神经元的分布方式是胞体在上、轴突在下。胞体是灰色的，而轴突被脂肪（髓鞘）覆盖，呈白色。这就解释了为什么胞体可以把皮质和内部脑区域区分开。

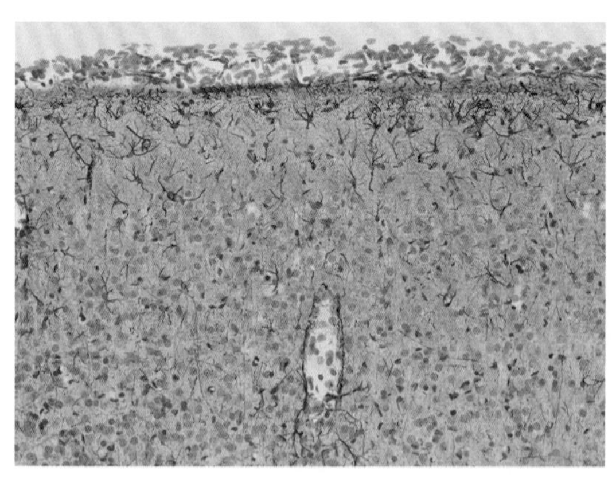

皮质组织

神经纤维

脑分层

顶叶
来自视觉、听觉和情绪区的传入信息到达这里产生以身体为中心的对当前环境的认识

颞顶叶交界处
这个脑区把感知信息整合在一起，对即时发生的事情给出一个“整体的”认识

小脑
脑的后部结合来自感知区的输入信息以指导精细运动

皮质的功能

大部分人的皮质由6层结构组成，每层都含有不同类型的神经元。皮质神经元接收和发送信号到其他脑区，包括皮质的其他部分。这种信息的来回传递使脑的各个部分能够时刻意识到其他脑区发生了什么。皮质内的神经元是“头朝下”的——它们的接收部分（树突）指向皮质表面，而线形部分（轴突）则指向皮质下面。一些轴突延伸到皮质以下，形成白质的一部分——将信息传递给远处脑区的结缔组织。其他轴突穿过皮质下层与其他皮质细胞连接。

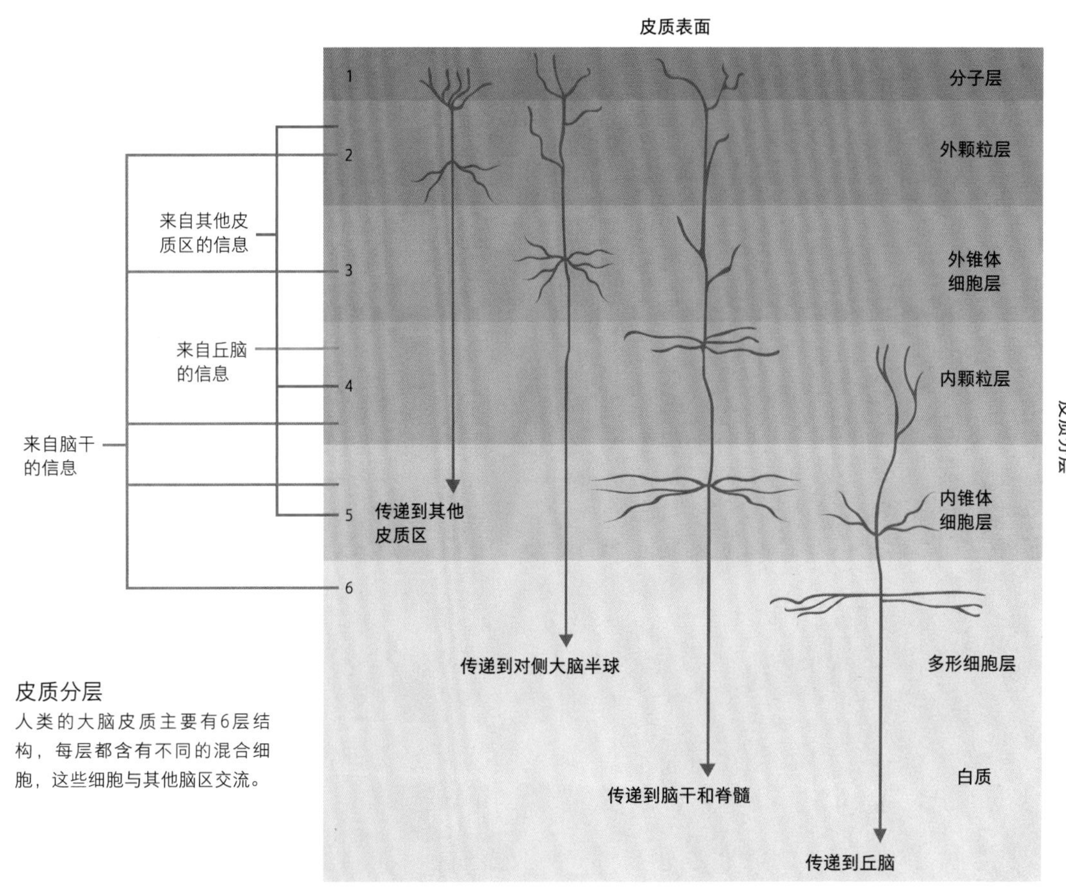

皮质分层
人类的大脑皮质主要有6层结构，每层都含有不同的混合细胞，这些细胞与其他脑区交流。

皮质成分
低倍镜下的皮质组织图片显示神经元（左一，蓝灰色）被包围在（支持）神经胶质细胞（左一，红色）中。高倍镜下可见皮质基底部的单个轴突（左二）。不同的实验室染色显示6层皮质中的4层（左三）和包裹在轴突周围的脂肪髓鞘（左四）。

少突胶质细胞

折叠脑

大脑皮质的褶皱结构是人类脑与其他生物的最明显的区别之一。大部分皮质表面都藏在沟槽里，如果能展开的话，有一块桌布那么大。大脑皮质的致密折叠可能是随着人类从四肢行走到两足行走的转变进化而来。为了保持直立的姿势，我们的祖先进化出了狭窄的骨盆，这阻碍了分娩，使得头小的婴儿更容易存活，而他们的头较小的原因是基因突变导致脑折叠，使得颅骨相对较小。除了能容纳更多的神经元外，皮质折叠使神经通路变短，因而加快了数据处理的速度。

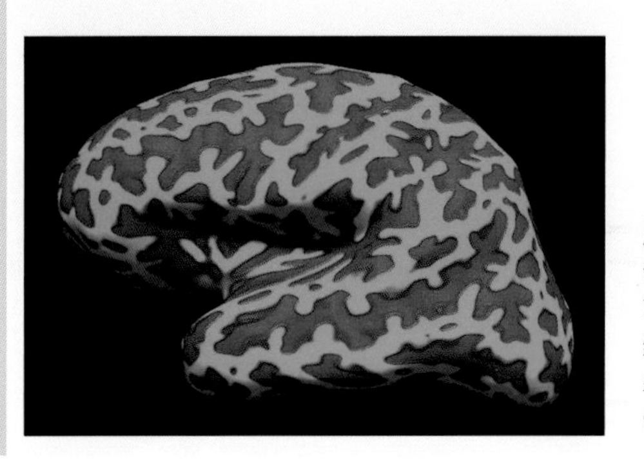

展平皮质
计算机软件能“展平”脑的表面，以显示通常隐藏在沟内的组织。左图中的绿色区域表示表面（回），红色区域表示通常折在里面的区域。

脑细胞

有超过1 000种不同类型的脑细胞，它们被分成两大类：神经元和神经胶质细胞。神经元受到刺激后发送电信号或“放电”。人脑平均大约有860亿个神经元和8 600亿个神经胶质细胞。

神经元

像肝脏内的肝细胞、骨内的骨细胞，或者血液内的红细胞一样，每个神经元都是一个独立的功能单元。它的内部成分——细胞器包括一个携带遗传物质（DNA）的细胞核、提供能量的线粒体和合成蛋白质的核糖体。与多数其他类型的细胞一样，细胞器集中于胞体。而且，神经元的特征标志是突起，即从胞体延伸出来的细长的指状或线状的结构。突起有两种主要类型：树突和轴突。通常树突接收信号，而轴突发送信号。

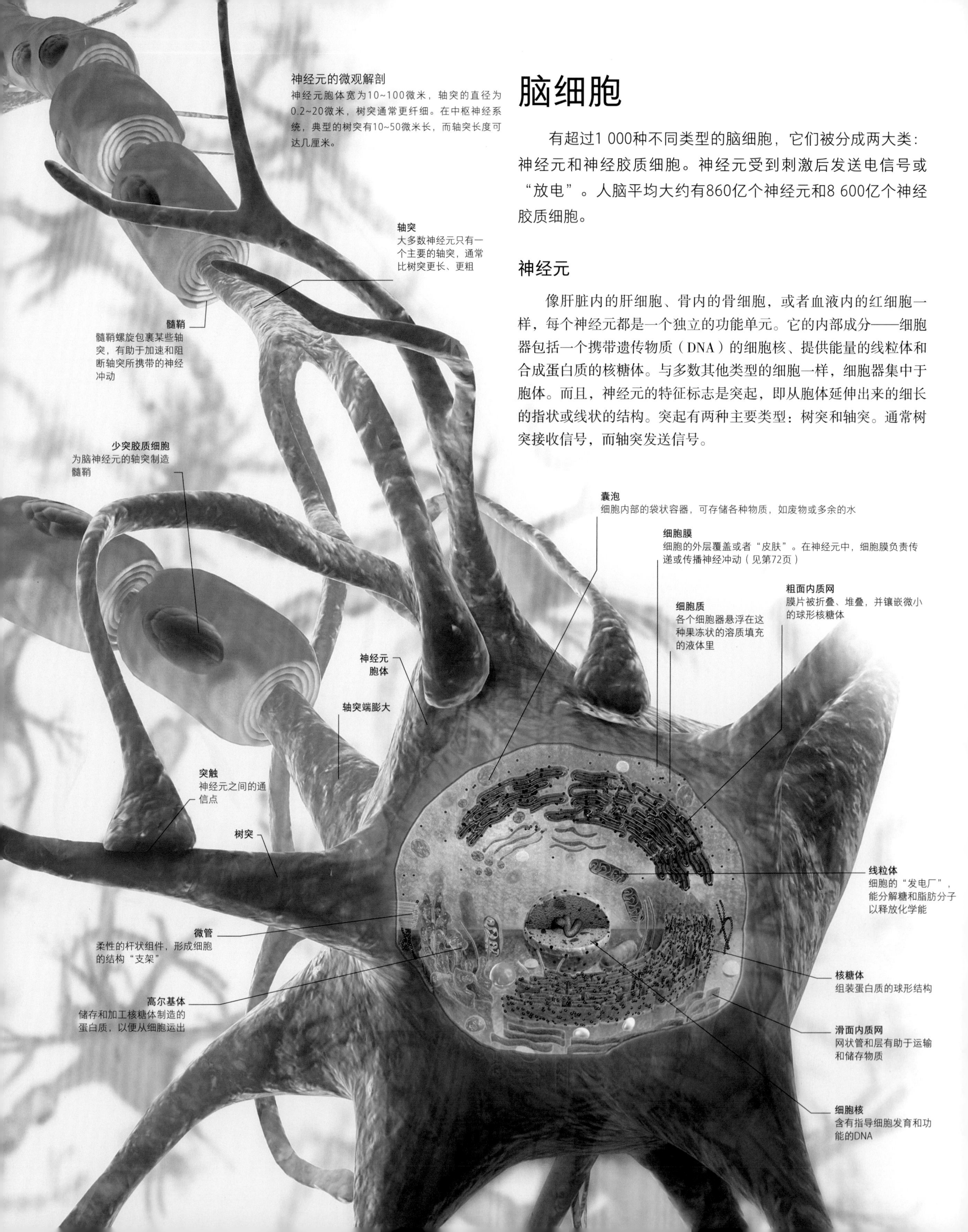

神经元的类型

神经元在结构上可以根据胞体相对于轴突和树突的位置，以及树突和轴突分支的数量（见下图）分类。在某些脑区、周围神经系统和感觉器官，神经元是有组织和易于识别的。例如，眼睛的视网膜含有双极神经元排列（见第80页）。然而，在很多其他脑区，不同形状的神经元混合在一起，形成一个复杂的、相互连接的网络。在皮质中，一个神经元可能通过它的众多树突分支接收来自成千上万的其他神经元的信号。信号传递到胞体，围绕胞体，然后沿着轴突传递出去，这个过程信号总是会通过细胞膜，而不是细胞质。

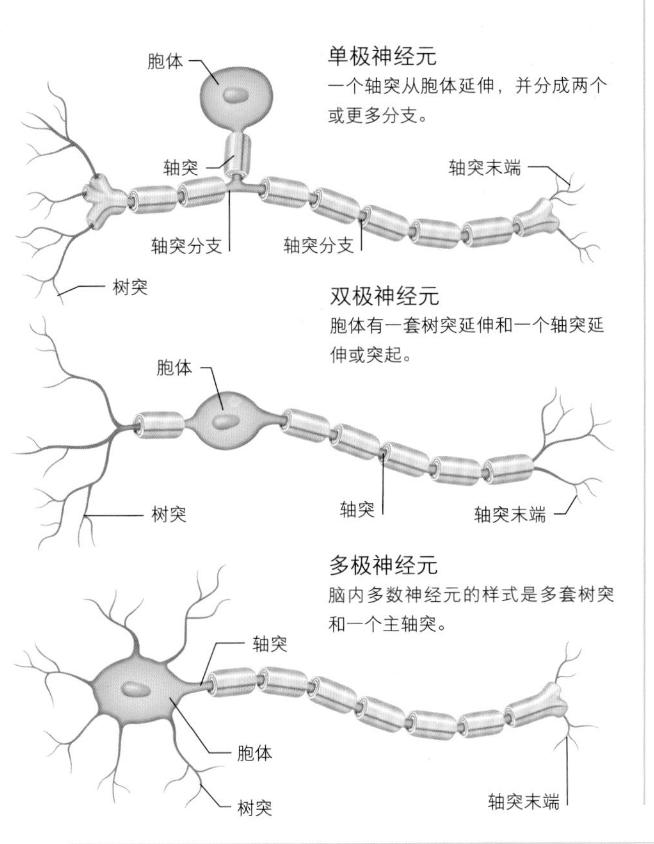

单极神经元
一个轴突从胞体延伸，并分成两个或更多分支。

双极神经元
胞体有一套树突延伸和一个轴突延伸或突起。

多极神经元
脑内多数神经元的样式是多套树突和一个主轴突。

神经元再生

每个神经元都有自己极其复杂、高度人格化的形状和一套连接，并通过突触与其他神经元相连。神经元的连接可发生变化——一些连接减弱或消退，而其他连接则加强。这种独特性使任何疾病和损伤一旦发生则非常严重。神经元不可能改变其所有的延伸和连接。即使神经元再生长，也很慢，而且一开始是随机的，因为树突和轴突根据正在接收和发送的神经信号“感受”它们的通路。

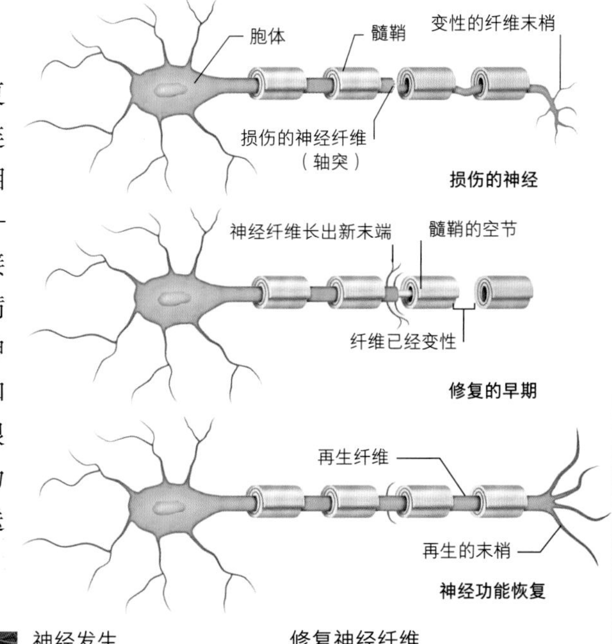

损伤的神经

修复的早期

神经功能恢复

神经发生
脑可以形成新的神经元。神经祖细胞（如左图所示）是神经干细胞与完全分化的神经元之间的特化阶段。在这个阶段，它们可以特化成神经元或支持细胞。

修复神经纤维
神经元修复即使发生也是一个非常缓慢的过程。损伤或切断的轴突（纤维）末端可以通过神经生长因子处理以促进其再生。空髓鞘也可以从中生长出来。

神经胶质细胞

神经胶质细胞为神经元提供物理支持，但是它们也被认为能影响神经元的电活动。它们为围着神经网络绕行的纤细轴突和树突提供物理支持，也以糖或其他原材料的方式为神经元提供营养以助其生长和修复。神经胶质细胞有几种不同的类型。少突胶质细胞制造髓鞘，在周围神经系统中制造髓鞘是由施万细胞完成的。小胶质细胞消灭入侵的微生物，并清除退化神经元的碎片。星形胶质细胞被认为能影响神经元的行为并且在记忆和睡眠中起作用。

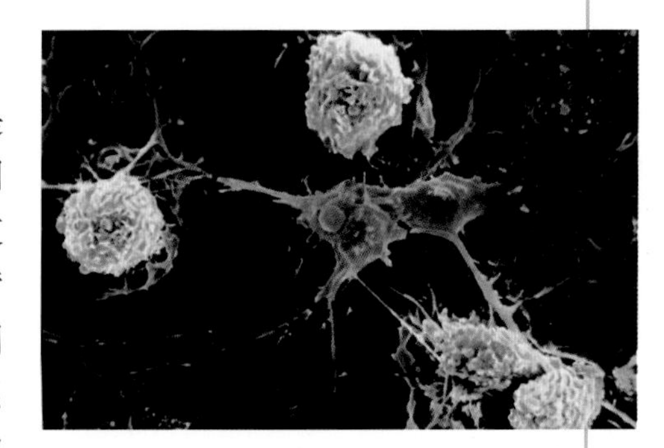

被攻击的少突胶质细胞
在多发性硬化（multiple sclerosis, MS）中，少突胶质细胞（紫色）被小胶质细胞（黄色）攻击和破坏。正常情况下少突胶质细胞会在大脑和脊髓的神经轴突周围形成绝缘髓鞘。

突触

突触是神经元之间传递神经冲动的通信场所。很多神经元实际上并不互相接触，但是通过化学物质（神经递质）在突触间隙（见第72~73页）内传递信号。在微观解剖学上，根据神经元之间接触的部位，突触被分为几种类型。这些部位包括胞体、树突、轴突和在某些类型的树突上发现的被称为树突棘的微小狭窄突起（见右图）。轴突-树突棘突触占脑内所有突触的50%以上，轴突-树突突触约占30%。

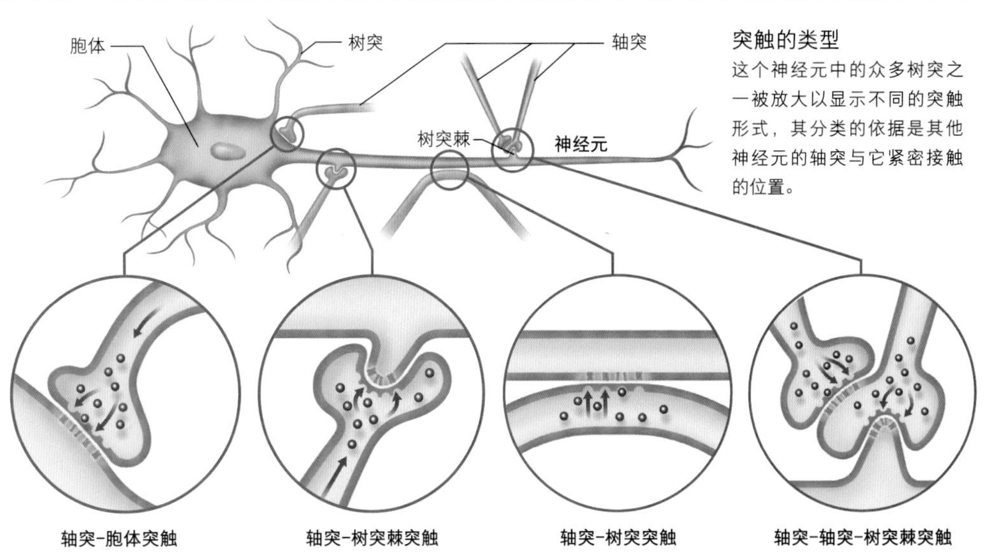

突触的类型
这个神经元中的众多树突之一被放大以显示不同的突触形式，其分类的依据是其他神经元的轴突与它紧密接触的位置。

神经冲动

神经纤维节

髓鞘覆盖的节间

神经冲动或信号可以被认为是穿行于神经元的短暂的微小电“峰”。在更微观的层面上，它由跨越细胞外膜、从一侧移动到另一侧的化学粒子组成。

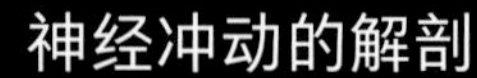

神经冲动的解剖

神经信号由一系列分离的神经冲动构成，这些神经冲动也叫动作电位。单一的神经冲动是由一个叫作离子的化学粒子的流动的“波”引起的，它带有电荷，主要是钠、钾和氯。在脑及整个身体中，多数神经元中的多数神经冲动有一样的强度——大约100毫伏。它们的持续时间也相同——大约1毫秒，但是它们以不同的速度传导。神经冲动所传递的信息取决于它们产生的频率、它们来自哪里及它们的去向。

传导速度

神经冲动的传导速度差异很大，1~100米/秒，这取决于携带它们的神经类型。神经冲动在有髓鞘的轴突中传导得最快。在这里神经冲动在髓鞘覆盖的节段间快速“跳跃”，从一个间隙（神经纤维节）跳跃到下一个节点。

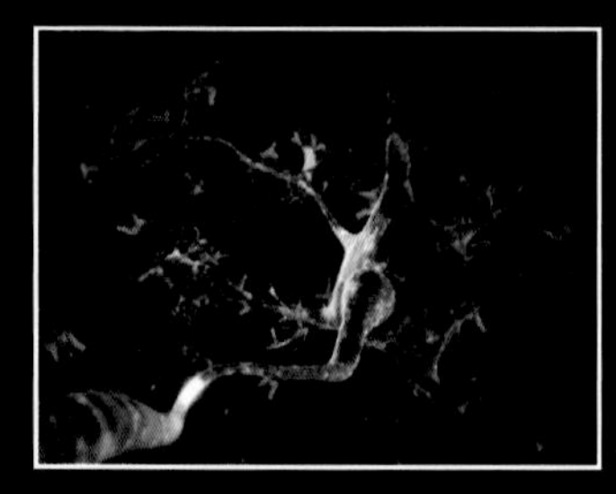

冲动移向突触

在静止期轴突被极化

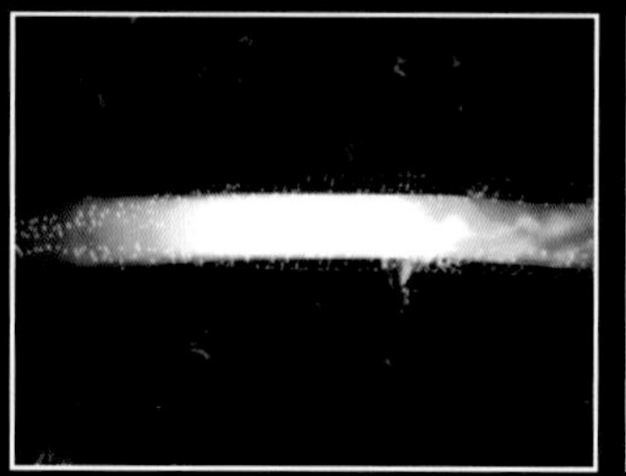

当冲动通过时，轴突去极化

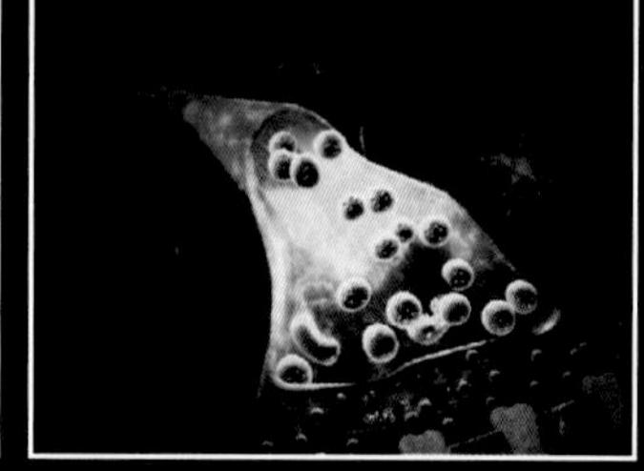

冲动到达突触

变化的形式

神经冲动总是基于化学粒子。当它通过树突或轴突时，它由移动的带电离子组成，但是在突触上，它更依赖于神经递质的结构形状。

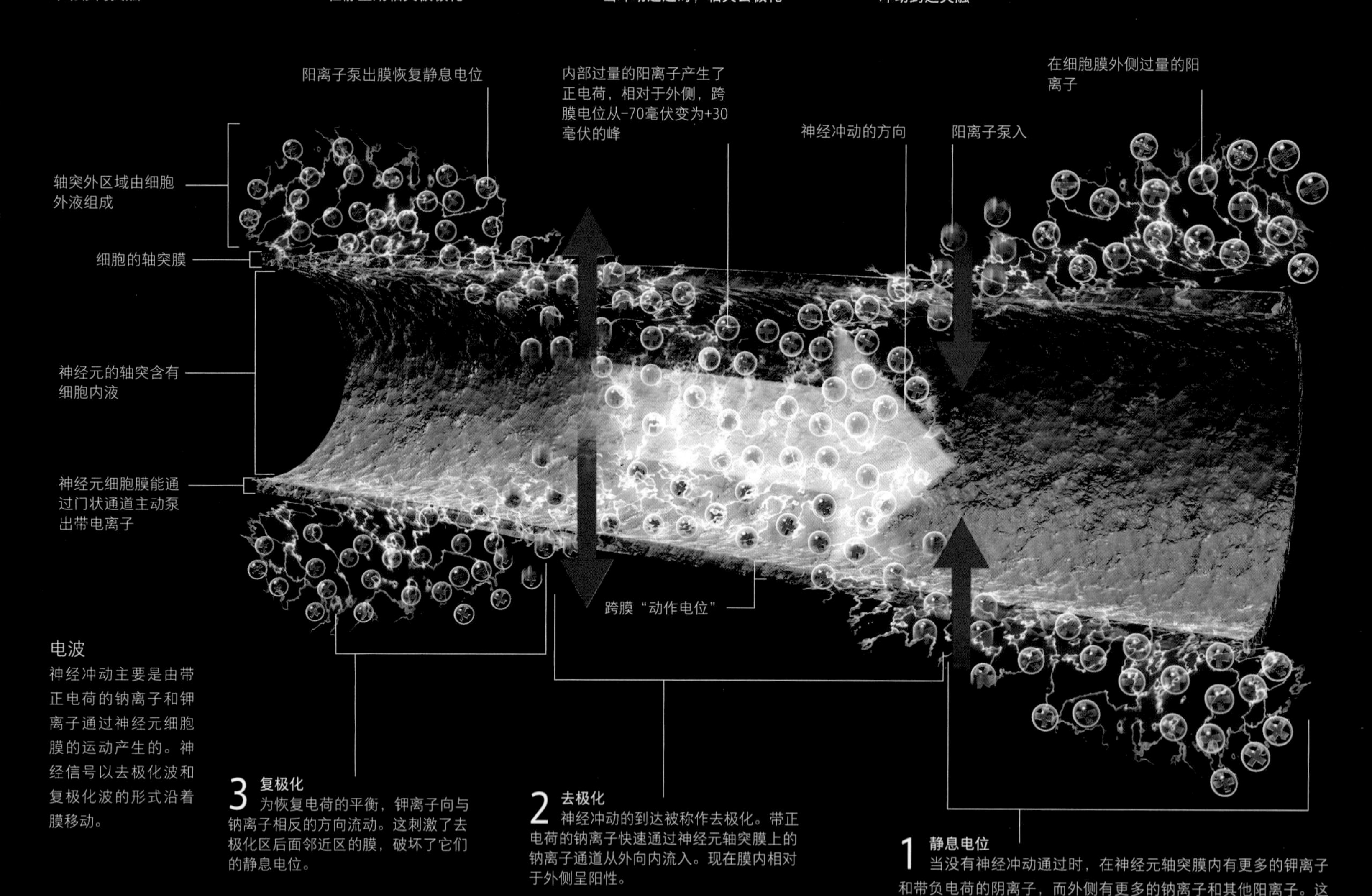

电波

神经冲动主要是由带正电荷的钠离子和钾离子通过神经元细胞膜的运动产生的。神经信号以去极化波和复极化波的形式沿着膜移动。

3 复极化 为恢复电荷的平衡，钾离子向与钠离子相反的方向流动。这刺激了去极化区后面邻近区的膜，破坏了它们的静息电位。

2 去极化 神经冲动的到达被称作去极化。带正电荷的钠离子快速通过神经元轴突膜上的钠离子通道从外向内流入。现在膜内相对于外侧呈阳性。

1 静息电位 当没有神经冲动通过时，在神经元轴突膜内有更多的钾离子和带负电荷的阴离子，而外侧有更多的钠离子和其他阳离子。这就导致了膜的极化或膜内外的电位差，此时，膜外侧呈阳性。

突触

突触间隙把突触前膜和突触后膜分隔开，宽度约20纳米。这个间隙可使神经递质分子以扩散的方式快速从高浓度区到低浓度区。根据神经递质的不同，神经冲动从突触前膜移动到突触后膜的时间通常小于2毫秒。在神经递质的浓度下降之后和下一个神经冲动来到之前，会有一个恢复延迟或清除时间，这可能持续零点几秒。

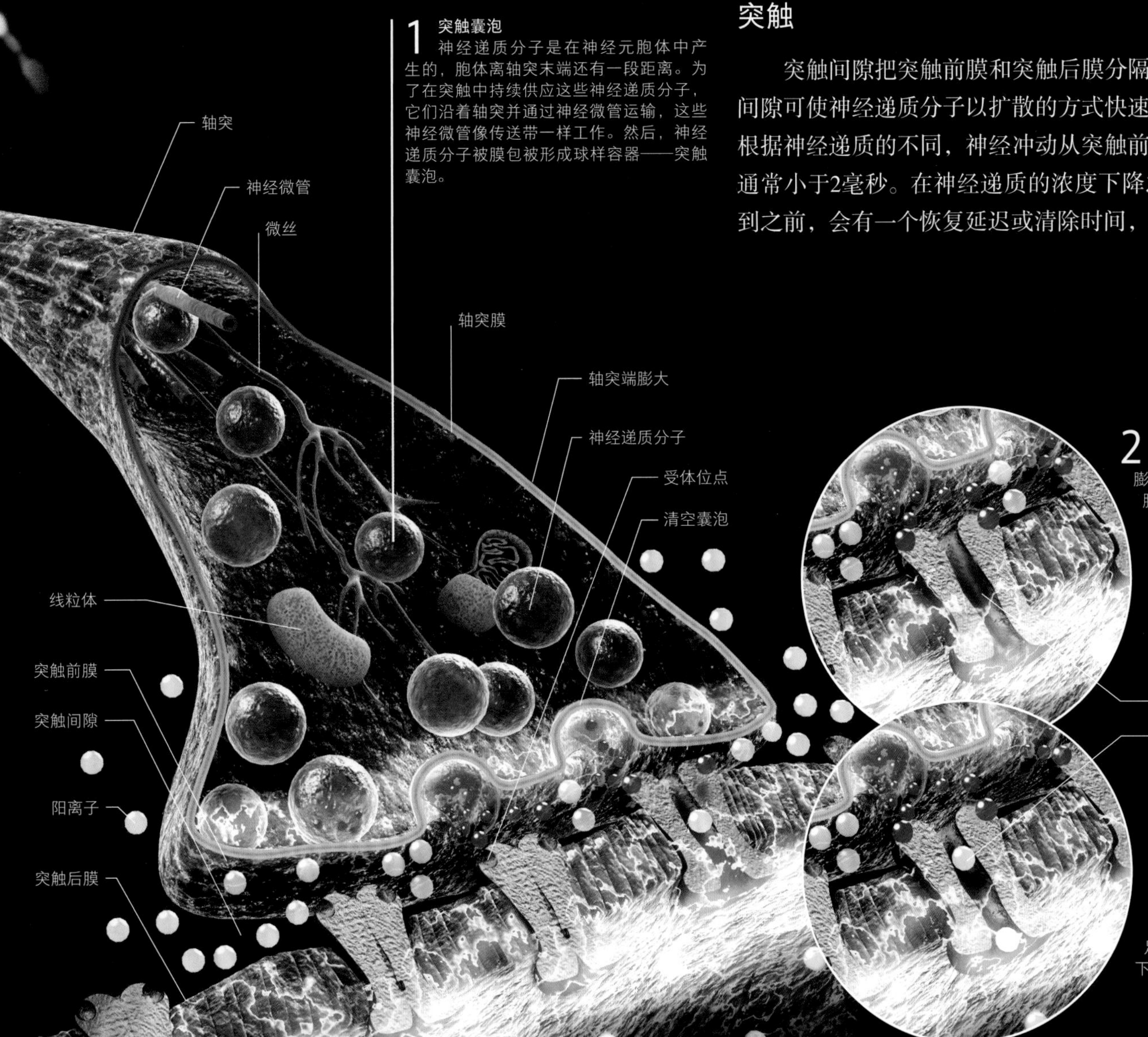

1 突触囊泡
神经递质分子是在神经元胞体中产生的，胞体离轴突末端还有一段距离。为了在突触中持续供应这些神经递质分子，它们沿着轴突并通过神经微管运输，这些神经微管像传送带一样工作。然后，神经递质分子被膜包被形成球样容器——突触囊泡。

2 神经递质的释放
当神经冲动或动作电位到达轴突端膨大的突触前膜后引起突触囊泡与细胞膜融合或合并。这会释放神经递质分子，其扩散到突触间隙到达突触后膜，并插入受体位点。

3 突触后膜兴奋
神经递质分子插入突触后膜（如下一个神经元的树突）相同形状的门状膜通道受体位点，当这种情况发生时，通道开放并允许阳离子从突触后膜的外侧流到内侧，这会触发新一波去极化，如果去极化足够强的话，就会使神经冲动持续下去。

神经递质

神经递质是使信号在一个神经元与另一个神经元或细胞之间传递的化学物质。有几组神经递质分子。第一组仅含有乙酰胆碱。第二组被称为生物胺或单胺，包括多巴胺、组胺、去甲肾上腺素和5-羟色胺。第三组由氨基酸构成，如γ-氨基丁酸（γ-aminobutyric acid，GABA）、谷氨酸、天冬氨酸和甘氨酸。其中许多物质在身体中还有其他功能，如组胺参与炎症反应。氨基酸（除了GABA）也非常常见，是几百种蛋白质分子的组成部分。

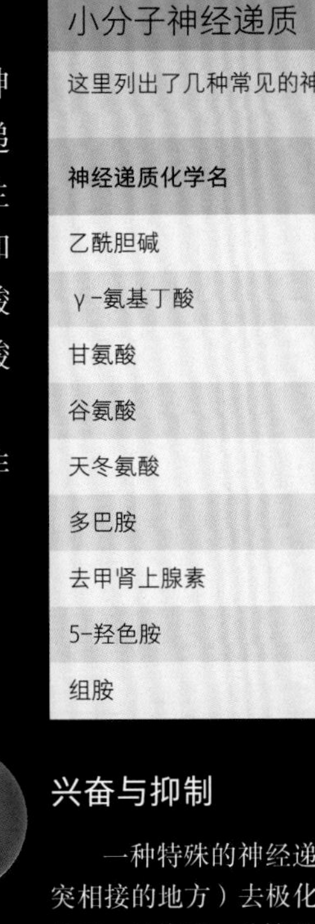

GABA分子
GABA是一种整个人类脑和神经系统的主要的抑制性神经递质。

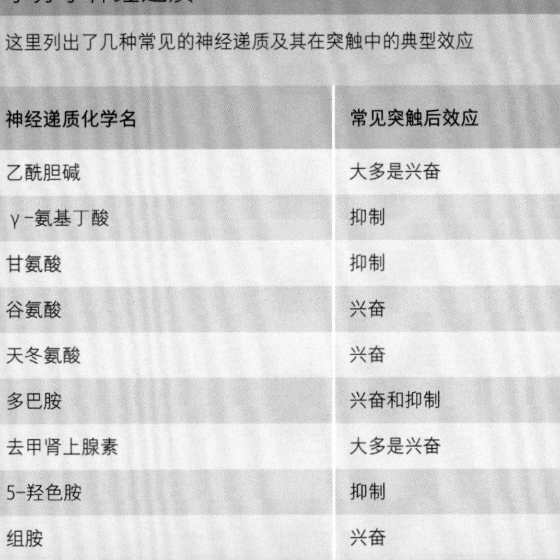

小分子神经递质

这里列出了几种常见的神经递质及其在突触中的典型效应

神经递质化学名	常见突触后效应
乙酰胆碱	大多是兴奋
γ-氨基丁酸	抑制
甘氨酸	抑制
谷氨酸	兴奋
天冬氨酸	兴奋
多巴胺	兴奋和抑制
去甲肾上腺素	大多是兴奋
5-羟色胺	抑制
组胺	兴奋

兴奋与抑制

一种特殊的神经递质可以刺激神经元使其兴奋，也可以帮助轴丘（胞体与轴突相接的地方）去极化，并延续神经冲动，或者通过阻止去极化的发生而抑制神经元。最终哪一种情况发生将取决于接收神经递质的神经元上膜通道的类型。

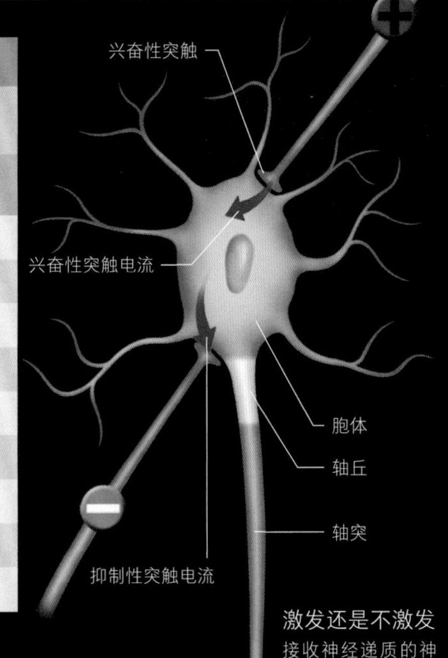

激发还是不激发
接收神经递质的神经元是否激活一个新的神经冲动取决于兴奋与抑制电流是否平衡。

脑制图与模拟

发明人造脑是人类长久以来的梦想，由于计算机技术的进步，人们正在努力使其成为可能。目前，两个全球项目正在重建人体组织的数字模拟。如果重建成功了，那么它将成为一个有效的脑，但是它是否有意识及它会产生什么样的经验尚不得而知。

连接组

神经元间的连接形成脑的连线，为了能重建一个工作模拟，必须详细了解信息从一个神经元传递到另一个神经元的通路。一个名为连接组项目的全球计划运用一种称作扩散张量成像的MRI扫描技术绘制这些通路。脑的连接纤维是髓鞘覆盖的轴突线缕，从一个神经元蜿蜒前行到另一个神经元。神经通路的总体模式在我们所有人中是相似的，但是细节上会有不同。正是这种差别使我们每个人都是独特的。例如，那些从杏仁核（产生恐惧的深部脑区）到前额皮质的通路相对较少的人可能比那些通路较多的人更不会感到紧张。

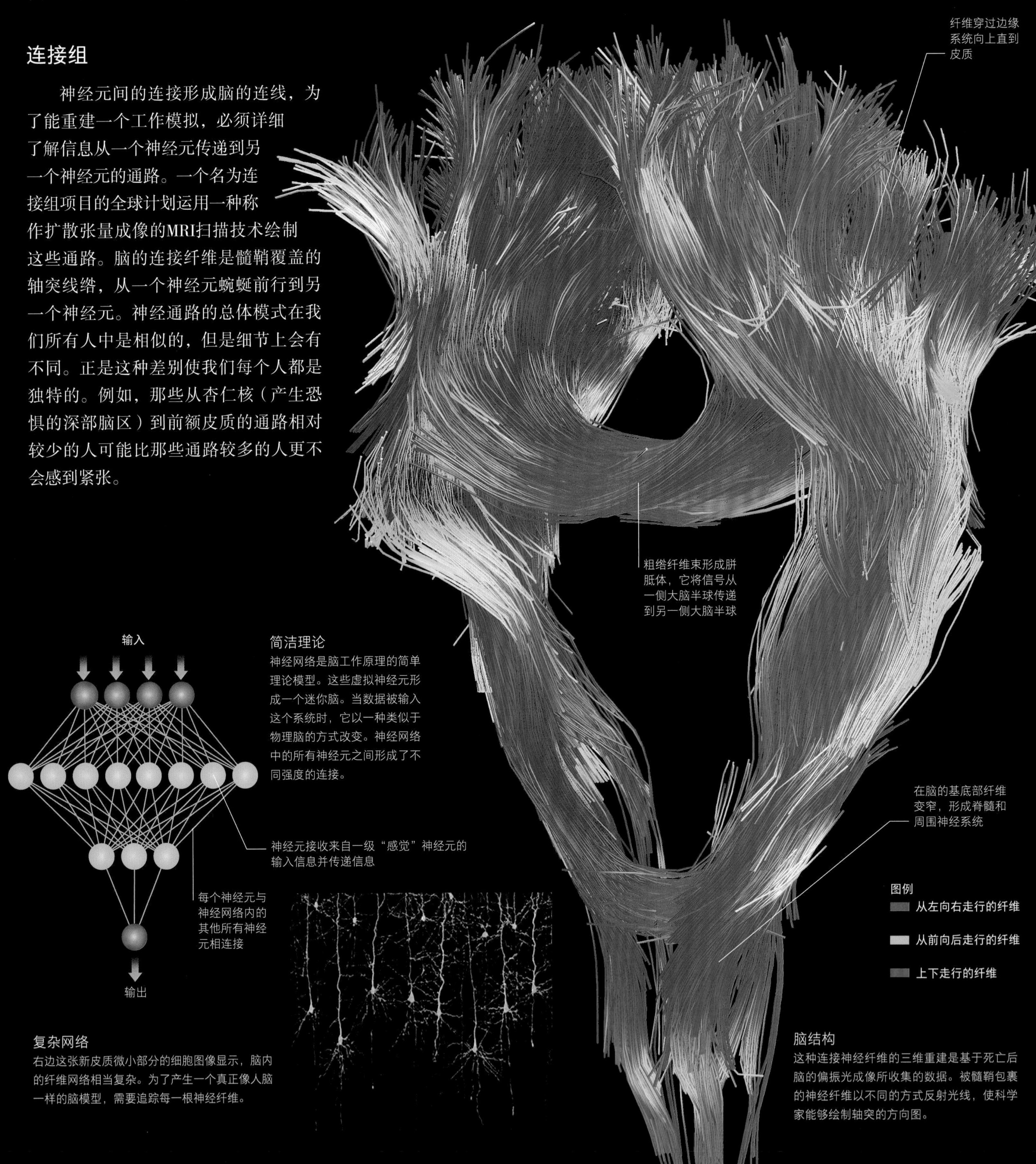

简洁理论
神经网络是脑工作原理的简单理论模型。这些虚拟神经元形成一个迷你脑。当数据被输入这个系统时，它以一种类似于物理脑的方式改变。神经网络中的所有神经元之间形成了不同强度的连接。

复杂网络
右边这张新皮质微小部分的细胞图像显示，脑内的纤维网络相当复杂。为了产生一个真正像人脑一样的脑模型，需要追踪每一根神经纤维。

脑结构
这种连接神经纤维的三维重建是基于死亡后脑的偏振光成像所收集的数据。被髓鞘包裹的神经纤维以不同的方式反射光线，使科学家能够绘制轴突的方向图。

数字建模

神经科学家面临的最大挑战是模拟人类的整个脑。目前的方法是鉴别正常脑内的每个神经元，并追踪它们之间的连接。一点一点地确定整个器官及其连线，并将信息转换为数字模型，存储于超级计算机中。然后，系统根据指令运行，指令由数字输入提供，从而模仿环境触发的感觉。在理论上，这应该像真正的脑一样工作。在欧洲，欧盟正在开展人脑计划（Human Brain Project，HBP），美国也在进行类似的研究，即“通过推进创新神经技术的脑研究”（Brain Research through Advancing Innovative Neuro technologies，BRAIN）。

制造脑

研究人员正在通过绘制脑的电路图来对其进行数字化模拟，然后用电子设备代替生物机制对脑进行建模（见下图）。电子脑是不可能有意识或像真正的脑一样工作的，因为后者需要植入身体，存在于学习的环境之中。电子脑也不能包含非电子元素，如激素。

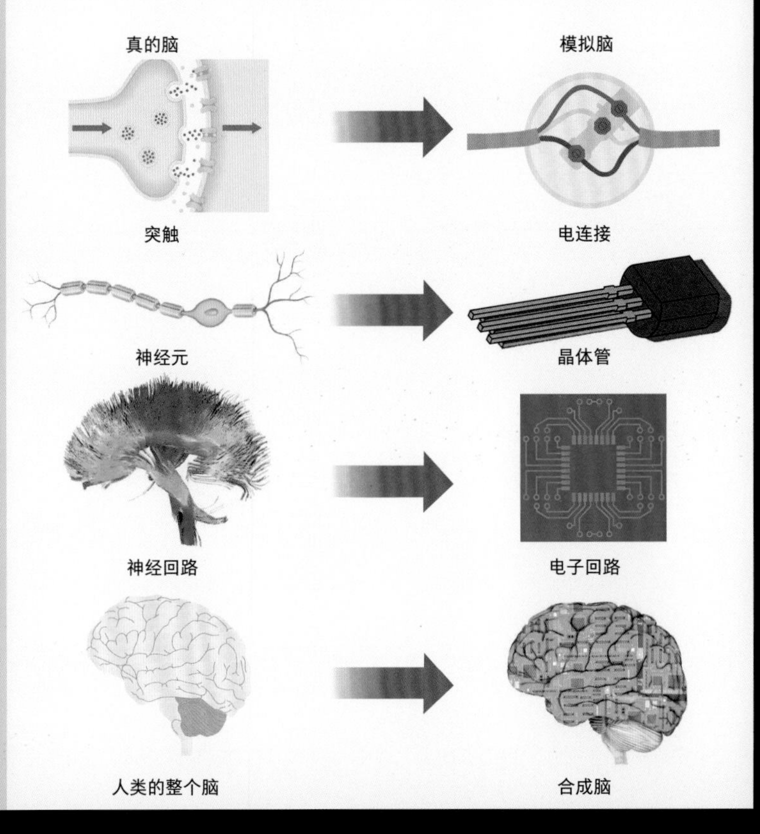

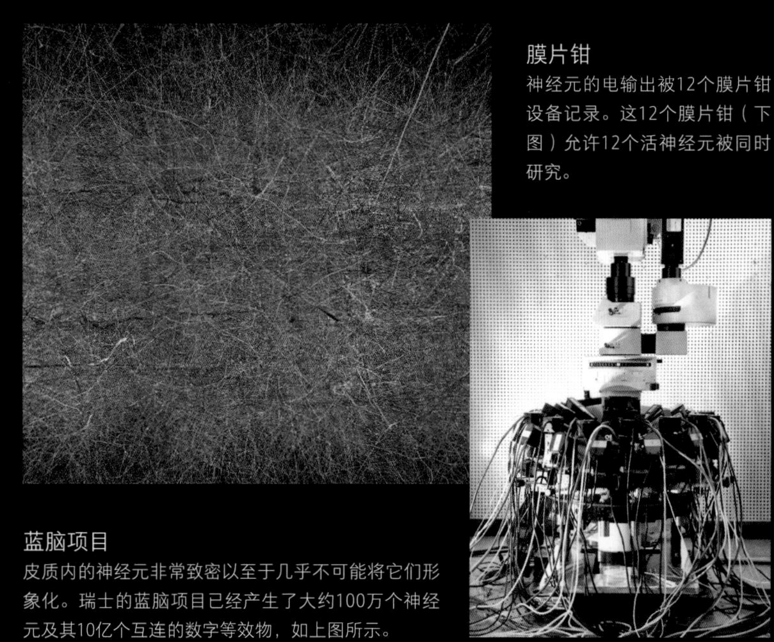

膜片钳

神经元的电输出被12个膜片钳设备记录。这12个膜片钳（下图）允许12个活神经元被同时研究。

蓝脑项目

皮质内的神经元非常致密以至于几乎不可能将它们形象化。瑞士的蓝脑项目已经产生了大约100万个神经元及其10亿个互连的数字等效物，如上图所示。

自我建立的脑

另一种模拟脑的方法是让虚拟的脑数字化生长。这个想法是创建一个神经网络，即一个基于计算机的信息节点系统，这个神经网络将在收到新数据时进行重构。例如，NeuraBASE是一个基于计算机的人工智能系统，它首先“识别”虚拟的运动神经元和感觉神经元，每个神经元都对应一个信息元素。现实生活中的刺激被输入到系统中，就像脑通过感觉器官获得经验一样。NeuraBASE中的神经元像脑内的神经元一样形成关联。虚拟神经网络之间的连接在刺激输入增多时变得更密集，就像生物脑从经验中学习一样。如果有足够的计算机资源，NeuraBASE在理论上可以像脑一样生长。

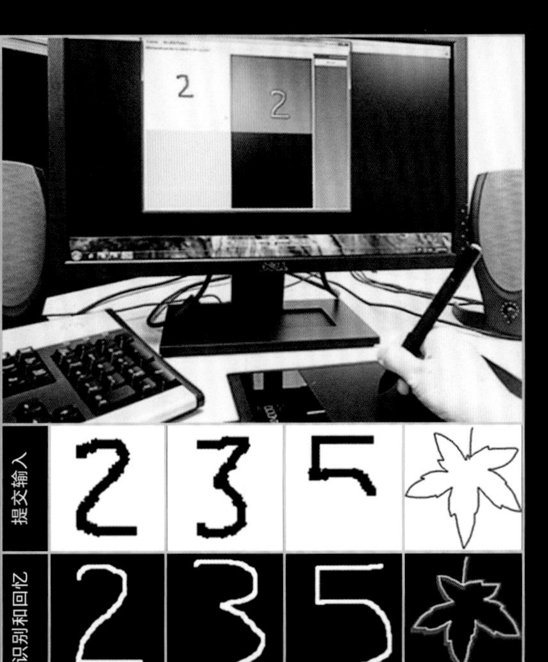

学习程序

NeuraBASE学习识别手绘图形并复制它们。它不仅仅是复制输入信息，而是像人脑一样识别输入的想法，即使它是不完整的，就像这里的“5”。

自动机

复制脑样系统的尝试很早以前就开始了。由内部智能驱动的自动机在18世纪是很流行的一项娱乐活动并且是今天机器人的先驱。栩栩如生的假人隐藏着发条机制。这些假人可以移动肢体并执行一些像写字这样看似智能的动作。尽管这种机械“脑”的工作在今天看来很粗糙，但制造一个像人类一样运作的人造系统的想法，跟今天实施巨大项目的想法是一样的。

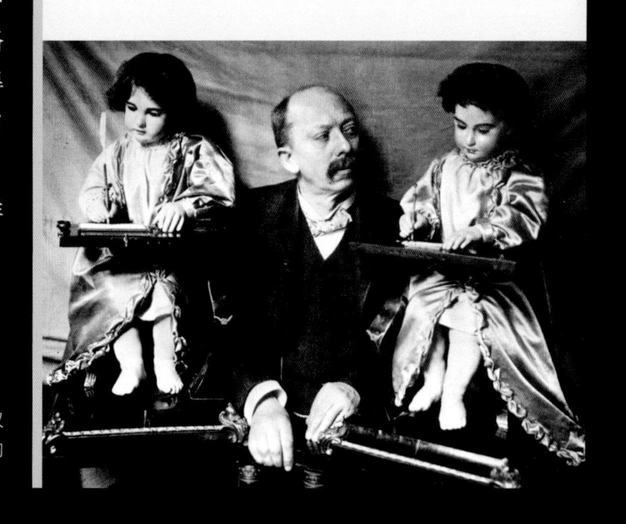

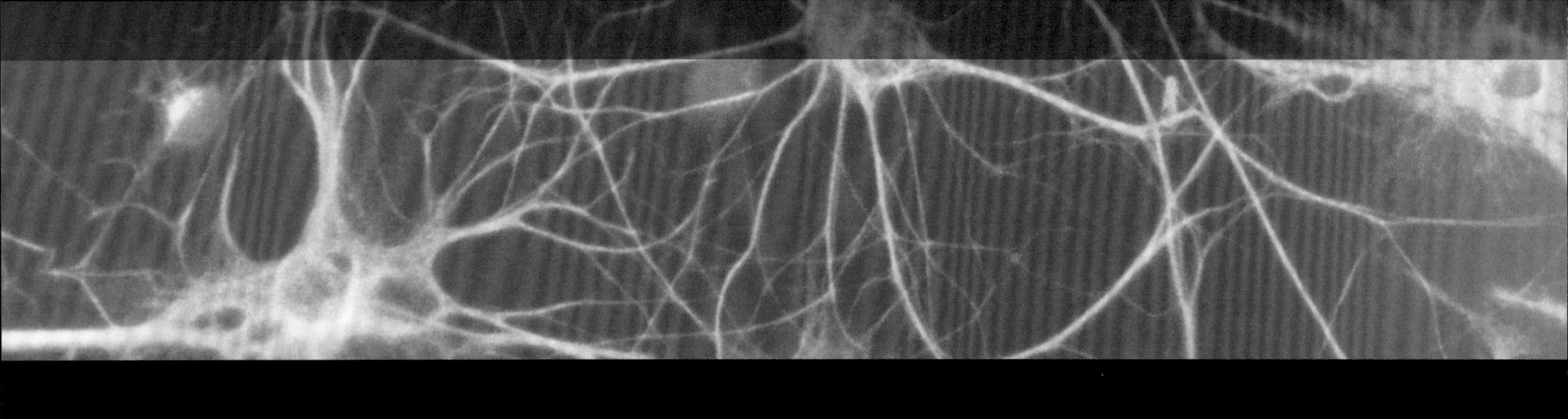

世界上没有景象、声音、味道或气味，只有各种波和分子。因此，感觉是由脑创造的“虚拟”结构。感觉器官将诸如光波或与某些分子接触这样的刺激转换成电信号，电信号再被传送到专门用于处理这些输入信息的脑区，从而开始了这一非凡的转变过程。一些刺激也来自身体的其他部分。尽管有些刺激是有意识且能体验到

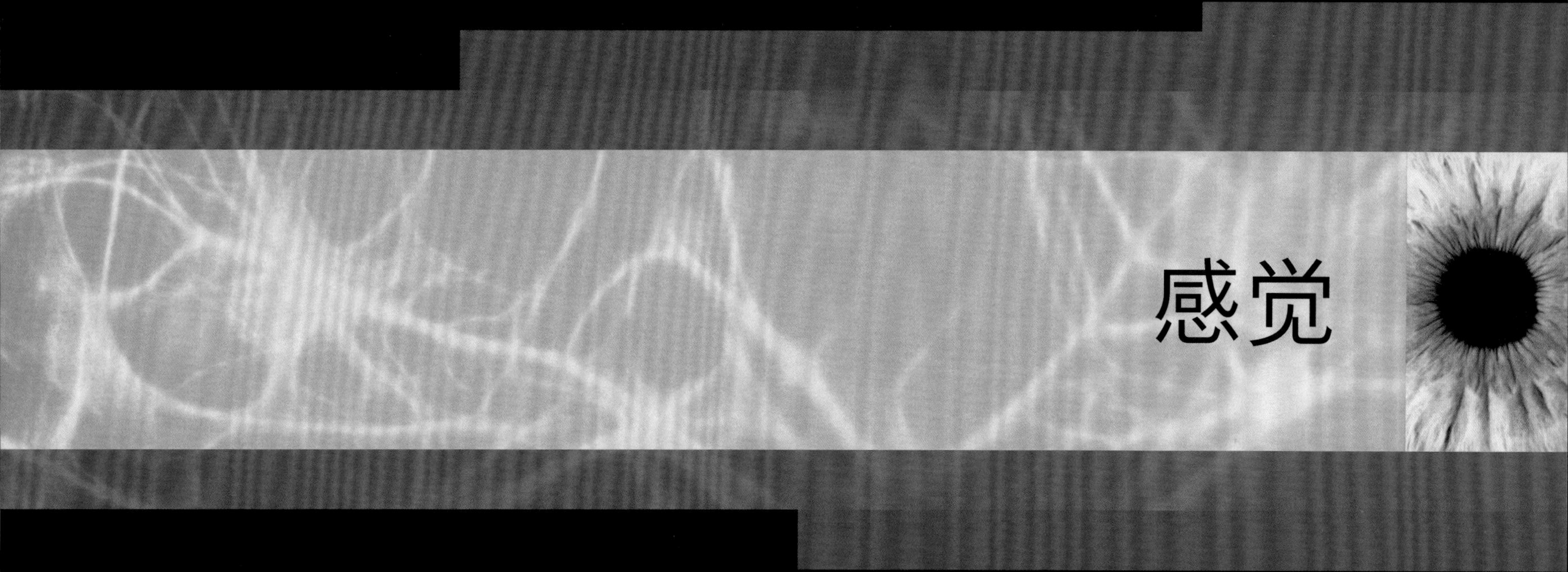

感觉

我们如何感知世界

脑通过感觉器官感知世界，感觉器官对各种刺激，如光、声波和压力等做出反应。这些信息以电信号的形式被传送到大脑皮质（脑的外层）的特定区域，然后被处理成视觉、听觉和触觉等感觉。

混合感觉

感觉神经元对来自特殊感觉器官的信号做出反应，如视皮质神经元对来自眼睛的信号最敏感。但是这种特化并不严格。研究发现，在伴随声音的情况下，视皮质神经元对弱光信号反应更强烈，这表明它们被来自眼睛和耳朵的信号共同激活。你看到的也会影响你听到的。在麦格劳克效应（McGurk effect）中，如果某人在说“ba”，而你看到某人做出“ga”的口形，你会听见第三种声音“da”。这是脑试图理解冲突的输入信息。另有研究表明，在失明或失聪的人中，一些在正常情况下处理视觉或听觉刺激的神经元被其他感觉所“劫持”，如盲人视皮质被触觉利用。

听力正常者处理言语 | 失聪者处理手语

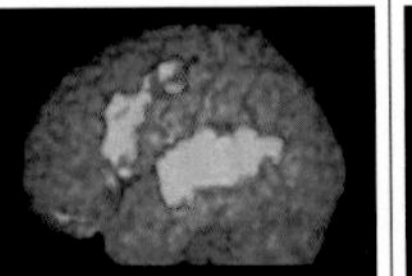
脑左侧

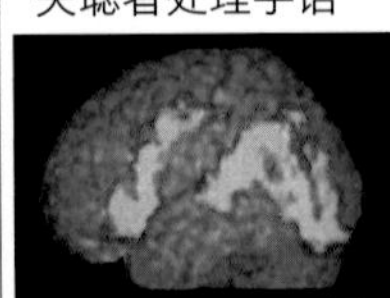
脑左侧

脑右侧

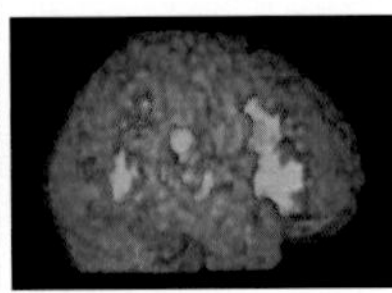
脑右侧

没有声音的“听到”
这些个体脑的fMRI扫描显示，听力正常者在处理言语时激活了一些失聪者处理手语时所用到的感觉神经元。

联觉

大多数人对一种刺激的反应都只有一种感觉，如声波制造噪声。但是有些人对一种刺激不只有一种感觉，他们可能“看到”并听到声音，或者“品尝”图片。当一种感觉器官的神经通路发生分岔，并将一类刺激传递到正常情况下处理另一类刺激的脑区时，这种被称作联觉的感觉就会重复发生。

数字测试
一些有联觉的人看数字有不同的颜色。这使他们能看到平常难以发现的形状变化（右图）。

对照组 | 有联觉的人

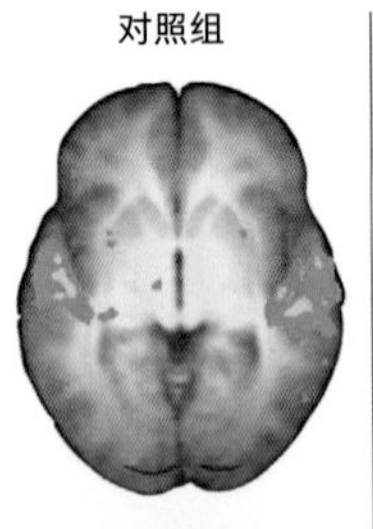

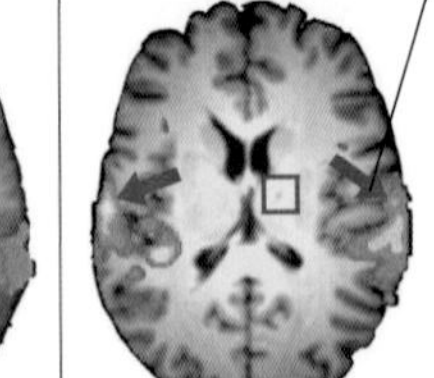

更丰富的体验
这些fMRI扫描显示，人在听到声音时的脑活动。那些有联觉的人会比其他人产生更多的感觉，这表明联觉会通过增加感觉来丰富日常体验。

触觉区
听觉区
视觉区

感觉通路
感觉器官检测刺激，将信息转化成电信号，并将这些信息传递到特定脑区，然后将这些特定类型的感觉信息特异处理为感觉，如听觉、视觉、嗅觉、触觉和痛觉。然后其中一些感觉信息还被传递到使其有意识的脑区。

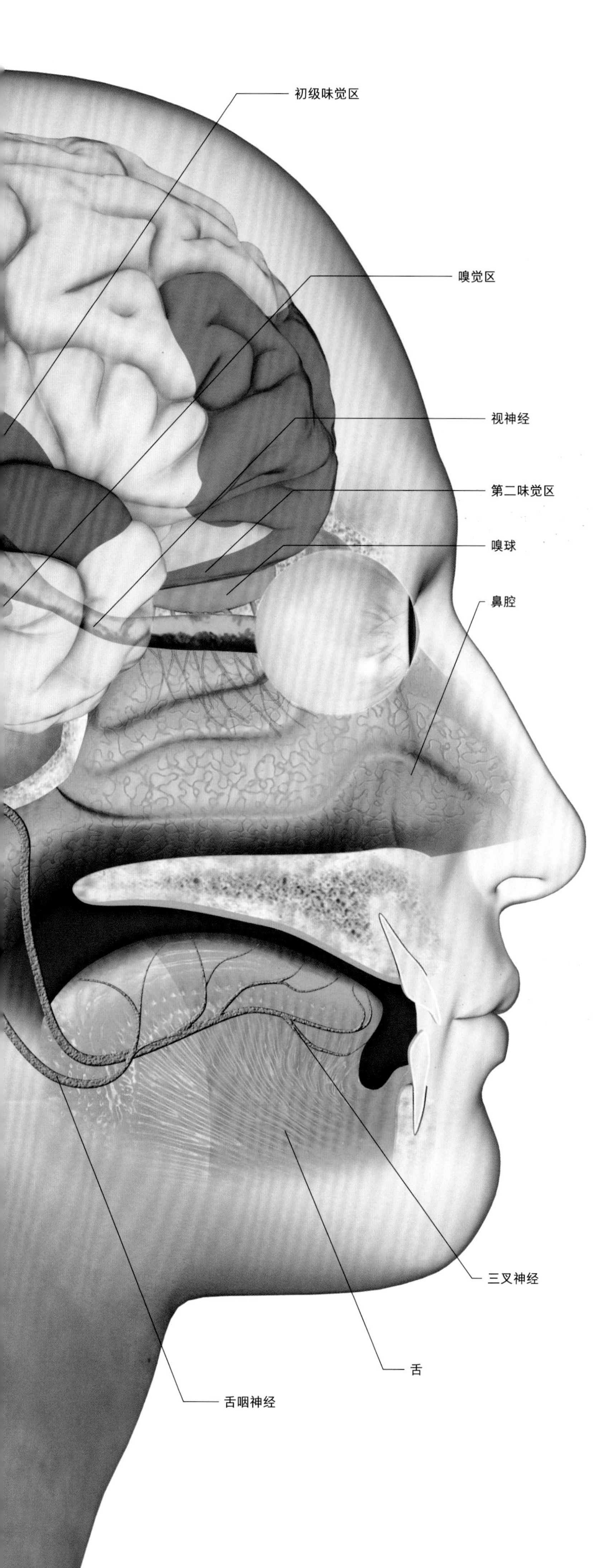

有意识与无意识的感觉

我们的脑受到感觉信息的强烈刺激，但只有一小部分最终能形成意识。大多数感觉信息在不知不觉中消失了。尤其新奇或重要的信息会吸引我们的注意力（见第182~183页），使我们意识到它。我们没有意识到的感觉可能仍会指导我们的行动。例如，有关我们体位的无意识感觉使我们不需要思考就可以移动身体。此外，我们没注意到的景象（如广告材料）或声音可能会影响我们的行为。

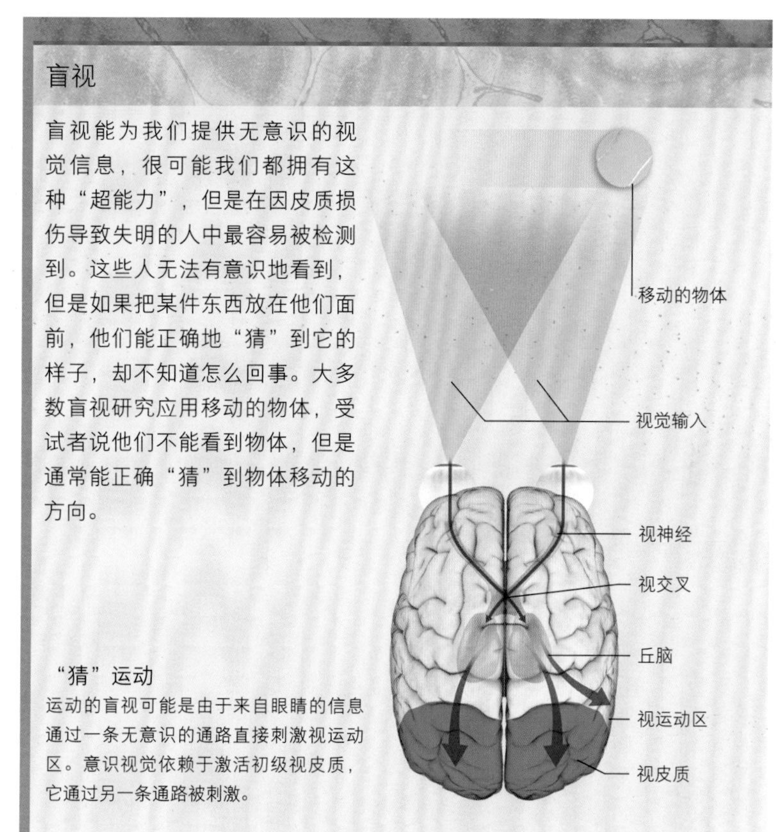

盲视

盲视能为我们提供无意识的视觉信息，很可能我们都拥有这种“超能力”，但是在因皮质损伤导致失明的人中最容易被检测到。这些人无法有意识地看到，但是如果把某件东西放在他们面前，他们能正确地“猜”到它的样子，却不知道怎么回事。大多数盲视研究应用移动的物体，受试者说他们不能看到物体，但是通常能正确“猜”到物体移动的方向。

“猜”运动
运动的盲视可能是由于来自眼睛的信息通过一条无意识的通路直接刺激视运动区。意识视觉依赖于激活初级视皮质，它通过另一条通路被刺激。

自下而上和自上而下的处理

感觉是由影响感觉器官的事物从外部触发的，或者由记忆或想象从内部触发。前者被称为自下而上的处理，而后者被称为自上而下的处理（见第87页）。两者相结合创造了我们的现实体验。每个人对特定事件的体验是不同的。生理差异影响自下而上的处理。例如，一个人脑内的色彩处理区可能是高度敏感的，所以色彩对其来说比一般人更有吸引力。此外，一个人的记忆、知识和经验也影响其自上而下的处理。

字母还是数字？
自下而上的处理使我们看到以上两张图像中间的符号是一样的。然而，自上而下的处理使我们看到的这个中间符号是不同的。它出现在左侧的图像中使我们把它看成字母“B”，而在右侧使我们把它看成数字“13”。

眼

眼是脑的延伸。它包含约1.25亿个被称作光感受器的光敏感神经元，它们能产生电信号而使脑形成视觉图像。

视神经

视神经
这张彩色MRI扫描图显示了连接每只眼和脑的粗纤维束——视神经。

眼的结构

眼球是一个充满液体的球体，它的前面有一个洞（瞳孔），它的后面有一层光敏感的神经元（视网膜），两者之间有一个透镜（晶状体）。瞳孔周围是有色纤维（虹膜），并被一层透明组织（角膜）所覆盖，它与坚硬的外表面或眼白（巩膜）融合。视神经穿过眼后部的一个洞（视神经盘）进入脑。

视觉的顺序

光线穿过角膜经过瞳孔进入眼球。虹膜通过改变形状以控制光线进入量，所以在亮光下瞳孔缩小，在暗光下瞳孔放大。然后，光线穿过晶状体，被弯曲（折射）并汇聚在视网膜上。如果聚焦于近物，晶状体会变厚以增加折射，但是如果物体在远处，晶状体需要变扁。于是，光线照射到视网膜中的光感受器，其中一些光感受器放电，发出电信号通过视神经传递到脑。

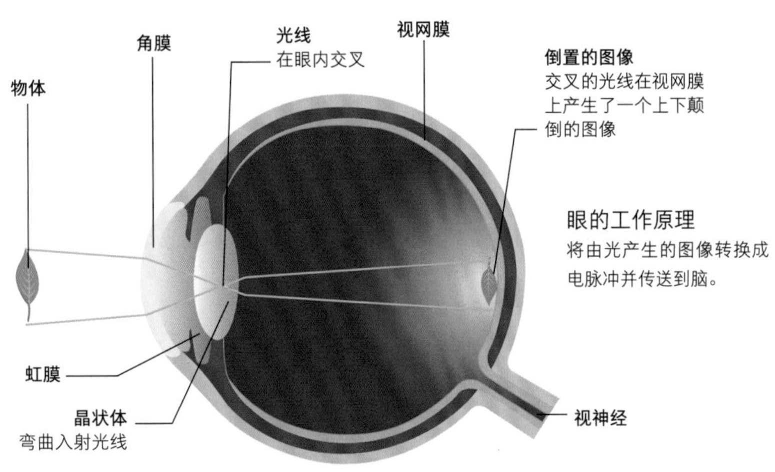

眼的工作原理
将由光产生的图像转换成电脉冲并传送到脑。

虹膜
改变瞳孔大小的肌肉环

瞳孔
虹膜上的洞，在亮光下缩小，在暗光下放大

角膜
覆盖眼前部的透明层

晶状体
调节以聚焦光线的透明盘状物

结膜
角膜和眼睑内层的覆盖物

视觉通路

来自眼的信息必须传递到脑后部，才开始被转化为有意识的视觉。在这个过程中，它会通过两个主要的连接点，其中一半信息从一侧脑交叉到另一侧。来自两根视神经的信号首先聚集在视交叉上。携带来自左侧视网膜信息的纤维组合成左侧视束，携带来自右侧视网膜信息的纤维组合成右侧视束。每个视束结束于外侧膝状体，其是丘脑的一部分，但是这些信号继续通过称作视辐射的神经纤维束传递到视皮质。

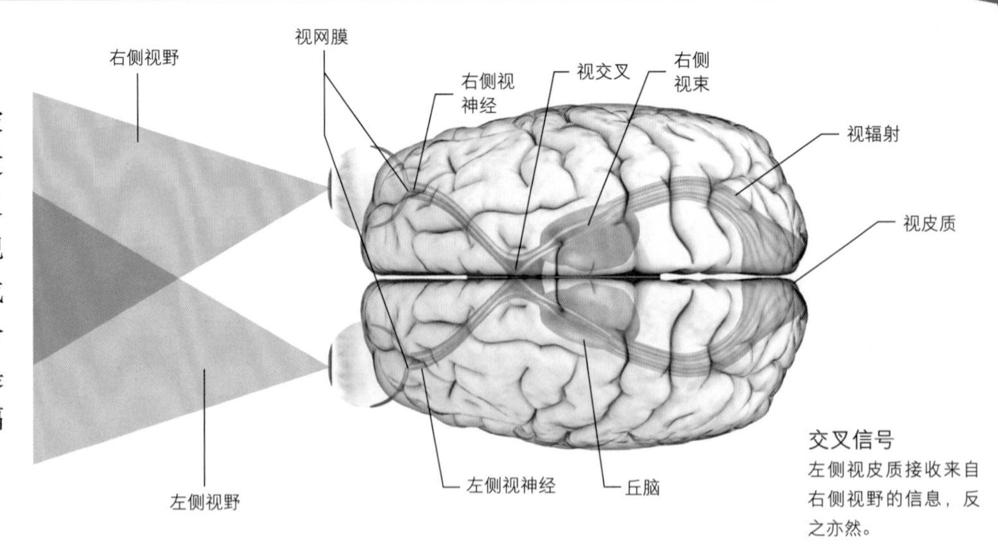

交叉信号
左侧视皮质接收来自右侧视野的信息，反之亦然。

巩膜
眼球的保护性外壳

脉络膜
富含血液层

视网膜
视杆细胞和视锥细胞层

中央凹
视杆细胞和视锥细胞密集区

视神经盘
神经纤维出口

视神经
携带信号到视皮质

眼肌
眼被强肌肉带固定在眼窝内

眼的解剖
眼由3个主要的外层和1个内腔组成，内腔充满了浓稠透明的液体——玻璃体。

视网膜神经元
上边这张光学显微照片显示了视网膜上的一个神经元（呈黄色）。它像闪电一样延伸，把信号从感光细胞传递到脑。

视网膜

视网膜有3层细胞，每一层细胞都通过神经元之间的连接（突触）与下一层细胞相连，信息（电脉冲）通过这些连接传递。前两层细胞发送信号到脑的视皮质，但是这两层细胞并不直接对光起反应。第三层细胞位于视网膜最后面，含有感光细胞——视杆细胞和视锥细胞。光线必须通过前两层到达这一层才能触发神经活动。视杆细胞的数量占感光细胞的90%，其负责暗光下的视力。视锥细胞负责识别细节和颜色。

视杆细胞和视锥细胞
这两种细胞类型和数量不同。一些人（左图）比其他人（上图）有更多的红色感应视锥细胞。

无长突细胞
双极细胞
神经节细胞
视网膜后部
视网膜内表面
血管
从神经节细胞延伸出的轴突束
细胞核
视杆细胞
视锥细胞
水平细胞

视网膜细胞层
前两层细胞包含神经节细胞、无长突细胞和双极细胞，直接与视神经连接，发送信号到脑。水平细胞接收和调节来自第三层感光细胞——视杆细胞和视锥细胞的输入信号。

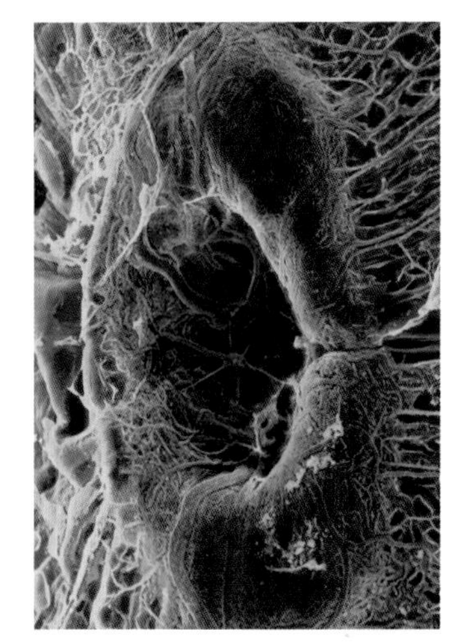

中央凹

视网膜的中央部分比边缘部分有更清晰的视觉，因为它含有更多的视锥细胞（识别细节和颜色）。在视网膜的正中央是中央凹，这是一个微小的凹陷区，其中视锥细胞分布最密集。除此之外，中央凹内的视锥细胞还可以传递更多细节，几乎每个中央凹都有通往脑的专门的信号传递通路。视网膜其他部位的感光细胞必须共用这种输出方式。

中央凹放大
左侧这张电子显微照片显示视网膜上视觉最敏锐的一部分——中央凹。

盲点

传递信号的神经纤维束在眼后部的视神经盘处形成视神经。因此，该区域没有感光细胞，形成了“盲点”。我们没有意识到视野中的这个缺口，因为脑“填充”了我们看不到的区域。

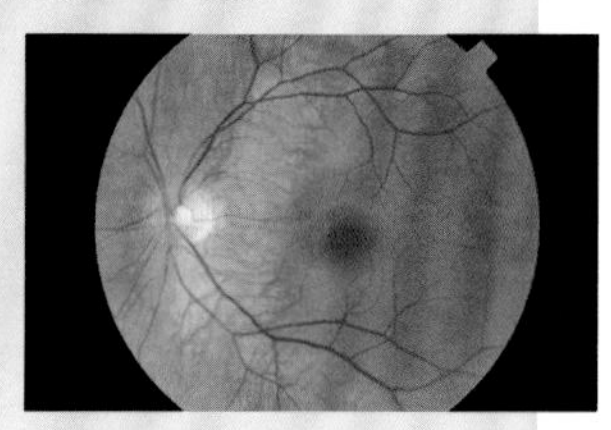

视神经盘
上边这张视网膜的视镜图像显示了视神经盘、盲点的位置。

视皮质

脑的视区位于脑后，因此来自眼的信息必须穿越整个脑才能形成视觉。视觉信息可以在0.2秒内指导行动，但是我们需要大约0.5秒才能有意识地看到物体。

视皮质的分区	
区	功能
V1	对视刺激做出反应
V2	传递信息，并对复杂形状做出反应
V3A、V3D、VP	记录角度和对称性，并结合运动与方向
V4D、V4V	对颜色、方向、形状和运动做出反应
V5	对运动做出反应
V6	在视野的外周检测运动
V7	参与对称性的感知
V8	可能参与颜色的处理

视区

视皮质被分为几个功能区，每个功能区负责特定的方面（见右侧表格）。这个过程与流水线生产类似：原材料由V1签入，继而被送到其他视区，它们负责形状、颜色、深度和运动。这些视觉成分再结合起来形成一个完整的图像。视觉的模块化性质意味着如果一个视区受损，一个特定的视觉成分可能会丢失，然而其他成分保持完整。例如，运动检测区的细胞死亡可能会导致世界看起来是一系列静态的快照。

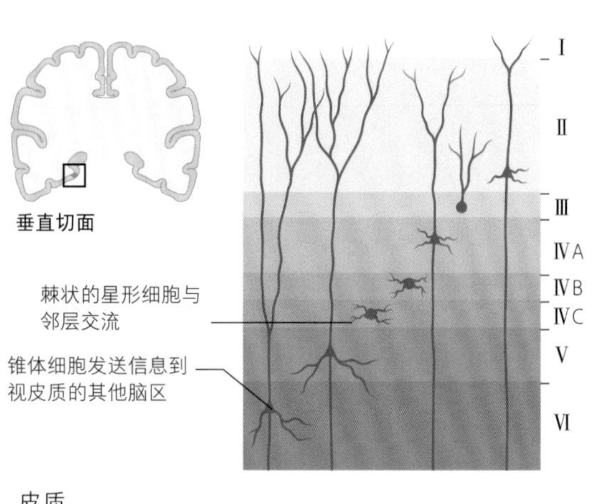

皮质

初级视皮质由几个细胞层组成，编号为Ⅰ到Ⅵ，每个细胞层都包含几种类型的细胞。每层细胞发出和接收来往于不同脑区的信号。

意识的镜子

视觉通路的纵横交错的布局（见第80页）导致眼所看到的图像被颠倒，因此它在初级视皮质（V1）上被记录为镜像。来自左侧视野的信号最终到达右半球，反之亦然。信息在两侧半球之间传递，以提供共享视图。在某些罕见的情况下，脑两侧看到的东西不同，这时似乎有“两种思想”（见第11页、205页）。

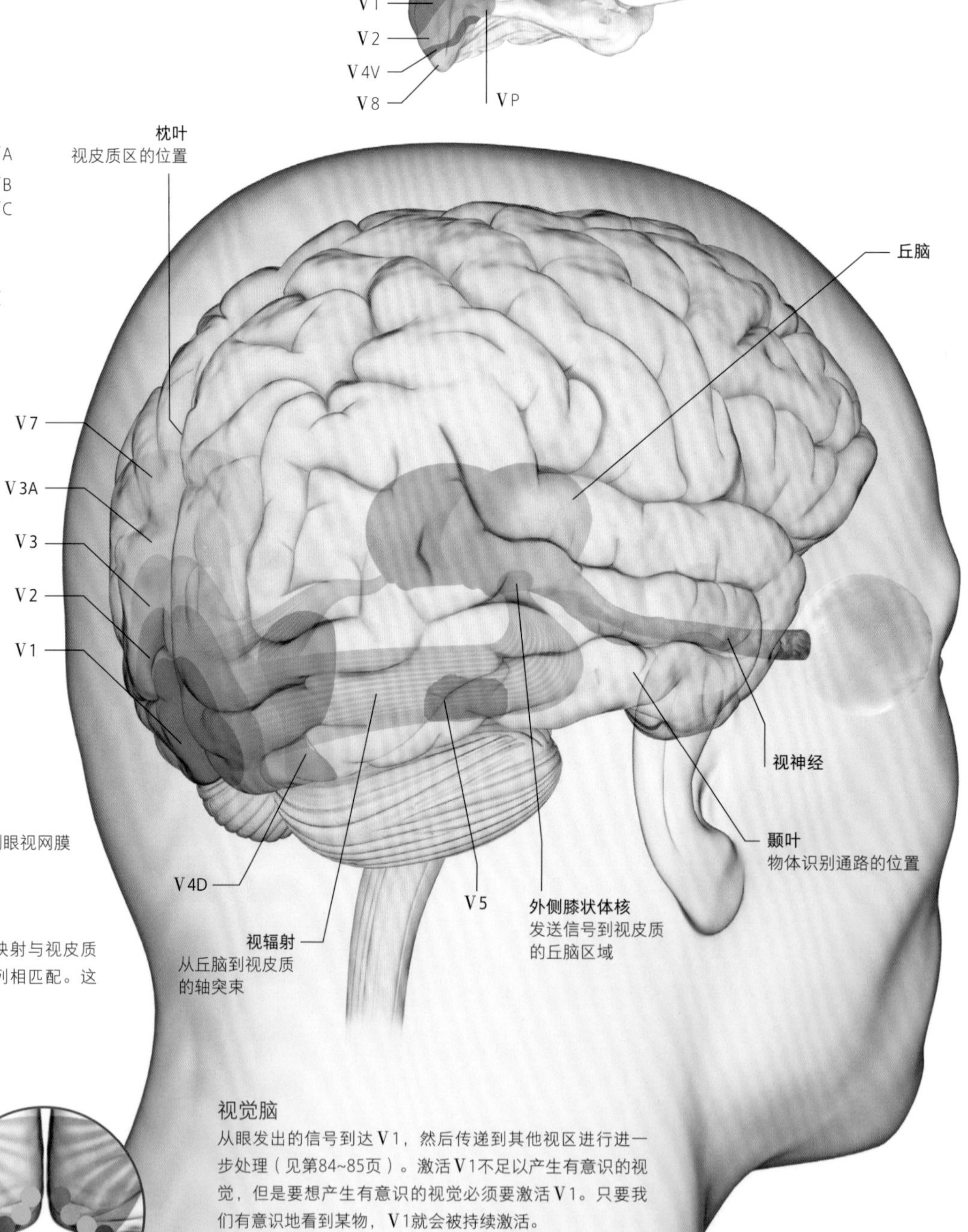

视觉脑

从眼发出的信号到达V1，然后传递到其他视区进行进一步处理（见第84~85页）。激活V1不足以产生有意识的视觉，但是要想产生有意识的视觉必须要激活V1。只要我们有意识地看到某物，V1就会被持续激活。

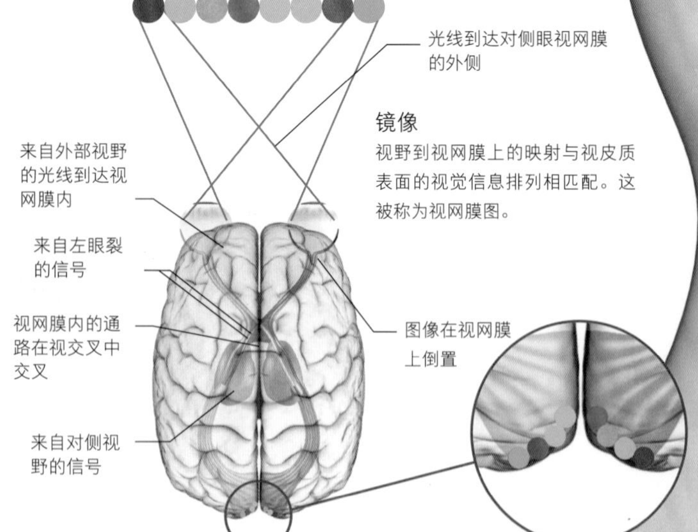

镜像

视野到视网膜上的映射与视皮质表面的视觉信息排列相匹配。这被称为视网膜图。

辨别颜色

从理论上讲，人的视觉系统能区分几百万种颜色，但实际上我们看到的颜色的种类取决于我们是否学会看到它们。如果呈现一个显示所有可能颜色的球体，人们能够很容易地分辨出那些具有不同名称的颜色。但如果将一系列色调都集中在一个名称下，人们往往难以辨别差异。

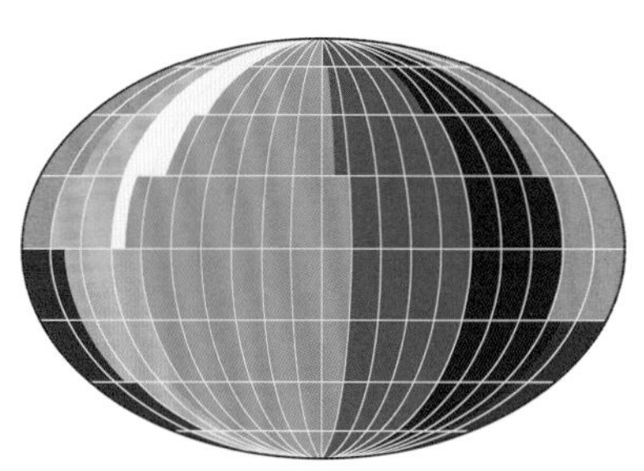

英国色调
这个球体显示了英国色彩谱，可分为7个基本类别（红、橙、绿、蓝、紫、黄和棕）。

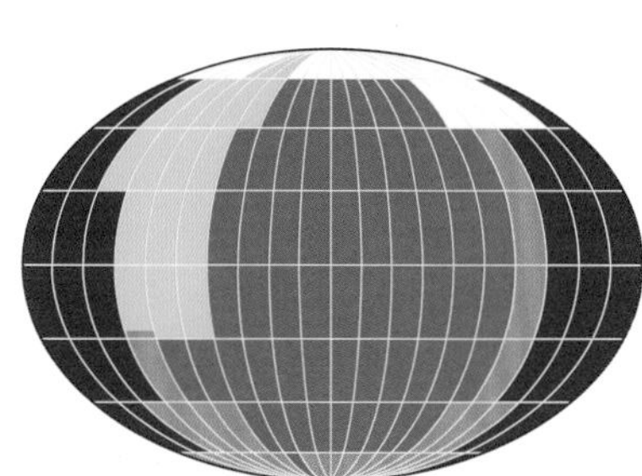

其他色调
研究显示，语言影响人们如何看这个球。例如，巴布亚新几内亚的贝林莫（Berinmo）部落把颜色分为5种，每种都与上述颜色不同。

识别物体

有意识的视觉需要脑识别它所看到的东西。为了达到这个目的，图像从枕叶被传递到其他与情绪和记忆有关的脑区。在这里，脑获取与其功能、身份和情感意义有关的信息。图像信息首先被传递到物体识别区，它位于颞叶的底部边缘。人脸被一个特定的亚区——面部识别区所处理，这个亚区已经进化到可以区分人脸细微的差别。它分辨人脸细微差异的能力使我们几乎所有人都成为了面部识别专家。

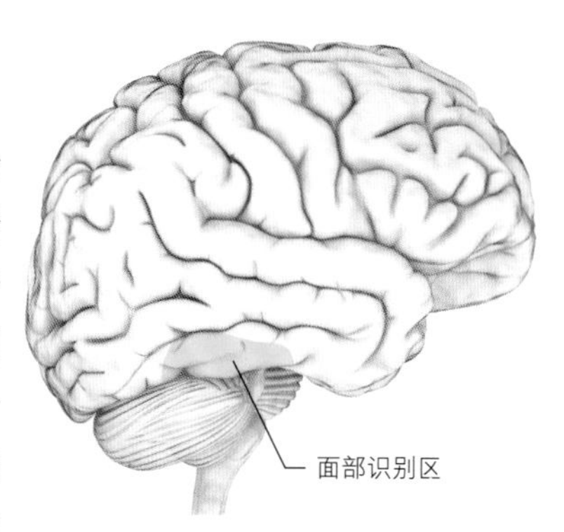

面部识别区
脑物体识别通路的一部分，能仔细审查重要的事物。这个区域处理需要精细辨别的人脸。

Greebles

Greebles是在研究中使用的外观类似于有机物的物体，像人脸一样，每个都略有不同。第一眼看上去，差异很容易被忽视，但是当人们熟悉这些Greebles后，他们的脑开始在面部识别区处理这些图像。这使人们可以非常清晰地看到细微的差别，并且会成为辨别Greebles的专家。

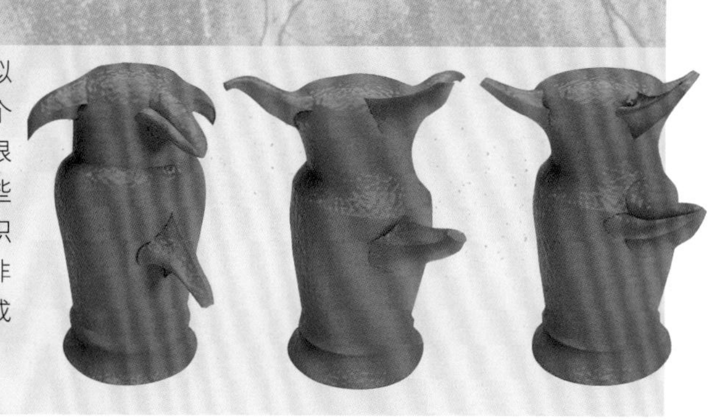

深度和尺度

脑运用两种类型的线索产生我们对世界的三维视觉。一种是两只眼记录的略有不同的图像（空间双目视差），另一种是物体运动过程中所感知的形状改变。两种线索汇聚在一个叫作前顶内区的脑区，它位于视觉处理区和脑中负责监控我们在空间中位置的区域之间。

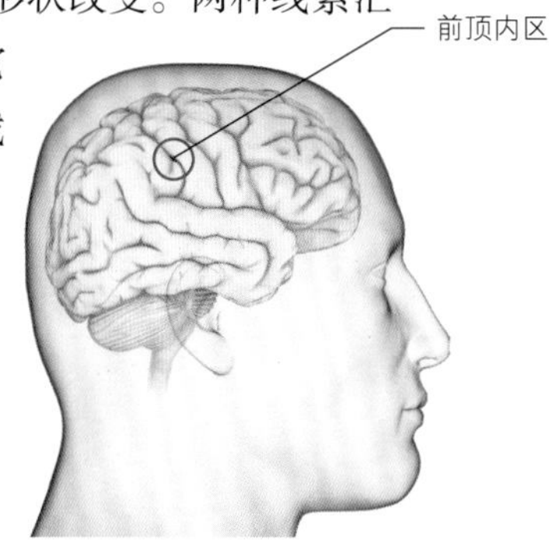

深度区
前顶内区结合两种类型的视觉信息计算距离和深度。这个信息指导伸手并抓住物体的动作。

立体图像

立体图像利用脑处理视觉信息的方式来“欺骗”脑，使其在实际上只有一个平面的情况下看到一个三维图像。一种做法是将两个有细小差异的同一场景的图像并排呈现。两者之间的差异通常会被每只眼感受到——两眼之间微小的视角差异等于两眼之间的距离。这些错觉在维多利亚时代很普遍。

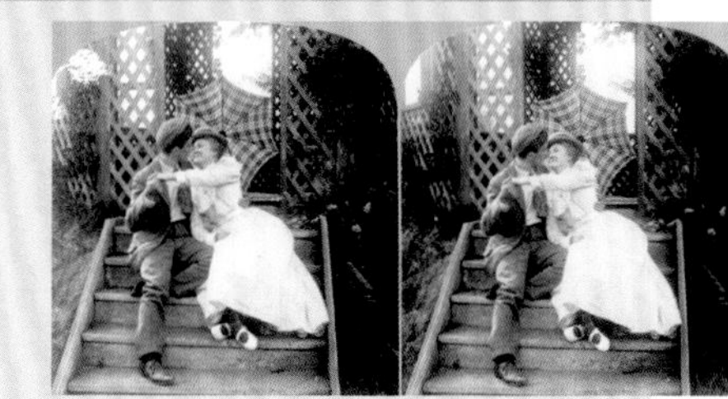

幻影图片
如果你能迫使你的眼交叉或者分离，使得每只眼只看到其中一张图片，幽灵般的第三张图像就会在三维空间中出现。

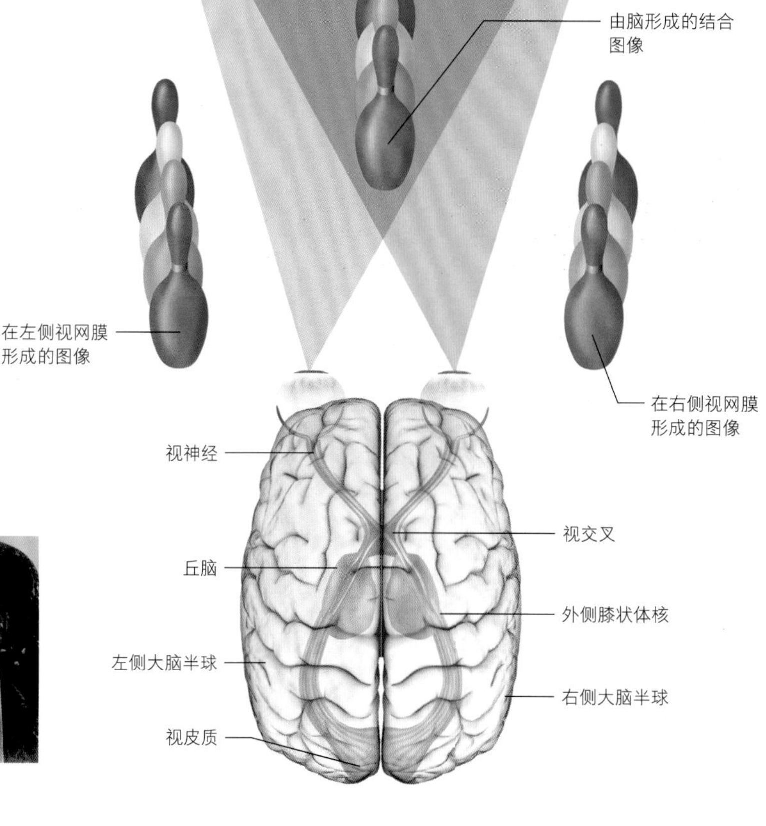

三维视觉
每只眼提供的略有差异的视图，结合视野移动时物体形状如何改变的信息，形成了世界的三维视图。

视觉通路

有意识的视觉是我们熟悉的看到物体的过程，无意识的视觉是在我们不知情的情况下运用来自眼的信息以指导行为。这两种视觉在脑内沿着不同的通路被处理。上（背侧）通路是无意识的，指导行动；而下（腹侧）通路是有意识的，识别物体。

背侧和腹侧通路

来自眼的电信号到达初级视皮质，在这里被处理成视觉。信号继而通过两个独立的通路——背侧和腹侧通路被传递到其他脑区。

背侧通路

背侧通路携带被视觉刺激触发的信号，如从附近物体上反射回来的光线，从视皮质传送到顶皮质。沿着这条通路，它穿过计算物体与观察者相对位置的脑区，并创造一个与之相关的运动计划。背侧通路收集关于运动和时间的信息，并将其整合入运动计划。所有需要的信息，如怎样躲避一个飞行的物体，都是沿着这条通路被收集的，不需要有意识的思考。

腹侧通路

腹侧通路首先穿过一系列的视觉处理区，每个处理区都增加感知的一个特定方面，如形状、颜色、深度等（见第88~89页）。形成的松散感知再进入颞叶的底部边缘，在这里它与视觉记忆相匹配或进行比较以便被识别。一些信息继续沿着这条通路传递到额叶，在这里其意义和重要性被评估。在这个过程中，信息成为有意识的知觉。

顶叶
评估物体相对于观察者的深度和位置

V7
有助于感知对称性

V3A
整理关于运动和方向的信息

V3
角度和方向被分析（分析通路不同）

V2
信息通过次级视皮质被传递，在此记录复杂的形状

V1
来自眼的信号在初级视皮质被接收

V4D
参与颜色、方向、形状和运动的感知

V5
检测运动的方向

识别面孔

不同类型的视觉刺激在脑的不同区域被处理。面孔是通过人的面部特征被识别的，它激活脑的面部识别区。激活的面部识别区提取关于面部表情的信息，并将其传递到相关脑区。当一张面孔与脑中有关这张面孔的记忆相匹配时，信息被传送到额叶做进一步处理。

熟人

情感识别几乎是即时的。这条通路从视皮质通过面部识别区延伸到杏仁核。

杏仁核

面部识别区

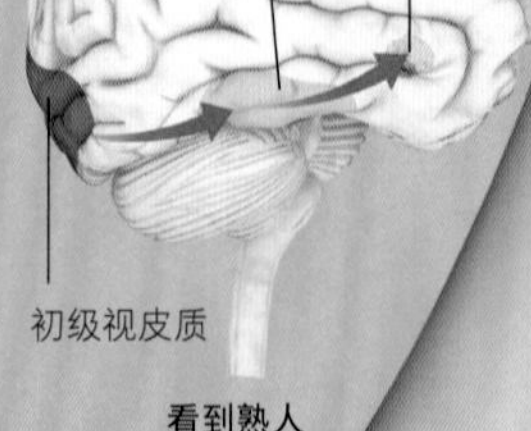

初级视皮质

看到熟人

富于情感的

实际的

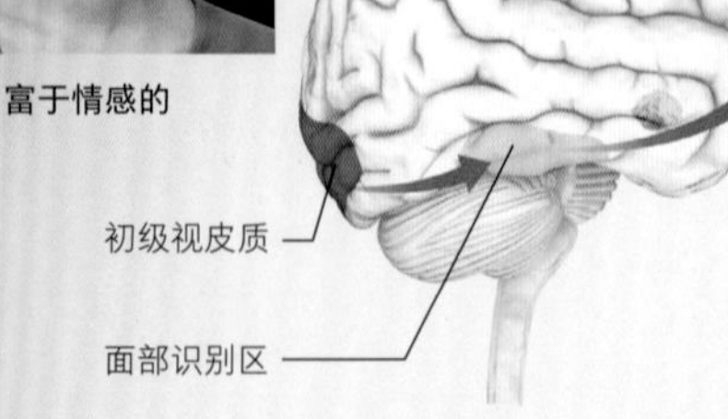

额叶

初级视皮质

面部识别区

看到名人

名人

当一张面孔与脑中对一个名人（如玛丽莲·梦露）的记忆相匹配时，信息被分流到额叶进行处理。

背侧通路损伤

背侧通路损伤会导致许多异常，所有这些异常都会影响处理空间内物体的能力。例如，一个人可能无法看到两个物体在不同的位置或者无法正确地看到它们之间的空间关系。他们可能发现自己不能精确地伸手抓住物体或者不知道物体与自己身体的位置关系。例如，一个人可能会这样说："我知道那里有一个香蕉，但是我不知道它在哪儿。"患者也会罹患视觉注意缺陷（见第182~183页）。

静态生命

观察运动的能力对生存至关重要。很多动物，如青蛙，只能看到运动的物体。人脑运动区很小并且有超过90%的神经元专门负责检测运动的方向。神经元通常被很好地保护以免受伤害，但极少数情况下，有人会因为脑卒中而失去运动视力。这种影响令人深感不安，世界被简化成系列快照。日常生活变得困难，如过马路是危险的，因为迎面驶来的汽车起初看起来是远的，然后突然接近；倒一杯水是困难的，因为液体柱看起来是冻住的，然后水就会溢出来。

额叶
一些来自背侧通路的信息到达额叶，在这里被有意识地感知

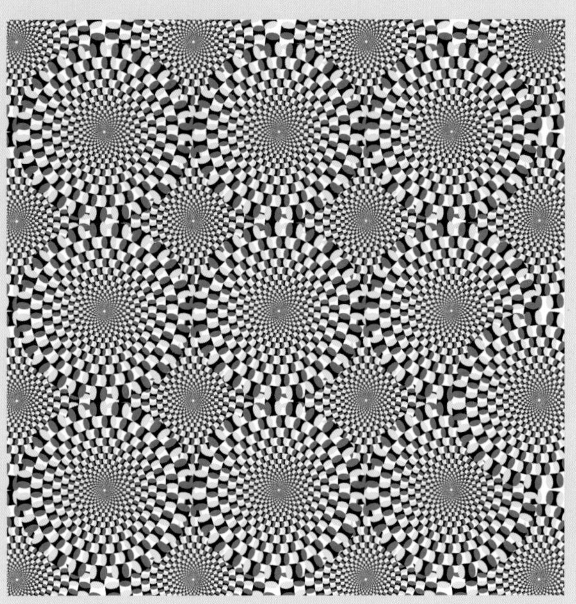

错觉运动
脑经常会检测到实际上并不存在的运动，即错觉运动。很多不同类型的错觉都能产生错觉运动。错觉运动的产生大多数依赖于刺激感知运动的神经元，引起神经元放电并造成运动效果。

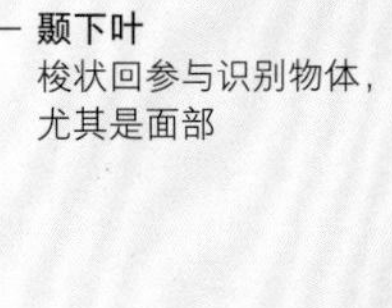

颞下叶
梭状回参与识别物体，尤其是面部

面孔失认症

如果面部识别区受损，或者因为某种原因不能正常发育，人们可能无法识别他们认识的人，甚至是他们最亲近的朋友或家人。面孔失认症是严重的疾病。患者可能很擅长通过面孔之外的特征（声音或衣着）识别人，但是这些特征比常常的面部识别要慢且不可靠。面部识别依赖于五官之间距离的细节信息。在上图的面孔中，五官的形状和它们之间的距离不同，面孔失认症患者不能看出其中的差异。

眼移近 **眼变大**

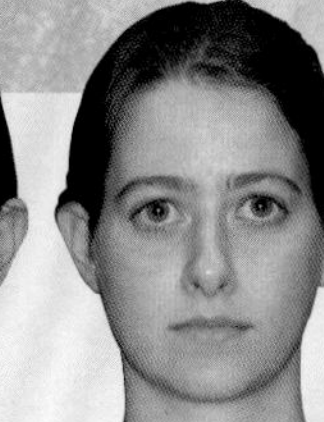
眼分开

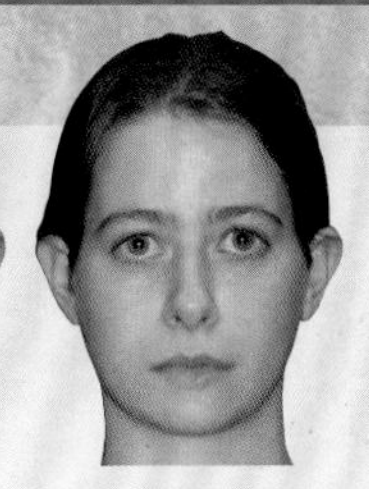
嘴变大

改变的图像
这些照片中人脸的一些特征，如嘴或眼的大小或外形已经改变了。

蒙娜丽莎错觉
面部识别区仅处理具有面部特征的信息。因此，一张人脸的倒置图像不在这里处理，而是被一个对面部表情不敏感的区域处理。蒙娜丽莎面部的倒置图像初看起来是正常的，可是当你把它正过来后，就会看出，其面部特征与蒙娜丽莎完全不同！

腹侧通路损伤

腹侧通路的损伤会导致一种或另一种形式的视觉失认症——不能识别所看到的东西。视觉失认症通常分为两类：知觉和联想。第一种是由于枕叶通路部分损伤，表现为不能形成正确构造的感知。因此，有知觉失认症的人不能复制或绘出一个物体，即使他们能很清晰地看出物体的组成部分。联想失认症是无法识别物体。人看到一个物体后，可能能够模仿与其相关的适当动作，如用叉子把食物送到嘴里，然而却不能说出该物体是什么。

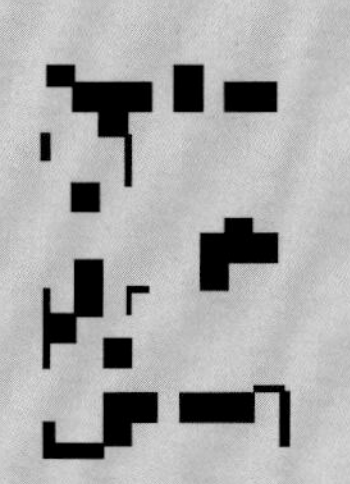
字母

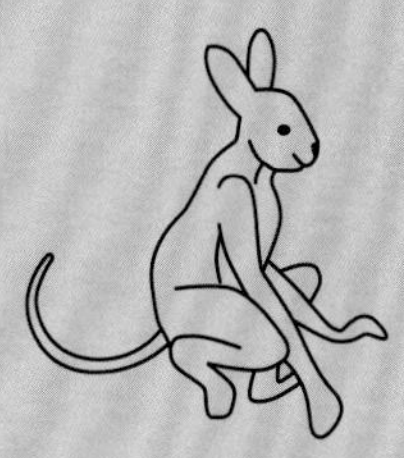
幻想物体

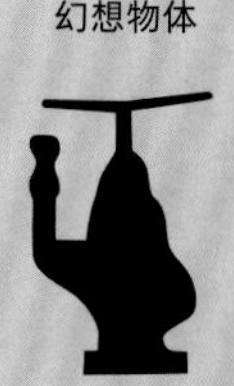
剪影

失认症试验
失认症试验包括根据剪影识别物体，区别幻想物体与真实物体，或者识别不完整的字母。

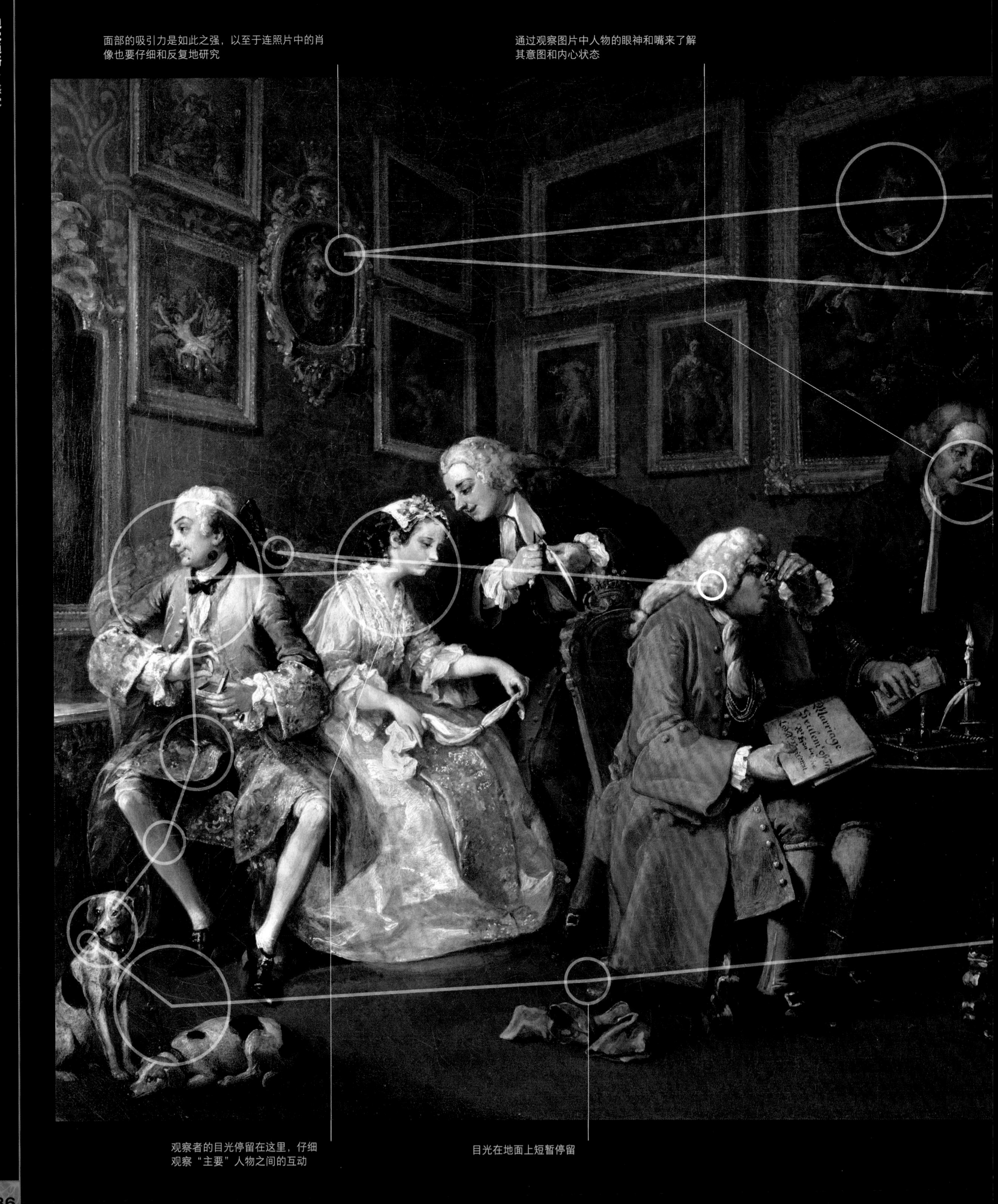
面部的吸引力是如此之强，以至于连照片中的肖像也要仔细和反复地研究
通过观察图片中人物的眼神和嘴来了解其意图和内心状态
观察者的目光停留在这里，仔细观察“主要”人物之间的互动
目光在地面上短暂停留

窗口是可视的
指向一个物体会增加它的重要性，使其值得一看

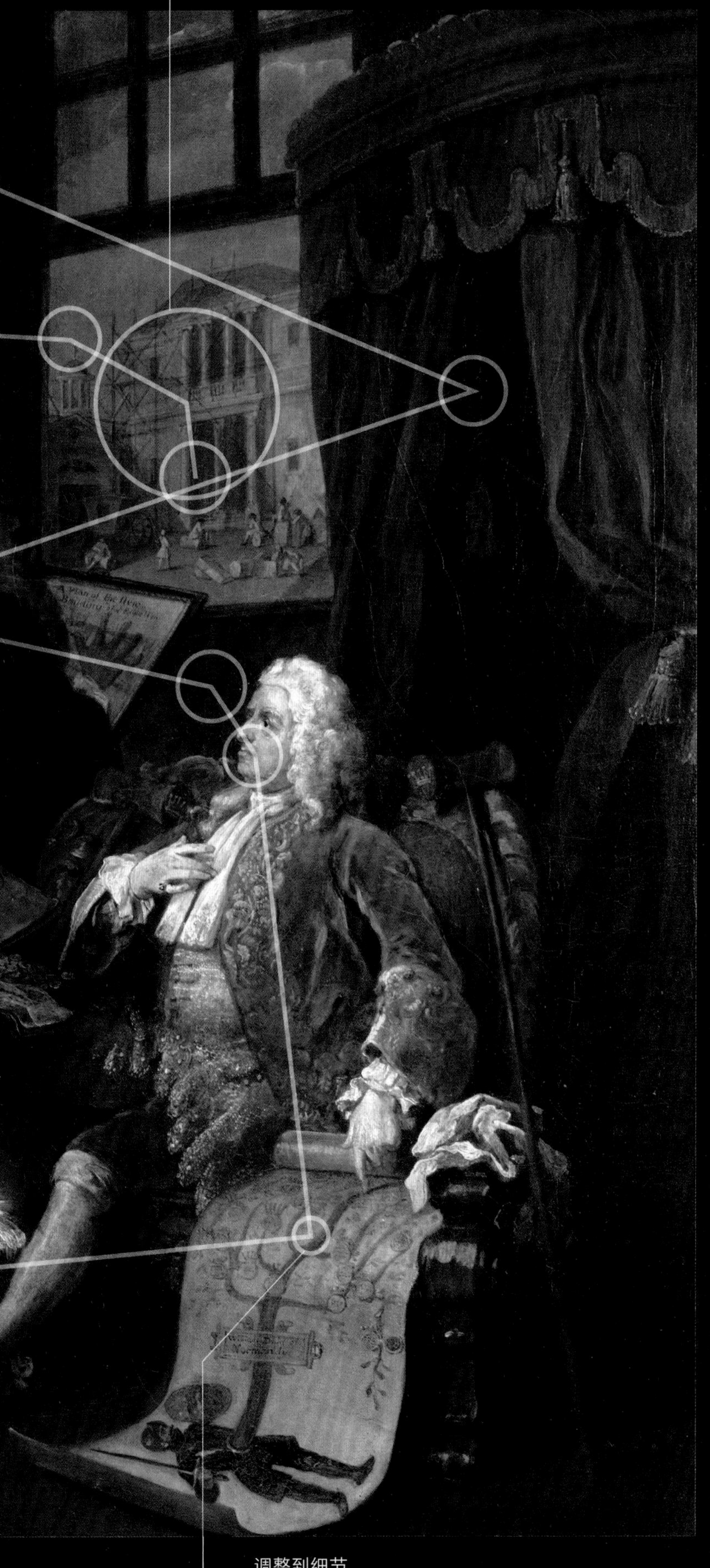

调整到细节

这张图片中的白线追踪了观察者在这个画面中移动的目光。圆圈代表目光停留的地方，圆圈越大，目光停留时间越长。

视觉感知

我们看到的可能并不是全部。当我们看一个场景时，我们会觉得一眼就看到了全部，但是实际上我们通常只看到一些微小的细节。

自上而下和自下而上的处理

视觉感知是短暂的、局部的和零碎的。自下而上的处理让脑预先获得关于整个视野的信息，而自上而下的处理只能有意识地选择场景的某一部分。当我们看一幅画时，我们的目光通常在一些指甲大小的区域停留并依次重复地扫视这些区域。画的其他部分的印象仍然是模糊的，除非我们有意把注意力转向它。眼追踪研究（见左图）显示我们最密切关注的场景是那些与他人相关的部分。尽管这种视觉选择是由“高级”脑功能——那些参与社会事务的功能决定的，而不是如躲避低处的树枝这样的脑功能，但人们通常不会意识到他们在看什么。当被问到时，他们会说自己正在看一件东西，而实际上他们的眼睛停留在另一件东西上。

理解图片

脑努力工作以理解视觉信息。看到一个复杂场景（见左图）会激活区分靶物体（例如人）与背景的过程，然后选择聚焦于哪个靶点上。这些细节继而被仔细观察，而由有意识的脑拼接成一个完整的故事。视觉信息的解释开始于无意识。识别物体的颜色和形状不仅仅依靠物体的反射光的类型和数量。无意识的脑从背景中找出物体最可能的是依据颜色或形状。

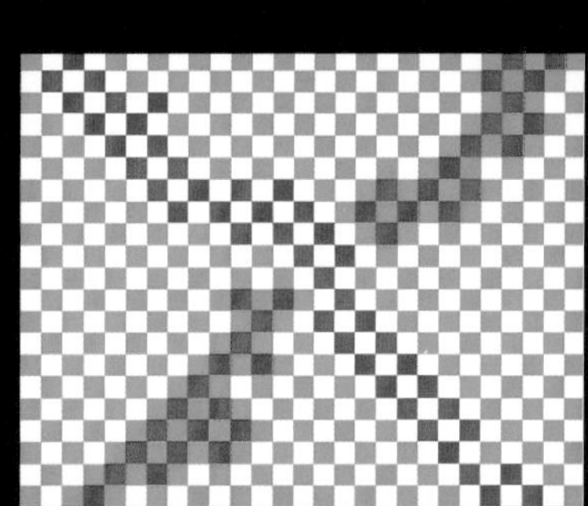

圆柱体错觉

A和B方块的灰度值是一样的，但是B看起来淡些，因为我们假设圆柱体在它上面投射了阴影。

颜色错觉

我们看到的颜色取决于它周围的颜色。白色旁边的粉色比绿色旁边的粉色看起来要淡。这是由于“外侧抑制”，它定义了周围物体的颜色。

笑戏弄眼睛

笑确实会改变我们对世界的看法。正常情况下当我们看纳克方块时，图像在两个相互竞争的三维图像之间转换，这种情形被称作双目竞争。这种竞争发生的原因是每只眼向每侧脑发送的图像略有不同（见第83页），然后脑切换彼此的意识。一种关于为什么在笑的时候脑停止转换的理论认为，当我们快乐的时候，来自大脑两侧半球的信息比平常更多地融合在一起。

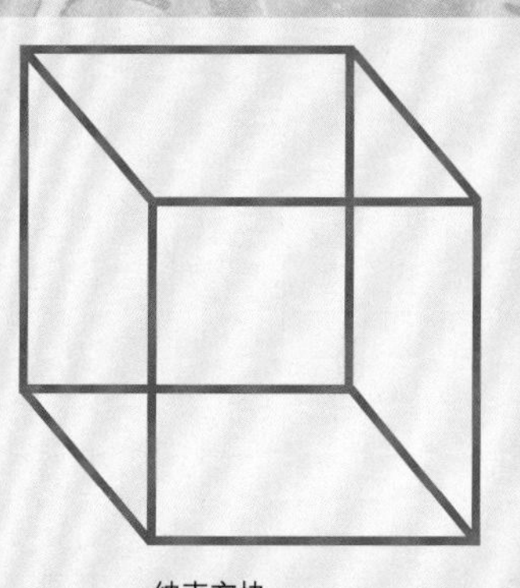

纳克方块

看

看似乎是瞬间发生且毫不费力的行为，并且视觉成像总是很完整地呈现出来。然而不知不觉中，脑一直进行着一项重大的构建工程，为我们呈现出我们所看到的世界。

视觉感知

思考视觉感知的一种方式是把它看作长而复杂的流水线上的产物。当来自眼的信息——原材料，到达脑后部的初级视皮质时，构建过程就正式开始了。然后这些信息继续沿着两个主要通路（见第84~85页）通过一些皮质和皮质下区传递。每个区都通过产生神经活动来形成视觉的各个方面，如颜色、形状、位置和运动。最终，各种元素结合在一起使我们看到有意义的景象。

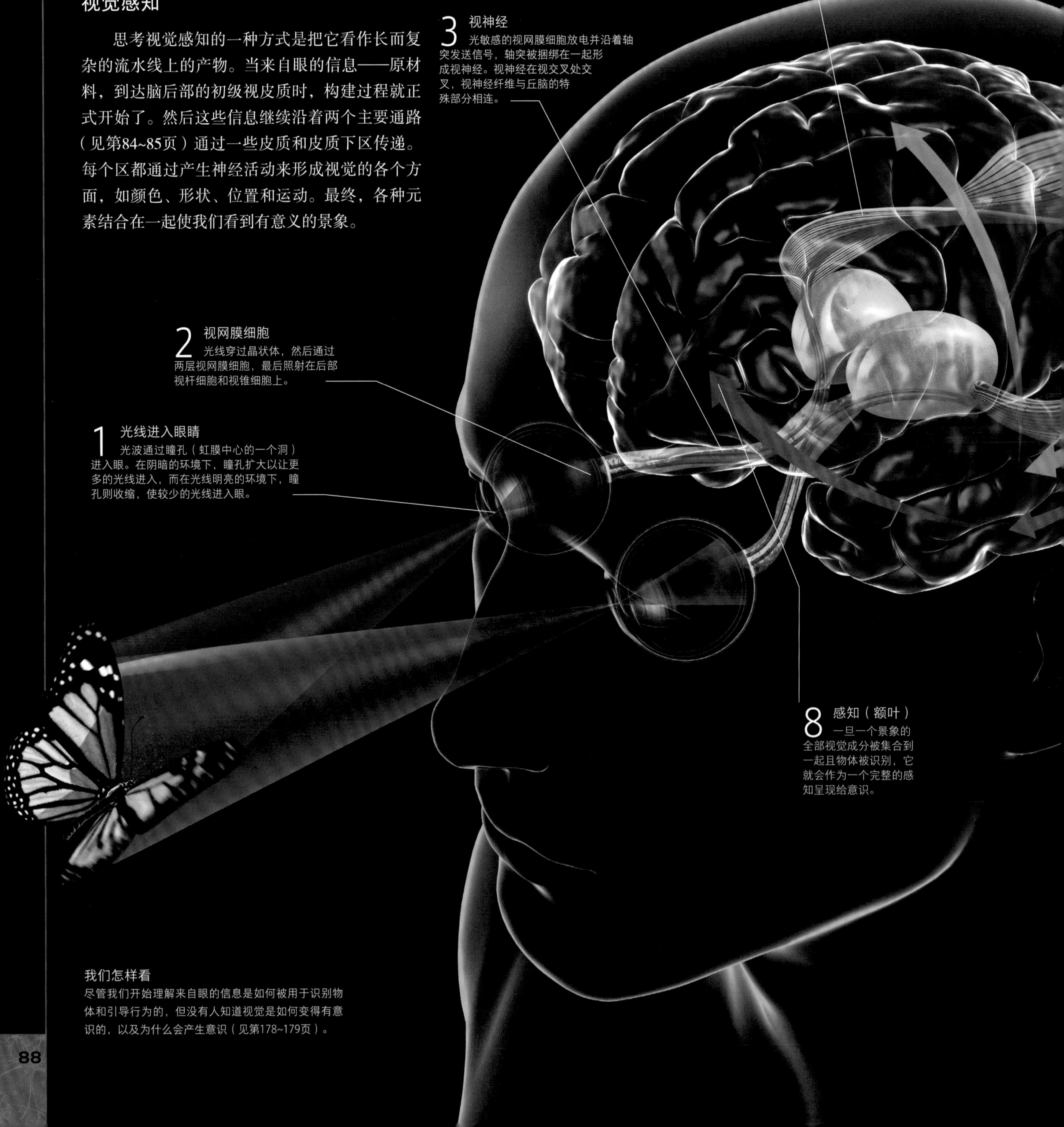

4 视辐射
信号通过一个叫作视辐射的厚组织带从丘脑被继续传递到视皮质。

3 视神经
光敏感的视网膜细胞放电并沿着轴突发送信号，轴突被捆绑在一起形成视神经。视神经在视交叉处交叉，视神经纤维与丘脑的特殊部分相连。

2 视网膜细胞
光线穿过晶状体，然后通过两层视网膜细胞，最后照射在后部视杆细胞和视锥细胞上。

1 光线进入眼睛
光波通过瞳孔（虹膜中心的一个洞）进入眼。在阴暗的环境下，瞳孔扩大以让更多的光线进入，而在光线明亮的环境下，瞳孔则收缩，使较少的光线进入眼。

8 感知（额叶）
一旦一个景象的全部视觉成分被集合到一起且物体被识别，它就会作为一个完整的感知呈现给意识。

我们怎样看
尽管我们开始理解来自眼的信息是如何被用于识别物体和引导行为的，但没有人知道视觉是如何变得有意识的，以及为什么会产生意识（见第178~179页）。

5 背侧通路

来自眼的信息被初级视皮质接收，继而沿着两条通路传递，进一步处理。背侧通路通过相关区域（这些区域关注绘制目标物与观察者的位置关系）接收信息。沿着这条通路，神经元编码物体的位置、运动等方面。背侧通路在顶区结束，在顶区，将构建与被观察物相关的运动计划。这个过程是无意识的。

背侧通路

运动信息
运动信息是沿着背侧通路被处理的。运动信息是任何运动计划的重要组成部分（见第121页），并且脑不仅记录当前的运动，而且还能预测物体的瞬间位置。这确保了任何与之相关的运动计划都是及时的。

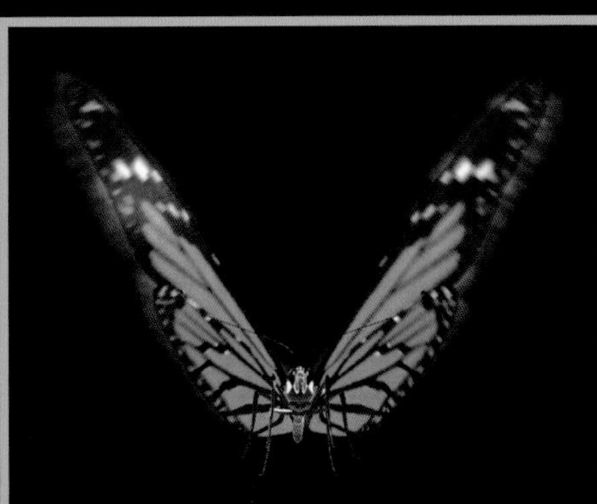

物体的深度
为了计算物体的深度，脑结合来自双眼的视觉信号——两只眼产生的视觉信息略有不同（见第83页），以及随着眼移动物体的形状如何变化的信息。

6 腹侧通路

腹侧通路将信息从初级视皮质传送到颞叶，在颞叶中，神经活动识别视觉并赋予其意义。例如，一张面孔在这里被区分和识别（见第84页），并且有关信息如这个人的名字可以从记忆里被提取出来（见第163页）。沿着腹侧通路传递的信息与沿着背侧通路传递的信息在额叶结合到一起，从而产生有意识的感知而不是行动。

腹侧通路

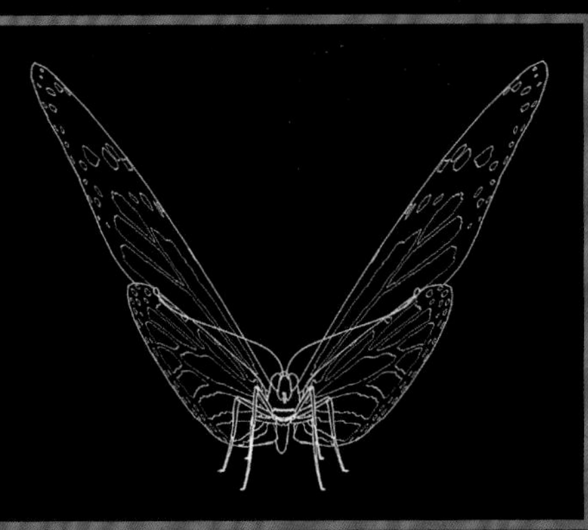

形式
脑有很多种不同的“看”的形式。这些形式记录包括光波入射一个物体的方向和处理有关光波从物体的表面或外周反射方式的信息。

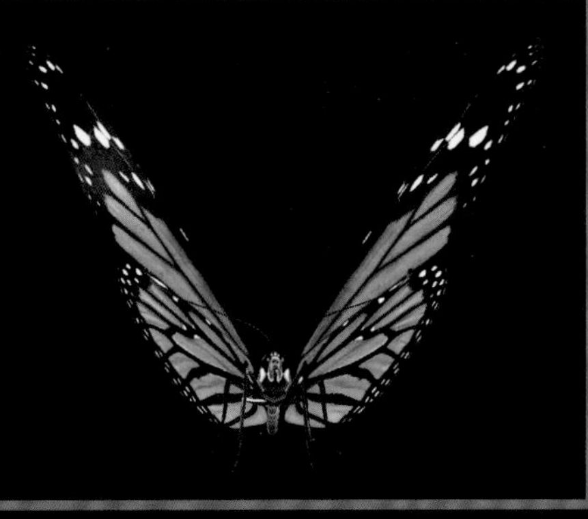

颜色
颜色辨别始于视网膜细胞，其中一些细胞只对特定波长的光产生反应。颜色处理在脑中继续进行，尤其是在V4区（见第82~83页），V4区含有大多数颜色感知神经元。

7 识别通路

为了正确地看待事物，我们需要对我们所看到的事物有所了解。如果一个图像不能被识别，它就不太可能被有意识地记录，甚至可能被完全忽视。识别不是纯粹依靠视觉，而是用知识包装感知，如它是谁或它是什么，它的动机是什么（如果它是有感知力的），为什么它在那儿，以及它叫什么。其中一些元素可能会缺失，如你可能看到你认识的人，但是记不起他们的名字。相比之下，感知的纯粹视觉元素几乎总是完整的，不会缺失。

“看见”声音

据报道，一种把视觉信息转换为声音的装置至少可以为一位盲人用户创造视觉体验。这个装置包括在人的头顶安装一个小型相机，正常情况下，它能捕捉到人视野的瞬间视图。然后将该信息转换为“音景”并播放到人的耳中。当人们学习识别与声音相匹配的物理特性时，如单个高音调表示垂直表面——他们似乎不再把它当作噪声来听，而是把它当作正常的视觉体验。一位女士声称，她“听到”的环境有时与看到的难以区分。

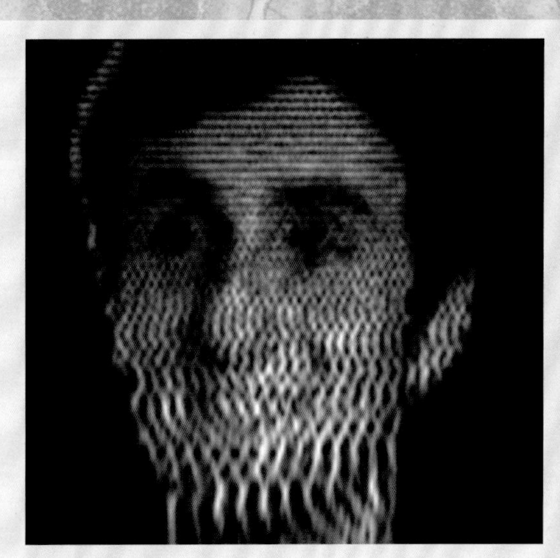

音景
上图是计算机对一秒的声音进行的重构，是由从相机图像构建音景的系统所“看到”的。

耳

耳朵接收外界环境里的声波并把信息转换为神经冲动，继而传送到脑进行处理。耳朵还能感受身体的运动和位置，这使得脑能调节平衡。

听力的解剖

耳朵被分为3个部分：外耳、中耳和内耳。外耳把声波沿着外耳道传送到鼓膜——中耳的起始部。声波引起鼓膜振动，继而引起听小骨的振动。听小骨中的镫骨附着在卵圆窗的膜上——内耳的起始部。除此之外，还有充满液体的螺旋形耳蜗的腔室。卵圆窗上镫骨的振动被转换为压力波，经耳蜗内的液体传播到螺旋器。这个器官上的感觉毛细胞（纤毛）把压力波转换为电冲动，然后通过听神经（前庭蜗神经的耳蜗分支）传送到脑。

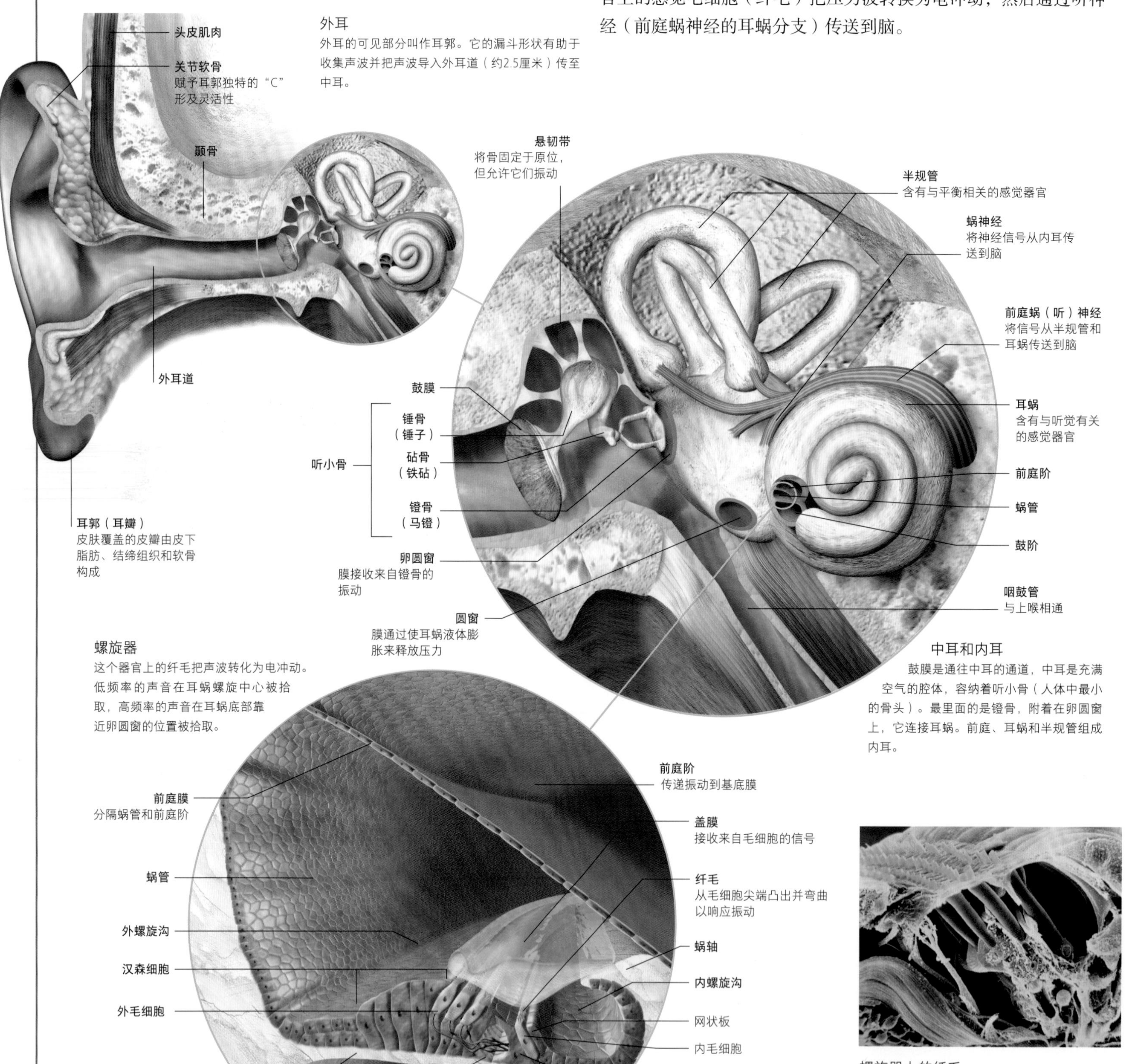

螺旋器上的纤毛

上图显示了感应声音的纤毛。大约有20 000根外纤毛（黄色）。大约有3 500根内纤毛（红色）通向听神经。

听皮质

声音以电冲动的形式从耳朵沿着听神经传递到听皮质（位于颞叶，在太阳穴下方）进行处理。在听皮层3个区域之一的初级听皮质，不同的听觉神经元对特定的声音频率做出反应。此外，也有一些神经元对声音的强度而不是频率做出反应，另外一些神经元对更复杂的声音做出反应，如滴答声、动物的叫声和爆破音。据认为，次级听皮质参与处理和声、节奏和旋律，三级听皮质则负责将各种声音整合成完整的信息。

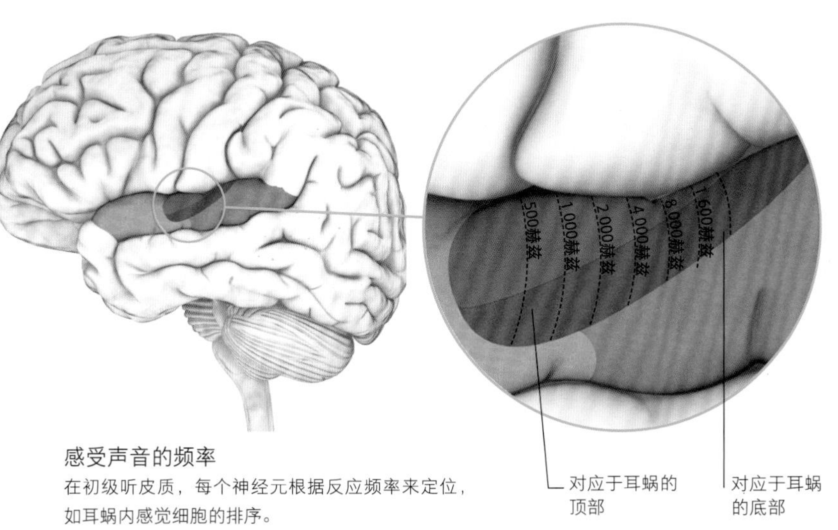

感受声音的频率

在初级听皮质，每个神经元根据反应频率来定位，如耳蜗内感觉细胞的排序。

听力范围

物种	频率（赫兹）
象	16~12 000
金鱼	20~3 000
人	64~23 000
狗	67~45 000
海豚	75~150 000
牛蛙	100~3 000
猫头鹰	200~12 000
蝙蝠	2 000~110 000

听力范围

很多动物能听到人类听不到的声音，无论是更高还是更低频率的声音。一些动物能听到的声音频率明显高于人类。例如，蝙蝠利用回声定位能探测到14 000~110 000赫兹的反射声音。人类听力频率的下限在一生之中都是固定的，但是其上限从青春期开始下降。正常中年人听到的声音的最大频率为14 000~16 000赫兹。

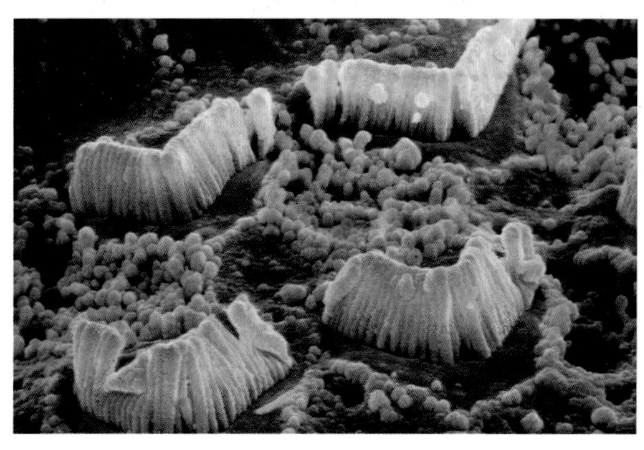

毛细胞与频率

左图显示在螺旋器上“V”形的感觉毛细胞，每个毛细胞都有多股黄色纤毛。各个毛细胞在耳蜗内按照能探测到的声音频率排列。

耳蜗移植

该设备不是帮助佩戴者恢复听力的，而是帮其获得没有时间延迟的声音，这有助于唇读。麦克风接收声音并将其传递给声音处理器，然后将其转换为数字电信号。发射器以无线电波的形式将信号传送到植入皮下的接收器。接收器通过电极与耳蜗内的感觉毛细胞交流，再把信息传给脑。

接收器

发射器

蜗神经

耳蜗

电极

戴在耳后的麦克风

线路连到声音处理器

外部设备

一个发射器、麦克风和声音处理器把环境声音转换为数字电信号。

内部设备

需要通过手术植入接收器和电极将声音信息传递到内耳。

听力障碍

听力丧失很常见，但是完全丧失则很罕见，后者通常源于先天缺陷。中度或重度听力丧失可能由耳疾、损伤或随着年龄的增长听觉系统的退化引起。听力丧失可能是传导性的（从外耳到内耳声音传导的错误），也可能是感觉神经性的（有时称作神经性耳聋，包括听神经或内耳感觉部分的损伤）。常见的听力障碍有中耳炎和耳硬化症。中耳炎主要影响幼儿，是由细菌感染引起的中耳炎症。耳硬化症是由于中耳的镫骨上出现异常骨骼生长，导致镫骨无法振动而不能将声波传导至内耳。

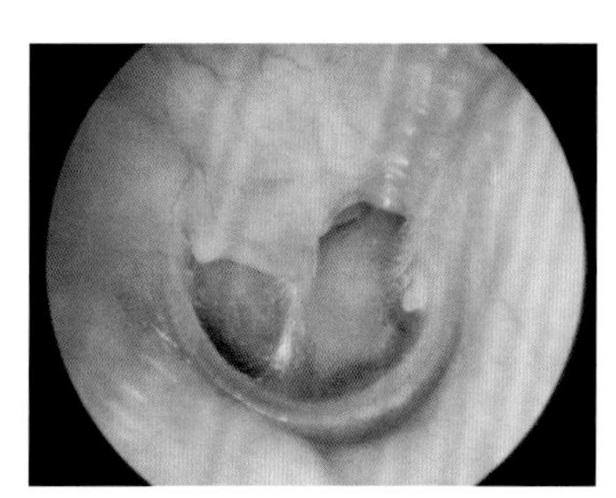

鼓膜穿孔

鼓膜可能由于感染、损伤或突然暴露于爆破音导致过度振动而穿孔。鼓膜穿孔能自然愈合。

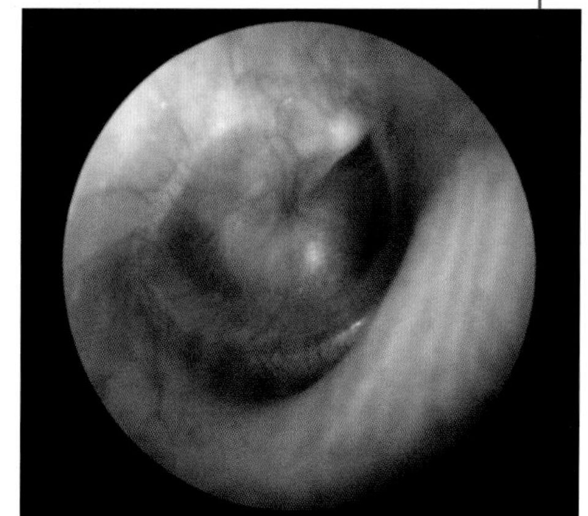

正常鼓膜

鼓膜由延续于外耳皮肤的一层薄纤维组织和中耳的黏膜构成。

理解声音

声音振动在耳蜗中被转化为电冲动，进而通过延髓和丘脑传递到听皮质及其关联区。

声音的感知

声音开始以振动的方式进入耳部。在内耳，耳蜗内的受体细胞把这些振动转换为电信号，电信号沿着蜗神经传递到脑干内的延髓，然后传到丘脑。蜗神经纤维分开使得大部分来自耳部的输入信号都能传达到双侧半球。在这个阶段，声源由脑干区域决定，脑干区域比较来自双耳的输入信号，并分析距离声源最近的耳朵和另一只耳朵接收信号之间的延迟（约为1/1 500秒）。信号通过丘脑到达听皮质，在这里感受声音的频率、质量、强度和含义。左侧听皮质关注声音的含义和识别声音，而右侧听皮质则关注声音的质量。

鸡尾酒派对效应

脑不仅接收来自耳朵的信号，它也向耳朵发送信号，形成一个调节输入信号的回路。背景噪声变小，一个人专注于一段单一的对话时间越长，过滤的效果就越明显。这使我们很容易听到我们感兴趣的话语，但是会导致漏掉重要的信息。如果脑记住了一个重要的声音，如我们的名字，它会瞬间识别这个声源，并将其从“听到”升级到“听取”。这被称为鸡尾酒派对效应。

听到还是听取
当处于嘈杂的环境中时，如派对，脑可以在听背景声音的同时听取特定的对话。上图绿色区域记录话语的声音，而红色区域则将话语处理成可理解的水平——它被听到也被听取。

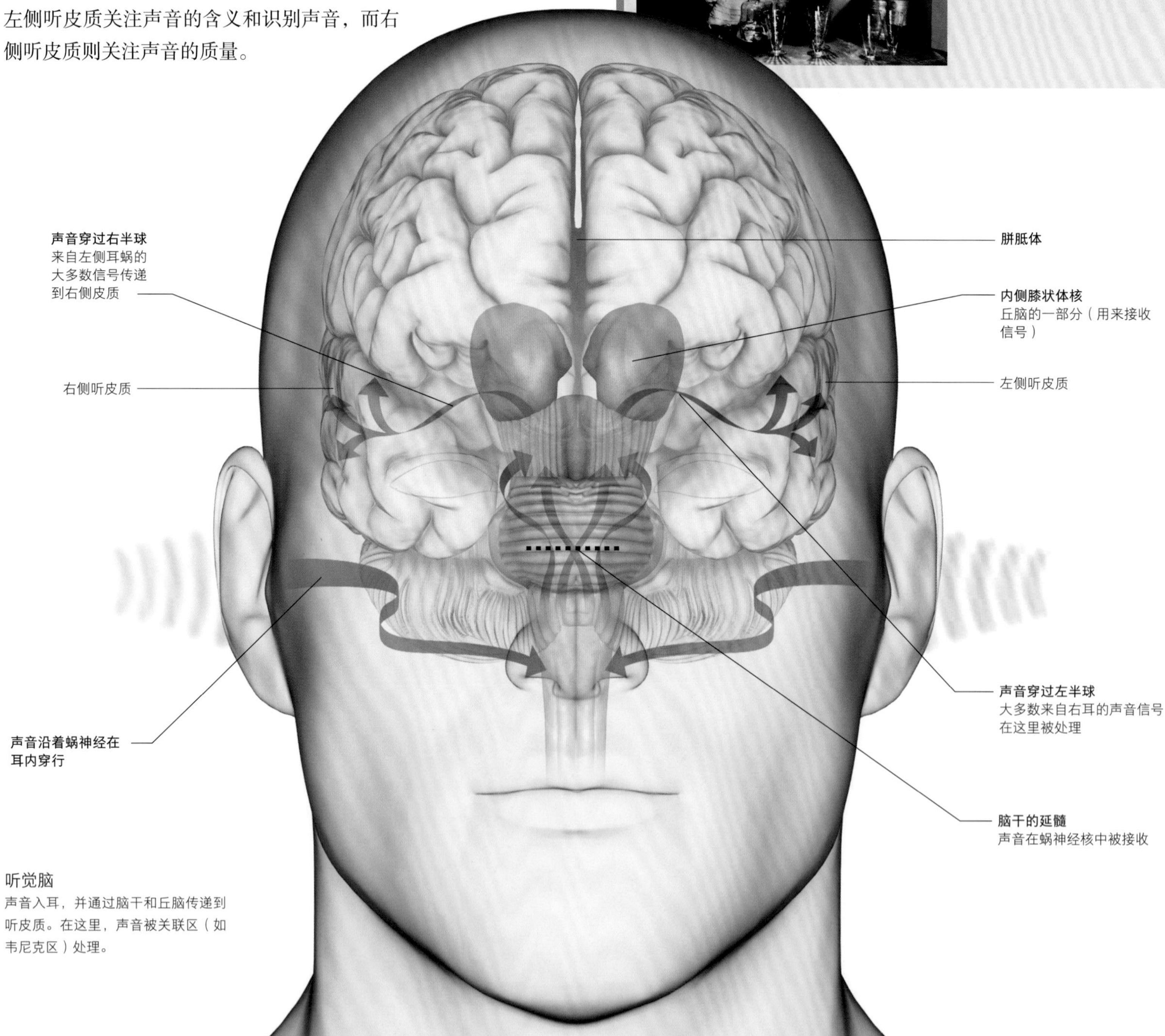

听觉脑
声音入耳，并通过脑干和丘脑传递到听皮质。在这里，声音被关联区（如韦尼克区）处理。

噪声还是音乐

声音由声波或振动构成，其特征由声源决定。影响我们感知声音的主要特征是频率（每秒振动的次数）和振幅（波峰和波谷的大小）。频率影响音调，振幅控制响度。没有规律的声波往往被视为噪声；相反，音乐都是有规律的。音乐难以被精确定义，但是音符的质量取决于它们的声源——乐器的种类以及它如何被演奏。音乐的另一个重要因素是音色或声音的质量。音色取决于同时听到多少个不同频率的音符，多个频率或泛音（和声）会使音色更丰富。不同听皮质对不同质量的音乐产生反应。初级听皮质对音乐的频率产生反应，次级听皮质对和声和节奏产生反应，而三级听皮质则可欣赏与整合音乐。

频率（赫兹）

音乐

噪声

时间（秒）

噪声还是音乐

对声波的分析显示，音乐在频率和振幅上是有规律的，而噪声是没有规律的。

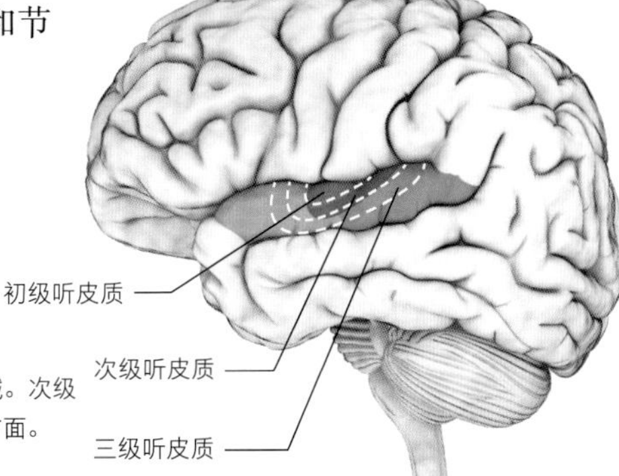

听皮质

初级听皮质内含与特定频率相关的区域。次级和三级听皮质调整声音感知更复杂的方面。

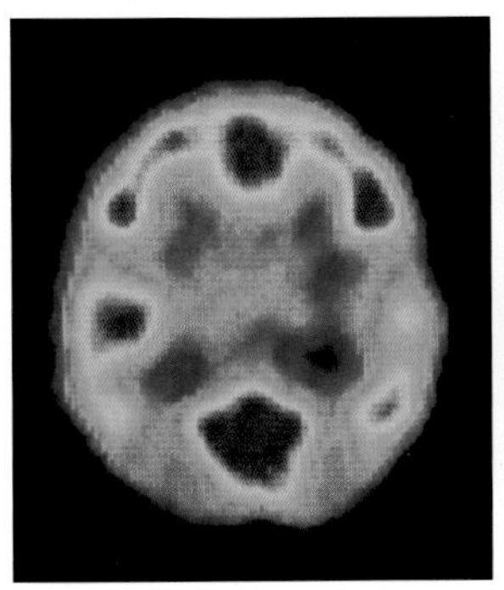

说话时的活动

说话时，左侧听皮质产生更强烈的活动。

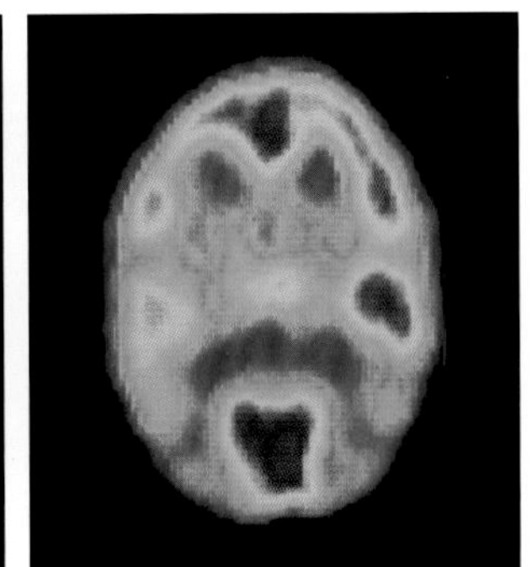

听音乐时的活动

听音乐时，右侧听皮质产生更强烈的活动。

莫扎特效应

法国儿童发育专家阿尔弗雷德·托马蒂斯在1991年第一次描述了“莫扎特效应”，即听18世纪古典作曲家莫扎特的音乐有助于3岁以下儿童的心理发育。研究人员也证实，听莫扎特音乐的学生可以提高他们在处理空间推理任务中的表现，并有数据显示他们的智商暂时提高。最近的研究结果好坏参半，但是莫扎特效应已普遍传播。然而，莫扎特效应可能更多地与影响心理表现的情绪和觉醒的变化有关，而不是直接影响智力。

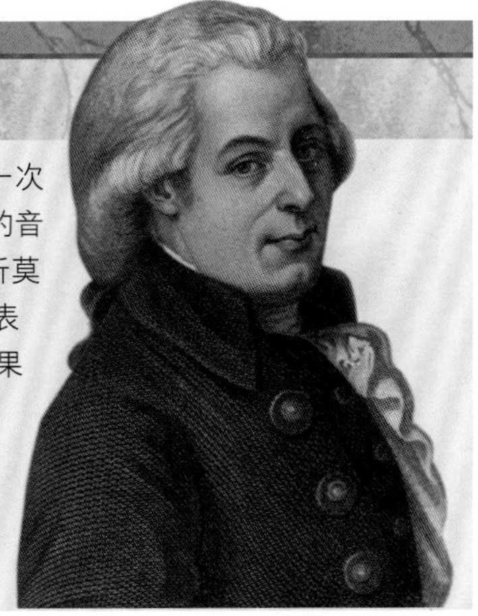

听觉的发育

听觉的发育是个渐进的过程，它始于子宫，大约在婴儿一周岁时完成。研究显示，未出生的胎儿在母体妊娠的第4个月就能听到声音，但是其听觉器官要到第6个月才能完全形成。婴儿刚出生时，听觉是最发达的感觉，因此其对婴儿探索世界是非常重要的。研究显示，婴儿在出生后的最初几个月里学习识别声音，并逐渐能够区分语音和非语音，然后开始理解单词。随着时间的推移，儿童失去了分辨母语中并不重要的声音的能力。例如，很多日本儿童不能听出“l”和“r”之间的区别，而这在他们更小的时候是可以分辨的。

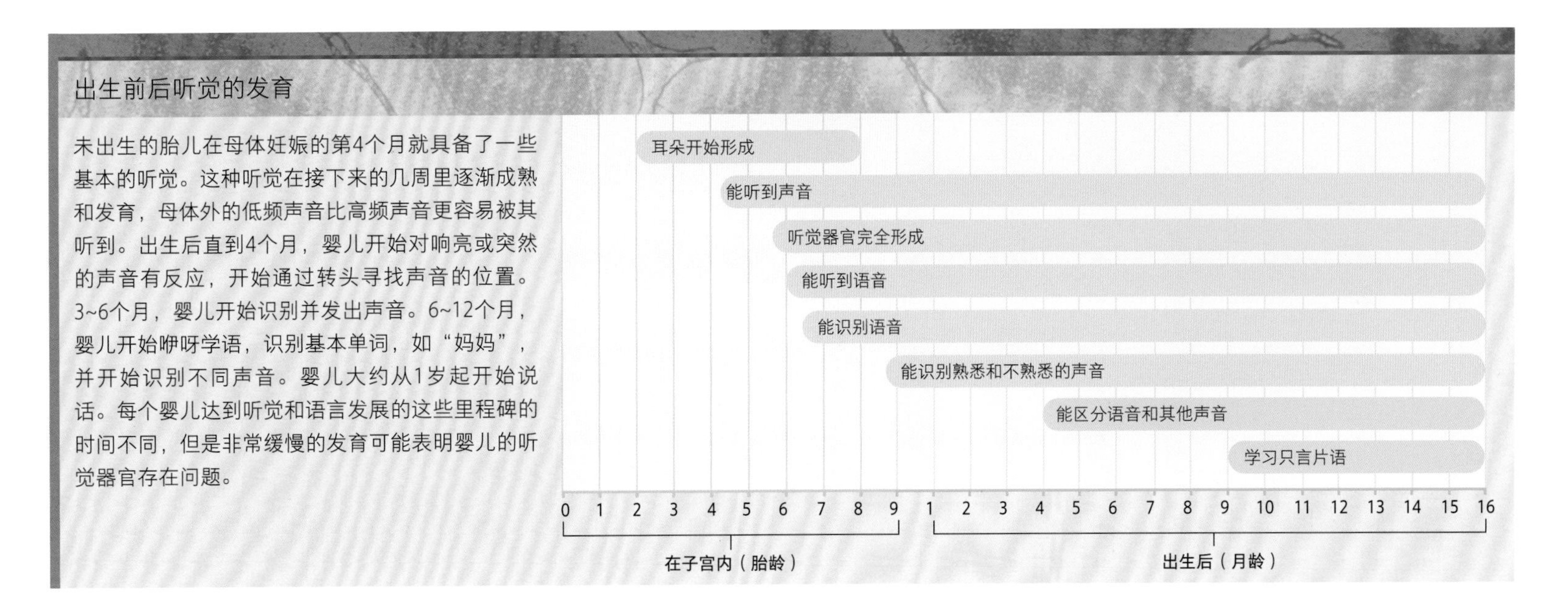

出生前后听觉的发育

未出生的胎儿在母体妊娠的第4个月就具备了一些基本的听觉。这种听觉在接下来的几周里逐渐成熟和发育，母体外的低频声音比高频声音更容易被其听到。出生后直到4个月，婴儿开始对响亮或突然的声音有反应，开始通过转头寻找声音的位置。3~6个月，婴儿开始识别并发出声音。6~12个月，婴儿开始咿呀学语，识别基本单词，如“妈妈”，并开始识别不同声音。婴儿大约从1岁起开始说话。每个婴儿达到听觉和语言发展的这些里程碑的时间不同，但是非常缓慢的发育可能表明婴儿的听觉器官存在问题。

听觉

听觉包括来自环境的机械振动，如说话、音乐和日常噪声，通过外耳、中耳和内耳传递。这些振动被转换为电信号传送到脑，并被解释为声音。

声音的通路

耳朵是一种复杂、精密的工具，用于捕获声音并将其传输到脑。一旦来自声源的机械振动到达内耳，它们被转换为电信号，沿着蜗神经发射到脑干。在这里它们沿着复杂的通路向上传送到丘脑，然后到达听皮质。经过处理我们能感知声音的含义、方向和音量。

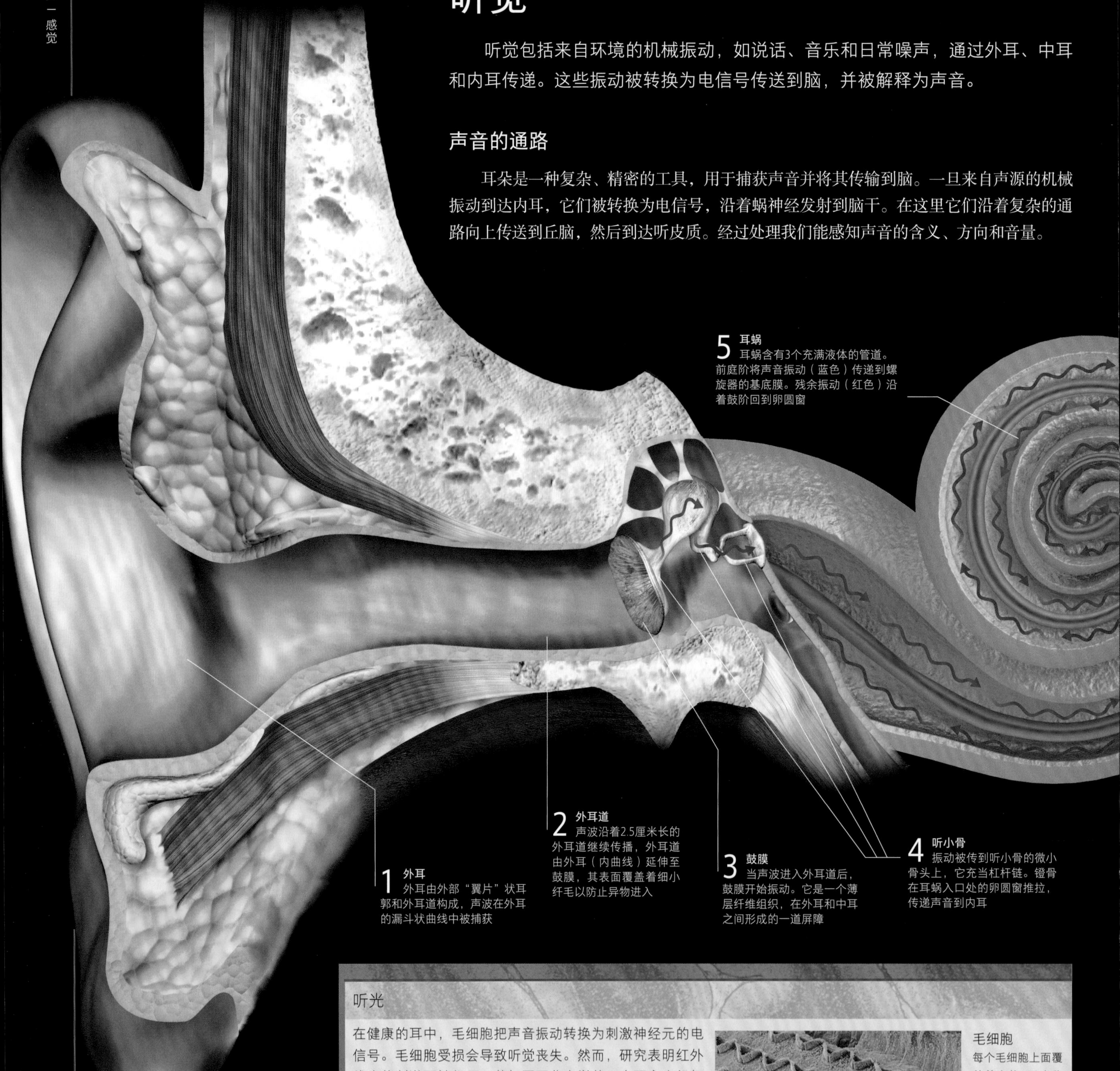

5 耳蜗 耳蜗含有3个充满液体的管道。前庭阶将声音振动（蓝色）传递到螺旋器的基底膜。残余振动（红色）沿着鼓阶回到卵圆窗

1 外耳 外耳由外部“翼片”状耳郭和外耳道构成，声波在外耳的漏斗状曲线中被捕获

2 外耳道 声波沿着2.5厘米长的外耳道继续传播，外耳道由外耳（内曲线）延伸至鼓膜，其表面覆盖着细小纤毛以防止异物进入

3 鼓膜 当声波进入外耳道后，鼓膜开始振动。它是一个薄层纤维组织，在外耳和中耳之间形成的一道屏障

4 听小骨 振动被传到听小骨的微小骨头上，它充当杠杆链。镫骨在耳蜗入口处的卵圆窗推拉，传递声音到内耳

听光

在健康的耳中，毛细胞把声音振动转换为刺激神经元的电信号。毛细胞受损会导致听觉丧失。然而，研究表明红外线也能刺激耳神经元。芝加哥西北大学的一个研究小组把豚鼠的内耳暴露于红外线下。这导致豚鼠的下丘产生电活动，表明光引起类似声音的输入信号被传送到脑。

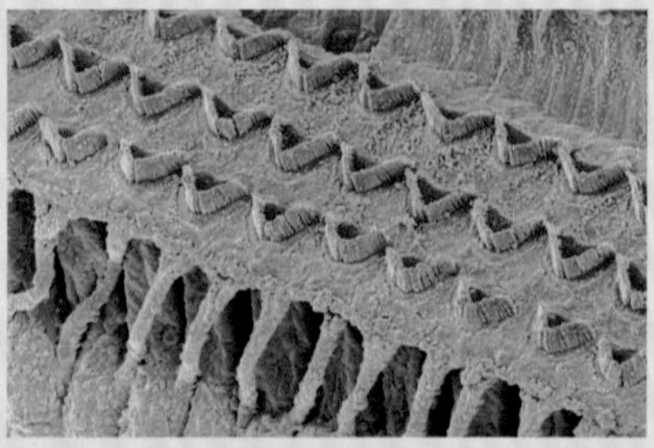

毛细胞 每个毛细胞上面覆盖着大约100个称作纤毛的凸起。正是这些纤毛对振动的运动反应生成了电信号。

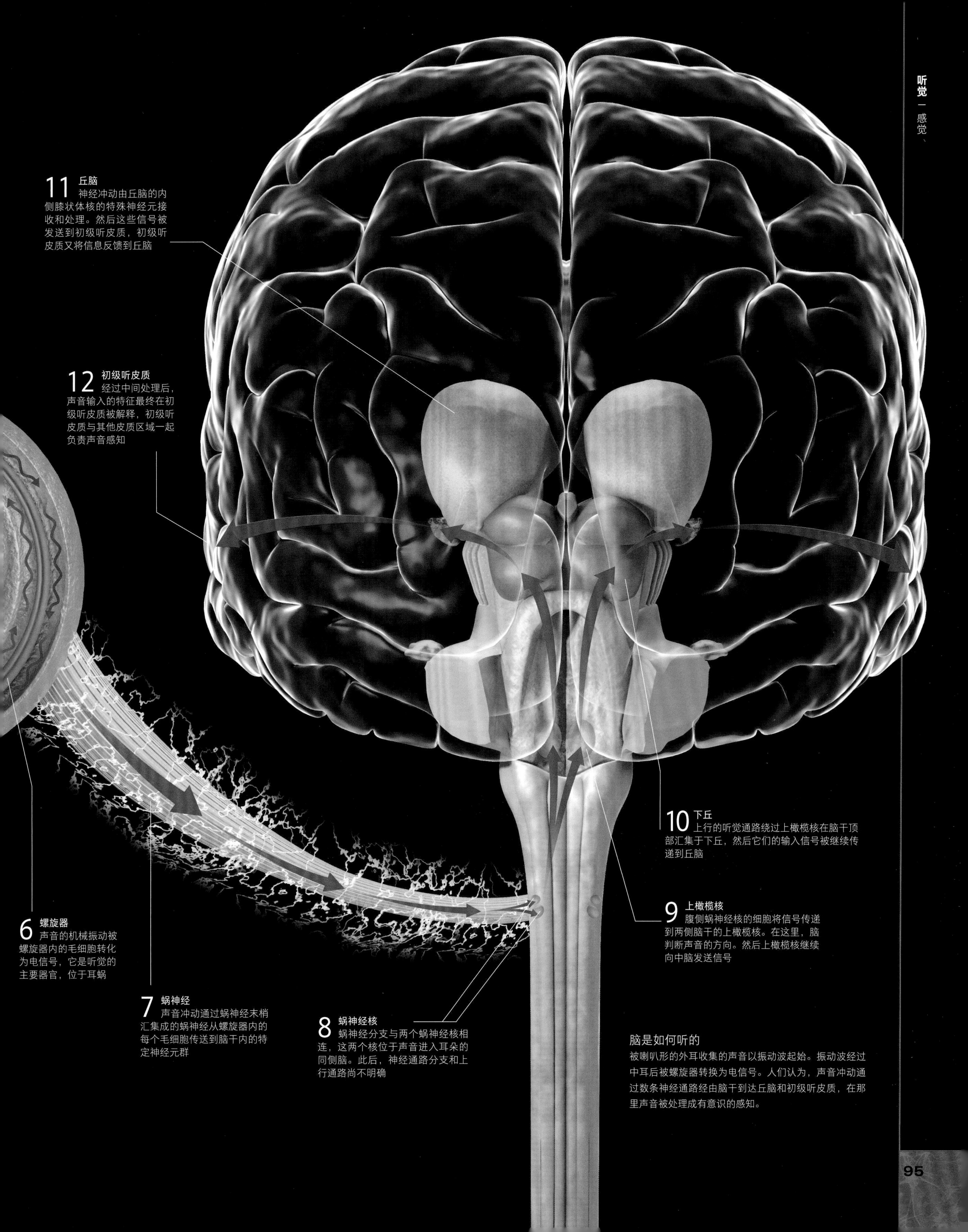

脑是如何听的

被喇叭形的外耳收集的声音以振动波起始。振动波经过中耳后被螺旋器转换为电信号。人们认为，声音冲动通过数条神经通路经由脑干到达丘脑和初级听皮质，在那里声音被处理成有意识的感知。

嗅觉

虽然视觉已经成为人类主要的感觉，但嗅觉对于生存仍很重要，因为它能警示我们环境中的有害物质。嗅觉与味觉是密切相关的。

检测气味

与味觉相似，嗅觉也是一种化学感觉。鼻腔内的特异受体探测进入鼻腔的分子，这些分子通过气流进入鼻腔并附着在受体细胞上。吸气会将更多的气味分子吸入鼻腔，让我们能“品闻”一种气味。这是一种反射行为，当一种气味吸引我们的注意时，这种行为有助于警告危险，如火灾产生的烟雾或腐烂的食物。位于鼻腔上部的嗅觉受体发送电冲动到脑边缘区的嗅球进行处理。

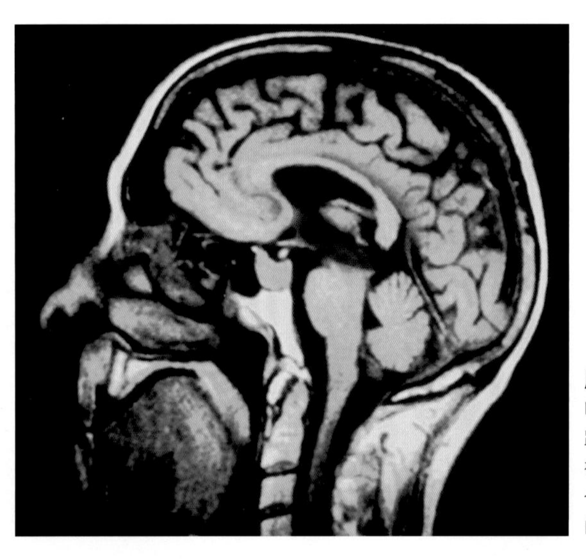

脑的嗅觉中枢

嗅球是通向脑的嗅觉通路。气味在前脑（黄色）被处理，然后被传送到多个脑区，包括与海马相邻的嗅皮质（红色）。

嗅觉通路

气味最初是由鼻腔中的受体细胞所识别。这些受体细胞沿着专用通路将电冲动传送到嗅球（每个鼻孔连接一个嗅球）。嗅球是脑边缘系统的一部分，是我们情绪、欲望和本能之所在，这就是气味会触发强烈情感反应的原因。气味一旦被嗅球处理，就继续沿着3条嗅觉通路被传递到脑的高级中枢，高级中枢以不同方式处理这些气味。这个过程叫“正向鼻腔嗅觉”（见第97页），气味直接从鼻腔沿着通路传递。在“反向鼻腔嗅觉”（见第101页），气味还有味道成分，通过口腔进入嗅觉通路。

同侧处理

与其他感觉器官收集信息的方式不同，气味在发出感觉信号的鼻孔的同侧脑被处理，而不是对侧脑。

受体阵列

鼻腔里大约有1 000种受体细胞，但是我们能分辨大约20 000种不同的气味，因此一种受体细胞对应多种气味。研究显示，每个受体上面都有很多分区，每个分区能对许多种气味分子做出反应。此外，多种受体也对同一种气味分子有反应，这可能是不同受体结合气味分子的不同部分。特定的气味会激活受体上的特定模式或阵列，这样每种气味都有自己的标签。当形成特定模式的受体被激活后，这个信号就会被传送到脑做进一步处理。

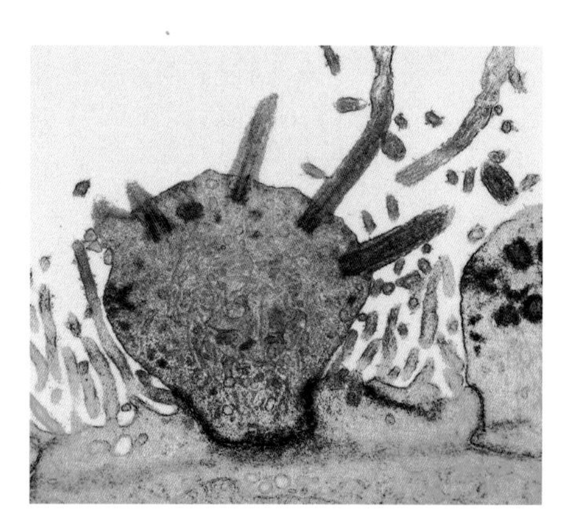

嗅觉受体细胞

左图显示细小纤毛从受体细胞伸出。气味分子附着于纤毛上并激活受体。

气味的化学

关于化学结构与气味之间的关系还有很多需要了解的地方。科学家已经鉴定出8种原始气味（就像三原色）：樟脑味、鱼腥味、麦芽味、薄荷味、麝香味、精子味、汗味、尿味。气味通常由很多不同种类的气味分子混合而成。同一种气味分子的结构有一些相似之处，如薄荷味的化合物通常有相似的分子结构。然而，分子结构有细小差别的化合物可能具有完全不同的气味。辛醇是一种脂肪醇，闻起来像橙子，而辛酸是一种饱和脂肪酸，与辛醇的不同之处是辛酸只有一个氧原子，闻起来像汗液。

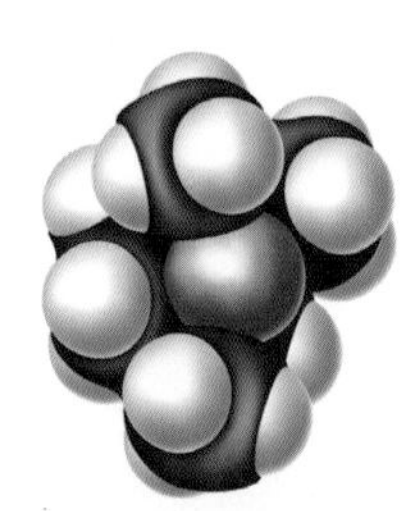

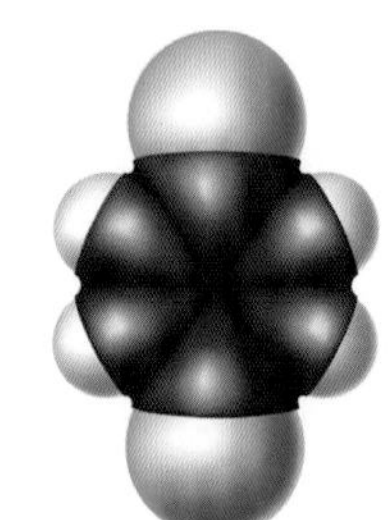

气味与分子结构

这两种分子在化学结构上显著不同，但两者都具有相同的特有樟脑味。一种理论认为不是分子的结构而是原子振动的频率使它们产生气味。

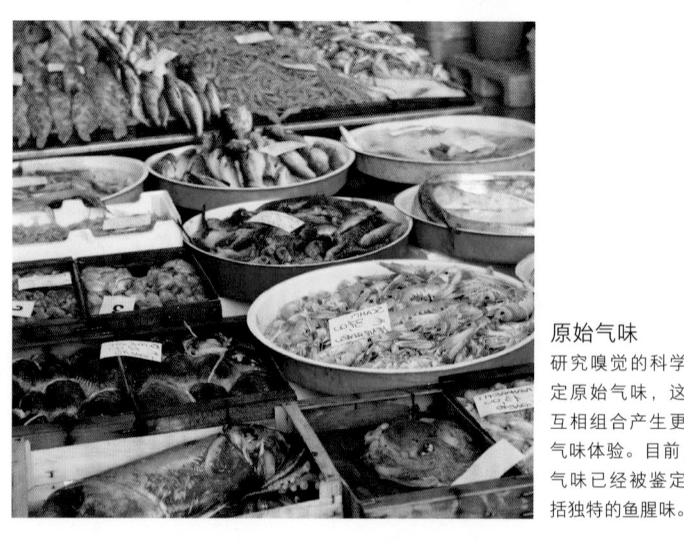

原始气味

研究嗅觉的科学家试图鉴定原始气味，这些气味可互相组合产生更大范围的气味体验。目前，8种原始气味已经被鉴定出来，包括独特的鱼腥味。

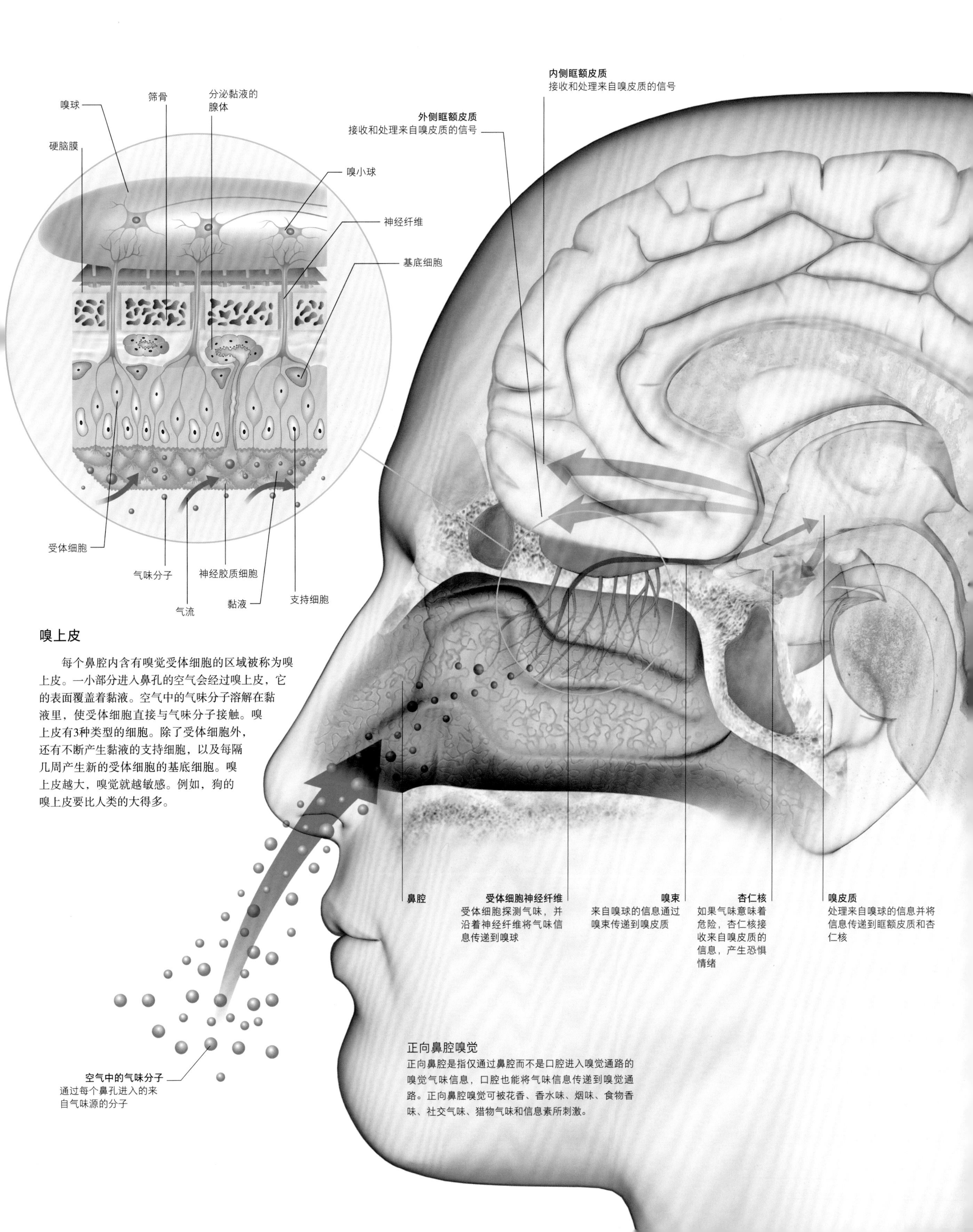

嗅上皮

每个鼻腔内含有嗅觉受体细胞的区域被称为嗅上皮。一小部分进入鼻孔的空气会经过嗅上皮，它的表面覆盖着黏液。空气中的气味分子溶解在黏液里，使受体细胞直接与气味分子接触。嗅上皮有3种类型的细胞。除了受体细胞外，还有不断产生黏液的支持细胞，以及每隔几周产生新的受体细胞的基底细胞。嗅上皮越大，嗅觉就越敏感。例如，狗的嗅上皮要比人类的大得多。

正向鼻腔嗅觉

正向鼻腔是指仅通过鼻腔而不是口腔进入嗅觉通路的嗅觉气味信息，口腔也能将气味信息传递到嗅觉通路。正向鼻腔嗅觉可被花香、香水味、烟味、食物香味、社交气味、猎物气味和信息素所刺激。

感知气味

嗅觉比其他感觉更容易激发情绪和记忆。脑的嗅区进化早，并与原始脑相连，这表明气味对我们及其他动物的生存很重要。

嗅觉的进化

嗅觉脑以边缘系统的嗅球为中心，它的起源可以追溯到大约5 000万年前的鱼类。当人类开始直立行走之后，嗅觉的重要地位被视觉所取代，但是对许多动物来说嗅觉仍然占主导地位。嗅觉是人类生存的重要方面，如当我们闻到烟味时，我们会迅速采取行动。嗅觉在性选择、情感反应和形成饮食偏好上也有重要作用。所有这些因素在我们祖先的生活中可能都非常重要。

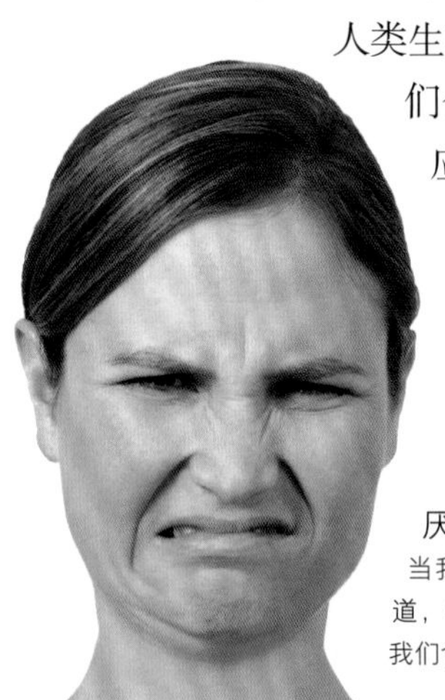

厌恶
当我们闻到一种厌恶的气味时，如腐肉的味道，我们会很自然地回避这个气味源，而且让我们食用有臭味的食物几乎是不可能的。

动物的嗅觉

虽然人类能闻到一些浓度很低的气味，但与其他动物相比，我们的嗅觉很弱。嗅上皮表面积的大小和嗅觉受体细胞的密度表明动物的嗅觉有多敏感。例如，狗可以通过几个气味分子识别出特定的人。北方的狗，如爱斯基摩犬和豺犬，以其嗅觉而闻名。狩猎犬和灰狗的嗅觉较弱，在追捕的过程中，它们不能将猎物与背景气味区分开来。

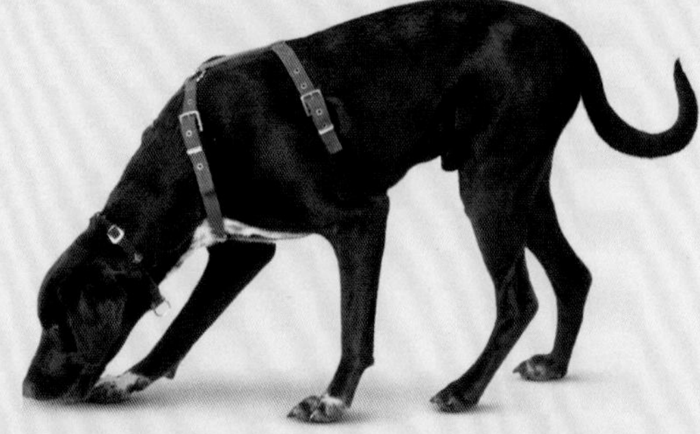

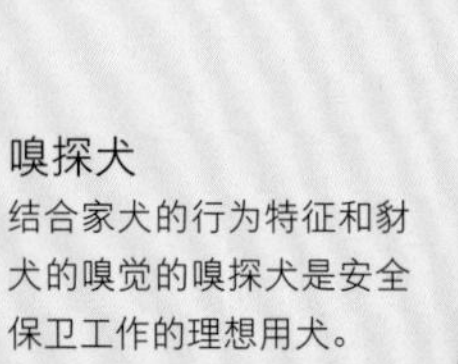

嗅探犬
结合家犬的行为特征和豺犬的嗅觉的嗅探犬是安全保卫工作的理想用犬。

不同物种的嗅觉

物种	嗅觉受体细胞的数量	嗅上皮表面积
人	1 200万	10平方厘米
猫	7 000万	21平方厘米
兔	1亿	数据不可用
狗	10亿	170平方厘米

气味偏好

我们觉得一种气味是好闻、难闻，还是既不好闻也不难闻，都是非常主观的，这取决于我们对它的熟悉程度、喜爱程度及气味的强烈程度。目前尚不清楚对某种气味的偏好是天生的还是后天习得的，但是很多实验证据都支持后者。联想学习将令人感到愉快的气味与愉快的体验联系起来，反之亦然。例如，害怕牙医的人不喜欢用于牙科水泥的丁香酚味；那些不怕牙医的人对这种气味反则喜欢或不讨厌。

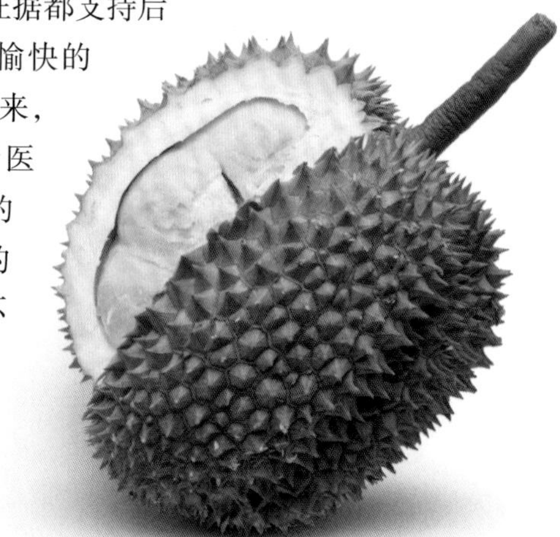

主观反应
榴莲的独特气味令一些人反感，但有些人却觉得它极具诱惑力。

世界上6种最难闻的气味

气味	描述
腐肉味	令大多数人反感，或许因为它意味着死亡
臭鼬味	令大多数人害怕，但是一些人觉得它“有趣”
呕吐物味	通常与疾病相关，这可能会增加人们的厌恶感
粪便或尿液味	由细菌降解食物残渣时释放的气体引起
腐烂食物味	引发对食物的“适应性”反应，从而可能导致疾病
异腈味	非致命武器中的化学物质被称为“世界上最难闻的气味”

立体和盲目气味

通常认为，人类的嗅觉与其他感觉相比已经退化了，但是最近的研究表明，人类仍然可以有效地追踪气味。人类脑通过两个鼻孔对某种气味采样的信息能准确地定位气味源的位置。因此，与视觉和听觉一样，嗅觉是“立体的”，依靠两个鼻孔来充分了解气味。“盲目”嗅觉指的是脑在没有意识到气味的情况下就能检测到气味的能力，这已经在fMRI扫描实验中得到了证明，该实验显示，在参与者不知情的情况下，嗅区是如何被激活的。

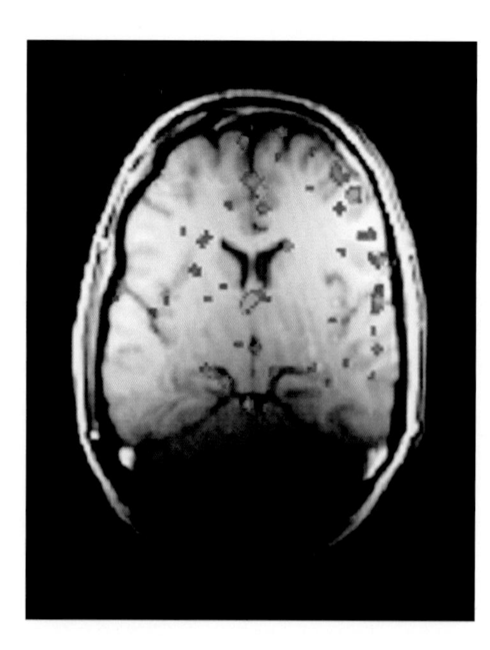

“盲目”嗅觉激活
左侧这张fMRI扫描图显示，当暴露在一种浓度无法被意识检测到的气味中时，包括丘脑（就在中心上方）在内的整个脑区域都有广泛的活动。

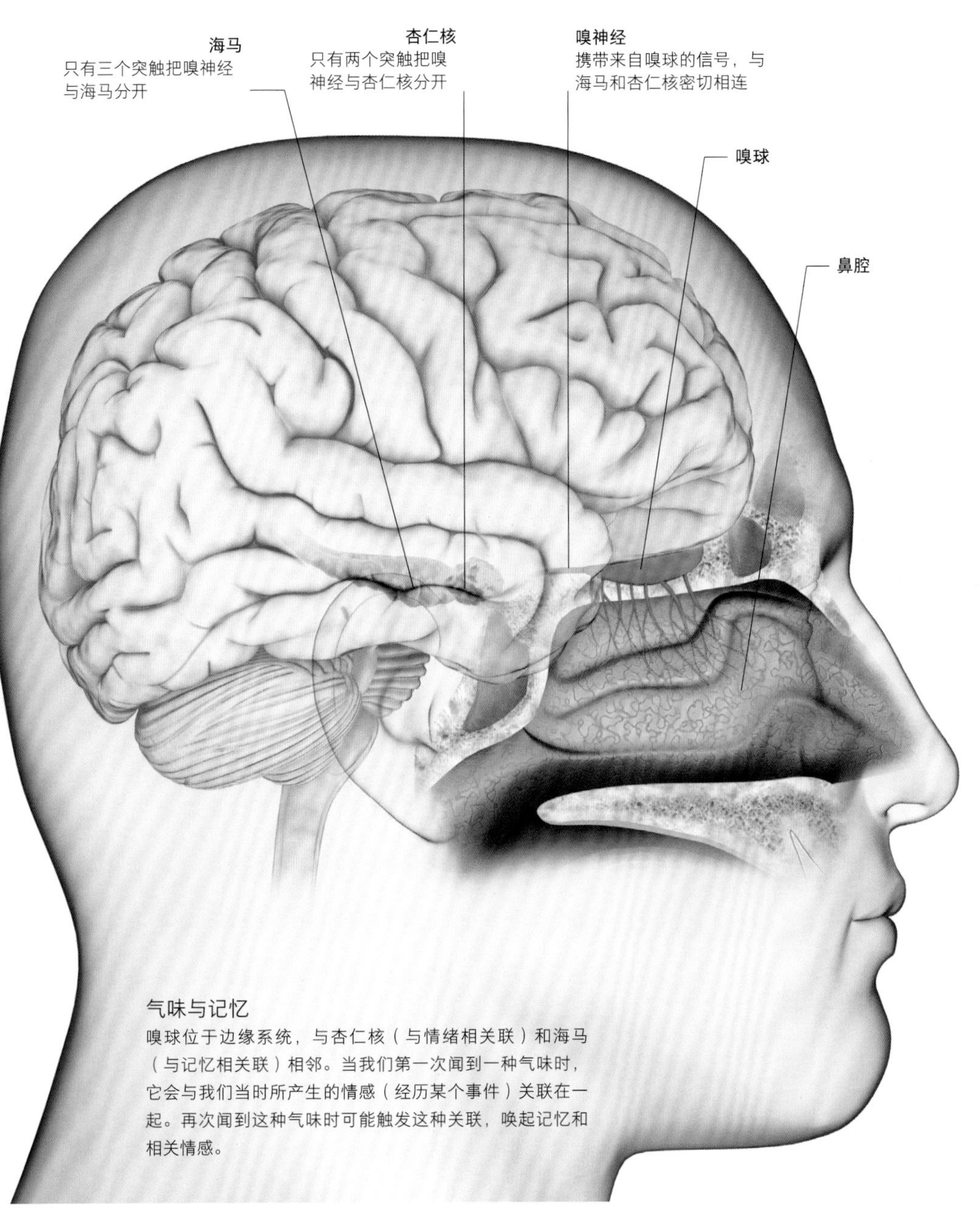

气味与记忆
嗅球位于边缘系统，与杏仁核（与情绪相关联）和海马（与记忆相关联）相邻。当我们第一次闻到一种气味时，它会与我们当时所产生的情感（经历某个事件）关联在一起。再次闻到这种气味时可能触发这种关联，唤起记忆和相关情感。

气味与记忆

一个由海马协调的、与所有感觉信息相关联的事件。再次体验任何相同的场景、闻到相同的气味或听到相同的声音都可能触发对这一事件的回忆，其中气味似乎与记忆的关联性最强。这可能是因为嗅区与脑边缘系统中的所有情绪区相连。研究显示，对一个视觉图像的记忆可能在几天内消退，但是对气味的记忆可能持续一年甚至几十年。海马可能对气味的记忆不是至关重要的，因为这个区域受到损伤的人即使丧失一般记忆，仍能回忆起他们童年时代的气味。

玛德琳效应

玛德琳效应的名称源于马塞尔·普鲁斯特的史诗巨作——《追忆似水年华》中的一段情节。小说中的主人公成年后，吃着泡在柠檬花茶中的玛德琳蛋糕，就会想起他的童年和他姑姑的家（姑姑过去常常在周日弥撒前做玛德琳蛋糕）。早在对这个效应进行科学研究之前，普鲁斯特就认识到，味觉和嗅觉记忆比视觉或听觉更能使我们回忆过去。

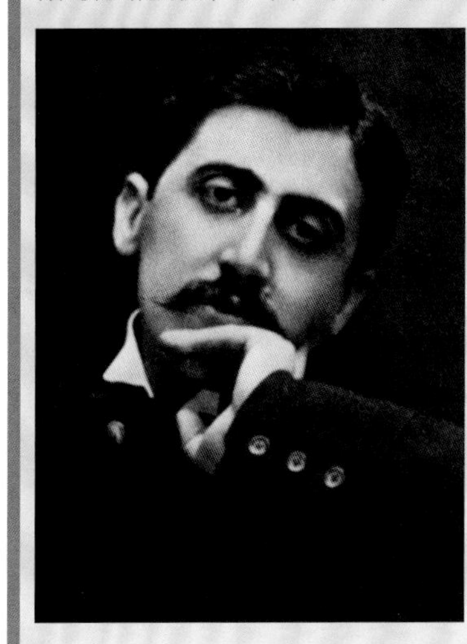

普鲁斯特
法国小说家马塞尔·普鲁斯特（1871—1922）曾写道："事物的气味和味道久久不散，时刻提醒我们……"

气味与交流

动物会释放出一种叫作信息素的化合物，这种化合物被用作通信信号，并可被脑内的辅助嗅觉系统检测到。人类以相似的方式相互识别，如婴儿更喜欢母亲乳房的气味，而不是其他女性的。对人体是否存在信息素的研究发现，当一名女性接触另一名女性腋下排出的无味化合物（假设这些是信息素）时，这两名女性的月经周期会同步。在动物中，辅助嗅觉系统与犁鼻器（vomeronasal organ，VNO）相连，VNO是鼻腔内对信息素有反应的区域。人类是否含有VNO仍存在争议。

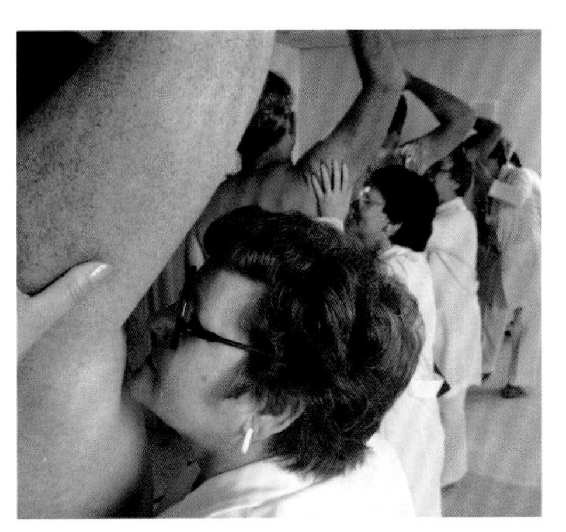

男性体味
男性汗液中含有雄烯酮——一种麝香化合物。当将雄烯酮喷在等候室椅子上时，大多数女性会选择坐那个椅子。雄甾二烯酮是另一种影响男性的化合物，使他们更乐于助人。这很可能源于男性需要与他人合作。

商业应用气味
一些房地产经济人声称，烤面包、肉桂和咖啡的气味可以通过唤起潜在购买者的良好感觉来帮助销售房子。同样，他们建议禁带宠物，因为动物的气味可能会让购买者却步。

味觉

像嗅觉一样，味觉也有生存价值——有毒物质的味道往往令人不喜欢（通常很苦），而那些有营养的物质吃起来令人愉快（通常是甜的或咸的）。味道和气味结合在一起，使动物评估和识别它们吃什么和喝什么。

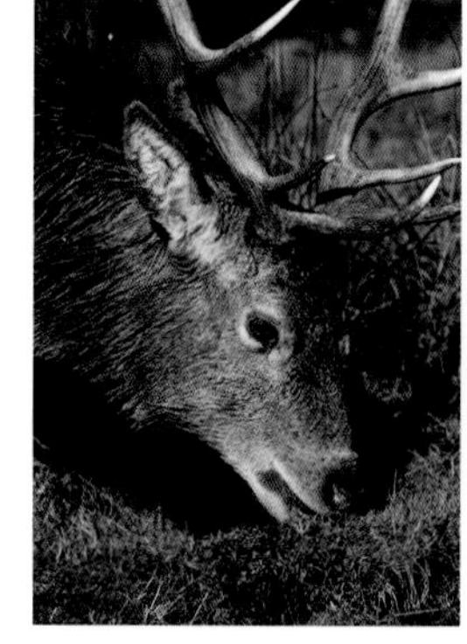

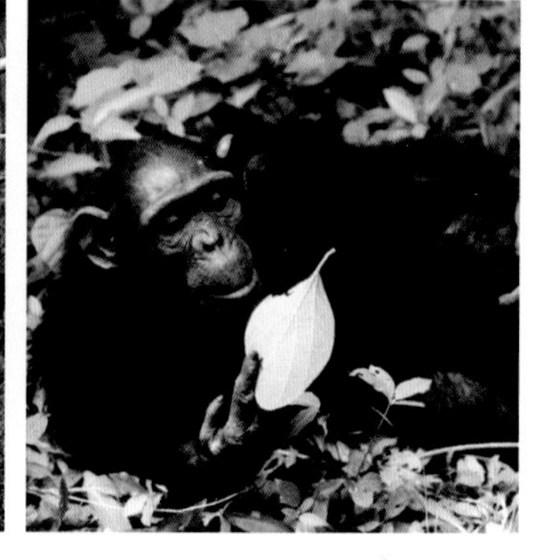

进化出对味觉的反应

食草动物，如鹿的苦味基因比杂食动物更少，所以不太挑食，因此可以从更多食物中获益。鹿可以忍受更多的毒素，因为鹿比杂食动物，如黑猩猩拥有更大的肝脏。

味觉的进化

味觉使包括人类在内的动物能够充分利用各种食物。很多看起来诱人的植物都是有毒的，所以那些能让我们发现（从而回避）这些毒素的基因具有明显的生存价值。已经鉴定出一种这样的基因——使我们对苯硫脲（phenylthiocarbamide，PTC）具有味觉敏感性，PTC是一种有机化合物，与植物中发现的许多有毒化合物类似。

舌

舌是检测味道的主要感觉器官。舌是人体内最灵活的肌肉器官，正如其在咀嚼食物和与人交流方面所展示的那样。它有3块内部肌及3对连接到嘴和喉的肌肉。舌的表面点缀着许多叫作乳头的微小丘状结构。口腔的其他部分，如上腭、咽和会厌也可以检测到味觉刺激。

超级品尝者

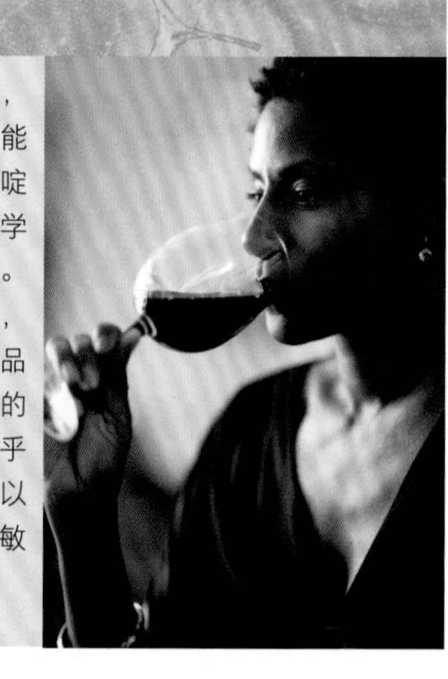

大约1/4的人是“超级品尝者”，这意味着他们有更高的味觉能力。他们对一种叫作丙硫氧嘧啶（propylthiouracil, PROP）的化学物质非常敏感，觉得它特别苦。剩余的1/2的人觉得PROP略苦，1/4人根本不觉得它苦。超级品尝者会觉得咖啡等苦味化合物的味道过于强烈，他们的舌头似乎有更多的菌状乳头，这也许可以解释为什么其对PROP有较高的敏感性。

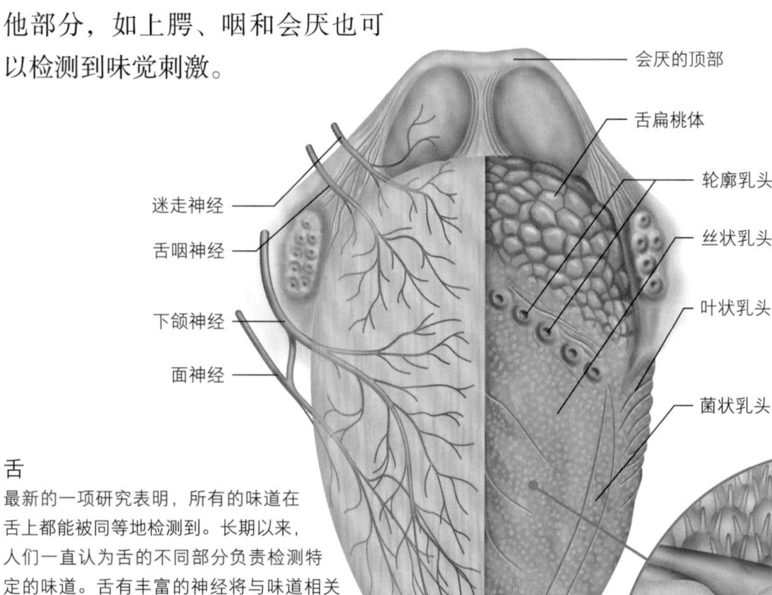

舌

最新的一项研究表明，所有的味道在舌上都能被同等地检测到。长期以来，人们一直认为舌的不同部分负责检测特定的味道。舌有丰富的神经将与味道相关的信息传递到脑。

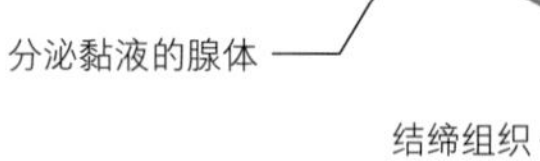

乳头

乳头含有味蕾，分布在舌上。已经鉴定出4种乳头——轮廓、丝状、叶状和菌状乳头。每种都有不同数量的味蕾。菌状乳头和丝状乳头是最小的乳头，轮廓乳头是最大的乳头，它们一起在舌的后部形成一个“V”形。

5种基本味道

除了基本味道，人们还能通过上呼吸道受体检测到其他物质，如脂肪酸的味道。这表明，味道是气味的一部分，就像嗅觉是味觉的一部分一样。

味道	描述
甜	通常与富含能量的食物相关联
酸	可能是一个危险的信号，表明食物未成熟或“已变质”
咸	大多数无机盐类，包括氯化钠都是咸的
苦	可能与自然毒素相关联，所以最好回避
鲜	鲜味

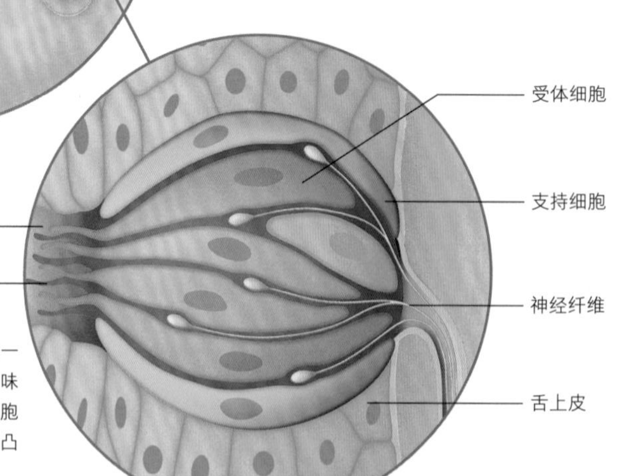

味蕾

味蕾由一组约25个受体细胞与支持细胞构成，像一串香蕉一样分层排列。细胞的尖端形成一个小孔，味觉分子通过小孔进入，并与受体分子接触。这些细胞生长在延伸到味觉孔的味觉毛（称为微绒毛的微小凸起）上。

味觉与嗅觉脑区

味觉与嗅觉都是化学感觉——鼻、口中的受体与进入的分子结合，产生电信号并传送到脑。两组信号都沿着脑神经传递。与气味（嗅觉）相关的信号从鼻传到嗅球，再沿着嗅神经传到颞叶的嗅皮质进行处理（见第96~97页）。与味道（味觉）相关的信号从口沿着三叉神经和舌咽神经的分支传递到延髓，继续传到丘脑，然后传到大脑皮质的初级味觉区。

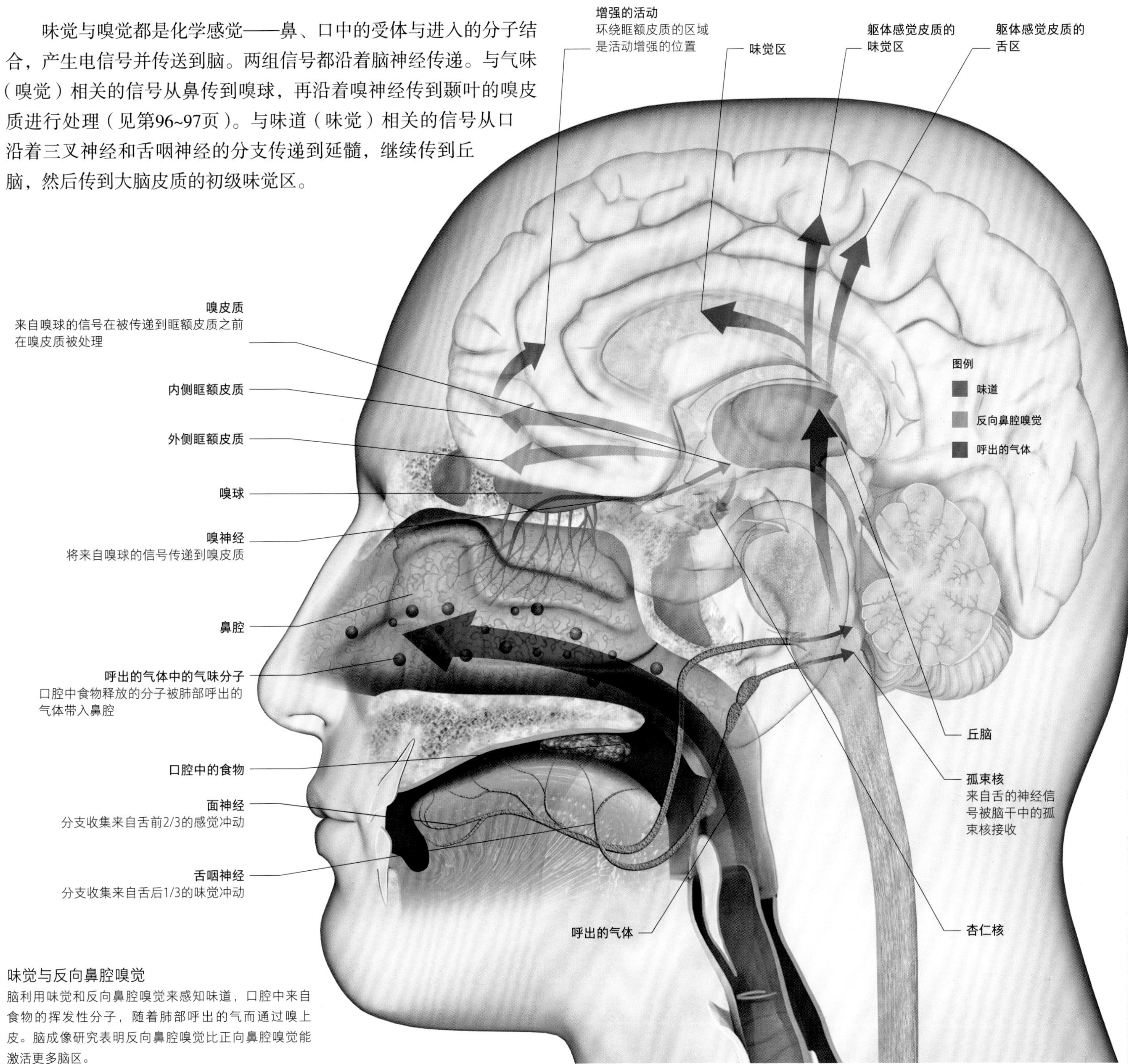

味觉与反向鼻腔嗅觉
脑利用味觉和反向鼻腔嗅觉来感知味道，口腔中来自食物的挥发性分子，随着肺部呼出的气而通过嗅上皮。脑成像研究表明反向鼻腔嗅觉比正向鼻腔嗅觉能激活更多脑区。

味觉关联

当食用了某种食物（如变质的海鲜）让我们生病时，这种关联会持续很久，甚至一想到那种食物就感到厌恶。这种现象称作"味道厌恶学习"，已经被哈佛医学院的研究人员证明。他们喂给大鼠一种含有使其短暂生病的物质的甜味液体，此后，尽管用甜味液体引诱大鼠，大鼠还是会回避这种液体。当一种食物伴随着恶心的感觉时，"味道厌恶学习"就具有生存价值，它能教动物避开食用看起来有吸引力但可能有毒的食物。这是一种强大的学习形式，仅在一次事件之后发生，但可持续多年。

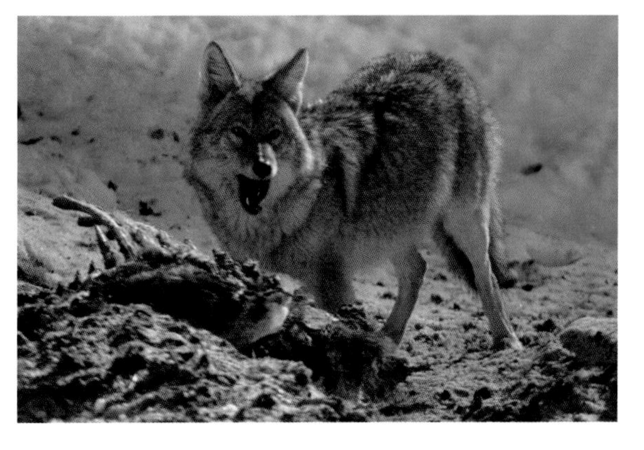

厌恶味道学习
美国西部的一些学习牧场主在他们的牧场周围放置可诱发土狼生病的羔羊肉饵，作为杀死捕食家养绵羊的土狼的替代方案。土狼学会避开食用羔羊肉，因此不再接近绵羊。

触觉

触觉有很多种，包括轻触觉、触压觉、振动觉、温度觉、痛觉（见第106~107页），以及对身体在空间中位置的感知（本体感觉，见第104~105页）。皮肤是身体触觉的主要感觉器官。

触觉受体

大约有20种对各种刺激产生反应的触觉受体。例如从碰一下手臂到抚摸猫毛等一般类别的触觉——轻触觉，可以被4种不同类型的受体细胞检测到：表皮中的游离神经末梢；位于深层皮肤的梅克尔触盘；常见于手掌、脚底、眼睑、生殖器和乳头的迈斯纳小体；根毛丛，当毛发移动时它会做出反应。环层小体和鲁菲尼小体对更大的压力产生反应。瘙痒的感觉是由皮肤中神经纤维的重复且低强度刺激产生的，而怕痒的感觉则更多涉及刺激物在皮肤上移动时对同一神经末梢产生更强烈的刺激。

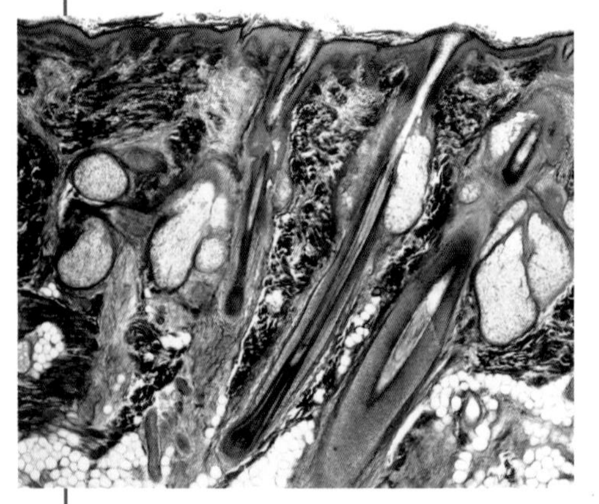

皮肤结构
皮肤是最大的感觉器官，使我们能与周围的环境充分互动。左侧这张光镜照片显示皮肤中含有神经、受体、腺体、毛囊和丰富的血液供应。

梅克尔触盘 多位于表皮下部和真皮上部

毛发 当身体感到寒冷时，毛发会被立毛肌拉起来，毛发位于真皮中

迈斯纳小体 神经末梢位于真皮上部

游离神经末梢 位于表皮边缘，负责接收轻触觉信息

皮脂腺 产生皮脂，以保护头发，润滑皮肤

表皮 皮肤的外层，由弹性扁平细胞组成

真皮 含有腺体、血管和神经末梢

皮下组织 皮肤的最深层，含有脂肪组织

环层小体 位于真皮深层

脂肪组织 储存脂肪（脂肪提供能量，并起缓冲作用）

球茎小体 软胶囊样细胞，多位于黏膜

鲁菲尼小体 多位于真皮中下层

汗腺 产生汗液，汗液通过汗腺管到达皮肤表面

受体的类型
触觉受体的多样性产生了多种感觉。触觉受体分布于整个身体的皮肤、黏膜、膀胱、肌肉和关节。

触觉的种类	
不同类型的触觉传递关于我们周围世界的详细、复杂的信息并作为警示信号。触觉对于体验物体的质地和“感觉”至关重要。它在与他人交流方面也起着至关重要的作用。	
感觉	**受体**
轻触	皮肤不会因轻触而变形，如握手或接吻。皮肤内的游离神经末梢对轻触刺激有反应
触压	压力导致的短暂皮肤变形刺激了位于皮肤深层的环层小体和鲁菲尼小体
振动	环层小体和迈斯纳小体（机械受体，探测机械运动）对振动产生反应
温度	受体对热或冷敏感，而不是对温度本身。感受热或冷的受体位于皮肤的特定位点
痛	痛觉信号来自损伤组织并刺激由游离神经末梢构成的痛觉受体
本体	位于肌肉和关节的受体向脑发送有关身体位置与运动的信息

触觉通路

当触觉受体被激活后，它将关于触觉刺激的信息以电冲动的形式沿着感觉神经网的神经纤维传递到脊髓的神经根，并继续上传至脑。感觉信息的处理起始于脊髓上（背侧）柱的核，接着从脑干进入丘脑，继续被处理，继而被传送到大脑皮质的中央后回（躯体感觉皮质的位置）。在这里，它最终形成触觉感知。

1 初级到次级
初级神经元将来自触觉受体的信息从大腿上部传递到脊髓。它们的胞体位于脊髓的背根神经节。进入脊髓后，初级神经元与主要位于脊髓灰质的次级神经元连接，随后向上走行于脊髓内的上行脊髓丘脑束。

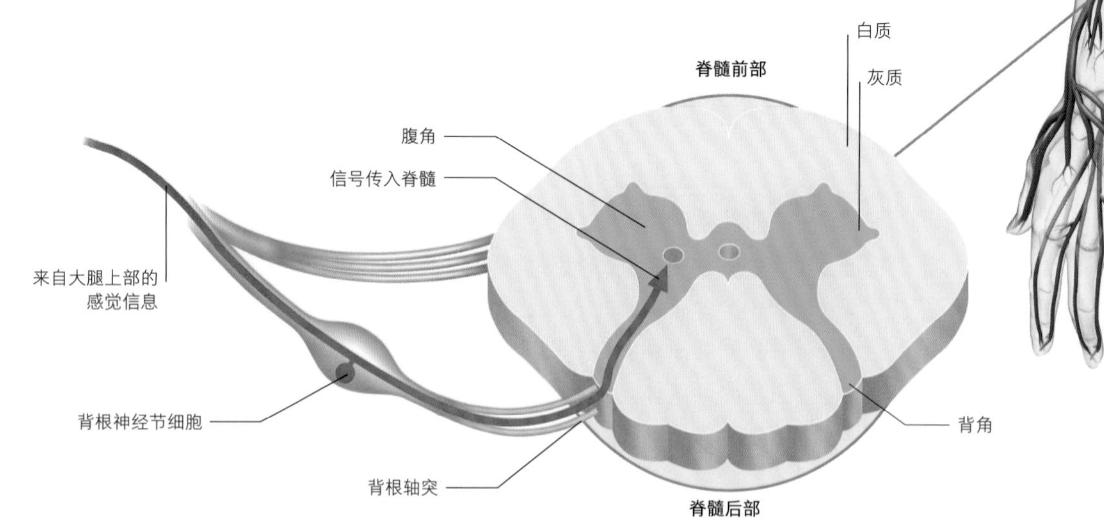

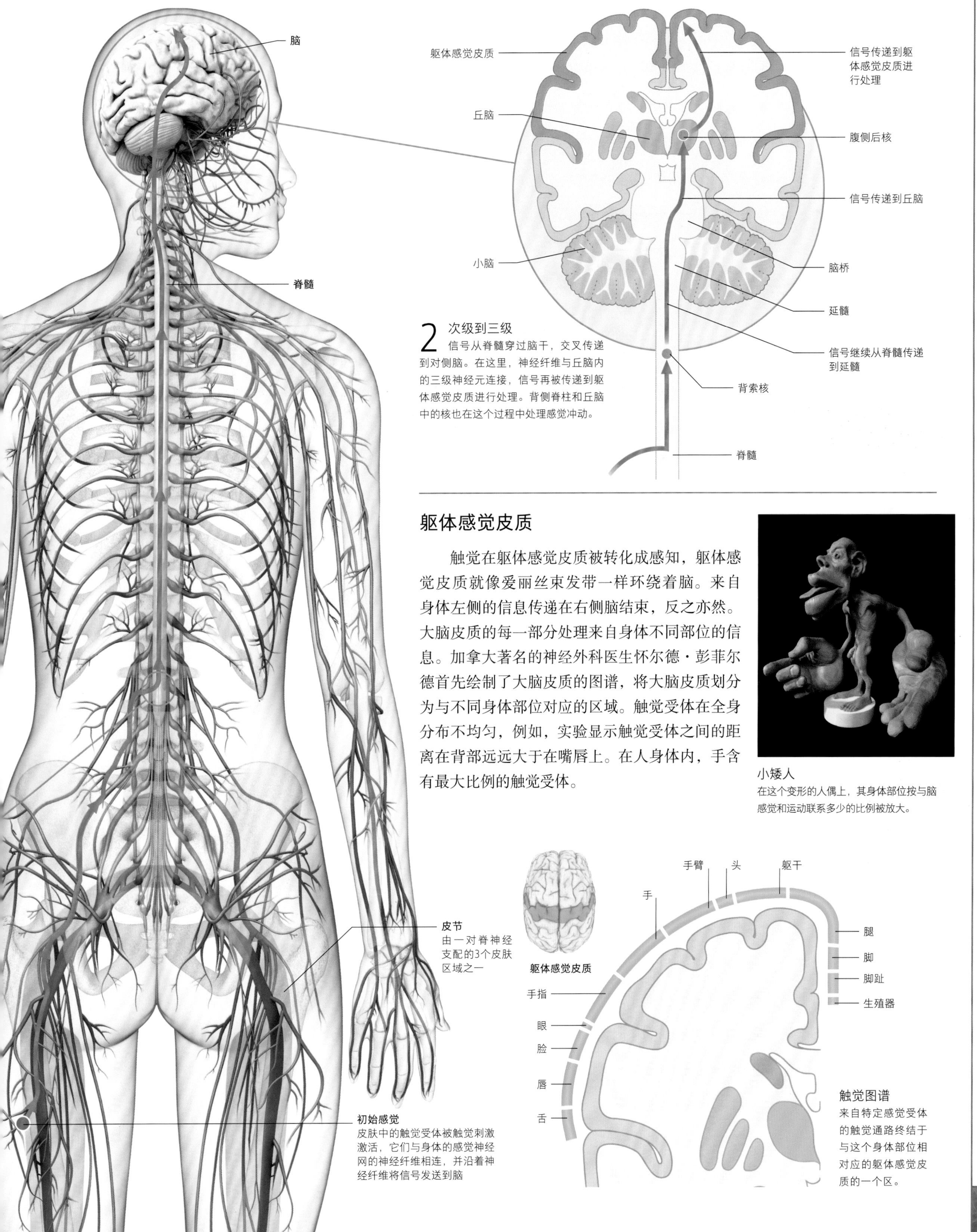

2 次级到三级
信号从脊髓穿过脑干，交叉传递到对侧脑。在这里，神经纤维与丘脑内的三级神经元连接，信号再被传递到躯体感觉皮质进行处理。背侧脊柱和丘脑中的核也在这个过程中处理感觉冲动。

皮节
由一对脊神经支配的3个皮肤区域之一

初始感觉
皮肤中的触觉受体被触觉刺激激活，它们与身体的感觉神经网的神经纤维相连，并沿着神经纤维将信号发送到脑

躯体感觉皮质

触觉在躯体感觉皮质被转化成感知，躯体感觉皮质就像爱丽丝束发带一样环绕着脑。来自身体左侧的信息传递在右侧脑结束，反之亦然。大脑皮质的每一部分处理来自身体不同部位的信息。加拿大著名的神经外科医生怀尔德·彭菲尔德首先绘制了大脑皮质的图谱，将大脑皮质划分为与不同身体部位对应的区域。触觉受体在全身分布不均匀，例如，实验显示触觉受体之间的距离在背部远远大于在嘴唇上。在人身体内，手含有最大比例的触觉受体。

小矮人
在这个变形的人偶上，其身体部位按与脑感觉和运动联系多少的比例被放大。

触觉图谱
来自特定感觉受体的触觉通路终结于与这个身体部位相对应的躯体感觉皮质的一个区。

第六感

本体感觉源自拉丁语“self”，意为自我，有时被用来指第六感。它是关于身体位置、运动和姿势的感觉，包括身体对脑的反馈。然而，这个信息不总是有意识的。

什么是本体感觉

本体感觉是我们对身体在空间中的位置和移动的感觉，是由躯体感觉系统的一部分——本体感受器产生的。本体感受器包含在肌腹、肌腱、关节和韧带中，监测与位置变化相关的以上四者长度、张力和压力的变化。本体感受器向脑发送电信号，当脑处理该信号时会做出决定——改变位置或停止运动。然后，脑将来自本体感受器的输入信号传回到肌肉，从而完成反馈环路。

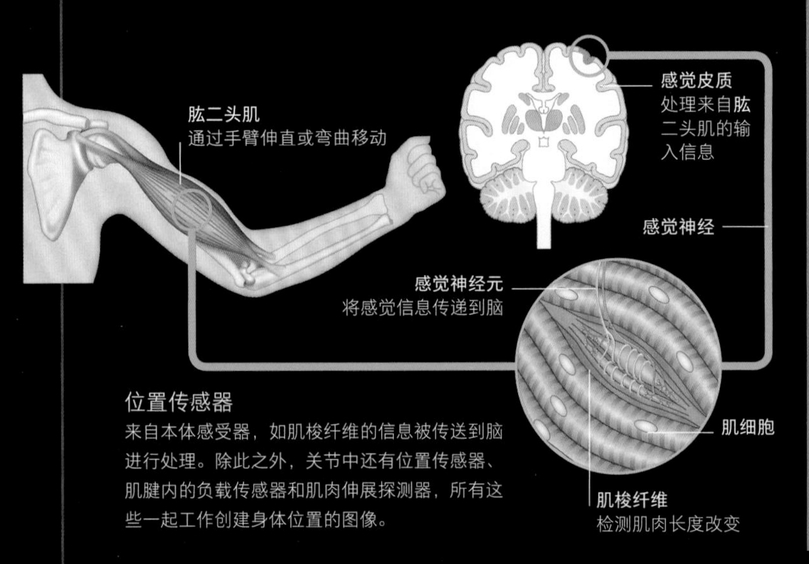

位置传感器
来自本体感受器，如肌梭纤维的信息被传送到脑进行处理。除此之外，关节中还有位置传感器、肌腱内的负载传感器和肌肉伸展探测器，所有这些一起工作创建身体位置的图像。

现场清醒测试

人在酒精或某些药品的作用下，本体感觉会受损。受损的程度可以通过现场清醒测试检测，这种方法被警方在怀疑驾驶人涉嫌酒后驾驶的情况中长期使用。典型的测试包括要求受试者闭上眼睛用示指触碰鼻子，单腿站立30秒，或者让受试者脚跟接脚趾直线走9步。

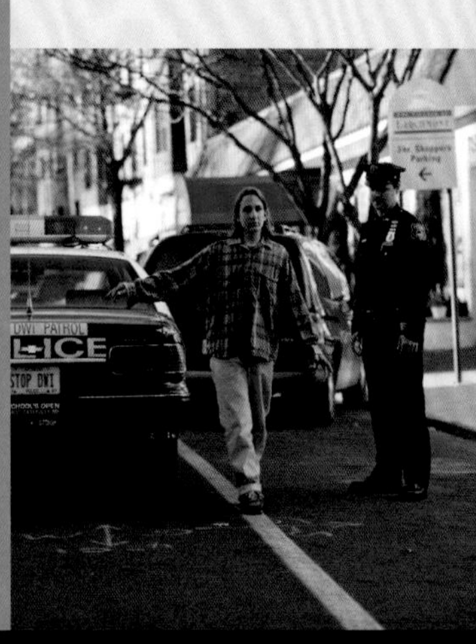

本体感觉的种类

本体感觉信息要么是有意识的，要么是被无意识地处理。例如，保持和调节平衡通常是一个无意识的过程。有意识的本体感觉常常需要某种皮质参与，从而产生决策，这通常以让肌肉执行运动的指令结束。单纯的本体感觉输入意味着很多信息是在无意识中被处理。

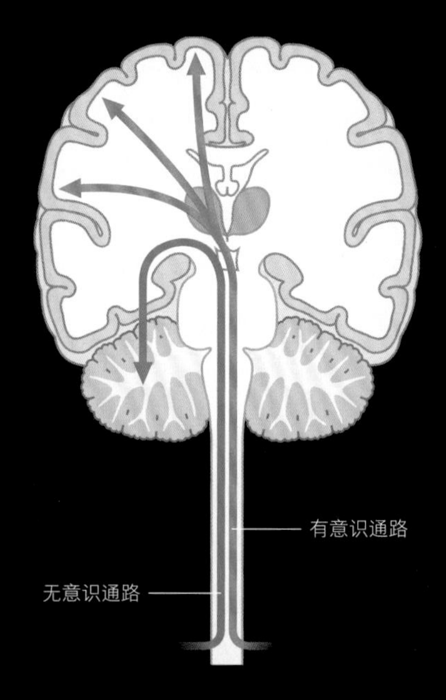

本体感觉通路
有意识的本体感觉信息的传递依赖于背索-内侧丘系通路，该通路通过丘脑终止于皮质的顶叶。无意识的本体感觉信息被传递到脊髓小脑束并最终在小脑内被处理，小脑是脑的一部分，位于颅骨后部，负责运动控制。

幻肢

当身体的一部分被切除或移除后——无论是肢体还是器官，如阑尾，有时在那个区域仍会有感觉，包括痛觉。研究认为，这与感觉皮质的改变相关。具体而言，躯体感觉皮质经历重新划分区域的过程，在这个过程中“死亡”区域被附近的区域“接管”，因此，这些区域的刺激感觉就像“死亡”区域的感觉一样。这种皮质的重组已经被影像学研究证实。

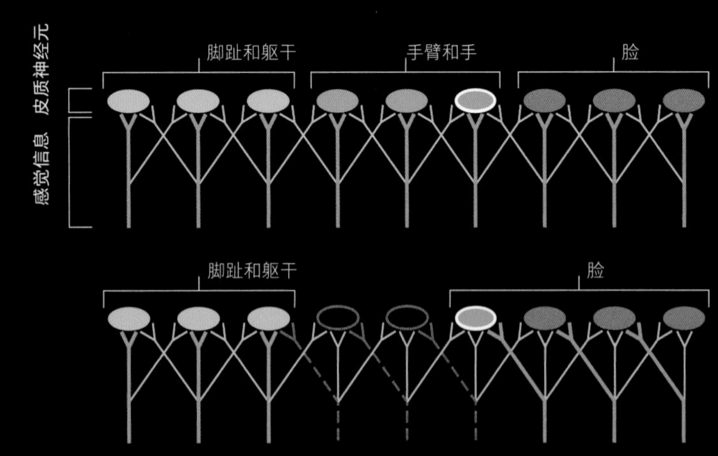

截肢之前
来自手臂和手的感觉信息被传送到感觉皮质的相应区域。身体的其他部分也与特定的邻近皮质区相连接。

截肢之后
虽然被截掉的手臂和手没有感觉输入，但是它们到大脑皮质的通路仍然保留。重新划分感觉区域后，来自身体另一部分的输入接管了这个通路，重新划分感觉区域，这样手臂和手可能会产生感觉。

幻肢痛的治疗

研究表明，幻肢痛与感觉皮质的可塑性有关。试图扭转皮质的重组会减轻患者的痛感。例如，利用患者肌肉发出的信号移动其电子假肢对治疗幻肢痛是有帮助的。脑部扫描显示，这与皮质恢复到原始状态有关，也许是通过替换一些原始输入信息实现的。

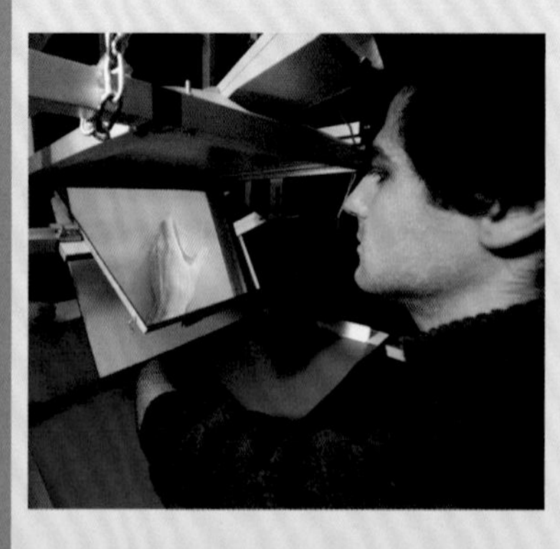

镜像治疗
当患者的另一只手臂以镜像的形式显示并移动时，看起来就像失去的那只手臂在移动一样。不知何故，这种幻觉可以缓解幻肢痛。

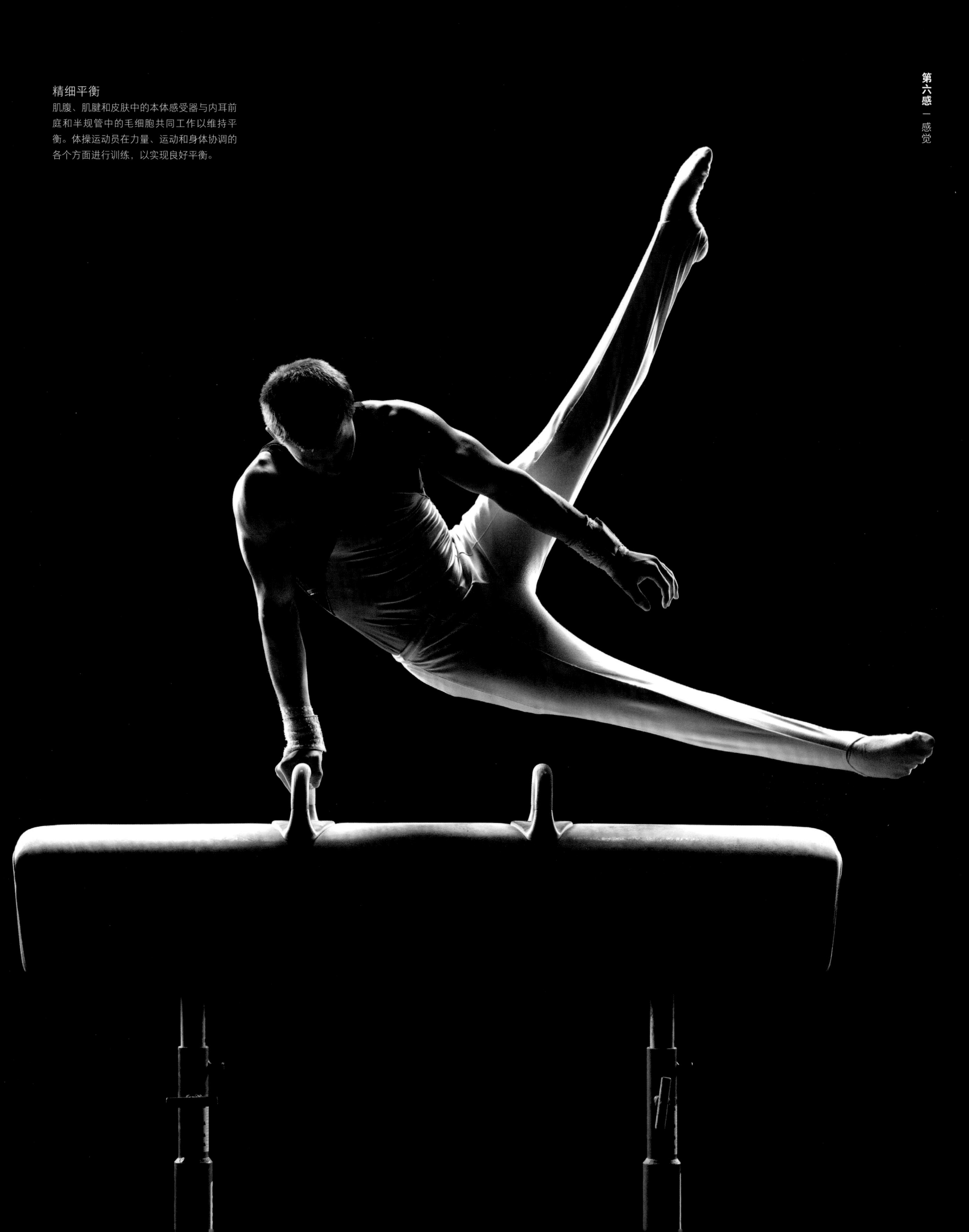

精细平衡

肌腹、肌腱和皮肤中的本体感受器与内耳前庭和半规管中的毛细胞共同工作以维持平衡。体操运动员在力量、运动和身体协调的各个方面进行训练，以实现良好平衡。

痛觉信号

痛觉主要是一种警示信号。它告诉你某个部位受伤了，并迫使你采取行动。痛觉通常在遍布全身的特化神经纤维被刺激后才产生。

痛觉通路

传导痛觉的神经纤维几乎遍布身体的每个部位。当受到损伤刺激后，神经纤维从受刺激的部位向脊髓发送电信号。然后，这些信号交叉穿过脊髓到达脑。这种交叉意味着身体一侧的疼痛激活了对侧的脑。当痛觉信号通过脑干的延髓时，就会触发自主身体反应。信号接着被传递到丘脑，并被分配到脑的多个区域进行处理。

感到疼痛

只有脑处理了表明受伤的信号后，人们才会感觉到疼痛。

5 脑中的痛觉信号

在疼痛被有意识地感受到之前，它必须被分配到大脑皮质的多个脑区，大脑皮质把信号解释为感觉

来自皮质的下行信号

上行信号继续传送到丘脑

脑干

通过中缝核

信号穿过脊髓继续传送到脑

上行信号

脊髓

信号通过延髓

下行信号通过背角进入脊髓

4 下行连接

从脑痛觉记录区下行的神经纤维拦截上行痛觉信号并通过刺激脑干和脊髓中镇痛化学物的释放来调节它们，从而缓解疼痛

3 延髓

当痛觉信号穿过延髓（脑干的一部分）时，它们会触发自主神经系统（见第112~113页）的活动。这会导致血压升高、心率和呼吸频率加快、出汗

1 炎性“汤”

受伤会引发化学物质的释放，如缓激肽和三磷酸腺苷（adenosine triphosphate，ATP），它们能触发神经冲动而引起疼痛。某些化学物质，如由特殊白细胞释放的组胺，也通过使毛细血管肿胀而导致损伤部位产生炎症反应

2 背角

痛觉信号沿着痛觉神经纤维传递到脊髓。多数痛觉神经纤维在脊髓背侧进入神经束，脊髓背侧也称作背角。然后，信号被传送到脊髓对侧，继续传递到脑

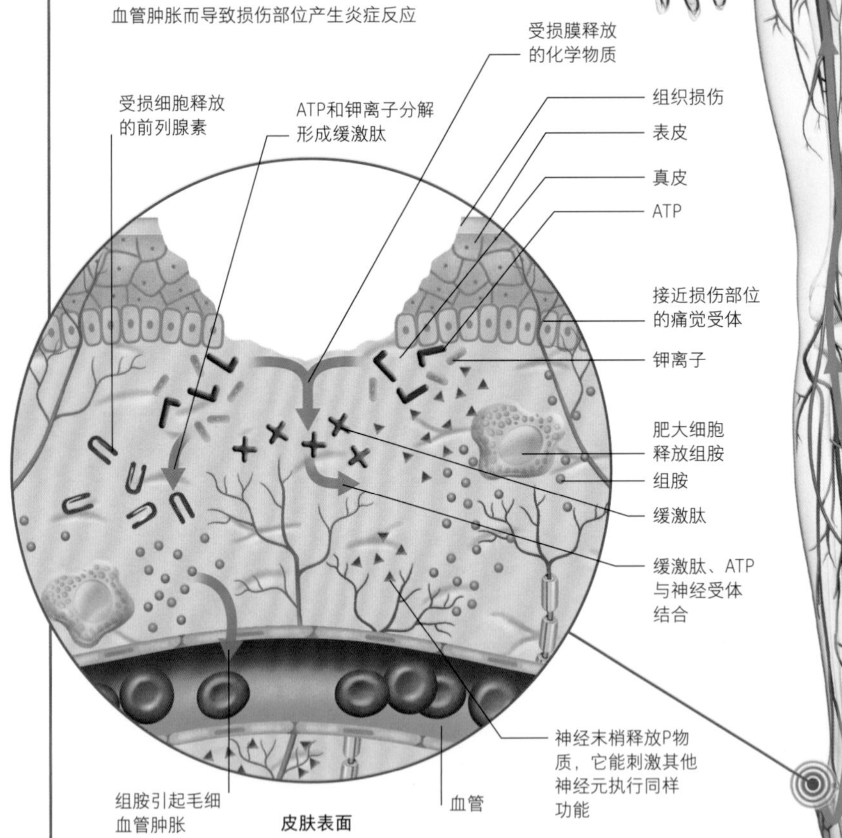

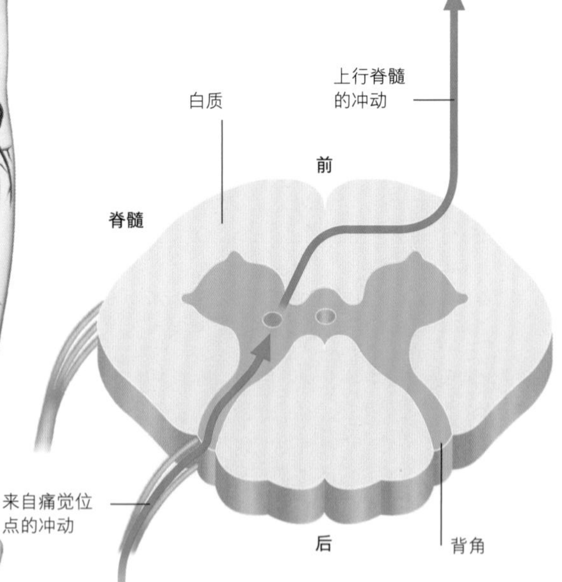

缓解疼痛的化学反应

人体有一个天然阿片（疼痛缓解）系统，其作用方式与阿片类药物，如海洛因和吗啡大致相同。天然阿片类药物包括内啡肽和脑啡肽，在应激和疼痛时由丘脑和垂体产生。这些物质也在感觉到自然“兴奋”的情况下产生，如剧烈运动和性活动。脑及全身的神经末梢上都有能结合阿片类药物的特定受体。阿片类药物会抑制那些神经末梢所传递的痛觉信号，从而减轻疼痛。

阿片受体

左侧这幅PET扫描图显示了正常脑内阿片受体的浓度。红色区表示浓度最高的部位，经过黄色区和绿色区到蓝色区递减，蓝色区表示浓度最低的部位。

疼痛纤维

这里有两种主要类型的神经纤维能检测疼痛：A-delta和C。A-delta纤维纤细，并向脑传递微弱的局部痛觉信号。受损部位会在这些纤维的1毫米之内，因而很容易确定位置。这些神经纤维被一层富含脂肪的髓鞘所包裹，它能帮助信号传递。C纤维没有髓鞘覆盖，C纤维传递的痛觉信号来源很难确定，因为它的神经末梢分布在相对较大的区域。

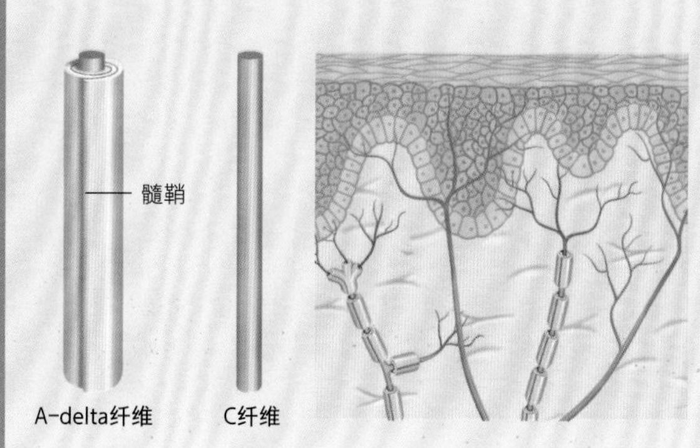

C纤维和A-delta纤维

A-delta纤维多位于皮下组织。C纤维位于所有血管、淋巴管、感觉和运动神经，以及外周自主神经内。

疼痛的种类

当痛觉受体受到热、冷、振动、过度拉伸或损伤细胞释放的化学物质的刺激时就会产生痛觉。特定的神经纤维（A-delta纤维和C纤维）把这些信息传递到脑。然而，某些类型的疼痛以不同的方式被处理和体验，如面神经直接连接到脑神经，而来自心脏等内部器官的疼痛则很难定位。神经系统本身的损伤，如神经受压被称为神经性疼痛。

面部疼痛

刺激三叉神经通常会引起面部疼痛。它常常只影响一侧面部，皮肤或嘴和牙都能感觉到。它的出现和消失无法预测，它的性质被描述为刺痛、撕裂痛、电击样痛和射击痛。面部的疼痛程度从轻微到难以忍受不等。皮肤上经常有“触发点”，且触及会引起剧烈的疼痛痉挛。人们可能连续几周或几个月每天都感到面部疼痛，然后疼痛可能会消失几个月甚至几年。

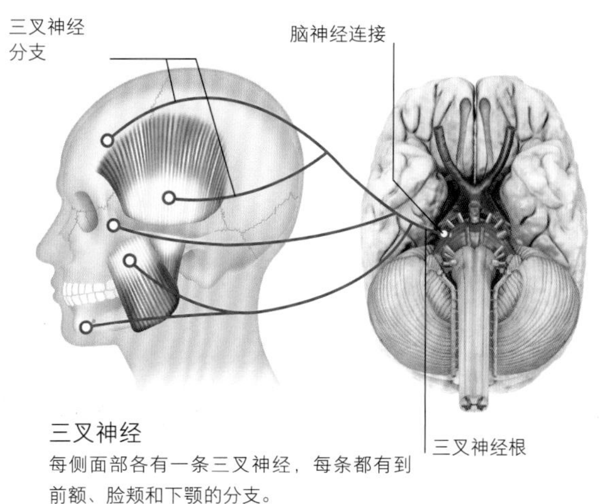

三叉神经

每侧面部各有一条三叉神经，每条都有到前额、脸颊和下颚的分支。

牵涉性疼痛

当来自高敏感输入区（如皮肤）和低敏感输入区（如内脏）的神经纤维在同一个位置进入脊髓时，牵涉性疼痛就会产生。脑预期从高敏感输入区接收数据，所以它会误解疼痛的位置。

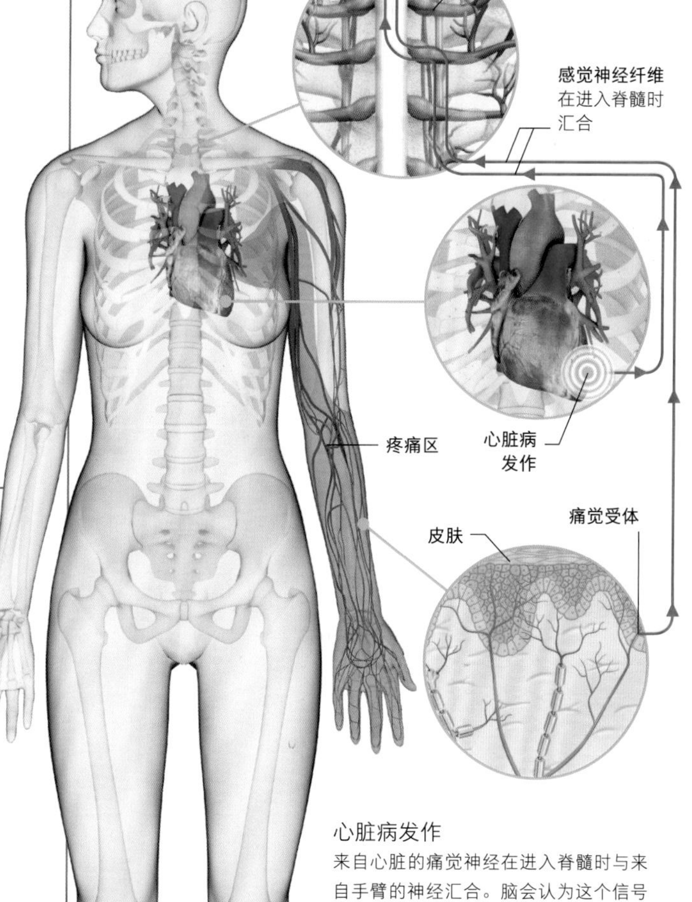

心脏病发作

来自心脏的痛觉神经在进入脊髓时与来自手臂的神经汇合。脑会认为这个信号来自手臂而不是心脏。

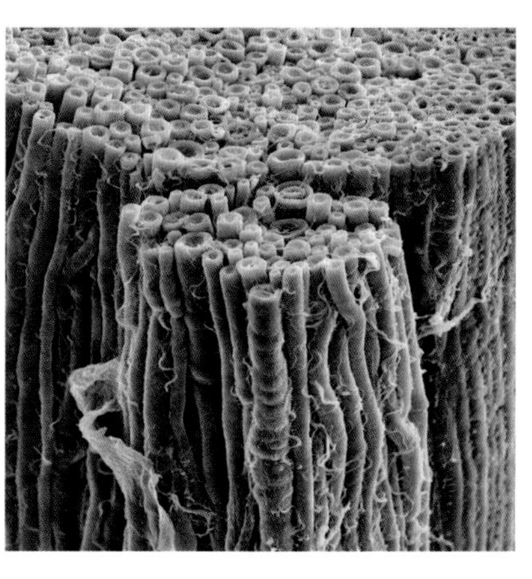

神经性疼痛

由神经系统本身损伤或功能异常而不是创伤引起的疼痛被称作神经性疼痛。痛觉传导神经可能被切断或者受到频繁的刺激，使它形成了向脑发送痛觉信号的“习惯”。皮质中负责疼痛的神经元会变得敏感，即使没有外部原因，它们也会产生疼痛体验。

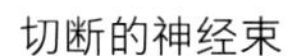

切断的神经束

左侧这张彩色电子显微照片显示了一束被切断的神经。它们可能继续向脑发送痛觉信号，即使其不再受到损害。

体验疼痛

疼痛的感觉实际上不是由损伤本身引起的。为了体验疼痛，必须赋予它意识。这需要与情绪、注意力和评估重要性相关的脑区的活动。这种活动能在没有诱因的情况下产生疼痛体验。

痛觉通路

痛觉信号被传送到几个皮质区，它们在那里激活调控身体状态的神经元。其中两个皮质区是躯体感觉皮质和岛皮质，躯体感觉皮质使脑感知疼痛来自身体的哪个部分，岛皮质是将颞叶与额叶分隔开的深部褶皱。另一个与疼痛体验相关的皮质是前扣带回皮质（anterior of the cingulate cortex, ACC），它位于两侧半球之间的沟槽内。ACC似乎特别关注疼痛的情感意义，并决定该损伤应该引起多少关注。

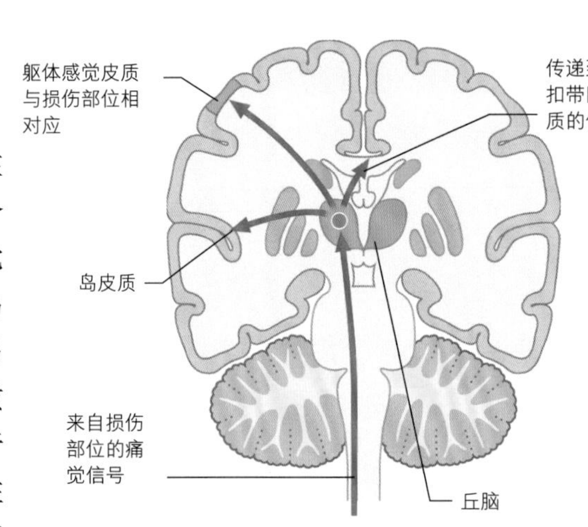

痛觉通路

来自身体的痛觉信号通过脊髓上行到脑，然后通过脑干到达丘脑。此后，它们被分配到多个皮质区进行处理。

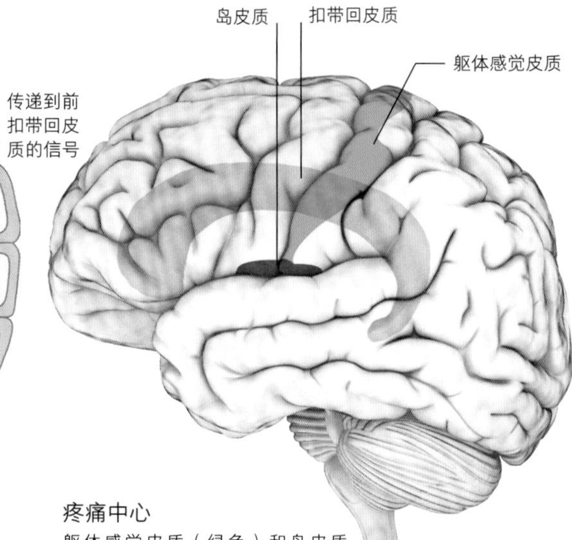

疼痛中心

躯体感觉皮质（绿色）和岛皮质（红色）负责确定疼痛刺激的确切位置。

全脑事物

疼痛对我们的生存非常重要，它几乎涉及脑的每一部分。上述所说的3个主要的疼痛区记录并评估痛觉信号，并确定其来源，但是其他区域也发挥作用。辅助运动皮质（supplementary motor cortex, SMC）和运动皮质可能计划和执行某个运动以逃避疼痛刺激。部分顶皮质可能把注意力转移到威胁上，额皮质的几个部分可能参与判断疼痛的重要性，以及如何应对疼痛。

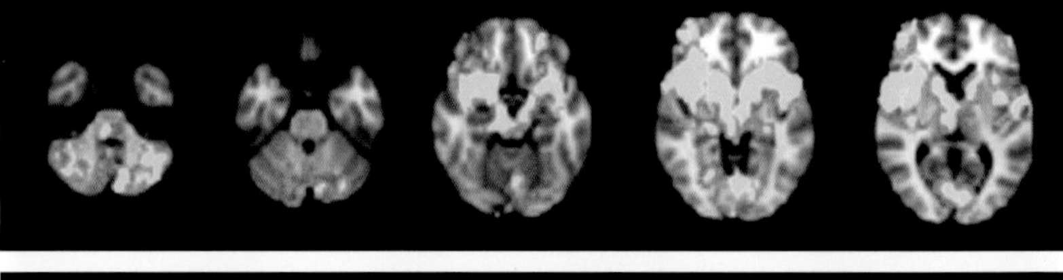
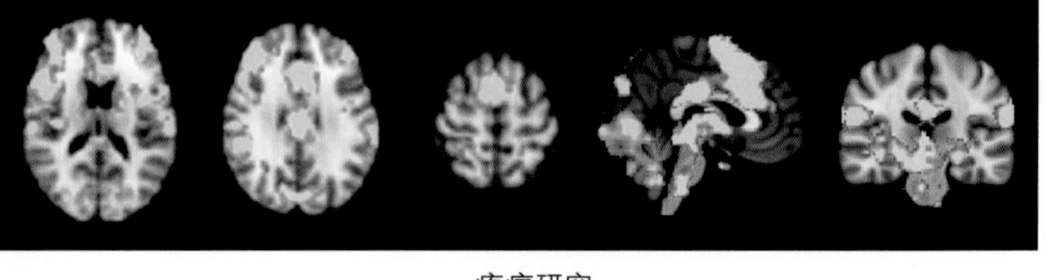

疼痛研究

上面这张fMRI扫描图显示一个健康人在手臂受到疼痛刺激时其脑的多个切面。黄色区域显示了响应刺激的神经活动区域，表明疼痛对脑的影响是多么广泛。

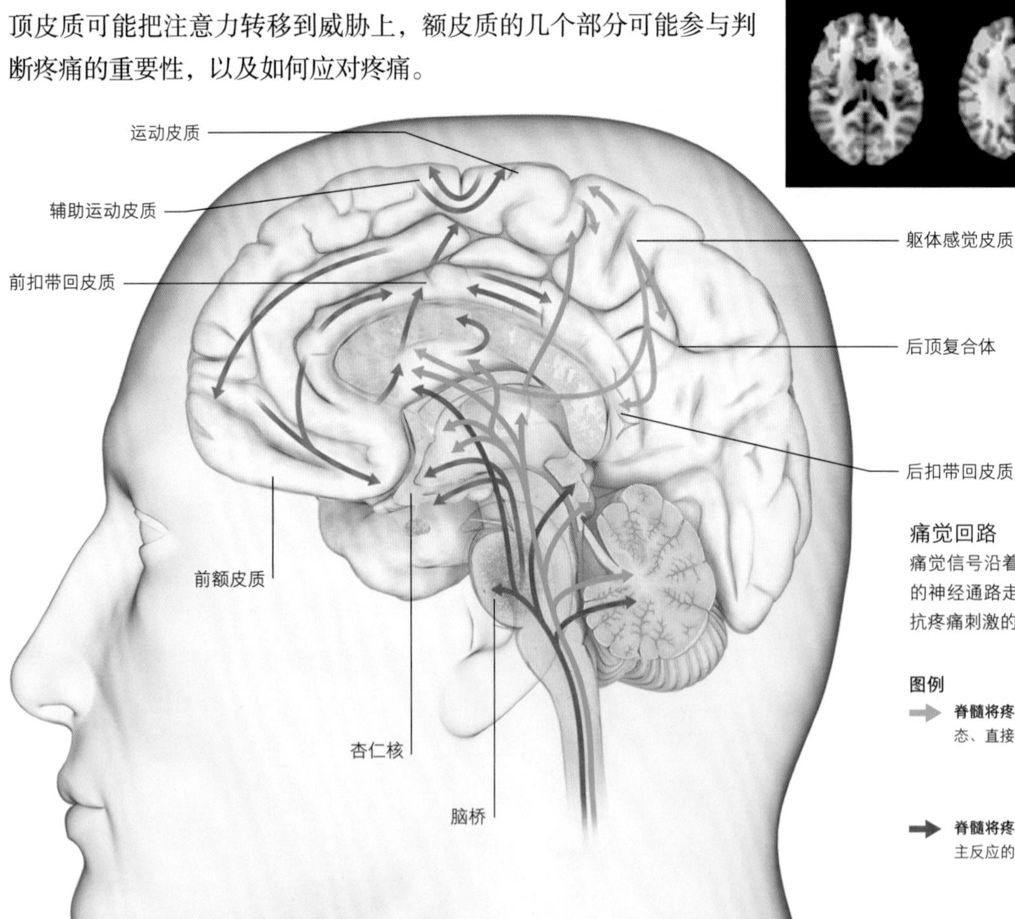

痛觉回路

痛觉信号沿着很多不同的神经回路走行到达靶点，一些沿着身体某些部位上行的神经通路走行，而其他的则源自脑神经核，如下丘脑的核团，这些核团与对抗疼痛刺激的效果有关。

图例

- 脊髓将疼痛信号传递到监控身体状态、直接注意和优先反应的区域。
- 通过皮质和边缘区参与疼痛评估和监控的回路。
- 脊髓将疼痛信号传递到参与疼痛自主反应的区域，如觉醒和运动。
- 通过皮质和边缘区影响疼痛（包括强度、情绪和疼痛记忆）的回路。

痛苦的脑

高级脑区的部分作用是减轻疼痛。从脑下行到身体的神经信号会中断从损伤部位上行到脑之前的痛觉信号。这会减少到达脑的痛觉信号，从而减轻疼痛的感觉。一个人的思想、期望和情绪都会对其疼痛的程度产生深远的影响。人们可以通过转移注意力或想象自己没有感到疼痛而有意识地影响痛觉。一种强烈想象的体验会产生几乎与真实体验相同的脑活动，因此，即使体内的疼痛纤维受到刺激时，也可以实现想象中的身体舒适状态。

安慰剂与反安慰剂

疼痛可能由于我们看待它的方式而加重或减轻。例如，相信通过手术干预或药物可以减轻疼痛，这被称作安慰剂效应，这种效应有助于缓解疼痛。认为疼痛是难以治愈的或严重的情况则可起到相反的作用，这被称为反安慰剂效应。

冻结疼痛

扣带回皮质是脑的一个区域，它在一定程度上决定了人们对疼痛刺激的重视程度。人们可以通过学习将注意力从疼痛刺激转移开，减弱扣带回皮质的活动，从而产生一种镇痛效应。研究发现，将虚拟现实作为关注点有助于分散人们对疼痛的注意力。

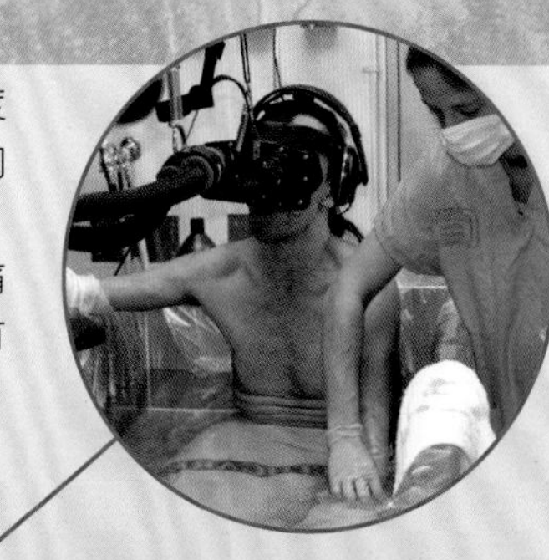

分散注意力
研究发现，当烧伤患者沉浸在凉爽的虚拟环境中时，疼痛会得到缓解，这可能是由于这种环境分散了人们对疼痛的注意力。

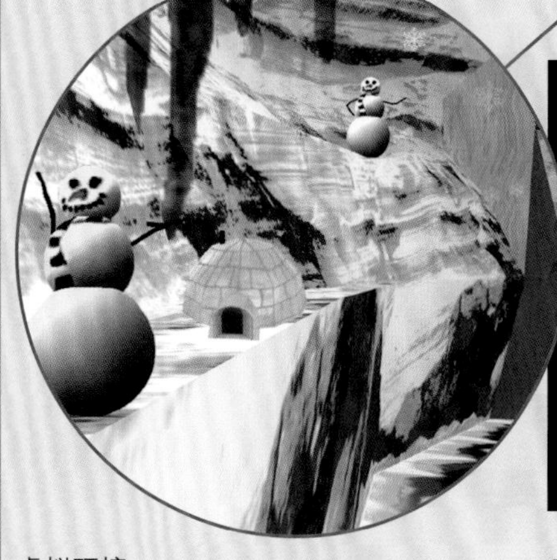

虚拟环境
处于虚拟环境非常有助于分散人们的注意力，使脑可以用来处理痛觉信号的注意力减少。

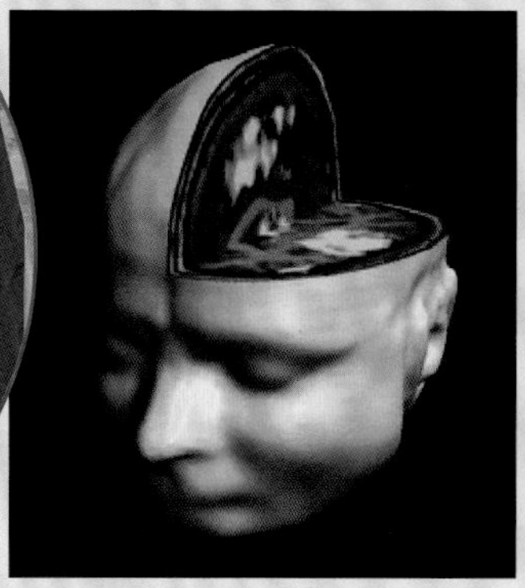

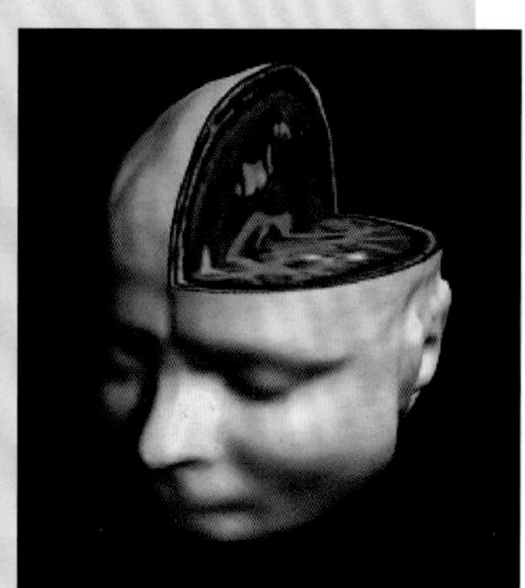

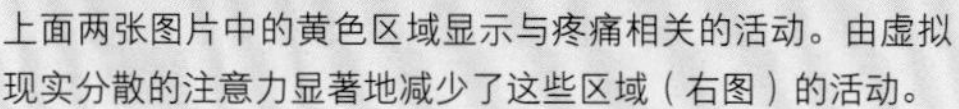

没有虚拟现实　　运用虚拟现实

疼痛相关的脑活动
上面两张图片中的黄色区域显示与疼痛相关的活动。由虚拟现实分散的注意力显著地减少了这些区域（右图）的活动。

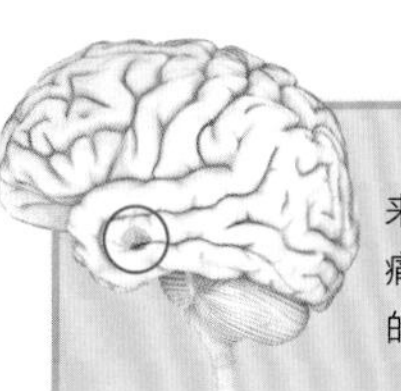

来自杏仁核的**焦虑**信号——以与痛觉相关或其他与疼痛经历相关的方式激发脑活动。

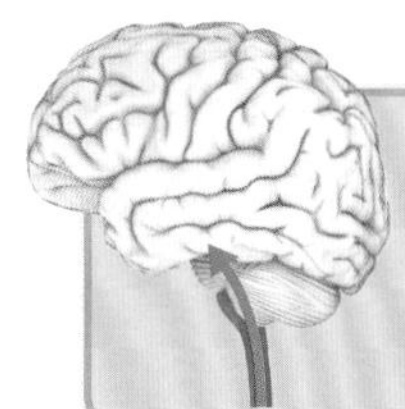

痛觉刺激通过脊髓到达脑，导致焦虑水平增高。

疼痛

反安慰剂效应
焦虑加上来自身体的痛觉输入会产生一种与疼痛相关的体验，它比任何一种因素单独出现时都要强烈。因此，焦虑是个反安慰剂效应的例子，由于负面想法、信念或期待的效果使得疼痛加剧。

安慰剂效应
认为药物或医学处理等干预措施会减轻疼痛的信念本身能够减轻疼痛体验。这是因为体验是主观的，所以，如果你认为你没有感觉到疼痛，你就感觉不到。信念变成事实的过程被称作安慰剂效应。

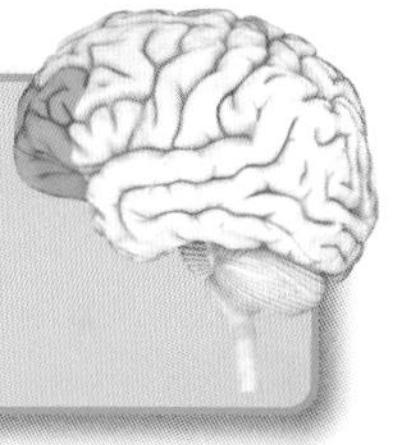

来自大脑前额皮质的**下行信号**能阻断传入的痛觉信号。这个可以是无意识的或有意识的控制。

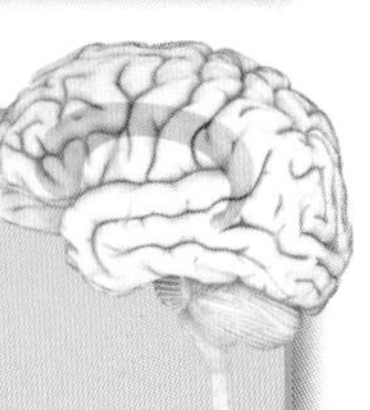

前扣带回皮质能使注意力从疼痛上转移开。故意将注意力从疼痛上转移开会减少前扣带回皮质的活动。

疼痛与脑

虽然脑负责疼痛体验，但它本身并不能感受疼痛，因为它没有痛觉受体。这在脑外科手术中非常有用，因为它允许外科医生在患者有意识的状态下做手术。当脑的不同区域受到刺激时，患者能够说出他们的感受，从而帮助外科医生识别有重要功能的脑区。通过这种方式，外科医生可以在不损害重要且健康的脑组织的情况下切除脑瘤。

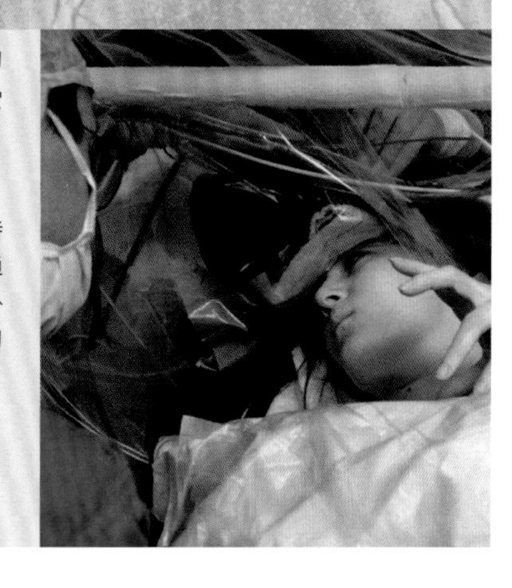

脑手术
在脑手术期间保持清醒的患者可以通过回答问题告诉外科医生何时手术刀靠近关键区域。

没有疼痛的生命

只有极少数人——大约1.25亿人里有1个生来就不能感受到疼痛。这种情况是由一种叫作先天性痛觉缺失的遗传疾病引起，它是因为体内缺乏对痛觉敏感的神经末梢。一些患这种病的人能感受到触摸或触压，这依赖于其他类型的神经。尽管感觉不到任何疼痛的想法起初听起来可能相当可取，但是这个效应是灾难性的。疼痛通常警告人们正处于危险之中，并迫使人们采取行动保护自己。没有疼痛感觉，身体的危险可能会被忽视，从而导致致命的伤害。

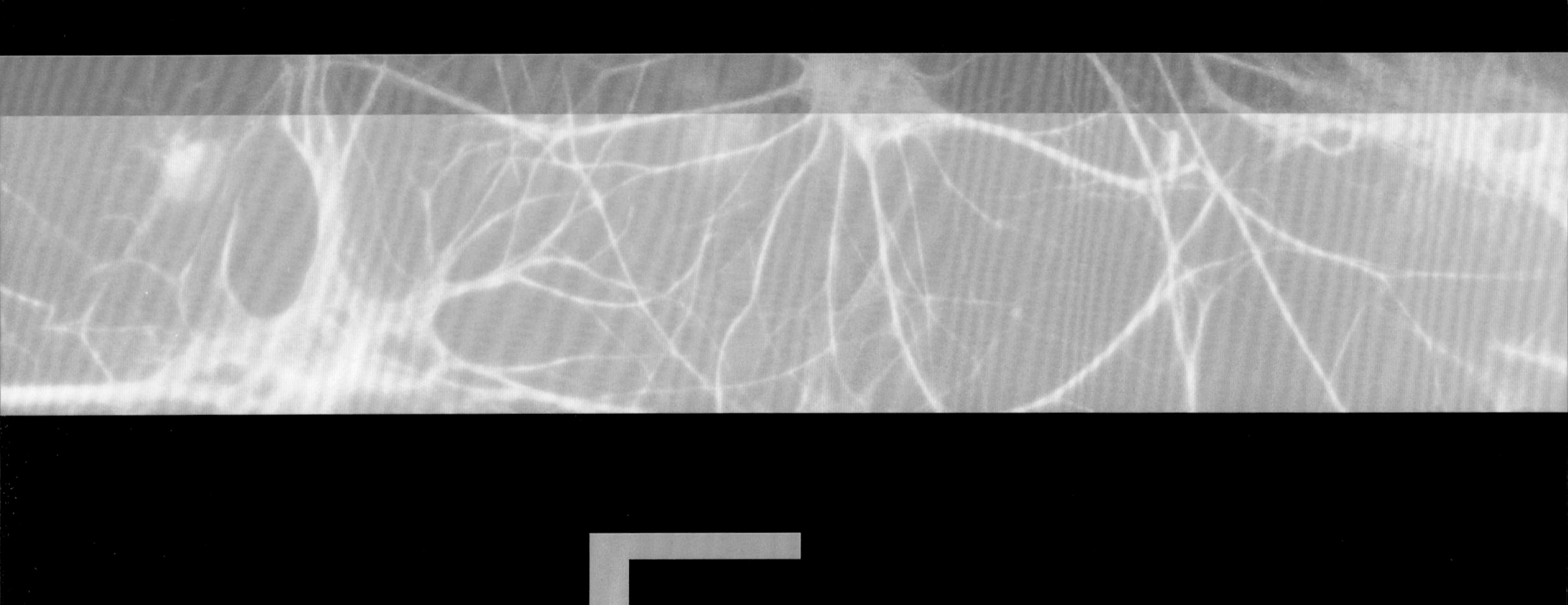

脑与身体其他部分一直保持联系，甚至控制身体最基本的生理过程。它启动了许多我们没有意识到的运动，如加快或减慢我们的呼吸频率。其他一些运动被视为反射运动，根本没有任何信号到达脑。这种无意识运动使有意识的脑可以自由地将注意力转移到其他事情上，包括需要高度集中注意力和仔细计划的运动。

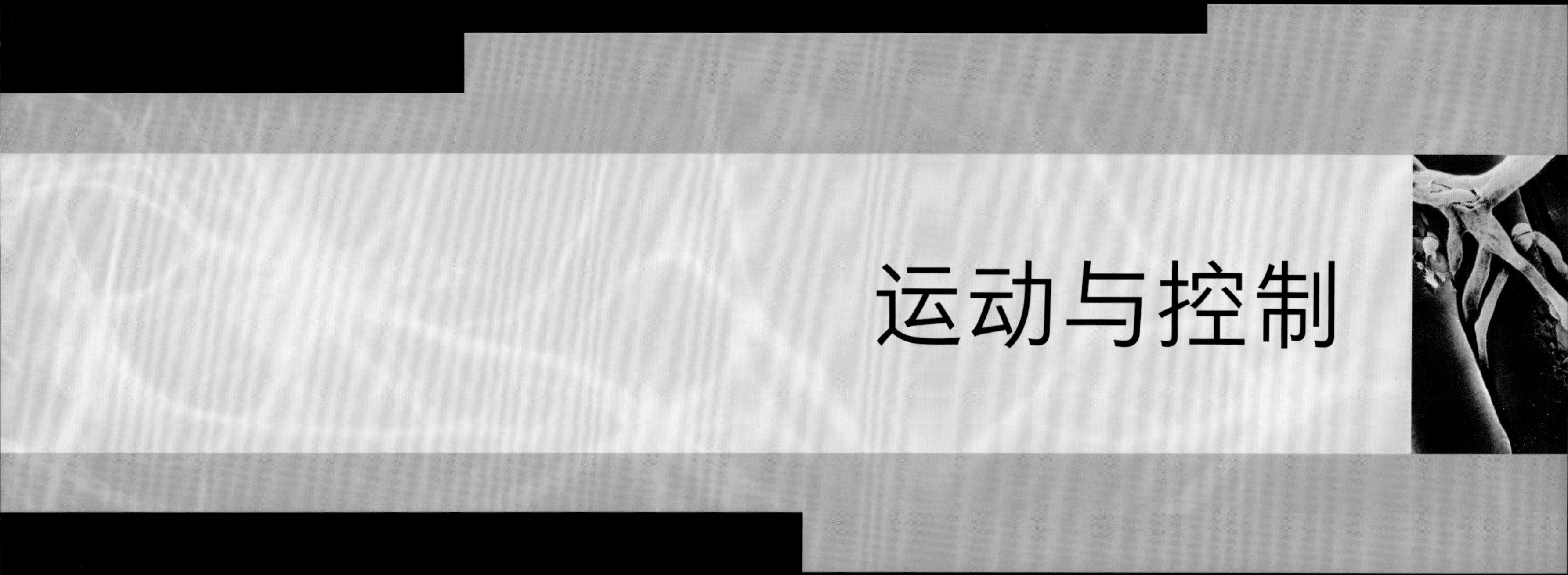

运动与控制

调节

身体的基本功能被严格控制以维持稳定的内环境。下丘脑和脑干与一种叫作激素的化学信使一起工作以维持身体正常运行，但大多数情况下我们都没有意识到。

网状结构

网状结构位于脑干，由一系列的长神经通路构成，这些神经通路调节感觉信息并将信息向大脑皮质传递。它也在调节自主神经系统（ANS）中起重要作用，ANS负责维持内环境的稳定。网状结构包含控制各种功能，如控制心率和呼吸频率的神经中枢。它也参与调节其他基本功能，如消化、流涎、排汗、排尿和性唤起。网状结构和它的连接构成网状激活系统（reticular activating system, RAS），这是一种使脑保持警觉和清醒的唤起机制。

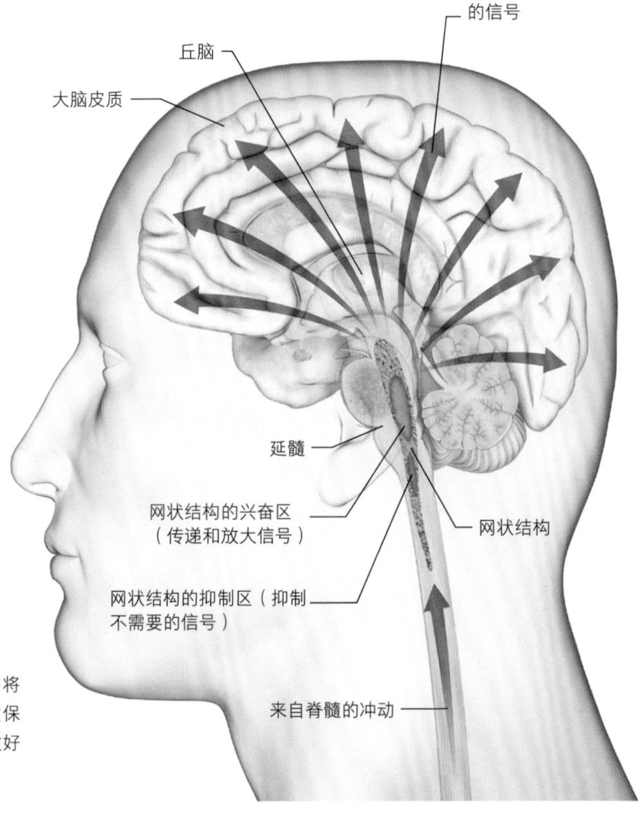

RAS
RAS接收传入感觉信息并将信息传递到皮质，使皮质保持警觉，并为环境变化做好准备。

全身麻醉剂

现代医学的基石——全身麻醉剂可使外科医生进行以前不可行的手术。然而，麻醉剂是如何以可控和可逆的方式引起意识丧失的机制目前尚不完全清楚。乙醚、氯仿和氟烷作用于网状激活系统中的神经元，抑制警觉和意识，也作用于海马神经元，暂时失去记忆。这些物质还通过阻断感觉信息从身体传递到脑以影响丘脑神经核。麻醉剂对脑的作用产生了一种深度遗忘的体验。

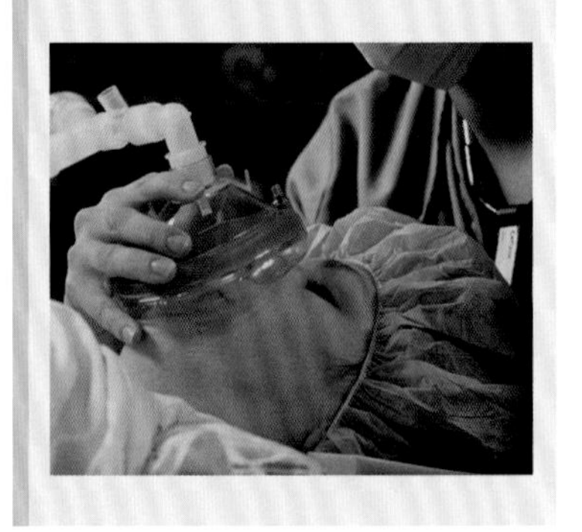

心率的调节

心率由ANS的激素作用调节，而ANS由网状结构调节。ANS的交感神经分支可使心率加快，而它的副交感神经分支则使心率减慢。脑干内的延髓包含一个构成心脏调节中心的神经元中枢，它对来自ANS的信息做出反应，并发送信号到心脏的窦房结和房室结。这些信号根据人体对氧的需要来设定心跳。

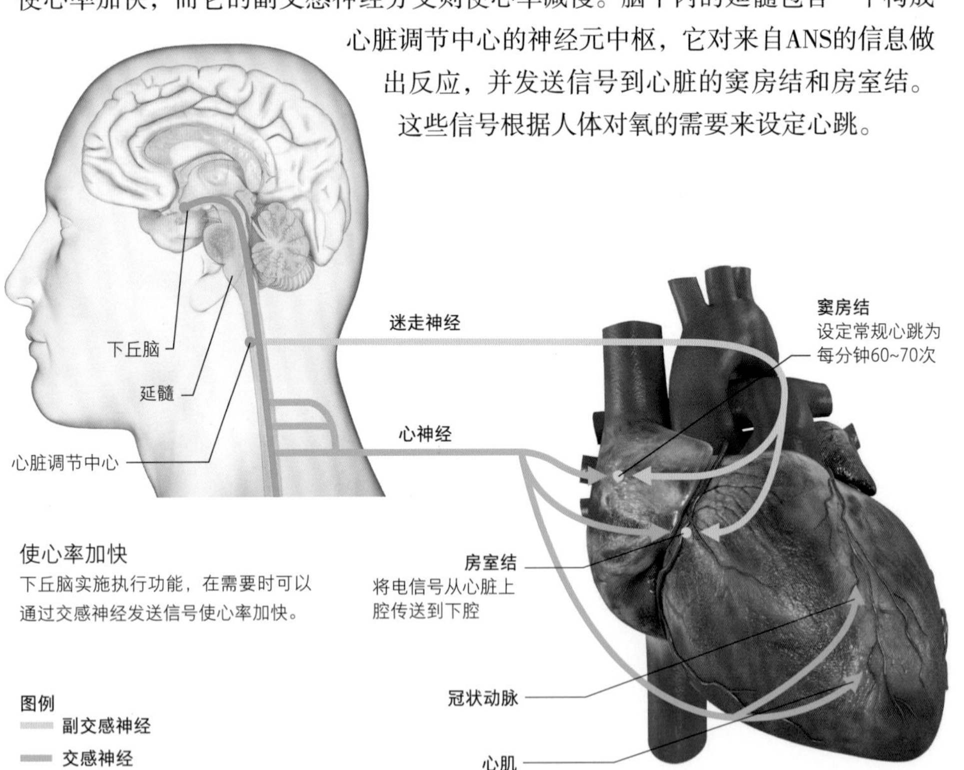

使心率加快
下丘脑实施执行功能，在需要时可以通过交感神经发送信号使心率加快。

呼吸的调节

呼吸频率是由网状结构中的叫作背侧、腹侧呼吸群的神经元集合调节。这些神经元感应血液中的氧气和二氧化碳的水平，并相应地调节呼吸频率以维持氧气和二氧化碳的水平恒定。基本的呼吸频率也由脑桥呼吸中心发出的电冲动调节（对增加的活动或新陈代谢产生反应）。

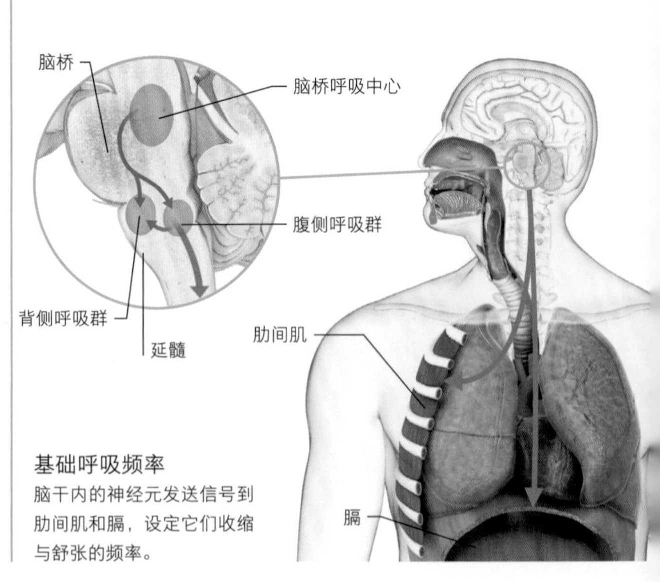

基础呼吸频率
脑干内的神经元发送信号到肋间肌和膈，设定它们收缩与舒张的频率。

下丘脑的功能

下丘脑含有很多称作神经核的微小的神经元簇，它们执行特殊功能，包括控制体温、进食和饮水行为、水分平衡、激素水平以及睡眠–清醒周期。此外，下丘脑被认为是边缘系统的主要协调中心，与垂体和自主神经系统有广泛的联系。通过这些联系，它对身体状况产生重要反应，引发诸如饥饿、愤怒和恐惧之类的感觉。下丘脑的功能对生命至关重要，因此即使微小的损伤都会对行为和生存产生巨大影响。

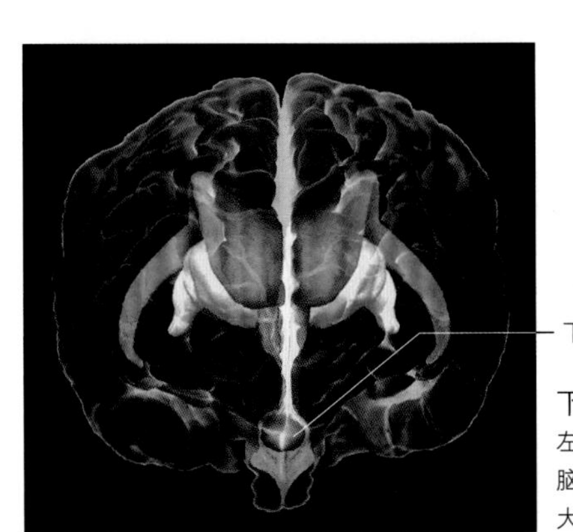

下丘脑
左图显示了下丘脑的位置。它位于丘脑下方和脑干附近，大约有一块方糖大小。

下丘脑的位置

视前内侧核 调节性激素的产生

视交叉上核 帮助调节生物钟和昼夜节律，与垂体有广泛的联系

垂体

前核 这个区的神经元负责温度控制和处理来自身体热感受器的输入信息

下丘脑外侧区 参与进食行为。此处损伤会导致厌食症

后核 根据来自冷感受器的输入信息调节体温

腹内侧核 参与进食。此处损伤会导致过度饮食与肥胖

下丘脑核团
下丘脑内的神经元簇（神经核）在控制特定反应及调节身体的系统方面有特殊的作用。它们的全部功能尚不完全清楚，但是一些功能已被识别并限定到特定区域。

身体的恒温器

皮肤中有很多温度感受器，它们能将周围温度的信息传到下丘脑。总共有6种感受器，每种都对特定的温度区间有反应。一些感受器对热敏感，另外一些对冷敏感，但是没有感受器对两者都敏感。来自这些感受器的信息通过脊髓传递到下丘脑，在这里特殊的神经核接收信息并引发各种反应，将体温控制在37℃左右。一些体温调节反应是自主的，是由大脑皮质的有意识活动引起的，而其他的是非自主的，由自主神经系统触发。

身体对冷的反应
当下丘脑检测到皮肤温度下降时会产生能量并采取保存能量的措施。

温度下降

刺激皮肤中的冷感受器

冷却流到皮肤的血液

大脑皮质

下丘脑恒温器

自主反应——温度下降激活一系列的行为反应

寒战——下丘脑激活脑干运动中心而引发骨骼肌非自主收缩，产生能量

自主神经系统的激活——ANS的交感神经分支引发4种不同的非自主反应

蜷缩

运动

吃东西

添衣服

找到热源

代谢率增加——这也增加了身体能量的产生

肾上腺髓质分泌肾上腺素——增加肌肉的葡萄糖和氧气的供应，并刺激能量产生

棕色脂肪的氧化——棕色脂肪是一种特殊组织，主要存在于婴儿和某些动物身上。这种脂肪含有很多产生能量的细胞，它们靠燃烧产热

血管收缩——减少血流，增加血压，这意味着身体保存更多的能量。到达皮肤表面的血液减少导致皮肤苍白

立毛（也叫鸡皮疙瘩）——毛发基底部的微小肌肉称作立毛肌，立毛肌收缩使毛发竖起，这样就提供一个隔热层

神经内分泌系统

通过激素的作用，脑维持着身体稳定的内环境，称作稳态。脑神经控制中心影响身体的腺体产生和释放需要的激素，以维持这种重要的平衡。

激素合成与控制

腺体是对体内失衡做出反应的器官，其作用是调节体内活动，如对营养的吸收及对食物和水的摄入等，其作用机制是增加或减少激素的分泌。激素由腺体分泌后迁移到靶器官，与细胞表面的特定受体结合。激素与受体的结合可触发一种恢复稳态的生理改变。下丘脑是神经系统和内分泌系统之间的关键连接，它释放激素，继而刺激垂体停止或开始分泌激素。

垂体释放的激素	
促黑细胞激素	刺激黑色素的分泌和释放，是皮肤和毛发颜色的决定因素
促肾上腺皮质激素	刺激肾上腺产生控制应激反应的类固醇激素
促甲状腺激素	促进甲状腺活动，控制代谢
生长激素	作用于整个身体，但对儿童的生长发育尤其重要
黄体生成素和卵泡刺激素	刺激雄性和雌性的性腺，分泌激素
催乳素	刺激乳腺分泌乳汁
催产素	在分娩时引起宫缩，也刺激乳腺分泌乳汁
抗利尿激素	通过肾脏中的微过滤器控制从血液中排出的水分

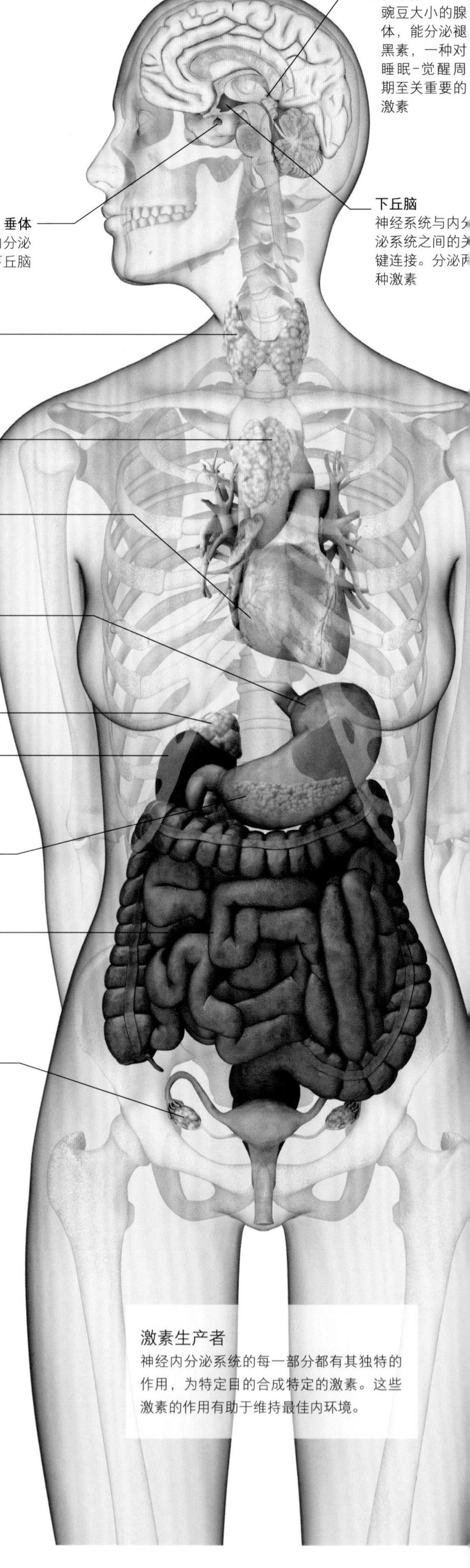

激素生产者
神经内分泌系统的每一部分都有其独特的作用，为特定目的合成特定的激素。这些激素的作用有助于维持最佳内环境。

反馈机制

身体内的失衡是通过反馈机制或环路来检测和矫正的。血液内的激素水平被评估后，信息被传送到负责分泌该激素的控制单元——通常是下丘脑-垂体单元。如果激素水平高，控制单元通过减少激素的分泌达到平衡；如果激素水平低，控制单元则增加激素的分泌。反馈机制也被用来触发罕见的稳态功能，像分娩时的宫缩。

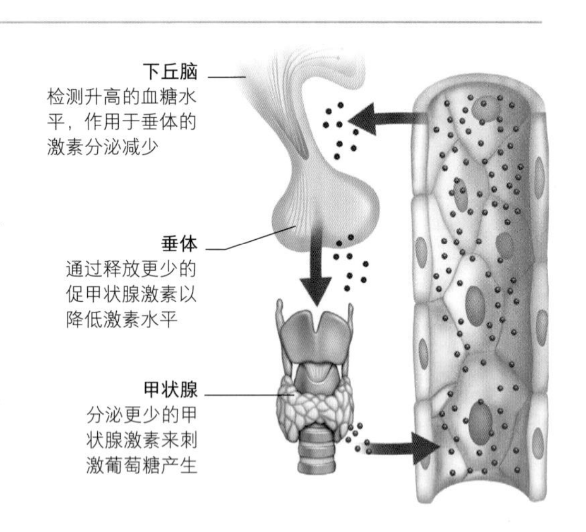

负反馈
血糖水平升高后，下丘脑会触发一个减少激素分泌的连锁反应，导致血糖水平下降，并恢复平衡。

饥饿

人体通过使用激素刺激产生饥饿或饱腹感，从而将体重维持在一个固定的水平。为了刺激食欲，胃会分泌胃饥饿素，而脂肪组织减少瘦素和胰岛素的分泌。这些改变信号传递特定神经元（在下文中指B型神经元），刺激产生更多的神经肽Y（neuropeptide Y，NPY）和刺鼠相关肽（agouti-related peptide, AgRP），从而促进进食。这些肽的产生也导致其他神经元（在下文中指A型神经元）抑制黑皮素的分泌，而黑皮素通常抑制食欲。这些信号被传递到下丘脑外侧核（通过其他神经元），产生饥饿感。为了抑制食欲，身体的脂肪组织会增加瘦素和胰岛素的分泌。这些激素向B型神经元发送信号，抑制NPY和AgRP的产生。同时，增加的瘦素和胰岛素刺激A型神经元产生黑皮素。这些信号到达下丘脑腹内侧核产生饱腹感。

下丘脑外侧核产生饥饿感

神经元传递刺激

A型神经元抑制黑皮素的分泌

B型神经元刺激NPY和AgRP的产生

增加**胃饥饿素**的分泌

减少**瘦素**与**胰岛素**的分泌

胃

脂肪组织

图例
抑制
刺激

饥饿感
饥饿感是由脂肪组织和胃部的连锁反应引起的，前者减少了瘦素和胰岛素的分泌，后者增加了胃饥饿素的分泌。

糖上瘾

脑会释放阿片肽，产生愉悦感，这是对执行个人和物种生存所必需的功能的“奖励”，如进食或生殖。富含糖的饮食会产生更高的“奖励”信号，以至于吃的糖越多，就越想吃。这会超越自我控制机制，并导致成瘾。

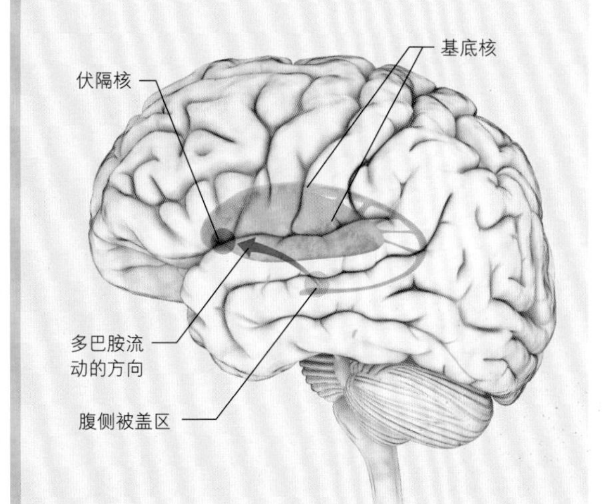

奖赏系统
中脑的腹侧被盖区处理关于如何满足各种需求的信息，并通过神经递质多巴胺将这些信息传递到基底核的伏隔核。多巴胺的含量越多，愉悦感就越强，这种行为在将来重复的可能性更大。

渴

当身体的水含量降低时，盐浓度升高，血容量降低。心血管系统中的压力受体和下丘脑中的盐浓度敏感细胞会检测到这些改变。作为回应，垂体释放抗利尿激素（antidiuretic hormone，ADH），其作用于肾脏，保留水分，产生的尿液减少。肾脏分泌肾素进入血液，经过连锁反应，形成血管紧张素Ⅱ。血管紧张素Ⅱ会被与下丘脑相连的穹窿下器检测到，它可激活更多产生 ADH 的细胞，并产生口渴的感觉，引起饮水行为。

水不足

血容量降低，**盐浓度**升高

下丘脑

检测到这些改变，并使垂体释放ADH

激活ADH产生细胞
下丘脑外侧区产生口渴的感觉

肾脏保留水分，并分泌肾素进入血液。通过连锁反应，形成血管紧张素Ⅱ

穹窿下器（有细胞投射到下丘脑）检测血管紧张素Ⅱ，并刺激下丘脑外侧区

饮水

水平衡

水不足
脱水导致的血容量降低和盐浓度升高会对身体产生不利影响。神经内分泌系统迅速做出反应，产生一系列连锁反应，刺激产生口渴的感觉，以恢复体内的水平衡。

睡眠-觉醒周期

下丘脑的视交叉上核（suprachiasmatic nucleus，SCN）在睡眠-觉醒周期中有重要作用。视网膜感受光强度，然后将信息传送到SCN，SCN再将信息发送到松果体。这触发了褪黑素的释放，这种激素会告诉身体什么时候该睡觉。此时，脑的警觉性下降，开始变得疲倦。当褪黑素的水平随着光线增加而下降时，周期的觉醒部分就开始了。

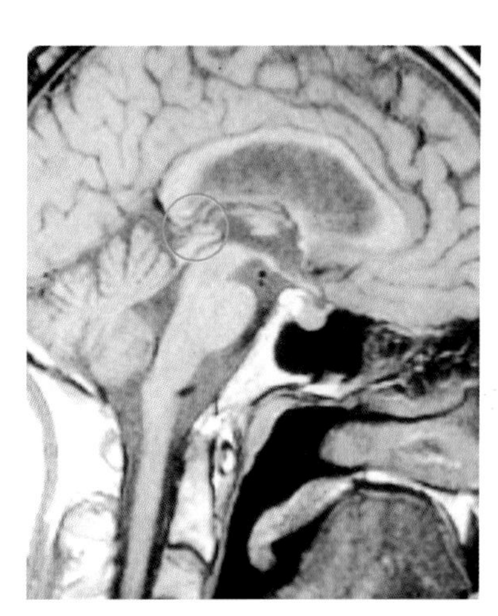

松果体
上面这张脑侧面MRI扫描图上的圆圈就是松果体所在之处，它是一个豌豆大小的位于丘脑下方的腺体。它负责褪黑素的分泌。

褪黑素
光线下降会触发褪黑素的分泌，它在外部环境中与脑的睡眠-觉醒周期之间建立联系。

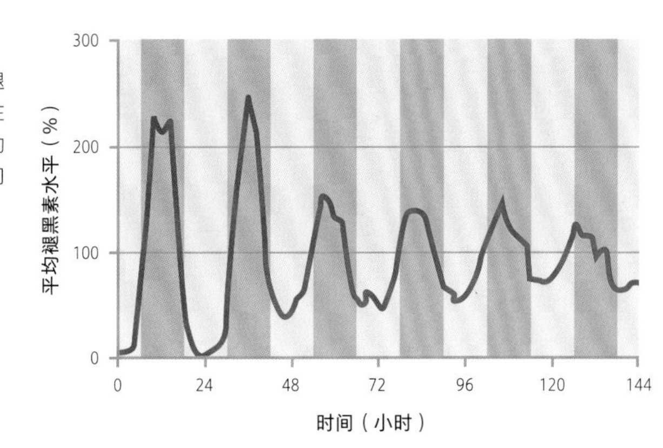

图例
夜晚
白天
褪黑素水平

计划一个运动

复杂运动可能出于有意识的计划，也可能是无意识产生的。所有有计划的运动都需要脑的参与，尽管有意识的运动与无意识的运动涉及不同的脑区。我们越擅长某项运动，就越不需要有意识的计划。

有意识与无意识的运动

我们的很多运动都是有意识的，如想捡起一件东西，然后真的捡起它。然而，很多运动是在我们无意识的情况下发生的，如眨眼。一些无意识运动可能直接被环境刺激触发，如看见食物可能引起伸手拿的动作。一个复杂运动是有意识的还是无意识地在很大程度上取决于个人的技能水平。当一个运动变得越来越熟悉时，它可以变成“自动的”。然而，如果个体将注意力转向这些运动，这些运动也可能在有意识的情况下被执行。

复杂运动
即使复杂的运动，如同时玩杂耍和骑单轮脚踏车，也可以在无意识状态下完成。

熟练的驾驶员 熟悉的路线	熟练的驾驶员 不熟悉的路线	学员驾驶员
寻找转弯处	寻找转弯处	寻找转弯处
检查后视镜	检查后视镜	检查后视镜
挂挡	挂挡	挂挡
转弯	转弯	转弯

技能与熟悉度
左侧表格显示一个熟练的驾驶员在一条熟悉的路线上无意识转弯时所执行的全部分解动作，而一个初学者会意识到所有的动作。在陌生路线上，熟练的驾驶员只会有意识地寻找转弯处。

图例
有意识的 无意识的

反射动作

反射动作是脊髓的程序化运动动作，脑不参与，而且这些动作不被意识控制。大多数反射动作通过产生快速反应以逃离潜在破坏性的刺激而保护身体。在每种情况下，刺激都会导致感觉神经末梢放电。这些信号通过神经纤维到达脊髓，并触发邻近的运动神经元放电，然后反馈回相应区域并引起运动。

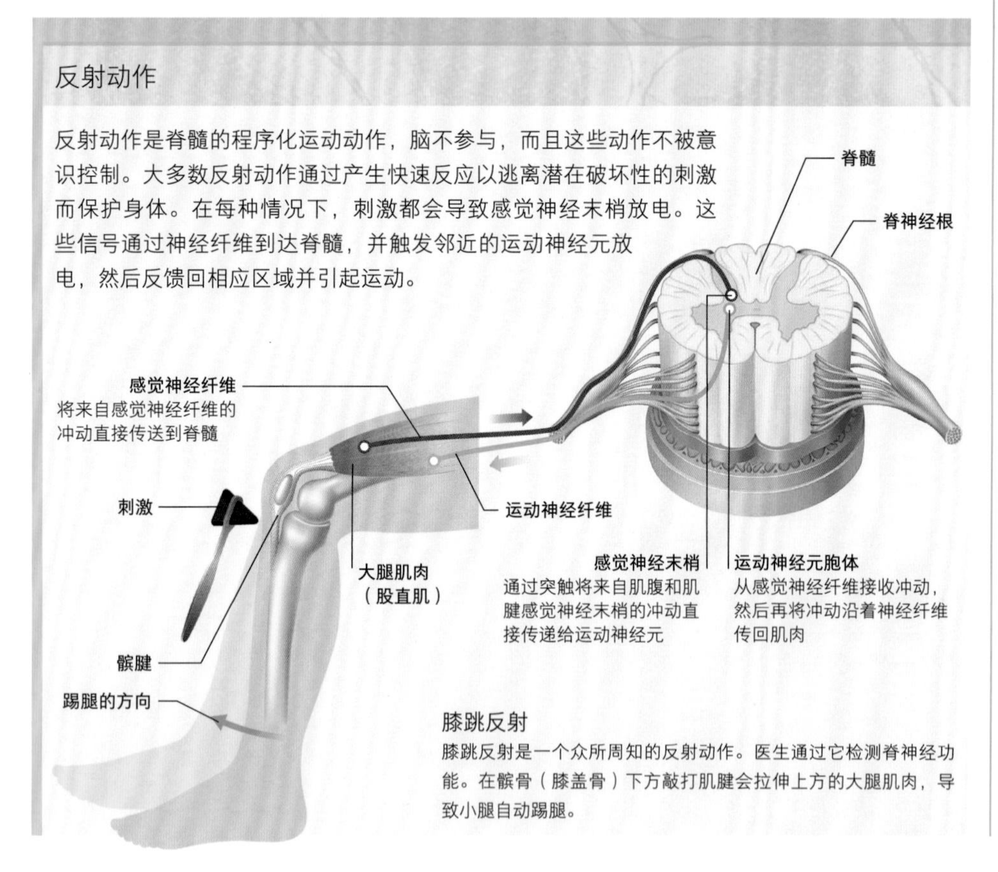

膝跳反射
膝跳反射是一个众所周知的反射动作。医生通过它检测脊神经功能。在髌骨（膝盖骨）下方敲打肌腱会拉伸上方的大腿肌肉，导致小腿自动踢腿。

复杂的计划
一些运动需要长时间的深思熟虑。如果一个人非常擅长做某事，如一名职业高尔夫运动员击球，那么这个动作的执行将被降级到脑的无意识区域。这释放了更高的认知区域，以专注于规划击球的位置和击球的力度。

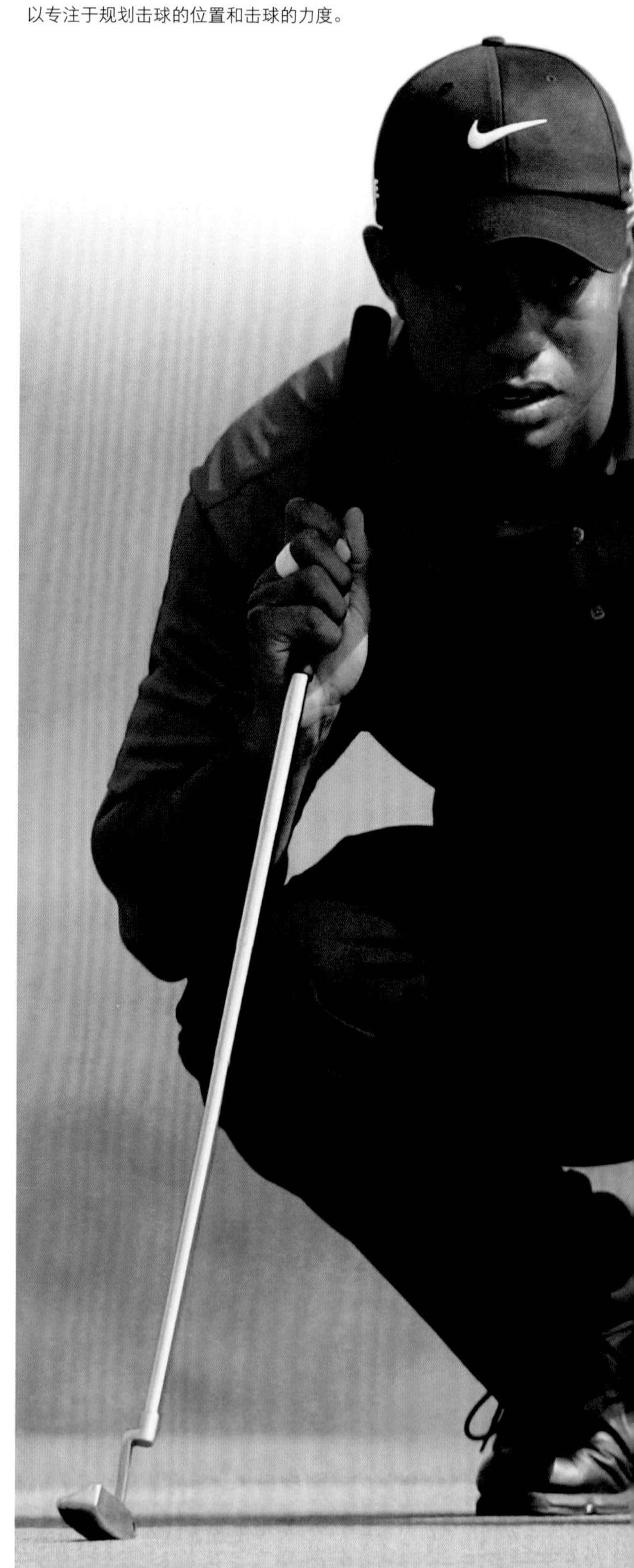

脑区与运动

有意识与无意识的运动都需要初级运动皮质的参与，它通过脊髓和运动神经发出“开始”的信号，使肌肉收缩。然而，无意识的运动是由顶皮质计划的，有意识的运动则需要“高级”额皮质的参与，包括前运动皮质（premotor cortex, PMC）和辅助运动皮质（SMC）。运动还可能涉及前额皮质，如背外侧前额皮质，行动在这里被有意识地评估。有意识的运动被认为是由决策产生的。实际上，在我们有意识地决定运动之前，脑的无意识区就已经计划并开始执行运动了。因此，“决定”可能仅仅是对无意识计划要做的事情的有意识的肯定。

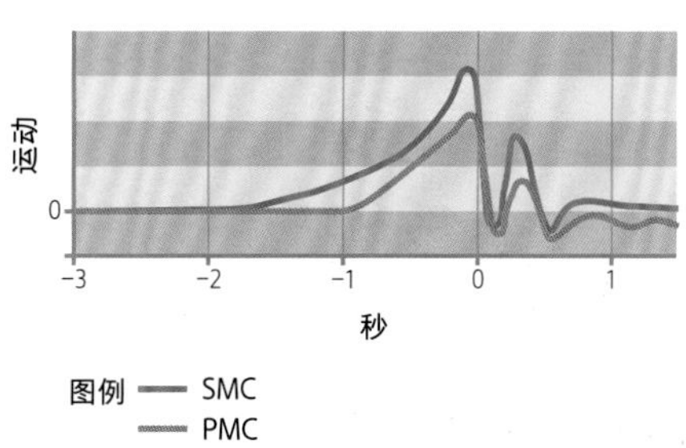

准备好的潜力
SMC和PMC的无意识活动在行动前2秒开始。有意识的行动“决定”在行动前几分之一秒发生。

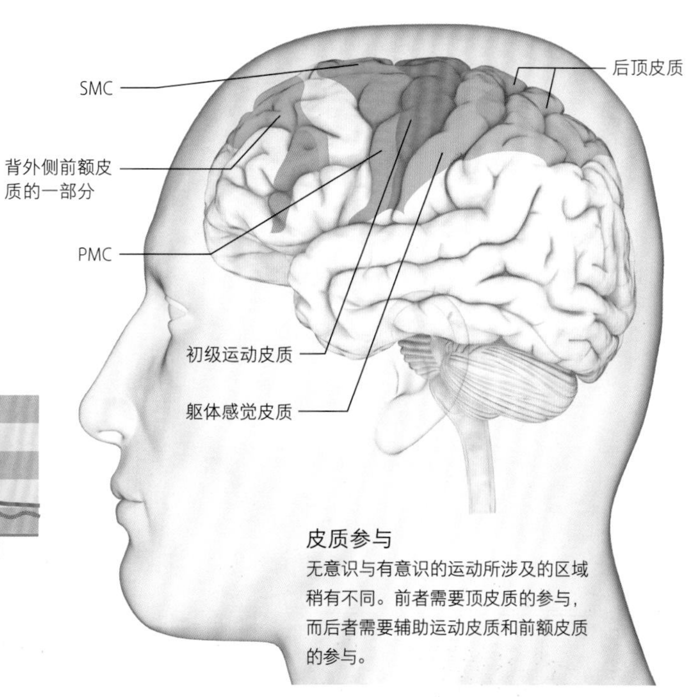

皮质参与
无意识与有意识的运动所涉及的区域稍有不同。前者需要顶皮质的参与，而后者需要辅助运动皮质和前额皮质的参与。

基底核

在顶皮质和额皮质制定的运动计划在执行之前下行传递到基底核，然后通过丘脑上行传递到SMC和PMC。基底核被认为有过滤器的作用，可以把不合适的计划阻断，例如抑制自主的、环境触发的反应，如抓取食物。

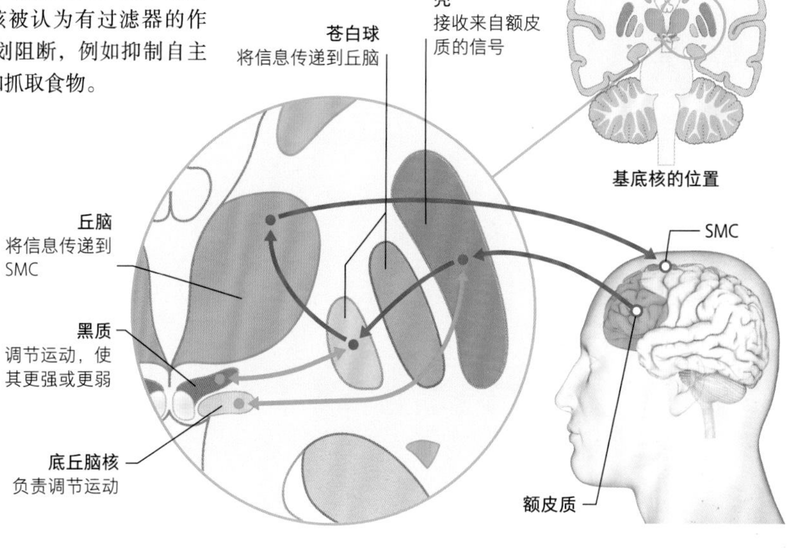

反应控制
当运动计划的信息在基底核周围走行时，其会在各种神经递质的作用下或多或少地变得更有效力，因此有可能被执行。

小脑

为了使身体可以进行任何复杂的运动，身体的每个元素出现的顺序和持续时间都必须非常精确。这是由小脑通过与运动皮质相连的回路控制的。它也调节运动皮质发送到运动神经元的信号。小脑确保当一组肌肉启动一个运动时，与之相拮抗的另一组肌肉起到刹车作用，以便准确地完成一个动作。

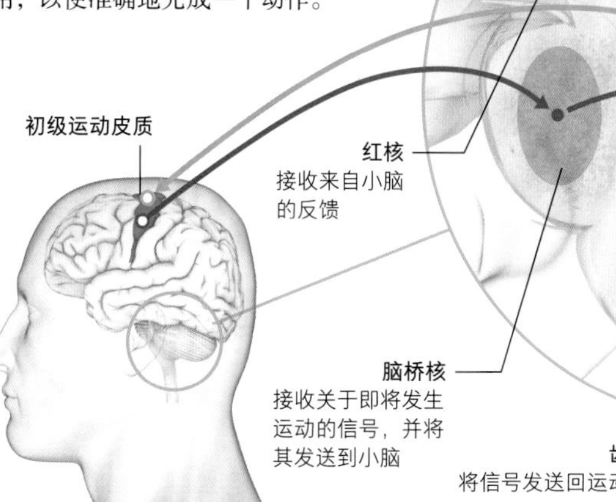

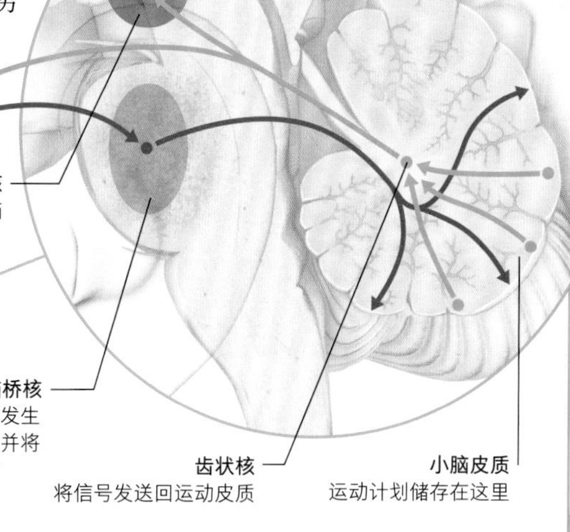

精确计时
小脑回路包括一个计算时间的系统。它把计算结果反馈给初级运动皮质，初级运动皮质发送信号给肌肉。

执行一个运动

一旦一个运动被计划好，负责的脑区会向肌肉发送信号来实施这个运动，其中一些信号首先被发送到运动皮质，然后继续传递到脊髓。另外一些信号则通过更直接的通路传递。当信号到达肌纤维时，肌肉收缩，运动就发生了。

脊髓传导束

在辅助运动皮质、前运动皮质和顶皮质中产生的运动计划被传送到运动皮质执行。运动皮质由约100万个神经元构成，它们发送长轴突下行到脊髓。这些轴突与直接来自躯体感觉皮质的轴突捆绑在一起形成外侧皮质脊髓束。在进入脊髓之前，来自两侧大脑半球的神经分开，并交叉到对侧，因此来自左侧大脑半球的纤维下行到右侧脊髓，反之亦然。红核脊髓束起自中脑的红核，有助于产生精细运动。前庭脊髓束和网状脊髓束起自脑干下部，有助于控制平衡和方向。

初级运动皮质
外侧皮质脊髓束的起点

丘脑

下丘

红核

网状结构

前庭核

锥体交叉
外侧皮质脊髓束分支在这里交叉

脊髓
多数来自脑的神经纤维与脊髓的运动神经元形成突触

图例
- 前庭脊髓束
- 红核脊髓束
- 外侧皮质脊髓束
- 网状脊髓束

肢体控制
外侧皮质脊髓束是唯一起自大脑皮质的脊髓束，主要负责控制肢体运动。

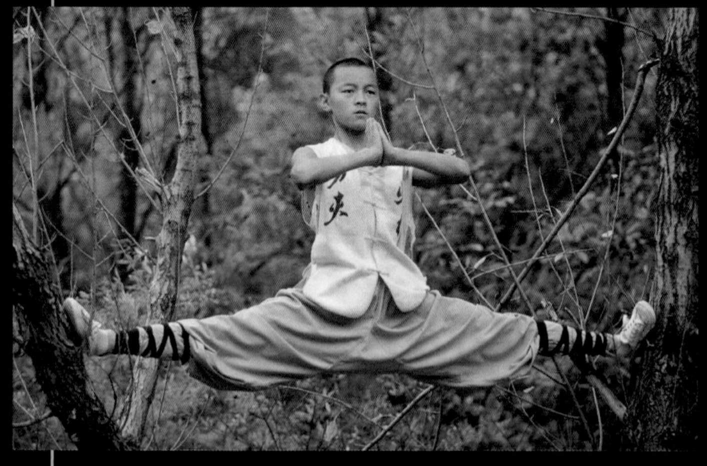

平衡行为
网状脊髓束和前庭脊髓束有助于控制平衡和方向，并抵消重力的影响。

从脊髓到肌肉

运动神经元的轴突接收来自脊髓束的信号，从椎骨之间传递，并到达肌肉。神经末梢在神经肌接头处浸入肌纤维，当神经末梢放电时会释放神经递质乙酰胆碱。乙酰胆碱通过连接肌肉和神经的狭窄“突触间隙”扩散，并与肌细胞膜上的乙酰胆碱受体结合，通过一系列的反应使特定的肌肉收缩。相应地，进行精细运动所需的肌肉神经元数量多于粗大运动。

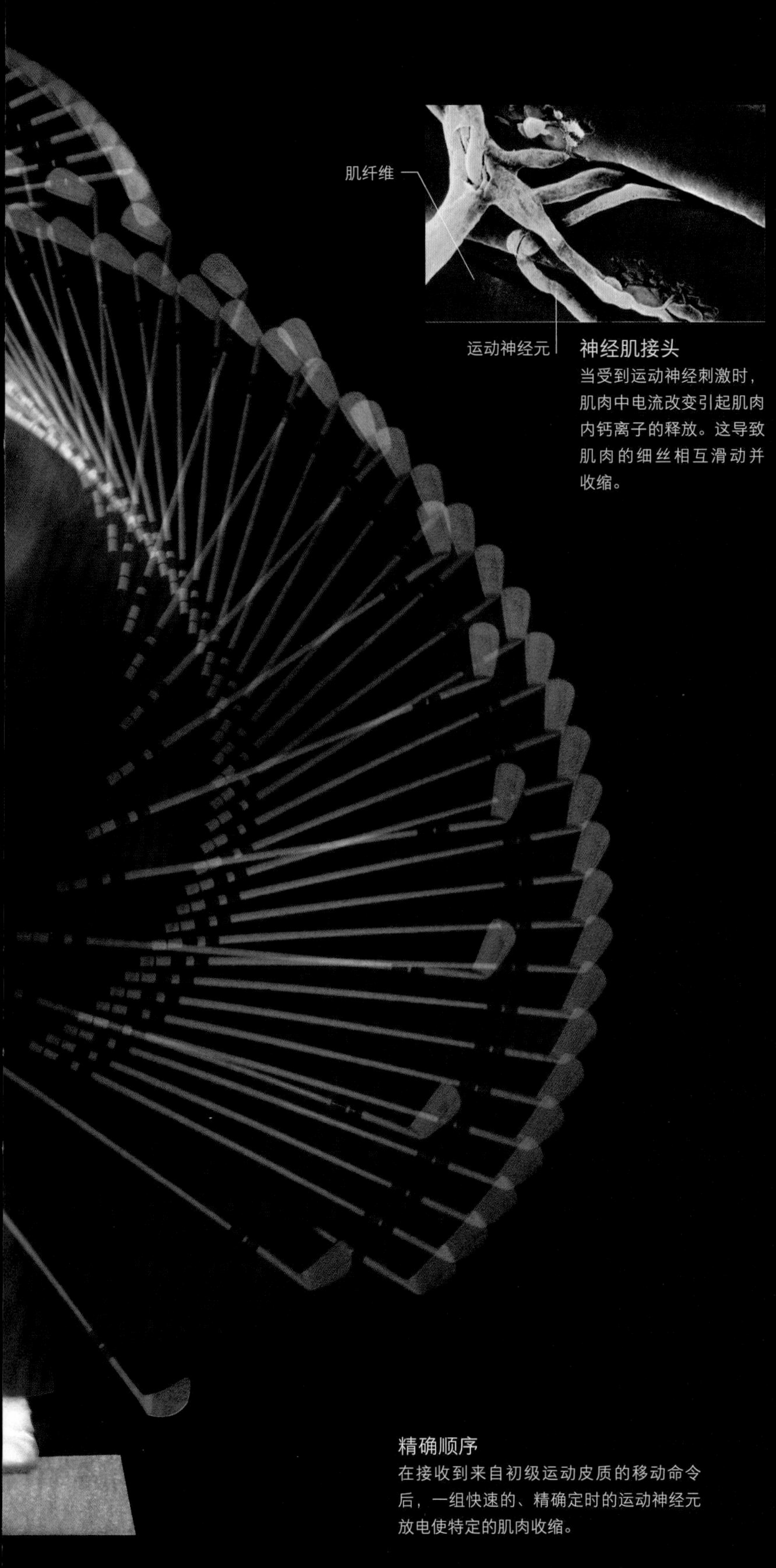

神经肌接头
当受到运动神经刺激时，肌肉中电流改变引起肌肉内钙离子的释放。这导致肌肉的细丝相互滑动并收缩。

精确顺序
在接收到来自初级运动皮质的移动命令后，一组快速的、精确定时的运动神经元放电使特定的肌肉收缩。

运动障碍

运动障碍可以被分为两大类：运动过度（过度运动）和运动功能减退（运动不足）。前者包括一系列广泛的运动障碍，从身体各个部位的不自主的、缓慢发抖到抽搐，后者是一种无法控制的、快速的、不连贯的动作。突然的、类似休克的肌肉收缩是肌阵挛的症状，而快速的、随机的、通常不稳定的肢体动作是由舞蹈症和投掷症导致的。运动过度障碍包括：一般运动缓慢；“冻结”或不能开始一项运动或不自主地停止一项运动；僵硬——当肢体遇到阻力时，肌肉张力增加；姿势不稳——丧失保持直立姿势的能力。

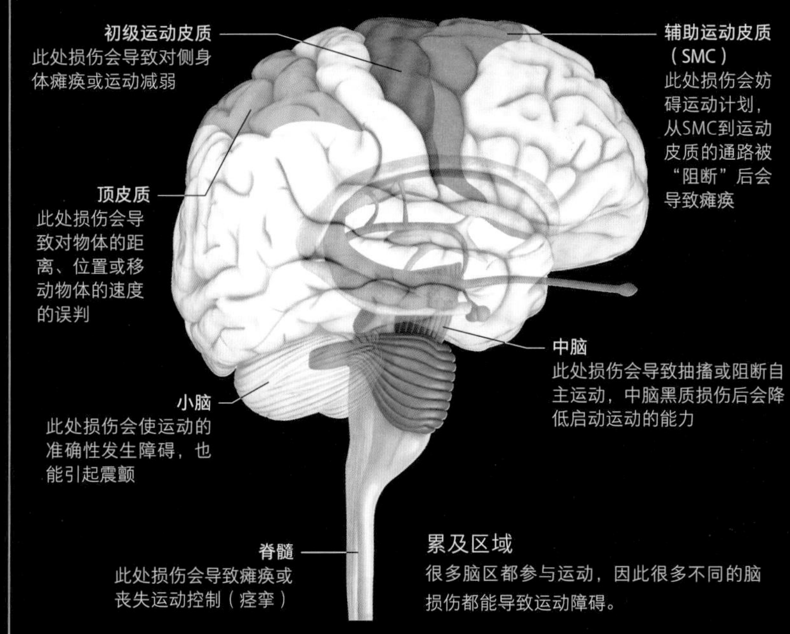

累及区域
很多脑区都参与运动，因此很多不同的脑损伤都能导致运动障碍。

运动恢复

很多不同脑区的损伤都会造成运动障碍，并且损伤后出现脑卒中也很常见。例如，运动皮质损伤可能引起对侧躯体全瘫或部分瘫痪，皮质下区脑卒中可能导致自主运动控制丧失。然而，累及的神经通路可以在一定程度上重建，以减轻长期的损伤效应。研究表明，损伤的中脑-皮质运动通路在治疗短短3个月后就能形成新的连接。

脑卒中
右侧这张CT扫描图显示脑卒中引起的脑内出血。

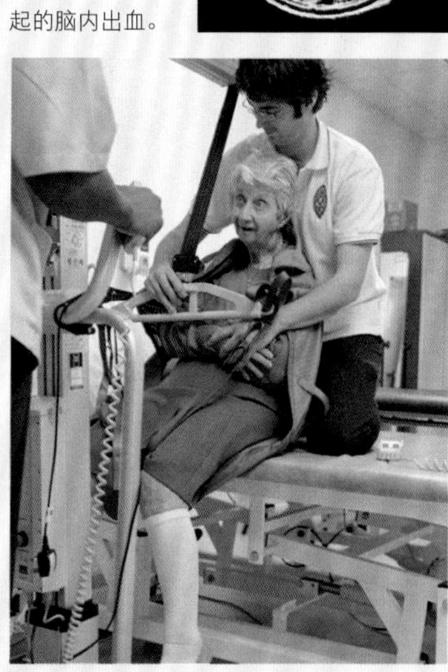

脑卒中的康复
因脑卒中损伤的神经通路会在一定程度上重建。物理治疗促使运动通路的重新连接，而康复通常与治疗强度直接相关。

无意识运动

脑通过感觉器官几乎即刻记录事件，但是需要半秒才能意识到事件的发生。为了在快速变化的环境中产生有效的反应，脑会无意识地计划和执行每时每刻的行动。

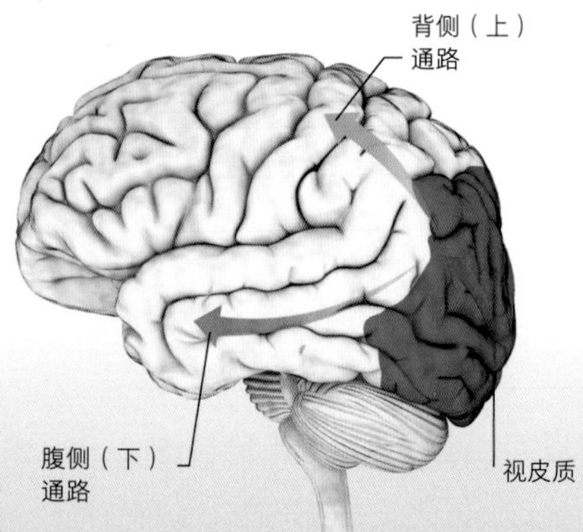

背侧或腹侧通路
视觉刺激沿着平行的通路被处理。无意识的背侧通路产生物理反应，而腹侧通路产生有意识的感知。

反应通路

脑需要400毫秒的时间处理接收的信息，然后进入意识阶段。身体也需要同样长的时间做出反应。因此，如果我们等意识到一个景象或声音后才开始做出反应，我们的行为几乎会滞后于我们所反应的事件一秒。例如，当我们看到一辆疾驶的汽车向我们驶来，想要从其所在的车道躲开时，它可能已经碾压过我们了。脑通过无意识的通路将感觉信息快速传送到运动规划区域，从而加速我们的身体

回发球

职业网球运动员在意识到球被对方发过来之前，就计划并启动一个快速回球所需的复杂动作。与新手不同，他们不必有意识地思考每一个肌肉运动，因为训练已经把相关的动作顺序转化成自动的运动程序，这些运动程序被存储并在无意识中运行。熟悉对手的肢体语言也能使他们在没有意识的情况下预测球的落地点。

接球者脑中的活动

0毫秒 注意

球类运动员的脑通过集中注意力在对手身上准备行动。这会防止脑对不相关的刺激做出反应，并放大来自注意目标所在视野的信息。如果运动员熟悉对手的打球风格，他的脑会记录对手发球时做出的动作，并与以前的观察结果进行比较，这有助于预测球将落在何处。注意这些线索可以使反应加快20~30毫秒。

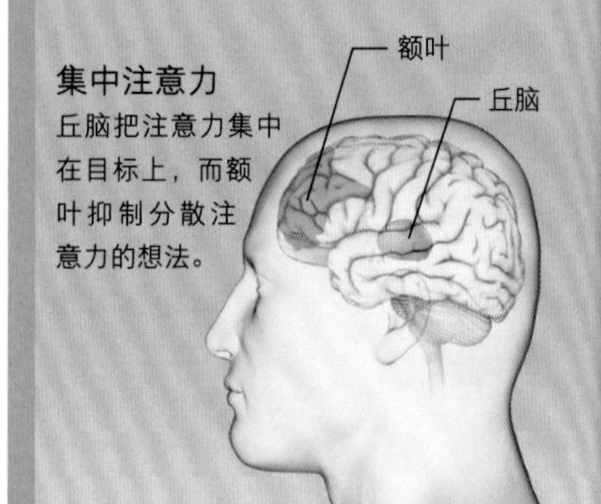

集中注意力
丘脑把注意力集中在目标上，而额叶抑制分散注意力的想法。

70毫秒 程序记忆

球类运动员还没有意识到球已经发过来，但他的脑已在无意识中计划他必须做出的回球动作。在这个阶段，他主要运用对手的动作信息来决定自己的身体该如何移动。一个熟练的球类运动员比一个没有经验的球类运动员需要处理的视觉信息更少，因为前者的脑在早期阶段就可以辨别不相关信息并忽视它们。来自对手运动的视觉信息激活球类运动员的顶皮质，而顶皮质反过来又会唤起相关的程序记忆。这些都是后天习得的动作，例如如何回球，这些动作已经被编码成自动的运动程序。它们存储在一个叫作壳核的无意识脑模块中，壳核会根据情况决定做出哪个动作。

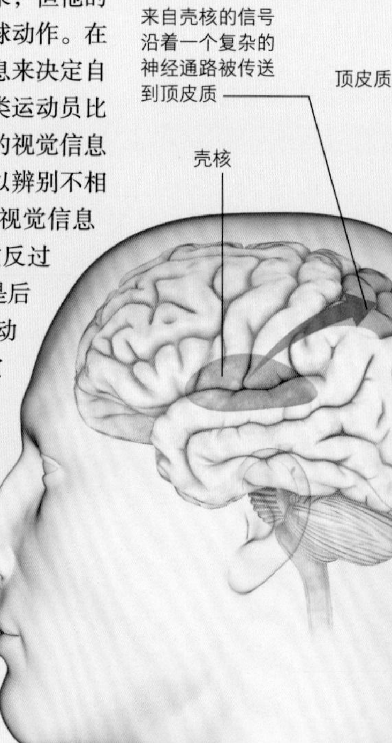

运动记忆
壳核是基底核的一部分，它储存着关于根深蒂固的运动习惯的记忆。来自壳核的信号被传递到顶皮质。

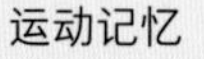

发球者

反应。一个视觉刺激，如一个移动的物体会刺激神经活动，从而计算出它与身体的相对位置。枕顶皮质的多个不同部分负责捕捉物体的形状、大小、相对运动和轨迹。然后将这些信息汇集到一起，形成一个运动计划。这可能包括击打（如拍一只苍蝇）、回避（躲避或跳出导弹的路线）或抓住（落下的水果或蹒跚的孩子）。所选择的反应在很大程度上是后天习得的。例如，熟练的球类运动员可能会抓住或击中一个超速球，而未经训练的球员可能会躲过它。

观看网球比赛中的网球运动员

网球运动员在观看另一名运动员发球的视频时会想象自己正在做这个动作。右侧这些fMRI图像显示，观看一个移动的球激活了追踪可视物体的脑区，但是观看某人发球激活了视皮质和顶皮质的大部分区域。额外脑区的激活表明观看者的脑正在“表演”视频中看到的动作。这些信息有助于观看者预测球的去向。

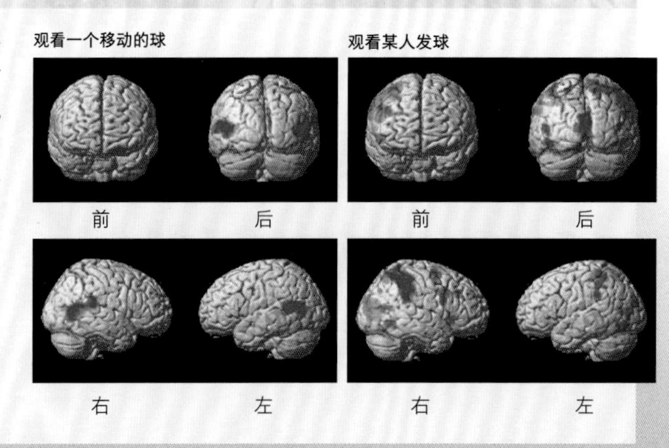

250毫秒 运动计划

球类运动员的脑把已经记录的信息汇集到一起，对正在快速接近的球做出反应。运动计划是根据从对手的身体动作中收集的信息、对球的速度和运动轨迹的认识（仍然是无意识的），以及由这些刺激触发的程序记忆来制定的。该计划在前运动皮质形成。这就像一个排练阶段，允许动作以一种神经元活动的模式进行，而不影响肌肉。

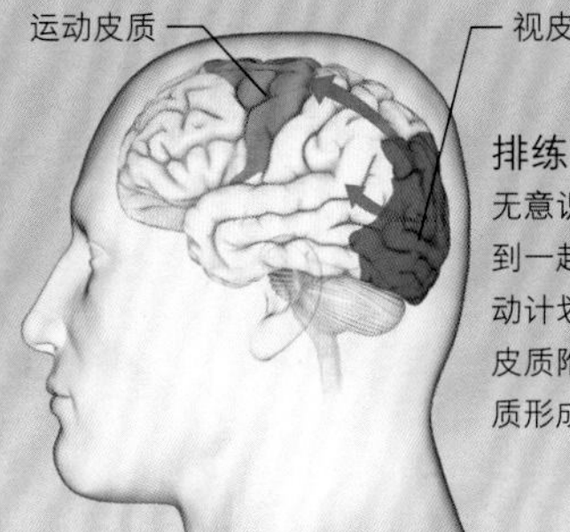

排练

无意识的信息被整合到一起以形成一个运动计划。这是在运动皮质附近的前运动皮质形成和排练。

355毫秒 发送信号

在前运动皮质形成的运动计划被传递到相邻的运动皮质。脑中这一区域的神经元通过脊髓与骨骼肌相连，当它们放电时会导致肌肉收缩。在这种情况下，运动皮质右侧中间位置的神经元放电会使球类运动员的左臂和手移动，挥动球拍以接球。其他神经元控制身体的其余部分。这些神经元放电的顺序，也就是肢体运动的顺序，是由小脑控制的。

指令移动

来自运动皮质的神经信号沿着脊柱传递，引起肌肉收缩并导致明显的运动。

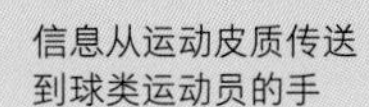

500毫秒 有意识的运动

如果球类运动员对球的运动轨迹的有意识感知明显不同于他早期的无意识预测，他可能会否决早期的运动计划，并开始构建替代方案，或者根据新信息尝试调整当前计划。然而，需要花费200~300毫秒的时间把新的有意识的信息整合到一个修改后的运动计划中，到那时已经晚了，任何球类运动员都难以接到球。这种情况类似于当一个人向前行走时，其脑预测的是平坦的地面，但这实际上是一个向下的台阶。无论是接不到球还是从台阶上摔下来都会触发另外一系列信号，这些信号可能会产生各种各样的情绪，包括愤怒、尴尬和挫败感。

285毫秒 有意识的思维开始

球类运动员的脑意识到球已经离开对手球拍，这时已经晚了。而他的脑已经（无意识地）预测了球的实时位置，假设这两个信息流不会发生冲突，球类运动员可能会认为他看到了球的真实位置。

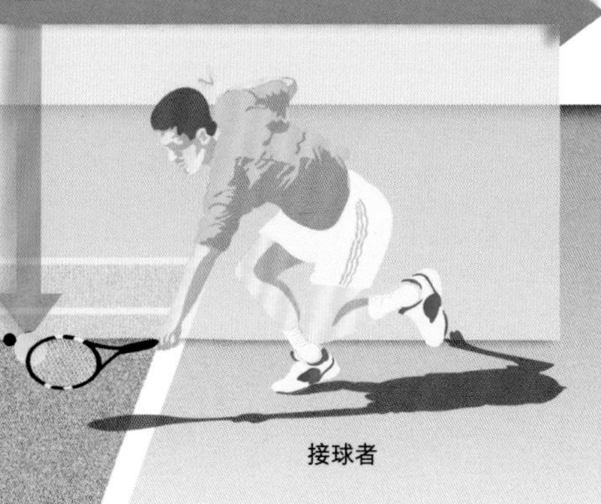

镜像神经元

当我们移动时及当我们看到其他人移动时某些神经元会被激活。这意味着我们会无意识地模仿其他人的动作，从而在一定程度上与之产生相同的体验。镜像神经元还能让我们无须思考就能知道另一个人的感受。这些发现是近年来最重要的神经科学发现之一。

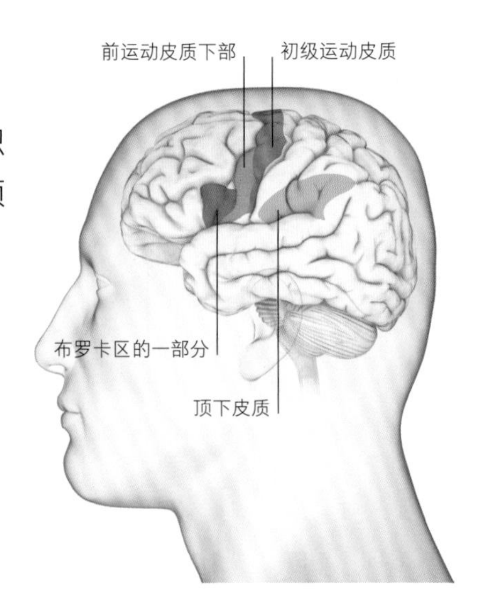

镜像神经元在哪儿
在人类身上，镜像神经元似乎延伸到了与意图相关的额叶区域，如部分前运动皮质。镜像神经元也存在于与感觉相关的顶叶中。然而，这些神经元涉及的脑区仍在研究中。

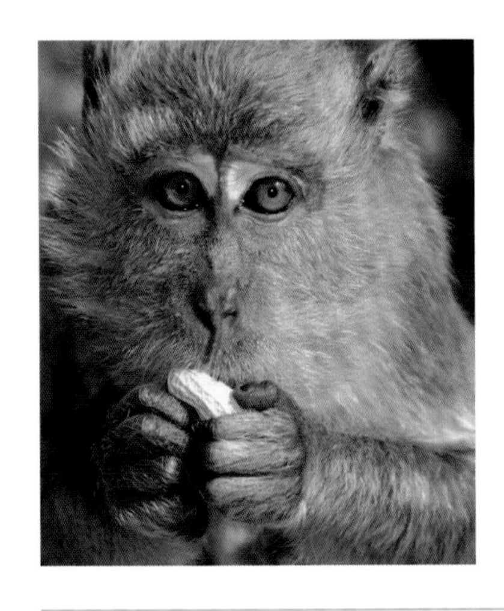

镜像神经元是什么

镜像神经元最初是在猕猴脑内的运动计划区发现的，随后的脑成像研究表明其在人类脑中也存在。人类镜像系统看起来比猕猴的范围更广，因为镜像神经元不仅存在于运动计划区，而且还存在于与情绪、感觉甚至意图有关的脑区。镜像神经元使人们对他人的想法有了即时了解，这种了解他人感受或行为的能力被认为是模仿的基础。

镜像神经元是如何被发现的
镜像神经元是在一只猕猴脑中发现的，它的脑被连接起来以显示当它伸爪抓食物时哪个神经元会被激活。当实验人员在猕猴面前做同样的动作时，其脑内同样的神经元被激活了。

镜像接触

镜像神经元似乎也在躯体感觉皮质（记录触觉的脑区）发挥作用。在一项研究中，受试者的脑被扫描，首先是他们的腿被触摸，这个时候他们脑内的活动显示躯体感觉皮质的一部分被直接激活，然后他们观看别人的腿被触摸的视频，这个时候躯体感觉皮质的其他部分被激活。然而，第三组神经元可在以上两种情况下被激活。在这项研究中这些镜像神经元（在下面扫描图中显示为白色）局限在左侧大脑半球，尽管在其他实验中其在两侧大脑半球都被检测到。

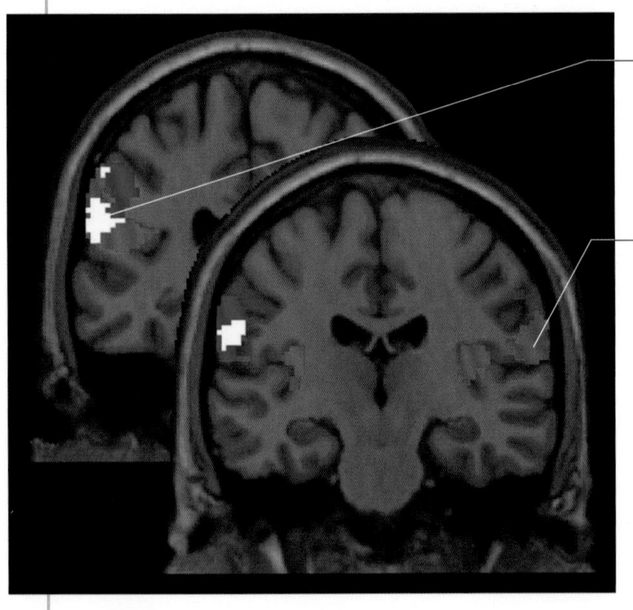

激活的区域
左上侧MRI扫描图是来自同一个人脑的冠状切面。它们显示了直接接触、看到别人接触某个物体所激活的脑区，以及在以上两种情况下被激活的脑区。

图例
- 直接接触某个物体被激活的脑区
- 看到别人接触某个物体被激活的脑区
- 在以上两种情况下被激活的脑区

镜像说话

当人们在一起谈话时，镜像神经元可能通过“同步”他们的脑帮助彼此交流。在谈话中，双方无意识地互相模仿，采用相似的语速和相同的说话模式。这会帮助一个人预测另一个人将要说什么，使得谈话更顺畅。语言与肢体动作及面部表情相结合来传达完整的意义，这些微小的动作放大了对他人声音的感知。谈话时，观察对方的面部表情相当于将音量调高15分贝。

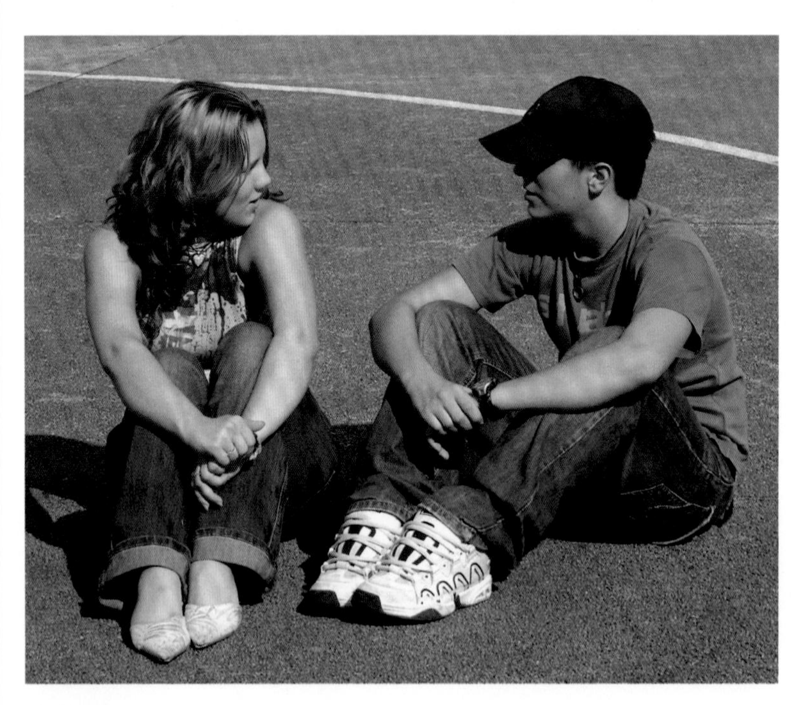

肢体语言
除了模仿语速和说话模式之外，人们还会无意识地调整自己的肢体动作以适应与他们说话的对象。在谈话中，双方会把注意力集中在彼此的面部，捕捉有助于理解对方说话意义的细微表情。

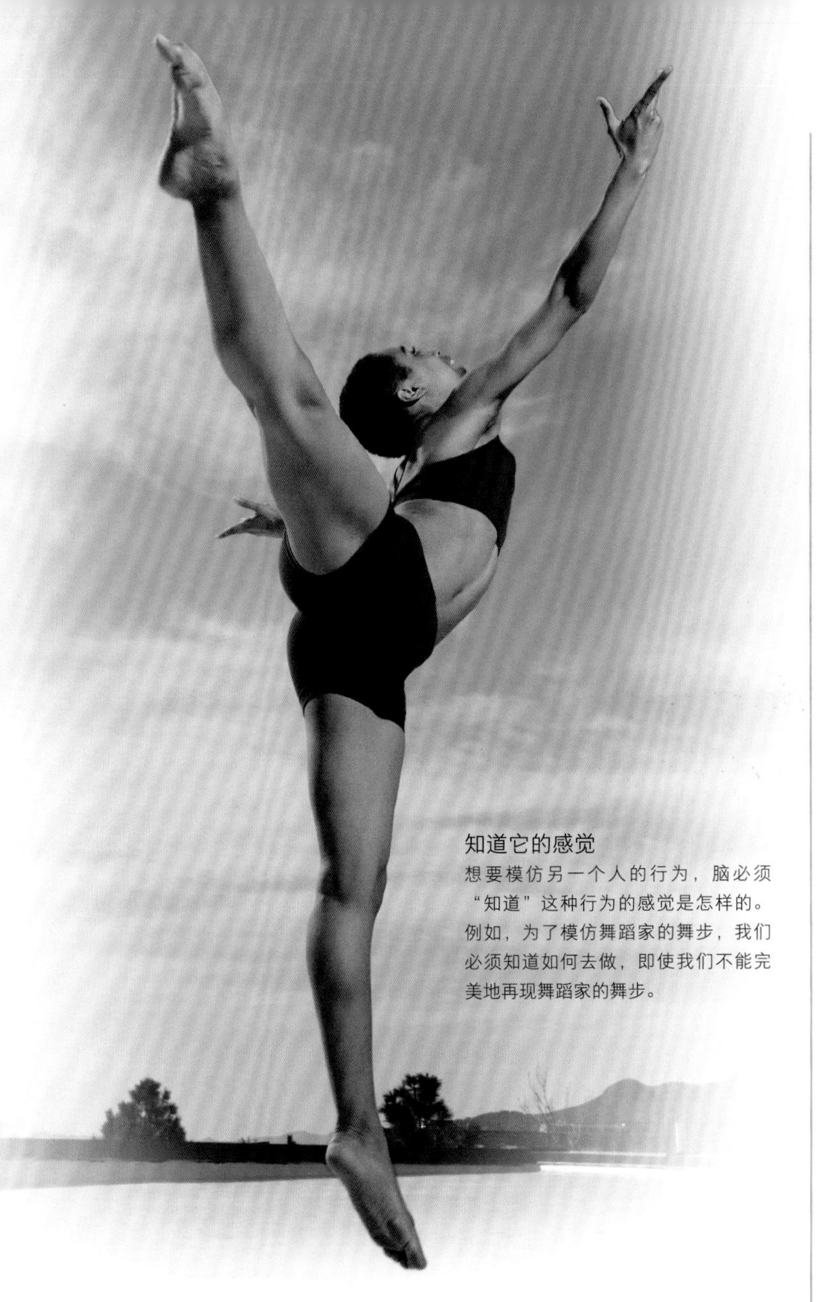

知道它的感觉
想要模仿另一个人的行为，脑必须“知道”这种行为的感觉是怎样的。例如，为了模仿舞蹈家的舞步，我们必须知道如何去做，即使我们不能完美地再现舞蹈家的舞步。

镜像运动

最近的研究发现，未知比例的镜像神经元在自己运动和观看他人运动时被激活。例如，当我们观看他人跑步时，我们的前运动皮质内与计划移动腿相关的神经元会被激活。换句话说，当我们看到他人做某件事时，我们的脑中产生了我们自己在做这件事时的活动。然而，为了模仿他人的动作，看到的动作必须与脑中已经习得的某个运动程序“共鸣”。

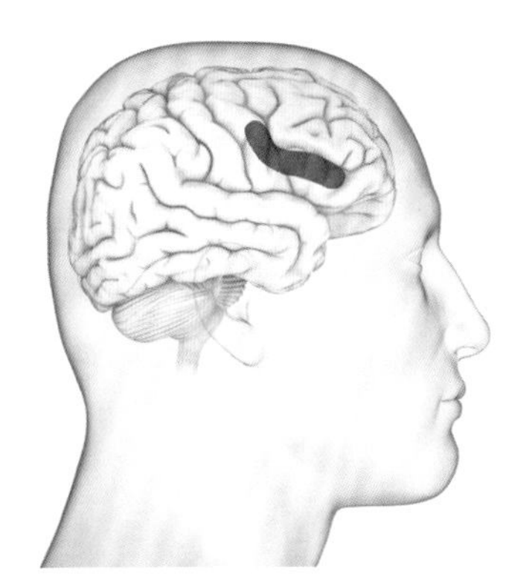

观察咀嚼
仅仅看着另一个人咀嚼，前运动皮质和与嘴、腭运动相关的初级运动皮质部分区域都显示有活动。

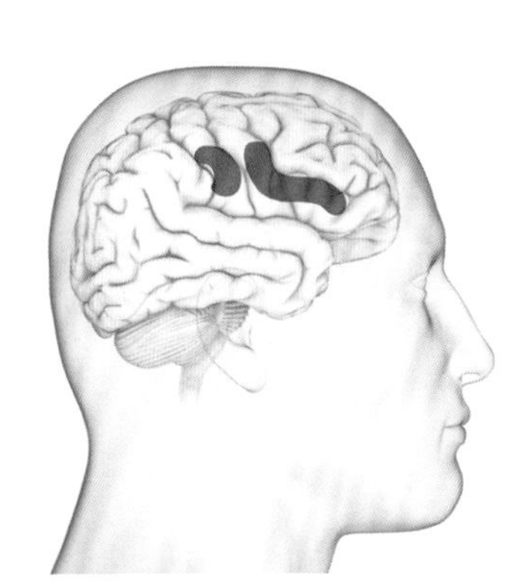

作用于物体
当运动涉及作用于一个物体时，如咬一个苹果，而不仅仅是咀嚼，顶皮质也被激活。

镜像情感

当一个人看到另一个人表达某种情感时，其脑中与感受这种情感相关的区域就会被激活，使情感变得可传递。在一项研究中，先让志愿者闻一种令人作呕的气味，晚些时候再让其观看一个关于他人闻某物并表达厌恶感的视频，此时其脑中与感觉厌恶相关的脑区都会产生神经活动。镜像情感被认为是同理心的基础。已经发现孤独症患者往往缺乏同理心，表现出较少的镜像神经元活动。

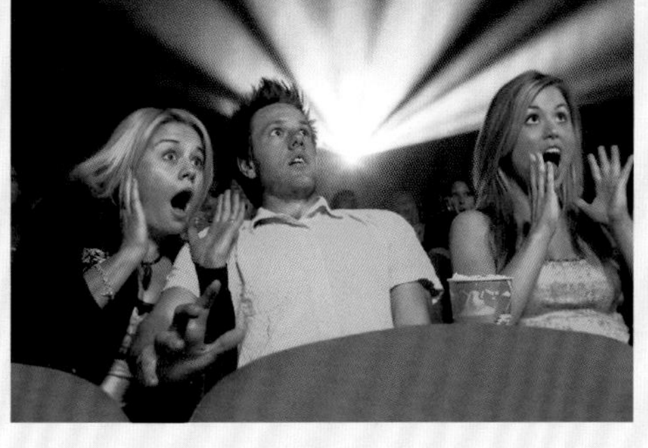

恐怖电影
看到其他人很害怕的样子会让我们自己也感到害怕。因此，镜像神经元有助于激发观众的情感。

镜像意图

两个动作可能是相同的，但是在不同的背景下可能表示完全不同的含义。人类镜像神经元似乎考虑了这一点。当一个人看到另一个人拿起杯子准备饮用时，与当他看到一个人做出相同的动作，但在一个暗示他正在清理杯子的背景下所激活的神经元群是不同的。因此，观察者的脑不仅会产生一个关于对方做了什么的模糊想法，而且也有一个对他们这样做的意图的呼应。这让我们可以窥探另一个人的计划和思维过程，而无须我们有意识地解决这个问题。

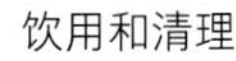

饮用和清理
上图显示的是准备吃早餐的桌面，右图显示的是吃完早餐后的桌面。在这两种情况下，拿杯子的动作可以完全相同，但我们的脑会考虑到背景的差异，因此我们自然而然地知道两种情况代表不同的含义。

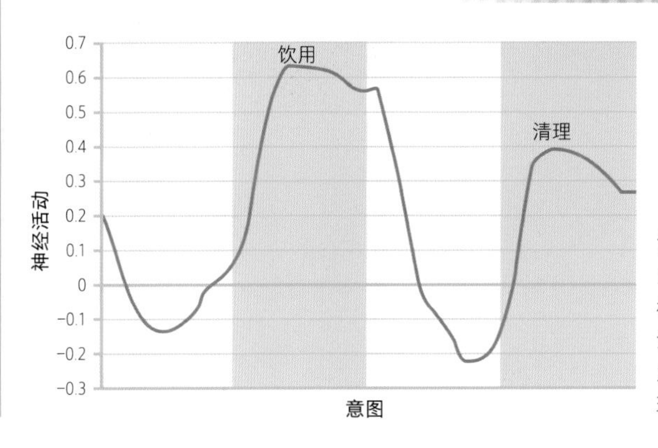

活动水平
当人们观看他人拿起杯子饮用时脑的神经活动会增加，这是因为拿起杯子饮用比清理更常见。

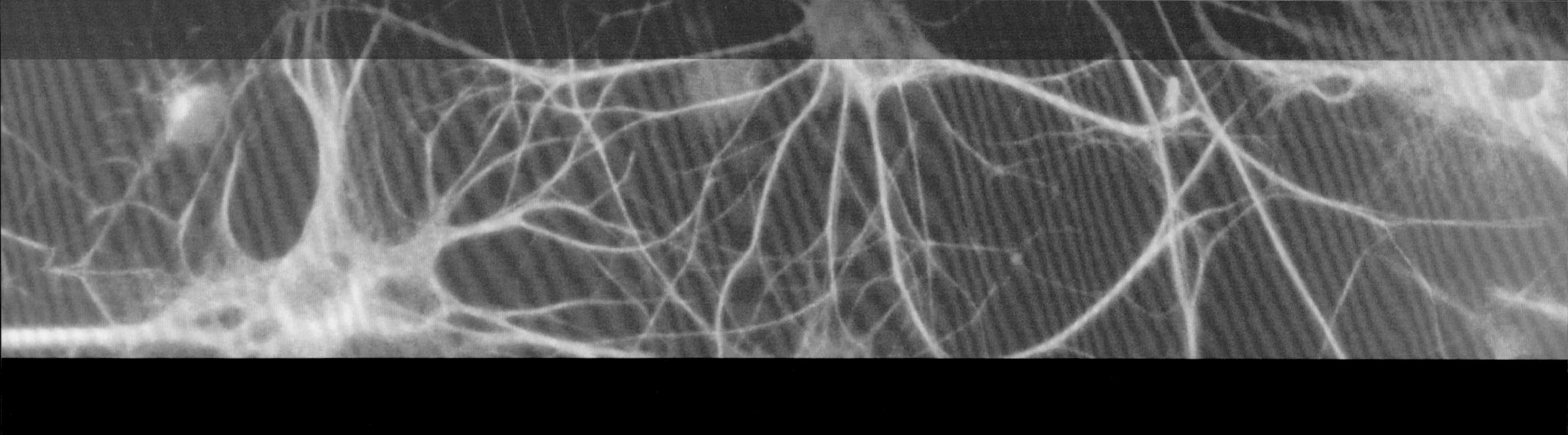

情感可以被看作是促使我们采取行动的身体改变。情感已经进化到使我们做我们必须做的事，以便生存并把基因传给下一代。为了增强情感的有效性，情感触发的行动与愉悦或不愉悦的有意识的心情相关联。情感往往是短暂的，最多持续几个小时，但是它会导致更持久的状态，即情绪。

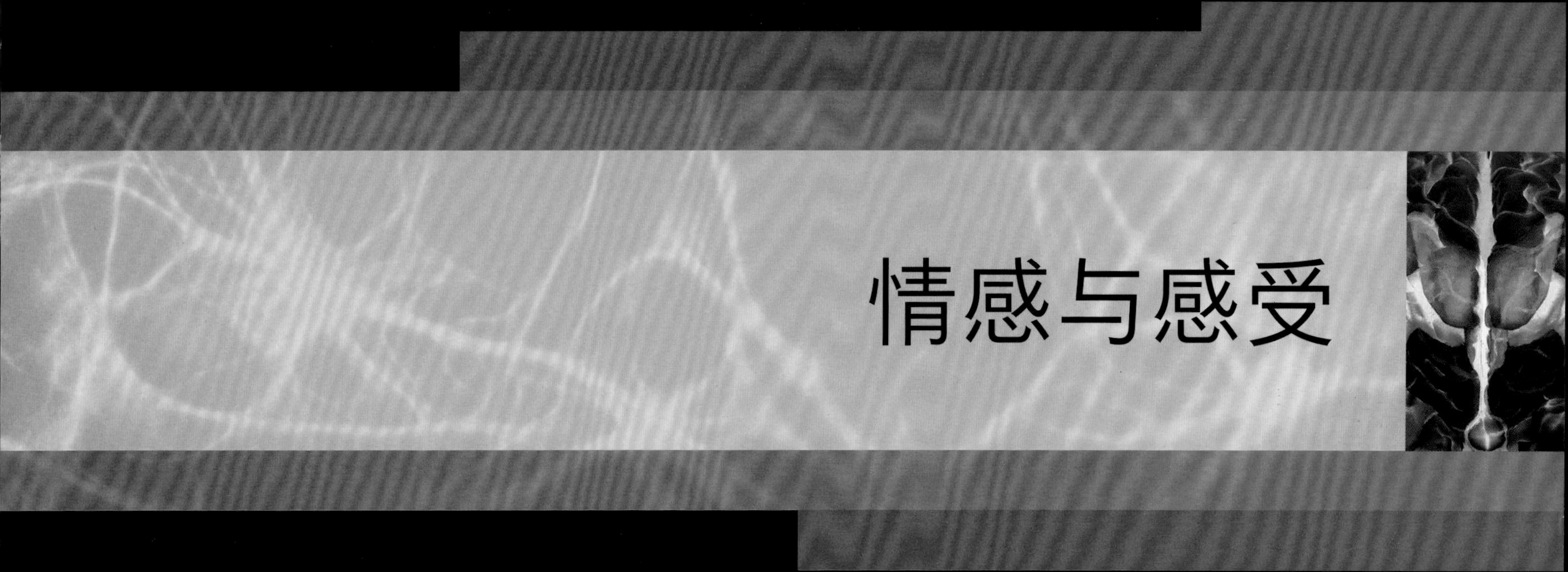

情感与感受

情感脑

情感可能是一种有意识的感受，但是实际上，其是内心活动——对刺激的生理反应，它使我们趋利避害。情感是不断产生的，但是大多数时间我们意识不到它。

情感的解剖

情感产生于边缘系统，即位于大脑皮质下的一组结构。这个系统在哺乳动物历史上进化得非常早。在人类中，情感与最新进化的皮质区密切相关。边缘系统与皮质间的双向交流使情感被有意识地感知和思考以影响情感。每种情感都是由不同的脑模块产生的，包括下丘脑和垂体，它们控制产生生理反应的激素，如心率加快和肌肉收缩。

扣带回皮质

这部分皮质是离边缘系统最近的。执行困难的任务，或者体验强烈的爱、愤怒或欲望，会导致前扣带回皮质（ACC）的活动增加。当母亲听见婴儿的哭声时，这个区域会被激活。ACC含有特殊的神经元，叫作纺锤细胞（右图），它们尤其与检测他人的感受，以及对他人情感的反应相关。

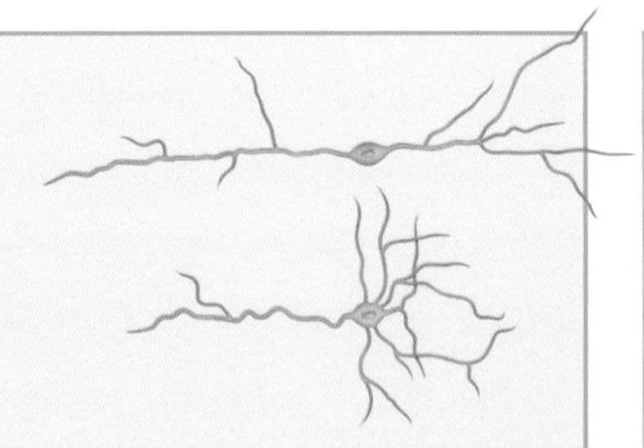

终纹

终纹是连接杏仁核和其他脑区通路网络的一部分。终纹在焦虑与应激反应中起作用。男女性细胞密度不同，可能对性别鉴定有一定作用。例如，研究发现变性者有一种细胞结构与他们正在改变的性别模式相匹配。

额皮质

来自边缘系统的信息被传递到额皮质以产生有意识的感觉，而关于环境的有意识的信息则从额皮质反馈到边缘系统，形成一个连续的回路。情感对思想的影响强于思想对情感的影响，可能因为比起下行传递，有更多的神经束从边缘系统向上传递信号。

嗅觉复合体

嗅球将关于气味的信息直接传递到边缘区，而不同于负责其他感觉的通路，需要把信号沿丘脑传送到皮质进行处理。这就是为什么闻到某种气味时能产生如此强烈、即刻的情感反应。嗅觉复合体被认为是脑的原始情感中心，可能在视觉和听觉之前已经进化。

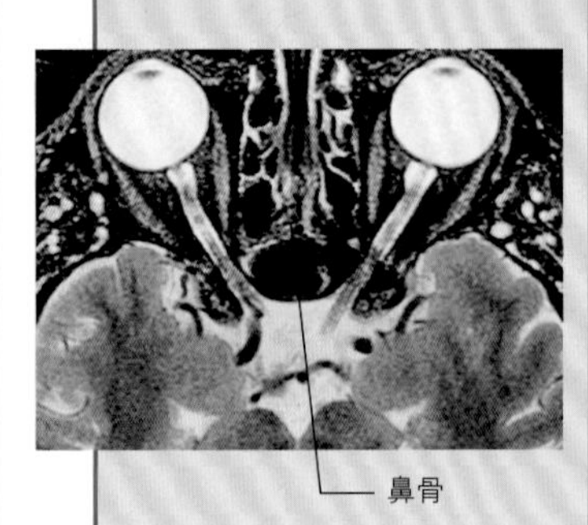

胼胝体

胼胝体在左右侧大脑半球之间传递情感方面起着重要作用。平均而言，女性体内胼胝体的纤维密度比男性更高，这可能是导致情感反应的性别差异的原因。

丘脑

丘脑作为输入信息的分配中心，会或多或少地参与每一项活动。然而，一些丘脑核（深绿色）对情感有尤其强烈的影响，因为它们将情感显著的刺激分流到适当的边缘区，如杏仁核和嗅皮质做进一步处理。

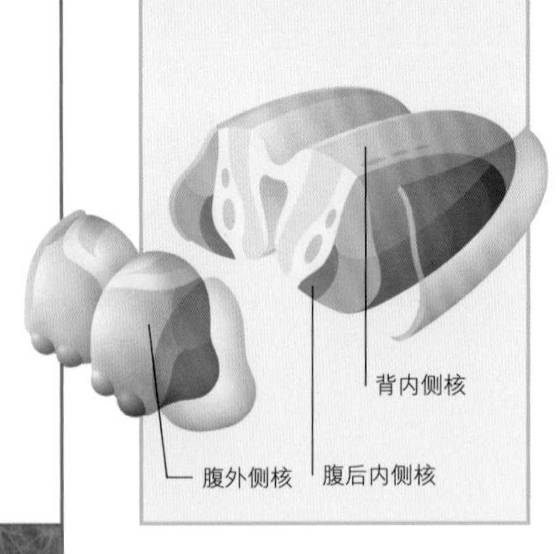

乳头体

下丘脑是脑的一个微小部分，但是它有复杂而广泛的效应。它起着激素信号员和传递者的作用，影响身体对环境的反应，并使我们产生情感。它也介导杏仁核产生的恐惧反应。乳头体通过穹窿连接到海马，位于记忆与情感之间的界面。

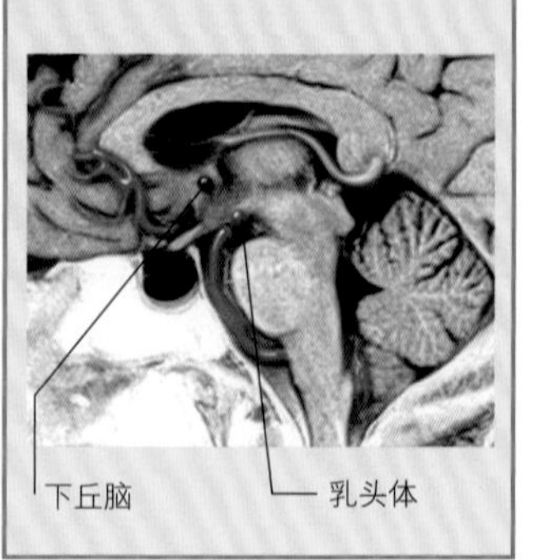

海马

海马主要与编码和提取记忆相关。个人或情节记忆包括一种情感成分，因此海马通过唤起这些记忆而重新体验当时的情感。这些情感可能与现在的情感相融合，也可能凌驾于现在的情感之上，就像突然想起某件悲伤的事情会破坏现在快乐的心情。

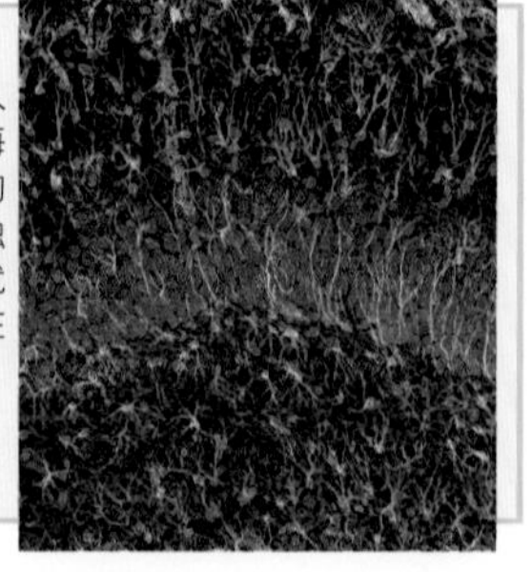

杏仁核

杏仁核是脑中很小的一部分，它是唯一与情感相关的最集中的部分。这个区域负责评估关于威胁程度和情感重要性的体内外信息（见第127页）。

杏仁核

杏仁核接收所有刺激并向其他脑区发送信号，以产生适当的情感反应。它含有称作神经核的不同区域，面对恐惧，神经核可使人产生不同的反应。中央核可使人产生僵住的恐惧反应，而基底核使人产生逃跑的恐惧反应。神经核受性激素影响，因此男女性有差别。杏仁核的激活可以被下丘脑调节。

介导杏仁核反应
杏仁核被恐惧刺激激活（右图）。海马分泌的催产素抑制杏仁核活动（右下图），同时也抑制了恐惧感。

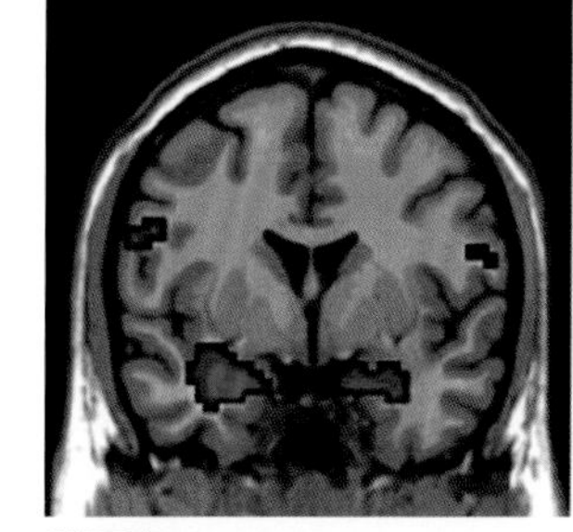

恐惧反应

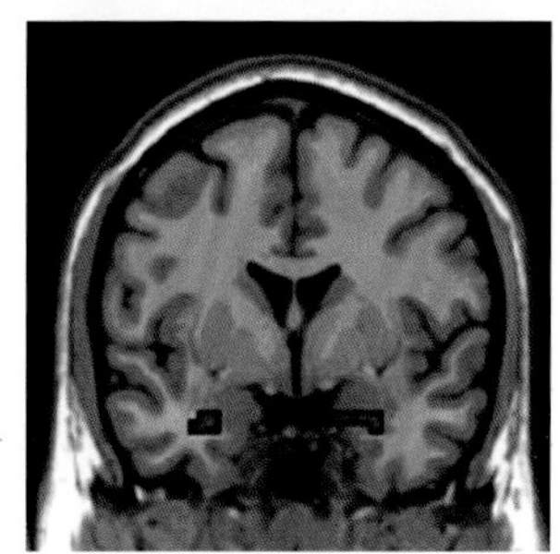

有催产素

情感的核心
情感涉及多个脑区，但核心网络集中在杏仁核和背内侧核与眶额皮质（右图显示的红色区域）。

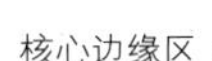

核心边缘区

积极的情感

杏仁核旁边的边缘系统与愉悦感有关，主要是通过减少杏仁核及与焦虑相关的皮质区的活动实现的。期望和寻求快乐受奖赏回路的影响。奖赏回路作用于下丘脑和杏仁核，它分泌驱动人欲望的多巴胺，以及抑制神经元放电的γ-氨基丁酸。

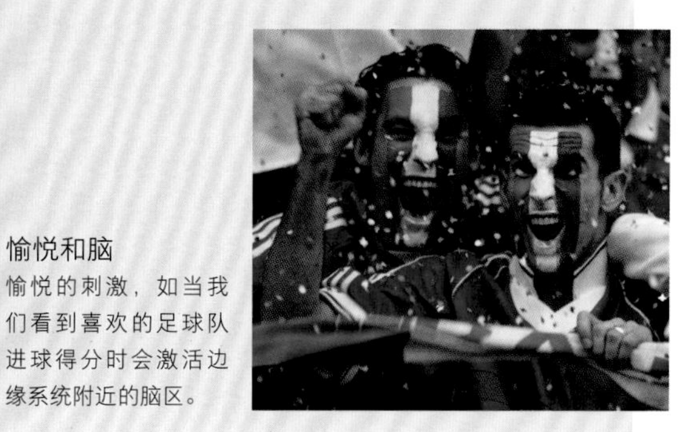

愉悦和脑
愉悦的刺激，如当我们看到喜欢的足球队进球得分时会激活边缘系统附近的脑区。

感受恐惧

杏仁核储存着快乐和悲伤的记忆，尤其是情感创伤。它也"天生"恐惧某些刺激，如低飞的鸟、蜘蛛和蛇。然而，恐惧症的发展也需要一个环境触发物，如遭遇"固有"刺激而发生不愉快经历，或者看到他人遭遇"固有"刺激而被吓到。杏仁核不受意识控制，因此摆脱恐惧症通常是很困难的。然而，它会"学习"减轻对这些刺激的反应。

恐惧反应
负责自主性躯体功能的自主神经系统在恐惧反应中产生生理反应。

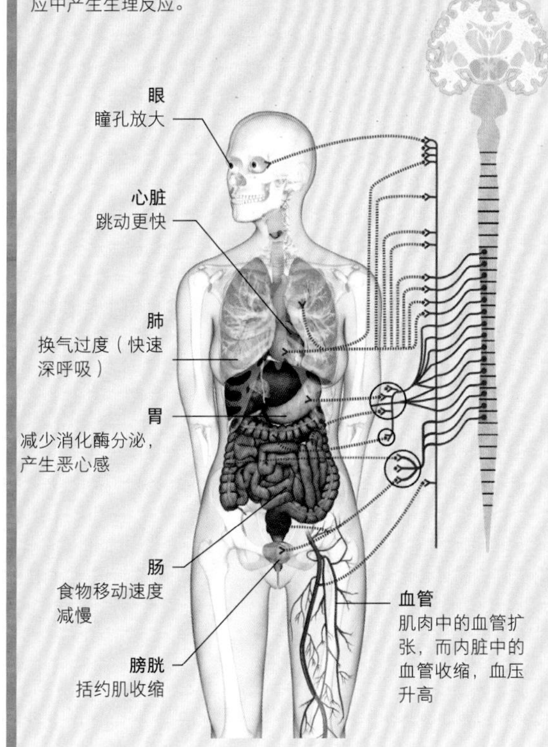

无意识的情感

我们已经进化出一个有意识的情感系统，但是我们保留了情感核心的原始的自主反应。例如，令人恐惧的景象或声音在我们意识到它们之前就在杏仁核中出现了。当感觉信息被传送到大脑皮质以使其有意识时，杏仁核将信息传送到下丘脑，这会触发身体反应，使身体做好逃跑、战斗或妥协的准备。这条"临时应急"的通路使我们能够采取即时行动来拯救自己。当我们被一声巨响惊动，然后意识到它不会对我们造成伤害而放松下来时，我们经历了两个阶段——无意识的反应和有意识的反应。

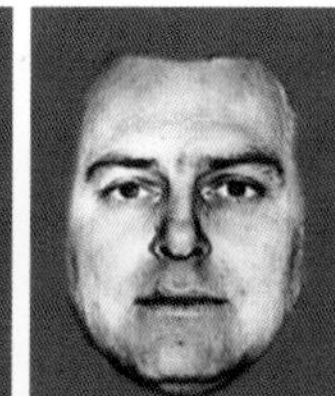
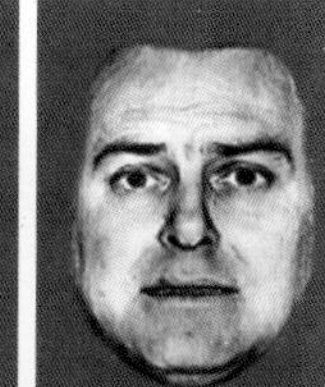
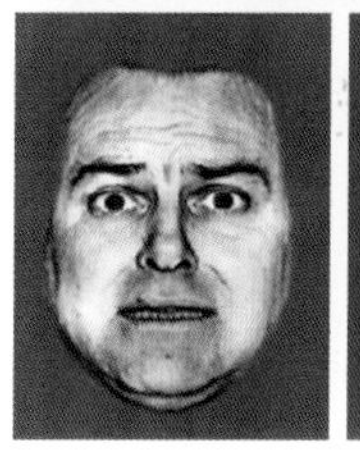
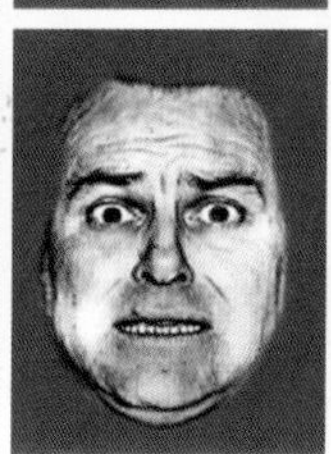
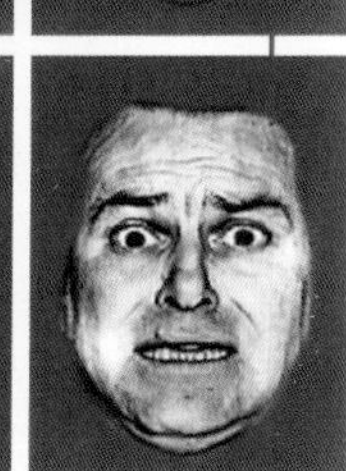

恐惧的面孔
上面系列图像显示了恐惧的开始。杏仁核记录了他人情绪化的面部表情，并在我们意识到我们看到它之前就产生了反应。

有意识和无意识的通路
在我们意识到情感刺激之前，杏仁核就接收了它。这使得身体对威胁或奖赏非常迅速地做出反应。情感刺激通过不包括杏仁核在内的第二条通路被处理。通过皮质区域获取信息，产生自觉意识和更深思熟虑的反应。

丘脑
感觉信息被传递到杏仁核，进行快速评估和行动，也被传递到皮质区处理成自觉意识。

感觉皮质
感觉信息沿着这条通路被传递到感觉皮质进行识别。更多的信息在这条通路上被提取，但是需要更长的时间。

海马
有意识感知到的信息在海马中被编码成记忆。海马对存储的信息进行反馈，以确认或修改初始反应。

杏仁核
杏仁核瞬时评估传入的有关情感的信息，并发送信号到其他脑区，使身体立即采取行动。它无意识地运作，因此容易产生错误。

下丘脑
来自杏仁核的信号被用来触发激素改变，使身体准备好对情感刺激做出反应；这些反应包括肌肉收缩和心率加快。

图例
慢而准确的通路
快速应急的通路

有意识的情感

情感在边缘系统中产生，而边缘系统并不支持意识本身。强烈的情感在大脑皮质产生连锁反应，尤其是在额叶。有时，一种情感与一种经历明显相关。在其他时候，二者之间的关系并非显而易见，但是意识到某种情感与某种经历相关使我们更容易理解发生在我们身上的事情。

感受情感

情感主要是对威胁或机会的无意识的身体反应。例如，看到一条蛇，我们的身体会自动准备躲避。人类情感被视为有意识的、强大的感受，赋予我们的生命的意义和价值。情感的无意识的生理成分是在深部脑区产生的，这个信号接着被传送到身体，为行动做好准备。一些信号上行传递激活皮质区，从而产生情感。我们最终拥有哪种情感取决于哪一部分皮质区被激活。

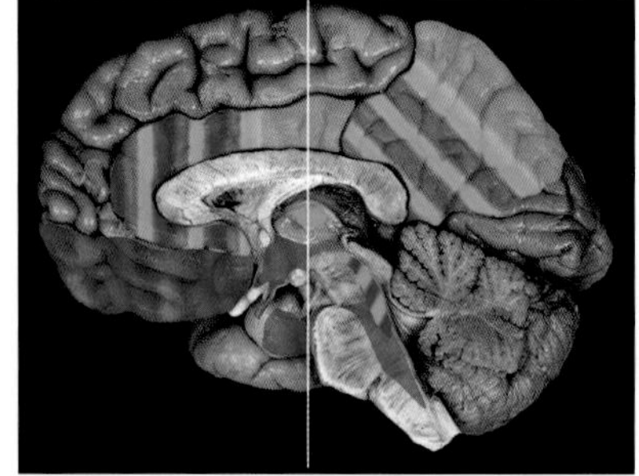

情感启动

情感产生于杏仁核、脑干和下丘脑（蓝色）。有意识的感受（红色）涉及眶额皮质和扣带回皮质。

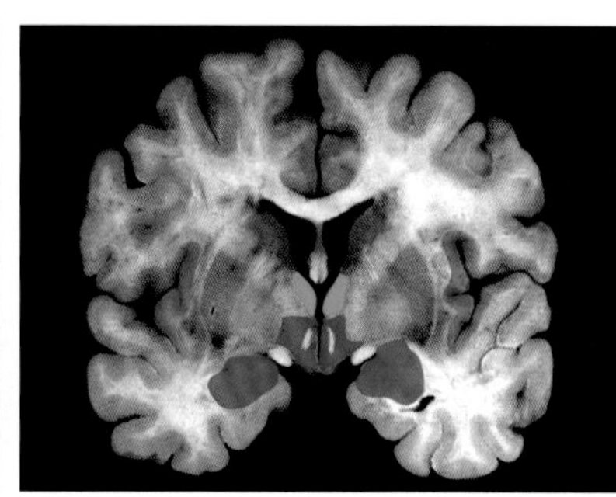

有意识的表达

杏仁核与下丘脑（蓝色）在表达情感时活跃，而丘脑（绿色）负责维持意识。

右侧半球

右侧半球产生的消极情感比左侧半球多，哀伤和恐惧的信号从右侧半球传到左侧半球并进行处理，才会被识别和意识到。如果这些信号不能正常传递，人们产生的情感可能没有意识，即使他们的行为可能受情感的影响。

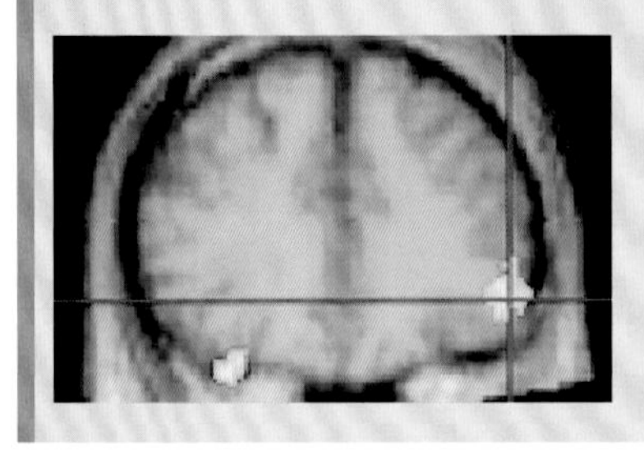

增加的活动

左侧这张PET扫描图显示了一名志愿者的脑活动，这名志愿者正在观看一个人展示各种情感的面部表情和手势。这些刺激激活了志愿者右侧额皮质（靶向）的活动。

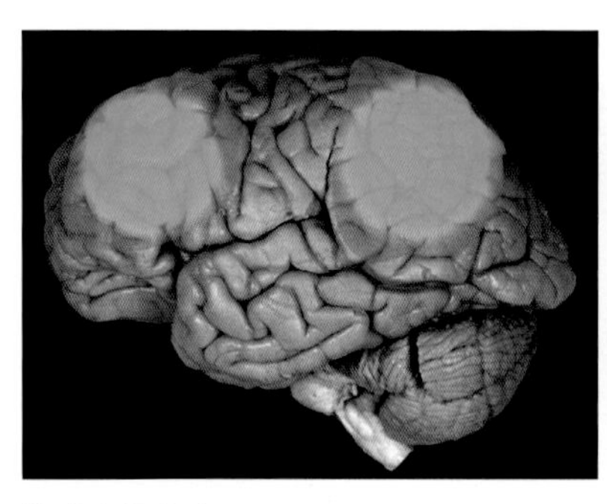

情感变得有意识

额叶与顶叶（绿色）的大部分区域参与情感意识的形成和情感强度的调节。

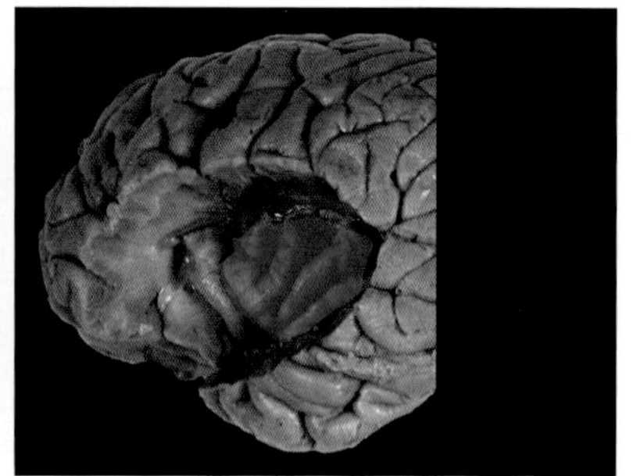

厌恶

上面这个切面图显示了岛叶（红色，也在顶部扫描中），其中一部分在产生情感时是活跃的，特别是厌恶的情感。

情感回路

来自环境和身体其他部分的信息不断被传递以提取情感内容。主要的情感传感器是杏仁核，它对威胁与损失尤其敏感。杏仁核直接从感觉器官和感觉皮质接收信息，并连接到皮质和下丘脑，形成一条回路。当杏仁核被激活后，它发送信号环绕这条回路。当这些信号通过下丘脑时会触发身体反应，并且当这些信号通过额叶时，会产生有意识的情感识别。积极的情感通过一条稍微分开的回路传递，这条回路占据脑干区域，产生提升情感的神经递质——多巴胺。

背外侧前额皮质

背侧前扣带回皮质

腹侧纹状体

丘脑

腹外侧前额皮质

吻侧前扣带回皮质

杏仁核

海马

内侧前额皮质

处理情感

关于情感识别和定位的信号从丘脑、腹侧纹状体和杏仁核传递到吻侧前扣带回皮质，并在此与来自额皮质及前额皮质的调节信号相汇合。

感受憎恨

每一种情感都会在脑的特定区域引发略微不同的活动模式。例如，憎恨会激活杏仁核（对所有消极情感产生反应）、岛叶（与厌恶和拒绝有关），以及与行动和计算相关的脑区。

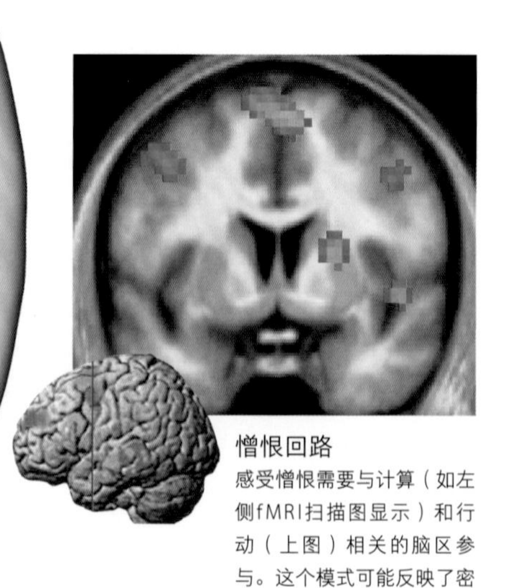

憎恨回路

感受憎恨需要与计算（如左侧fMRI扫描图显示）和行动（上图）相关的脑区参与。这个模式可能反映了密谋及接下来的攻击。

情感的时相

与那些我们不感兴趣的事物相比，那些让我们感到兴奋的事物会迅速吸引我们的注意力。例如，看到对我们构成威胁的事物比非情感刺激会更快地让人意识到。这可能因为杏仁核无意识地接收到这个威胁，并使有意识的脑“期待”一种重要的感知。美好的事物也会快速吸引我们的注意力。研究表明，人们看到一个微笑的婴儿产生的反应与看到一张愤怒的面孔的反应一样快，两者都比非情感刺激引起的反应更快。

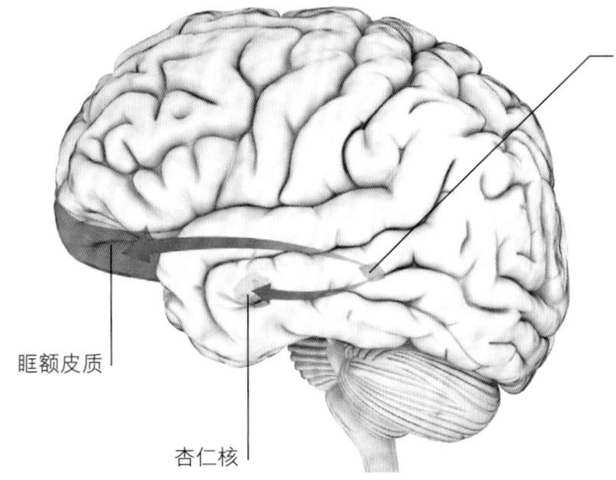

少于100毫秒

开始的意识

对情感视觉刺激的反应能在不到0.1秒的时间内从脑干内的上丘传递到额皮质，情感在额皮质被有意识地体验。

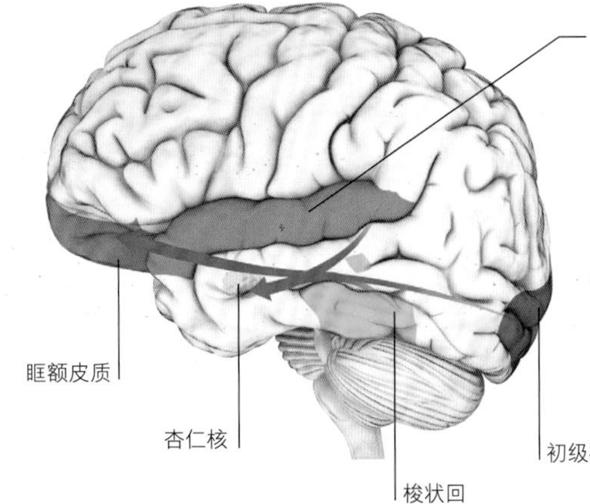

100~200毫秒

更多的信息

稍后，信息从感觉皮质和关联区（如梭状回的面部识别区）传入，为脑中负责情感诱导的部分（如杏仁核）提供更详细的输入信息。

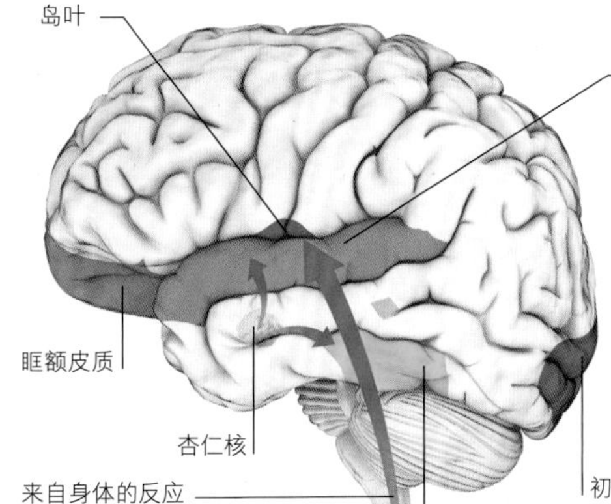

350毫秒

充分意识

大约350毫秒后，脑就会评估刺激的情感意义。来自杏仁核的信号会触发身体的有意识的反应，进而反馈到岛叶等区域。

把情感穿在身上

科学家已经研制出可以表达穿着者情感的服装。捕捉微小变化或检测脑电图信号的生物传感器正被植入紧贴皮肤的服装中。然后根据接收到的信息改变服装的颜色。这款由飞利浦公司开发的未来主义服饰在穿着者高兴时呈亮白色，但在其哀伤时却变成了蓝色。它有一个包含传感器的紧身胸衣层，这些传感器将信息发送到裙子外层，使其改变颜色。

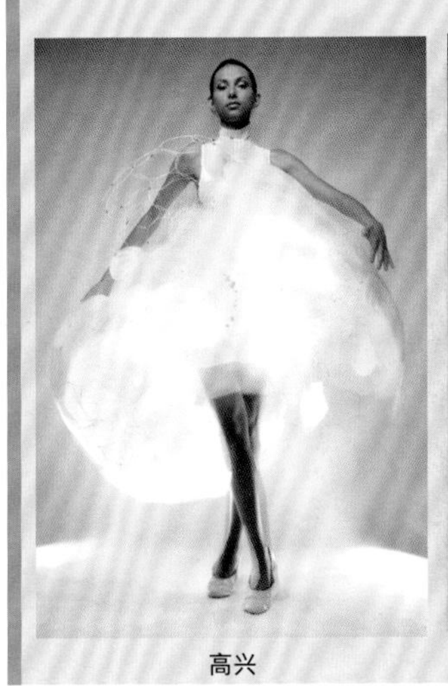
高兴

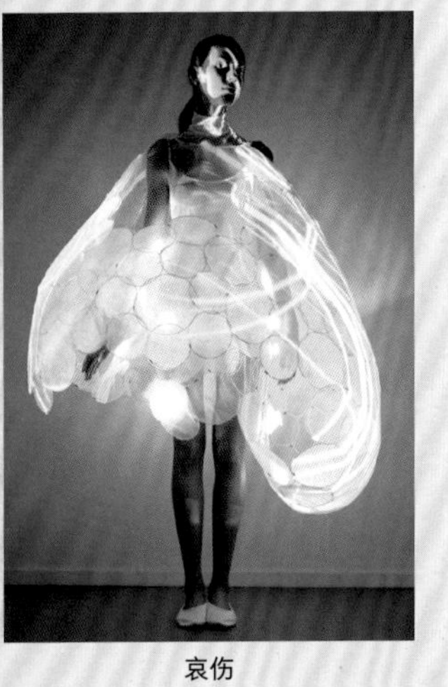
哀伤

情感与情绪

一种情感通常是短暂的，是对当天的思想、活动和社会环境做出反应而产生的。情感是促使适应行为的线索（见右表）。情绪则相反，在患某些疾病的情况下，可能持续数小时、数天甚至数月。因此，随着时间的推移，痛苦的情感状态被称为哀伤。如果它持续数周，就被称为抑郁症（见第239页）。情绪甚至可以被我们没有意识到的事情迅速引发。例如，一个研究发现，瞬间闪过令人恶心的画面——速度太快以至于无法有意识地看到，使那些受其影响的人此后对其他类似性质的刺激更加敏感。由这些无意识刺激引起的感受被志愿者描述为情绪而不是情感。

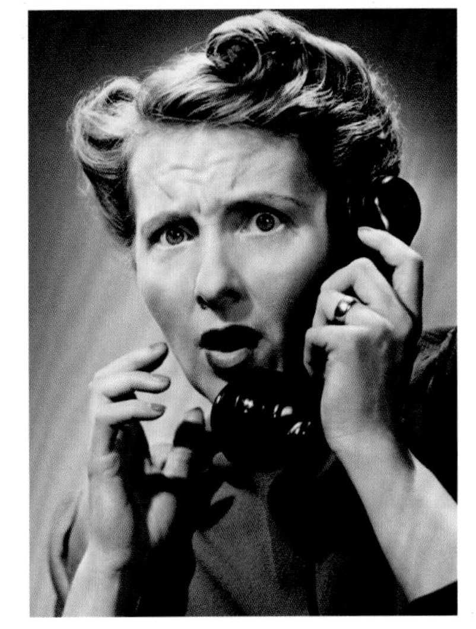
情感与情绪的区别
情感是对事件突然的、强烈的反应，如意外的坏消息，而情绪更加分散，往往会持续更长时间。

适应行为

情感或感受	可能受到的刺激	适应行为
愤怒	来自他人的挑战	战斗反应会促使产生主导和威胁性的立场或行动
恐惧	来自更强者或主导者的威胁	逃跑以避免威胁或向其妥协
哀伤	失去亲人	消极的心态和失去斗志，以避免应对额外的挑战
厌恶	不卫生的物体（如腐烂的食物）或不洁的环境	远离不卫生的物体或不洁的环境
吃惊	新奇的或意外的事件	把注意力集中在惊奇的目标上，保证最多的信息输入以指导进一步的行动

欲望与奖赏

欲望难以被精确定义，但最好的描述是想要或渴望得到某样东西，一旦得到它，就会感到快乐或满足。特定的脑回路与欲望和奖赏（愉悦）有关。对食物和性的欲望有生存价值。但是如果欲望使人上瘾，将是毁灭性的。

欲望

欲望是一种强烈反映个人偏好的复杂动机，它由两个不同的成分构成——喜欢和想要。简单地说，喜欢与获得快乐相关，而想要与实际需要相关。对于某些活动，如吃饭、睡觉和性活动，喜欢与想要是重叠的，由此产生的欲望有生存价值。然而，一个有毒瘾的人可能想要和需要某种毒品，但并不是特别喜欢它，所以由此带来的快乐被破坏了。喜欢与想要似乎涉及不同的脑回路，尽管两者都用多巴胺这个最重要的神经递质。

复杂的哀伤

失去亲人是痛苦的，但是大多数人都能及时恢复。对于10%~20%失去亲人的人来说，哀伤会持续很久，被称为“复杂的”哀伤。一项fMRI研究显示，在这些人中，逝者的遗物激活与奖赏过程、获得快感和成瘾相关联的脑区。研究人员向一组女性展示一些图片和文字，这些图片和文字都与她们因乳腺癌而去世的亲人有关。所有女性体内与社交疼痛关联的脑网络都被激活，但是对于那些有复杂哀伤的女性，逝者的遗物还会激活其伏隔核，这表明哀伤与快乐存在某种关联。

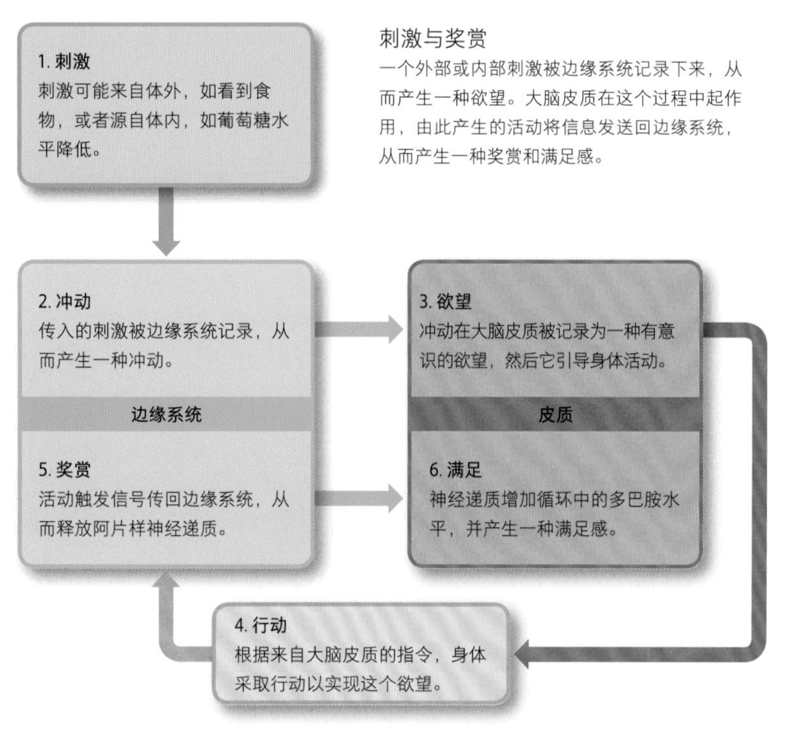

刺激与奖赏
一个外部或内部刺激被边缘系统记录下来，从而产生一种欲望。大脑皮质在这个过程中起作用，由此产生的活动将信息发送回边缘系统，从而产生一种奖赏和满足感。

寻求快乐与上瘾

成瘾物质能激活奖赏系统的多巴胺，提供快感，即使这些物质并不是生存所必需的。长期接触药物会使奖赏回路受到抑制，从而导致产生相同效应所需的剂量增加。阿片系统参与缓解痛觉与焦虑。海洛因和吗啡会附着在阿片受体上，制造快感。胆碱能回路——尼古丁作用处参与记忆和学习。可卡因作用于去甲肾上腺素受体，去甲肾上腺素与应激反应和焦虑有关。

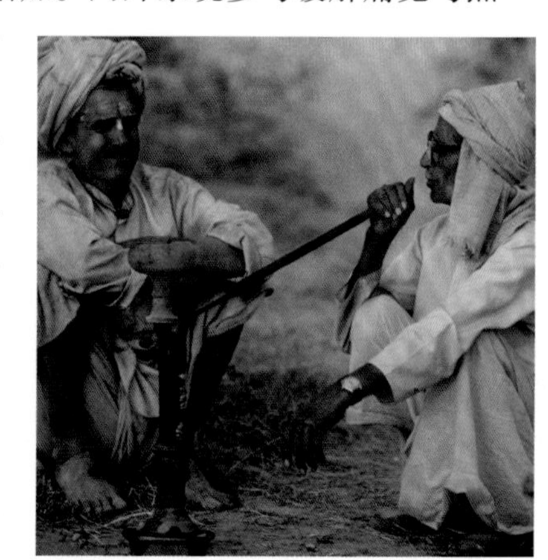

文化影响
在很多文化中，吸烟被认为是一种高度社会性活动。长时间接触成瘾物质可能导致对其的依赖性增加、吸毒行为和难以戒断成瘾物质。

期望

学习和记忆在形成欲望和喜好方面起着显著的重要作用。这就导致期望的可能性，即对奖赏的期望。研究人员利用了一种机会游戏研究了期望。在期望阶段，参与人被告知可能会赢钱，fMRI扫描显示，其杏仁核和眶额皮质的脑血流量增加，表明伏隔核和下丘脑产生活动，它们都富含多巴胺受体。潜在的奖赏越大，脑就越活跃。

左侧顶内皮质

奖赏预期
左侧这张fMRI扫描图显示左侧顶内皮质的活动。前扣带回皮质和顶内皮质的活动表明，当一个人期待一个奖赏时，他会更关注一项任务。

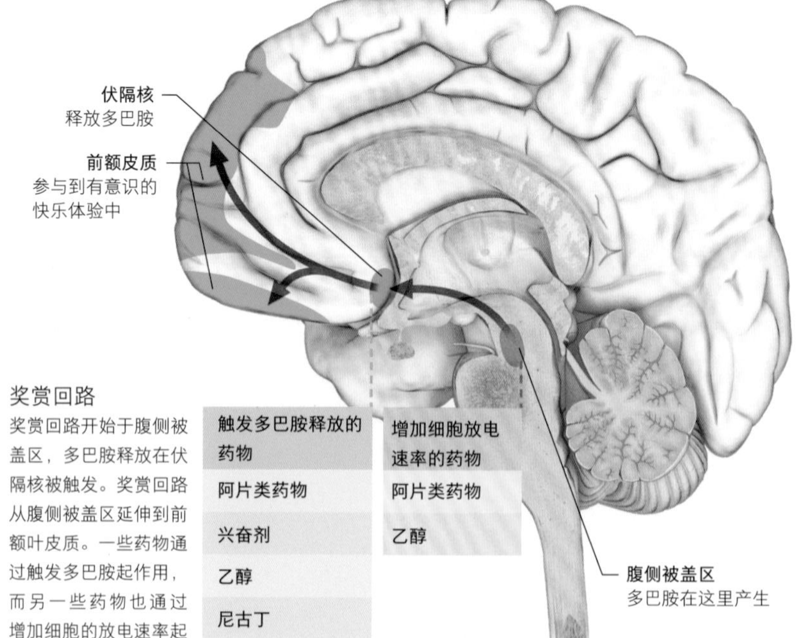

奖赏回路
奖赏回路开始于腹侧被盖区，多巴胺释放在伏隔核被触发。奖赏回路从腹侧被盖区延伸到前额叶皮质。一些药物通过触发多巴胺起作用，而另一些药物也通过增加细胞的放电速率起作用。

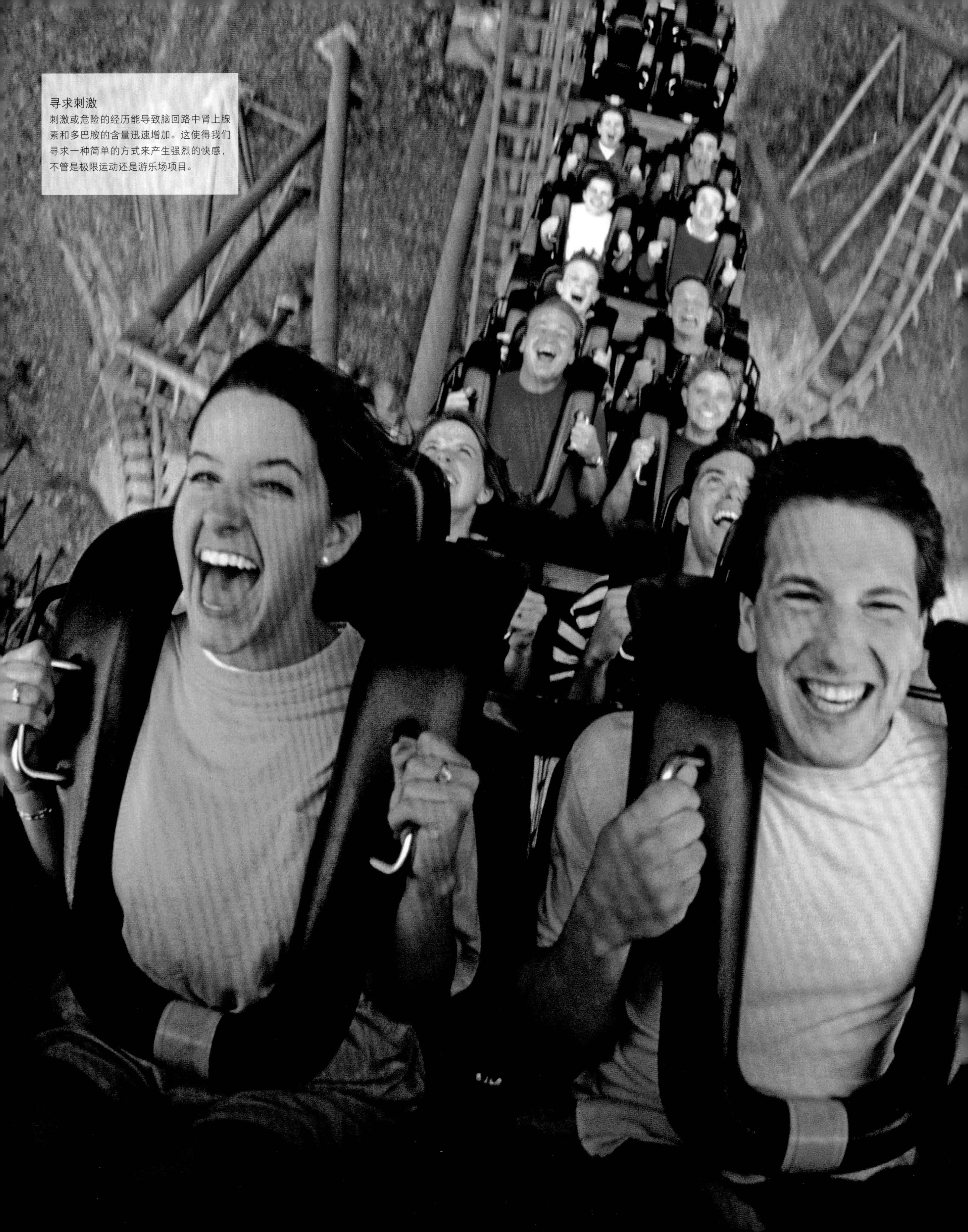

寻求刺激

刺激或危险的经历能导致脑回路中肾上腺素和多巴胺的含量迅速增加。这使得我们寻求一种简单的方式来产生强烈的快感，不管是极限运动还是游乐场项目。

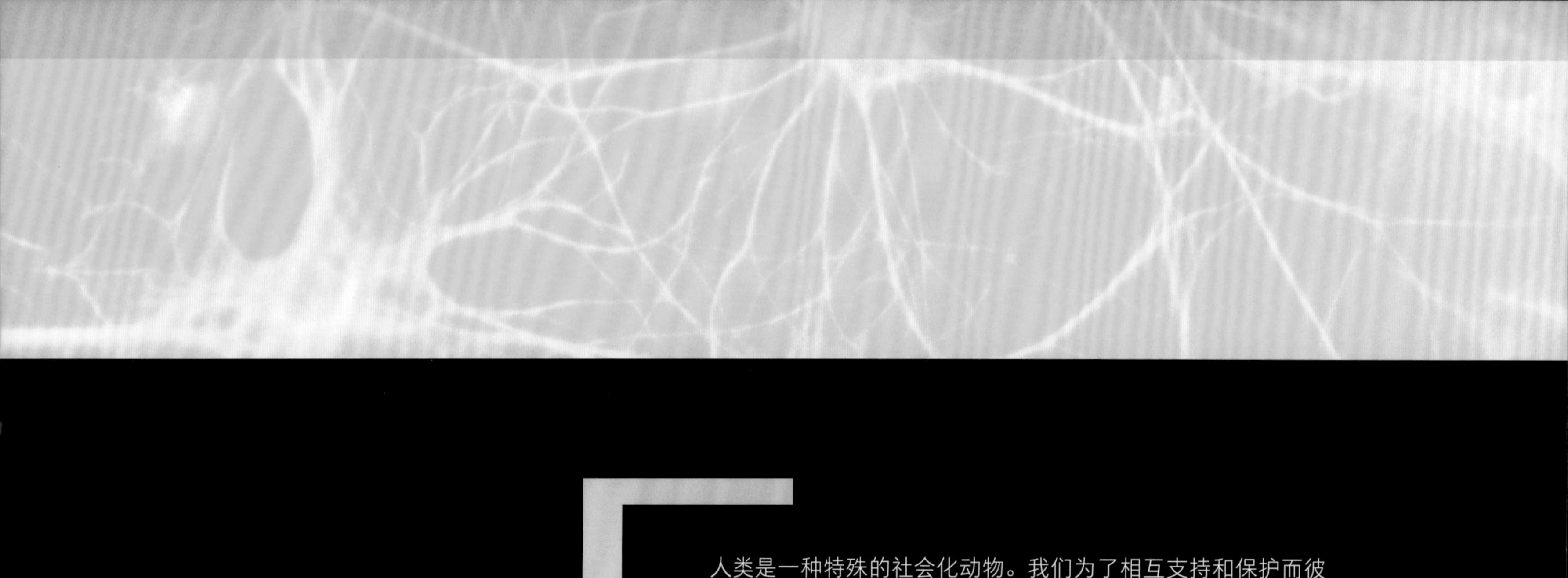

人类是一种特殊的社会化动物。我们为了相互支持和保护而彼此需求，为此，我们进化出了对其他同类异常敏感的脑。社会脑具有一系列功能，包括与他人交流和理解他人的能力，以及定位我们与他人之间的社会关系的能力，确保我们能在一个紧密联系的团体内正常生活。为了实现这一点，我们还需要产生一种独特的自我

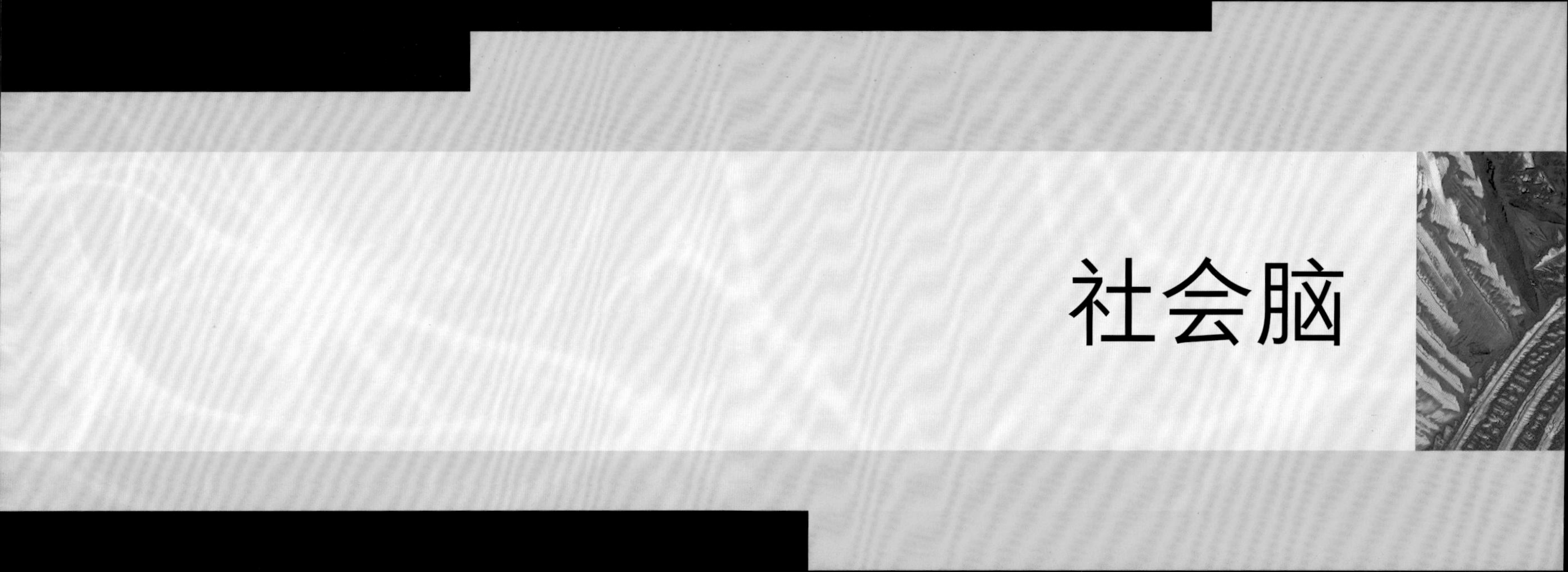

社会脑

性、爱与生存

性因能驱动生殖而具有生存价值。性行为会刺激脑的奖赏系统，如果不是这样，人们可能不会为此花费时间，人类则会灭绝。最近的研究揭示了与性和爱有关的脑回路。浪漫爱情与母子亲情同样具有生存价值。

不同类型的爱

爱是一种复杂的现象，包含了性、友谊、亲密和承诺。它不仅对个体及物种有生存价值，而且极大地提高了我们的生活质量。就性而言，人类只要愿意随时都可以发生性行为，不像其他物种只有在雌性准备妊娠时才进行性行为。因此，人类中的性已经从生殖中脱离出来。浪漫的爱情，也就是许多人所说的“爱”，因其促进一夫一妻——照顾和保护幼儿的理想设置，而具有生存优势。我们对参与产生爱情的神经递质有所了解，但是对相应的脑回路知之甚少。苯乙胺和多巴胺参与最初的快感，这种快感可能作用于边缘系统（主要与情感有关）与皮质区（主要与理性有关）间的通路。

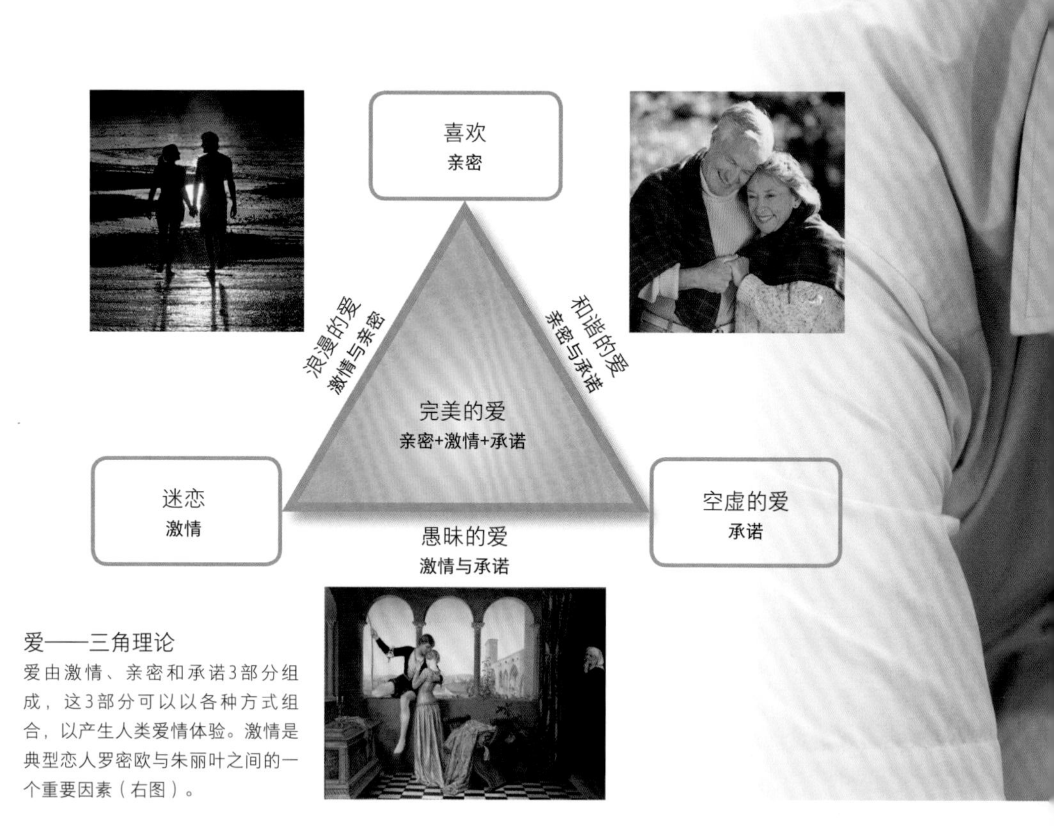

爱——三角理论
爱由激情、亲密和承诺3部分组成，这3部分可以以各种方式组合，以产生人类爱情体验。激情是典型恋人罗密欧与朱丽叶之间的一个重要因素（右图）。

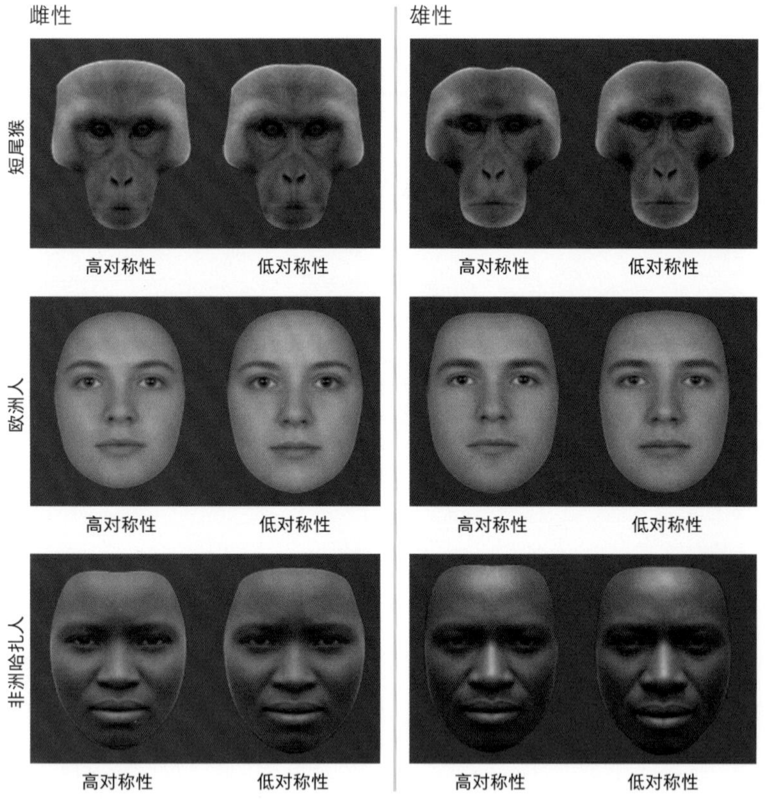

性别与对称
这些合成面孔来自3组个体的照片，代表每组的高对称性脸和低对称性脸。高对称性脸通常被选为最具有性别特征的脸。

性吸引

一个人的面貌是决定其对他人有多大吸引力的重要因素，也决定了其是否被他人本能地认为是优质的交配对象。对称程度已被证明是面部吸引力的一个重要方面，而对称程度与男性化或女性化外貌有关。最近的一项研究表明，在欧洲人、非洲哈扎人，以及非人类灵长类动物（短尾猴）中，这些属性与性配对有关（下图和左图）。这种关系在两组人群和一组灵长类动物群体中得到了印证，所以它可能是普遍的。因此，脸部的对称性及脸部呈现的男性化或女性化程度似乎与潜在的生物学机制相关联，这种机制可以凸显一个人的吸引力水平和作为交配对象的遗传适应性。

面对称
左图显示在两组人群和一组灵长类动物群体的高对称性脸和低对称性脸。根据测量所得的对称程度，对脸部男性化或女性化程度进行评分。

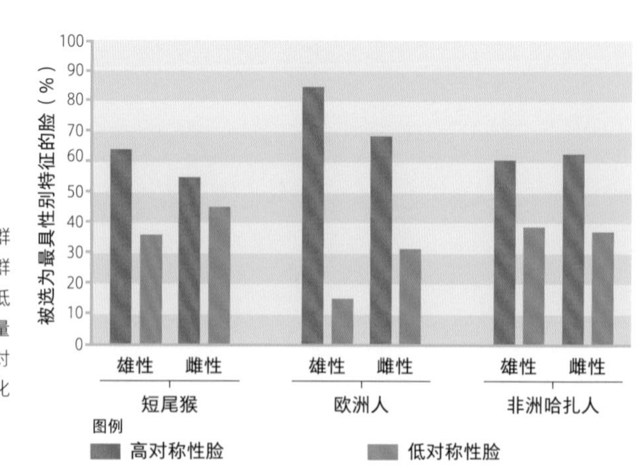

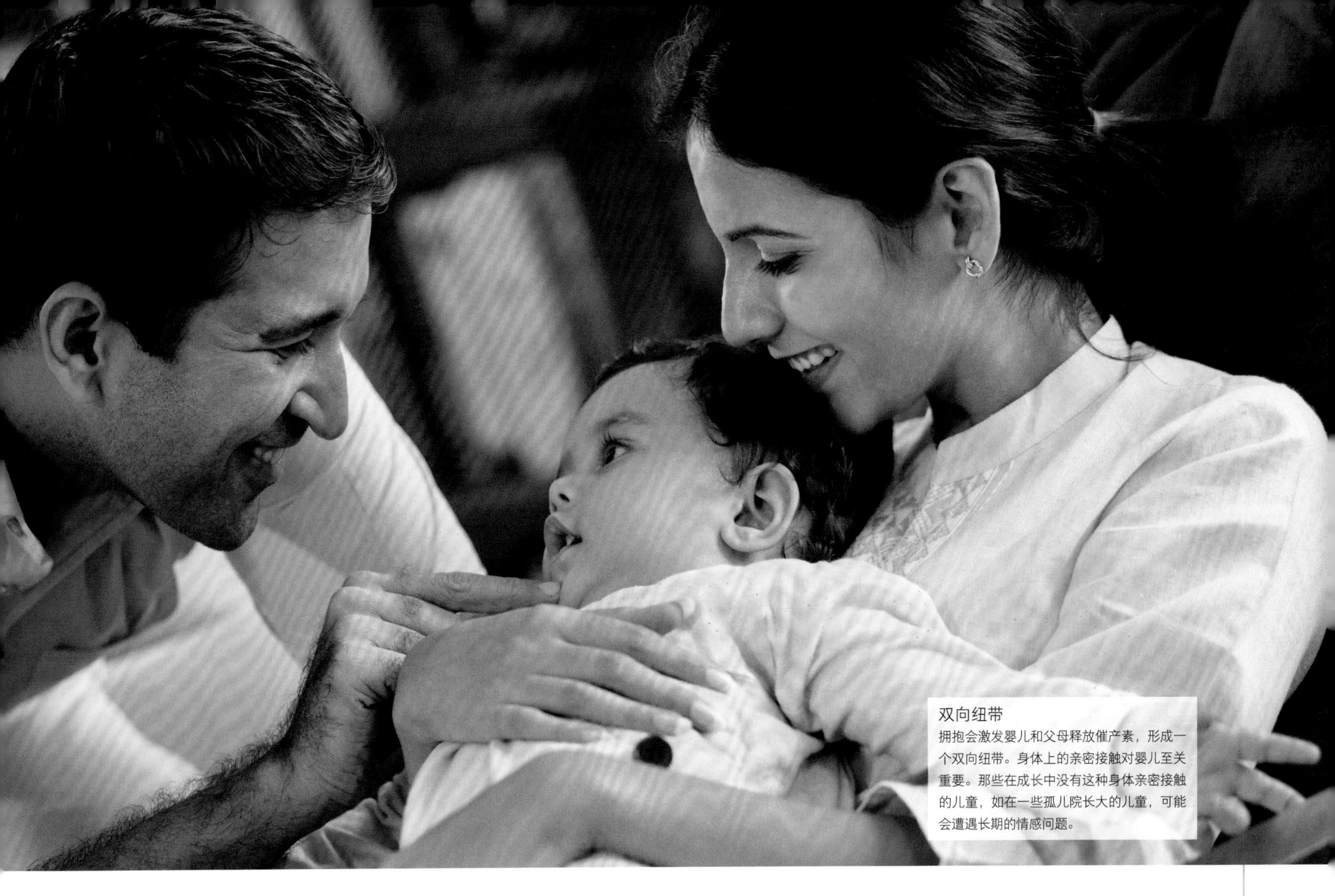

双向纽带

拥抱会激发婴儿和父母释放催产素，形成一个双向纽带。身体上的亲密接触对婴儿至关重要。那些在成长中没有这种身体亲密接触的儿童，如在一些孤儿院长大的儿童，可能会遭遇长期的情感问题。

催产素——自我感觉良好的因子

催产素是一种由下丘脑产生的激素，在性高潮期间和分娩的最后阶段，性器官和生殖器官受刺激后释放的。它产生一种令人愉悦的感觉，促进人们之间的亲密关系。这可能是因为，就像与其密切相关的激素——升压素一样，催产素有助于处理参与识别个体的社会信息，并可能在建立共同记忆方面发挥作用。催产素可能具有某种类似于多巴胺的成瘾效应。这也许可以解释为什么人们与所爱的人分离时会感到痛苦，他们怀念在一起时而产生的催产素“高潮”。

感觉亲近

亲吻和拥抱会促使催产素释放到血液中。这可能有助于提升亲密感并增强伴侣之间的联系。

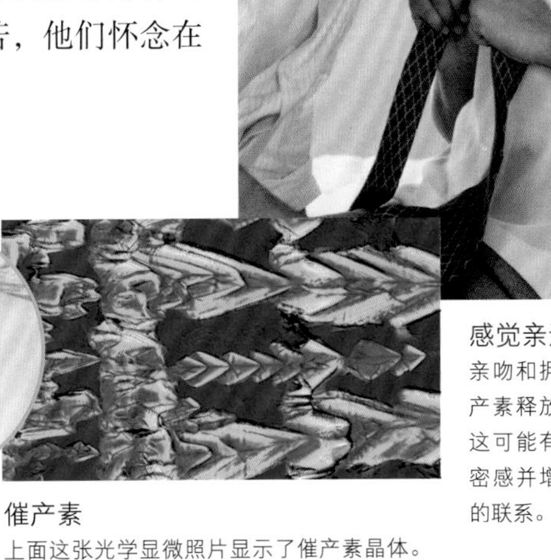

垂体

催产素

上面这张光学显微照片显示了催产素晶体。在女性体内，这种激素在分娩、哺乳和性行为时由垂体自然分泌。

催产素的黑暗面

催产素在“亲密”的个体中创造信任和友善，但是它却放大了对有“亲密”关系群体之外的个体的不信任与攻击性。实验显示，在玩交易游戏之前被注射一剂催产素的志愿者对那些遵守游戏规则的玩家比其他人更大度，但对那些试图作弊的玩家则比其他人更加具有惩罚性。开展联合会（催产素可能在其中发挥作用）的一个效果是，使士兵们更加激烈地对抗敌人。

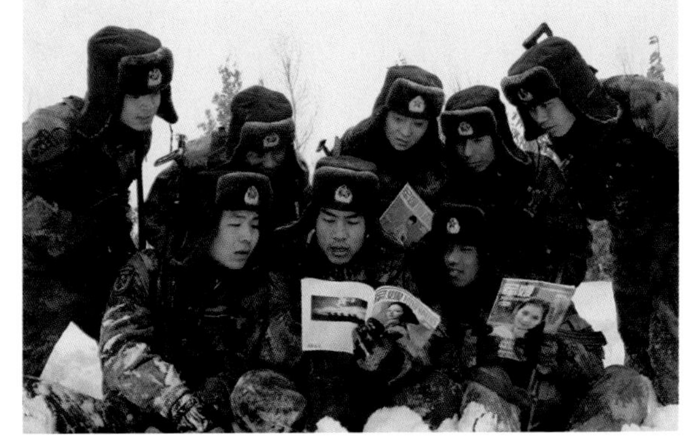

联合会

一起训练的士兵形成了一种紧密的社会关系，这可能是利用了催产素的作用。这有助于在团队内建立信任，但是也增加了对外界的攻击性。

表情

人类是高度相互依赖的——一个人的行为必然会影响他人。因此，能够读懂他人的情感，以预测其下一步的行动对我们来说是非常有用的。我们还需要发出自己的情感信号，以便促使他人做我们想要做的事情。

表达情感

表情不仅仅是信号，它们也是情感的延续。当我们产生某种感受时，与情感相关的神经激活模式，包括神经元放电，如果不被抑制，就会使面部和身体肌肉以特有的方式收缩。有6种基本或普遍的情感（下图）。最近的研究发现，自出生以来就失明的人表达不同情感时所做出的面部表情与正常人相似或相同。这表明学习对通过面部表情表达情感起了很小的作用。

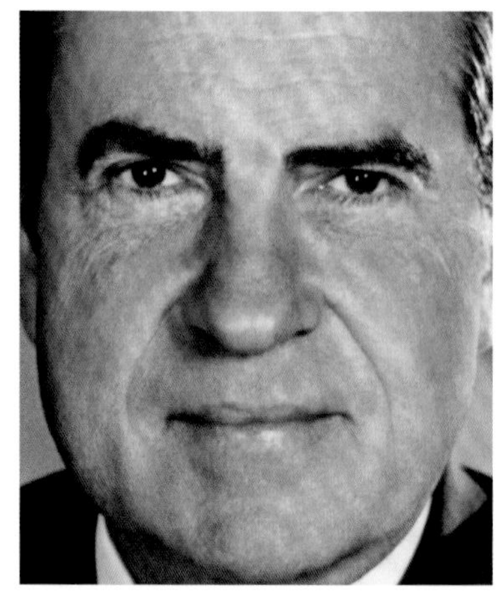

真实的表情
左侧大脑半球控制右侧脸的运动，而更情感化的右侧大脑半球控制左侧脸的运动。

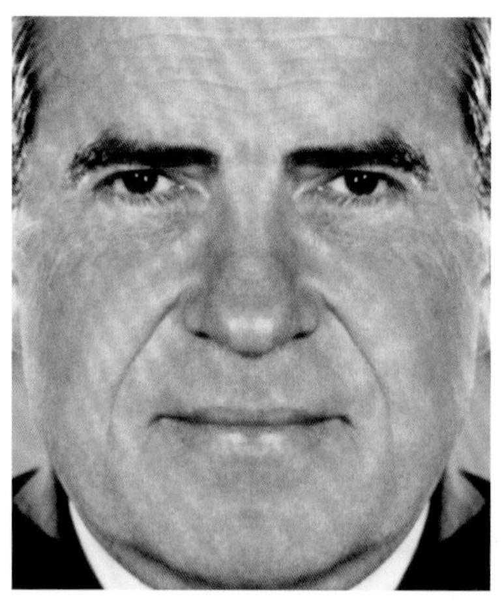

两个右侧脸
上图是由美国第37任总统理查德·米尔豪斯·尼克松的两个右侧脸拼合而成，暗示了他的无意识心情。这里的眼睛看起来不太吸引人。

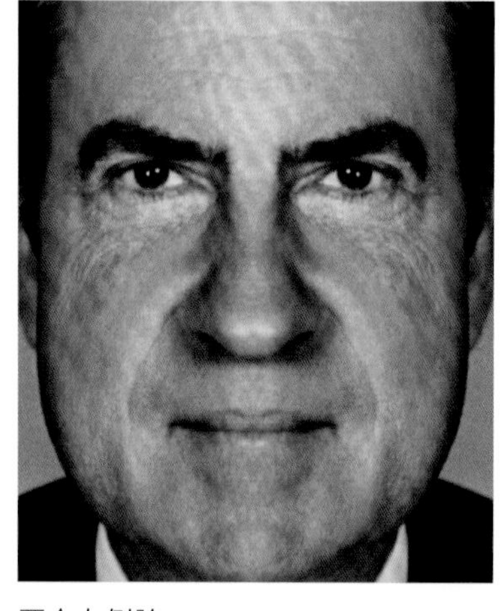

两个左侧脸
两个左侧脸拼在一起更清楚地展示了有意图的或社交面部表情，看起来更渴望取悦他人。

微表情

除了做出明显的“宏观”表情外，人们还会做出微小或瞬间（或两者）的面部变化，这些面部变化无法轻易控制，而且可能是意识不到的。这些“微观”和“微妙”的表情发生在人们试图掩盖他们所思所感的时候。我们很容易错过这些稍纵即逝的情感表达，但是如果我们知道该注意什么，就可以学会发现并破译它们。微表情在几分之一秒内闪过，而微妙的表情可能在整个对话中持续，但是肌肉的改变小到几乎看不出来。

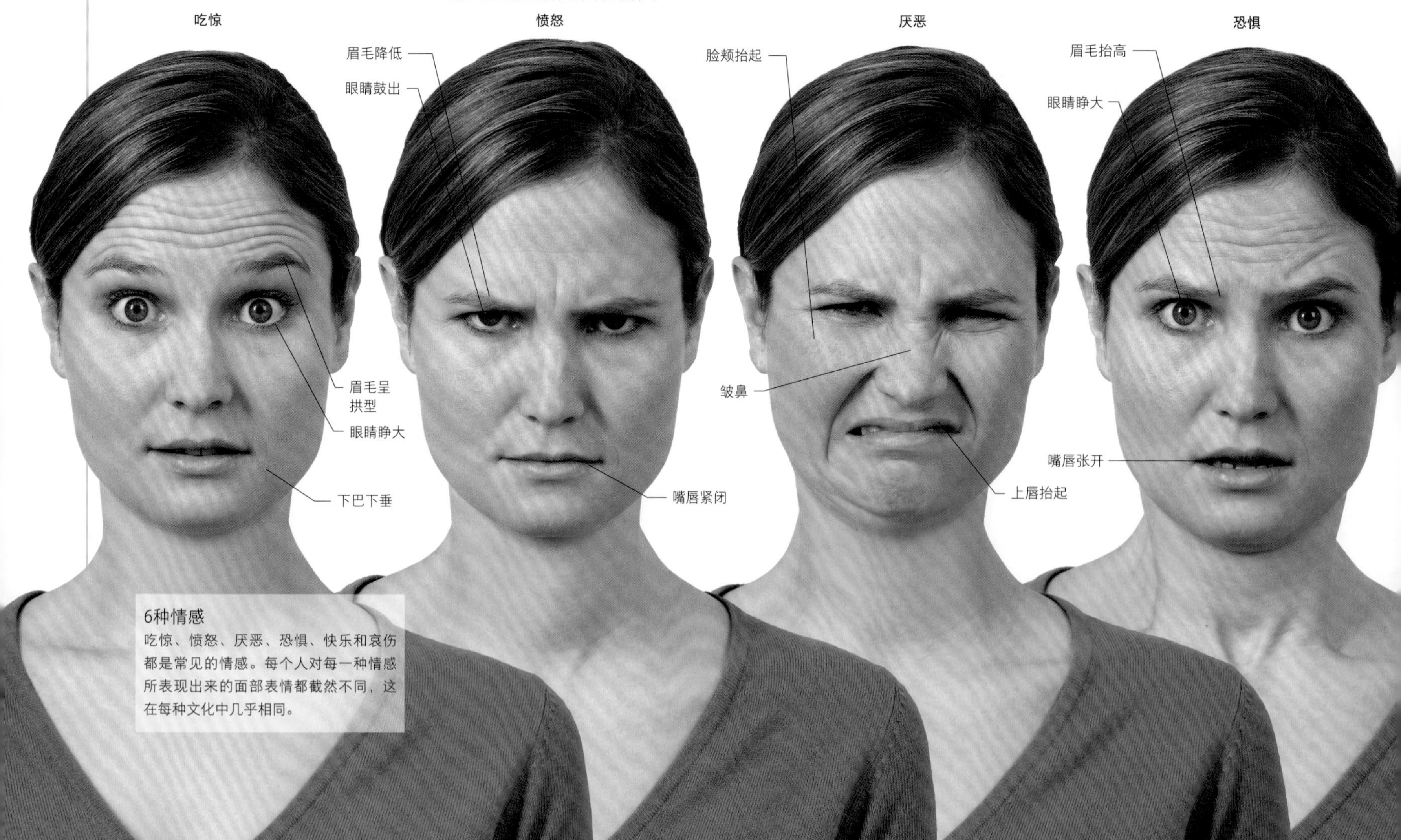

6种情感
吃惊、愤怒、厌恶、恐惧、快乐和哀伤都是常见的情感。每个人对每一种情感所表现出来的面部表情都截然不同，这在每种文化中几乎相同。

微笑的解剖

人类有两种截然不同的微笑：有意识的“社交”微笑及真正的“杜兴”（Duchenne）微笑，后者是以首次提出者法国神经学家吉劳姆·杜兴（Guillame Duchenne）的名字命名的。第一种微笑涉及有意识地激活横向牵拉嘴的肌肉。第二种微笑涉及由无意识脑活动控制的一组额外的肌肉。这些肌肉使下眼睑隆起，眼角皱缩成“鱼尾纹”。表情不仅能表达一个人的感受，实际上也能带来与之相关的感受。在实验室测试中，研究人员发现，有意识的社交微笑的人会产生一种微弱但可检测到的幸福感。因此，即使制造一个“假的”社交微笑，也能在表达它的人身上增加一种微弱但真实的幸福感。

阅读情感

当我们看到别人的表情时，我们会不由自主地做出来。我们可以通过有意识地抑制肌肉收缩而掩盖这种模仿。因为表情在传递我们的感受的同时，也会引发我们的情感，这种模仿使我们对我们所看到的情感产生共鸣，并告诉我们对方的感受。研究人员通过实验证明，通过经颅磁刺激（transcranial magnetic stimulation，TMS）而暂时麻痹运动皮质的受试者会停止模仿别人的表情。当受试者停止模仿别人的表情后，其在解读他人的表情时就变得不那么准确。

经颅磁刺激线圈

诱发电流

运动区

微笑

发自内心的微笑很难“按需产生”，因为它受情感控制。真正的微笑通常是一种愉快心情的真实反映，此时嘴和眼区域（右图）都被激活。

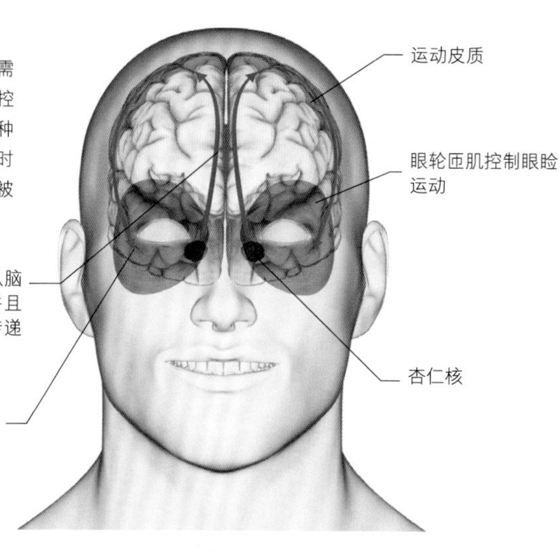

在真正的微笑中，信号从脑区（如杏仁核）发出，并且在没有意识的情况下被传递到运动皮质

信号引起眼周围的小肌肉收缩，制造特有的“皱纹”

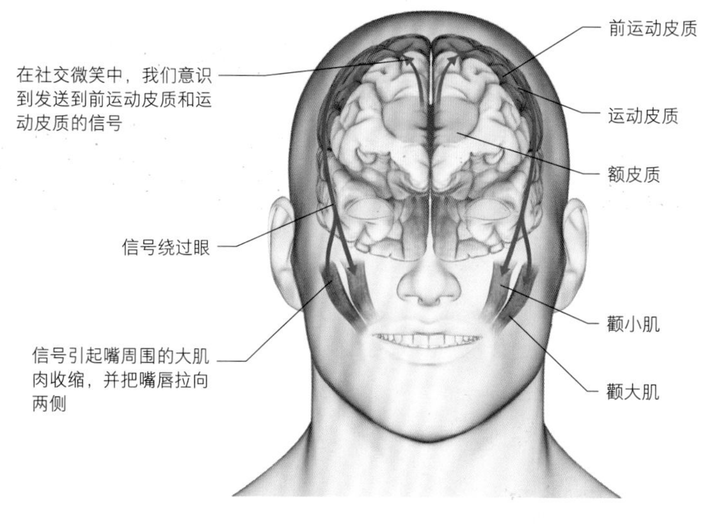

信号引起嘴周围的大肌肉收缩，并把嘴唇拉向两侧

快乐

嘴角上扬

哀伤

眉毛内侧抬起

嘴角下垂

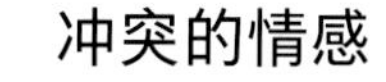

冲突的情感

表情对看到它的人有直接的影响（见第122~123页），因此它有助于让其他人满足我们的需求。然而，在社交场合中，我们有时不得不有意识地阻止自己呈现某些表情，这些表情可能表达我们自发感觉或者是在其他人脸上看到的表情。因为表达一种情感会产生这种情感，当我们这样做时，我们必须用另一种情感掩盖这种情感，从而产生情感冲突。人类不诚实地使用面部表情可能是独一无二的，而且我们已经成为这方面的专家，但我们也非常善于仔细观察别人的表情，以辨别真假。

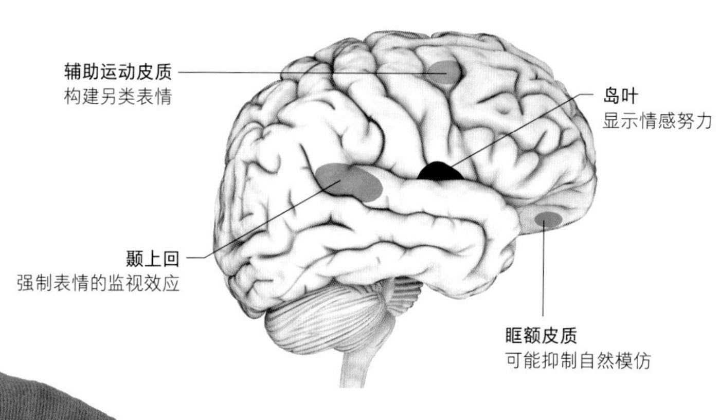

冲突的脑区

试图通过表达一种冲突的情感来掩盖另一种自然模仿的情感，涉及多个脑区。

自我与他人

人类是一个高度社会化的物种，我们的生存在很大程度上依赖于我们彼此间的成功互动。与其他社会化动物一样，我们已经进化出独特的脑回路，这些回路专注于与他人建立联系、合作和预测他人的行为。每个人都有自己的想法和感受。

天生善于交际

人类脑最显著的特征之一是大面积的新皮质。额皮质（额叶周围的新皮质部分）负责抽象推理、意识思维和情感、计划和组织，并且在人类脑中高度发达。新皮质显著增长的一个原因可能是它使人类更适应生活在大型、紧密联系的群体中。社会生活要求人们调节自己的行为以适应他人，微妙地竞争生殖权利，并预测其他人的行为，所有这些都需要新皮质活动。花时间在社交活动上似乎也促进了脑负责理解和与他人相处的区域的增长。在社交网站上拥有大量朋友的人相应具有更大的社交脑区域。

平均群体规模 / 新皮质比例
图例：● 猴 ○ 猿

群体规模很重要
在灵长类动物中，新皮质相对于其他脑区的大小几乎直接与社会群体的平均规模成正比。

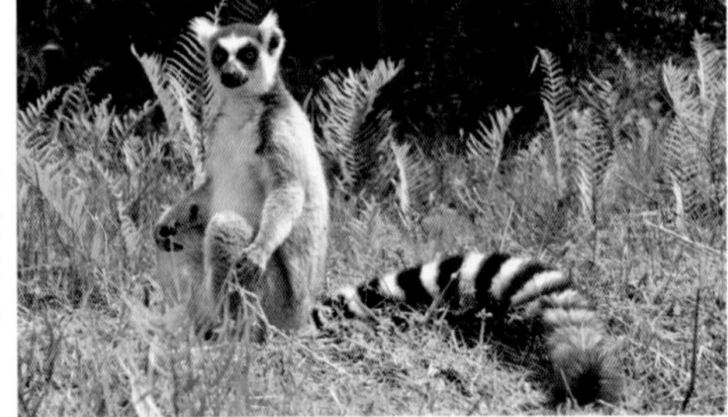

社会动物
群居生活的动物比独居生活的动物更聪明。一项研究发现群居生活的环尾狐猴学会了只有在人们不注意的时候才会偷食物。其他智力相当的动物却未能做到这一点。

传染性打哈欠

社会行为可以是有意识或无意识的。例如，人们认为“接连”打哈欠是一种无意识的同步群体行为。一种关于打哈欠的理论认为，当一个人打哈欠时，意味着现在是整个群体睡觉的时候。通过模仿打哈欠，其他成员含蓄地表示同意。另一种理论认为，打哈欠使脑保持清醒。它的传染性确保了群体内每个成员都保持清醒。

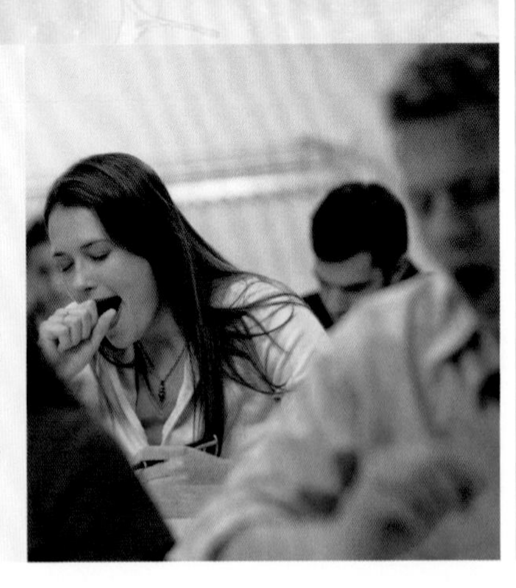

社会意识

社会意识涵盖了广泛的认知活动，它产生一种“自我”感及在社会环境中的自我意识。例如，我们调整自己的行为以便与他人合作，我们预测他人可能做什么及为什么这样做，我们理解他人可能持有与我们不同的想法和信仰，我们能想象他人如何看待我们，而且我们会仔细反思自己的想法。这些活动所需技能的范围和多样性意味着脑的数个区域参与其中。

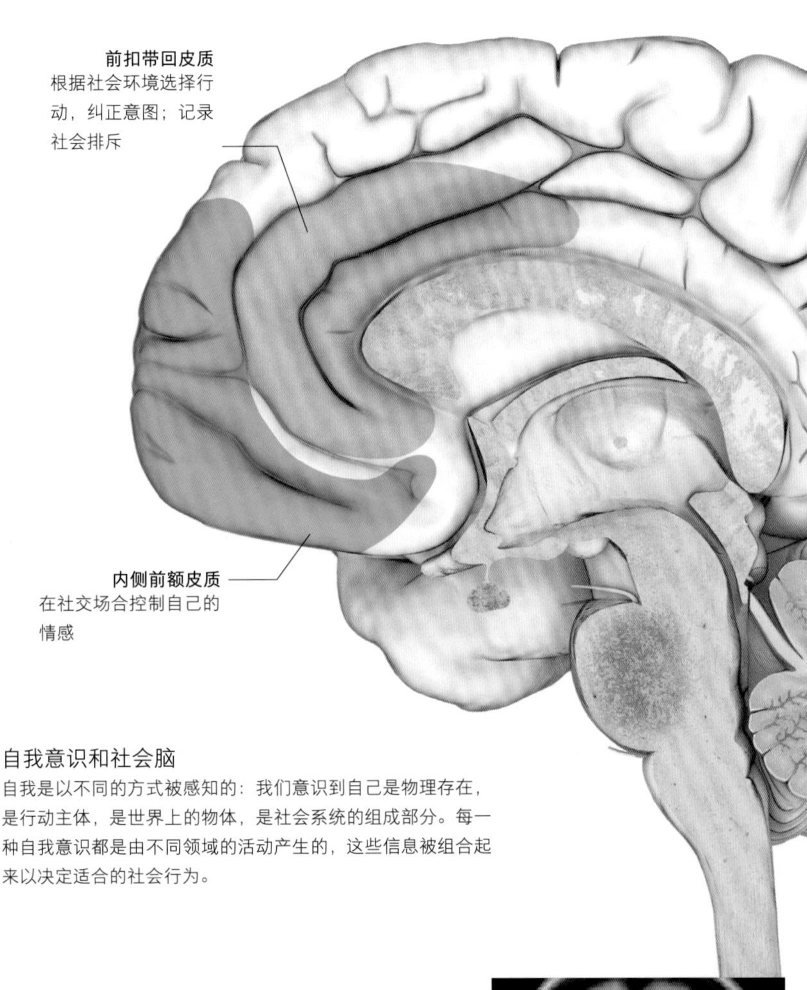

自我意识和社会脑
自我是以不同的方式被感知的：我们意识到自己是物理存在，是行动主体，是世界上的物体，是社会系统的组成部分。每一种自我意识都是由不同领域的活动产生的，这些信息被组合起来以决定适合的社会行为。

岛叶

岛叶可能负责人类体验自我的感觉，并且感知那个自我的边界，允许区分“我”和“你”。根据一种被称为“具体认知”的思想流派，即理性思维不能与情感及其对身体的影响分开，岛叶检测由情感诱发的身体状态，作为将情感体验带入意识当中的过程的一部分。

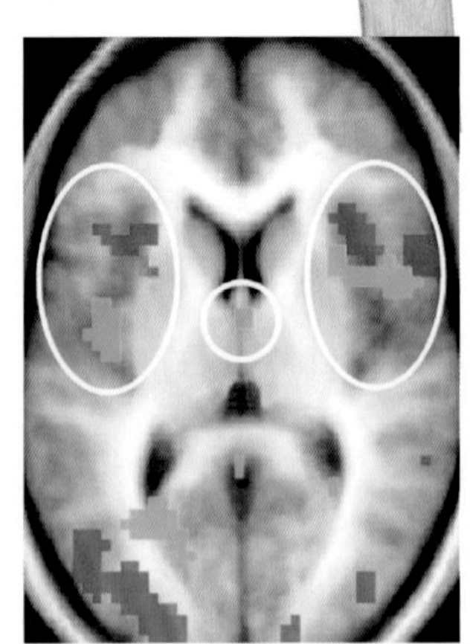

观察疼痛
右图中使用fMRI扫描显示，参与者在看到一个人处于疼痛中时的岛叶活动（绿色），这表明岛叶触发了移情。

排斥的痛苦

在一项研究中，研究人员对玩虚拟球类游戏的人进行fMRI扫描，在游戏过程中他们逐渐被排除在外。当意识到被排斥后，前扣带回皮质（ACC）被激活，这一区域也记录身体疼痛，这意味着两者产生的情感是相似的。帮助控制情感的部分前额皮质也被激活了，这似乎减少了被排斥的感觉。

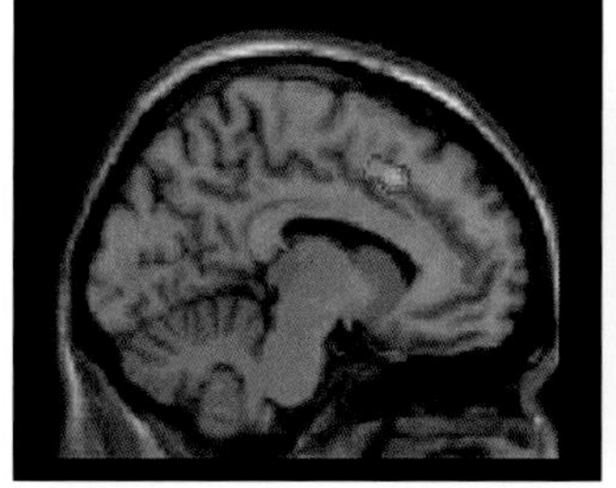

前扣带回皮质
社会排斥在ACC引起的活动与身体疼痛相同。

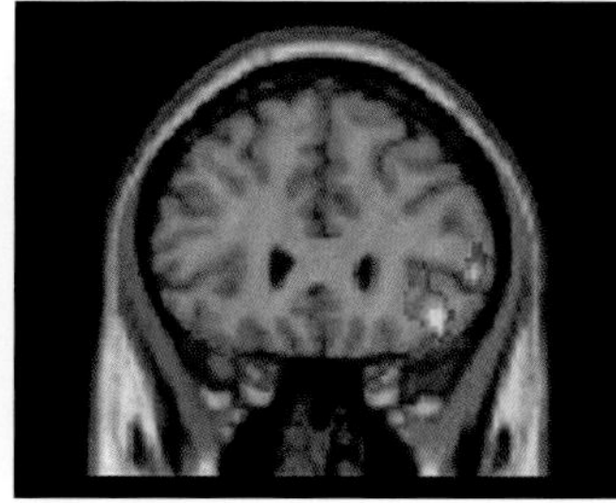

前额皮质
腹侧前额皮质与ACC相互作用，似乎减轻了社会排斥的痛苦。

一致

我们的脑对其他动物，尤其是其他人类的运动是高度敏感的。镜像神经元系统（见第122~123页）使我们自动地模仿他人的行为。这种效果是如此强烈，以至于当一个人注意到另一个人没有模仿自己的行为时，往往会对自己的行为产生质疑。这种干扰效应仅适用于生物运动，当参与者观察机器人时，即使其动作与人的动作类似，也不会发生这种干扰。

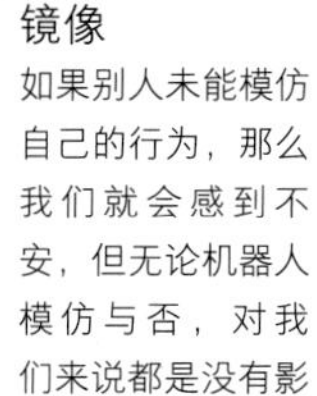
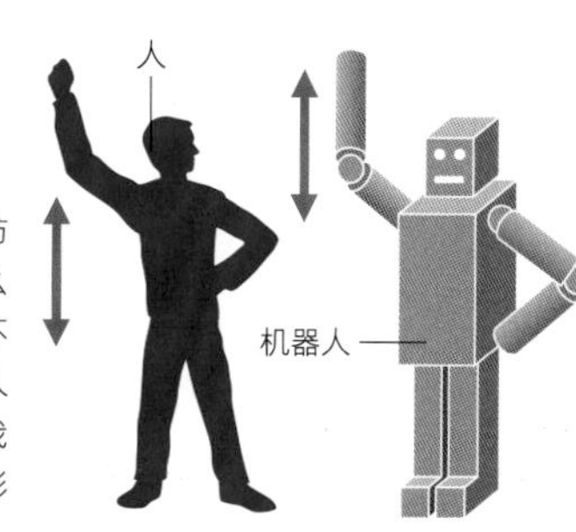

镜像
如果别人未能模仿自己的行为，那么我们就会感到不安，但无论机器人模仿与否，对我们来说都是没有影响的。

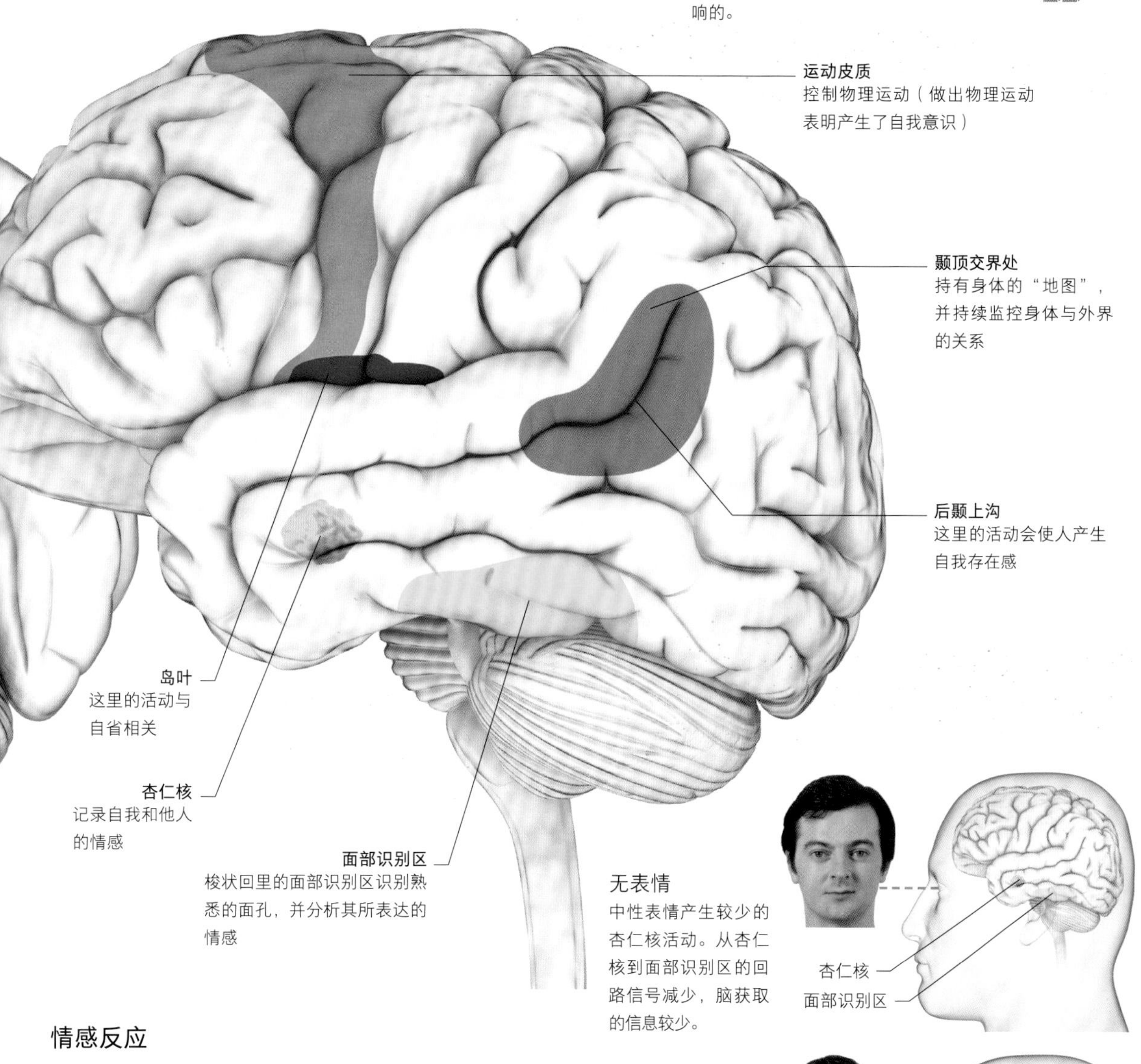

情感反应

面部表情是一种表达意图和精神状态的信号，也是人与人之间产生共鸣的一种方式。表情最初是由杏仁核无意识地处理，杏仁核监测情感内容的传入信息，并通过产生已经被观察到的情感来做出反应。例如，恐惧的表情会使杏仁核激活，从而引发观察者的恐惧。杏仁核激活后不久，表情就被记录在梭状回的面部识别区中。研究表明，如果面部表情表达某种情感，杏仁核就会向这个区域发出信号，要求这个区域对面部表情仔细分析以确定它的含义。

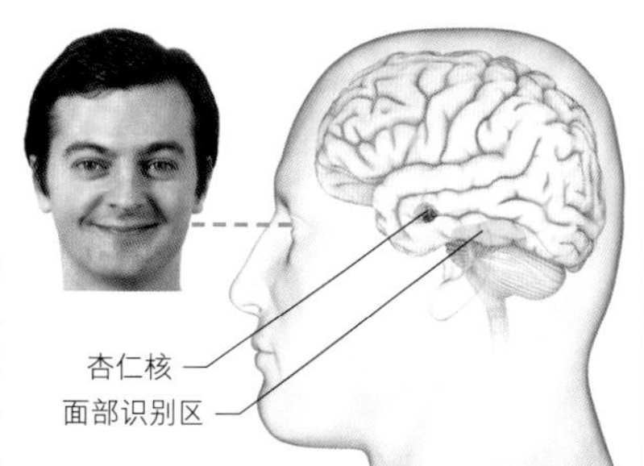

无表情
中性表情产生较少的杏仁核活动。从杏仁核到面部识别区的回路信号减少，脑获取的信息较少。

有表情
杏仁核通过镜像情感对面部表情做出反应。例如，一个微笑会触发一些信号，这些信号启动回以微笑的程序。

心理推测能力

心理推测能力（theory of mind，TOM）是指一种本能的“认识”，即其他人可能持有与自己不同的信念，正是这些信念，而不是实际情况，影响并决定了我们的行为。测试心理推测能力的一种方法是萨利–安（Sally-Ann）测试（下图）。最近的研究表明，10个月大的婴儿就可能会“通过”萨利—安测试。

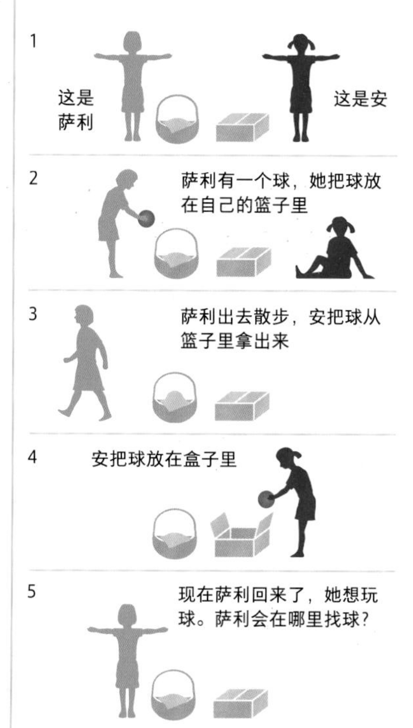

萨利–安测试
如果被测试者指出，萨利回来后，会在她之前放球的地方（篮子里）找球，那么其心智正常。

孤独症与心智

孤独症以心智缺乏为特征。阿斯伯格综合征（一种孤独症）患者不是自然地“知道”为什么萨利会根据错误的信念行事，而是还会有意识地“弄清楚”正在发生的事情。他们利用被认为最新进化的脑区（黄色）而不是产生心智的脑区（红色）。

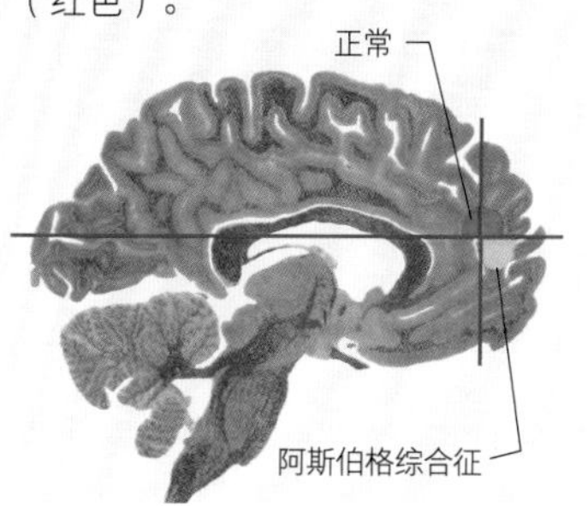

道德脑

在正常环境中长大的正常人会本能地产生一种对与错的感觉，这种感觉至少在某种程度上是“根植”于脑中。这种天生的“道德感”不一定是理性和公平的，也许是因为它能增强社会凝聚力，并间接地帮助自我生存。

移情与同情

同情是当我们看到他人受伤时，我们会感受到他人的悲伤或退缩，这似乎在很大程度上是出于本能。它部分依赖于心理推测能力，确保我们“知道”他人在想什么。移情则更进一步，它还涉及“回应”另一个人的情感。当我们得知他人有一段情感创伤的经历时，如果把自己置身于同一情景，被激活的脑区就会发挥作用。

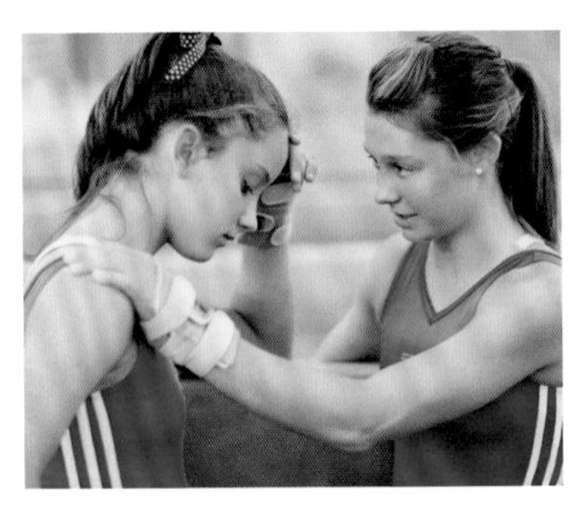

同情的姿态

能够设身处地为他人着想，体验他人的感受，并且同情他人似乎是人类的一种本能特质。

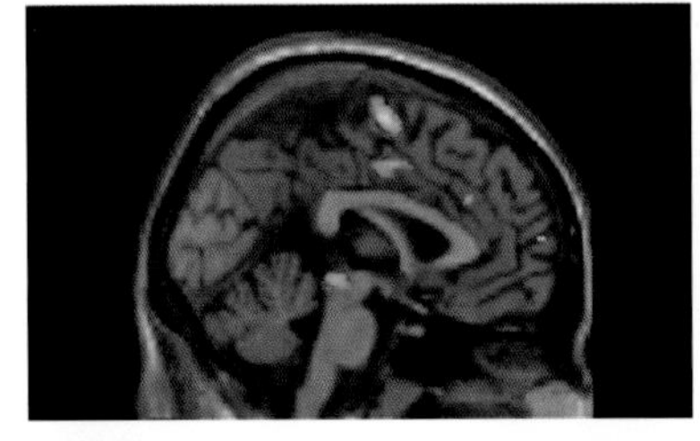

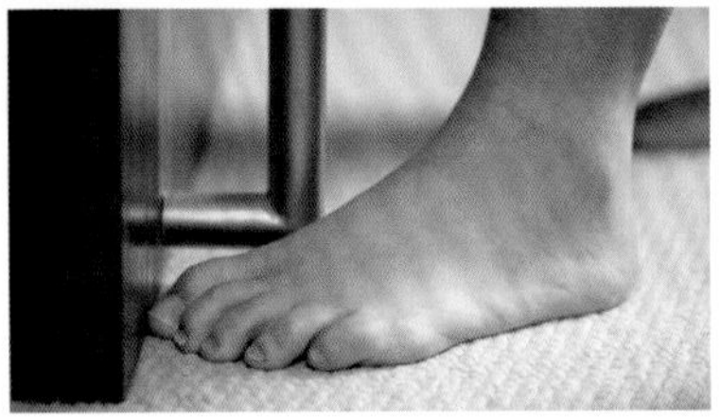

目睹意外伤害

上面fMRI扫描图显示，看到有人意外受伤时，观看者的脑活动，与本人意外受伤时的脑活动类似。

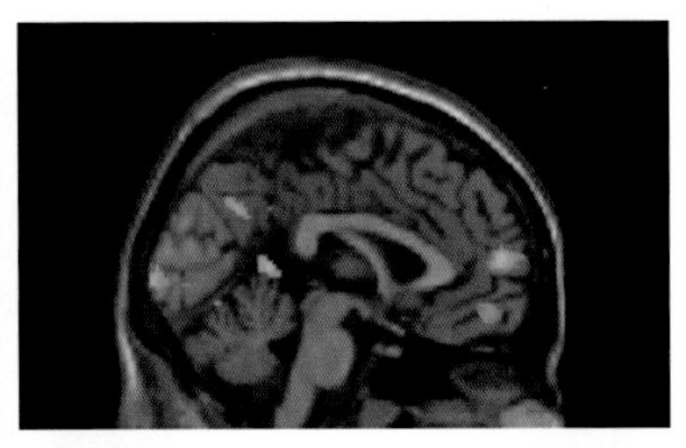

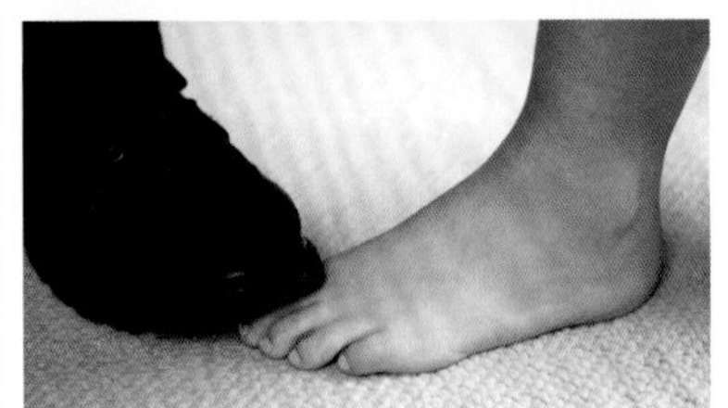

目睹故意伤害

当看到某人被故意伤害时，与判断及道德推理有关的脑区（上图）也被激活。

道德

我们的是非观念贯穿于我们所有的社会观念和互动中。道德决策是后天习得的，但也取决于情感，情感赋予行动及经验价值。在做道德判断的时候，两条重叠但不同的脑回路参与进来。一条是理性回路，它客观地权衡行为的利与弊。另一条是情感回路，它能迅速而本能地判断对错。这两条回路并非总能得出相同的结论，因为情感会倾向于自我生存和（或）保护那些被爱或与自己有关的人。道德判断中的情感偏向似乎依赖于腹内侧和眶额前额皮质的活动。对这个脑区受损的患者进行研究发现，他们的道德判断比其他人更理性，人类的道德是与生俱来的，它更多的是为了保护我们自己而不是做好事。

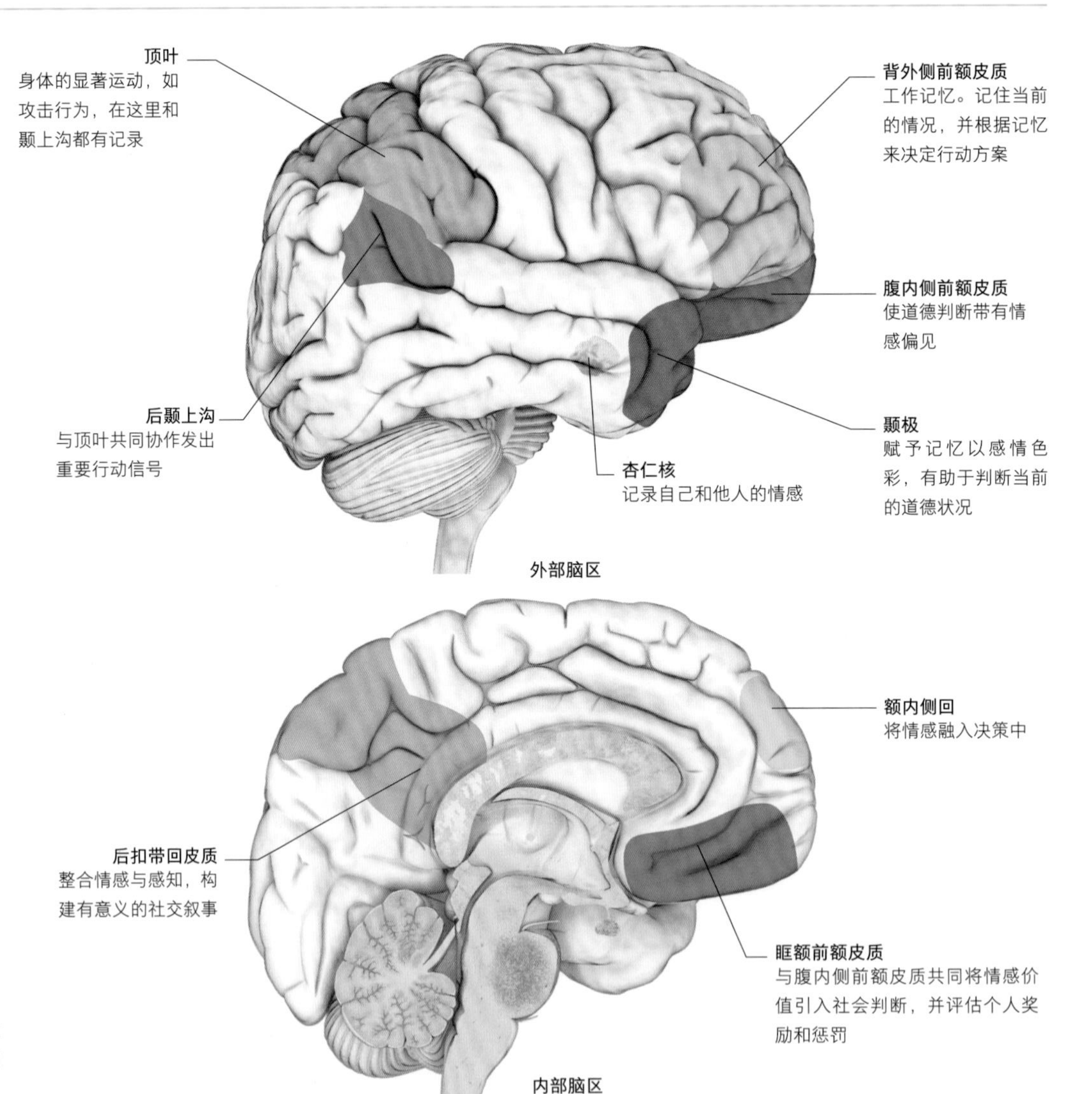

道德判断回路

情感在道德决策中起着重要作用（见第169页）。为了做出道德决定，与情感体验相关的脑区与那些记录事实并考虑可能的行动和结果的脑区一起工作。

利他主义

利他主义的概念：假设人们可以为别人做事，而没有要求回报的动机。然而，脑扫描显示，做“好”事对个人是有好处的。在一项研究中，当参与者向真正的慈善机构捐款或拒绝捐款时，利用fMRI扫描参与者的脑区活动。结果表明，拒绝捐款或捐款都能激活脑的奖赏回路。此外，捐款还能激活与归属感和社会凝聚力相关的脑区。

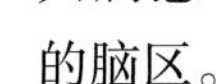

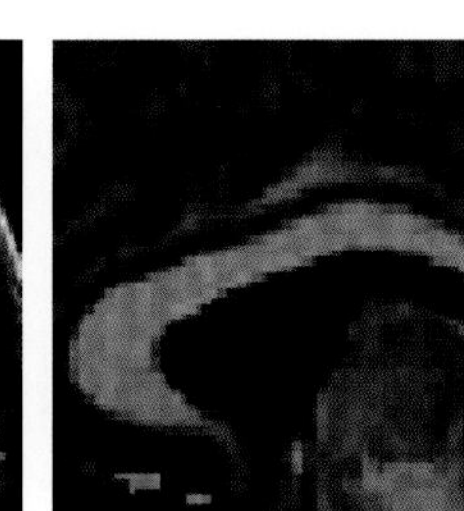

获取　　给予

奖赏区

给予和获取都会激活与快感和满足感相关的脑区。当人们给予的时候，与社会联系和社会凝聚力相关的脑区会被激活。

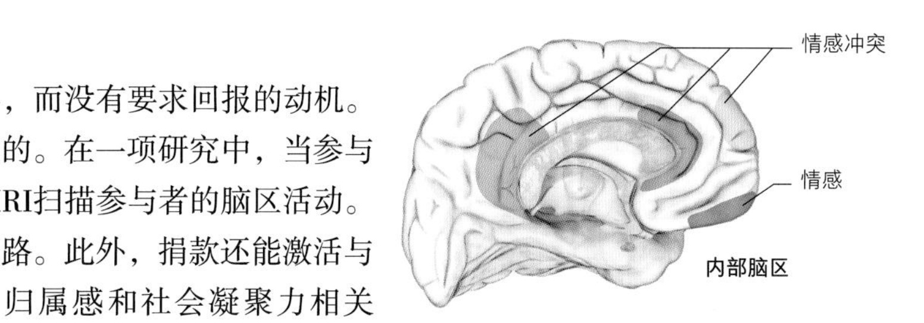

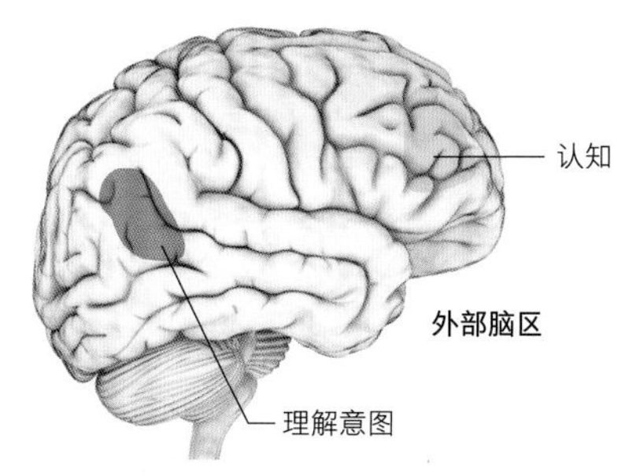

脑损伤影响道德

以下几个脑区：参与感受情感和评估情感意图及冲突的脑区，参与思考当前形势和评估行动的额叶区，允许了解他人意图的顶叶、颞叶交界区中的任何一个损伤都会影响道德判断。

菲尼斯·盖奇

我们的道德感可以在脑内找到生物学基础，这一观点在很大程度上源于1848年的一次事故。一名叫菲尼斯·盖奇的铁路工人的脑前部被铁棍穿了一个洞。他幸存了下来且身体大部分没什么损伤，但是他的行为却发生了巨大的变化。盖奇从彬彬有礼、体贴周到，变成被他的医生描述的那样：“善变、无礼、言语粗暴、对同伴缺少尊重；当别人的忠告与他的欲望相冲突时，他会没有克制的耐心；有时极度顽固，却又反复无常、摇摆不定；他的思想发生了根本性的改变，以至于他的朋友和熟人都说‘他不再是盖奇了’。”

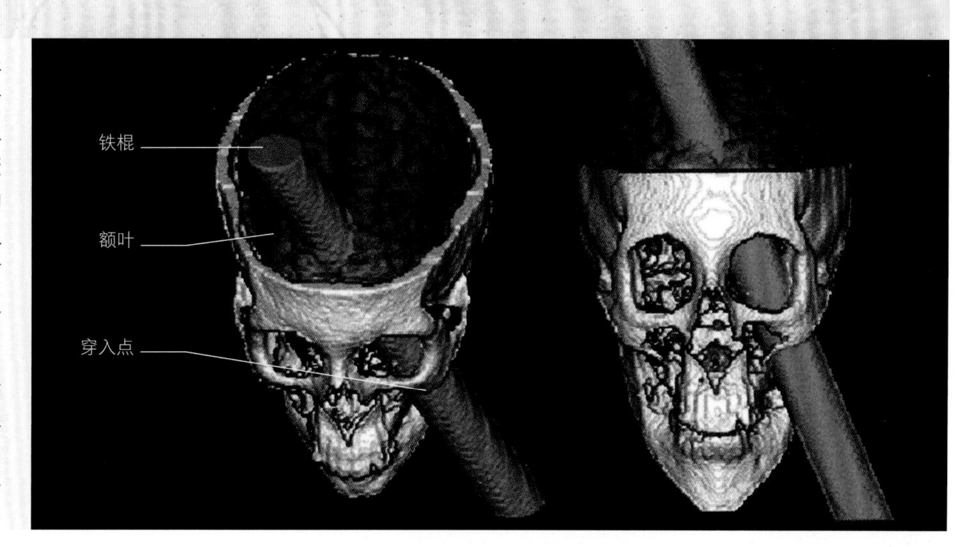

重构

计算机生成的图像显示了盖奇脑损伤的确切位置。除了一只眼失明以外，他的身体几乎没有受到影响，但他的行为发生了巨大改变。

精神变态

精神变态者的特点是异常缺乏同理心，甚至喜欢看到别人受苦。然而，他们可能很有魅力、很聪明，能很好地模仿正常的情绪，以至于难以被发现。精神变态行为一般与冒险、不负责和自私行为相关，但那些高智商的人能抑制这些行为而变得非常成功。许多成功的商人及大部分罪犯都表现出精神变态倾向。有精神变态倾向的人在看到别人受伤害的图像时表现出较少的情感反应，他们脑中控制情感的部分与额叶区域的连接比正常人更少。

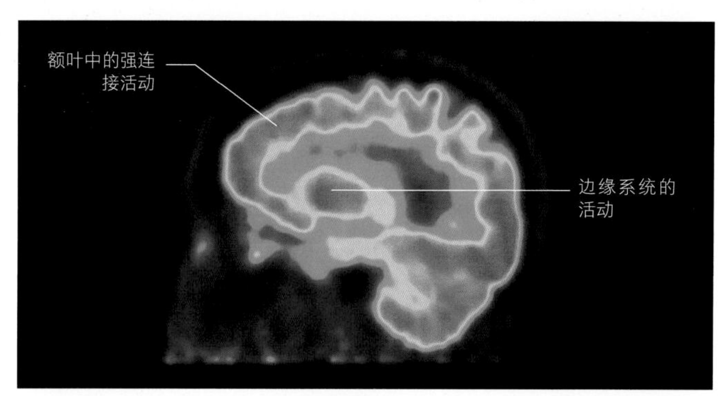

正常人的脑

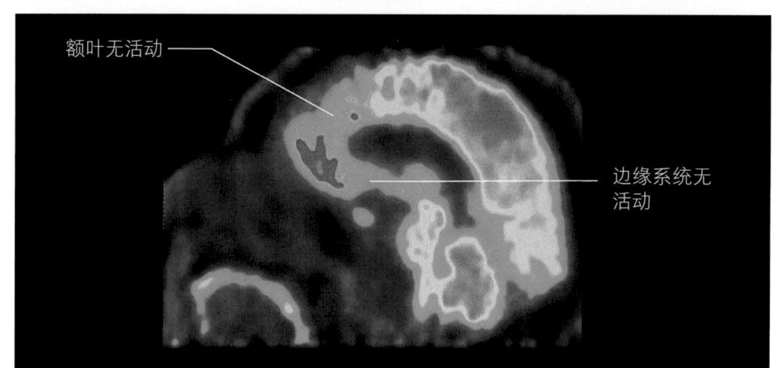

精神变态者的脑

精神变态者的脑

心理学家詹姆斯·法伦研究精神变态的罪犯，并在他们观看情感图像时扫描他们的脑（右下图）。法伦教授发现，他自己的脑也有精神变态的标记，他承认自己缺少同理心。他的智力和洞察力使他能克服自己的情感障碍。

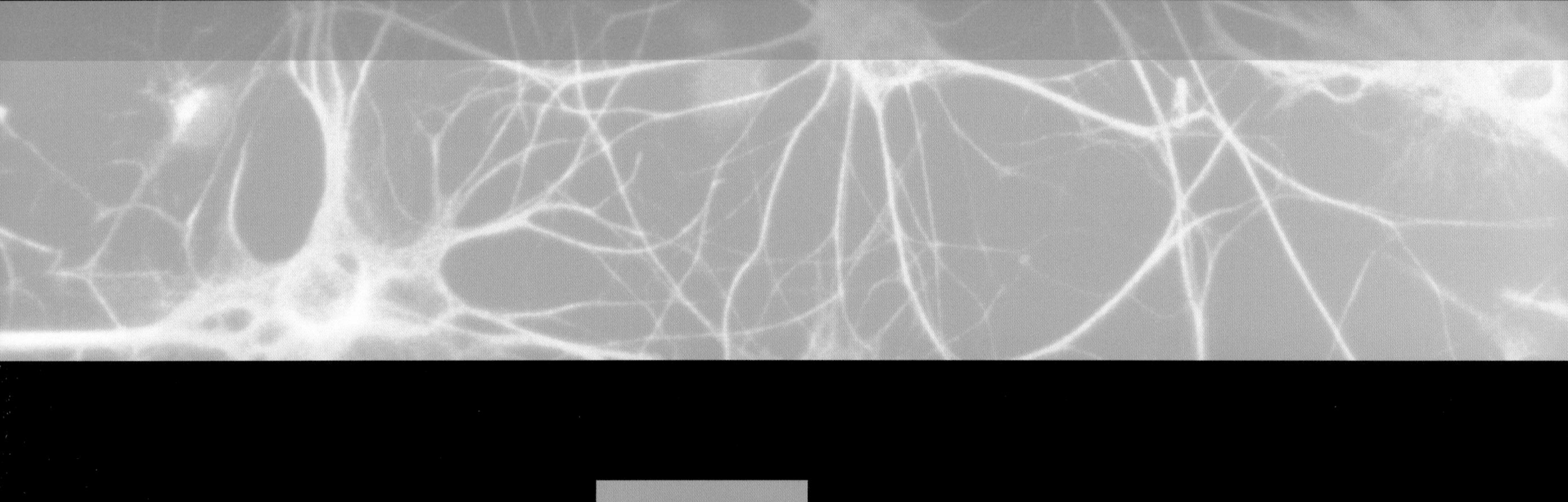

我们用各种方式向对方表达我们的意图。手势和肢体语言可以传递大量的信息。这是人类与其他动物共有的一种能力，但是人类还能用独有的方式交流。只有人类的脑有专门负责语言的区域。我们用这些脑区去说话和读写。尽管读写需要学习，但我们似乎天生就具有说话和使用复杂语法规则的能力。

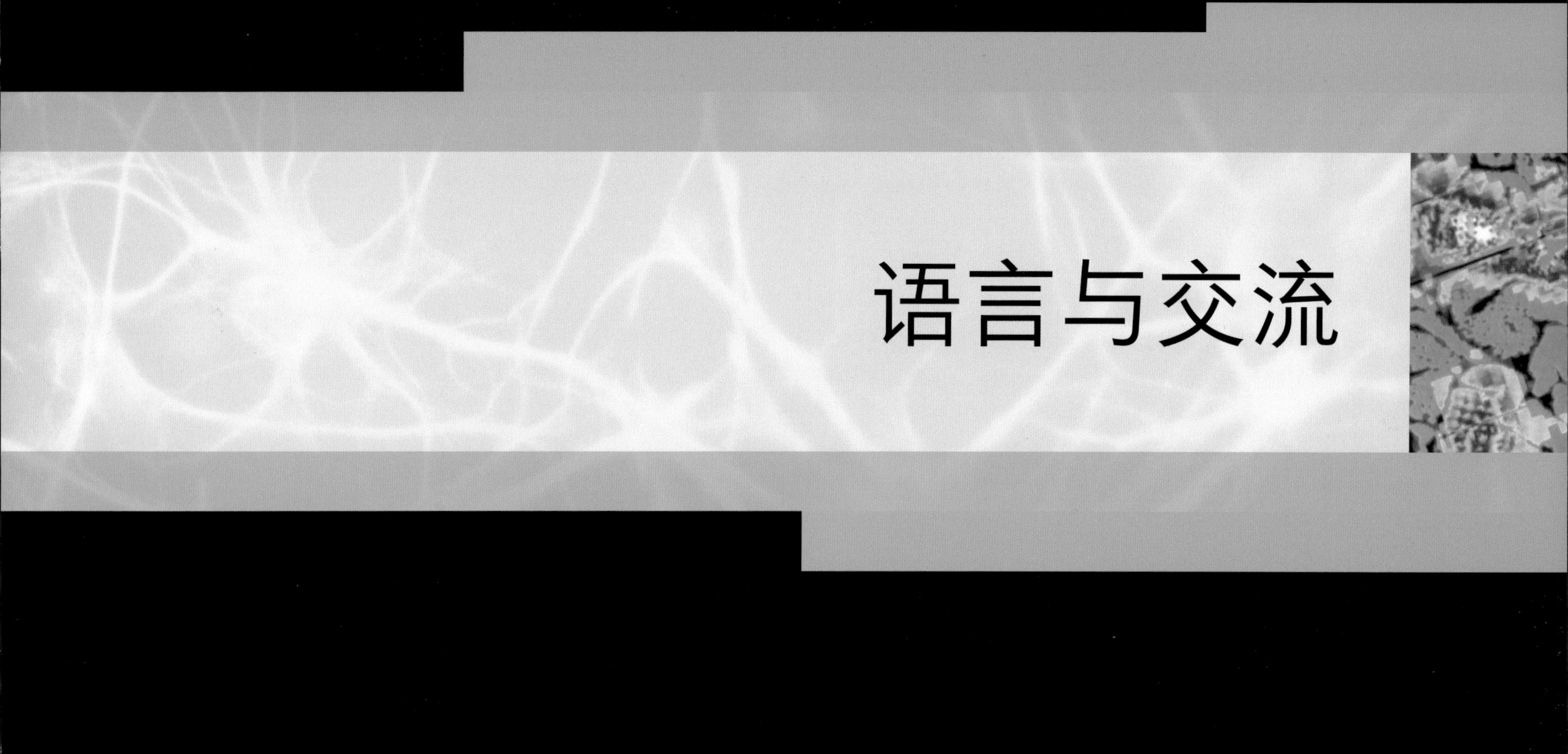

语言与交流

手势与肢体语言

我们通过手势、肢体语言及言语来表达我们的思想、感受和意图。我们的交流一半都是非语言的，当手势与言语发生冲突时，前者更有说服力。

镜像模仿父母

3月龄的婴儿就能够跟随另一个人的目光，并且很快就能捕捉到其眼神里包含的情感。实验表明，如果父母看向某物并表现出恐惧，如睁大眼睛，孩子很可能模仿这个反应也表现出恐惧，即使这个物体不会对他造成伤害。

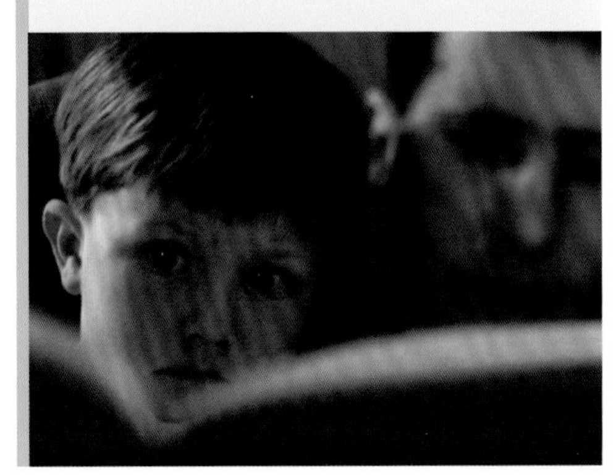

眼神交流

人类的眼睛通过面部表情和动作来传递信息。与大多数物种不同的是，人类眼睛中可见的眼白使我们可以很容易地看出一个人在向哪个方向看，从而确定其注意力在哪里。人们有强烈的本能去跟随别人的目光，而这个简单的机制确保当某人看到另一个人时，可以吸引对方的注意力，甚至不必用言语交流就可以分享信息。

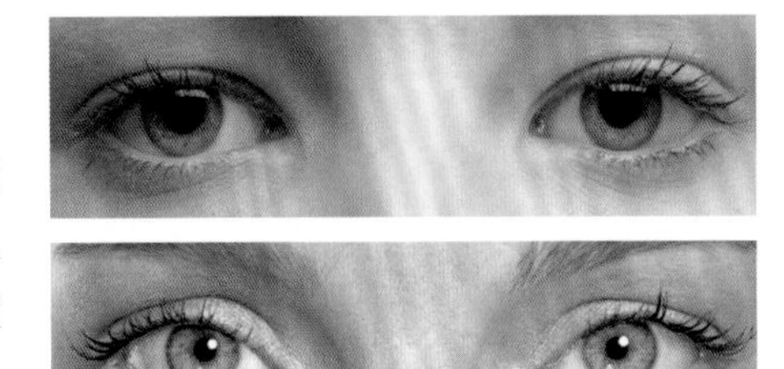

强烈信号员
当一个人有情感反应时，瞳孔会放大。有些药物会使人产生类似的反应，如颠茄曾被女性用来发出性兴奋的信号。

肢体语言

肢体语言多是本能的，主要由无意识的“突破性”动作组成，其中一些是原始反射的残余，这主要见于捕食者和猎物。这些古老的反射使我们接近小而柔软的刺激（意味着猎物），而回避强而硬的刺激（意味着捕食者）。充满攻击性通常通过紧张的肌肉和直立或前倾姿势表现出来，这表明捕食者准备发起攻击。恐惧通常表现为放松的身体和向后退的姿势，这表明猎物准备逃走。当情感复杂时，一个人可能采取中间姿势，以便可以迅速从一种姿势转换到另一种姿势。

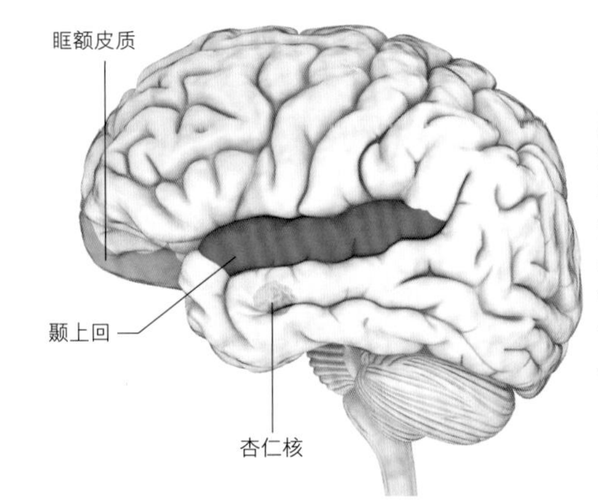

脑处理
流露真实情感的眼、嘴、手和身体动作及刻意的姿势都被记录于颞上回，这是大脑中一个关注自我与他人关系的区域。杏仁核记录情感内容，而眶额皮质分析情感内容。

面部表情与肢体语言
当肢体语言与面部表情不匹配时，我们倾向于肢体发出的情感信号，而不是面部表情。

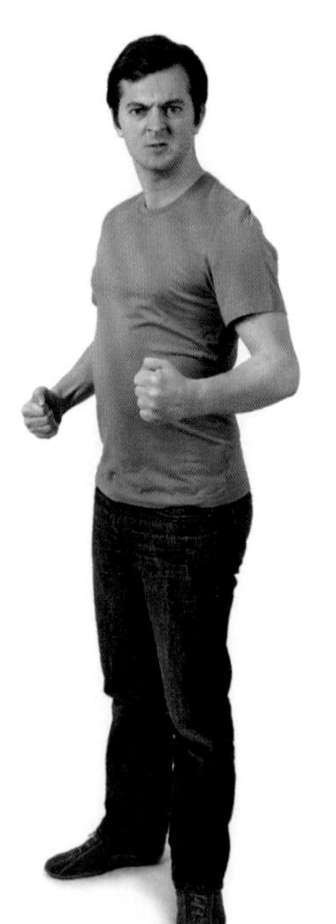

愤怒的表情
愤怒的肢体语言

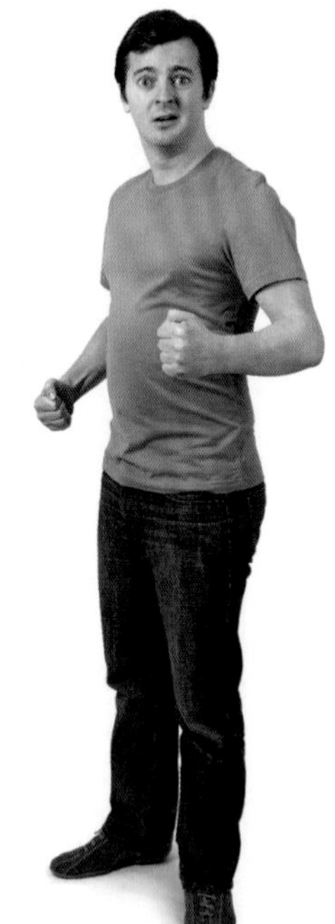

恐惧的表情
愤怒的肢体语言

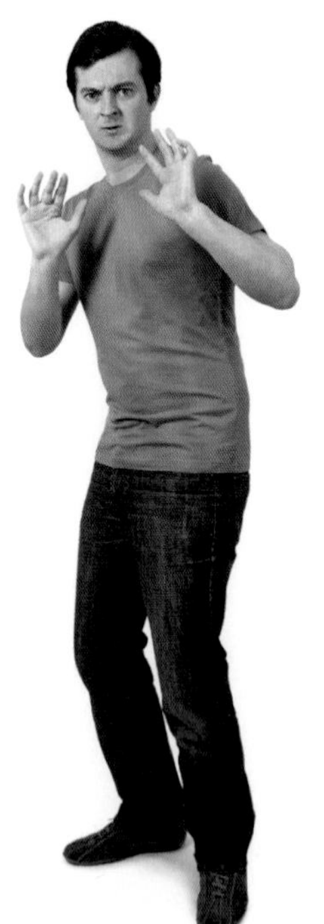

愤怒的表情
恐惧的肢体语言

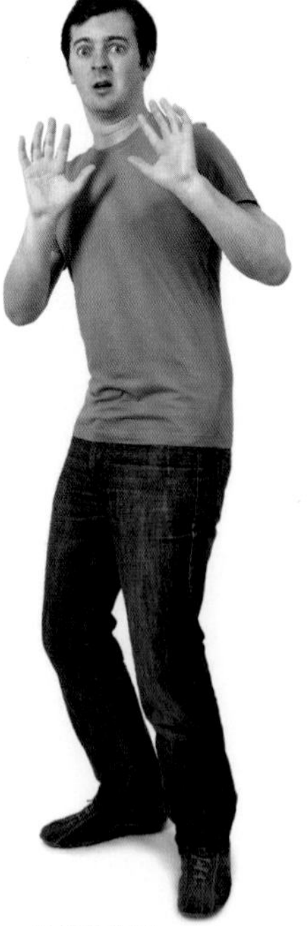

恐惧的表情
恐惧的肢体语言

对肢体语言的反应

表达恐惧和愤怒的肢体语言会激发脑中参与运动的区域的活动，而表达快乐的肢体语言则会激发视皮质的活动。在一项研究中，给受试者观看一些演员的照片，这些演员的面部表情模糊，他们摆出表示恐惧、快乐或不恐惧也不快乐的姿势，同时扫描受试者的脑。快乐的姿势，如张开双臂表示欢迎，会激发视皮质的活动。恐惧的姿势，如畏缩，会激发情感中心和参与运动的脑区的活动。这或许可以解释恐惧为什么会在人群中传播，并让身体做好逃跑的准备。

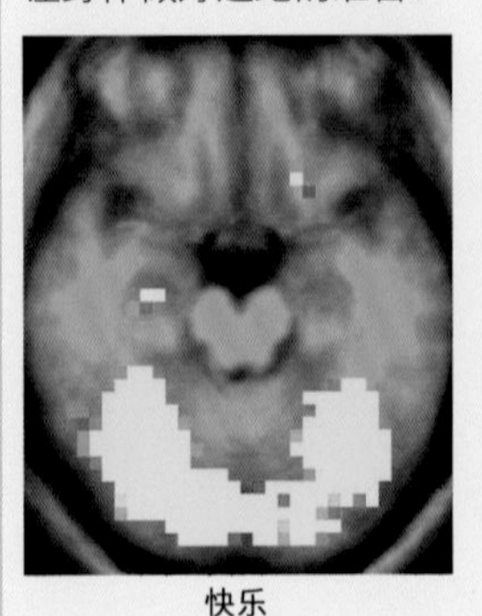

快乐

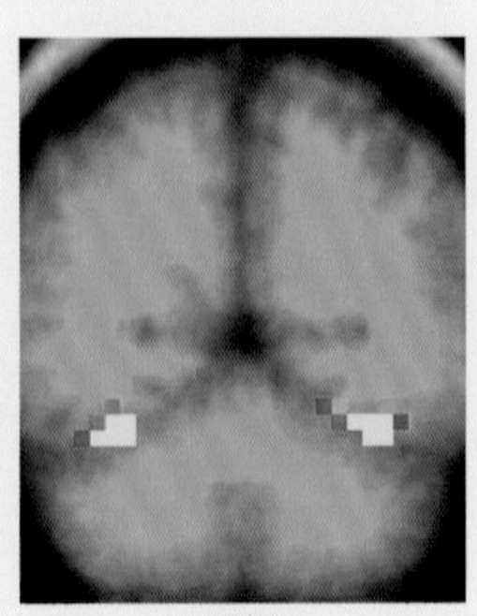

恐惧

手势

虽然肢体语言多是无意识的，但是我们对其更精细的形式——手势，有更强的意识操控。身体的许多部分都可以参与手势的形成，但多数情况下主要包括手和手指的动作，这些动作可以显示复杂的空间关系、指示方向，并显示想象物体的形状。手势可以帮助我们传达情感和思想。全世界的人都用手势表达，尽管它们并不具有普遍含义。即使像用手指着一个人这种在世界各地普遍应用的简单的手势，在亚洲某些地区会被认为是非常冒犯的行为。

3个主要分类

“自然”手势有3个主要用途：讲一个故事，传递一种感受或思想，或是强调说话的内容。创造性手势，例如共济会式握手，可以是完全随意的，或者是从自然的肢体语言发展而来的。

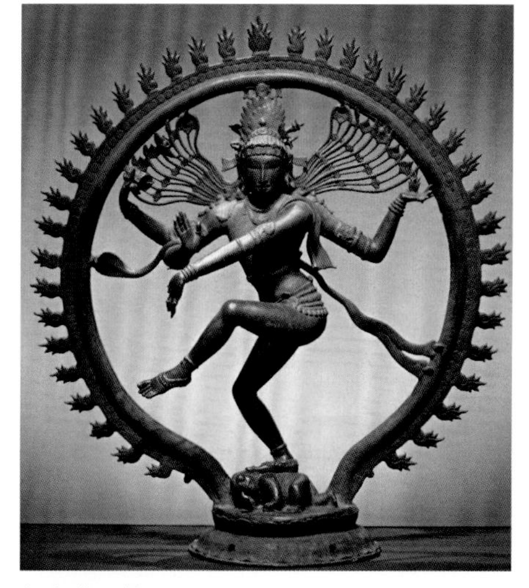

复杂的手势

印度神祇的雕像通常通过其双手的特定位置传达象征意义。湿婆（Shiva）神以手掌朝外的姿势表示保护。

手势“语法”

不同于口语的规则（因语言而异），手势似乎有统一的“语法”。当用母语交流时，英国人、中国人和西班牙人说话的次序是主语、谓语和宾语，而土耳其人则是主语、宾语和谓语。然而，当只用手势交流时，所有人都按照主语、宾语和谓语的次序。

双臂伸展，双手张开，身体暴露在外表示“我毫无隐藏或没有欺骗你”
这个手势可以表示安慰或试图抑制尖叫
充满攻击性的、僵硬的手势表示愤怒或排斥他人
表明无辜
吃惊
愤怒
将握紧的拳头抬起表示胜利
将指尖收拢到一起表示准确性、凝聚力和注意力，可用于将听众的注意力集中在话语上
手传达的测量信息比口头传递更精确
欢呼
以手丈量
强调论点

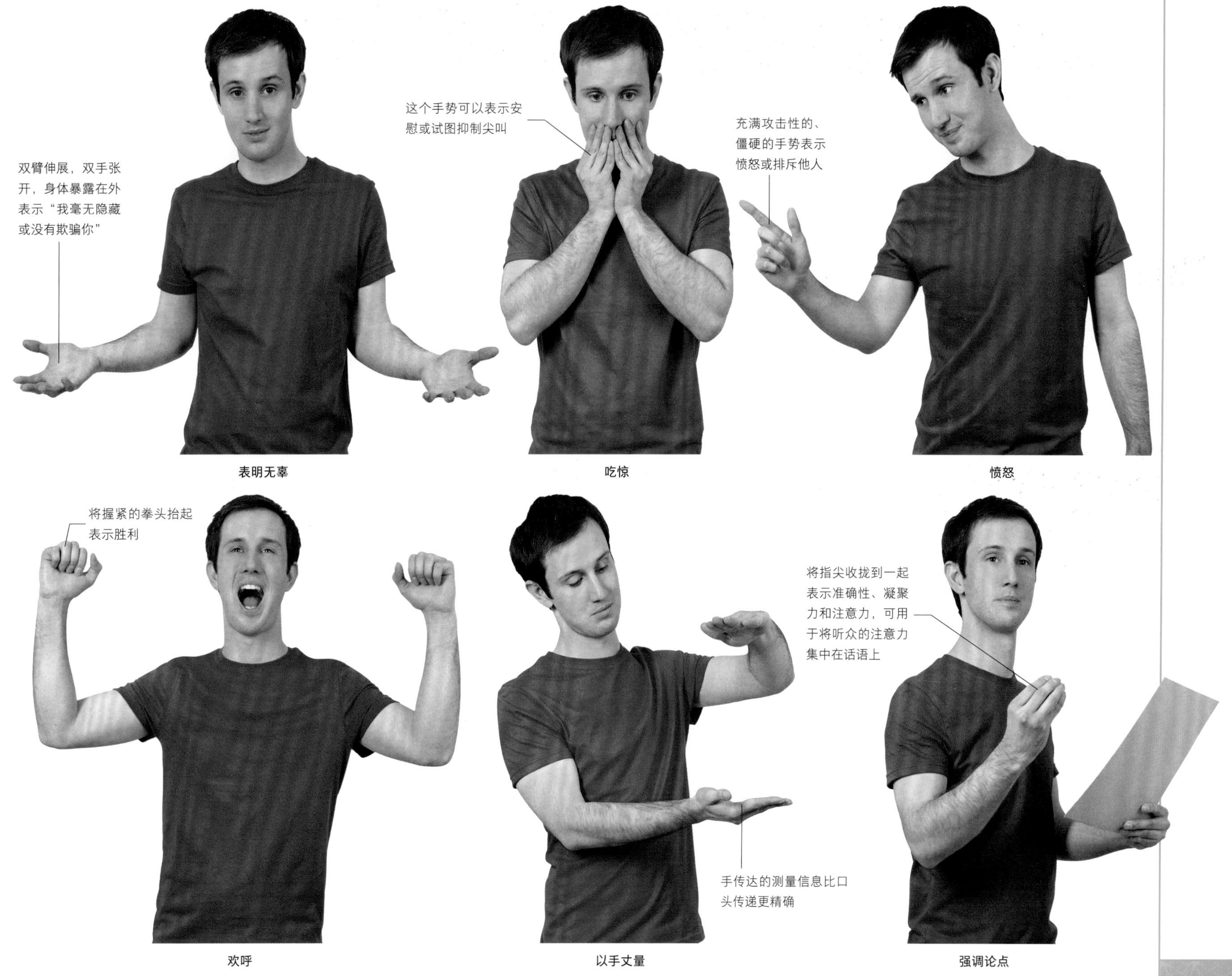

语言的起源

人类天生就有语言能力，这种能力似乎依赖于一种或多种人类特有的基因。然而，目前尚不清楚语言是基因突变的直接结果，还是生物改变与环境压力相互作用的结果。

Wada试验

Wada试验是麻醉一侧大脑半球而保持另一侧完全活跃，因为每侧脑都有独立的血液供应，所以这种做法是可能的。如果患者在一侧大脑半球被麻醉后还能说话，那么其主要的语言区一定在有意识的一侧。这些信息对于脑外科医生计划手术至关重要。Wada试验会被先进的扫描技术所取代。

半球特异化

与其他物种的脑相比，人类的脑在功能上并不那么对称。语言是这种不对称的最明显的例子，而且大部分人的语言区在左侧脑，尽管有些人的语言功能似乎分布于双侧脑区，有些人只分布在右侧。通常，语言与支配侧的脑相关联，也就是控制优势手的那一侧。有些人认为语言是将脑提升到全意识的机制，而且在语言进化之前，我们的祖先可能没有意识到这点。语言是如此重要，它受到破坏会产生可怕的后果，所以脑外科医生必须非常小心，以避免损伤语言区域。这是进行Wada试验的一个原因。

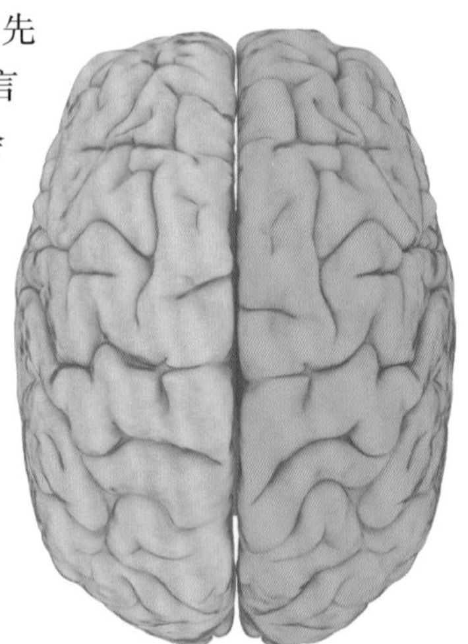

左侧大脑半球　右侧大脑半球

语言功能

3个主要的语言区通常位于左侧大脑半球，而另外4个重要的语言区则位于右侧大脑半球。

脑半球	功能
左侧	表达语言
左侧	识别语气
左侧	理解语言
右侧	识别节奏、重音和语调
右侧	识别单词
右侧	识别说话人
右侧	识别手势

参与的脑区

大多数人的识别、理解和生成语言的主要语言技能位于左侧大脑半球，而右侧大脑半球负责处理“完全”理解语言的各个方面。

左侧颈内动脉　右侧颈内动脉

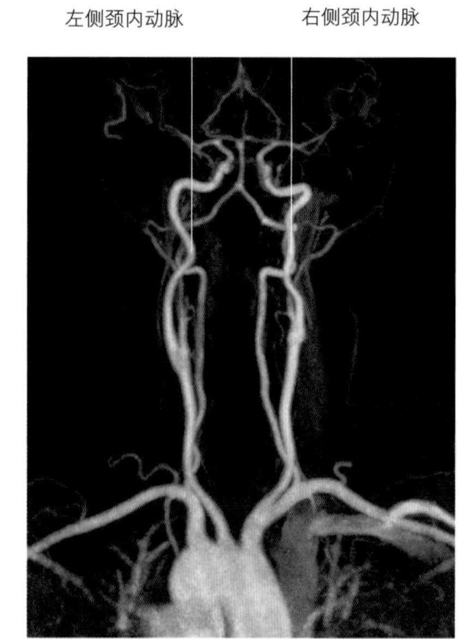

颈动脉

上图这张彩色的磁共振血管成像显示了脑的供血动脉。Wada试验包括在一条颈内动脉中注射一剂麻醉剂以使一侧大脑半球进入睡眠状态。

哨语

多数语言都使用字词，也就是通过运用喉部和口腔的肌肉而发出的声音，这些肌肉会切断（发出）和改变来自肺的气流声音。然而，加那利群岛拉戈梅拉岛（La Gomera）居民所用的哨语完全是由口哨构成的语言。脑成像研究显示，使用哨语的人在脑的主要语言区处理口哨声，而那些不懂哨语的人只是将口哨声作为一组声音在其他脑区处理。

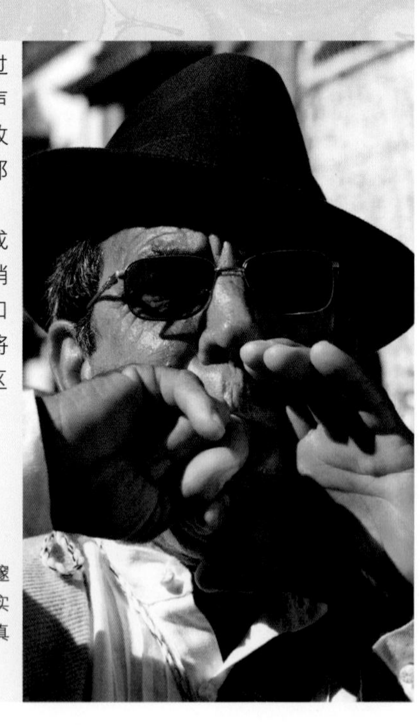

在工作中吹口哨

哨语在岛民中发展起来，他们需要在深邃的峡谷进行交流，这种地貌使呼喊不切实际，他们的口哨声比言语传得更远，失真也更少。

语言是什么

语言不仅仅是把符号串在一起来表达含义。语言是由称为语法的一组复杂的规则控制的。虽然这些规则的细节在不同语言中是不同的，但是它们有着相似的复杂性。类似单词的声音并不像构成语言的单词一样在脑的语言区被处理，脑只把它们当作噪声。一些理论家认为，语言的总体规则——它们共同的结构是根植于人脑内，并且是本能的，而不是后天习得的。尽管灵长类动物学会了把键盘上的视觉信号和物体联系起来，而且有时还能理解手语，但是教另一个物种说话还不可能。

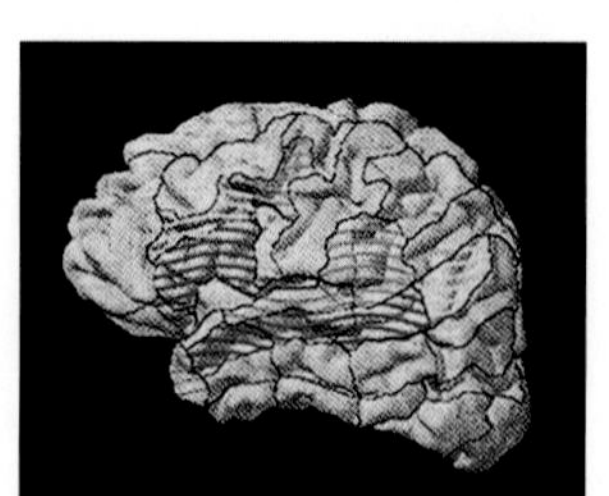

左侧大脑半球

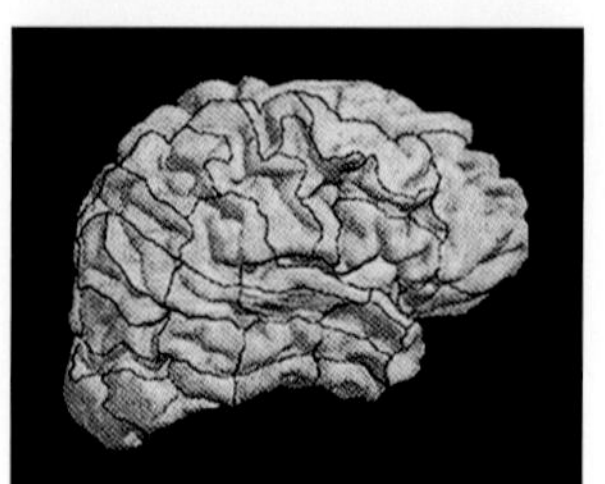

右侧大脑半球

句子与辅音串

当人们听到一种熟悉的语言时，左侧大脑半球的几个脑区都变得活跃。当人们听到一串毫无意义的辅音时，只有右侧大脑半球的一小部分脑区活跃。

语言的进化

口语在历史上没有留下任何痕迹，所以我们也许永远不会知道它是如何产生的或是起源于何时。表达和理解语言的能力是人类特有的，尽管某些灵长类动物的脑具有可以作为原始语言区域的脑区。当我们的祖先开始直立行走的时候，语言进化中的一个重要环节在喉部发生。喉部发育会影响发出的声音的多样性和复杂性。这种交流能力的提高可能增加了那些能更有效地使用它的人的生存机会，因此也增加了它被传递给后代的机会。

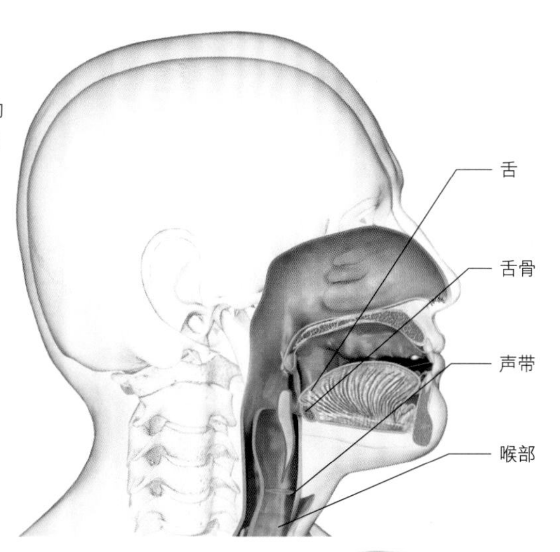

言语的解剖
直立的原始人喉部结构的改变使他们能发出更具创造力的声音。这也意味着他们不再能同时吞咽和呼吸，这样会导致窒息的风险增加。下降的舌骨也被认为能促进各种类型声音的产生。

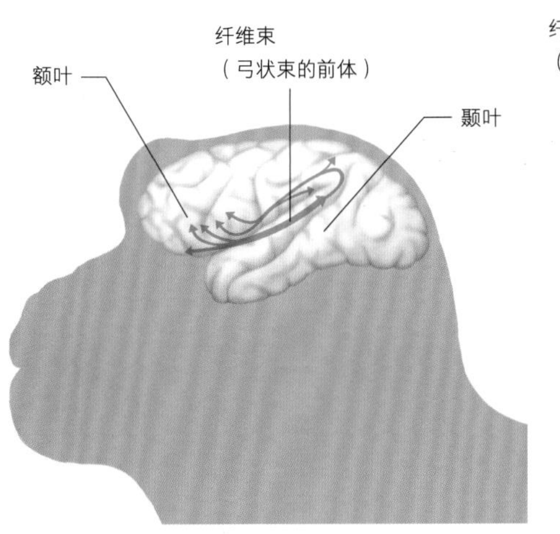

猕猴纤维束
猕猴有简单的脑语言区。这个区域的一个关键部分是一束厚纤维，它连接理解语言的颞叶与产生语言的额叶。

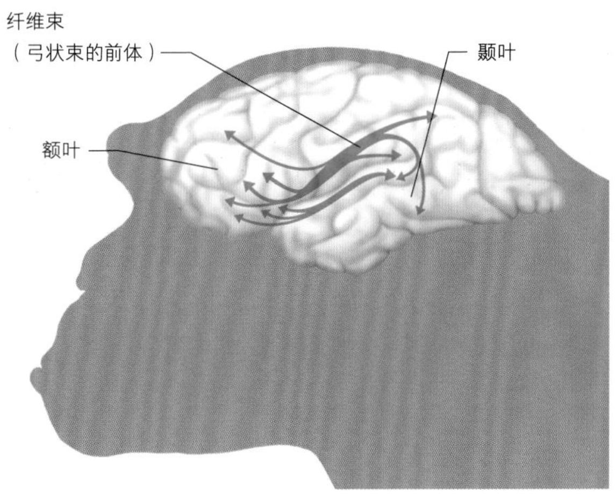

黑猩猩纤维束
黑猩猩脑中额叶与颞叶之间的连接比猕猴更发达，这使得其认知能力得到了提高，但与人类相比，它们的颞叶纤维束投射不显著。

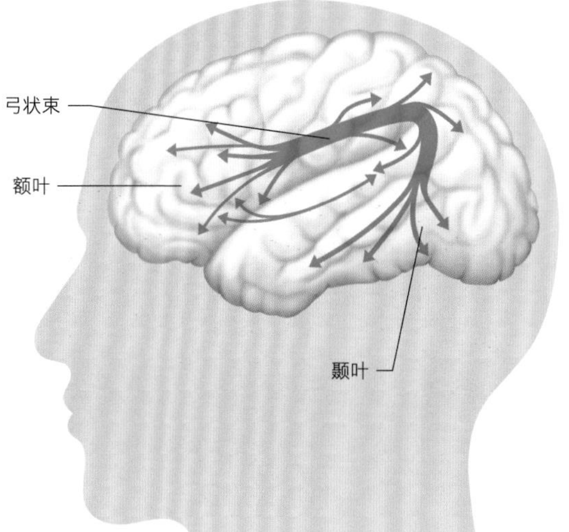

人类纤维束
在人类的脑中，这束纤维被称作弓状束，连接着对表达和理解语言至关重要的区域。

语言基因

几百个基因的结合使语言成为可能，但是有一个基因尤其与言语和语言的发育相关联，那就是 *FOXP2* 基因。*FOXP2* 基因有助于将很多脑区连接起来共同工作，产生流利的语言。这个基因产生特定突变的人会患上一种叫儿童失语症的病症。患者在生成单词方面存在问题，在某些情况下也可能难以理解语言。通过声音交流的动物，包括鸣禽、鼠、鲸鱼和其他灵长类动物，也有*FOXP2*基因。然而，在人体内它被认为进化得更快、更进一步，导致在脑中形成更复杂的连接。然而*FOXP2*基因的某些突变，在人类和动物身上会产生相似的问题。例如，这个基因的一个特定改变会使老鼠在它们吱吱作响的“歌曲”中出现“口吃”，就像在人类身上一样。

语言与感知

语言不仅仅是人与人之间相互传递信息的一种方式，有证据表明，语言也是塑造我们感知世界的方式。例如，如果我们能够区分蓝色和绿色，那么当我们回忆蓝色芯片与绿色芯片时，就不太可能混淆，因为我们已经能够给每一个芯片贴上标签。如果一种语言不能以这种方式区分颜色，那么回忆它们是更困难的事。同样，亚马逊原始部落的人对2以上的数字没有对应的单词，所以他们不能准确地分辨出排成一列的4个和5个物品之间的区别。

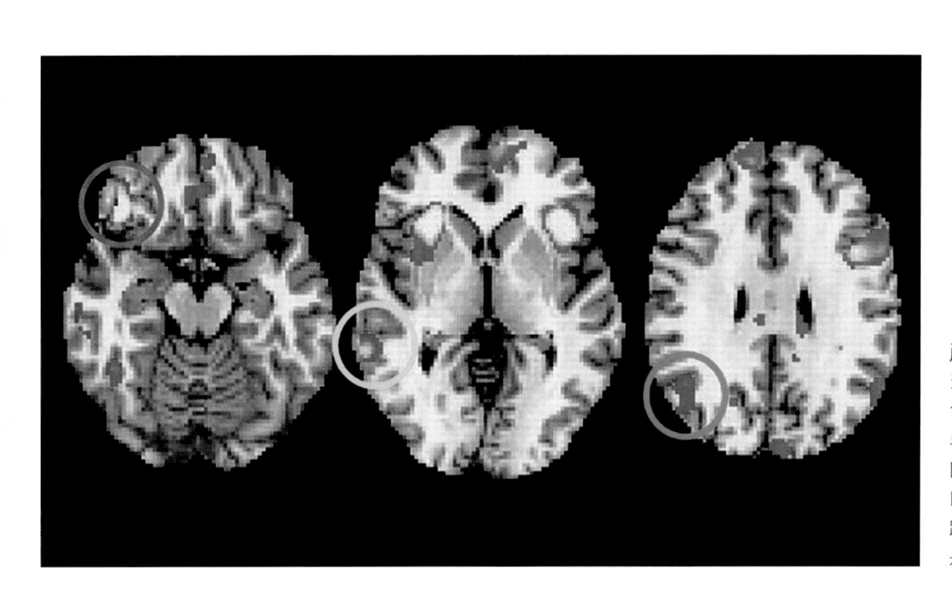

颜色研究
当人们区分完全不同颜色时，脑中负责识别和单词检索的区域（左侧圆圈）的活动比在人们区分相似颜色时更活跃，即使后者在视觉上是有区别的。

语言区

人类的脑不同于其他物种，它有专门的语言区。大多数人的语言区位于左侧大脑半球，但是20%“左撇子”的语言区位于右侧大脑半球。

主要语言区

语言处理主要发生在大脑的布罗卡区和韦尼克区。从广义上讲，我们通过韦尼克区理解语言，而通过布罗卡区表达语言。弓状束连接着这两个脑区。韦尼克区被Geschwind's区包围。当一个人听别人说话时，韦尼克区将声音与其含义相匹配，Geschwind's区的特别神经元被认为能综合语言的多种不同特性（声音、视觉和意义）帮助人们充分理解别人说话的含义。当一个人说话时，这个过程正好相反，韦尼克区找到与要表达的想法相匹配的正确单词。被选中的单词通过弓状束（或者可能是通过更迂回的路线经过Geschwind's区）传到布罗卡区。然后，布罗卡区通过将舌头、嘴和下颌移动到所需位置，并激活喉部将单词变成声音。

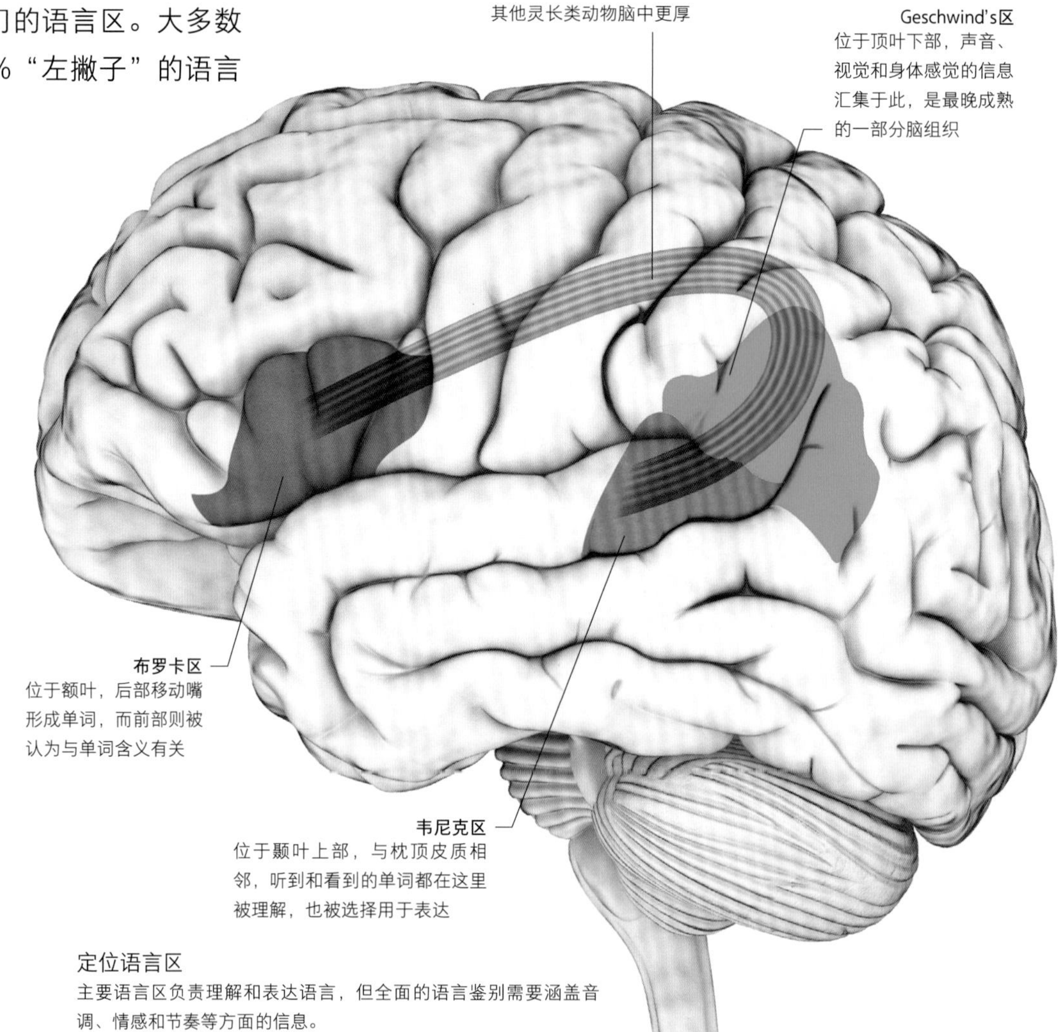

定位语言区
主要语言区负责理解和表达语言，但全面的语言鉴别需要涵盖音调、情感和节奏等方面的信息。

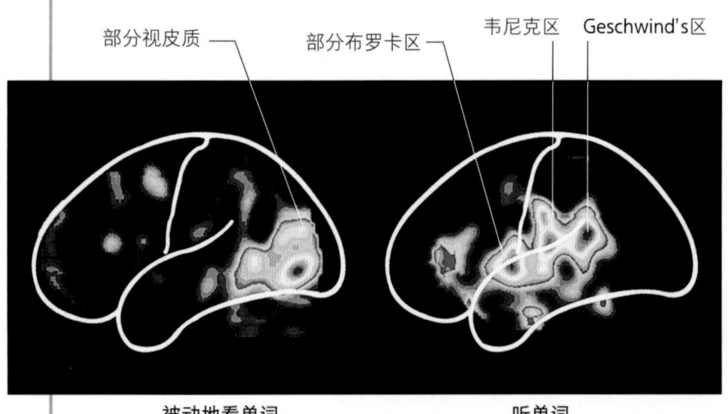

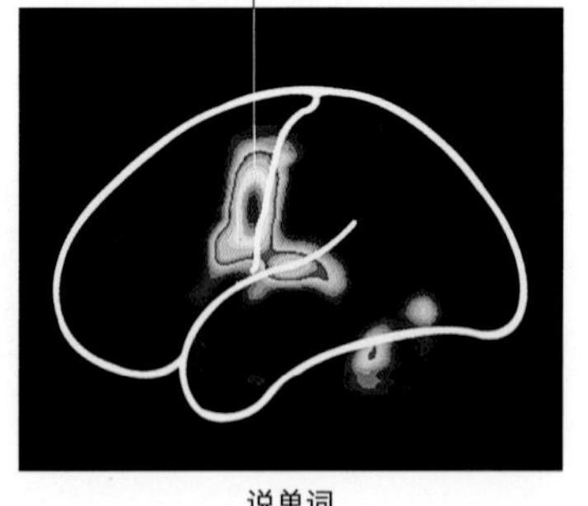

在不同任务中被激活的脑区
这些fMRI扫描显示，3个主要语言区不同的活动模式，这取决于受试者的任务是听单词还是说单词。仅仅被动地看单词并不会涉及太多的语言区活动。

语言任务

不同类型的语言任务激活了许多不同的脑区。然而，脑中重要的语言区只有在语言转变成有意义的信息时才会被激活。因此，仅仅把单词当作页面上的标记来看只能激活脑的部分区域，如负责处理视觉信息的视皮质，而听别人说话则会激活韦尼克区与Geschwind's区，这意味着声音正在变成有意义的信息。布罗卡区也在听的过程起重要的作用，因为理解单词在某种程度上包括在脑内将它表达出来（也称为发声）。当任务涉及表达时，布罗卡区被强烈激活，而生成单词则激活布罗卡区、韦尼克区及Geschwind's区。

变化的阵地

韦尼克区和布罗卡区现已经被明确划分出来，但是与其相邻的很大一部分皮质区尚在广泛的研究中。它们的确切功能仍然不清楚，它们的形状和位置则因人而异。即使对同一个人来说，参与语言功能的外周区域也可能会在此人的生命过程中发生变化。

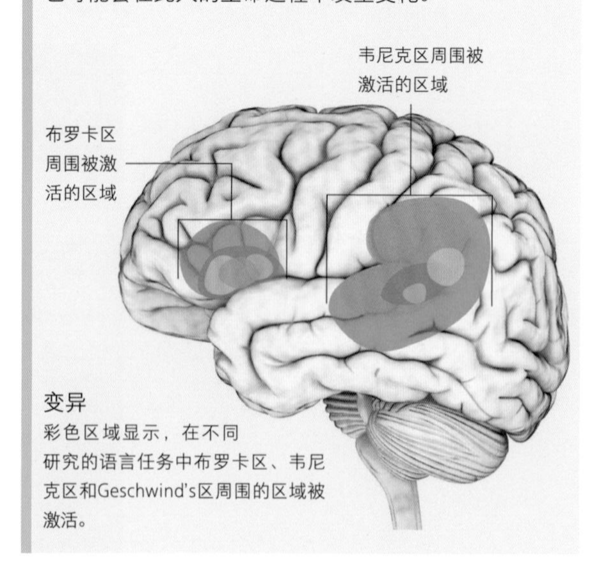

变异
彩色区域显示，在不同研究的语言任务中布罗卡区、韦尼克区和Geschwind's区周围的区域被激活。

多语言脑

精通两种语言，尤其从孩提时代起，可以增强各种认知技能，还可以预防老年性痴呆和其他与年龄相关的认知能力下降。其中一个可能的原因是说第二种语言会在神经元之间建立更多的联系。研究显示，精通两种语言的成年人有更致密的灰质，尤其在左半球的额下皮质，那里控制着大多数语言和交流技巧。这种灰质密度的增加在那些5岁之前学习第二种语言的人群中表现得最显著。

背外侧前额皮质

布罗卡区

额下皮质

尾状核（在灰质内）

左半球

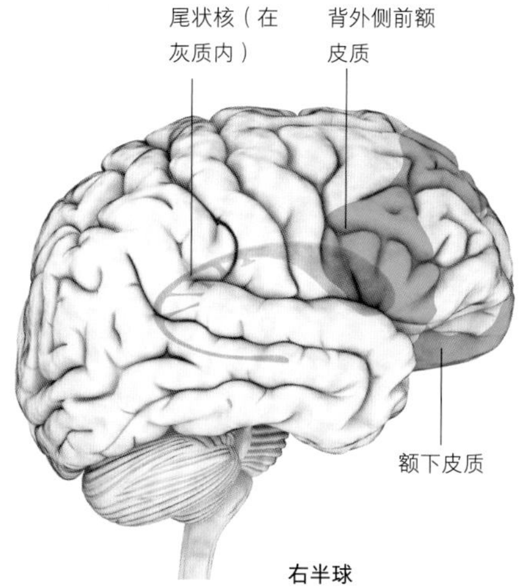

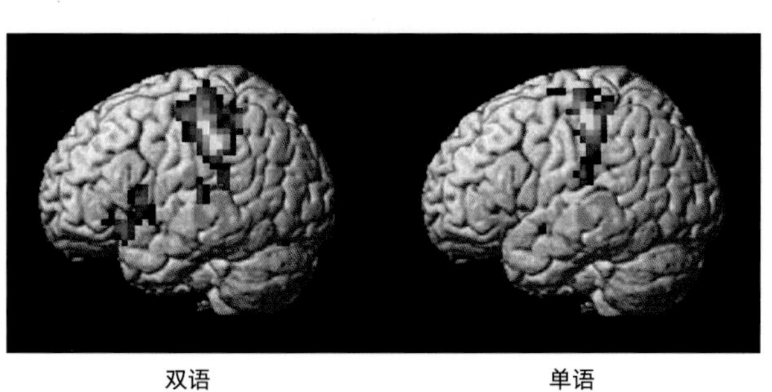

对比激活
这些扫描图显示了双语者和单语者在听到同一种语言时的脑活跃区。

图例
讲一种语言时被激活的脑区
双语者转换语言时被激活的脑区

双语的神经信号
单语者和双语者在讲一种语言时都是利用紫色区域；当双语者转换语言时，绿色区域被激活，尾状核也被激活。

语言问题

各种各样的言语和语言问题源自各种各样的伤害和损伤。一些问题只会影响理解，而其他问题则会阻碍表达；学习障碍，如阅读障碍（见第153页）和特殊语言障碍（见第248页）会对理解和表达都产生影响。创伤性脑损伤和脑卒中都会导致失语症，即失去表达和（或）理解语言的能力。相比之下，语言障碍导致部分交流的能力丧失，尽管这些术语经常被错误地交替使用。

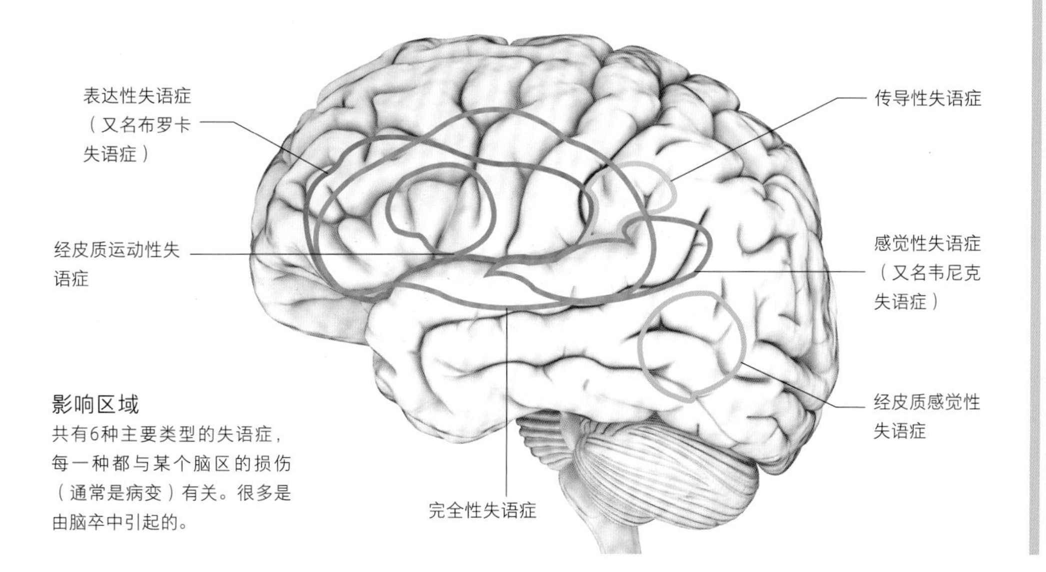

影响区域
共有6种主要类型的失语症，每一种都与某个脑区的损伤（通常是病变）有关。很多是由脑卒中引起的。

口吃

大约1%的人（其中75%是男性）患有口吃。大多数情况下，口吃（俗称"结巴""磕巴"）在2~6岁始发。影像研究显示，当处理语言时，口吃者的脑与非口吃者的脑表现不同，因为在语言表达过程中有更多的脑区被激活。可能是这些脑区互相干扰导致口吃，也可能是口吃导致这些脑区被激活。

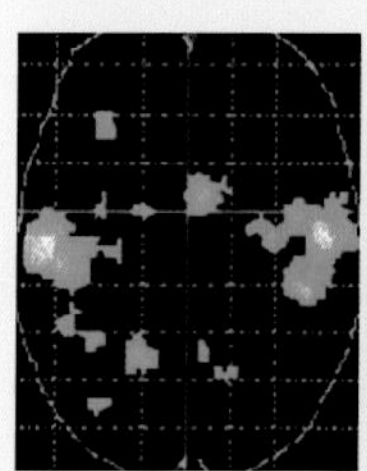
非口吃者的脑活动

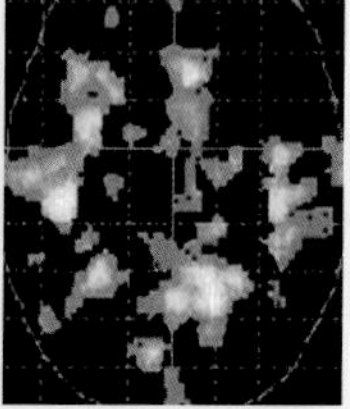
治疗前口吃者的脑活动

口吃的治疗
正如右图中的PET扫描所示，言语治疗通常会成功。随着治疗的进展，口吃者说话时的脑活动减少以趋于正常。

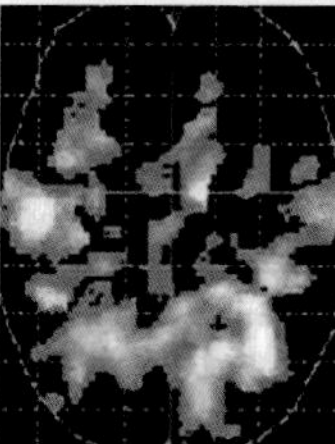
治疗早期口吃者的脑活动

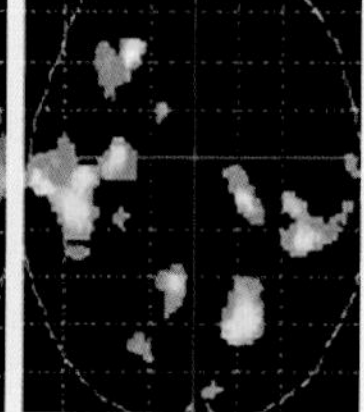
治疗晚期口吃者的脑活动

失语症的类型

失语症通常与脑损伤（如脑卒中）有关，它会影响脑的语言区。根据损伤的类型、受影响的脑区和损伤的程度，失语症患者可能可以说话，但很少或不能理解他人所说的话。或者他们可能可以理解他人所说的话，却不能说话。有时，患者可以唱歌但不会说话，或者可以写却不能读。

表达性失语症（布罗卡区受损）：无法表达单词或将它们组成句子。如果单词能被说出来，它们往往是带有异常语调和节奏的动词或名词。

完全性失语症（广泛受损）：在理解、重复、命名和言语生成方面普遍存在缺陷，下意识地表达（如快速复述数字）可能不会受损。

经皮质运动性失语症（布罗卡区周围受损）：理解力良好，但语言表达不流畅，通常一次只能讲两个单词。患者保留了重复单词和短语的能力。

传导性失语症（布罗卡区与韦尼克区的连接受损）：言语错误包括复述障碍，而理解力正常，言语生成流利。

经皮质感觉性失语症（颞-枕-顶叶交界处受损）：不能理解、命名、阅读或书写，但是能正常背诵以前学过的文字。

感觉性失语症（韦尼克区受损）：不能理解言语，通常伴有一般的理解问题和对自我缺陷缺乏认识。

交谈

交谈对我们大多数人来说是自然而然的事，但是就脑功能而言，它是我们从事的最复杂的脑活动之一。说和听都涉及广泛的脑区，反映了很多不同类型和水平的认知。

听

说话的声音只需要大约150毫秒就能从说话者的嘴里传到倾听者的耳里，耳再把这个刺激转化为电信号，然后由听皮质处理成声音。单词在左侧大脑半球的韦尼克区被解码，但是其他脑区也参与活动以帮助人们完整理解，包括右侧大脑半球与语调、肢体语言和节奏有关的部分脑区。如果这些脑区中的任何一个有损伤，则不能完全理解别人所说的话。

不仅仅是话语
面对面谈话不仅仅是解码话语，语调和肢体语言也是“理解”的一部分。

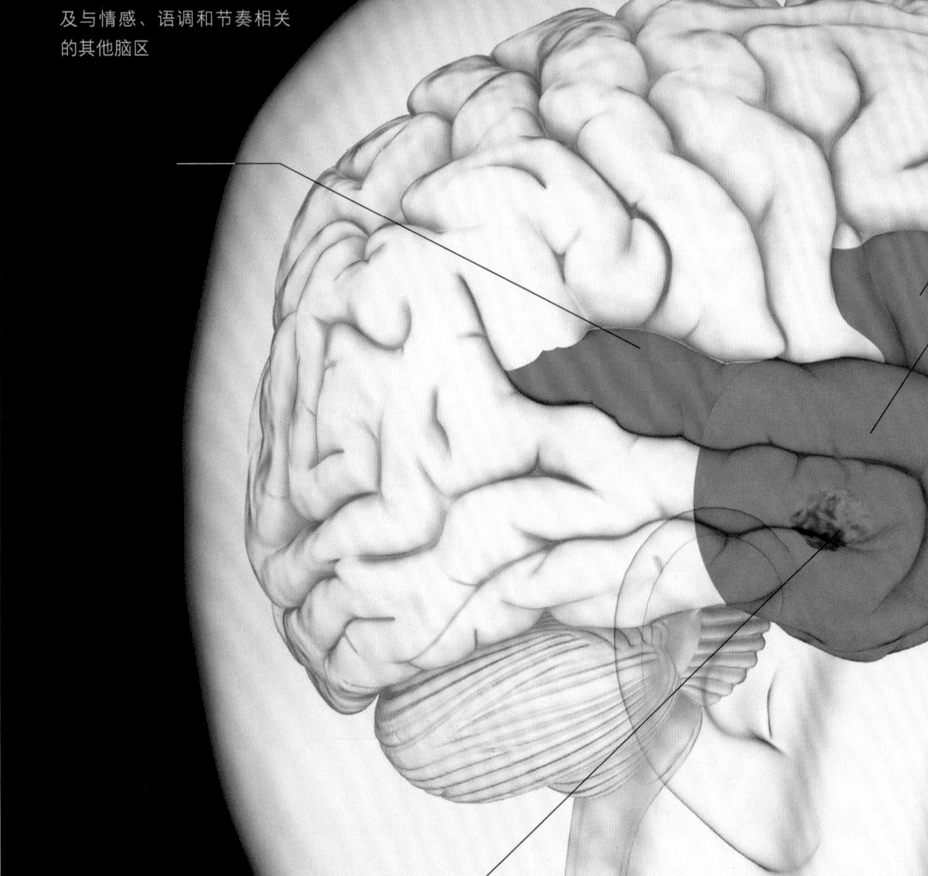

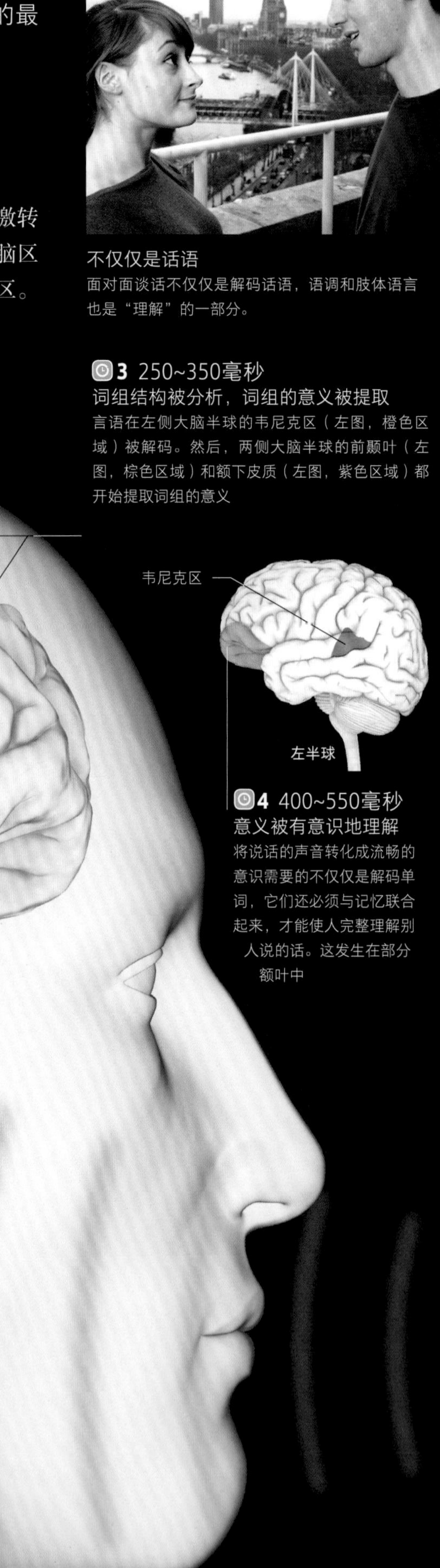

1 50~150毫秒
单词被说出后，声音被记录
说话者发出的声音在听皮质被记录并被分配到与解码单词相关的脑区，以及与情感、语调和节奏相关的其他脑区

2 150~200毫秒
语气被记录
杏仁核能迅速接收到说话者的语气，继而产生适当的情感反应

3 250~350毫秒
词组结构被分析，词组的意义被提取
言语在左侧大脑半球的韦尼克区（左图，橙色区域）被解码。然后，两侧大脑半球的前颞叶（左图，棕色区域）和额下皮质（左图，紫色区域）都开始提取词组的意义

4 400~550毫秒
意义被有意识地理解
将说话的声音转化成流畅的意识需要的不仅仅是解码单词，它们还必须与记忆联合起来，才能使人完整理解别人说的话。这发生在部分额叶中

倾听者
上图凸出显示了参与倾听的脑区。将说话者说话的那一瞬间计为“0”，上述时间是在其后以毫秒为单位计算的。脑理解单词的意义只需要大约0.5秒。

说话

在单词被说出来之前约0.25秒，言语过程就开始了。这时脑开始选择单词来表达想说的话。然而，这些单词必须被转化成声音并最终被清晰地表达出来。这种复杂的活动大多发生在特定的语言区，大多数人的特定的语言区位于左侧脑，只有少数人位于右侧脑，或者散布在左、右两侧脑之间。右侧脑语言优势在惯用左手的人中更普遍（见第199页）。

移位的功能

言语和理解问题经常源于脑卒中，其会损伤语言区。如果损伤发生在生命早期，语言功能可能会迁移到对侧脑。老年人的这种移位不太可能成功，但是未损伤区仍能承担受损区域的一些功能。

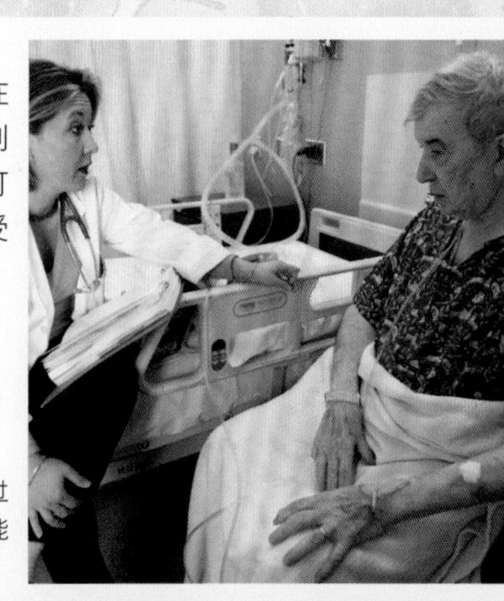

言语与语言治疗
对于因脑卒中而罹患失语症的患者，通过言语和语言强化治疗来恢复一些语言功能是可能的。

关键的通路
“准备好的”单词通过弓状束的神经纤维被传递到布罗卡区。布罗卡区在人类脑中比在其他物种脑中厚得多，发育得也更完善，并被认为是语言发展的关键

1 -250毫秒
把概念变成语言之前
单词依附于记忆与思想，并充当“手柄”，使脑能抓取正确的单词来表达一个想法。单词与含义的匹配发生在颞叶中

2 -200毫秒
从单词到语音
这些单词从记忆里检索出来后不久，就会在与听皮质相邻的韦尼克区与声音相匹配，在这里声音被区别开来

3 -150毫秒
从语音到音节
布罗卡区是与言语最密切相关的脑区。它将单词的发音与实际发音所必需的特定的口、舌和喉的动作相匹配

4 -100毫秒
发音
发音所需的口、舌和喉的运动是由运动皮质所控制的

5 100毫秒以下
发音的精细控制
小脑与编排言语生成的时间有关。右侧小脑半球连接左侧大脑半球，它在说话时最活跃，而左侧小脑半球在唱歌时更活跃

说话者
上图凸出显示了在说话之前立即被激活的6个关键的脑区。将单词被真正说出的那一瞬间计为“0”，在此之前的时间段用负值来表示。

读写

我们说话和理解口语的能力已经进化，使得我们的脑天生具有语言的能力。然而，我们并不是以同样的方式自然而然地获得读写的能力。为了学习读写，每个人都必须训练自己的脑以发展必要的技能。

学习读写

为了学习读单词，幼童必须把纸面上字母的形状转换成他们大声朗读时发出的声音。例如，单词cat必须被分解成语音成分“kuh”“aah”“tuh”。只有当纸面上的单词被转换成它被说出时所听到的声音，幼童才能把它与它的含义匹配起来。学习书写甚至会用到更多的脑。除了与理解有关的语言区域和与解码文本有关的视觉区域参与书写之外，还涉及将这些区域的活动和与手的灵活性有关区域（包括复杂手部运动的小脑）的活动相结合。

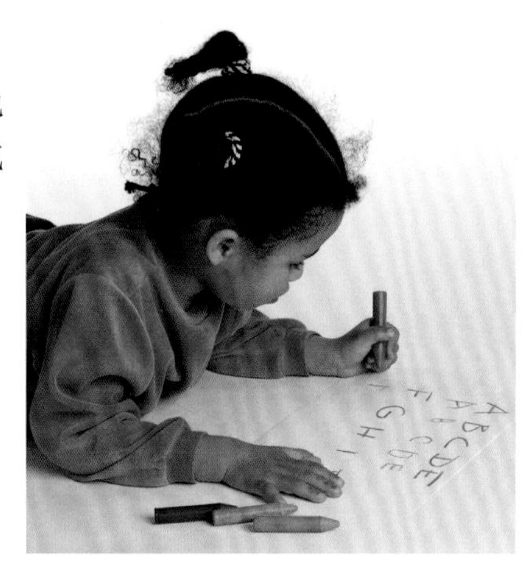

视觉区分
区分书写的字母会用到一部分脑，这部分脑可以在自然物体之间进行细微的视觉区分。这可能是许多字母与自然界中看到的形状类似的原因。

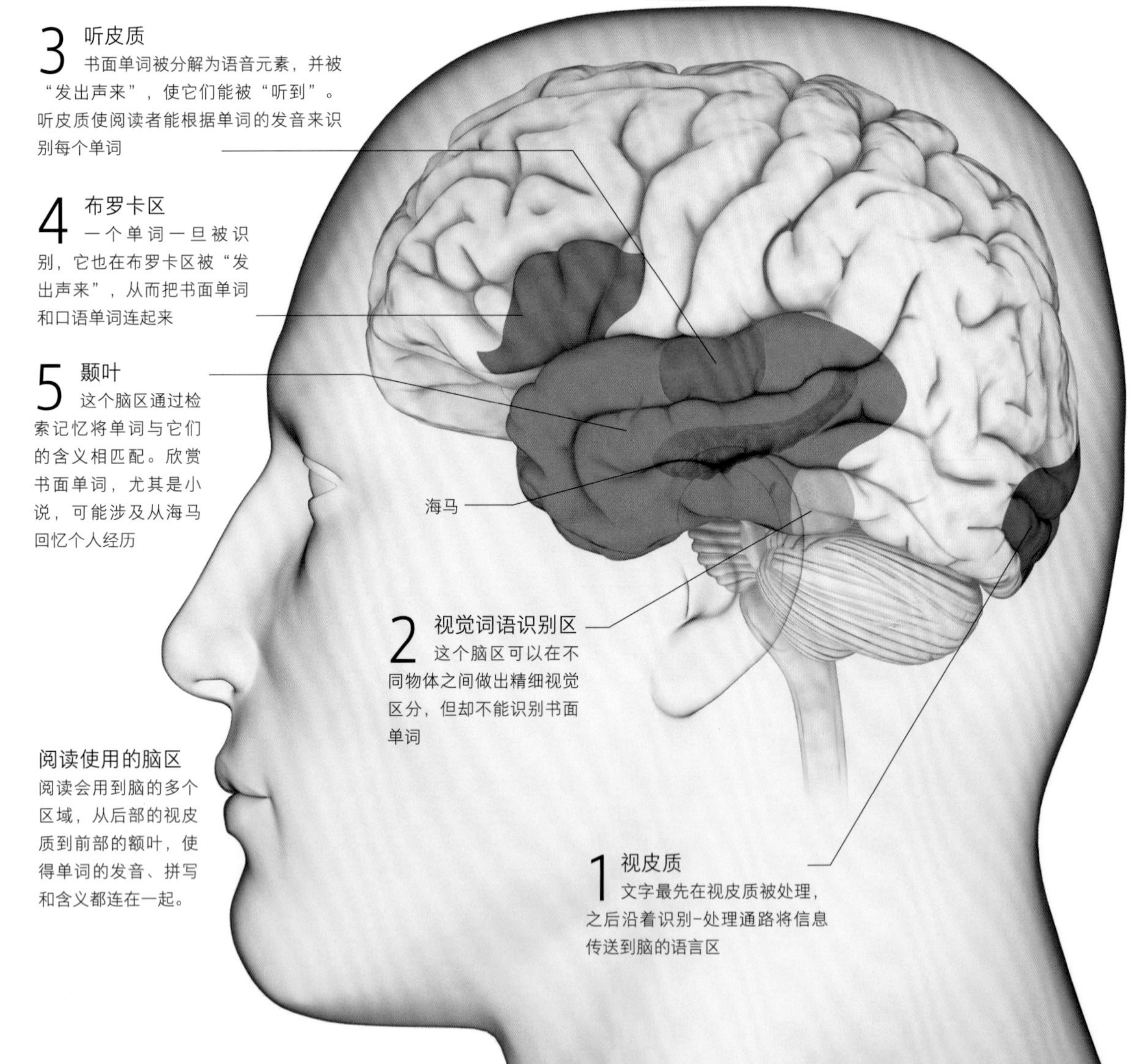

阅读使用的脑区
阅读会用到脑的多个区域，从后部的视皮质到前部的额叶，使得单词的发音、拼写和含义都连在一起。

熟练的读者

当我们学习阅读时，我们的脑必须努力将纸面上的符号转换成语音。这激活了颞叶上后方的一个脑区，声音与视觉在这里被结合到一起。随着练习，这个过程变得自主，脑变得更加关注单词的意义。因此，在阅读过程中，熟练的读者（通常是成年人）的脑中与言语含义有关的区域更为活跃。

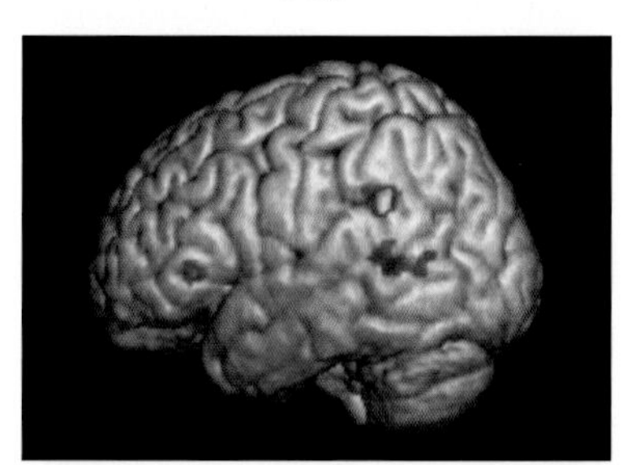

6~9岁

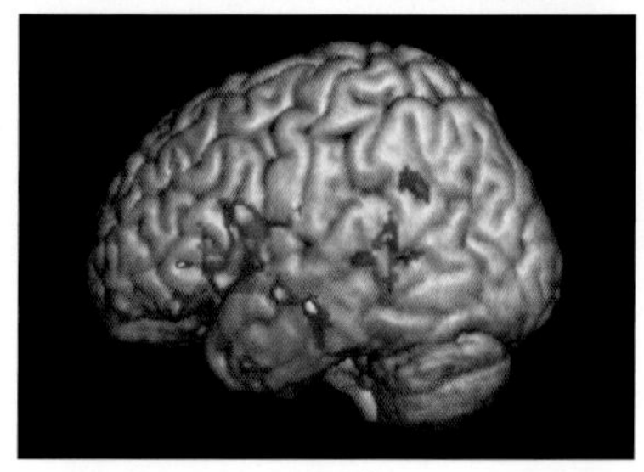

9~18岁

20~23岁

阅读发展
以上3张fMRI扫描图显示，儿童学习阅读依赖于将书面符号与声音相匹配的脑区（上图）。随着技能的发展，涉及意义的脑区（中图和下图）变得更加活跃。

读写能力怎样影响脑

学习读写需要在脑的很多不同区域建立复杂的新的神经连接。这可以提高一个人辨别语音的能力，促进更多、更广泛的精神联系，并有效地增加想象力。研究还发现，阅读人文小说也能增加同理心。

阅读障碍

阅读障碍是一种有遗传倾向的语言发育障碍。它可能影响5%的人，并且当一种语言，如英语，在语音和字母之间有一个复杂的转换系统时，这种阅读障碍最显著。阅读障碍的一种解释是语音缺陷假说，这个假说认为阅读障碍者无法分析和记住单词中包含的声音。这减慢了学习口语的速度，使得阅读障碍者在学习阅读时很难把声音和相应的字母对应起来。

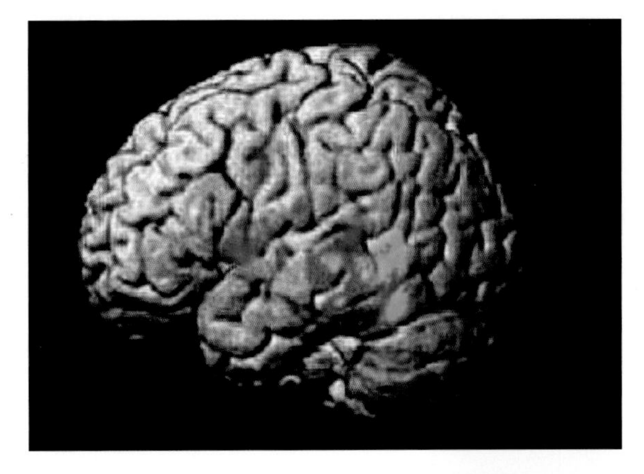

阅读障碍者有什么不同

阅读障碍者与正常人最大的不同在于将单词从视觉符号转换成声音（在fMRI扫描图中显示为绿色）的脑区。研究发现，阅读障碍者的这一区域有更多的灰质，但是这一发现的重要性尚未完全明确。

如何治疗阅读障碍

虽然目前还没有治愈阅读障碍的方法，但是阅读障碍者能通过补偿性学习提高阅读技巧，借助专业教师的帮助找到记忆拼写的方法。虽然阅读速度可能依然缓慢且拼写容易出错，但是有声读物、拼写检查和声音识别程序能帮助阅读障碍者克服阅读障碍的问题。

视觉技术

使用彩色眼镜或在一只眼睛上佩戴贴片会改善一些阅读障碍的病例。

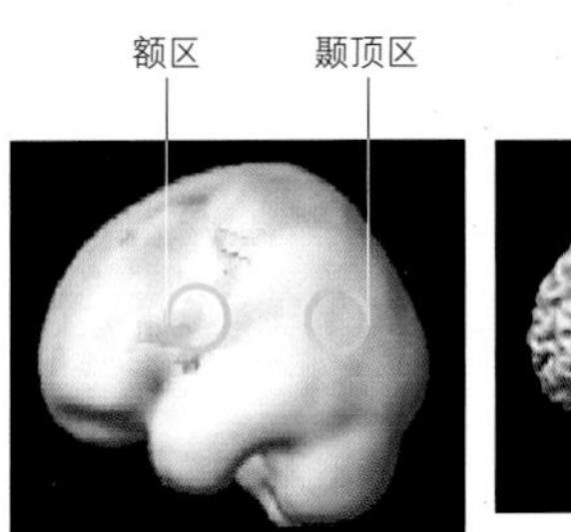

发展的阅读障碍者

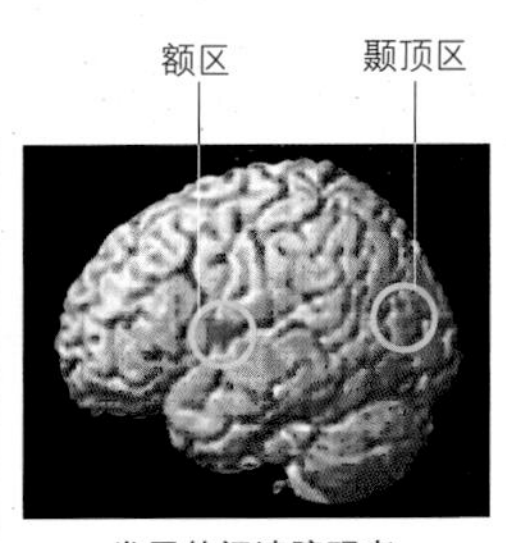

发展的阅读障碍者经过训练后

补救措施

早期研究表明，听放慢的声音能帮助到阅读障碍者。左侧扫描图内的圆圈显示一名阅读障碍者脑内的关键阅读区无活动，更详细的右侧扫描图显示阅读障碍者经过训练后的关键阅读区有更多的活动。

阅读早慧

阅读早慧的儿童展现出非常高的阅读和写作能力，但是在理解口语上可能会遇到困难。他们经常有社交问题，并且可能有孤独症。一些阅读早慧的儿童在2岁前就能拼写相当长的单词，在3岁前就能读句子。对一名阅读早慧儿童进行的脑部扫描显示，阅读早慧与阅读障碍在神经学上相反，因为在阅读时，阅读障碍儿童脑中表现迟缓的那个区域在阅读早慧的儿童脑中是异常活跃的。

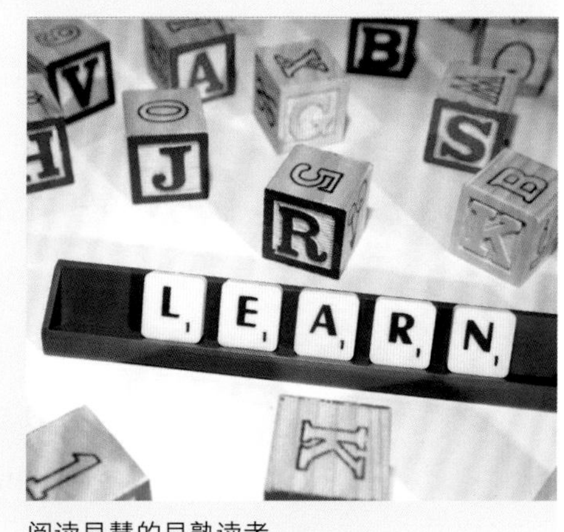

阅读早慧的早熟读者

阅读早慧的儿童对字母和数字着迷，并且很小就开始学习如何阅读，但是有时会发现难以理解口语。

语言差异

说英语的人学习阅读会特别困难。众所周知，英语的拼写规则很难掌握，擅长阅读的人知道他们不能依赖字母到声音的解码规则，因为有太多的例外，例如，“i”在“ice”和“ink”里的发音是不同的。对阅读障碍者来说，这些例外难以掌握，且学习阅读和拼写要比非阅读障碍者花费更长的时间。

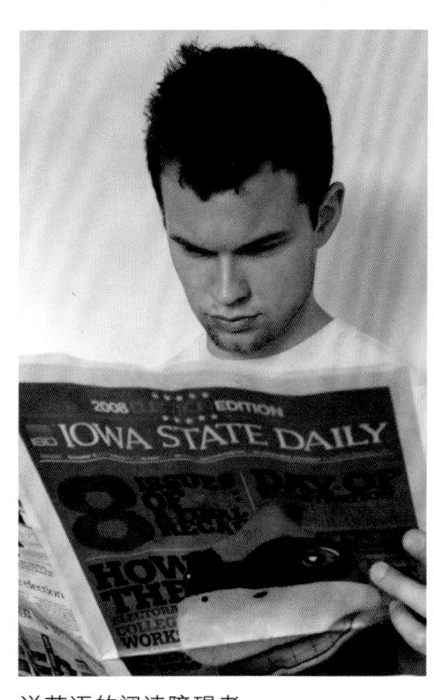

说英语的阅读障碍者

由于不遵循标准拼写规则的单词数量众多，所以学习阅读英语对阅读障碍者会有挑战性。

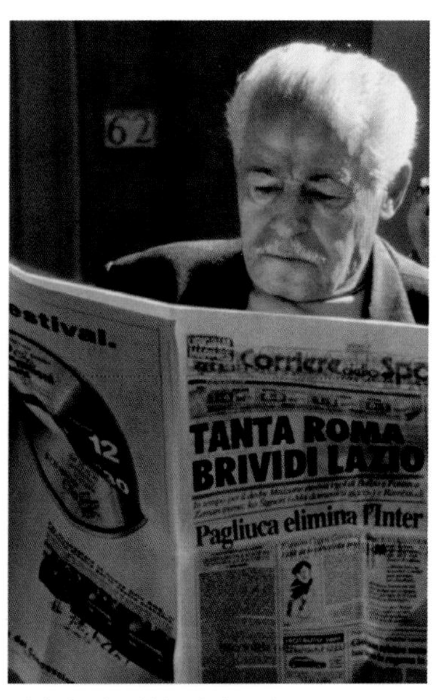

说意大利语的阅读障碍者

因为意大利语的拼写规则没那么复杂，所以说意大利语的阅读障碍者比说英语的阅读障碍者能更准确地识别单词。

书写困难

有些人在书写上有极大的困难，即使他们可能在阅读方面正常，这种情况被称为书写困难。书写困难可能是基于语言或基于运动的问题。第一种是由于难以把声音转化成视觉符号，第二种是难以做出书写需要的精细动作，或者难以从一个动作转换到另一个动作。两者的字迹都表现为歪斜、模糊不清或错位，比正常情况糟糕得多。幼童书写时经常会把单词中的字母颠倒，但是这种情况通常会在成年前消失。

这就是镜像书写的样子！

镜像书写

流利的镜像书写，即所有字都颠倒了，是非常少见的，且对正常书写者极其困难。它可能反映了脑内语言区的异常布局。

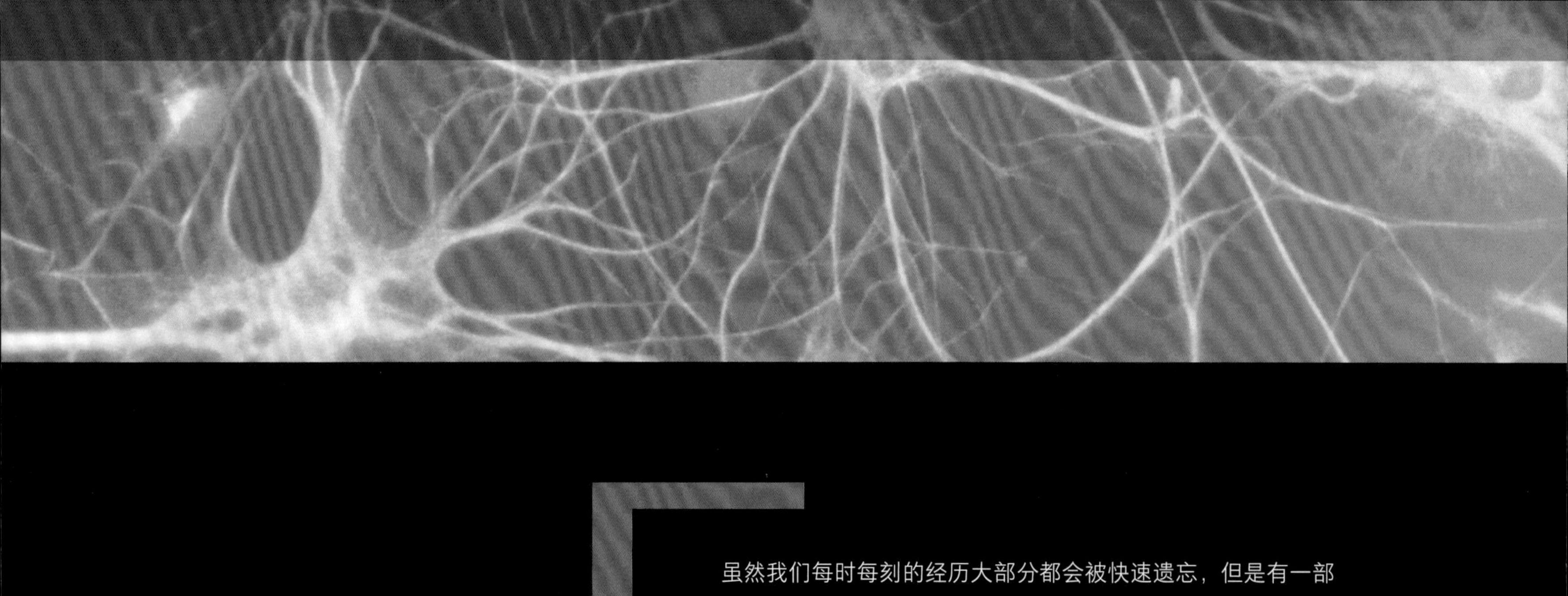

虽然我们每时每刻的经历大部分都会被快速遗忘，但是有一部分在脑内被编码为记忆。当我们想起一件事情时，参与产生原始体验的神经元被重新激活。然而，回忆并不是过去的重演，而是过去的重建。记忆的主要目的是提供信息来指导我们当前的行动，为了

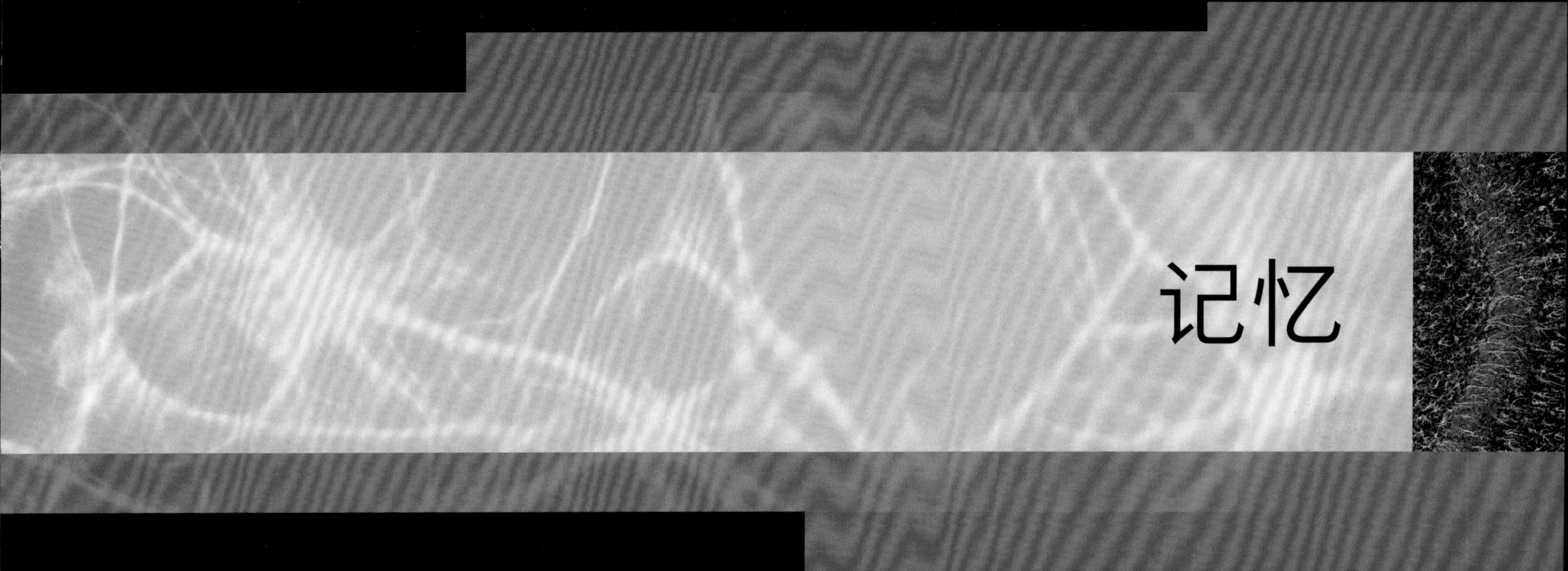
记忆

记忆的原理

记忆是一个广义的名词，被用来指几个不同的脑功能。这些功能的共同特征是通过参与原始体验的神经元的同步放电再现过去的经历。

什么是记忆

记忆可能是回忆一首诗或根据需要辨认出一张面孔的能力，对过去某个事件的一个模糊画面，骑自行车需要的技能，或者知道车钥匙在桌上。所有这些现象的共同之处在于它们都涉及学习以及对过去经历的全部或部分重建。学习是一个过程，在这个过程中为产生一段特定经历而一起放电的神经元被改变了，使得它们倾向于再次一起放电。随后神经元的联合放电重建了原始体验而产生了回忆。这种回忆的行为使参与其中的神经元在未来更有可能再次放电，所以重建一个事件使回忆变得越来越容易。

记忆过程

记忆形成的过程有几个自然阶段，从初始选择、保留信息到回忆，有时记忆最终被改变或丢失。每个阶段都有其特征，以及可能出错的地方。

阶段	什么会发生	什么会出错
选择	脑是为了储存将来有用的信息，并允许其他的信息在不经意间滤过而设计的	重要的事件被忽略或不相关的事情被检索。我们可能记不起一个人的名字，但是记着他鼻子上有痣
形成	经历被选择性地储存为记忆，它们与已有的相关记忆有关，并被保留适当时期	信息可能被“错误归档”，信息之间的连接出错；或者新的信息没有被保留，所以很难学习或保留新的记忆
回忆	当前事件会刺激适当记忆的回忆，即能够引导将来行动的信息	当前事件无法唤起有价值的记忆，如单词、名字、事件，我们知道信息的位置，但是不能获取它
改变	每次记忆被提取时，它都会被少许改变以容纳新的信息	改变可能造成错误记忆
遗忘	事件一旦被记录就开始被遗忘，除非它们被经常回忆。不必要的信息被删掉	重要或有价值的信息被遗忘，或者不重要甚至痛苦的记忆却没有遗忘

尾状核
与本能的记忆相关

乳头体
与情节记忆相关

顶叶
与空间记忆相关

额叶
工作记忆的位置

丘脑
引导注意

壳
与程序技能相关

杏仁核
情感记忆可能储存在这里

颞叶
掌握常识

海马
经历在这里被转换成记忆

小脑
与条件记忆（时间关联事件）相关

记忆区域
记忆涉及广泛的方面和功能，从根深蒂固的本能到有意识的事实知识。这些与整个脑的不同脑区相关联。

短期与长期记忆

短期记忆通常只在我们需要它的期间存在。只用过一次的电话号码就是个例子。短期记忆是通过工作记忆的过程而保存于脑的（见第157页）。相反，长期记忆可以在几年甚至几十年之后被回忆起来。童年时的家庭地址可能就是这样一种记忆。在长期记忆和短期记忆之间，我们有很多中期记忆会持续几个月或几年后最终逐渐消失。许多不同的因素决定了一个经历或知识项目注定会成为短期记忆还是长期记忆。这些因素包括它们的情感内容、新颖性和我们在回忆它们时所付出的努力。

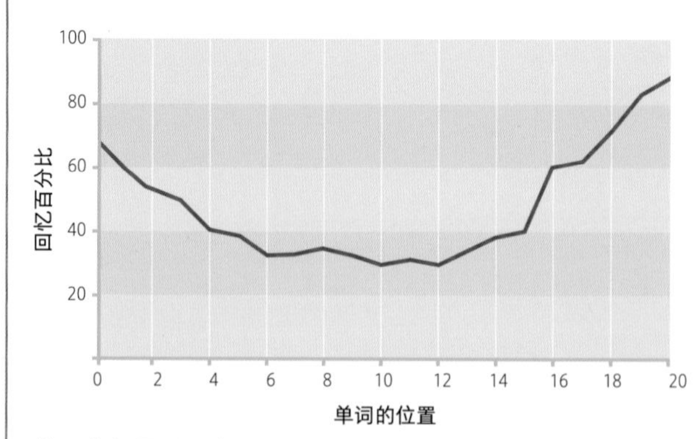

第一个与最后一个
如果我们被要求学习一组单词，我们更有可能记住第一个和最后一个，而不是中间的那些。这是因为我们给第一个单词更多的注意力，而最后一个单词可能比其他的重复得更多，因为没有另一个词在后面，所以我们可以做到这点。

记忆的类型

我们有5种不同类型的记忆。情节记忆是对过去经历的重建，包括感觉和情感。这些记忆通常像电影一样展现，并且是从自己的角度去体验。语义记忆是非个人的“独立”的事实性知识。工作记忆是将信息长时间地保存在脑中以供使用的能力。程序记忆包含习得的动作，如走路、游泳或骑车。内隐记忆是那些我们不知道自己拥有的记忆，这些记忆以微妙的方式影响我们的行为，如我们可能会对一个新认识的人产生莫名的厌恶，因为此人会让我们想起某个讨厌的人。

学习有益

学习包括在不同脑区的神经元簇之间建立新的联系，使脑更强大。例如，练习空间技能，如在一个城市里找路，已被证明能增加后部海马的大小。脑中建立的联系越多，就能更好地运用所学的知识，并且更难遗忘。

扩大的区域
右图显示了内隐学习（红色）和外显技能（黄色）相关的脑区，这些脑区随着实践增加而变得更加密集。

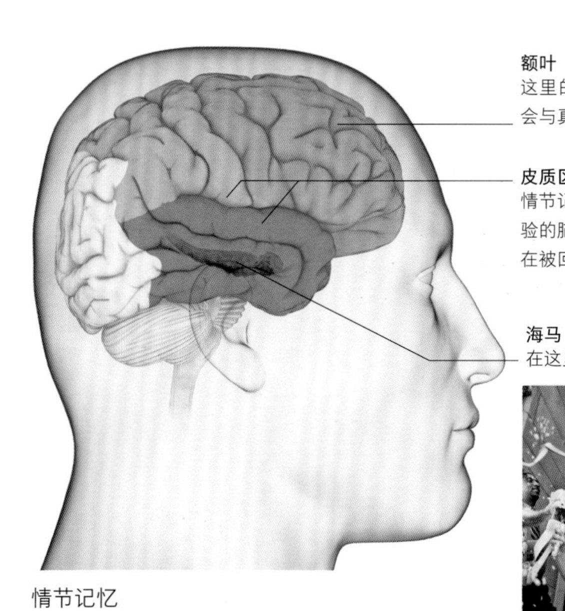

情节记忆
脑中参与情节记忆的区域取决于初使体验的内容。例如，高度的视觉体验会激活脑的视区，而记住一个人的声音会激活听皮质。

额叶
语义记忆被额叶区激活，它利用存储的知识来指导当前的行为
颞叶
颞叶编码事实信息，这里的活动表明正在回忆事实

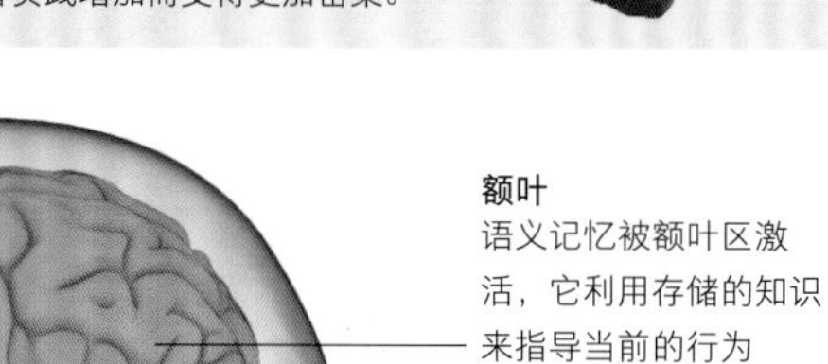

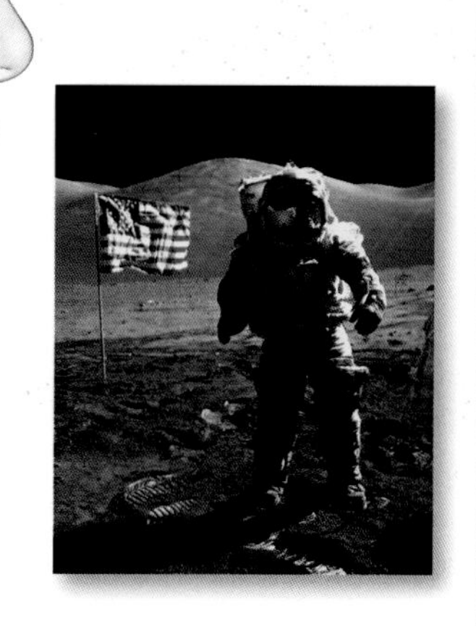

语义记忆
语义记忆是一种事实，它可能曾经有过个人背景，但现在只是简单的知识。例如，人类曾在月球上行走的事实，这可能曾经是某个人经历的一部分，但是现在它只是“知识”。

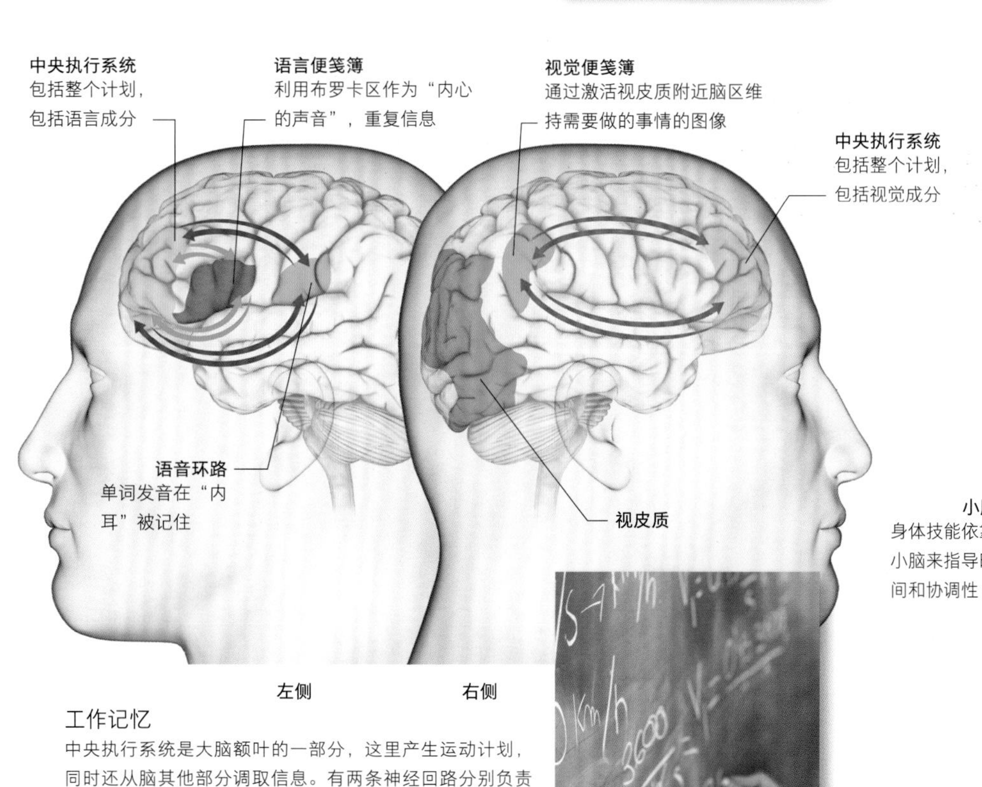

工作记忆
中央执行系统是大脑额叶的一部分，这里产生运动计划，同时还从脑其他部分调取信息。有两条神经回路分别负责视觉信息和语言信息，这两条回路作为便笺簿暂时保留这些信息，直到下一项工作到来时被删除。

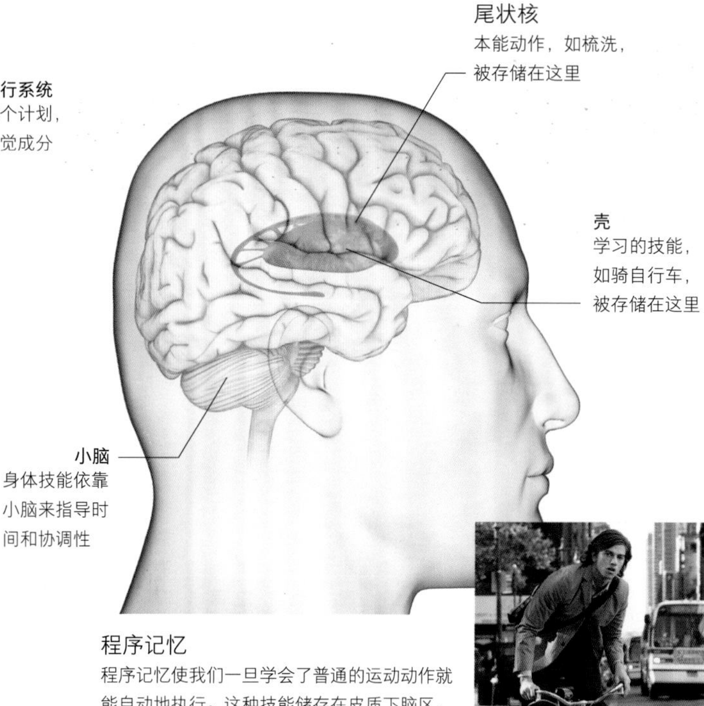

程序记忆
程序记忆使我们一旦学会了普通的运动动作就能自动地执行。这种技能储存在皮质下脑区。它们能被回想起来，但通常是无意识的。

记忆网络

记忆以片段的形式存储在整个脑中。设想脑内记忆模式的一种方式是把它看成一个复杂的网络，其中的线象征着记忆的各种成分，它们集结于节点或交叉点，形成对一个物体、人及事件的完整记忆。

全脑网络

陈述性记忆——能有意识地想起的情节和事实，被海马储存并获取，存储在整个脑中。记忆的每个成分，包括景象、声音、单词或情感，都被编码在最初创造那些片段的同一部分脑区。当我们回想起这段经历时，本质上是在重建这段经历，这是通过重新激活原始体验中编码到记忆中的神经模式实现的。例如，我们曾经拥有过的狗的记忆。我们对狗的颜色的回忆是通过视皮质的“颜色”区产生的；对和狗一起散步的回忆是通过运动区重建的（至少一部分是）；狗的名字储存在语言区等。

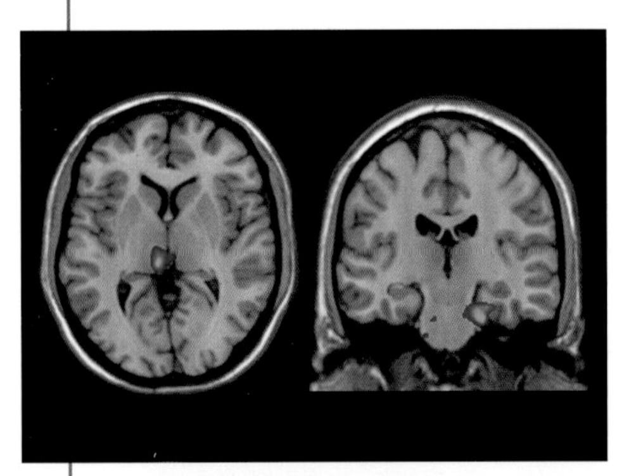

召回记忆
左图中左边的fMRI扫描图显示，当记忆的感觉部分被回忆起时，上脑感觉区——上脑枕活跃起来。右边的扫描图显示海马的活动，海马在记忆管理上起着核心作用，当一个人有意识地努力召回一段记忆时，海马被强烈激活。

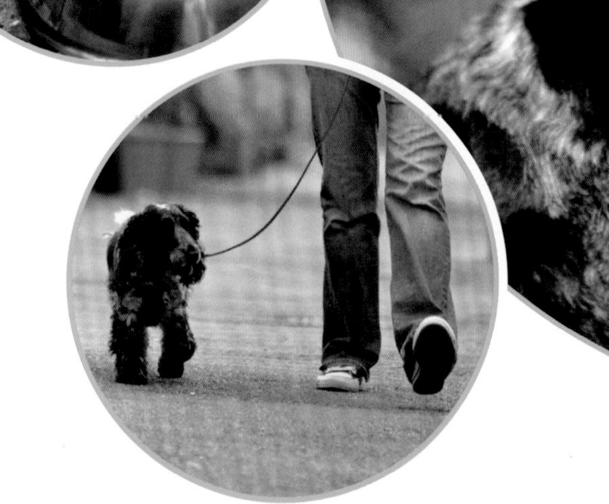

记忆的多面性
一旦一段记忆被激发，海马就会同时触发记忆的各个方面。如果我们记起我们曾经养过的宠物狗，不同的脑区会回忆起狗碗之类物品，以及与狗相关的事件。

形成记忆

对一种体验的初始感知是通过一组同时放电的神经元产生的。同步放电使参与其中的神经元在将来更倾向于再次一起放电，这种倾向被称为“增强”，它重现原始体验。如果相同的神经元总是一起放电，它们之间最终会变得敏感，所以如果一个神经元放电，其他神经元也会同样放电。这被称为“长时程增强”。

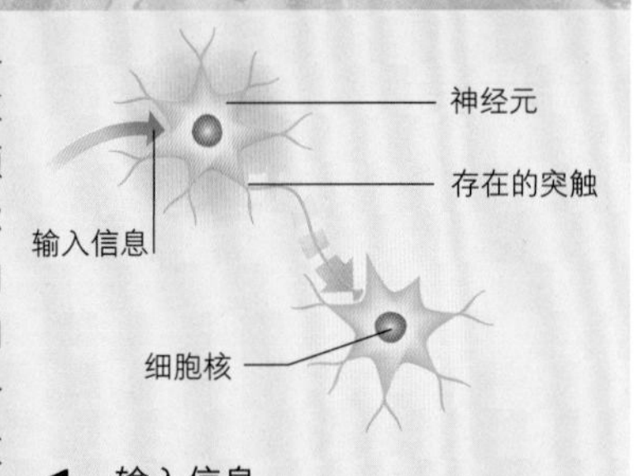

1 输入信息 外部刺激会触发两个神经元同时放电。之后，如果一个神经元放电，另一个很可能也会放电。

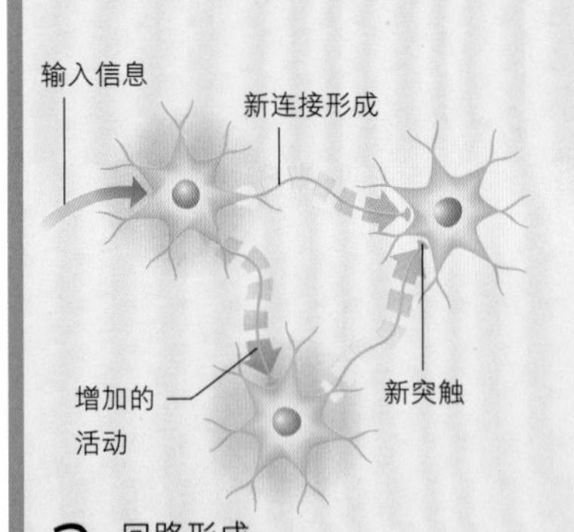

2 回路形成 第三个神经元放电。最初的一对神经元中的一个被刺激和它一起放电，触发第二个神经元，结果这三个神经元就连接起来了。

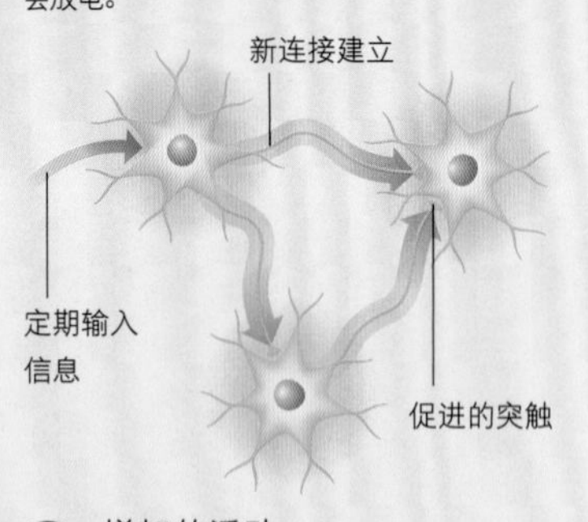

3 增加的活动 现在这三个神经元对彼此敏感，所以如果一个放电，另外两个很可能也会放电。

分散的记忆

我们的记忆分布于整个脑中，所以即使某段经历的一部分丢失了，许多其他部分也会保留着。这种分散式储存系统的一个好处是它使长期记忆坚不可摧。如果记忆被储存在一个脑区，那个脑区受到损伤，如脑卒中或脑创伤，则会彻底消除记忆。实际上，脑创伤或变性会消除记忆，但是很少完全消掉记忆。例如，我们可能会忘记一个人的名字，但是不会忘记他的面孔。一些研究发现，即使编码记忆的突触被破坏了，记忆依然存在。这表明神经元本身可能也储存某些方面的记忆。一种理论认为，树突—— 神经元上从其他细胞接收信息的分支，如果被重复刺激的话则会改变敏感性。

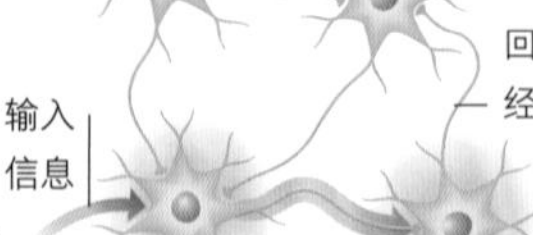

扩张的网络
当已有的神经元与新神经元通过同步放电而建立联系时，记忆网络在整个脑中传播。

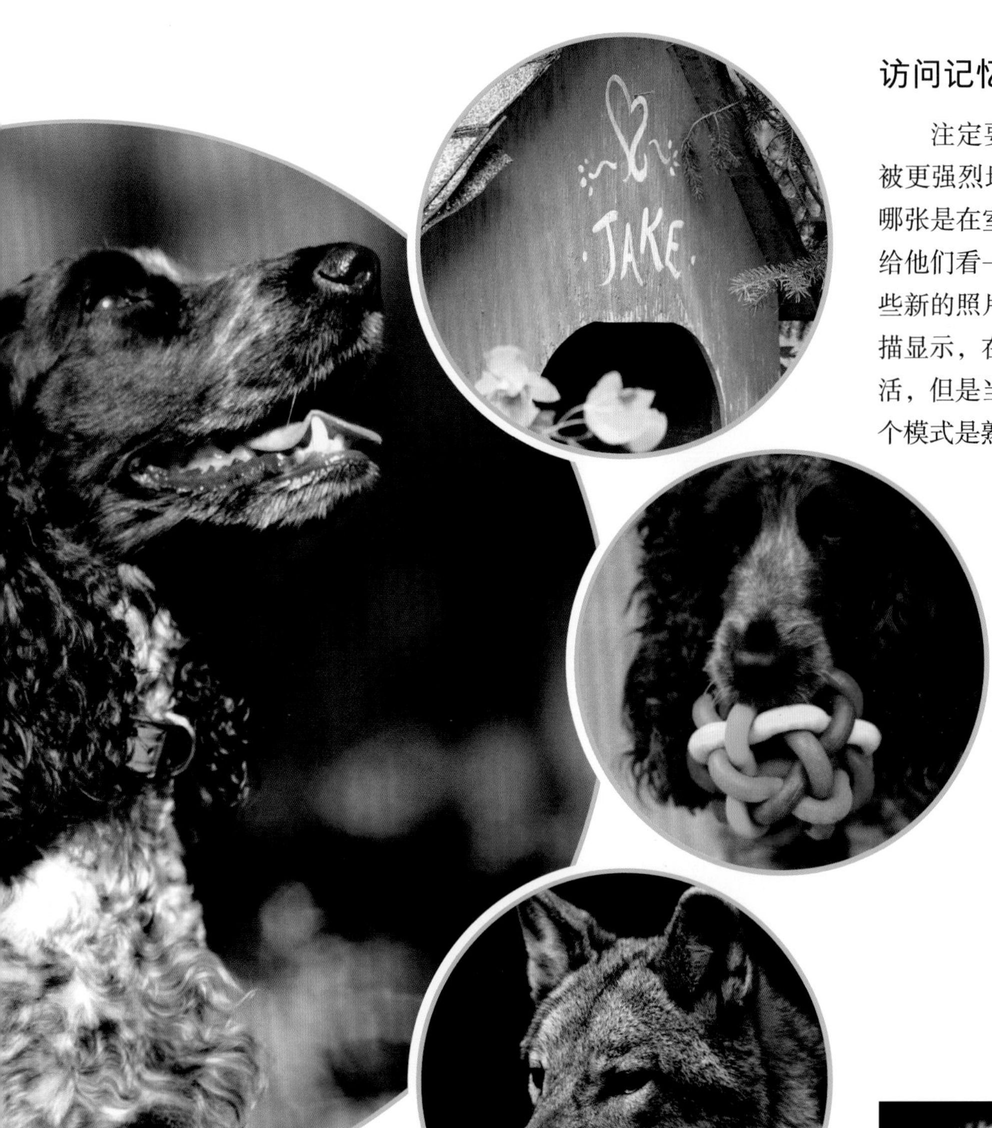

访问记忆

注定要被回忆起的事件在一开始就比过后会被遗忘的事件被更强烈地编码。在一项研究中，16个人观看120张照片后回答哪张是在室内拍摄的、哪张是在室外拍摄的。然后，每张照片再给他们看一遍。15分钟后，再给受试者看这些照片，同时加入一些新的照片，并且询问他们是否还记得这些照片。试验期间的扫描显示，在第一次重复观看这些照片时，受试者的海马被强烈激活，但是当再次重复观看这些照片时，这个区域活动会减少。这个模式是熟悉程度的“标识”（下面曲线图）。

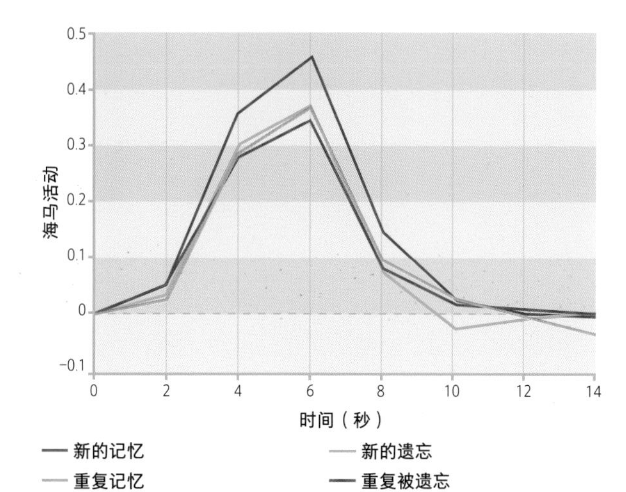

海马活动与记忆形成

当再一次经历记忆中的事情时，海马会高度活跃，但在下一次经历时，这个区域就不那么活跃。这将回忆的场景与新的或遗忘的场景区分开来。

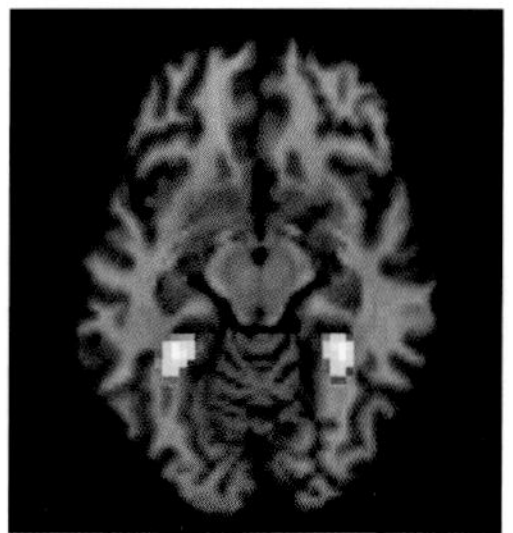

海马旁活动

当我们回忆起生活中的一个情节时，海马及其周围区（fMRI扫描图上显示为黄色）被激活。在回忆的过程中，海马负责将广泛分布于脑各个区域的记忆的各个方面汇集到一起。

无法存储记忆

1953年，一个名叫HM的患者接受了手术以缓解其严重的癫痫发作症状。这个手术包括切除一大部分海马。这控制了HM的癫痫发作，但是也导致其严重的记忆障碍。从HM接受手术后醒来开始，他便不能形成有意识的记忆。日常活动在他的脑海里只停留几秒或几分钟。当HM遇到某人时，即使是每天见过很多次的人，HM也不认识他们。在他80多岁时，HM还认为自己是个年轻人，因为他手术后的那些年对他来说并不是有效地存在。他的病例表明海马对于记忆储存是多么重要。

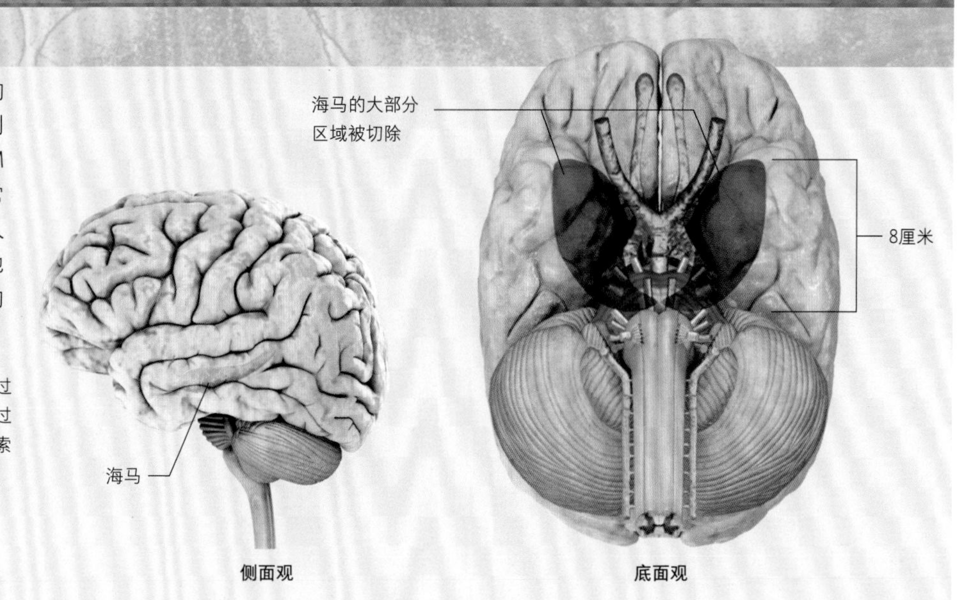

丢失的部分

海马嵌在颞叶的深处。经验不停地“流过它”，其中一些经验通过长时程增强的过程被编码在记忆中。因此，海马参与检索大多数类型的记忆。

形成记忆

大多数经历都不会留下持久的痕迹。然而，有一些却引人注目，通过在神经元之间建立新的连接改变了脑的结构。这些改变使得产生原始体验的神经活动有可能重建或在晚些时候“被回忆”。

记忆的解剖

只有那些引起长时间和（或）强烈神经活动的经历才会被编码为记忆。巩固形成长期记忆的变化（见下面的流程）需要长达两年的时间，但是记忆一旦编码，可能会被终生保留。长期记忆包括来自个人生活中的事件（情节记忆）和客观事实（语义记忆），它们统称为“陈述性记忆”，因为它们可以被有意识地回忆。程序记忆和内隐（无意识）记忆也能被长期储存。

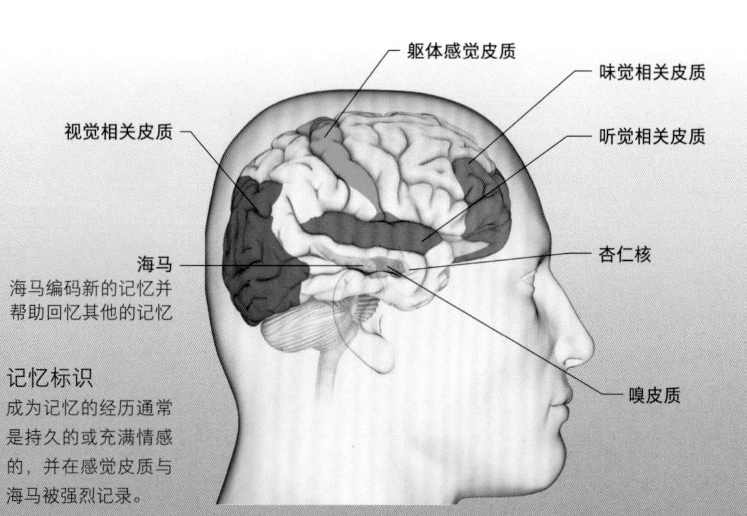

海马编码新的记忆并帮助回忆其他的记忆

记忆标识
成为记忆的经历通常是持久的或充满情感的，并在感觉皮质与海马被强烈记录。

生成长期记忆

0.2秒 注意

在任何时候脑都只能接收有限的感觉信息。它可以同时提取多个事件的少量输入信息，或者将注意力集中在一个事件上，并从中提取大量的信息。注意力会使记录事件的神经元更频繁地放电。这种活动使体验更强烈，它也会增加该事件被编码为记忆的可能性。这是因为一个神经元放电越多，它与其他神经元的连接就越强。

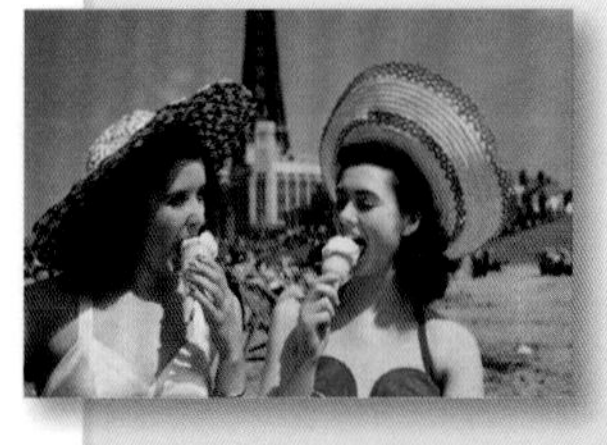

难忘的事件
放大一个事件有助于使它成为记忆，就像用照相机抓拍一样。

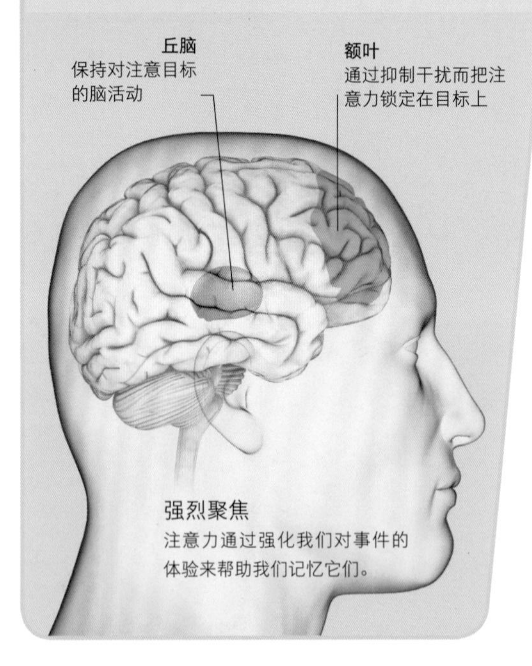

强烈聚焦
注意力通过强化我们对事件的体验来帮助我们记忆它们。

0.25秒 情感

强烈的情感体验，如孩子的出生，更可能被存储在记忆里，因为情感增加了注意力。来自刺激的情感信息先沿着通往杏仁核的无意识通路被处理，甚至在人们知道他们的反应目标之前就会产生情感反应，就像“战斗或逃跑”反应一样。一些创伤性事件可能被永久地储存在杏仁核中。

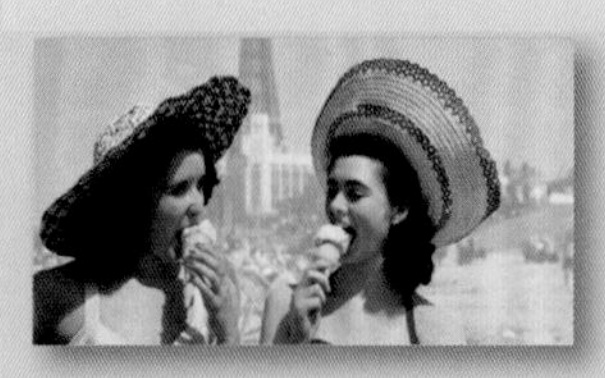

情感事件
人际互动和其他情感事件“吸引”注意力，因此更可能被储存。

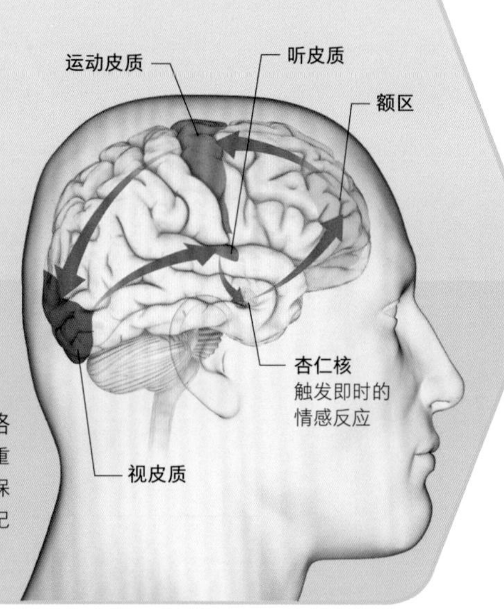

情感通路
杏仁核通过在一条回路中重复一段情感体验来帮助它保持“鲜活”，从而开启了记忆的编码。

0.2~0.5秒 感觉

多数记忆源于包含景象、声音和其他感觉体验在内的事件。这些感觉越强烈，所产生的体验就越有可能被记住。这种情节记忆的感觉部分过后可能被遗忘，只留下一些事实知识。例如，一个人第一次看到布莱克浦塔的经历可能被简化为塔的外观这样一个简单的“事实”。当这个塔被回忆起来时，它触发了一个隐约的视觉图像，这个视觉图像被编码在脑的视区。

味觉
感官知觉，如味觉、视觉或嗅觉，构成记忆的原材料。

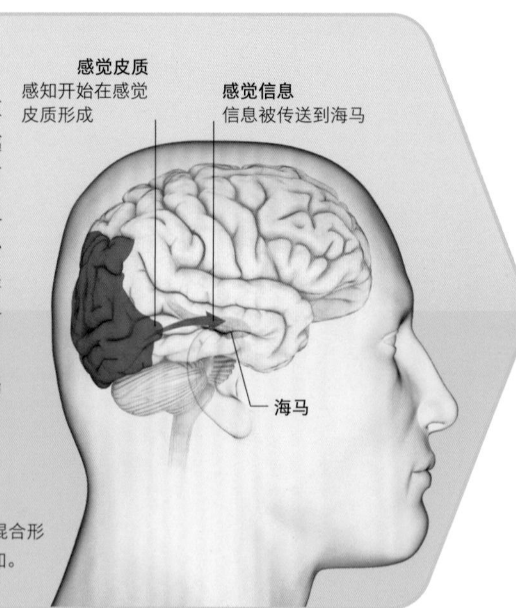

形成感知
感觉在关联区混合形成有意识的感知。

海马替换

来自洛杉矶南加州大学的神经科学家已经研发了一种人造海马，在未来其可能帮助痴呆症患者阻止记忆力减退。在一项小型试点研究中，被植入人造海马的志愿者对图像的记忆比之前他们的表现提高了近40%。研究人员首先通过观察海马的输入-输出模式设计了一个模型以探究海马是如何运作的。然后，他们将该模型构建到一个与脑连接的硅片上，取代损坏的组织。硅片的一面记录来自其他脑区的部分电活动，而另一面则将适当的电子指令发送回脑。

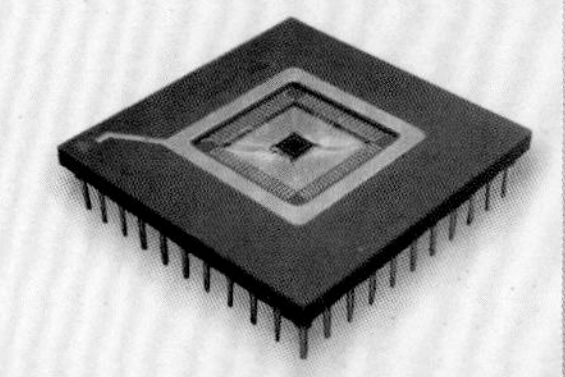

记忆芯片
该芯片被插入海马中，并通过置于受损区域两侧的电极与大脑进行交流。

记忆的位置

在巩固之后，长期记忆以神经元簇的形式被存储于整个脑中，这些神经元以与创造原始体验的相同模式一起放电。“完整”记忆被分成不同成分（感觉、情感、思想等），每种成分被存储在启动它的脑区。例如，在视皮质的几组神经元编码视觉图像，而在杏仁核的神经元则存储情感。所有这些神经元同时放电构建了完整的记忆。

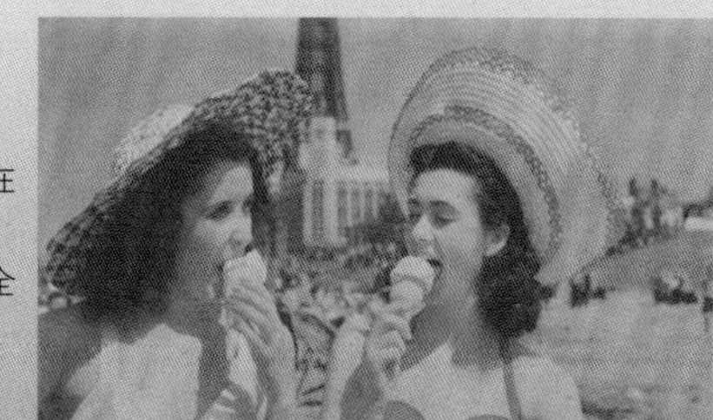

持久的记忆
有些记忆似乎是刻在石头上的。事实上，没有任何记忆是完全清晰或完整的。

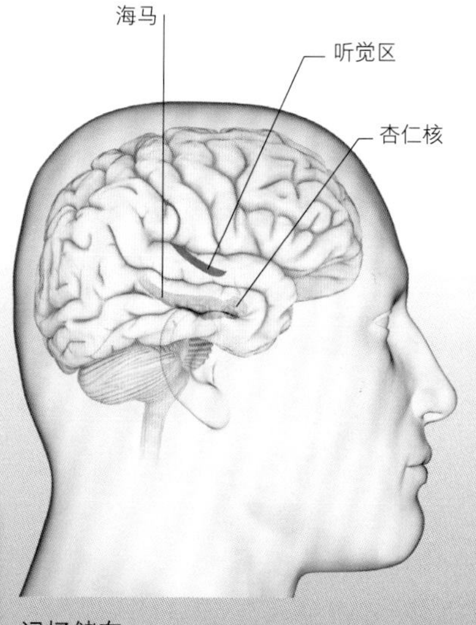

记忆储存
记忆在产生它们的神经元中被编码，如听皮质的声音和杏仁核的情绪。海马把它们连在一起。

0.5秒~10分钟

工作记忆

短期记忆或工作记忆不断被更新。它以一种体验开始，并通过重复而将这个体验铭记于心。例如，一个电话号码可能需要被重复多次才能完整地拨出。工作记忆涉及两条神经回路（见第157页），只要有需要，信息会一直在这两条回路中保持活跃。一条回路负责视觉和空间信息，另一条回路负责声音信息。回路的路线包括感觉皮质和额叶，前者负责记录体验，后者负责有意识地记录体验。进入这两条回路及其周围的信息流是由前额皮质的神经元控制的。

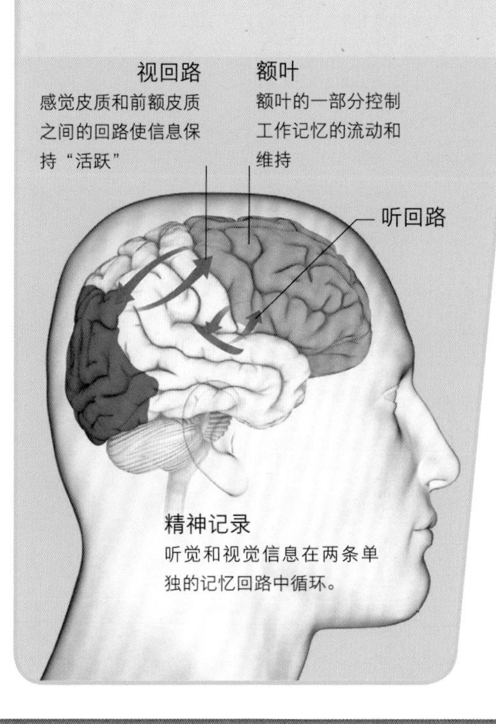

10分钟~两年

海马的处理

特别引人注目的体验会在工作记忆中“凸出”，被传送到海马做进一步处理。它们会引起环绕着卷曲的组织层的神经活动，海马神经元开始通过长时程增强的过程永久地编码这个信息。最强烈的信息在最初记录它的脑区重现。例如，一个景象作为原始事件的回忆重现于视皮质。

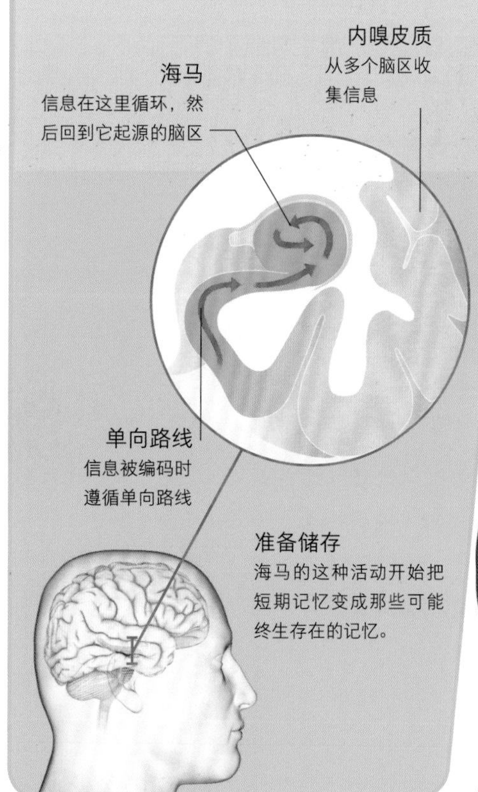

两年以上

巩固

一段记忆需要两年的时间才能在脑内牢固巩固，甚至两年之后这段记忆也可能被改变或丢失。在此期间，海马和皮质一直处于神经放电模式（编码体验）。这种长时间的、重复的“对话”导致这个模式从海马转移到皮质；这可能是为了处理新信息而释放海马的空间。对话主要在睡眠期间进行。在这个过程中，轻度睡眠阶段或第二阶段被认为比快速眼动睡眠阶段（见第188页）更重要。

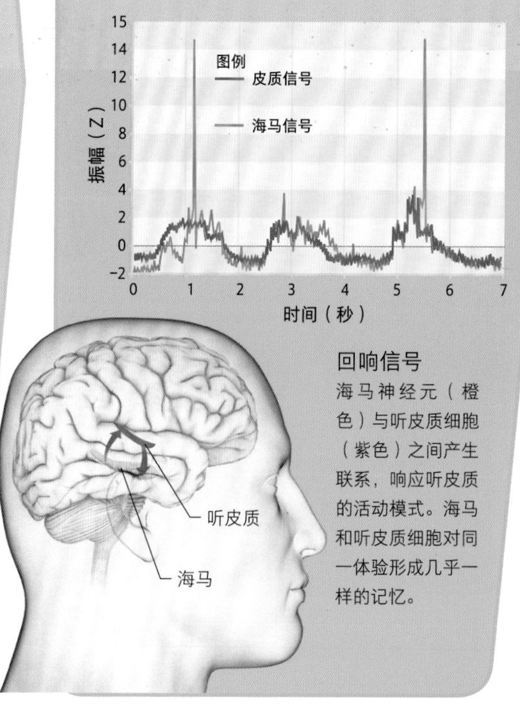

回忆与识别

当脑重建一种神经活动模式（这种模式最初是为应对特定事件而产生的）时，回忆就会发生。这种模式与原始模式非常相似，以至于对这个特定事件的记忆与脑对真实事件的感知相似，但是这种回忆永远不会与原始体验相同，否则，我们就不会知道真实体验和回忆之间的差异。

回忆的本质

当我们回忆一个事件时，我们会重新体验它，但是只在一定程度上。即使陷入回忆中，我们也会对当下时刻发生的事件保持一定的认识，所以回忆的神经活动与产生记忆事件的神经活动不同。更确切地说，这种回忆是把原始体验和对当前形势的认识相结合。这种回忆“覆盖”了新的记忆，所以每次想起一件事，其实都是我们最后一次想起它。因此，记忆随着岁月流逝而逐渐改变，最终它们可能与原始体验几乎没有相似之处。

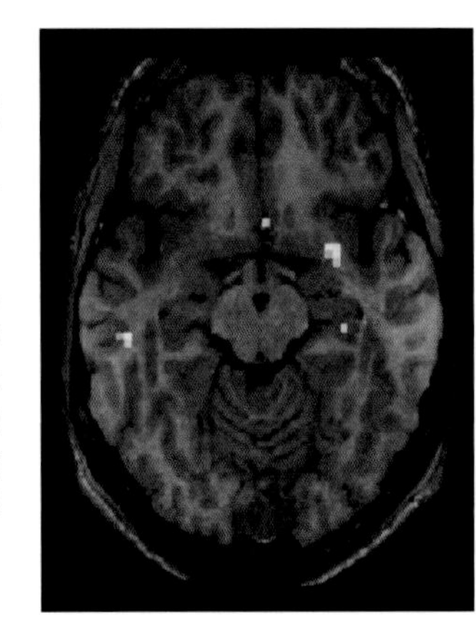

感觉的记忆

通过fMRI扫描的测试显示，与特殊气味相关联的物体会触发嗅皮质（最大的黄色区域）的活动。通过这种方式，气味信息触发所有感觉器官，唤起详细的记忆。

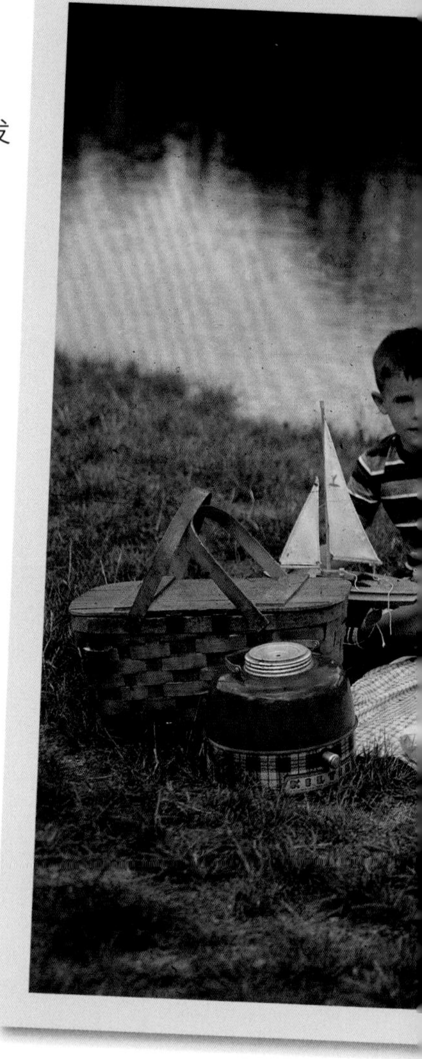

记忆辅助物

当我们再次产生一些与原始体验相关的感觉时，对过去事件的记忆通常缓慢地进入意识。照片和类似的记忆辅助物以这种方式帮助我们回忆。即使它们触发的感觉和最初的感觉并不相同，但它们可能很相似，足以唤起对同一时期的记忆。

状态依赖性记忆

当我们处于某种心态或产生一种特别的感受时，可能意味着我们学习或经历了某件事，之后当我们处于同样的状态时，会更容易地回忆起它。例如，如果在假日期间我们在阳光充足的海滩上看书，回到家后我们似乎完全忘记了这件事。但是多年以后，当我们来到另一个阳光充足的海滩时，这个情节可能会再现。同样，某些行为可能是在特殊情境或心态下习得的，随后仅在处于相同情境或心态时才会表现出来，而在其他时间则被“遗忘”，给人的印象是这个人不只有一种人格。

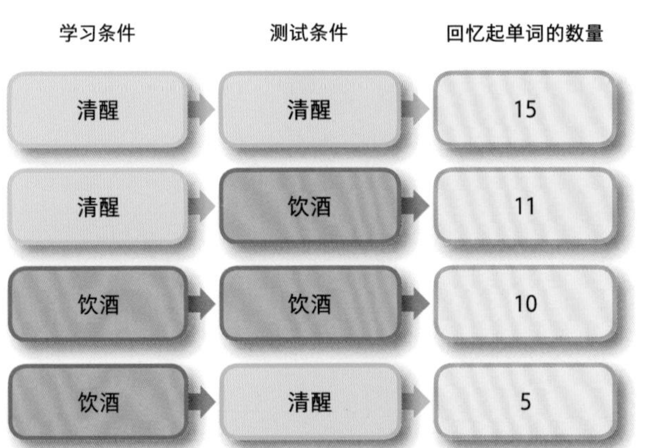

饮酒与记忆

受试者先饮一杯不含酒精或含酒精的饮料，然后学习一组单词，晚些时候再饮一杯不含酒精或含酒精的饮料，然后回忆这些单词。那些在两个阶段都饮含酒精饮料的受试者比那些只在学习阶段饮含酒精饮料的受试者回想起更多的单词。

空间记忆

人脑的结构揭示了空间定位和记忆对人类是多么重要。脑的整个顶叶——颅骨的冠下区域负责绘制我们身体的“地图”和我们在空间中的位置。而且，很大一部分海马负责记录我们看到的景观并绘制记忆地图。这些区域中的任何一个受损都会严重影响一个人认路的能力。例如，如果一个人海马的“导航”区因脑卒中或创伤而受损，其可能会失去记住新路线的能力。

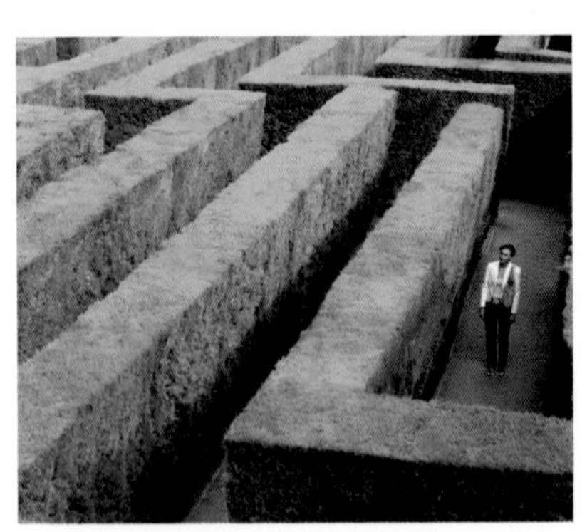

迷宫头脑

那些能够走出迷宫的人用两侧大脑半球的海马。那些迷路的人只用一侧的海马。

脑积累

有些人对地点的记忆力比其他人更好。在某种程度上，这是由于习惯和训练的结果，那些依靠自己的能力在广阔的土地上找路的人自然会更密切地注意地标。例如，伦敦出租车司机以擅长在城市迷宫般的街道上找到正确的路而闻名。他们的技能是在为期两年的“脑积累”训练中发展起来的，在这期间他们“锻炼”了负责空间记忆的海马部分。训练似乎增加了海马的大小，就像通过重量训练使肌肉增大一样。

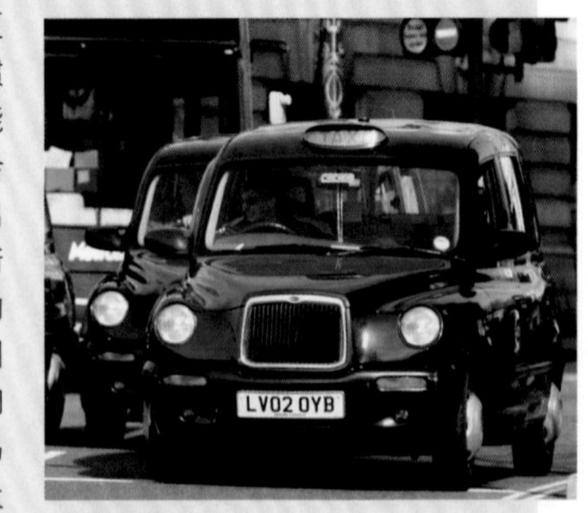

自然导航

一项脑扫描研究发现，出租车司机负责编码空间记忆的海马后部更大。

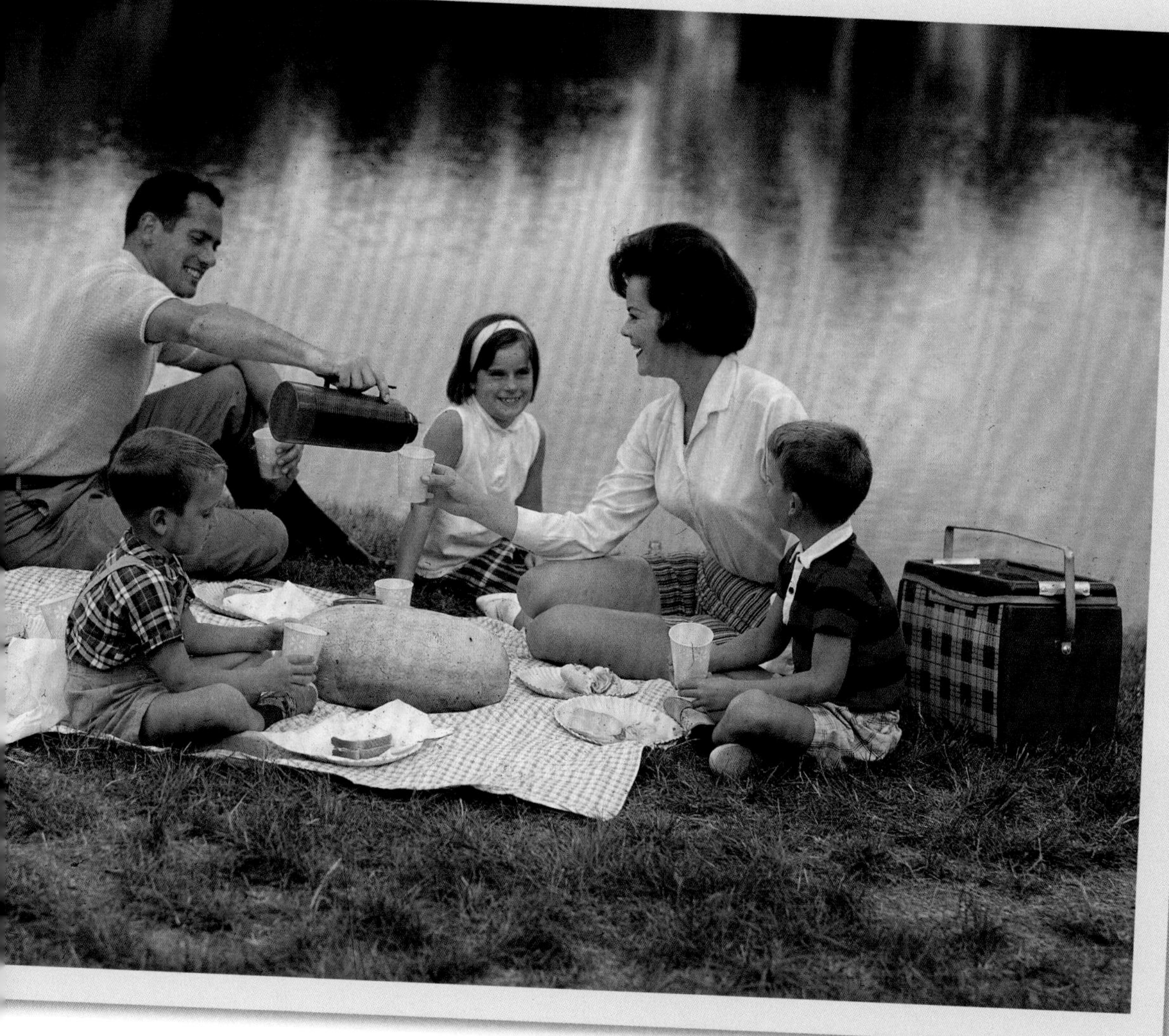

既视感与旧事如新

既视感的特点是一种突然的、强烈的熟悉感，就像过去某个时刻有过同样的经历。对此的一种解释是新的情境触发了人们对过去一段相似经历的记忆，但是在人们回想时，回忆与现在相混淆，造成一种似曾相识的感觉却想不起以前的事情。研究表明，当新的情境在边缘系统被错误地“标记”为熟悉时，既视感就会发生。相比之下，当一个人在应该熟悉但看似陌生的情境下时，旧事如新就会发生。例如，我们可能突然发现自己的家很陌生。旧事如新被认为是识别中的一个小故障，通常伴随着熟悉经历而产生的情感输入信息无法出现。

识别

完全识别一个人需要整合大量的记忆信息。它们包括关于这个人的不同类型的事实：我认识他；他有一只狗；上次我看见他时，他就在我身边走过；他的名字叫比尔。同时，我们对这个人有一种基于记忆的情感反应，这会产生熟悉的感觉。多数或全部这些情形都是在无意识中发生的——我们看见这个人并立刻“知道”他是谁。

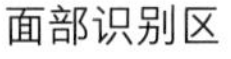

面部识别区

面部识别区

这个区域通过提取表情及熟悉度的信息来处理面孔（见第84页）。

情感识别

当我们看到一个我们认识的人时，信息首先被视皮质处理，然后沿着不同的通路在脑中传递（见第84~85页），如右图所示。当看到一个熟人时，一条通路穿越产生熟悉感的边缘区，与有意识的识别通路分隔开。如果这条通路受阻，一个人可能会意识到这个人是他认识的一个人，但却奇怪地感到与他们疏远。没有这条通路的话，即使一个最亲近的人也会觉得像个陌生人。

大脑皮质通路
情感与感觉信息相结合
边缘通路
额叶
新信息与存储记忆的对比
视皮质
海马
识别通路

识别通路

皮质通路（红色）处理关于一个人的行动和意图的信息。另一条通路（紫色）产生关于一个人是谁的有意识的认识。边缘通路（黄色）产生一种熟悉感。

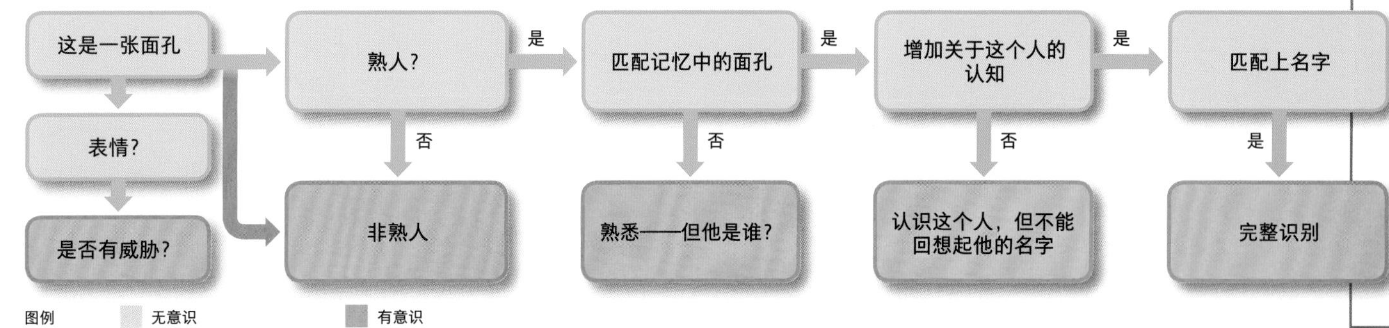

识别一个人

识别一个人并想起他的名字是一个复杂的过程。当这个过程正常运行时，看起来很容易，因为它是无意识和即刻发生的。但是如果这个过程在其中任何一个阶段受阻，那么识别就是不完整的。

不寻常的记忆

“坏”的记忆通常会被遗忘。但是还有很多其他类型的记忆问题：清晰但错误的记忆、模糊的记忆，以及对创伤性事件的侵入性闪回记忆，过于清晰的记忆也是可能的。

忘记

人类记忆的目的是利用过去的事件来指导未来的行动，而通过对过去事件的完美和完整的记录来实现这一点并不是一种有效的方法，能从经验中概括更重要。例如，当我们第一次开车时，我们知道了我们当时所驾驶的第一辆车的踏板位置。随后，当我们驾驶任何一辆车时，我们都假设踏板位置是一样的。关于一辆特定车布局的特定记忆丢失了，而关于踏板位置的一般知识却保留了。忘记细节不是错误的，而是必要的。

错误记忆

我们的脑有时一开始就形成错误的记忆。这通常是由于一个事件被曲解。例如，如果我们期望看到特定的事物，相似的事物很容易被误认为是它。记忆将是假设地存在，而不是真正地存在。在回忆过程中，也可以产生错误记忆。如果一个人被说服相信某件事发生在他身上，那么他可能用来自其他记忆的片段“拼凑起”这件事，然后作为一个“真实”的经历来体验。

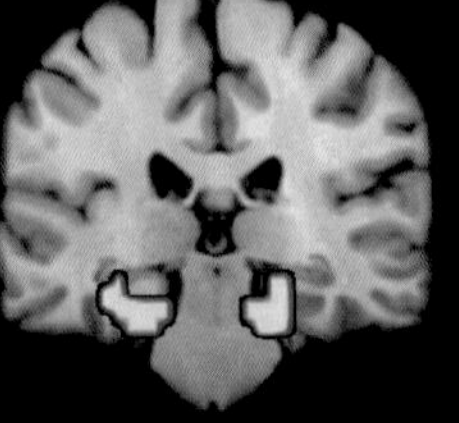

海马的活动

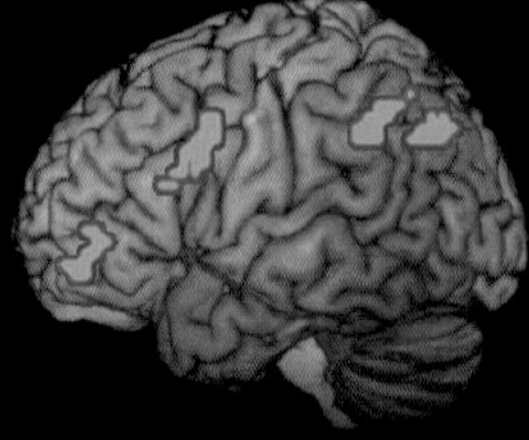

额叶与顶叶的活动

自信的回忆
真实的记忆（左）激发海马的活动，海马“储存”记忆。对错误记忆（右）的自信回忆激活了与熟悉相关的而不是与精确回忆相关的额区。

创伤性记忆

创伤后应激障碍（post traumatic stress disorder，PTSD）是指人们对创伤经历有生动“闪回”记忆的状态（见第241页）。这样的记忆会让人措手不及，如汽车逆火的声音可能让一名士兵重新陷入枪战之中，并伴随着他在当时那段经历中所产生的情感。因为情感会放大体验，情感创伤经历本质上更容易被人记住。然而，人们也有强烈的动机将这些创伤事件“遗忘”，并且脑似乎有一种机制使之成为可能。专家们发现，脑能够随意阻断记忆（下图）。

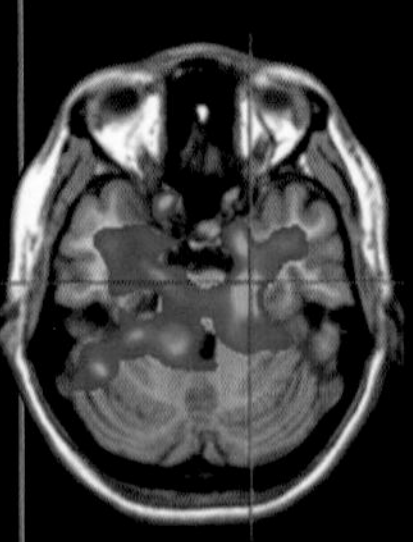

主动抑制　主动回忆

活跃记忆
回忆情感记忆会激活海马和杏仁核。如果记忆被抑制，这些脑区及脑中重建与回忆有关的感觉的脑区活动就会减少。

超忆症

一些人对发生在他们身上或他们特别感兴趣的事件有异常清晰的记忆。例如，一名美国女性能重述她所看到的每个电视节目的细节，一名澳大利亚女性能回忆起自从她出生以来的每一个生日。这种情况叫“超忆症”，对表现出这种症状的人进行脑部扫描结果往往显示出通感或强迫症的迹象。它也与孤独症有一定的相关性。

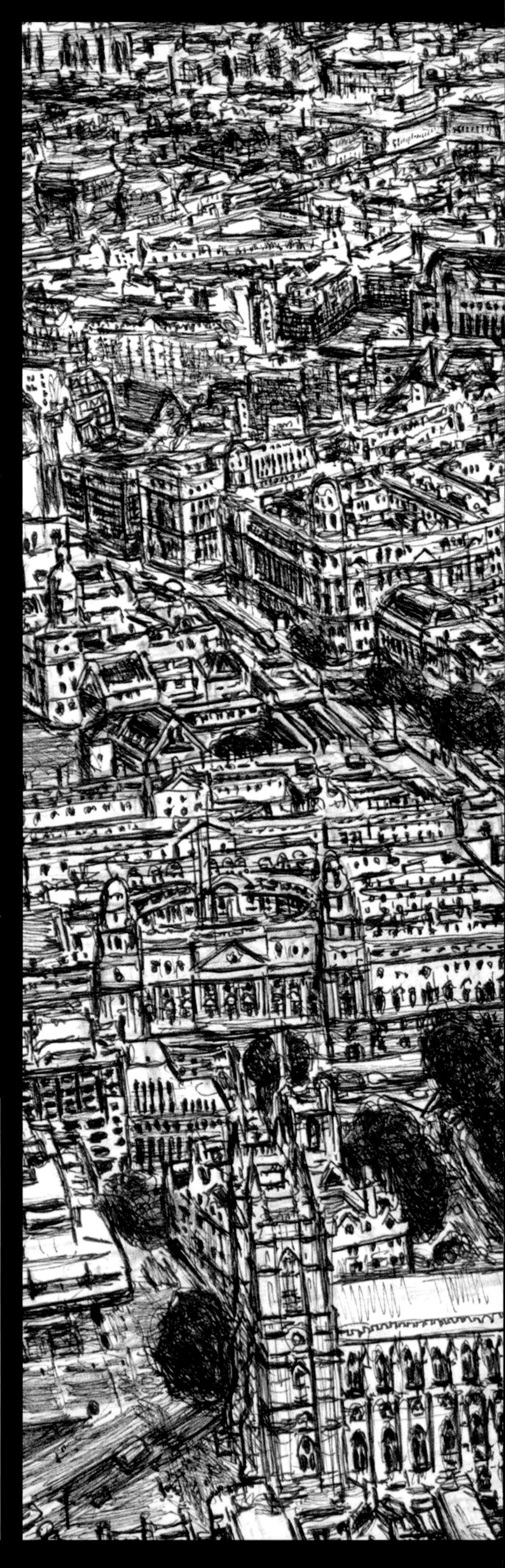

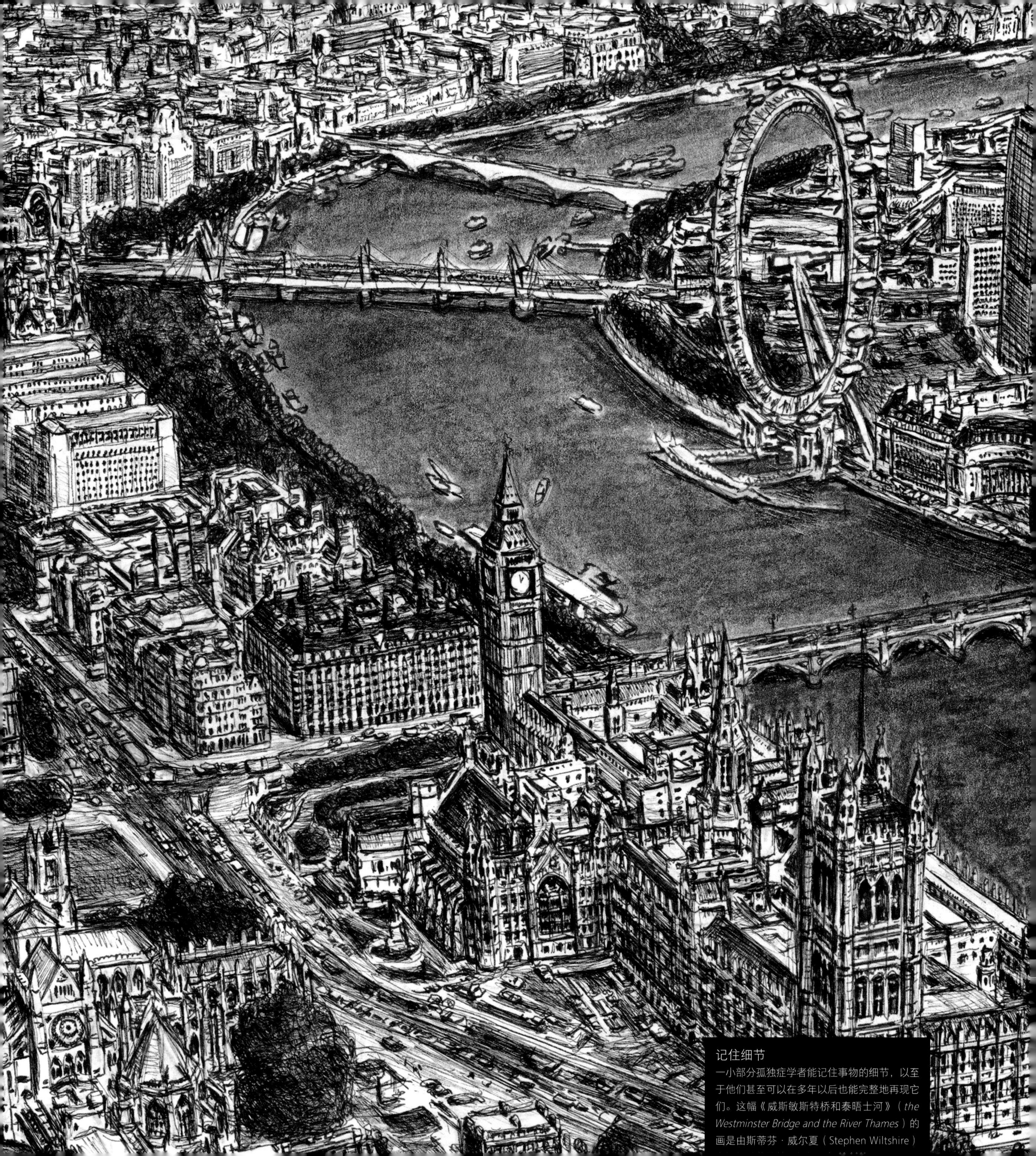

记住细节

一小部分孤独症学者能记住事物的细节，以至于他们甚至可以在多年以后也能完整地再现它们。这幅《威斯敏斯特桥和泰晤士河》（*the Westminster Bridge and the River Thames*）的画是由斯蒂芬·威尔夏（Stephen Wiltshire）

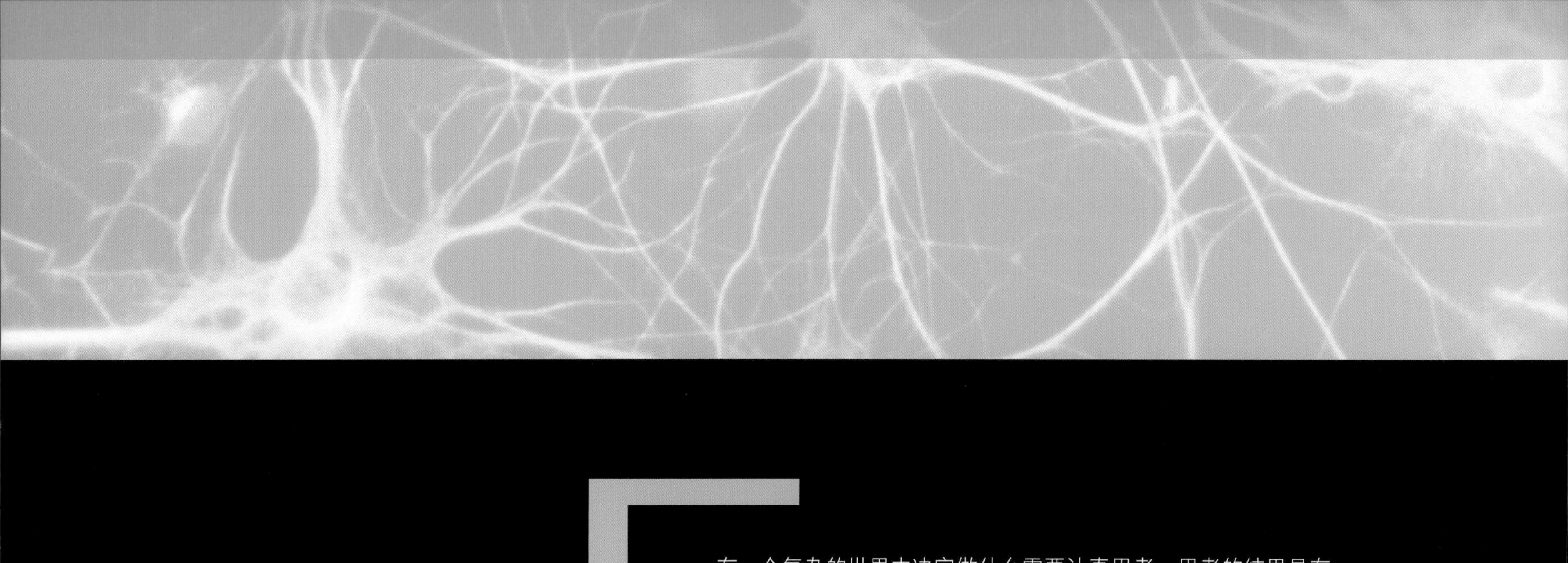

在一个复杂的世界中决定做什么需要认真思考。思考的结果是在我们脑中产生一个或多个想法并操纵它们。思考是一个活跃的、有意识的、需要注意力的过程，通常会涉及几个脑区。思考会赋予人类一些特殊能力（如创造力）。

思考

智力

智力指的是学习、了解、理解并与环境相互作用的能力。它包括许多不同类型的技能，如身体灵活性、语言流畅性、具体和抽象推理能力、感觉辨别力、情感敏感度、算数能力，以及适应社会的能力。

脑的“高速公路”

额叶被认为是智力的中枢，因为这个区域受损会影响集中注意力、做出正确判断等能力。然而，额叶损伤并不总是影响一个人的智商（通过测试空间、语言和数学灵活性来衡量），因此其他脑区也一定和智商有关。研究显示，智力依赖于一个神经“高速公路”，它连接着负责计划和组织的额叶与负责整合感觉信息的顶叶。额叶通过这条通路接收即时数据的速度可能会影响智商，同样通过教育增强额叶活动的程度也会影响智商。

从顶叶到额叶的信息通路

两侧半球的顶叶区

两侧半球的额叶区

左半球的额叶区

左半球的顶叶区

定位智力
脑两侧的一些区域（橙色）及左半球的一些区域（蓝色）与智力和推理密切相关。弓状束（绿色）是一厚束神经纤维，为顶叶与额叶提供神经联系。

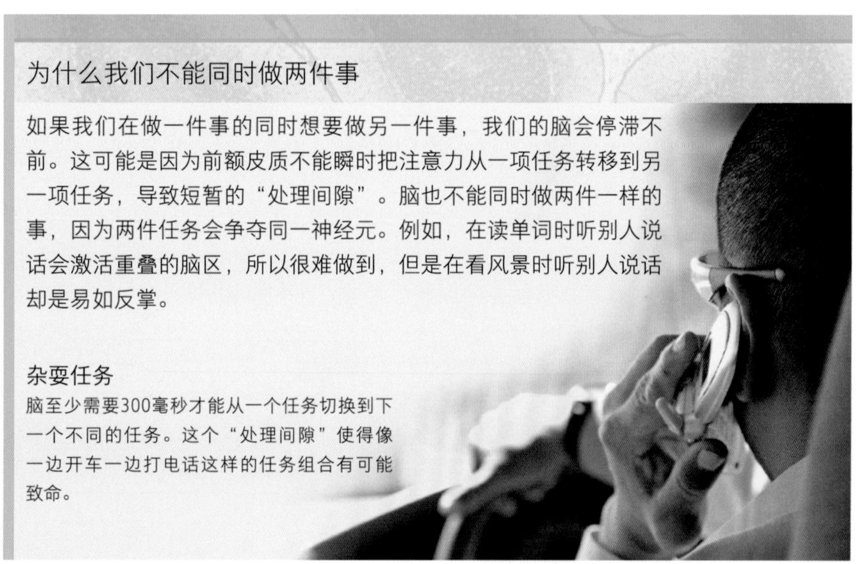

为什么我们不能同时做两件事

如果我们在做一件事的同时想要做另一件事，我们的脑会停滞不前。这可能是因为前额皮质不能瞬时把注意力从一项任务转移到另一项任务，导致短暂的“处理间隙”。脑也不能同时做两件一样的事，因为两件任务会争夺同一神经元。例如，在读单词时听别人说话会激活重叠的脑区，所以很难做到，但是在看风景时听别人说话却是易如反掌。

杂耍任务
脑至少需要300毫秒才能从一个任务切换到下一个不同的任务。这个“处理间隙”使得像一边开车一边打电话这样的任务组合有可能致命。

聪明的阴暗面

拥有高智商通常是有利的，但是它与精神疾病相关。一项针对MENSA（为高智商人士设立的俱乐部）成员的研究发现，相当数量的高智商人患有精神疾病。这种关联的原因还不清楚，也许是因为智力总是与创造力相吻合，而创造力与抽象思维有关，而不是与实际问题有关。专注于重要的想法可能会产生压力，从而触发一些不乐观的状况。研究表明高智商是脑极度活跃的一种标志，它也表现为精神不稳定。

过度负载
一些研究人员认为，高智商可能表示在高度活跃的身体里有一个高度活跃的脑。这可能导致其对很多疾病的易感性。

图例
平均智商的人被诊断的疾病患病率
高智商的人被诊断疾病的患病率
高智商的人被诊断和自我诊断疾病的患病率

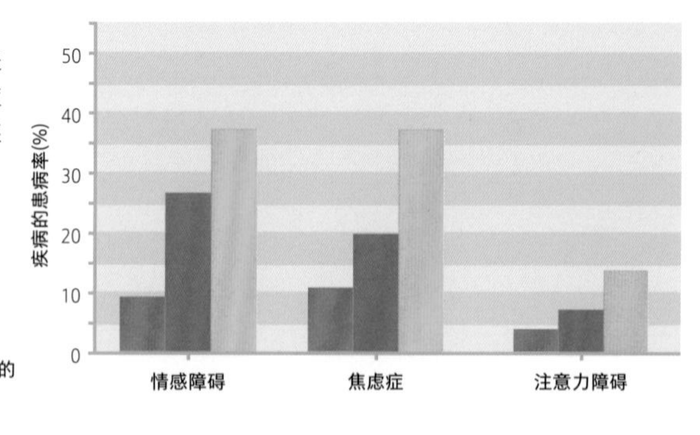

影响智商的因素

智商测试衡量的是一般智力，而不是知识的数量或特定技能的水平。100分是平均分，大多数人为80~120分。高分值与一些社会和身体因素相关。

因素	效果
基因	一般认为大概有50种不同的基因跟智商直接相关，但是到目前为止只有很少几个被鉴定。被分开抚养长大的同卵双胞胎通常具有大致相同的智商，即使他们的成长环境迥然不同
脑的尺寸	与同性别的其他人相比，有更大脑的人似乎有少许智商优势。然而，相对于与推理相关脑区的大小或神经密度，脑的整体大小也许没那么重要
信号效率	神经信号的平稳性和速度可能决定了有多少信息可供采取行动及这些信息能在多大程度上被整合进计划。抑郁、疲劳和一些类型的疾病都会降低信号效率
环境	在婴儿期，一个刺激的社会环境对正常脑发育是必不可少的，而且在整个童年时期都很重要。语言交流似乎对智商特别有益

做出决定

智力主要是做出合理决定的能力，包括计算利弊。首先，脑评估目标价值——决定的预期回报。其次，它计算决定价值——净结果，或回报减去成本。最后，脑预测该决定产生预期回报的可能性，并将回报与实际结果相比，给出一个预测误差。问题越复杂，涉及的脑额区越多。

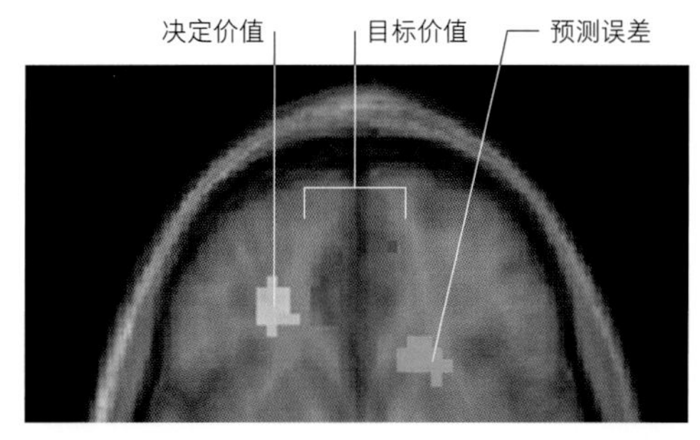

激活地图
内侧眶额皮质的活动与目标价值（红色）相关，中央眶额皮质的活动与决定价值（黄色）相关，尾状核和壳的一部分的活动与预测误差（绿色）相关。

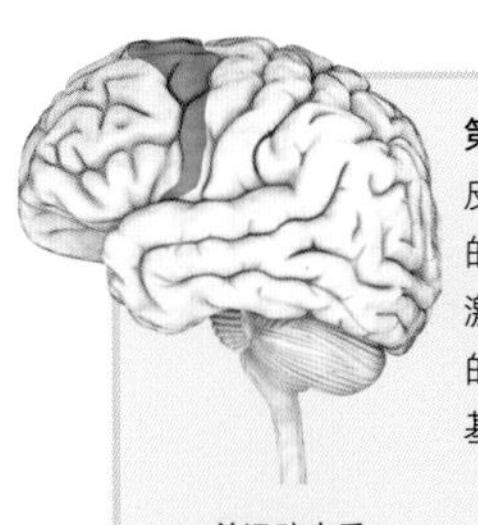

第一步，前运动皮质（准备行动的地方）首先被激活，对无意识的身体运动做出基本决定。

前运动皮质

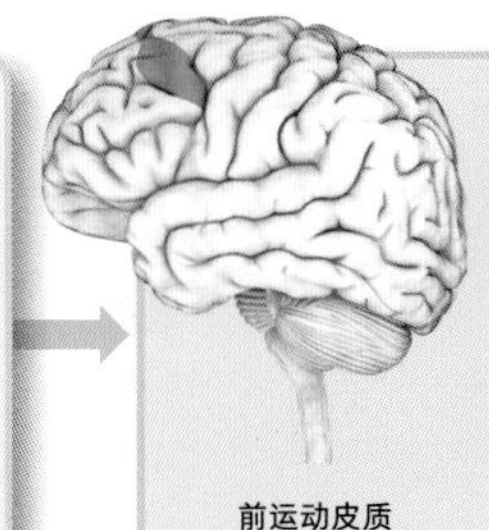

第二步，如果需要不止一个简单的身体运动，稍微向前的皮质区也参与进来以计划和完善行动方案。

前运动皮质

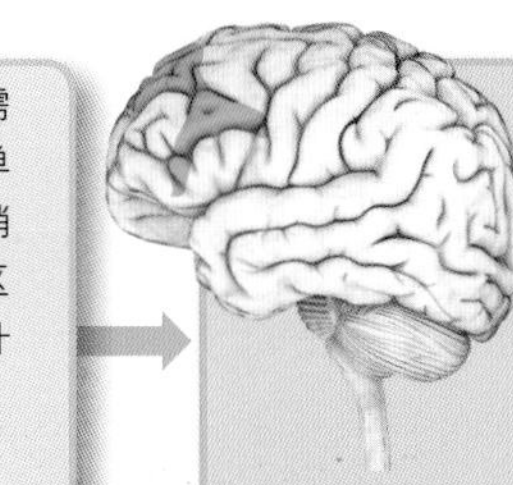

第三步，如果决定是在复杂的背景下做出的，负责比较过去和现在情形的前额区就会被激活。

腹外侧前额皮质

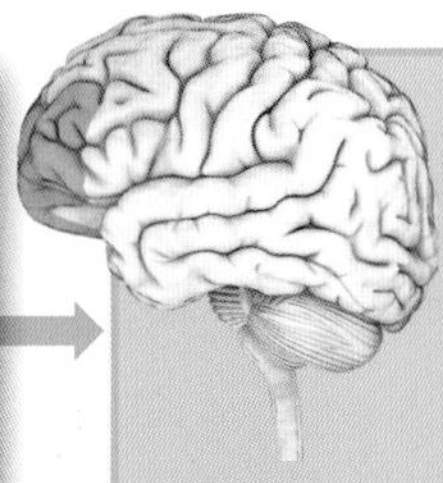

第四步，脑的最前区参与进来，把到目前为止收集到的所有信息整合成一个单一的、完整的计划。

额叶

情感的作用

决策和判断深受情感的影响。这是因为情感“驱动”行动。如果没有它，脑就像一辆没有发动机而仅有方向盘的汽车。情绪可能对决策的结果产生深远的影响。在愉快、焦虑或中性的情绪状态下，或者经历极端情感，会对脑中负责推理、智力和其他类型的高级认知的区域有显著的短期影响。

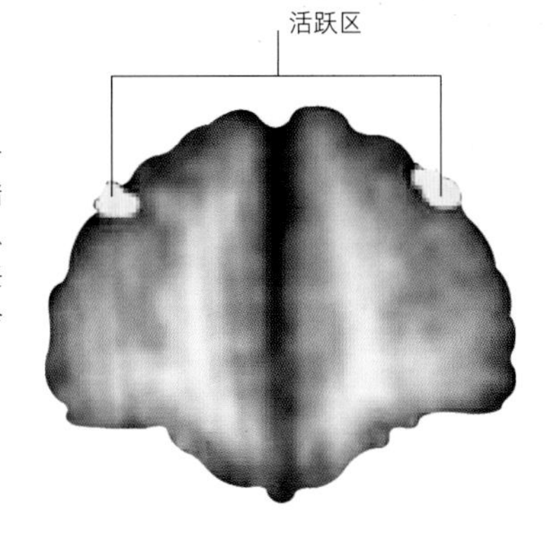

情绪
fMRI扫描显示，如果一个人在“错误”的情绪状态（也许是令人窒息的情绪）下执行一项任务，腹外侧前额皮质会更活跃。

决定还是预测

当做一个有意识的决定时，我们会觉得我们还可以做出其他的选择——我们似乎是在实践自由意志。然而，实验显示，有意识地做出自主行动的决定是在脑已经无意识地计算过要做什么，并把适当的指令发送到肌肉之后发生的（见第193页）。这表明决定标志着我们知道我们将要做什么的时刻，这是一个预测而不是一个选择。

数字脑

数字感似乎“根植”于人类的脑中。仅6月龄的婴儿就能分辨出“1”和“2”的区别。一项研究记录了当婴儿观看一对毛绒玩具时大脑的电活动。然后把这两个玩具短暂地遮住并移走一个，在除去遮挡物后显示剩下的一个毛绒玩具，婴儿的大脑会通过激活与成年人识别错误的相同回路来记录这个“错误”，表明即使很小的婴儿也能识别出这种差异。

测试婴儿
在这项测试中，当两个玩具“变成”一个时，婴儿的脑区记录下一个“错误”，表示婴儿能区分“1”和“2”。

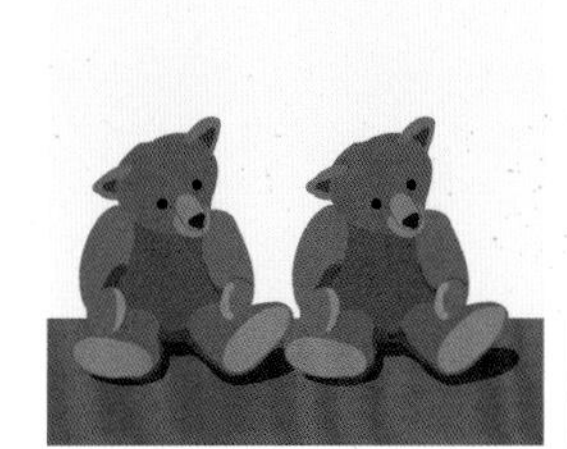

展示2个毛绒玩具

毛绒玩具被暂时遮住

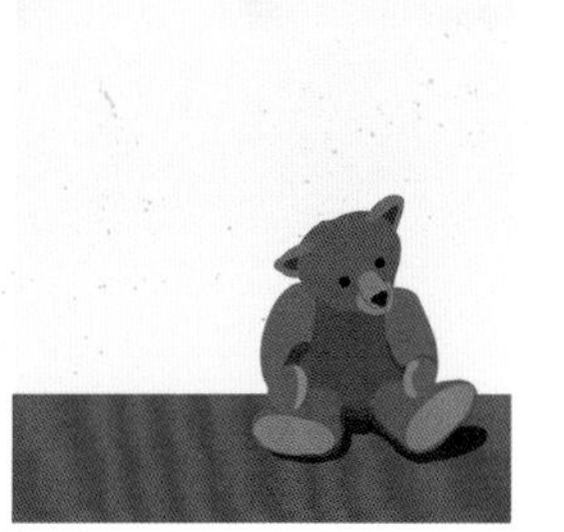

当遮挡物被移走后，只剩1个毛绒玩具

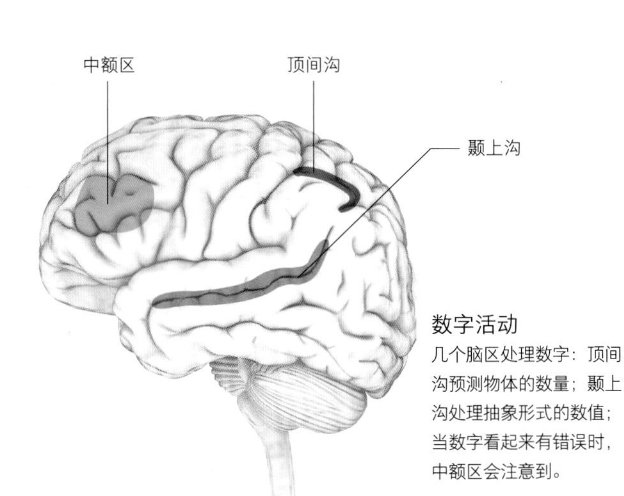

数字活动
几个脑区处理数字：顶间沟预测物体的数量；颞上沟处理抽象形式的数值；当数字看起来有错误时，中额区会注意到。

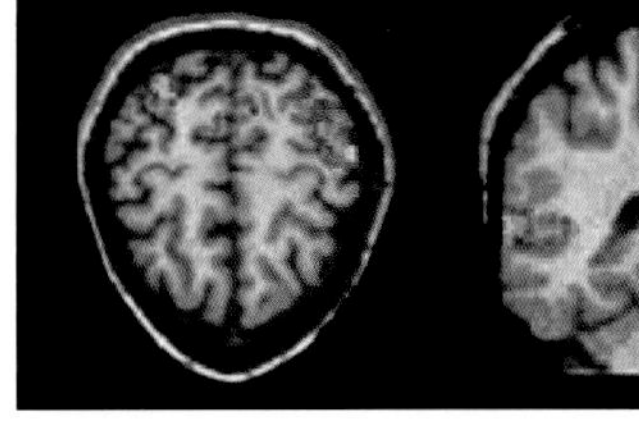
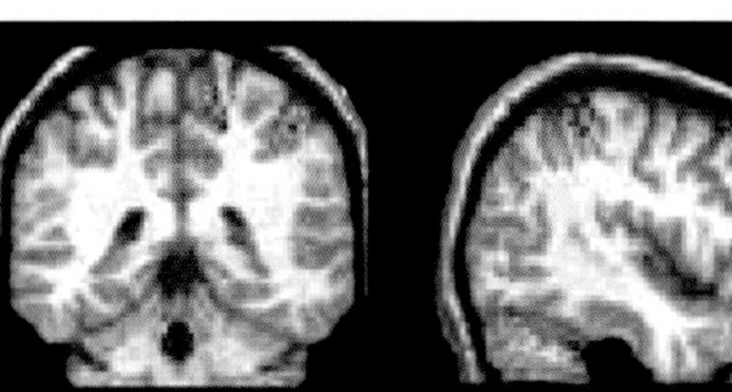

fMRI扫描成年人大脑

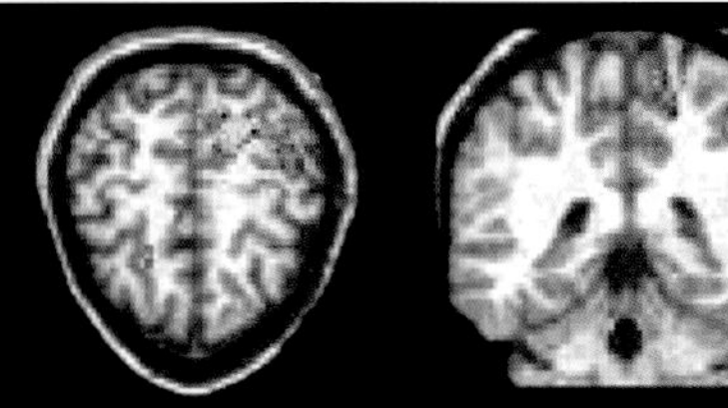

fMRI扫描儿童大脑

数字偏差
当遇到数字“错误”时，像看到物体的数量意外地改变了，儿童脑中估计物体所见数量的区域记录了这种改变。在识别物体数量时，成年人脑的这个区域和一个与抽象数字有关的区域都会被激活。这表明“猜测”的能力比思考抽象数字的能力发展得更早，并且，随着计算能力的发展，我们的大脑以不同的方式处理数字。

创造力与幽默

创造力是重构我们已知的能力，通常是根据新信息提出原创性的概念或想法。一个人要想有创造力，就必须有批判性、选择性和普遍的智慧。

创造的过程

我们的脑会受到各种刺激，其中大部分刺激在形成意识之前被过滤掉了。在日常生活中，专注于眼前的任务至关重要，但是要有创造力，就必须保持开放的思维，接受看起来无用的新输入和记忆。这个过程允许我们把原本分开的事物联系起来。最有利于激发新想法的脑状态是放松的注意力或静息状态，其特征是α波（见第181页）。有创造力包括关联信息并重新配制它以创造新东西。静息状态中允许信息环绕脑流动。“尤里卡时刻”发生在几个想法结合成一个新的想法时，它的标志是涉及转移到颞叶和前扣带回皮质（ACC）的脑活动发生变化。接着可能会有一段关键的评估期，其标志是从静息状态切换到以额叶活动为中心的任务导向模式。

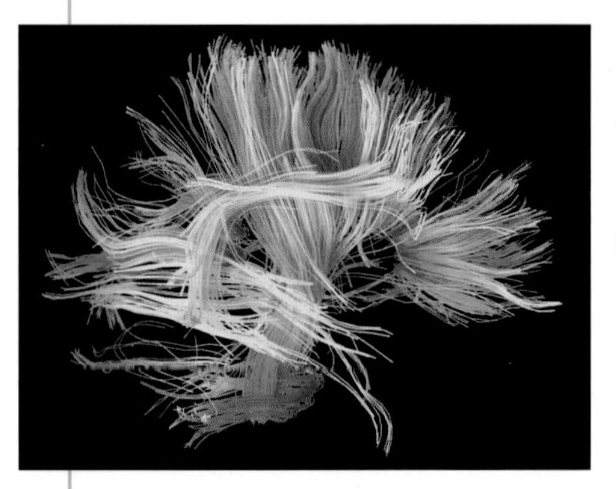

全脑连接
如DTI扫描所示，当脑注意力分散时，信息在连接纤维的“高速公路”上更自由地传递。

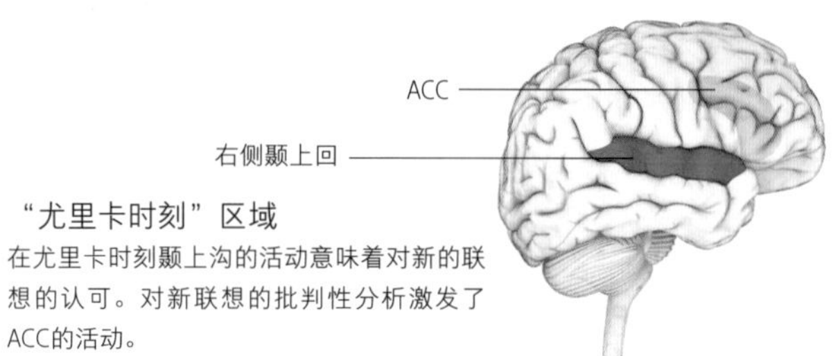

“尤里卡时刻”区域
在尤里卡时刻颞上沟的活动意味着对新的联想的认可。对新联想的批判性分析激发了ACC的活动。

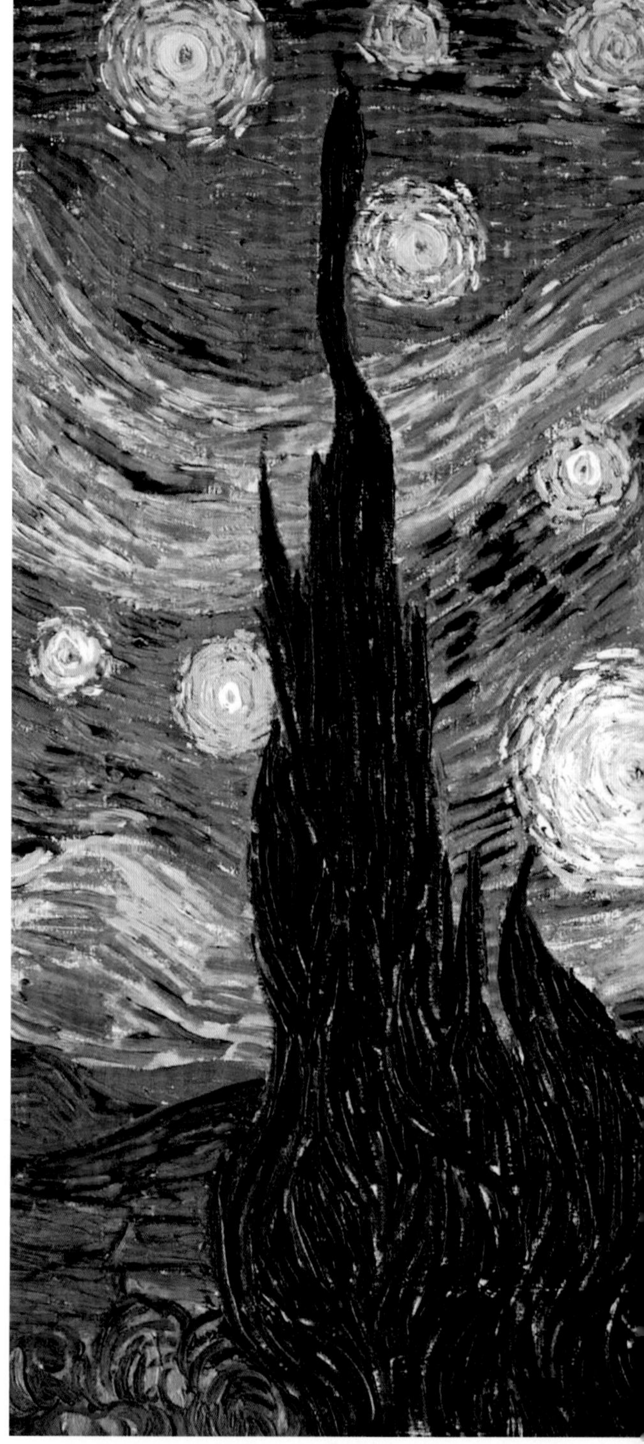

星夜
艺术家凡·高在疯人院的时候创作了《星夜》这幅画。他可能患有左侧颞叶癫痫和（或）双相情感障碍，这两者都与高度创造力相关。

创造的个体

每个人都有创造力，但是那些能按需将他们的脑置于静息状态的人更有可能打开自己的思维，接受新的可能性，并产生原创的想法。然而，这个过程只有在脑已经具备了能与新信息或技术结合的知识基础上才有可能发生。例如，已经掌握了学科基础知识的艺术家可以融合那些改进和变化。他们具有的专业知识使这一过程无意识地运作，为处理新的刺激留下更多的思维空间。有创造力的人也有相对高的智商，而且当一个新的想法出现时，其能够快速恢复警觉，并对这个想法进行严格的审查。经过第二轮创造性思维过程考验的想法有可能是有价值的，并因此被认定为真正的新想法。

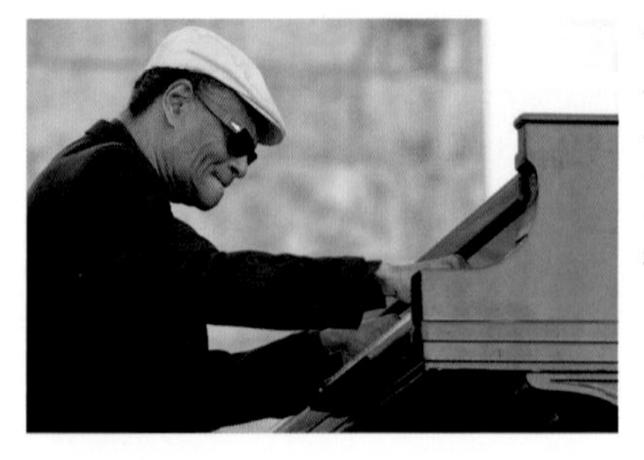

音乐家
对音乐家的脑成像研究显示，当他们记谱演奏时额区保持注意力集中，但是在即兴演奏时额区没有活动，因此新的想法就会产生。

创造力与疯狂行为

创造力和一些类型的疯狂行为有些共同的特征，如具有强烈想象力的人通常将看似无关的事物联系起来，以及对别人即刻就会忽视的想法持开放态度。极富创造力的人与那些陷入疯狂的人的区别是前者能保持洞察力。极富创造力的人认识到他们的想象不是真实的，并且能控制任何奇怪的行为，将想象用于他们的工作中。

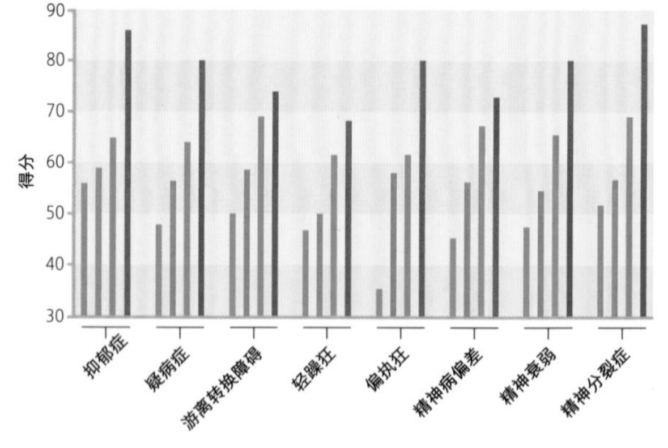

精神障碍测试
极富创造力的人在精神障碍测试中得分很高，但是很少有人符合这些疾病的诊断标准，所以他们的精神状态可以被看作是介于正常与疯狂之间。

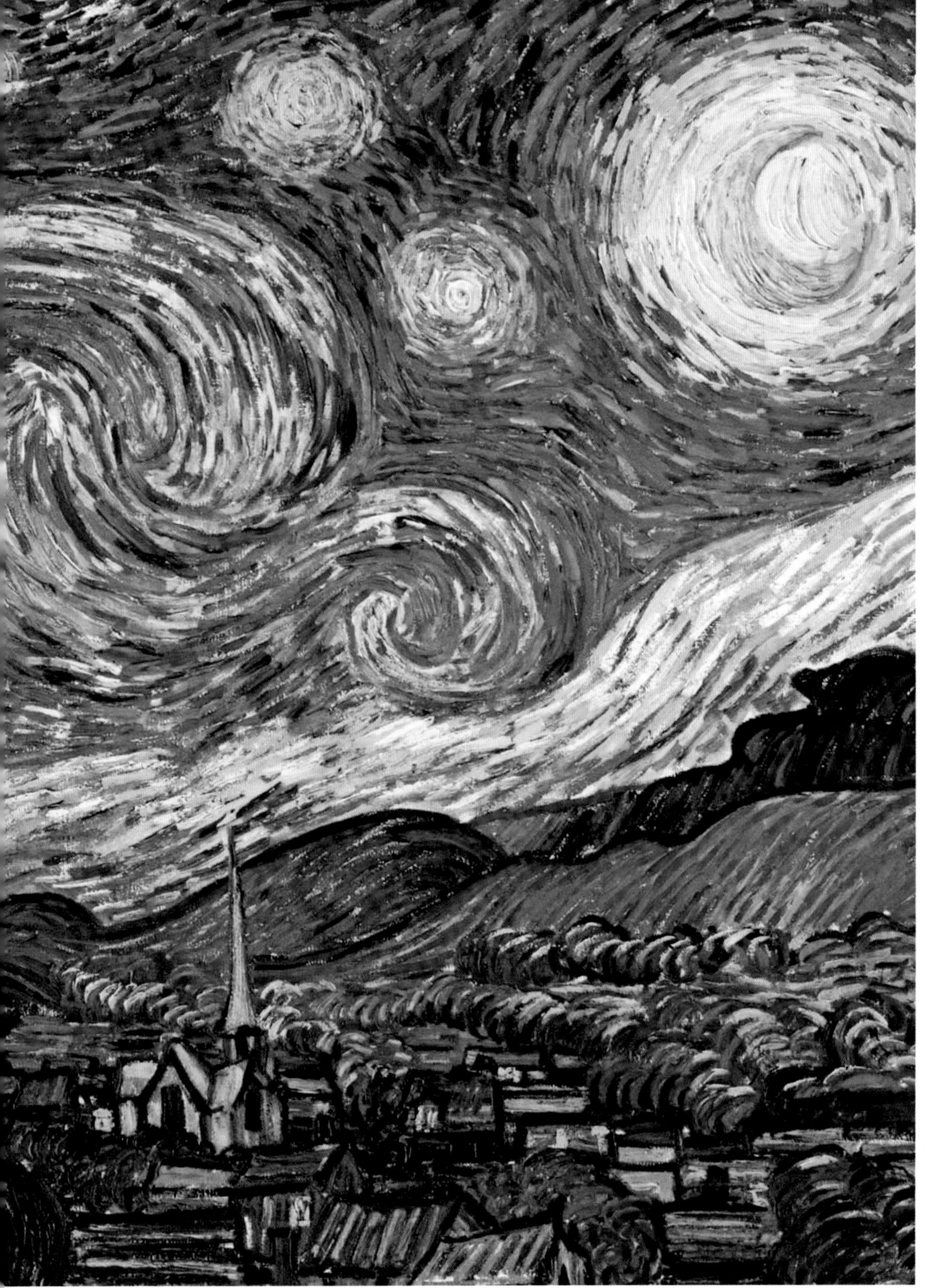

幽默

很多幽默都是由看似不相关的想法碰撞而成，它与潜在的创造力过程非常相似。一项针对同事之间的幽默互动如何影响工作创新的研究表明，让员工大笑可能会“启动”他们的创造力，也许是因为幽默迫使人“分心”，使他们更乐于接受新信息。脑成像研究表明，幽默会刺激脑的奖赏回路，并升高多巴胺的循环水平，多巴胺与动机和愉快的期待有关。

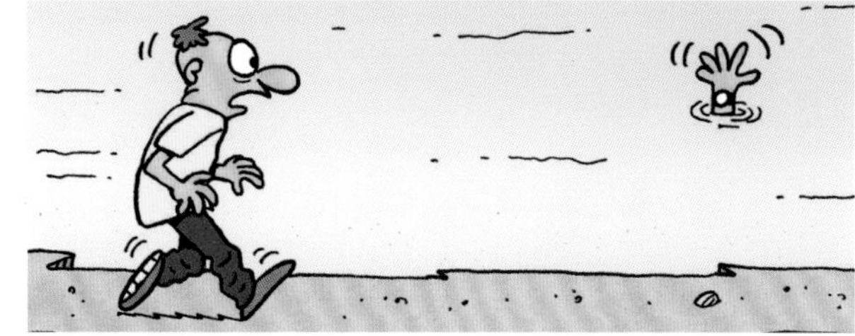

预期的动机

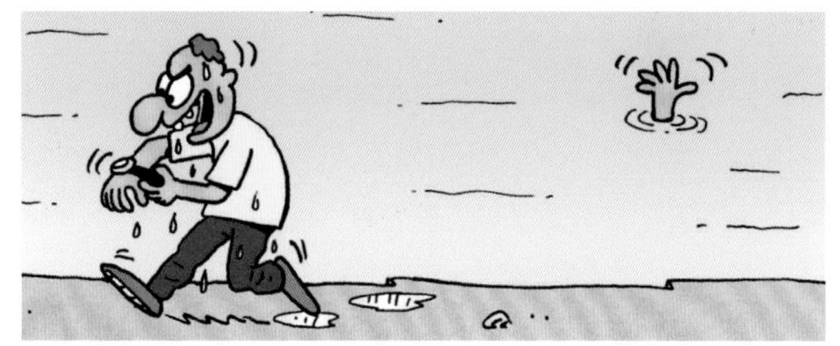

动机与实际行为不协调

与幽默相关的脑区

上面第一张漫画激发了漫画人物与预测动机相关的脑区活动。下面一张漫画激活了与惊奇和情感相关的脑区，表明这种不协调是幽默的核心。

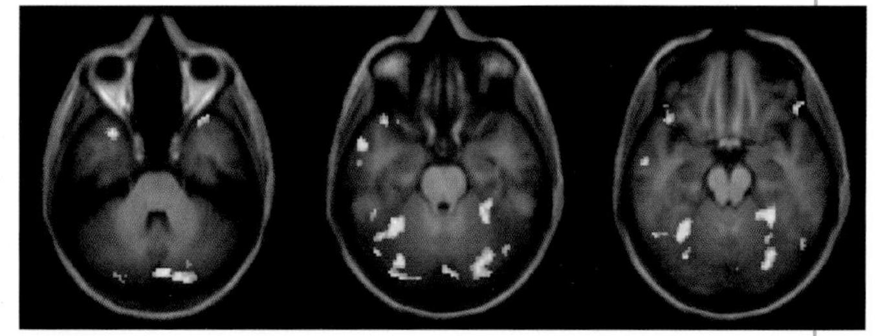

预期的动机

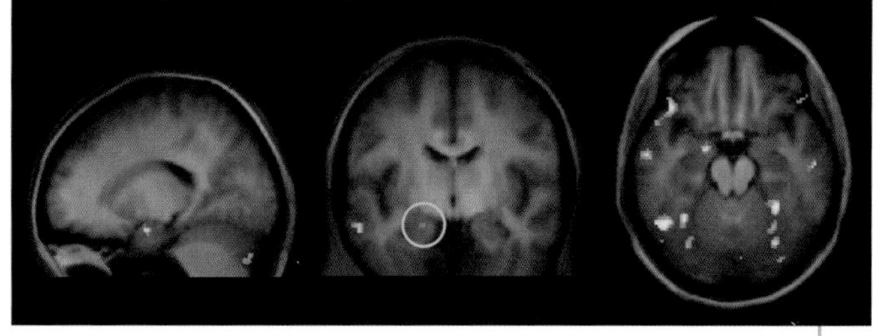

欣赏

在读漫画时的脑成像

上面一张fMRI扫描图显示被第一张漫画激活的脑区，包括颞顶区和小脑。通过观察一个人的行为，我们知道他的动机是什么，此时这些脑区变得活跃。当这个预期被推翻，如下面一张扫描图所示，左侧杏仁核（圆圈内）变得活跃。杏仁核在有情感时活跃，而且左侧杏仁核尤其与愉快感相关。

打开创造力

一旦我们能对刺激进行分类，我们往往不再仔细审查它，而是立刻对其进行编辑。所以，当我们看到一只狗时，我们会在心里给它贴上“狗”的标签，而不会停下来仔细观察狗的每一处。额叶负责这个编辑过程，并且有证据表明，如果这个区域的活动被抑制，人们会“接受”更多信息。利用经颅磁刺激（TMS）“关掉”额叶的测试表明，随着额叶活动的减少，创造性技能就会出现。

TMS测试

当额叶活动被“关掉”后，接受TMS的志愿者表现出新的创造性绘画技能。

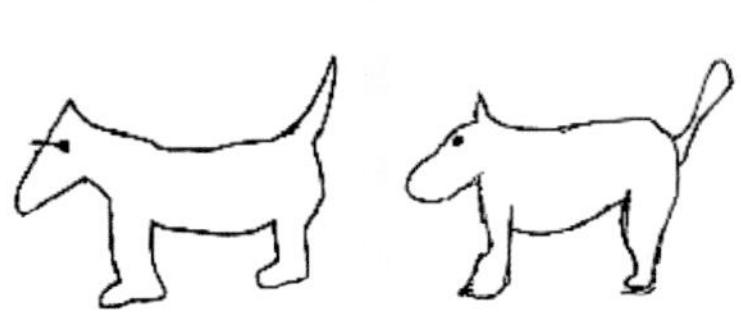

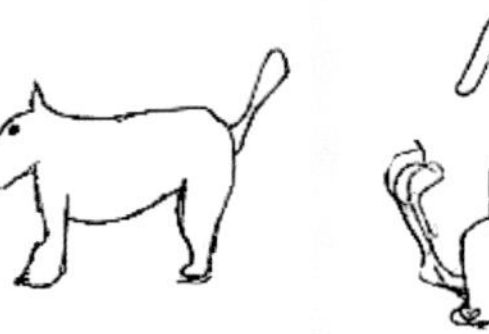

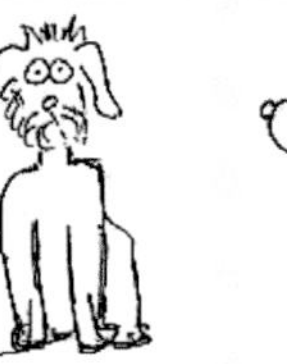

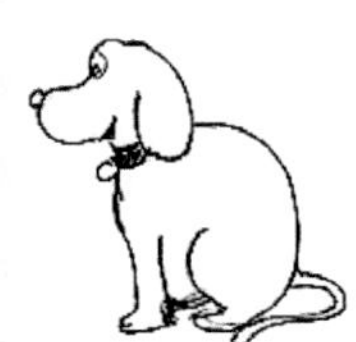

练习　测试之前　测试中　测试之后

信仰与迷信

为了指导我们的行动，我们的脑一直在努力认识世界，其中的一种方式是创造性地解释符合我们经历的故事或想法。这种框架通常有用，但是不一定总是正确的。

所信即所见

大多数人都有某种信仰体系，形成了他们经验的框架。一些人的信仰是在别人的影响下形成的，而另一些人是通过检验自己的经验并得出自己的解释而获得的。一旦形成了一种信仰体系，它既可以作为对过去发生事情的解释，也可以作为一种投射到世界上的“工作假说”。例如，一个人相信这个世界是由一个善良的超自然生物统治的，那么他们会把看到的诸如巧合或好运的事件作为它的证据，而一个有唯物主义信仰体系的人只会把它们解释为偶然发生的事情。例如，那些能迅速发现随机事件之间有意义联系的人比其他人更倾向于拥有一个神奇或迷信的信仰体系。

神圣的面包片

有着神奇思维倾向的人能很快在左边这块烤面包片上看出“人脸”的图案。他们也更可能认为这些现象是有意义的，也许是来自上帝的显灵。

模式制造

“看到”模式的能力帮助我们认识世界并做出适当的反应。但是我们可能非常善于或不善于这项任务。

孤独症

孤独症患者看不到对大多数人而言都显而易见的模式，所以他们被信息淹没了，所有这些信息似乎都同样重要。

字面思维

如果不能识别微妙的模式，就会导致具体的思维，如无法理解隐喻（如阿斯伯格综合征）。

迷信

太多的模式制造可能会引导人们“看到”不存在的事情，或者在实际上没有联系的事件之间建立联系。

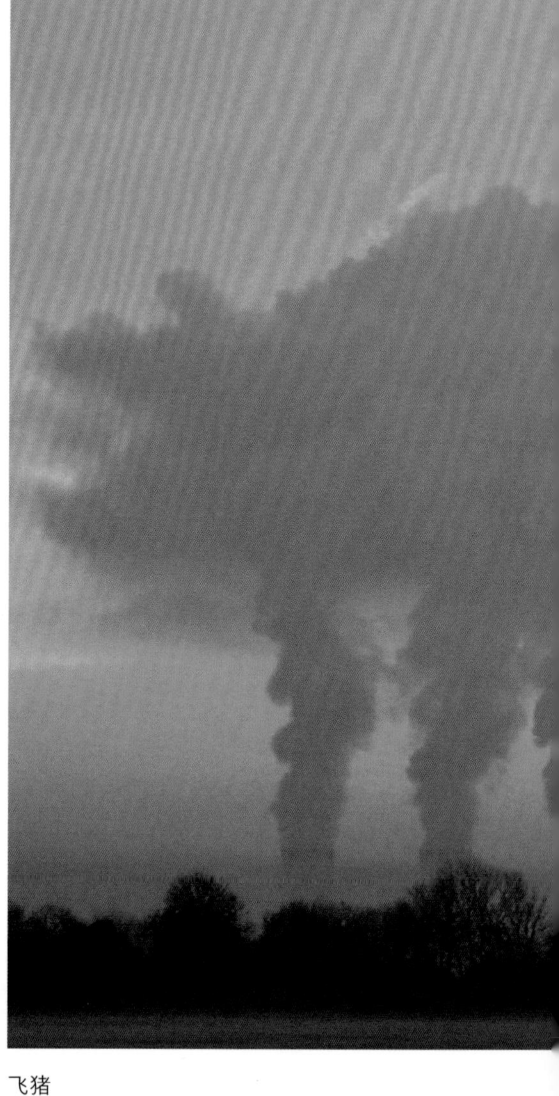

飞猪

人类的脑已经进化到能迅速识别可能预示着危险或机遇的视觉刺激。因此，面孔、人体和动物形状是最可能在云中被“看到”的。

脑中的宗教

宗教活动主要由文化因素决定。然而，对被分开抚养长大的同卵双胞胎的研究表明，一个人经历宗教皈依或精神超越的可能性可能更多地归因于基因而不是教养。精神超越与其他“怪异”体验，如出体体验、灵光和“感觉存在”，有一些共同特征。这些都与颞叶异常活跃的阵发性活动有关。然而，参与强烈宗教体验的脑区似乎更广泛。例如，一项关于修女冥想的研究表明，当她们回忆起强烈的宗教体验时，很多不同的脑区被激活了。所以，似乎没有单一的“上帝点”。

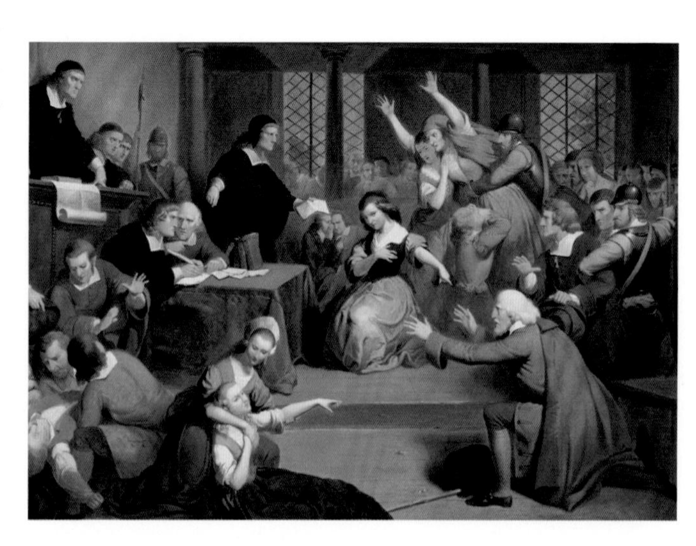

萨勒姆女巫审判

严格的信仰体系可以引导人们“看到”不存在的事物。例如，在1692年萨勒姆女巫审判中，宗教偏执狂在完全普通人的行为中找出恶魔的证据。

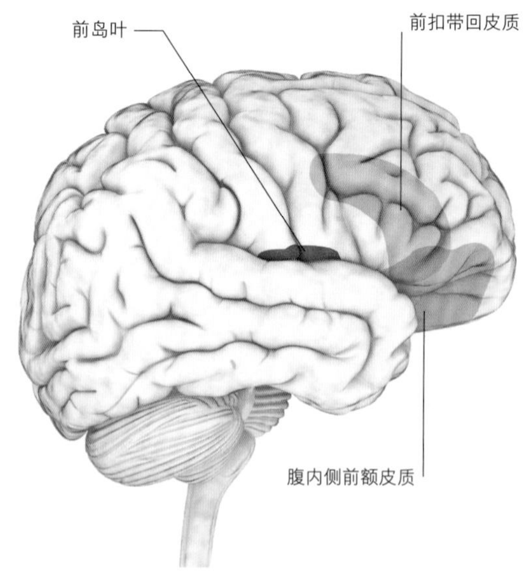

信仰的基础

信仰和迷信是由脑中负责情感而不是负责推理的某些区域驱动的。信仰激活腹内侧前额皮质，它负责处理与奖赏、情感和味觉有关的信息，而迷信则由岛叶负责，它产生厌恶感。

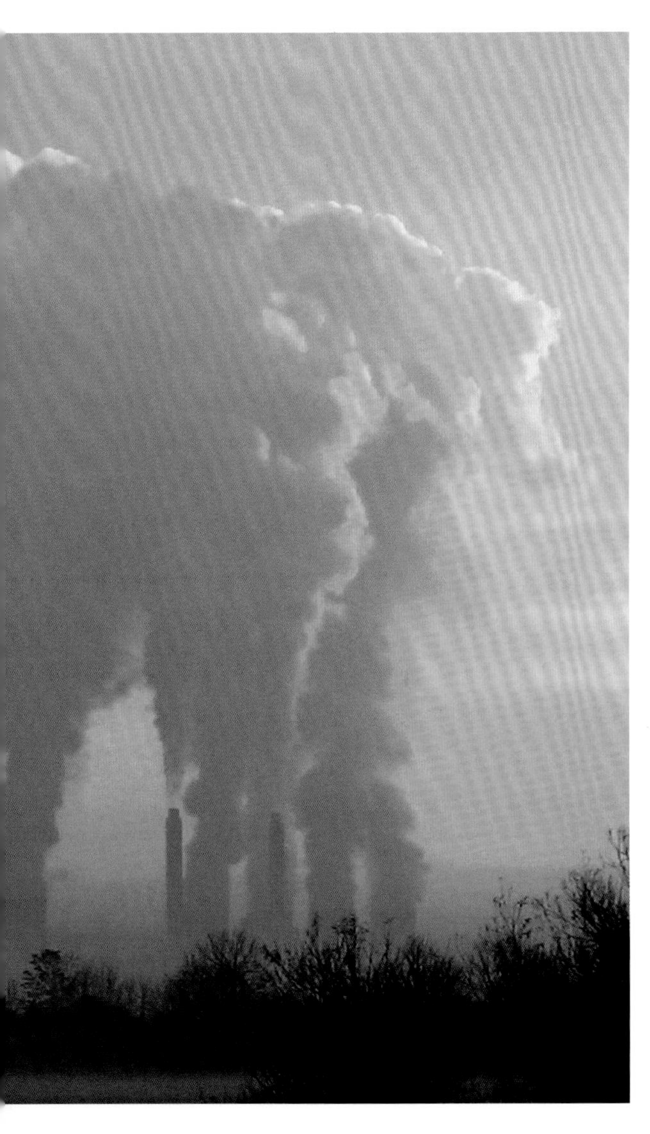

脑化学

高自然水平的神经递质——多巴胺可能解释为什么有些人能快速地识别模式。众所周知，信徒比怀疑论者更容易在无意义的图像中看到一个单词或面孔。而且，怀疑论者更容易错过部分被视觉“噪声”隐藏的真实面孔或单词。一项研究发现，当被给予左旋多巴（一种升高多巴胺水平的药物）时，怀疑论者更能看到隐藏的真实面孔或单词。

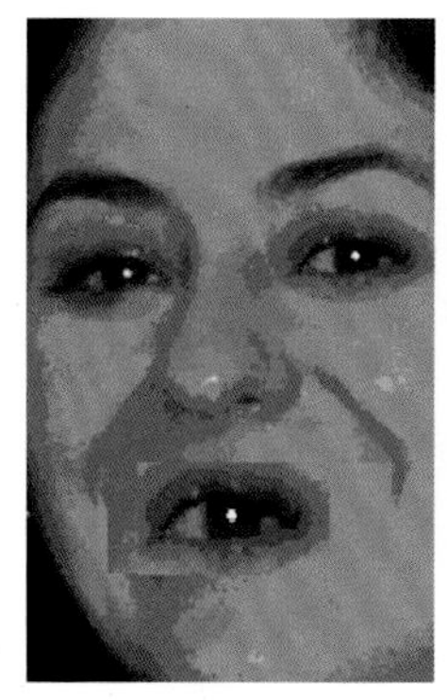

拼凑面孔

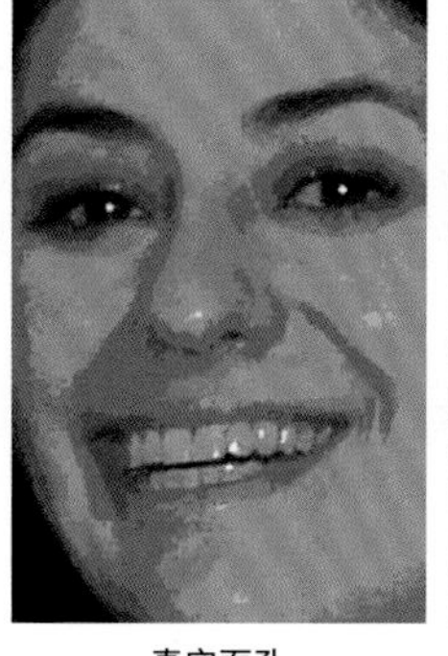

真实面孔

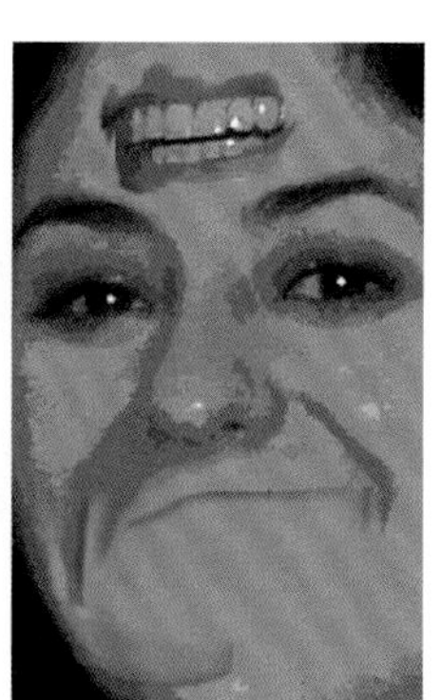

拼凑面孔

拼凑面孔研究
当快速呈现出一系列的“拼凑”面孔时，信徒比怀疑论者更可能看到“真实”面孔。相反，怀疑论者更可能发现不了混在拼凑脸里的“真实”面孔。

看见精灵

超自然“目击”的内容根据文化的不同而改变。过去人们经常说看见了精灵，而如今人们更常说看见了外星人。人们声称被外星人劫持似乎在太阳辐射的磁场效应高的时候更常见。一种理论认为，辐射会导致易感人群轻微的颞叶癫痫发作，产生幻觉。

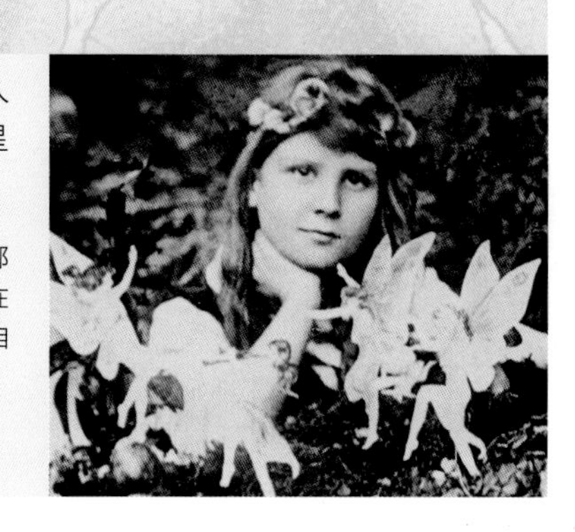

花仙子
这张伪造的照片（系列的一部分）是由两个淘气的孩子在1917年制作的。很多成年人相信这些花仙子是真的。

作祟的脑

显然，“超自然”体验可能是由脑多个部位的紊乱引起的。颞叶的轻微癫痫发作被认为是此类事件中许多情感反应的原因，如狂喜或强烈恐惧。颞叶紊乱也与通常伴随感知鬼魂的无形的存在感有关。空间和身体的扭曲，如俯视的错觉，称作出体体验，与顶叶的活动变化有关，它通常维持相对稳定的时空感。幻觉可能是由于视觉或听觉信息处理错误，或是无法正常解释所看到的图像和所听到的声音。

图例
- 颞顶皮质连接区
- 运动皮质
- 躯体感觉皮质
- 听皮质
- 癫痫活动的焦点在颞叶

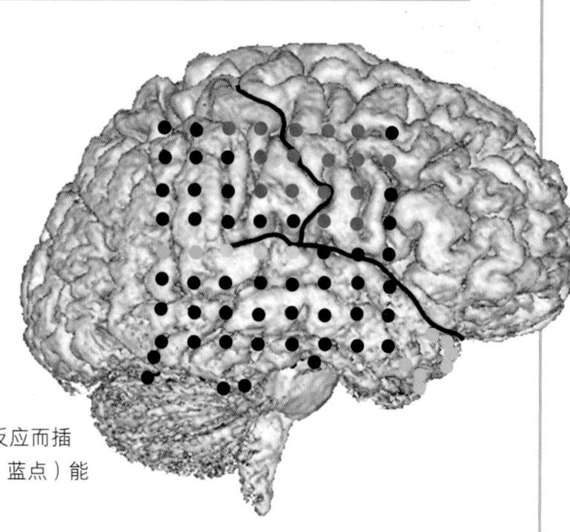

出体体验
右图显示在一名癫痫患者脑内为唤起反应而插入电极的脑区。刺激颞顶皮质连接区（蓝点）能诱发出体体验。

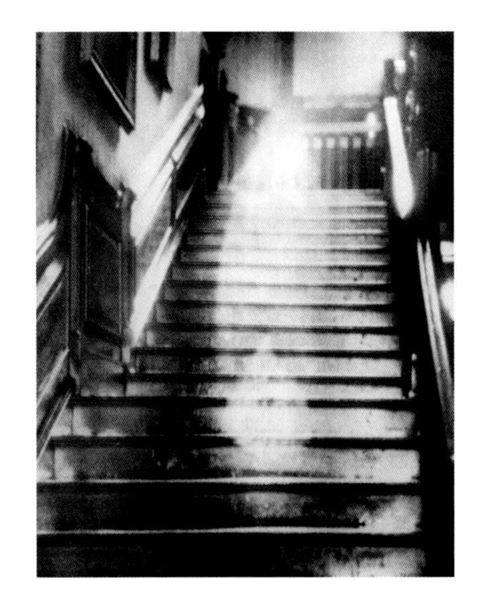

白色女士
期望对一个人所见有很大的影响。许多“幽灵”的发生是因为人们一直被引导着预期在某些场所看到鬼。任何不寻常的感官效果都被解释为幽灵。

你认为自己是通灵大师吗？

我们的脑不停地对不久的未来做预测，利用过去和现在的知识猜测接下来会发生什么。有很多事件的发生是脑不能预测的，因为它们是随机的。通常我们会通过快速集中注意力而对这些事件保持警觉，但是如果这些事件发生得很突然，我们可能在意识到它发生之前已经在无意识中察觉到它的发生，给人一种我们已经感知到这件事在未来发生的印象。这种“不同步”的脑故障更常发生在有迷信观念的人身上。

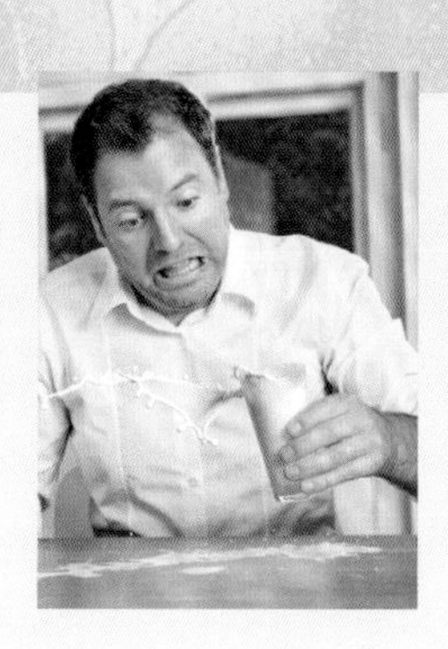

预知
有时我们感到似乎能预知一个事件，因为我们对它的情感反应在意识到它发生之前就已经产生了。

错觉

当感觉信息与我们对事物的假设有冲突时，错觉就会产生。脑试图让信息改变以适应事物。由此产生的混乱使我们得以一窥脑是如何发挥作用的。

八岁小孩画的马　　五岁孤独症学者画的马　　列奥纳多·达·芬奇画的马

艺术家的眼睛
中间的画是由一个5岁的孤独症学者画的，她可能根本没有马的概念。不像正常孩子，她的概念不会误导她。

错觉的类型

脑有一些适用于传入信息的规则以便快速理解它。例如，如果我们在听到一个声音的同时看到一个人的嘴巴在动，我们会认为这个声音来自这个人。但是，像所有传入信息规则一样，这仅仅是最佳的猜测且可能是错误的。因此，它让我们对腹语有了各种错觉。低水平错觉是在感知早期阶段产生的，是不可避免的，但是那些由于更高水平的认知产生的错觉则不是那么令人信服。例如，当我们看明亮的光线时，不可能不产生后像，因为这是由低水平的神经活动引起的，它不受意识的控制。然而，一旦我们知道声音来自腹语者而不是假人（这是高水平认知的结果），这种错觉便不那么令人信服。错觉可能由有意识和无意识的假设产生。例如，儿童对马的形象的概念，包括4条不同的腿（左上），这决定了马的可视化方式。一位马的“专业”观察者，如艺术家列奥纳多·达·芬奇对马有一个更符合实际的概念（右上）。

火星上的运河

直到20世纪初，一些天文学家仍然相信火星上运河交错。人们绘制了地图，而且将近十年，人们似乎用大型望远镜就能看到运河。直到对火星大气分析证明火星上不可能有生命之后，这些运河才“消失”。接受运河不存在的事实之后，人们才声称无法看到它们。

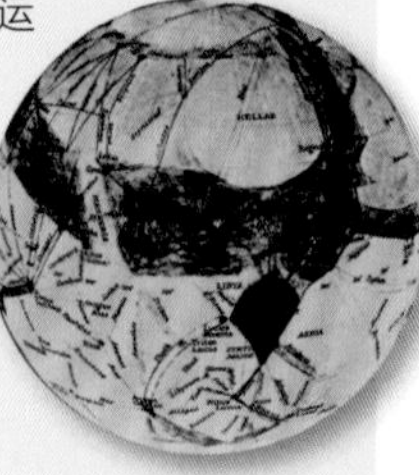

火星地图

哈哈镜

来自外部世界的信息，包括来自身体其余部分的感觉经常与脑内的“虚拟”世界进行比较，其中包括身体的概念图。当两者不匹配时，脑会假设外面的事情发生了变化。人甚至可以被蒙骗，认为身体萎缩了。萎缩的身体错觉包括用振动器刺激手臂肌肉，从而产生一种四肢在身体两侧向内移动的感觉。于是脑认为身体发生了萎缩。

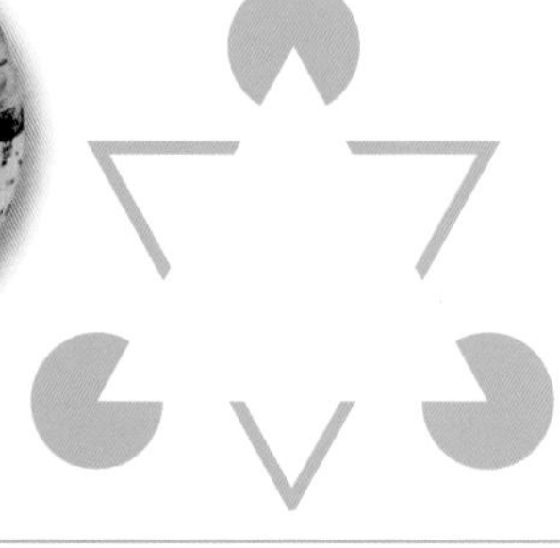

强加的三角形
当它是我们所看到的最可能的解释时，脑会把不存在的事物强加给我们，像左边的白色的三角形。

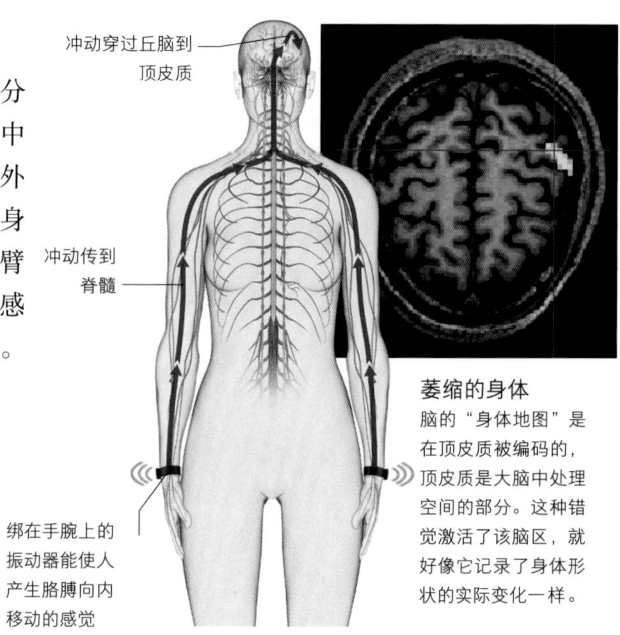

萎缩的身体
脑的“身体地图”是在顶皮质被编码的，顶皮质是大脑中处理空间的部分。这种错觉激活了该脑区，就好像它记录了身体形状的实际变化一样。

含混的错觉

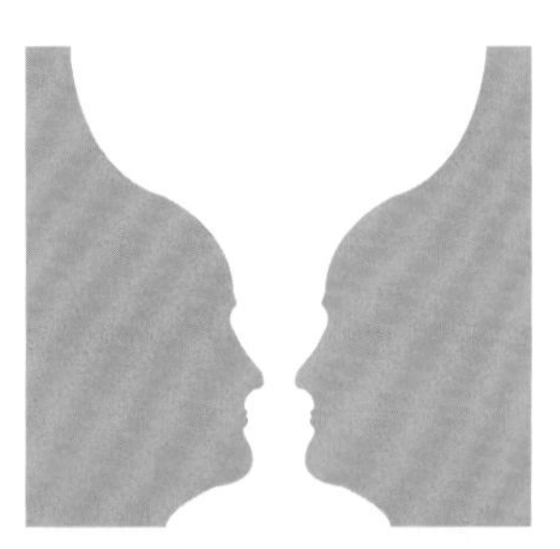

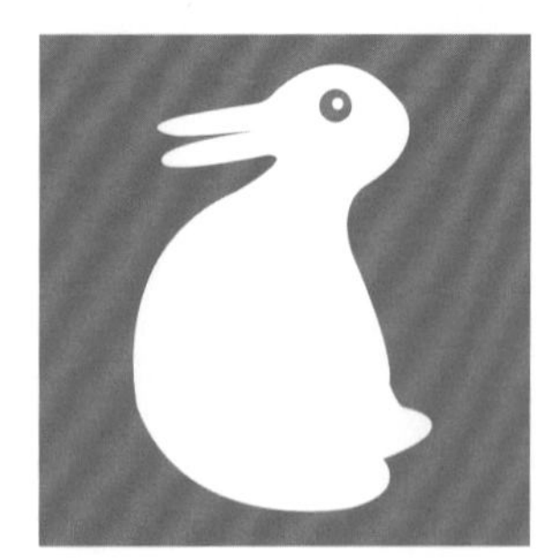

当我们观看模糊的图像时，就会产生错觉。脑的输入信息保持不变，但是我们所看见的事物从一个转换到另一个。这表明感知是一个主动的过程，由已存于我们脑内的和来自外部世界的信息所驱动。这种转换的发生是因为脑正在寻找对图像最有意义的解释。通常，脑会通过运用基本规则迅速确定一个解释，像“如果一个物体围绕着另一个物体，那么被围绕的物体就是目标，而另一个就是背景”。模糊的图像会打乱这个规则。例如，在花瓶-人脸错觉（左上图）中，不可能看出哪个形状在上面，所以脑试图以一种方式看它，然后再换另一种方式。从图中可以看到两个图像，但是不可能同时看到这两个图像。

形状转换错觉
在花瓶-人脸错觉（左上图）中，图像在两个面对面的侧脸与花瓶的轮廓间切换。左下图既可以被看作是一只兔子，也可以被看作是一只鸭子。

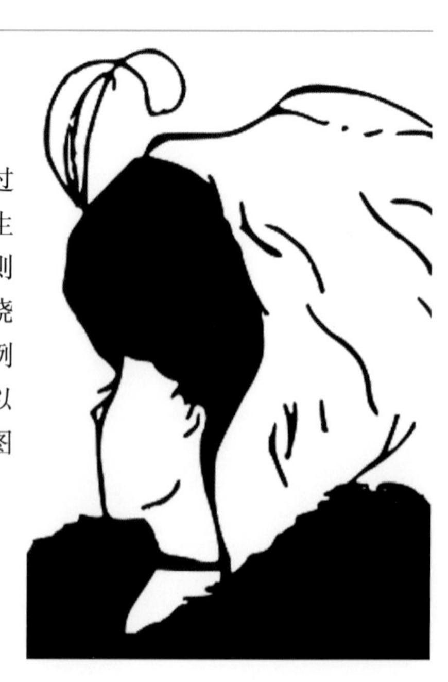

我的妻子和我的岳母
在这个错觉中，一名年轻女性或一个女巫的形象最初可能占主导地位，一旦我们“看到”两者后，脑很容易再次找到它们。

扭曲的错觉

扭曲的错觉以产生关于物体大小或弧度的错误印象的视觉图像为特征。人们通常利用脑正常情况下的“容差”来理解所看到的东西。例如，脑“允许”同样大小的物体在距离较远的情况下看起来更小，队列中较大的物体比较小的物体更能吸引注意力。像其他错觉一样，扭曲会发生在低或高水平的感知中。那些在脑“识别”它所看到的东西之前的早期阶段发生的扭曲的错觉是最深刻的，因为它们不受意识思维的影响。

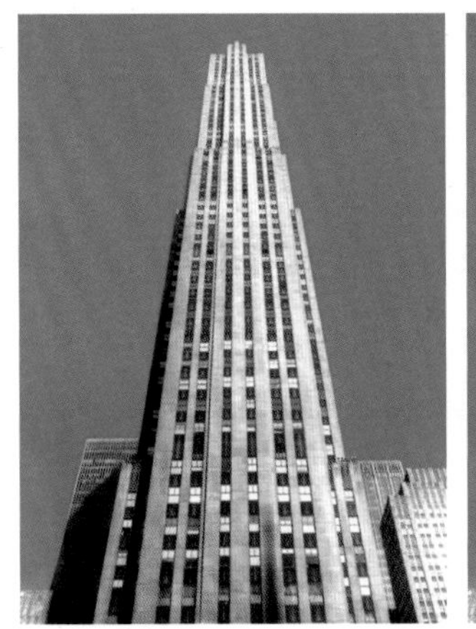

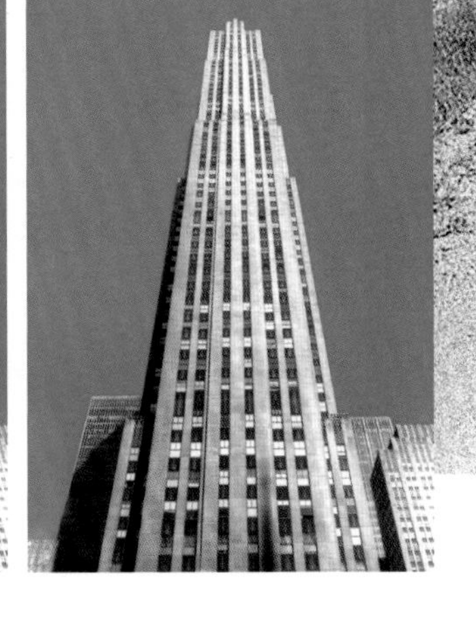

塔楼错觉
上面两张纽约洛克菲勒广场的照片是一样的，但是右侧的塔楼似乎倾向右边。这是因为脑把它们当作一个单独的场景。通常，如果两座邻近的塔楼平行升高，它们的轮廓由于透视而汇合。当看到两座有轮廓平行的塔楼时，脑假设它们在分开。

透视错觉
尽管走在路上的行人都一样高，脑却认为距离最远的那个人看起来更高。这是因为透视的规则——物体随着距离增加而缩小，这应用于感知的早期阶段。

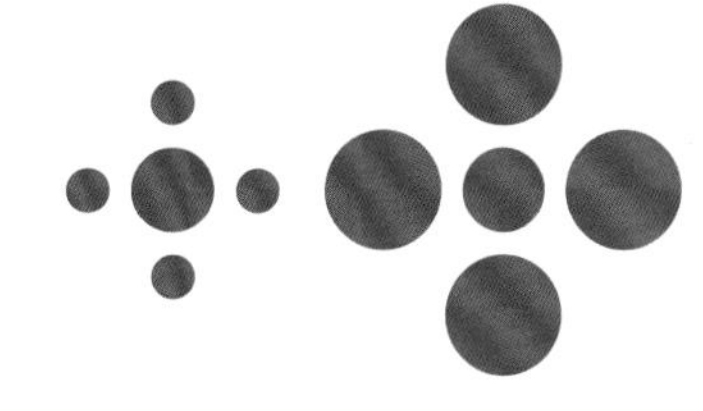

艾宾浩斯错觉
在左边两张图中，中央的圆的大小是一样的，但是当我们把它与更小的圆放在一起时会认为它更大，而与更大的圆放在一起时则不会这样。

悖论错觉

我们可以用二维图像来呈现在真实的三维世界中不可能存在的物体。悖论错觉是由这种图像引发的，这些图像通常依赖于脑的错误假设，即相邻的边一定连接在一起。虽然这是不可能的，但最好的图像例子却出奇地令人信服，有意识的脑会被它们戏弄和迷惑。类似于模棱两可的图像，脑先尝试一种解释，然后尝试另一种，但是不能确定，因为两种解释都没有意义。脑成像扫描显示，在有意识的识别之前，脑在感知过程的早期阶段就能识别出不可能的图像。与有意识的脑不同，无意识部分并不是很在意这些图像，而且处理这些图像花费的时间少于处理真实图像花费的时间。

不可能三角形
彭罗斯三角形也叫不可能三角形，是一个透视图形，它看起来是由三个三维的连接的杆组成，但是实际是不可能存在的。

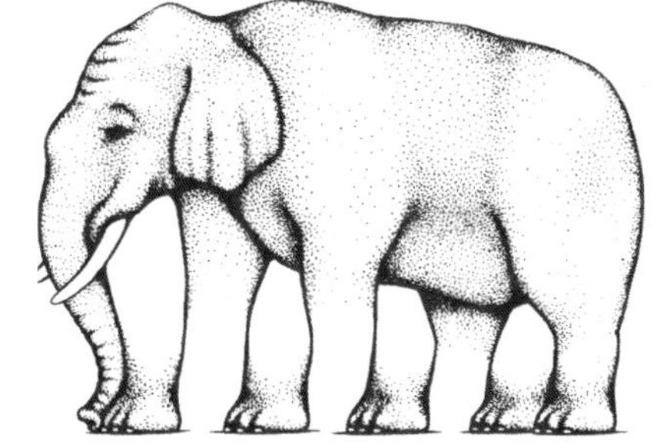

不可能的大象
虽然不可能确定这只大象有几条腿，但脑不断尝试将腿的阴影区域与明显分离的脚相匹配。

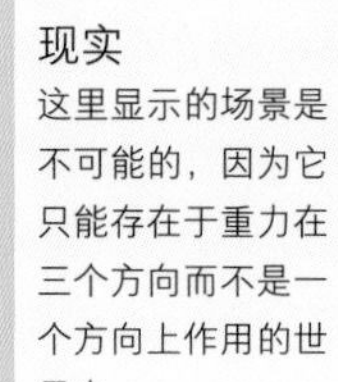

M.C.埃舍尔

埃舍尔是一位荷兰平面艺术家，在1930年开始绘制复杂的、不可能的现实，并产生了大量现在著名的错觉。他通过想象而不是观察来创造图像，并将很多复杂的数学概念整合到他的艺术品中。他的作品既诱人又充满情感，他的一些风景画很诙谐，而另一些则充满黑暗、超现实的色彩。他的一些作品展示了实际上永远无法建造的建筑物。

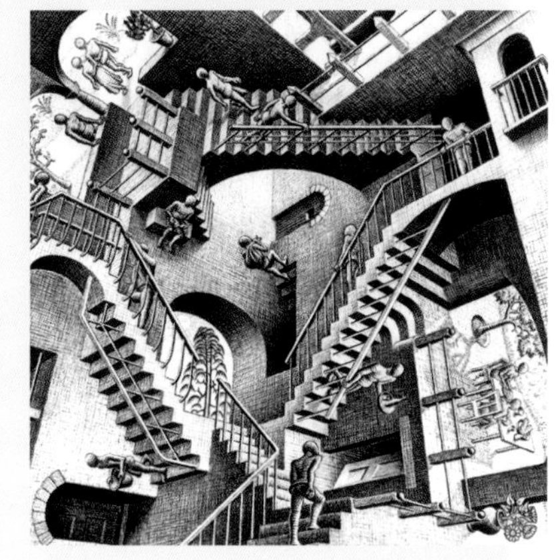

现实
这里显示的场景是不可能的，因为它只能存在于重力在三个方向而不是一个方向上作用的世界中。

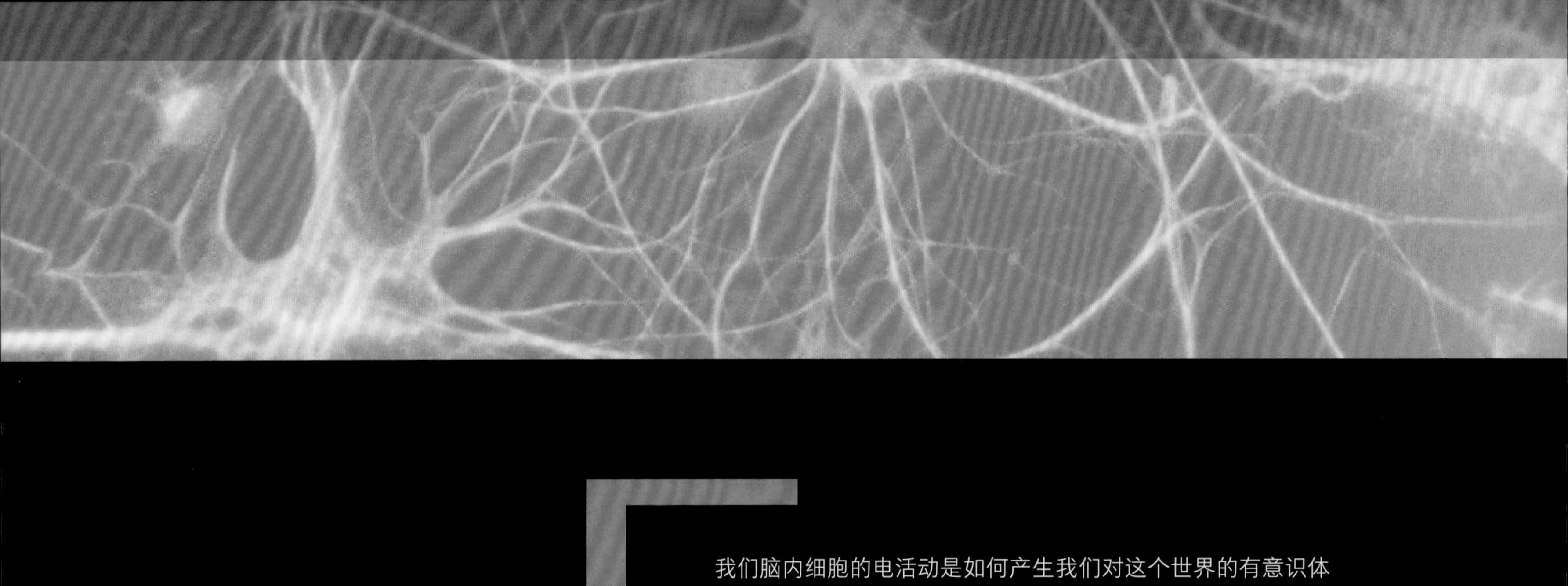

我们脑内细胞的电活动是如何产生我们对这个世界的有意识体验，以及我们对自我的感觉、抽象思维和反思的能力？这是个著名的难题。要回答这个问题，需要在物质与精神世界之间架起一座桥梁。随着神经科学的发展，我们越来越理解什么是意识及它是如何发生的。例如，现在不同的意识状态可以与特殊脑区的活动相关。

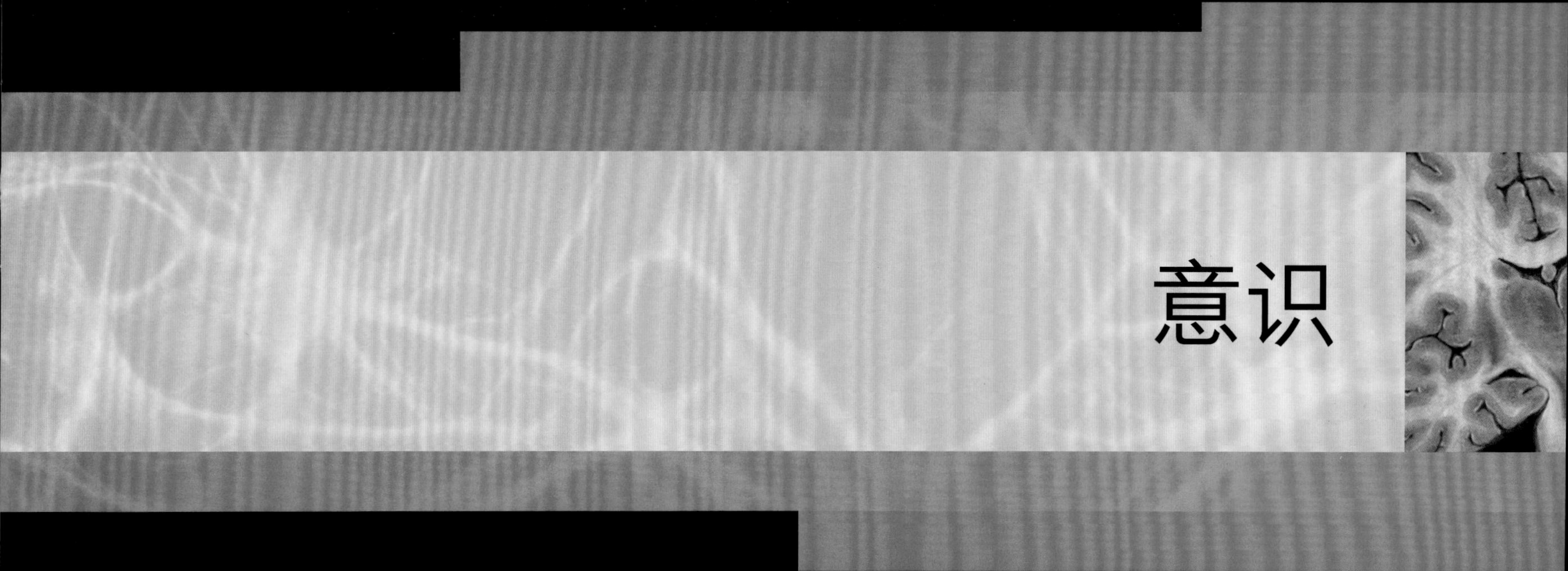
意识

意识是什么

意识是必不可少的，没有它，生命就没有意义。我们能鉴定产生自觉意识的脑活动类型，但是这种看似无形的现象是如何从一个物理器官中产生的仍是一个谜。

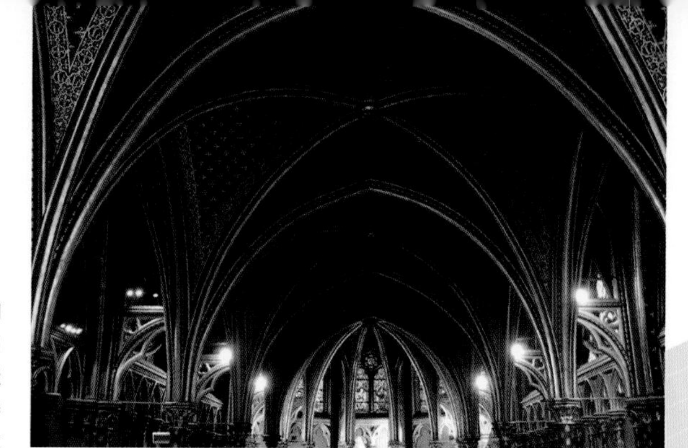

拱肩

拱肩是指拱门之间的空间。虽然我们把拱肩当作物体来谈论，但没有拱门的话，拱肩也就不复存在。意识可能以同样的方式出现，作为其他进化特征的结果，没有脑的话，意识也就不复存在。

意识的本质

意识是独一无二的。想法、感受或理念似乎与组成宇宙其余部分的物理对象不同。我们思想的内容不可能存在于空间或时间中。尽管我们的思想似乎是由脑中特定类型的物理活动产生的，但尚不清楚这种活动本身是否形成了意识（一元论者或唯物主义者的观点）或者脑活动是否与一种我们称之为心灵或意识的完全不同的事物相关（二元论者的观点）。如果意识不仅是简单的脑活动，这就意味着物质的宇宙只是现实的一个方面，并且意识是平行现实的一部分，而在这个平行现实中适用完全不同的规则。

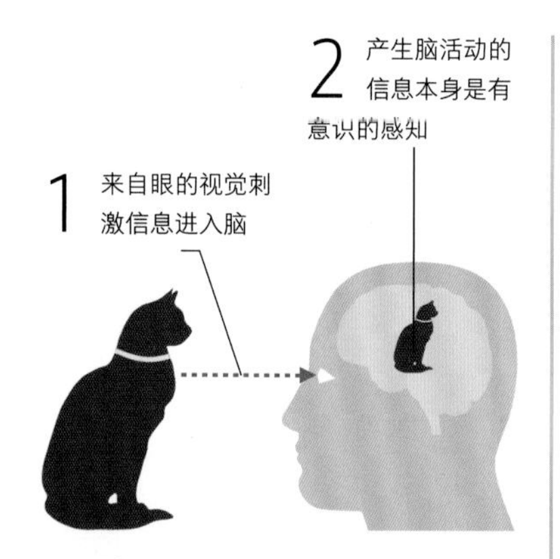

一元论

根据这个理论，意识是物质世界的一部分，和与其相关的脑活动一样，它是在认知机制进化过程中发展起来的，但仅仅作为认知机制进化的结果，而不是出于任何目的。

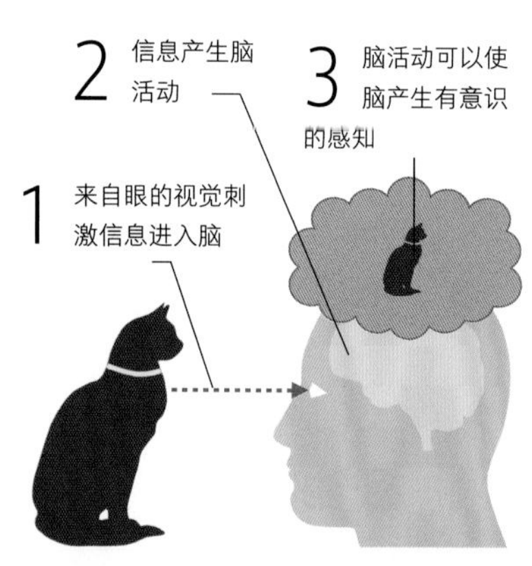

二元论

意识是非物质的且存在于物质宇宙的另一维度。某些脑活动与其相关，但是与其不同。一些二元论者认为意识可能在没有与之相关的脑活动的情况下存在着。

笛卡尔与心灵或身体问题

法国哲学家勒内·笛卡尔（1596—1650）被公认为现代二元论的奠基人，他提出物质与心灵（情感、思想和感知等）是分离的和不同的。这就提出了一个问题：这两种事物如何相互作用？笛卡尔的答案是心灵通过松果体影响身体，松果体是脑中央的一个小核团。他的观念现在普遍不受重视了，尤其是松果体的功能——激素调节变得更清晰。

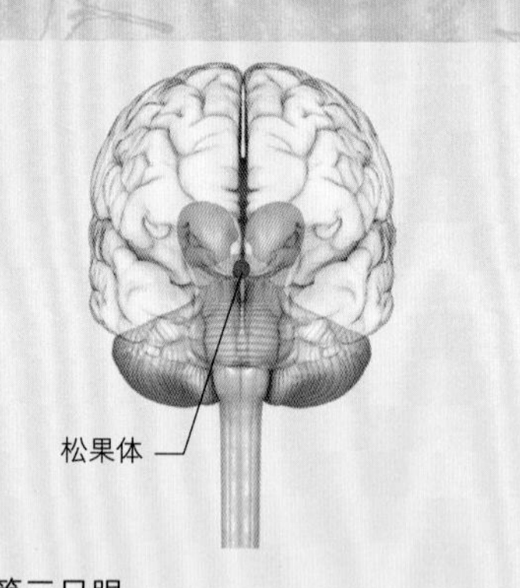

第三只眼

松果体产生褪黑素，这是一种调节睡眠周期的激素。有时松果体被称作第三只眼，这归因于它的神秘角色。

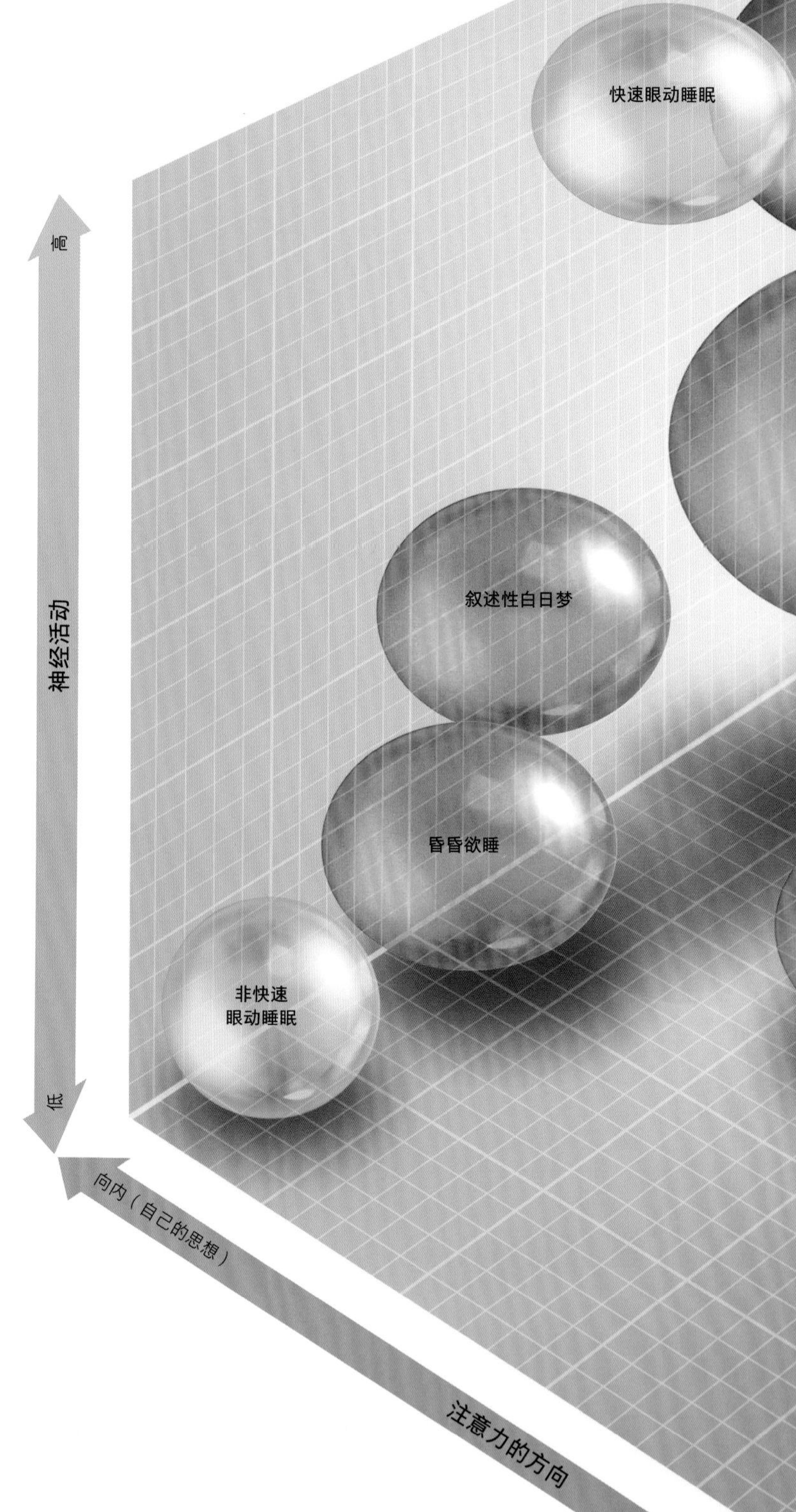

可视化意识

该图表示不同的精神状态或意识模式被装在一个代表精神本身的盒子里。每一种精神状态在盒子里的位置取决于与其相关的神经活动程度、注意力集中的方向（面向外部世界或内部思考本身），以及其所要求的注意力集中程度。

意识的类型和水平

意识有不同的模式，如情感、感觉、思想和感知，这些都是在不同水平的神经活动、不同方向的注意力和不同水平注意力集中程度中体验到的。神经活动的水平决定了意识的强度。注意力的方向可以是外部世界或内心世界（思考的想法）。集中的目标可以是一系列对象的松散目标，也可以是一个特定方面的固定目标。意识也分为三种：当下意识——脑记录并对瞬间发生的事件做出反应，但是并不把其编码进记忆中；自觉意识——事件被记录并编码成记忆；自我意识——事件被记录并记住，而这个人意识到这样做了。

内省

集中注意力，如工作

放松警惕

轻松的社交活动

全身放松

放松意识

高（集中注意力）

专心

低（分散注意力）

图例

睡眠

放松

集中

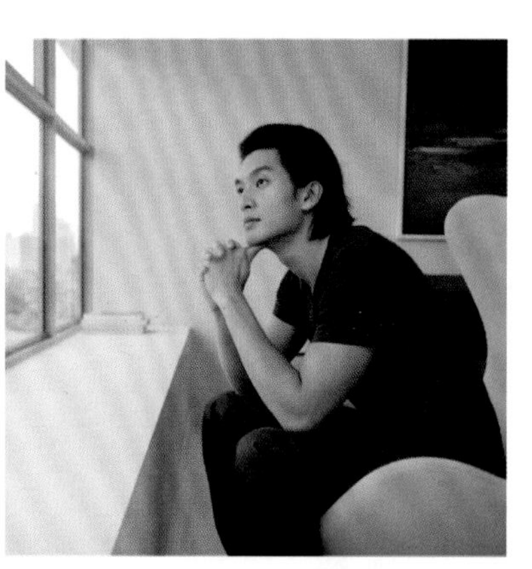

思想者

大多数有意识的思考都是用语言表达的。单词作为象征性"操纵柄"起作用，用于掌握它们所代表的对象。然而，大约25%的思想作为感觉或感知被体验。

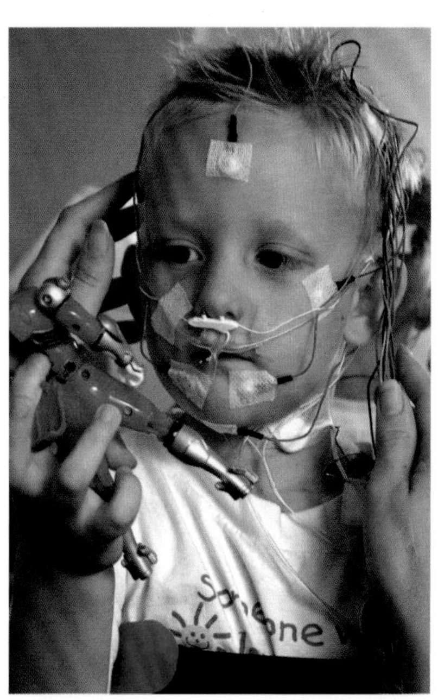

固定的注意力

当聚焦在一个物体上时，注意力的范围就会缩小，而其他潜在的焦点就会被忽视。这是有用的，当儿童专注于玩玩具时更不容易注意到一种可能有创伤的医疗过程。

中文屋

"理解"需要意识吗？哲学家约翰·塞尔发明了一个概念性的房间，其中存储了与中文有关的每个字和规则。房间里有一个人，他能通过利用这些资源来翻译和回答用中文写出的问题，尽管他一句中文都不会讲。因此，某人用中文贴出"你的狗闻起来气味如何？"的字样，会收到中文回复"难闻"。从表面上看，像是里面的人一定"理解"了这个问题，但是塞尔认为仅仅这样的回答并不等同于理解。同理，一台计算机从来不能被描述为"有思想"。其他哲学家认为，理解仅仅是表现得好像一个人理解了一样的过程，而且所有其他类型的意识可能也是同样的。

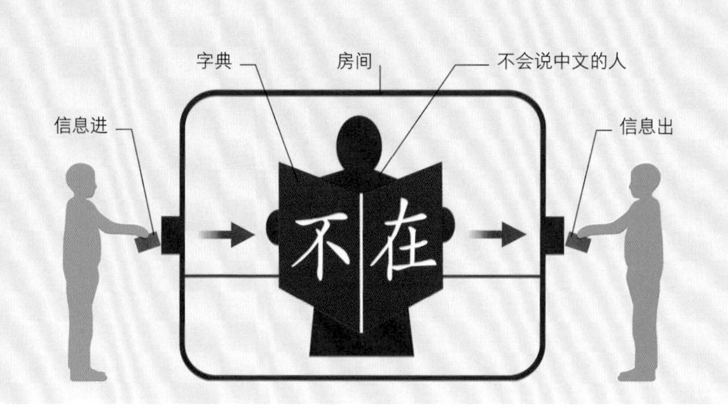

定位意识

人的意识源自其身体的每一部分与周围环境的相互作用。我们知道脑在产生自觉意识方面扮演着主要角色，但是不知道它是如何发挥作用的。脑内的某些生理过程以及特殊区域的神经元活动与意识状态密切相关，而其他过程则不然。这些生理过程与脑区似乎对意识的产生是至关重要的，尽管它们可能不足以产生意识。

显著的脑解剖

脑内不同类型的神经元活动与自觉意识的出现相关。皮质内的神经元活动，尤其是额叶，与有意识体验的觉醒有关。刺激首先在脑中被记录下来，然后需要长达半秒才能变得有意识。起初，由刺激触发的神经元活动发生在脑的低级区，如杏仁核和丘脑，然后发生在高级区——处理感觉的皮质部分。额皮质通常仅在体验变得有意识后才被激活，这表明这部分脑的参与可能是意识的基本成分。

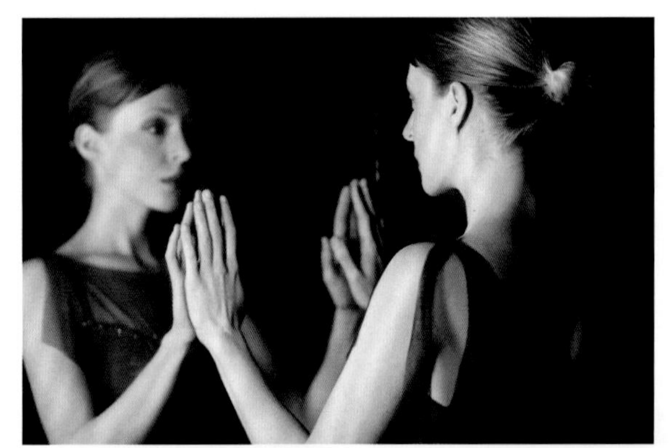

自我意识
为了变得有意识，脑需要"拥有"自己的感知。也就是说，认识到哪些感知是在脑内发生的。要做到这点，它必须产生一种自我意识（与无意识的意识相对）。没有这一点，意识是不可能产生的。

脑的关键部分

脑的多个区域参与产生有意识的体验，尽管它们中没有一个单独的区域足以维持有意识的体验。如果其中任何一个被严重损坏，意识就会受损、改变或丢失。

运动皮质
身体意识（涉及运动皮质）可能对自我意识至关重要，而自我意识似乎是意识所必需的

初级视皮质
没有初级视皮质，就没有有意识的视觉，即使视皮质的其他部分正常工作

辅助运动皮质
有目的的行动在这里"演练"，将它们与无意识的反应区分开来

背外侧前额皮质
不同的思想和感知在这里结合在一起——产生意识体验必要的过程

眶额皮质
有意识的情感在这里发生，如果它不活跃，对刺激的反应仅仅是没有情感的反射性身体动作

颞-顶联合区
储存自我与世界关系的脑"地图"，并且从多个脑区汇集信息

颞叶
个人记忆和语言依赖于此，此区域被损坏，意识就会受到严重限制

丘脑
引导注意力并打开和关闭感觉输入信息

海马
作为记忆编码的基础，没有它的话，意识会被限制在单一的时间点上

网状结构
刺激皮质活动，没有它就没有自觉意识

"缸中的脑"

有意识但无实体的脑的想法是许多科幻小说和恐怖电影的核心，并且经常被用作关于现实本质的哲学辩论中的思想实验。近年来，随着现代技术的发展，这一概念已不再完全是理论性的，在脑中诱导虚拟现实正成为可能，这种虚拟现实与身体体验到的现实难以区别。甚至有可能已经发生过这样的事情，而我们所经历的外部世界根本不是"真实的"。

虚拟现实
人类只是连接到一台模拟意识体验的超级计算机上的无形脑，这是一个著名的思想实验的核心理念。

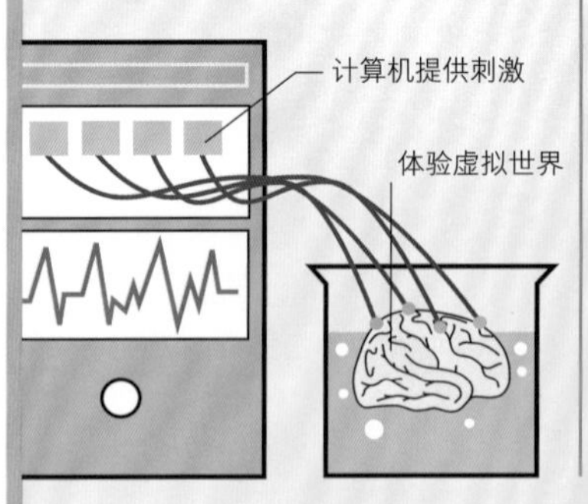

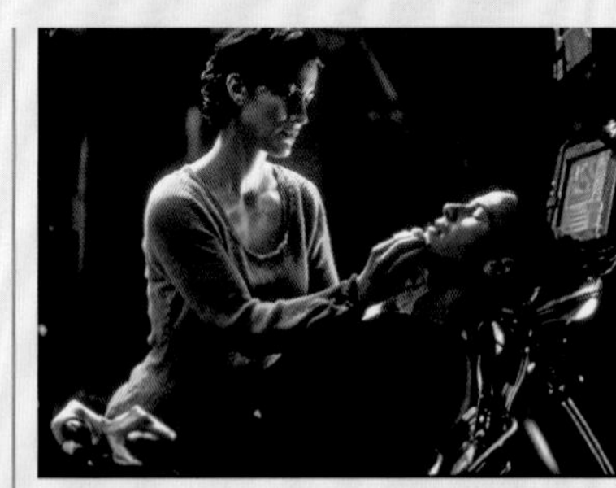

《黑客帝国》
这部1999年的电影探讨了虚拟世界是人类唯一的"现实"体验的想法。人类的脑被"插入"矩阵——一个模拟物理体验的大型计算机程序。

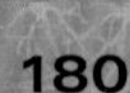

意识的要求

每一种自觉意识状态都有特定的脑活动模式。例如，看到一片黄色会产生一种脑活动模式，听到别人说话则产生另一种脑活动模式。这种活动模式通常被称为意识的神经关联。如果脑状态从一种模式转变为另一种模式，意识体验也会改变。与意识相关的过程通常被认为是在脑细胞水平而不是单个分子或原子水平发生的。意识的产生需要以下4个因素的存在。然而，意识也有可能确实是从非常小的原子（量子）水平发生的，如果是那样，它可能适用于完全不同的法则。

视觉幻影

有意识的感知不仅依赖于外部刺激——它也可能从内部产生。我们的脑不断地“填充”不完整的信息以理解世界。例如，在右图中我们可能看到类似幻影的垂直线连接第一列中的两个正方形。

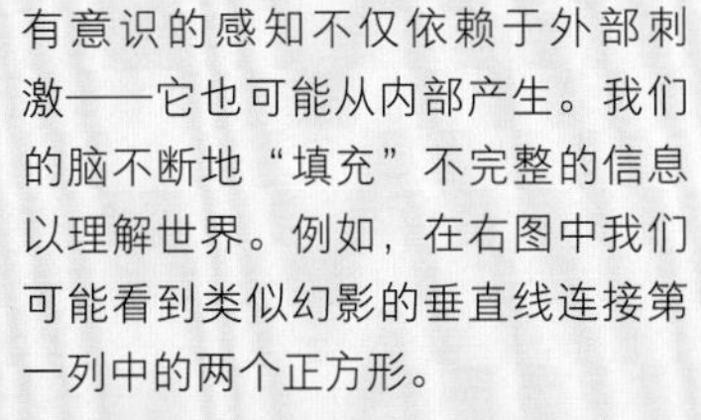

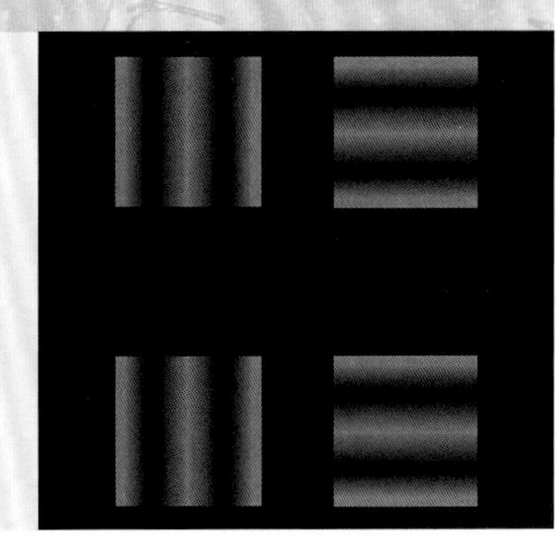

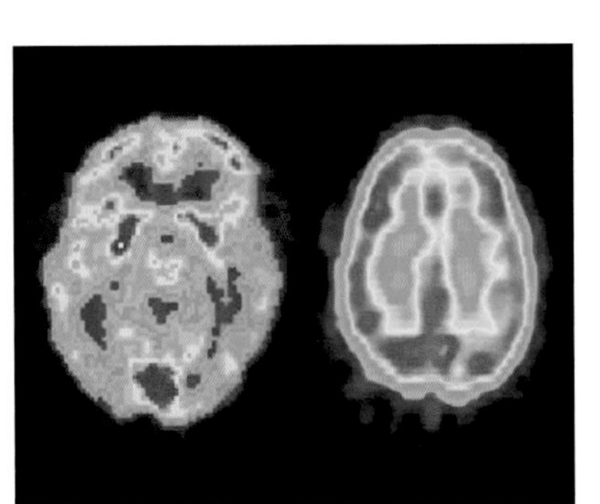

复杂的水平

要使意识发生，神经活动必须是复杂的，但是不能太复杂。如果全部神经元都放电，像癫痫发作时一样，患者的意识就会丧失。

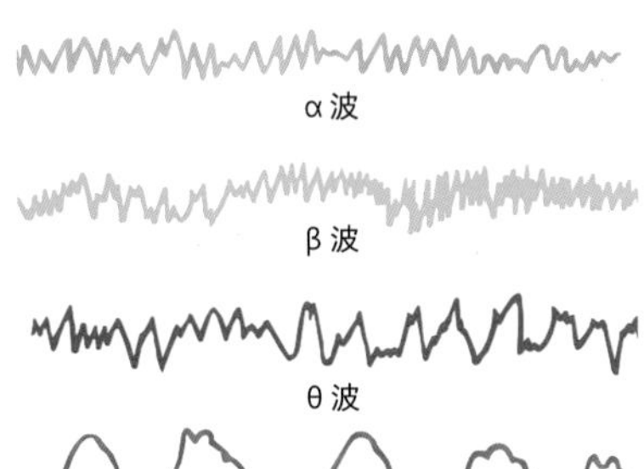

放电阈值

只有当脑细胞以相当高的速率放电时，意识才会产生。具有高放电速率的 β 波表示清醒，而低放电速率的 δ 波表示深度睡眠。

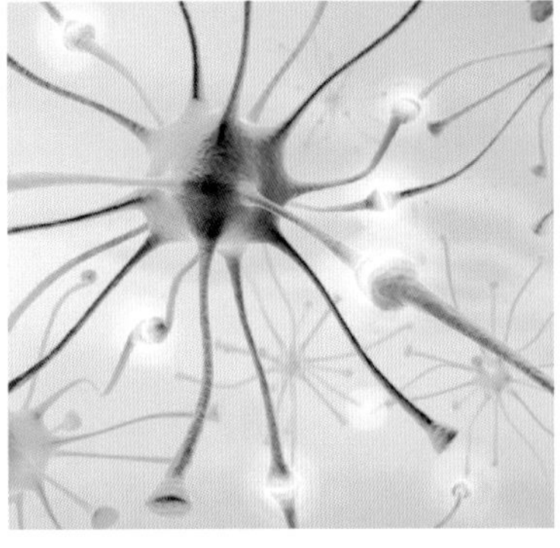

同步放电

整个脑中的细胞簇同时放电。这似乎是把独立的感知（如左右视野）“结合”成为一个有意识的感知。

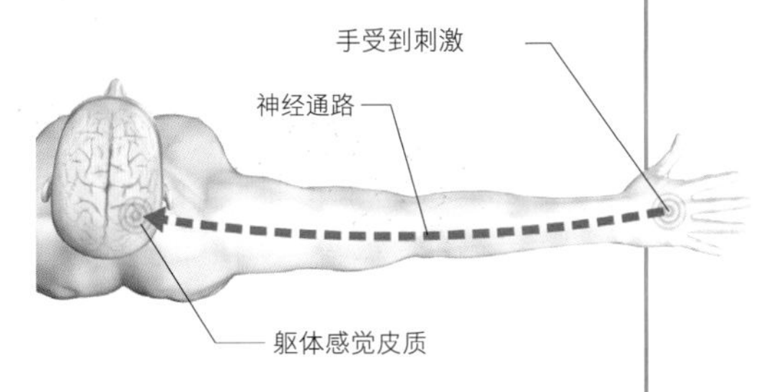

时间

无意识的脑需要半秒将刺激处理成有意识的感知，但是脑让我们误以为我们会立即体验事物。

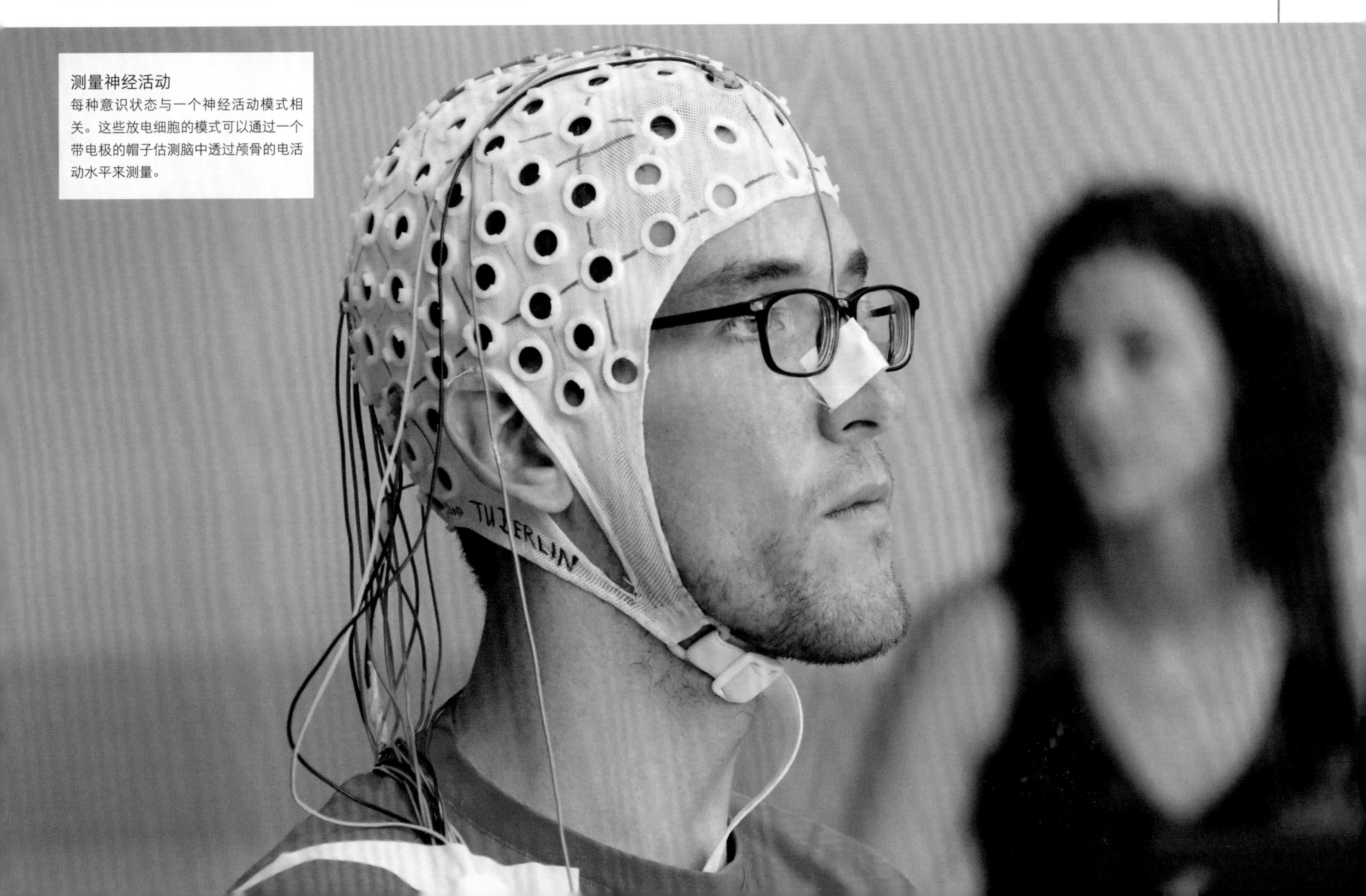

测量神经活动

每种意识状态与一个神经活动模式相关。这些放电细胞的模式可以通过一个带电极的帽子估测脑中透过颅骨的电活动水平来测量。

注意与意识

注意控制和指导意识。它就像荧光笔一样能使世界的某部分“凸显出来”且使其余部分变得暗沉。它选择在当前环境中最重要的特征，并放大脑对它的反应。

什么是注意

注意使我们从接收到的感觉输入信息中选择其一，并让我们更加充分或敏锐地意识到它。意识和注意是如此密切相关，以至于我们几乎不可能注意到某些事物而没有意识到它。显性注意是指有意识地将眼睛、耳朵或其他感觉器官引向刺激，并从中处理信息。隐性注意是指将注意力转移到某个刺激上而不将感觉器官引向它。注意可能看起来是连续的，但保持注意力集中实际上是罕见和困难的。将注意力从一个目标转移到另一个目标也很困难；对一个刺激越关注，从它上面转移注意力的速度就越慢，所以一个吸引我们注意力的事件会在瞬间“抹掉”任何其他事件。

注意力的种类

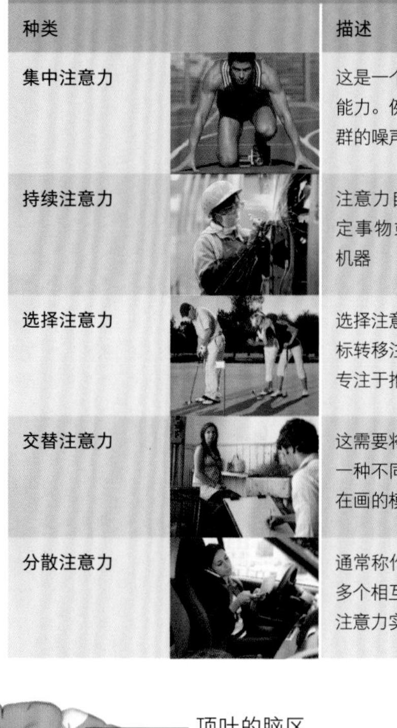

种类	描述
集中注意力	这是一个人在环境中选中一个目标，并对它做出反应的能力。例如，一个运动员专注于发令枪而屏蔽掉来自人群的噪声
持续注意力	注意力自然会走神。持续注意力是将注意力保持在特定事物或活动上的能力，如连续一段时间操作重型机器
选择注意力	选择注意力类似于持续注意力，但是涉及对抗从选择目标转移注意力的能力，如尽管有其他竞争刺激，但仍然专注于推杆
交替注意力	这需要将注意力从一个刺激迅速转移到另一个，它需要一种不同的认知反应，例如，当我们把注意力从一个正在画的模特身上转移到实际的画上时
分散注意力	通常称作“多任务处理”，即把注意力分散到2个或更多个相互竞争的任务上。最近的研究表明，明显分散的注意力实际上是非常快速的交替注意力

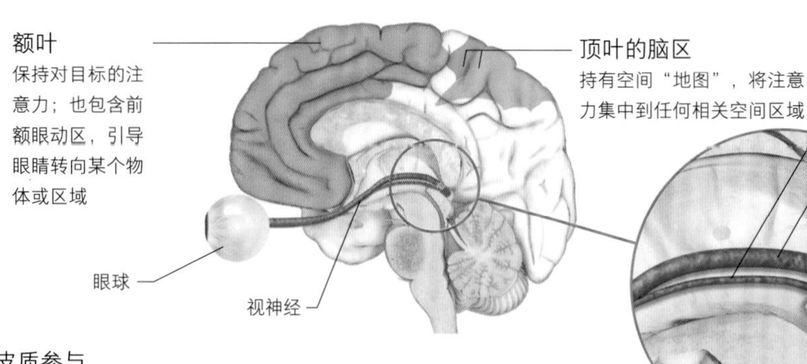

皮质参与
大脑皮质的不同区域，包括额叶和顶叶，接收来自感觉器官的信息，并将注意力集中在任何引人注目的事物上。

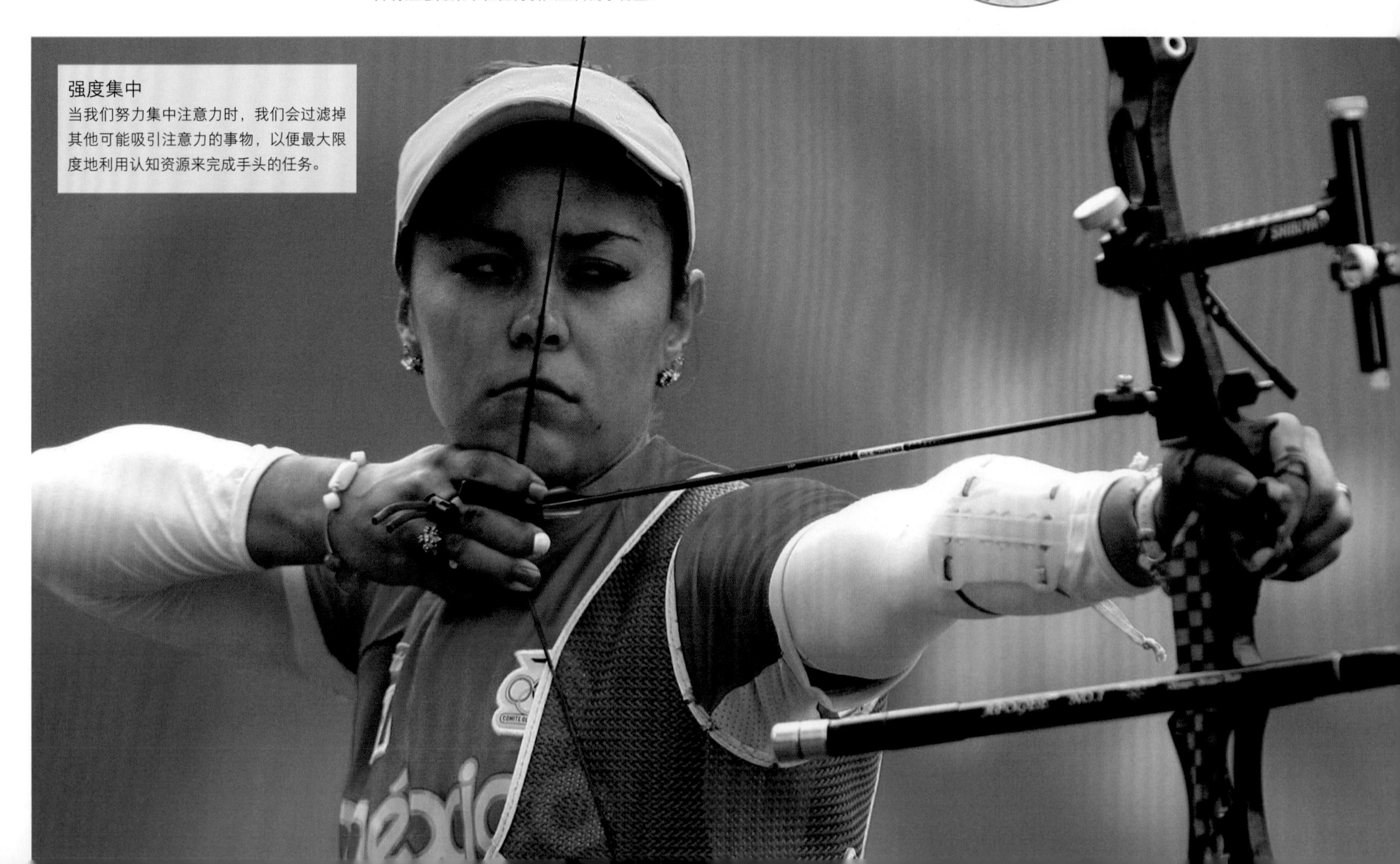

强度集中
当我们努力集中注意力时，我们会过滤掉其他可能吸引注意力的事物，以便最大限度地利用认知资源来完成手头的任务。

神经机制

如果脑记录了一个意外运动、一个响亮的声音，或其他一些潜在的重要刺激，它会把感觉器官引向这些刺激，如将眼睛转向突然运动的方向。这些会在脑的低级区自动发生，而脑的低级区并不会对这些刺激产生意识。然而，注意力也会增加与刺激相关的神经元的活动。例如，如果这个刺激是一个人，那么多个脑区的神经活动都会增加，包括监控这个人所在空间位置的视区、面部识别区、杏仁核、负责判断一个人意图的颞顶区，以及负责怎么应对这个人的辅助运动皮质。如果神经元兴奋超过某种程度，意识就会介入。

神经元活动
当我们专注于一个想法、情感或感知的时候，脑活动被放大并变得更加同步。这张脑电图研究显示，注意一个视觉刺激然后忽视它时的脑活动。注意左侧的刺激会激活右侧大脑半球，反之亦然。

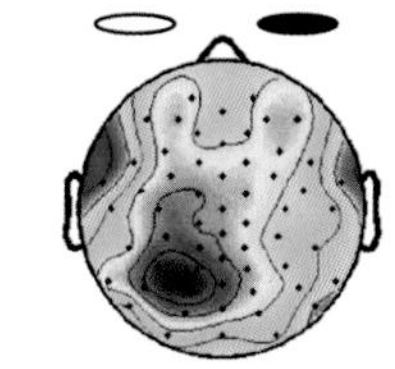
注意右侧的视觉刺激

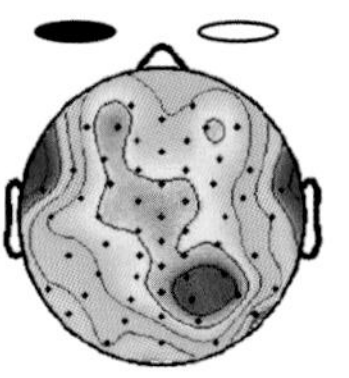
注意左侧的视觉刺激

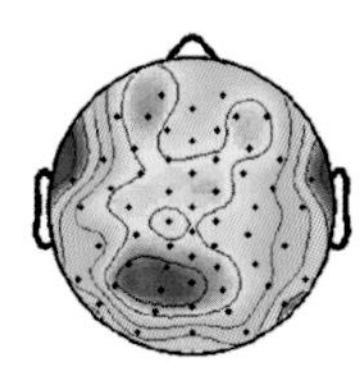
忽视右侧的视觉刺激

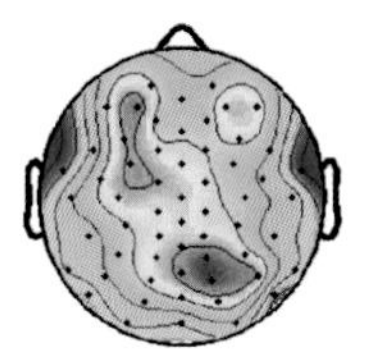
忽视左侧的视觉刺激

期待看见

注意位置
在这个实验中，一个箭头把受试者的注意力吸引到另一个位置，在这个区域受试者预计会有下一个目标刺激出现。在他注视着这个位置等待目标出现的时候，fMRI扫描（下图）显示，在前额眼动区和顶皮质——专注空间特定区域的脑区的持续活动。

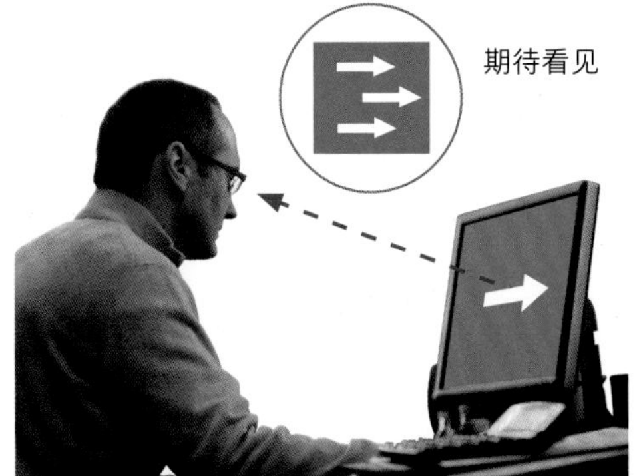

期待看见

注意方向
在这个实验中，箭头指示受试者注意一个从左到右行进的移动目标。这种方向信息使前额眼动区产生持续信号，像在定位任务中一样，但是更活跃的活动发生在顶叶，在此计算空间方向和位置。这些计算促使脑在目标出现时做出反应。

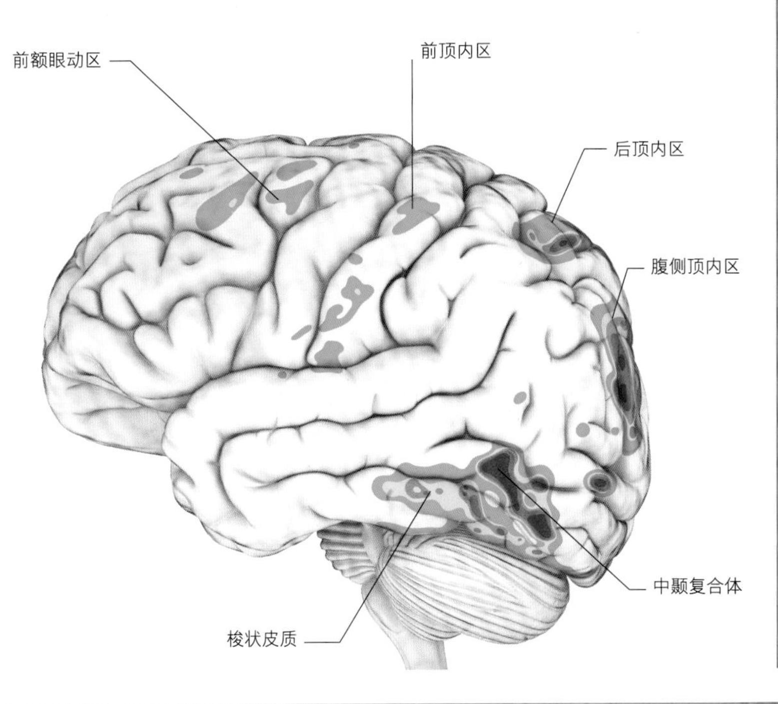

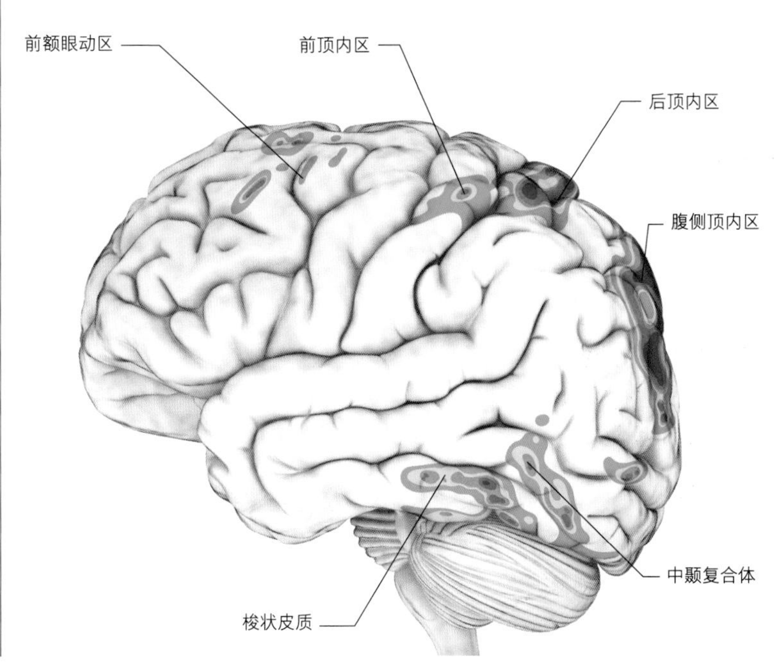

集中注意力的能力

最具代表性的注意力障碍是注意缺陷多动障碍（attention deficit and hyperactive disorder，ADHD）（见第246页），但是还有很多种其他的障碍也会影响成年人和儿童的注意力。那些沉浸于自己感兴趣的事情中而没有注意到其他与自己交谈的人可能在一项需要高度集中注意力的工作中会做得很好（如仔细检查医学图像中的异常情况），但是在一个高度社交环境中可能被认为是奇怪的，甚至是病态的。当一个人如此专注于场景的某一方面，以至于他完全错过一些其他主要成分时就会发生一种注意力缺失，即“疏忽性失明”。它是如此普遍，因而被认为是正常的。

纸牌把戏
如果A=14，那么这些牌的数值加起来是多少？将注意力集中在这个数学任务上会导致我们忽视一个不常见的细节。
别在乎总数，你看见的桃花4是黑色的吗？

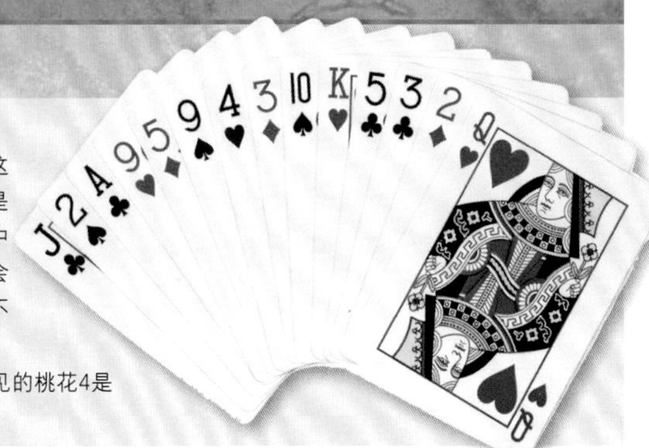

闲暇的脑

脑有不同的模式，每种模式都运用不同的神经元网络。当我们停止与外部世界接触时，“静息状态网络”就会被激活。

静息状态网络

当脑不积极参与任务时，它会处于一种静息状态，其中最常见的是默认网络（default mode network, DMN）。当脑处于任务导向模式时，它通过制定运动计划对感觉信息产生反应，然后将运动计划变成实际行动。相反，在静息状态下，脑制定运动计划，但是并不执行（运动计划是想象的场景）。内侧额皮质在静息状态下是活跃的，而外侧额皮质在任务导向模式下是活跃的。

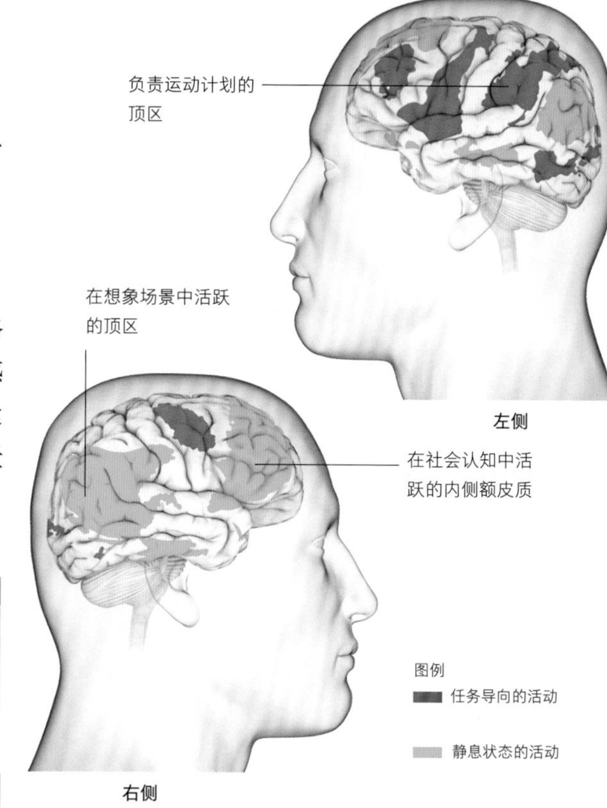

任务导向模式与静息状态

这些扫描显示处于两种不同状态——静息和执行任务时的脑。绿色区域表示处于静息状态的高活动区。当一个人积极参与一项任务时，紫色区域变得活跃而绿色区域平静下来。

DMN

虽然DMN活动在每个人中都是明显相似的，但是也会有小的个体差异，这似乎符合人格的差异。几个研究中心的研究人员通过EEG绘制了受试者的DMN活动，并把这些信息与这些人的人格相关联。根据这些信息，可能会产生一个与脑活动相关的人格测试。

DMN与社会意识

每当我们被要求解释一个社会情境，特别是自己与他人之间的关系时，被激活的脑区与在DMN中被激活的脑区非常相似，这表明每当我们没有紧迫的精神任务时，我们就会陷入一种沉思状态以思考我们与他人的关系，以及我们在社会中的地位。

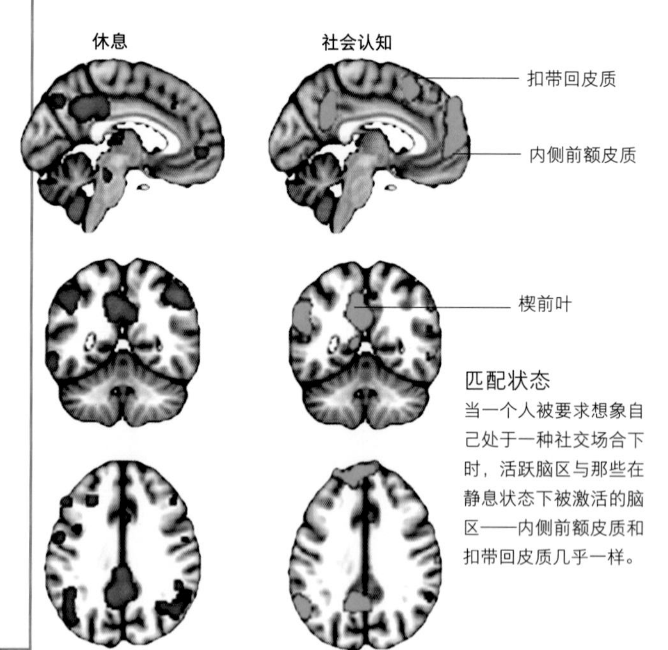

匹配状态

当一个人被要求想象自己处于一种社交场合下时，活跃脑区与那些在静息状态下被激活的脑区——内侧前额皮质和扣带回皮质几乎一样。

脑的自我

与DMN相关的思想主要是以自我为中心，并由个人自传及社会地位所驱动。它们通常利用半遗忘的记忆，并被情感所影响。西格蒙德·弗洛伊德把这种半清醒半恍惚的思维状态称作自我。一些研究人员认为DMN在功能上与弗洛伊德的自我一样。

弗洛伊德的意识理论

弗洛伊德认为大部分脑活动是无意识的。自我是自我意识的一部分。其余有意识的脑活动控制思想和行动，大致处于“任务导向的”意识状态下。

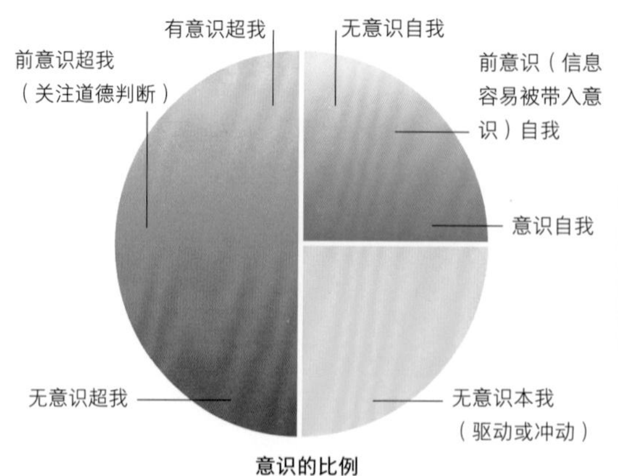

漫游的意识

人们大概有1/3清醒的时间是处于静息状态的，如果他们经常做一些不费力的事情，如沿着笔直的、空旷的街道开车，这个比例会更高。在一项实验中，人们被邀请在实验室里坐着，除了读小说和在他们走神的时候报告之外什么都不做。在半小时中，他们通常报告会走神1~3次。

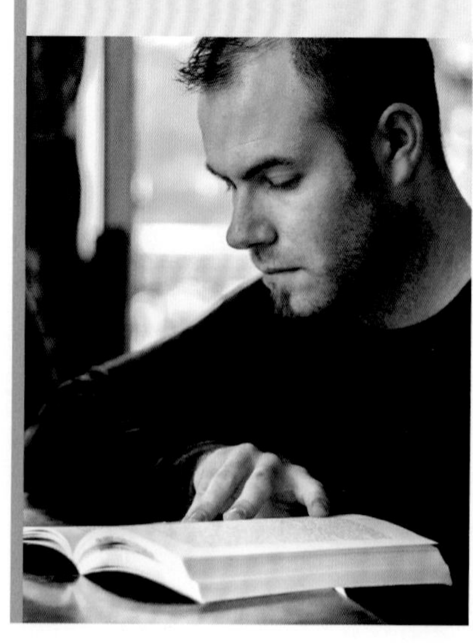

静息状态与创造力

如果突然被要求与外界接触，大多数人会很容易地从默认模式切换到任务导向模式。然而在某些人中，这两种模式是同时运行的。这可能使他们更有创造力，因为在默认模式下自由漂浮、散漫的思想往往会成功解决问题，而与任务导向认知相关的更具针对性、限制性的思想可能行不通。然而，这两种模式的重叠也与精神分裂症和抑郁症相关。这可能是一些精神分裂症患者具有一些非常规思维和许多抑郁症患者缺乏注意力的原因。

兴奋DMN

参与DMN的脑区之间的连接在精神分裂症患者及其亲属中更紧密。这意味着如果其中一个脑区被触发，它更可能使整个网络活跃。

对照

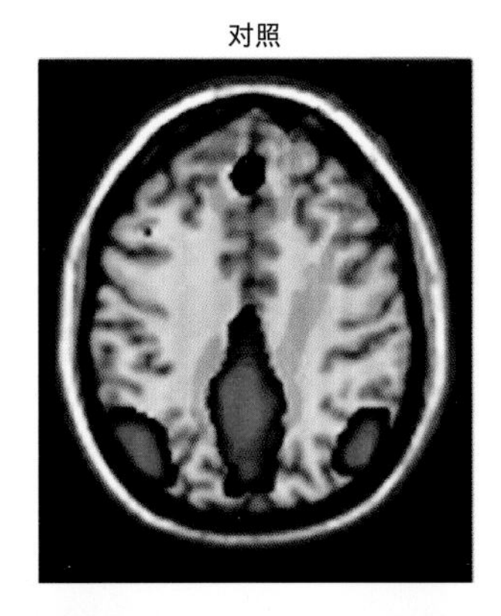

精神分裂症患者的亲属

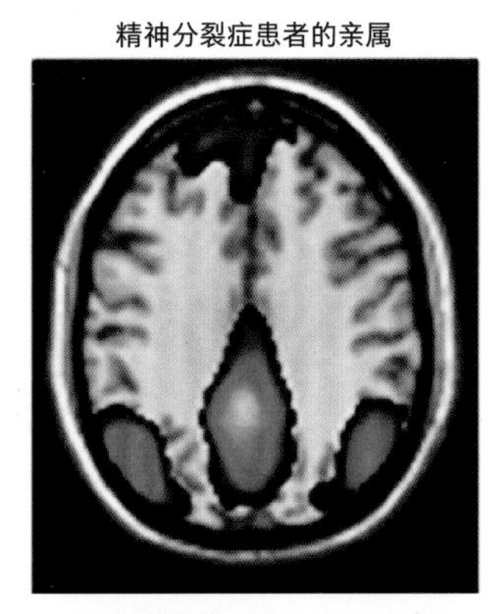

精神分裂症患者

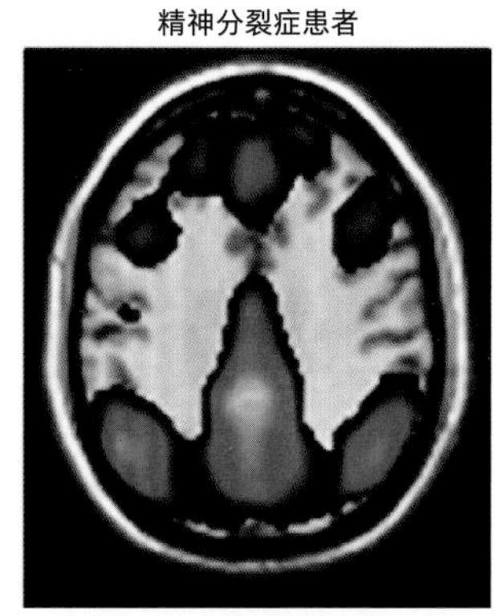

动物的DMN

DMN在人类以外的动物中也已经被观察到。实际上，研究人员发现DMN存在于所有目前被测试过的动物中，包括狗与大鼠。社会性越强的动物，在DMN中最活跃的脑区似乎越发达。人类形成了在所有动物中最大的社会群体，并相应地拥有大的“社会脑”区域。一种理论认为，DMN可能让所有社会性动物都保持自身的安全，并在社会中“与时俱进”。

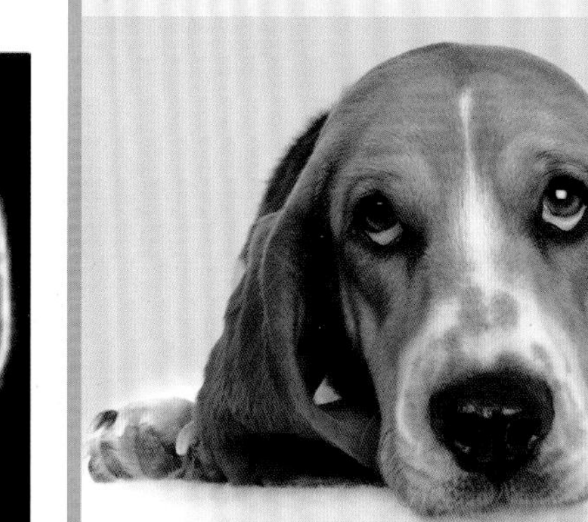

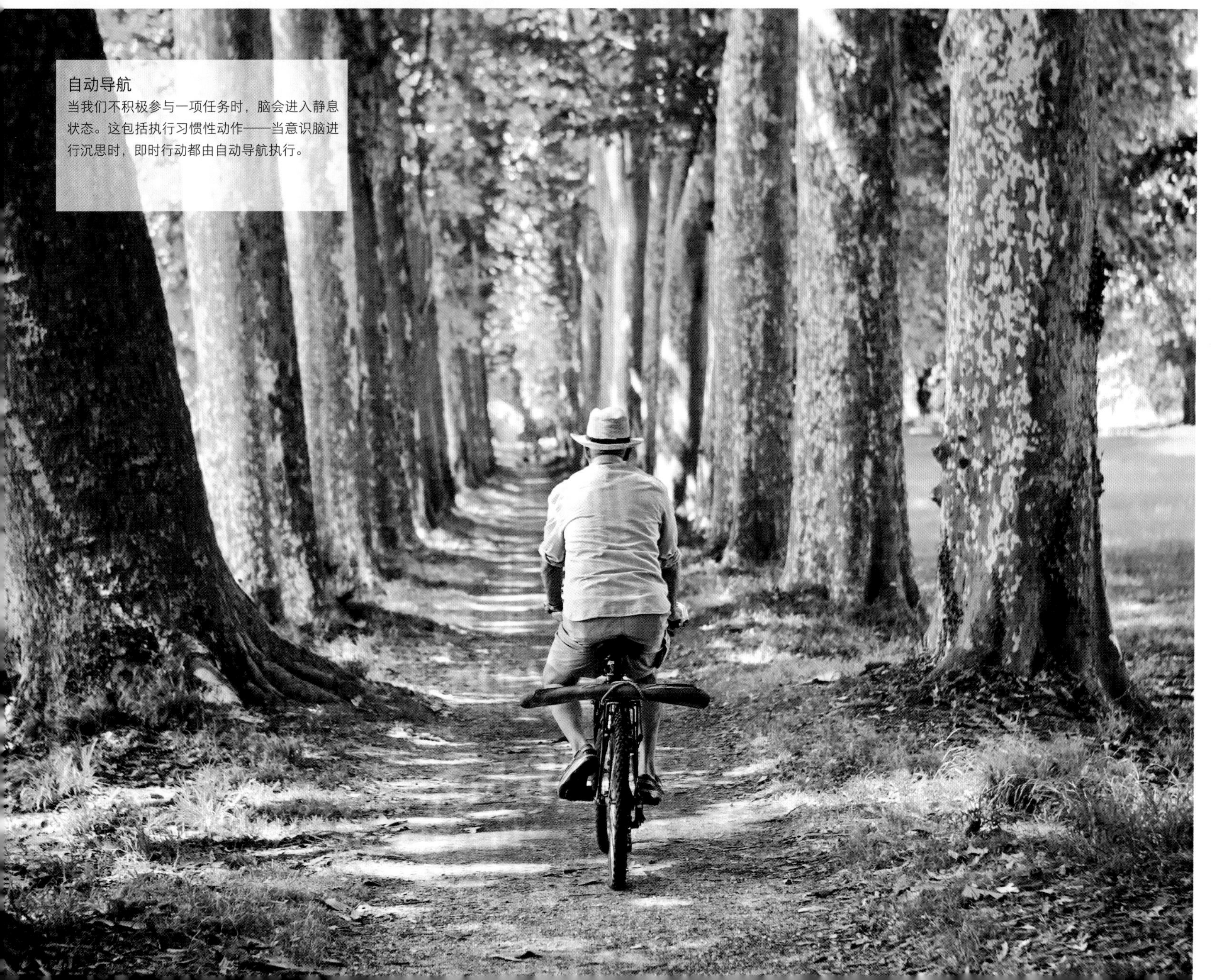

自动导航

当我们不积极参与一项任务时，脑会进入静息状态。这包括执行习惯性动作——当意识脑进行沉思时，即时行动都由自动导航执行。

改变意识

脑能产生广泛的意识体验，包括在一定程度上改变我们的感知与情感的状态，以至于整个世界看起来都截然不同。这种“改变的状态”是现在神经科学研究的重点。

改变的脑状态

我们正常的清醒状态是不同的，从做白日梦到放松意识，再到注意力高度集中。然而，脑能产生比这更广泛的意识体验。有时，我们会自发地偏离正常状态，如发烧或疲惫时，或在情绪失控的事件中或之后。我们也会通过参加一些仪式（如冥想）来摆脱正常状态。

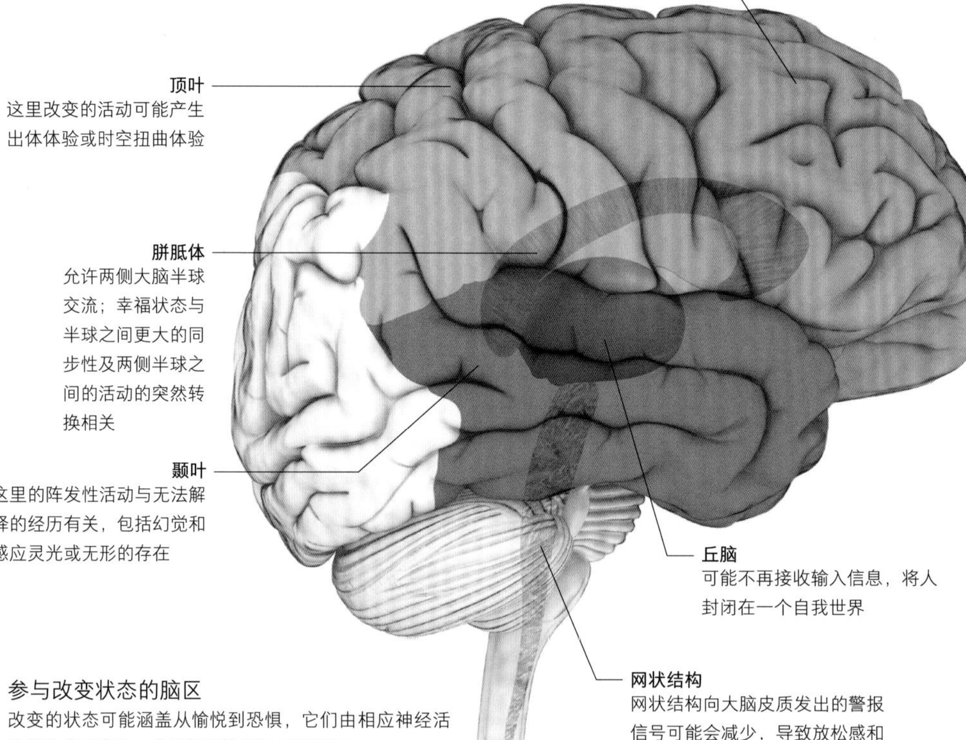

参与改变状态的脑区
改变的状态可能涵盖从愉悦到恐惧，它们由相应神经活动的改变而产生，尤其涉及这里显示的脑区。

恍惚状态
恍惚是一种由催眠、药物或仪式诱导的意识状态的改变。它可能是令人愉悦的或令人恐惧的。

分裂

分裂是指有时作为一个整体整合在一起的意识元素（当下的感觉、思想和情感）被分开单独体验或被从自觉意识中分离出来的情况。很多改变的状态都属于这一类。通常，分裂被认为是精神或行为异常，但是某些“正常”的意识状态，如做白日梦或注意力集中，也是分裂的。把这些意识状态看作是一个谱更准确，一端是高度统一或“束缚”的体验，另一端是“破碎”的意识。

催眠

催眠是一种形式的分裂，一个人的注意力范围缩小到一个单一的感受或想法上。当处于这种意识状态下时，我们一般不会分心，也不会专注于其他事。自愿接受催眠的人可能非常容易受催眠师想法的影响，所以催眠经常被用于治疗，如戒掉吸烟等不良习惯。

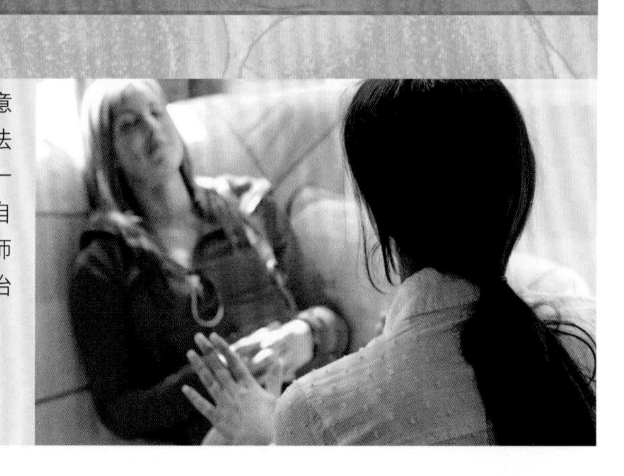

束缚的体验 —— **正常的意识** —— **破碎的意识**

合一感或“有意义”的感受

有更少自省思考的极度放松状态

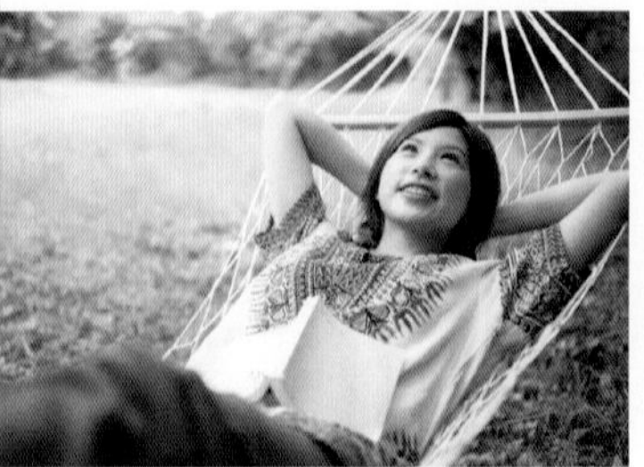

做白日梦，可以立即回到警觉状态

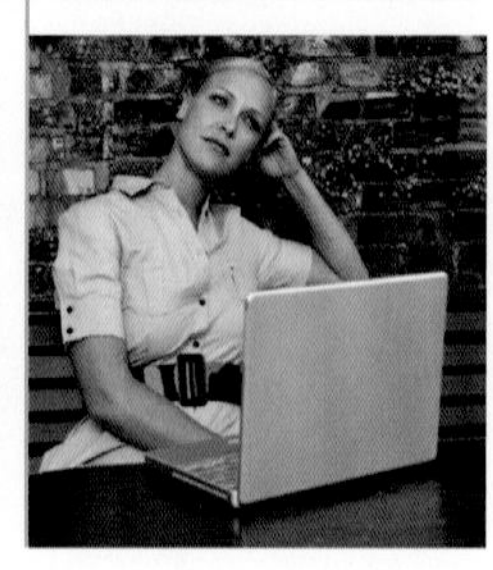

较高的警觉性与意识水平

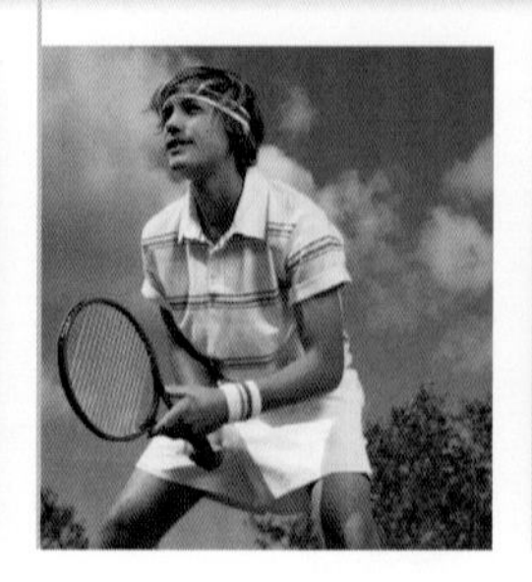

与自我分离或脱离现实的感觉

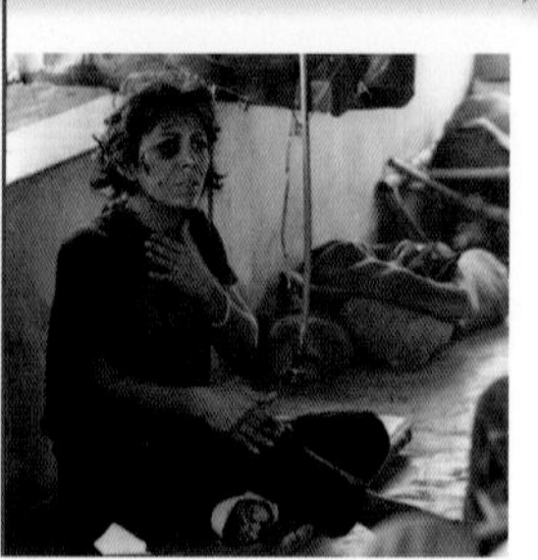

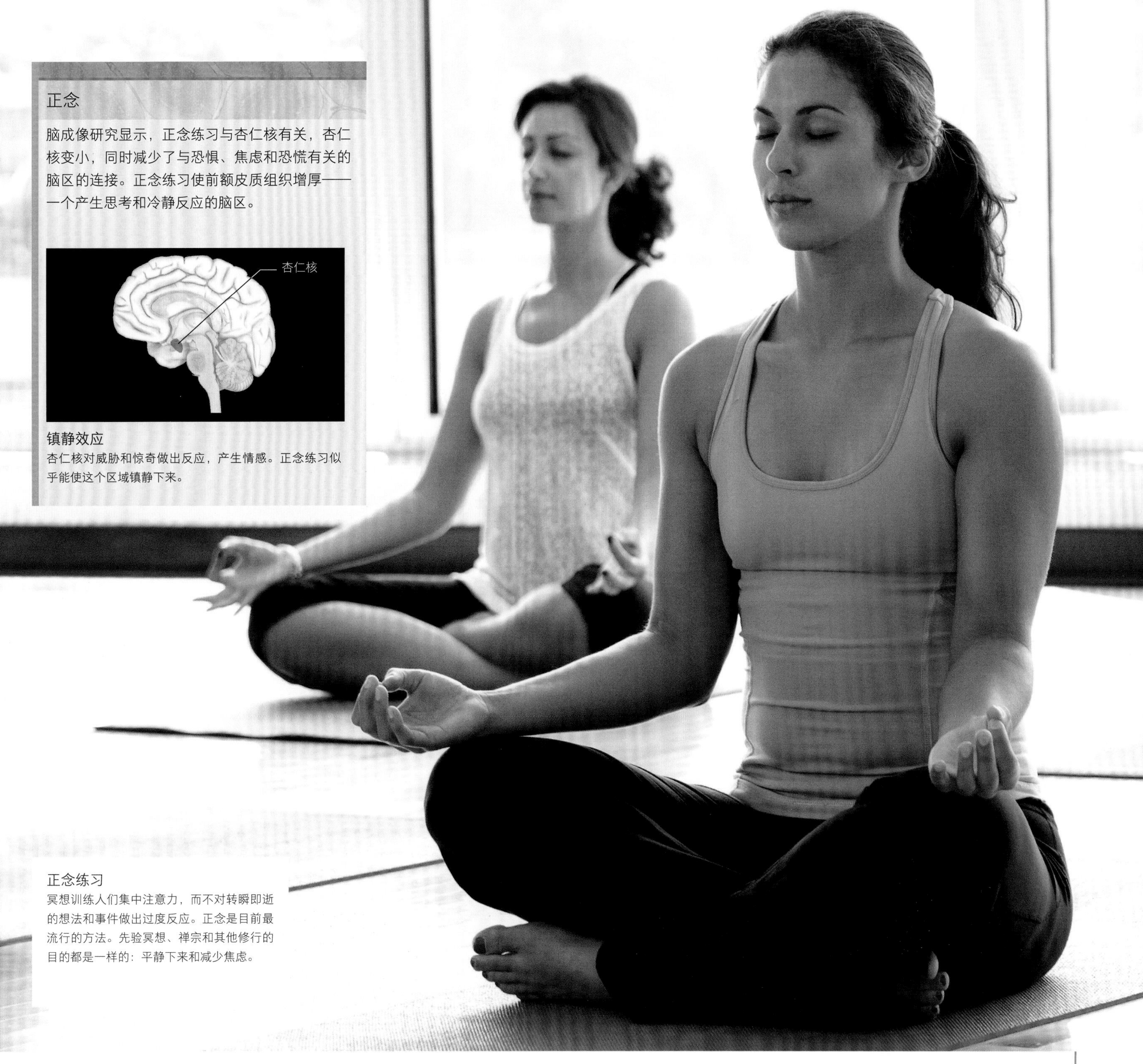

正念

脑成像研究显示，正念练习与杏仁核有关，杏仁核变小，同时减少了与恐惧、焦虑和恐慌有关的脑区的连接。正念练习使前额皮质组织增厚——一个产生思考和冷静反应的脑区。

镇静效应
杏仁核对威胁和惊奇做出反应，产生情感。正念练习似乎能使这个区域镇静下来。

正念练习
冥想训练人们集中注意力，而不对转瞬即逝的想法和事件做出过度反应。正念是目前最流行的方法。先验冥想、禅宗和其他修行的目的都是一样的：平静下来和减少焦虑。

出体体验

当身体的内部表现与真实的身体不同时，出体体验就会发生。这通常在梦里发生，但是当我们清醒时，它可能被解释为超自然体验。当我们醒来的时候，在大脑与外部世界重新正确连接之前，出体体验通常就会发生，它与颞顶连接区的活动相关联。

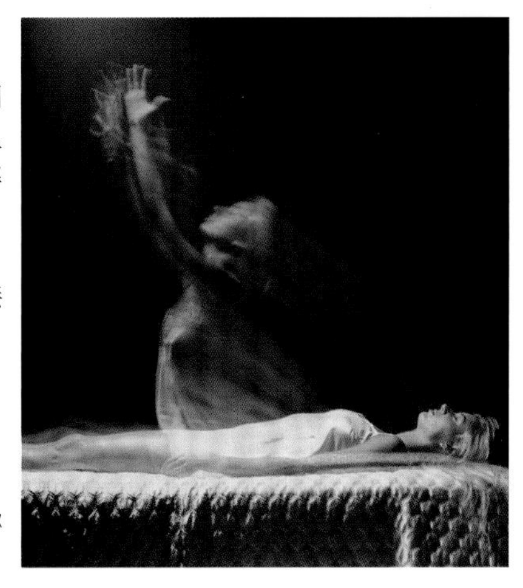

濒死体验
出体体验通常伴随着欣快感，它们是很多人称之为“濒死体验”的中心特征。

集体无意识

卡尔·荣格（1875—1961）是一位瑞士精神病学家，他提出了集体无意识的理论——作为祖先的产物，每个人都可以共享一部分无意识，这种无意识可以在某些精神状态下起作用。他认为这个理论包含“原型”（内在的、普遍的概念），如母亲、上帝、英雄等，我们可以通过神话、符号和本能的形式发现它们的影响。他认为集体无意识是一种“民间记忆”，体现在脑的结构中。

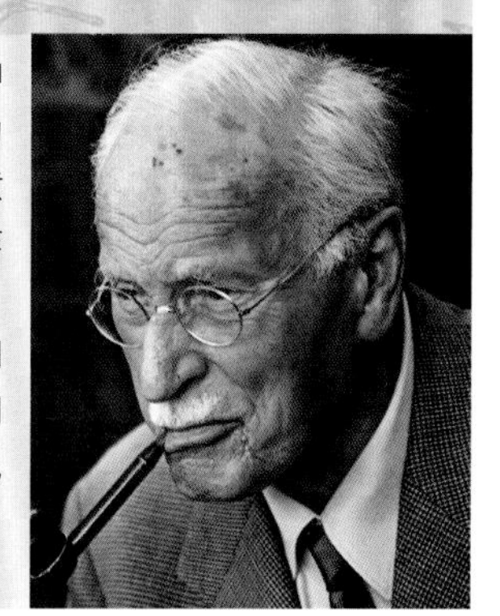

睡眠与梦

生命中大概1/3的时间是在睡眠中度过的，在此期间脑保持活跃，完成一系列重要的功能。在睡眠期间，脑产生梦，带给我们最强烈和最奇妙的体验。

睡眠的脑

没有人确切知道睡眠为什么如此重要。第一种理论认为，它允许身体“停机”来自我修复，其机制是消除碎屑，即消除在细胞激活过程中积累在脑脊液内的被分解的分子。第二种理论认为睡眠是通过让人们在每天的一段时间内保持静止以免于危险。第三种理论认为脑需要与外部世界隔绝，以便对信息进行分类、处理和记忆。当然，重要的记忆功能确实在睡眠时发生，但这是否是睡眠的主要目的还不清楚。睡眠–觉醒周期是由作用于不同的脑区诱发人睡眠或觉醒的神经递质控制的。研究还表明，当我们清醒时，一种叫作腺苷的化学物质会积聚在血液中并引起嗜睡；当我们睡觉时，这种化学物质逐渐被降解。

睡眠问题

大约1/5的人有睡眠问题。最常见的睡眠问题是失眠——无法入睡或保持睡眠状态。能与γ-氨基丁酸（GABA，脑的抑制性神经递质）受体相结合的药物被用来治疗失眠。嗜睡症是一种睡眠障碍，导致人们突然和不适当地入睡，或者在白天感到疲惫。嗜睡症患者不能体验健康人拥有的足够的恢复性深度睡眠，从而一直处于睡眠被剥夺的状态。入睡后，他们几乎立即进入快速眼动睡眠并产生生动的梦境，这可能在没有任何预兆的情况下发生。当一个阻止运动冲动的障碍被解除，但其他睡眠机制仍然存在时，梦游就会在深度睡眠中发生。梦游者会做一些复杂的事情，如开车，但是他们像机器人一样执行动作，因为他们遵循存储在无意识脑中的自动运动计划。

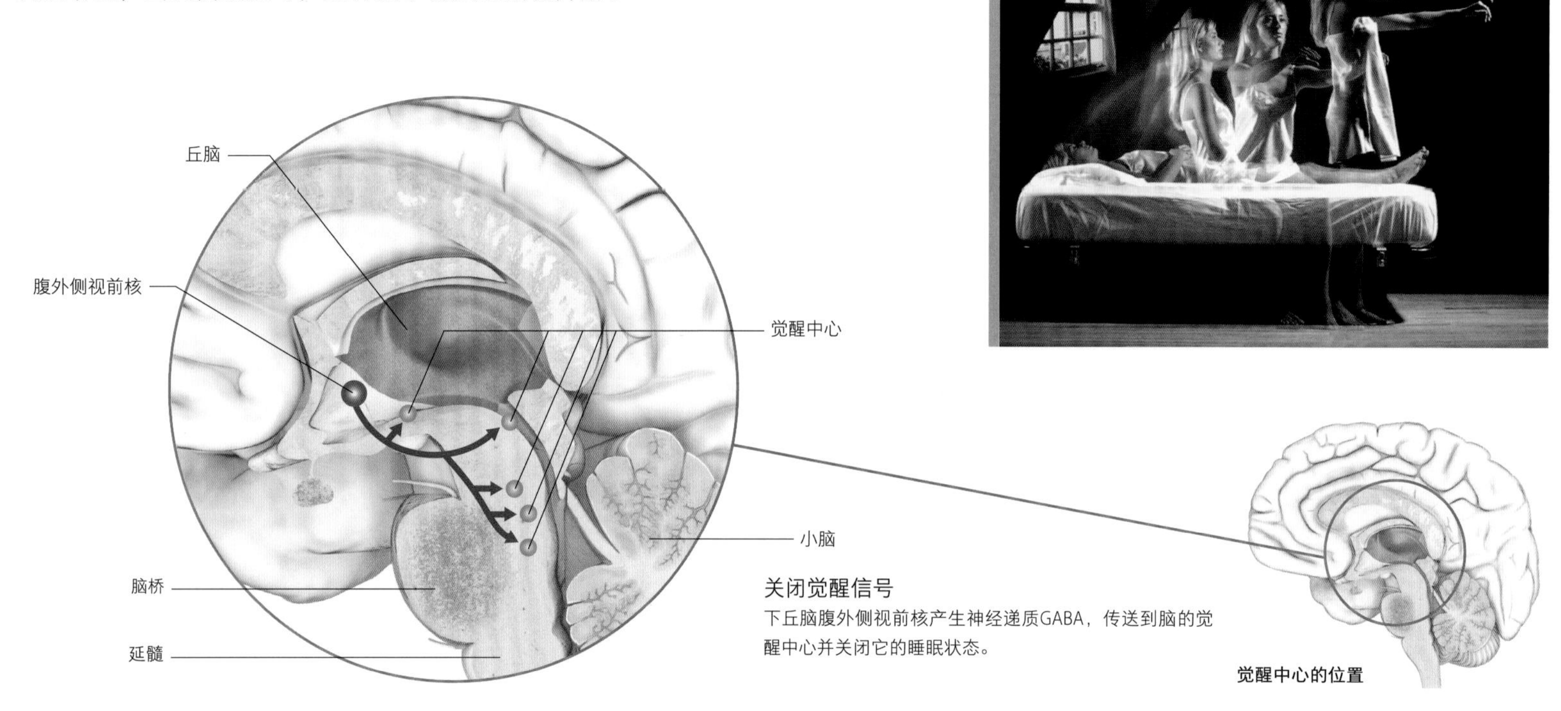

关闭觉醒信号
下丘脑腹外侧视前核产生神经递质GABA，传送到脑的觉醒中心并关闭它的睡眠状态。

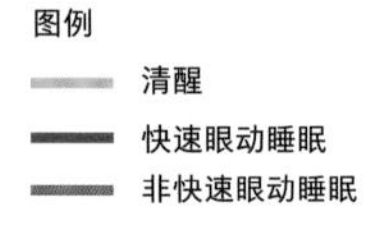

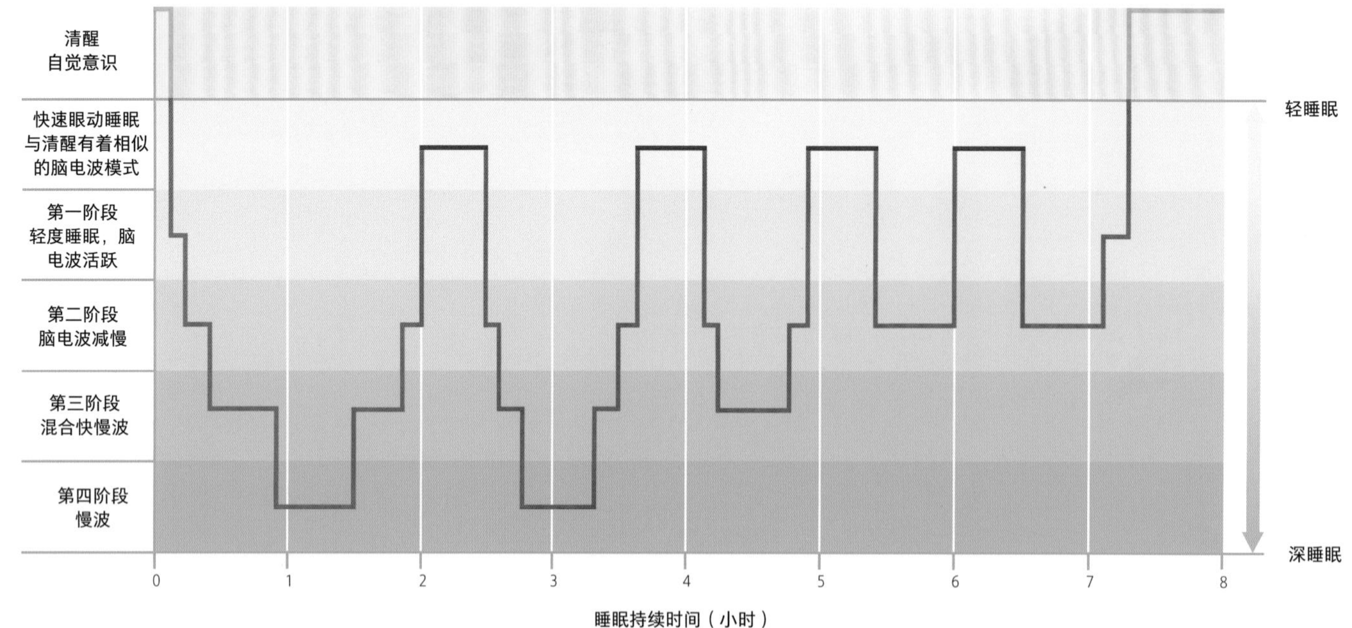

睡眠周期
虽然睡眠看起来像是一种恒定的状态，但是它实际上是周期性发生的。第一阶段是梦境般短暂的片段，第二阶段则涉及意识完全丧失和肌肉瘫痪。深度睡眠发生在第三和第四阶段，此时脑活动低。快速眼动睡眠标志着生动的梦境的产生。

睡眠的脑

有两种类型的梦。在深度睡眠时，我们会做一些模糊的、情绪激动的和荒谬的梦，这些梦往往很快就会被忘记。脑不是很活跃，但是仍在处理信息，以便将其储存在记忆中。在快速眼动睡眠中，脑变得非常活跃并产生生动的、强烈的“虚拟现实”，通常是一个故事。在快速眼动睡眠时，处理感觉的脑区非常活跃。额叶，包括对我们体验进行批判分析的部分脑区被有效地关闭，所以当疯狂事件在我们的梦境中发生时，我们只能接受它们。

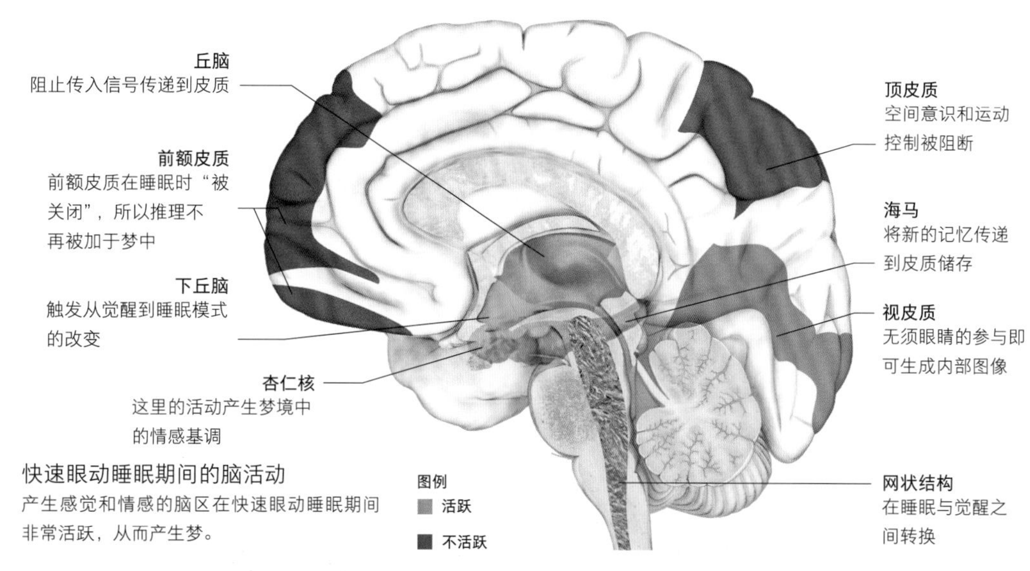

快速眼动睡眠期间的脑活动
产生感觉和情感的脑区在快速眼动睡眠期间非常活跃，从而产生梦。

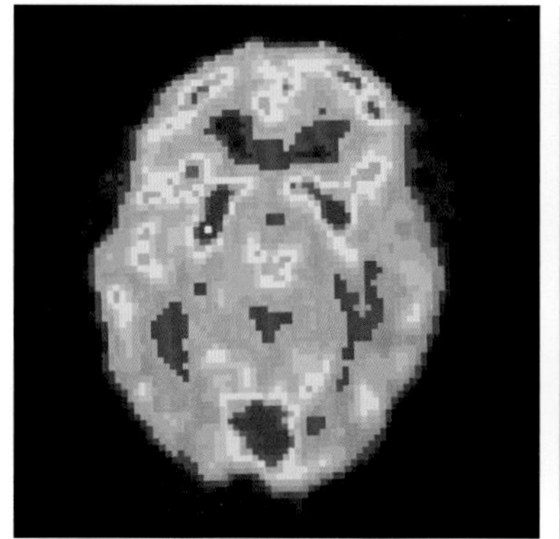

清醒
这张PET扫描图显示一个人在清醒时活跃的脑区（红色和黄色区域）。绿色和蓝色区域代表不活跃的脑区。

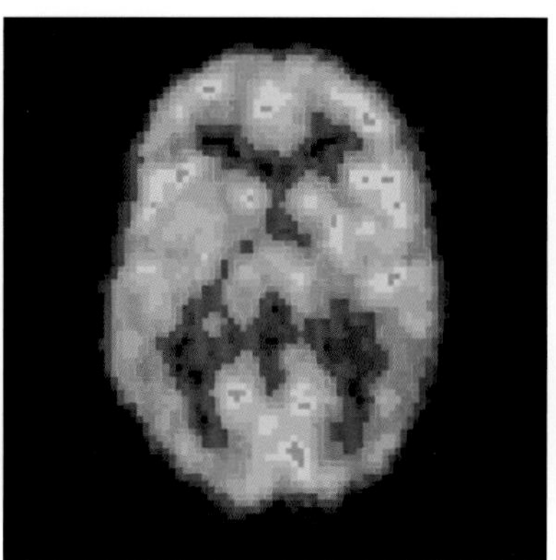

深度睡眠
这张PET扫描图显示在深度睡眠期间很多脑区的活动会减弱。紫色区域代表最不活跃的脑区。

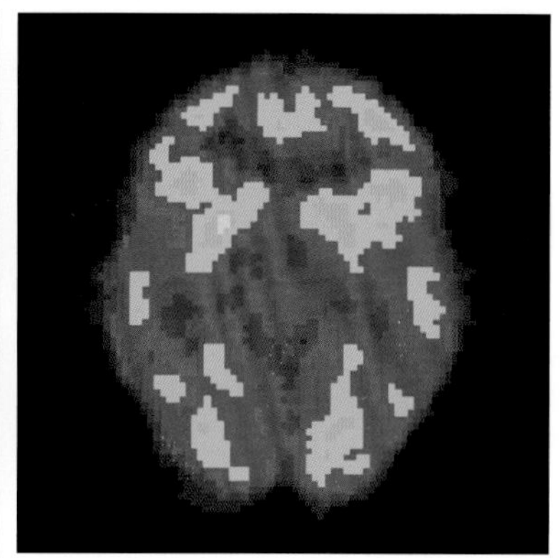

药物引起的睡眠
大多数安眠药诱发的睡眠深度比正常睡眠更深。PET扫描图上的紫色区域显示大部分脑区处于不活跃状态。

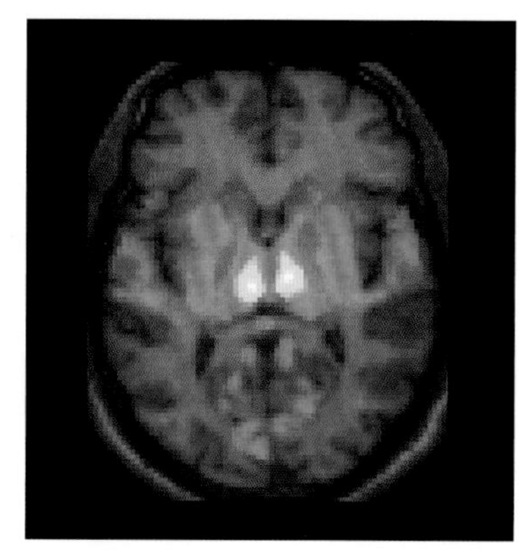

快速眼动睡眠
这张fMRI扫描图显示快速眼动睡眠期间的脑活动（黄色区域最活跃，红色区域其次），它涵盖了产生感觉的脑区。

清醒和清晰的梦

通常，从睡梦到清醒的转换过程中，脑中会同时发生几个改变。对传入刺激的阻断被移除，因此外部感觉信息重新传入脑，它会覆盖和关闭内部产生的包含梦的感觉。对运动皮质传出信号的阻断也被移除，所以重新移动身体变得可能。另外，额叶再度被激活，使我们回到正常的意识状态，从而知道我们是谁、我们在哪儿，并能区分幻想与现实。当额叶在睡眠中“醒来”时会产生清晰的梦，但是对传入和传出信号的阻断仍然持续。因为额叶是活跃的，所以做梦者能推断他们实际上是在做梦，并在经历正常意识状态下的事件。

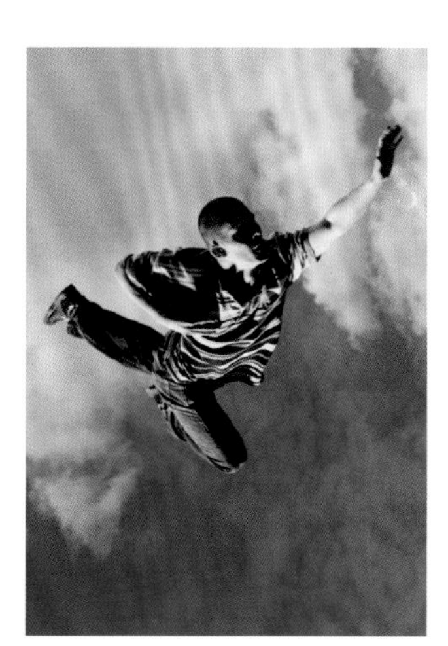

任何事情都是可能的
在清晰的梦中我们能控制行动，就像在一个清醒的白日梦中一样，但是这种体验更强烈且看起来真实。

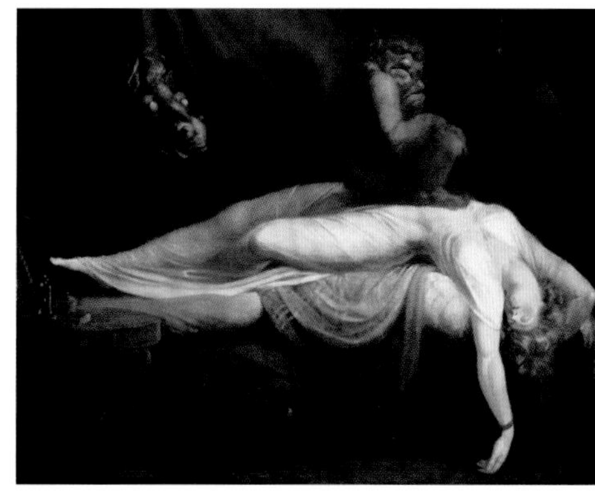

睡眠瘫痪
醒来后运动冲动阻断仍在运行的情况被称作睡眠瘫痪。这种令人恐惧的感觉就像被压垮一样，这可能是男魔和女魔神话的起源，它们被认为是蹲在睡眠者身上的邪恶灵魂。

弗洛伊德与心理分析

西格蒙德·弗洛伊德创立了精神分析研究。他把做梦称作“通往无意识的皇家途径”，因为他认为梦揭示了在清醒状态下我们抑制的情感和欲望。他声称，这些被抑制的欲望往往太令人震惊而不能被有意识地承认，而且即使在梦中它们也必须用符号来掩饰。弗洛伊德梦的分析旨在解码符号，揭示做梦人欲望的真实本质。

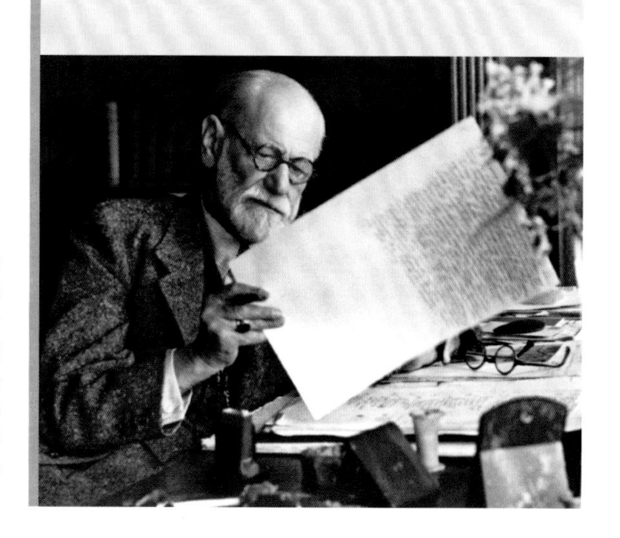

时间

时间在脑中并不是恒定的，它根据所经历的事情加快和减慢。脑有很多不同测量时间的方式。更长的持续时间，如日长，通过激素水平的上升和下降来测量，而涉及很多脑过程的毫秒间隔则由神经元的振荡来标记。

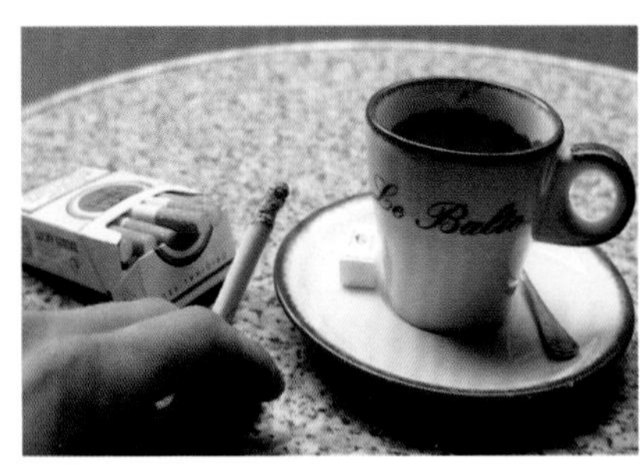

时间过得很慢

像咖啡因一样的刺激物能加速脑运作，允许它记录更多的外部事件。这产生了一种时间延长的感觉。

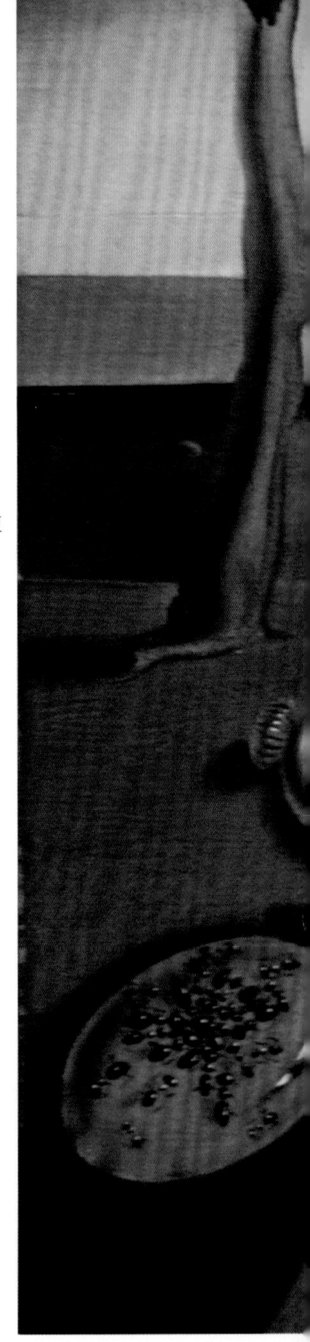

主观时间

我们所经历的时间流逝（称作主观时间）与时钟所测量的常规时间流逝（客观时间）不同，关键区别在于主观时间能根据我们的经历加快或减慢。在每时每刻的尺度上，时间流逝的速率由神经元簇的放电或振荡速率决定。它们放电越快，我们在给定时间里记录的事件则越多，给我们的印象是时间持续得越久。神经元放电是由神经递质控制的，兴奋性的神经递质使神经元放电加快，抑制性的神经递质使神经元放电减慢。年轻人有更多的兴奋性神经递质，因此能更快地应对外部事件。

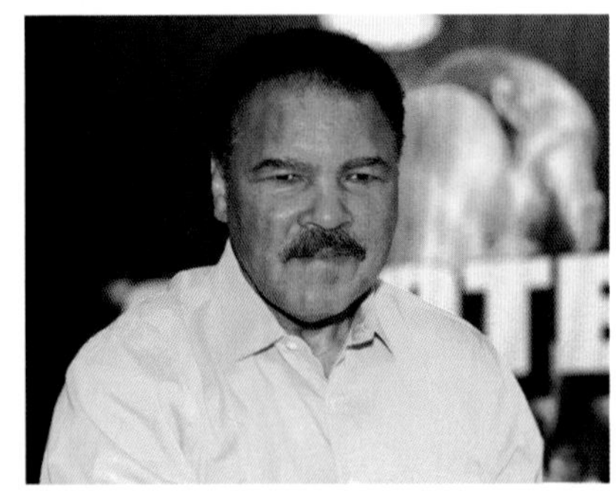

时间匆匆而过

多巴胺耗尽，像在帕金森病中一样，可能会让脑的运作速度减慢，以至于外部世界似乎都在匆匆而过。

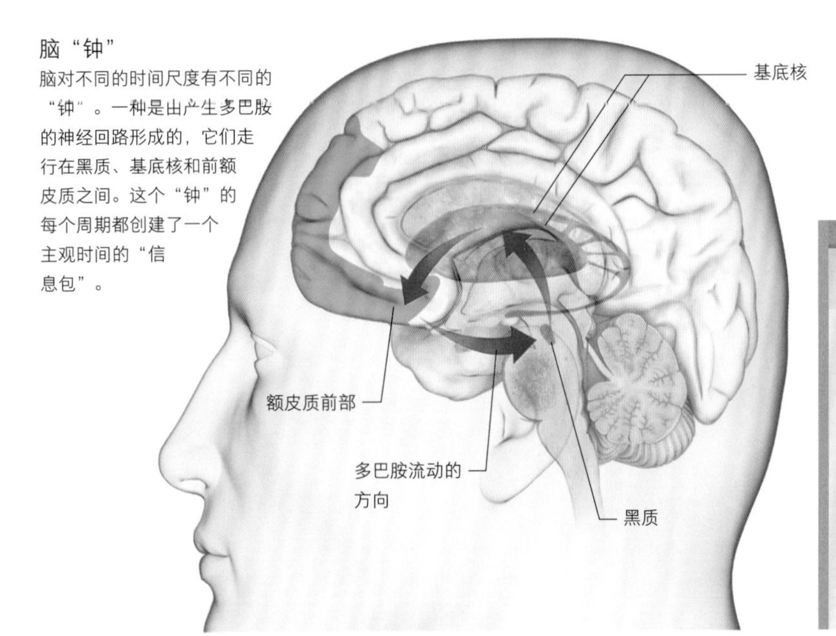

脑“钟”

脑对不同的时间尺度有不同的“钟”。一种是由产生多巴胺的神经回路形成的，它们走行在黑质、基底核和前额皮质之间。这个“钟”的每个周期都创建了一个主观时间的“信息包”。

紧张症

紧张症是最常见于某种精神分裂症患者中的一种状态。患者保持不动，并停止对外部刺激做出反应。他们可能连续几天保持沉默或身体僵硬，有时摆出在正常情况下不可能维持的奇怪姿势。这种状态似乎出现在多巴胺分泌速度减慢时，经历这种状况的人会报告说他们失去了所有的时间感。

时间“信息包”

脑把时间分成“信息包”（一个神经活动周期），其中每个“信息包”记录一个单一事件。“信息包”的大小取决于相应神经元放电速度，但无论“信息包”的大小如何，脑只能从该“信息包”中接收一个事件。如果有两个事件发生，脑会错过第二件。一些事件对我们来说总是模糊不清，如蜻蜓翅膀的扇动，因为每个“信息包”中都有几次扇动。

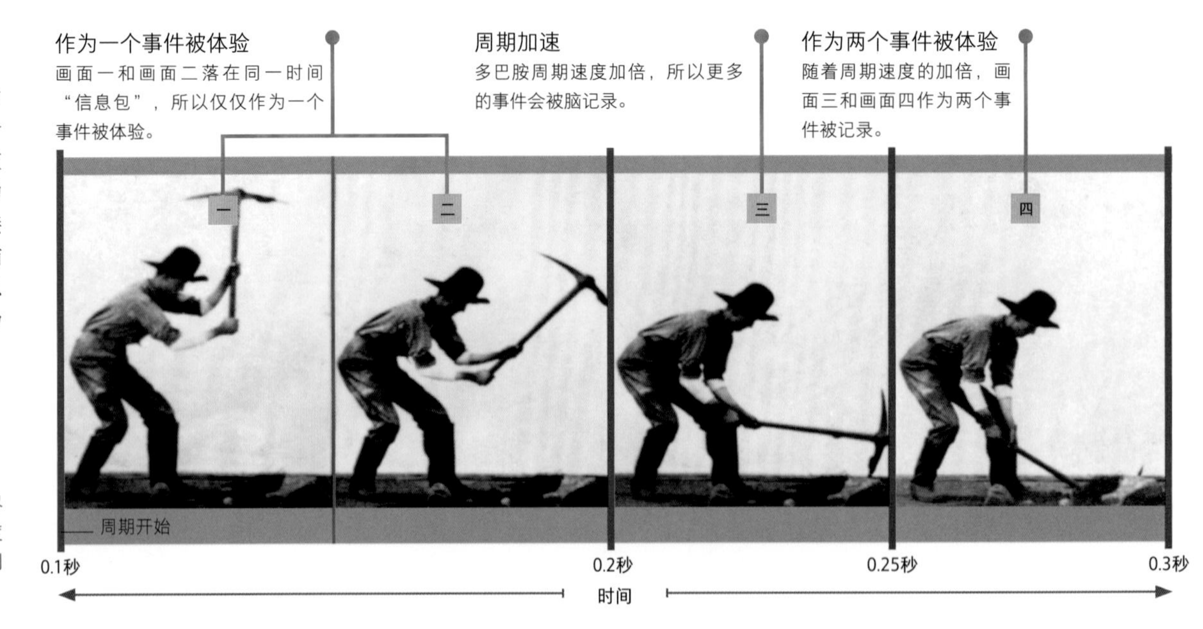

经历事件

如果“钟”神经元在0.1秒内仅仅放电一次，那么在这个时间里只有一个事件会被记录，尽管实际上会发生很多事件。如果神经钟的速度加倍，这两个事件都会被记录，因为神经钟创造了两个主观时间的“信息包”。

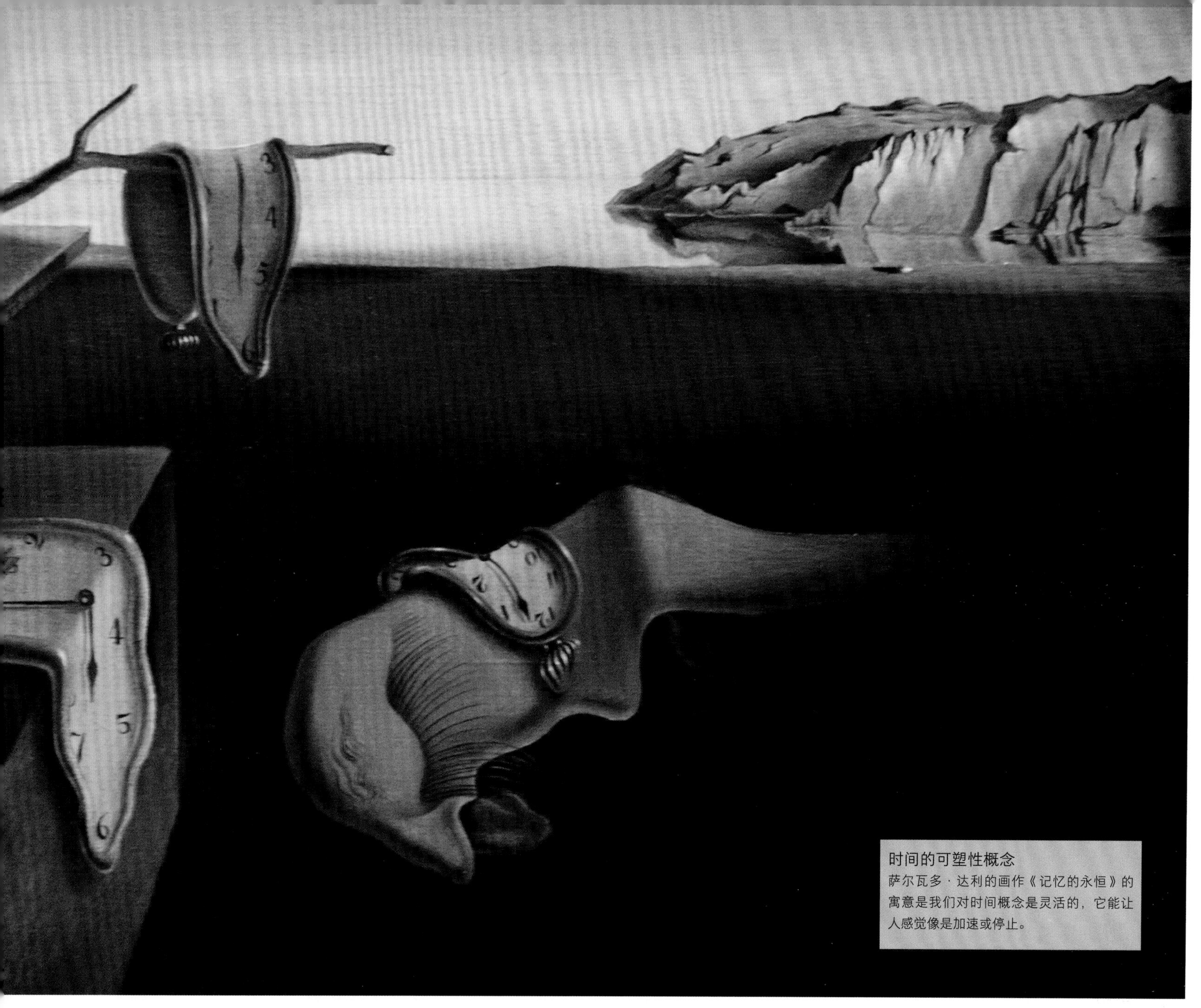

时间的可塑性概念
萨尔瓦多·达利的画作《记忆的永恒》的寓意是我们对时间概念是灵活的，它能让人感觉像是加速或停止。

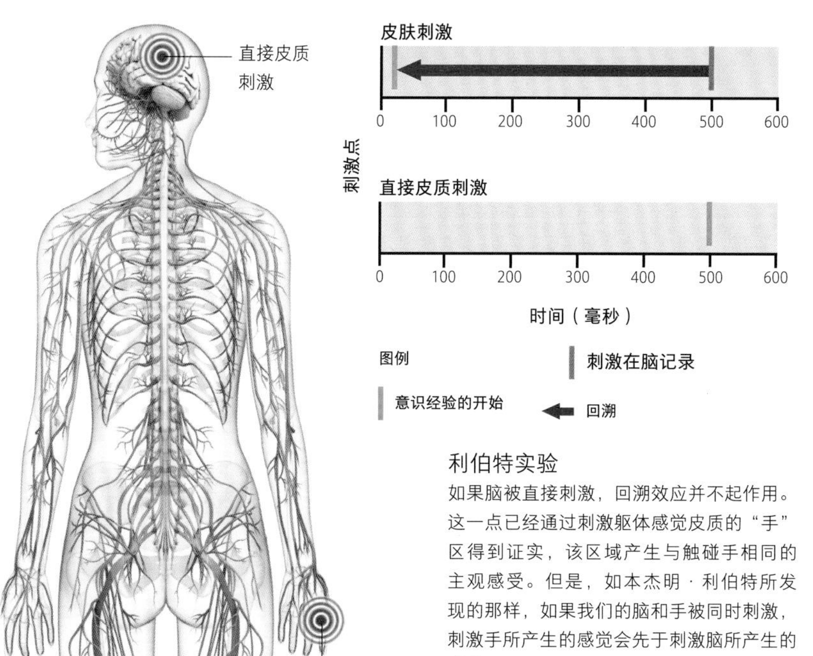

利伯特实验
如果脑被直接刺激，回溯效应并不起作用。这一点已经通过刺激躯体感觉皮质的“手”区得到证实，该区域产生与触碰手相同的主观感受。但是，如本杰明·利伯特所发现的那样，如果我们的脑和手被同时刺激，刺激手所产生的感觉会先于刺激脑所产生的感觉。

回溯时间

无意识的脑平均需要半秒将传入的感觉信息转化成有意识的感知。然而，我们并没有意识到这种时间滞后——我们以为当物体移动时我们能即刻看到它移动，当我们的脚趾被踢到时我们能即刻感受到疼痛。这种即刻的错觉是由一个内源性机制造成的，这种机制将有意识的感知回溯到刺激首先被传入脑的那一刻。从表面上看，这似乎是不可能的，因为皮质信号需要相同的“真实”时间被处理成意识，但是不知何故，我们被欺骗以为我们更早地感受到了。一种可能的解释是意识由许多平行的流组成，脑从一个流跳到另一个流，修改并重新绘制它们。

半秒迟滞
我们会在周围事件发生后差不多半秒才意识到它们，但是我们并没有注意到这个时间滞后。

自我与意识

人的脑产生一个“自我”的概念，使我们“拥有”我们的体验，并在我们的思想与动机、我们的身体和行动之间建立联系。我们的自我感也允许我们检查自己的思想，并运用我们所见来指导我们的行为。

什么是自我

我们把这个世界分成主观的和内在的及客观的和外在的。两者之间的界限像一个容器，它容纳前者而把后者放在外面。这个容器就是我们所说的“自我”。它包括我们的思想、动机和习惯，以及我们实际的身体。除了改变的状态之外（见第186页），我们所报告的所有体验都包括一个自我感，但是多数时候这种感觉是无意识的。这种“带有自我的意识”就是我们通常所说的“意识”。当自我感变得有意识时，我们称之为“自我意识”。

意识的层面

自我意识是我们体验的中心。它以各种形式在我们意识的不同层面上运作。

内省	思考自己的想法或行动，对自己的行为表现的“自我意识”
正常意识	感觉思想是自己的，行动是自我决定的结果；能报告我们的体验
知识	也许通过执行复杂的行动（如开车）对环境做出反应，但是如果被问起来的话无法回忆起做过这件事
无意识	在深度睡眠时，我们的脑不能感受到外部世界，也不会产生自我意识来体验任何事

运动皮质
与环境相互作用以不断确定身体的界限

躯体感觉皮质
来自身体的感觉反复提醒身体原型

顶皮质
这将“映射”身体及其与外界的关系

内侧前额皮质
使我们意识到我们自己的精神状态，并知道我们自己的性格

后扣带回皮质
在个人记忆检索、社会互动意识和默认网络（见第184页）中起关键作用

前扣带回皮质
监控我们自己的行动

代表自我
身体自我被编码在各种“身体地图”中，体验被绘制在上面。“精神”自我更脆弱，并与提取个人记忆的能力密切相关。

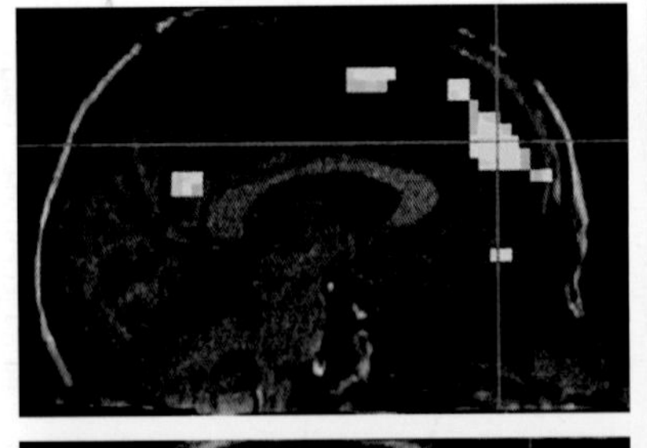
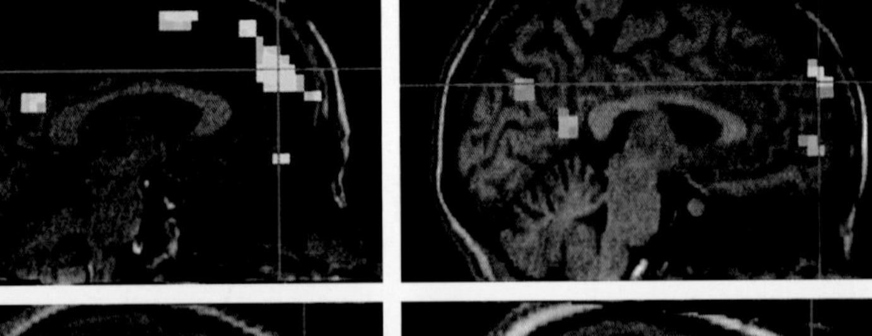
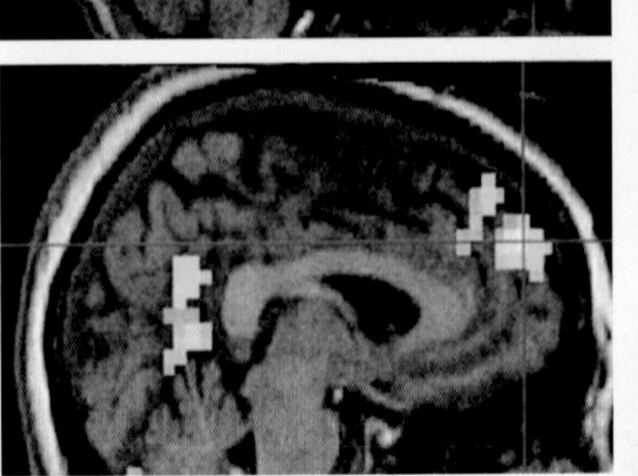
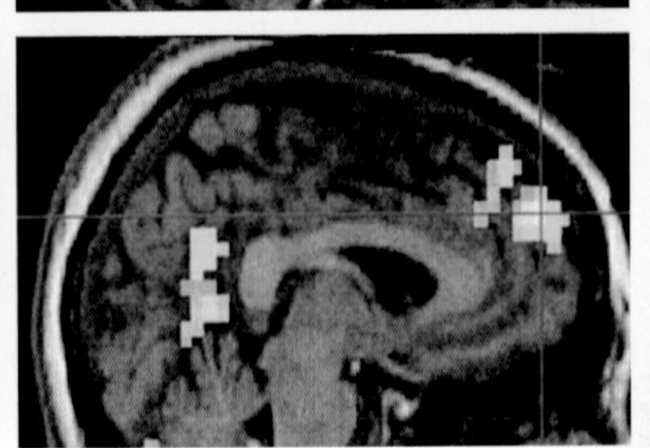

自我反思的想法
这类想法在几个脑区产生活动。上面和后面的脑区主要与“身体地图”相关，而前面的脑区与“精神”自我相关。

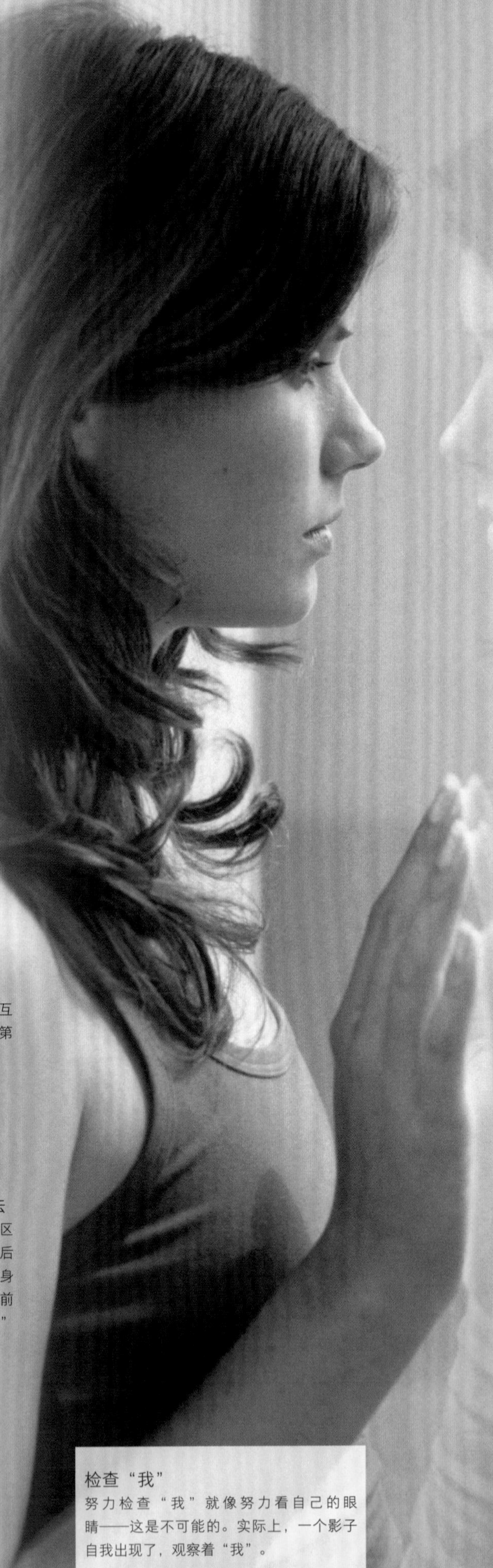

检查“我”
努力检查“我”就像努力看自己的眼睛——这是不可能的。实际上，一个影子自我出现了，观察着“我”。

主导和意图

主导感是我们控制我们行动的感觉。我们感到我们有意识的想法支配着我们的行为，但是这似乎是不正确的。本杰明·利伯特所做的一个著名实验（下文）揭示了一个人的脑在有意识地决定一个行动之前就开始无意识地计划和执行这个行动。这通常被解释为我们的主导感和做出“决定”的感觉是虚幻的。我们体验到的主导感可能是进化而来的，主要是给予我们早期警示，这不是我们自己的行动而是他人的行动。我们觉得自己是主导者，所以我们也会凭直觉去感知他人，因此认为我们知道他人的意图，并能预测他人会做什么。

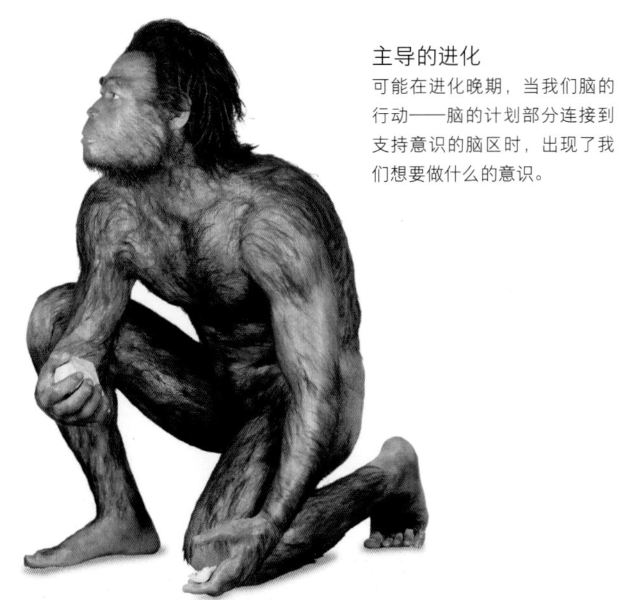

主导的进化
可能在进化晚期，当我们脑的行动——脑的计划部分连接到支持意识的脑区时，出现了我们想要做什么的意识。

自由意志实验
利伯特要求志愿者在他们想移动手指的时候做一个动作，并报告他们“决定”移动的确切时间。同时，他们的脑活动被脑电图检测，结果显示了计划运动，并将运动的信息发送给相关肌肉的无意识运动。无意识运动的时间与实际手指移动的时间也一同被记录下来。这个实验表明，脑在命令肌肉运动约0.2秒之后才出现做这个运动的有意识决定。

头皮脑电图的电压

脑无意识地向肌肉发出移动手指的信号

有意识决定按按钮

手指开始移动

- 550　- 200　0

时间（毫秒）

精神分裂与主导

精神分裂症患者可能有不正常的主导感。一些人会把自己的行为归因于他人的意图，声称自己被外部力量“控制”了；另外一些人则声称他人“引起”与自己行为无关的事件，如移动太阳。研究表明，这些不正常的主导感是无法预测行动后果的结果。

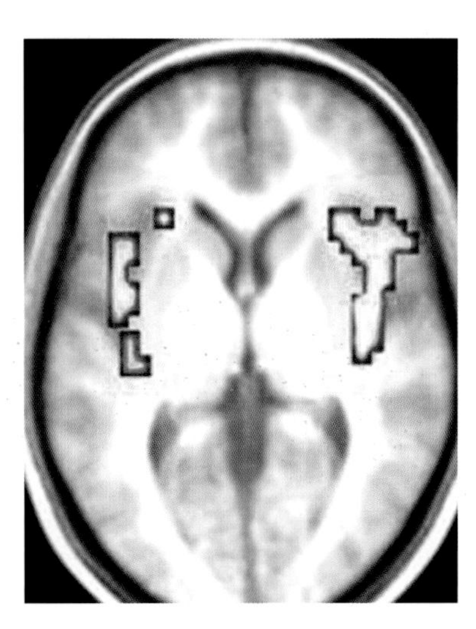

幻听
上面的fMRI扫描图显示了一个精神分裂症患者出现幻觉时的脑活动。右侧大脑半球的语言区可能产生被解释为外部声音的无声语言，从而扭曲主导感。

错位的自我

大脑持有多种“身体地图”——身体自我的内部表征。最早出现的、最基本的“地图”告诉我们，我们身体在哪儿结束，以及世界的其余部分在哪儿开始。更发达的身体“地图集”使我们能够了解我们在世界上的空间位置。通常，内部地图与身体本身密切匹配，但是有可能发生错配。例如，如果一个人失去一个肢体，他可能长出幻肢——拥有一种实际上并不存在的肢体的感受（见第104页）。人们也能被欺骗以为“拥有”实际上不属于他们的肢体甚至身体。

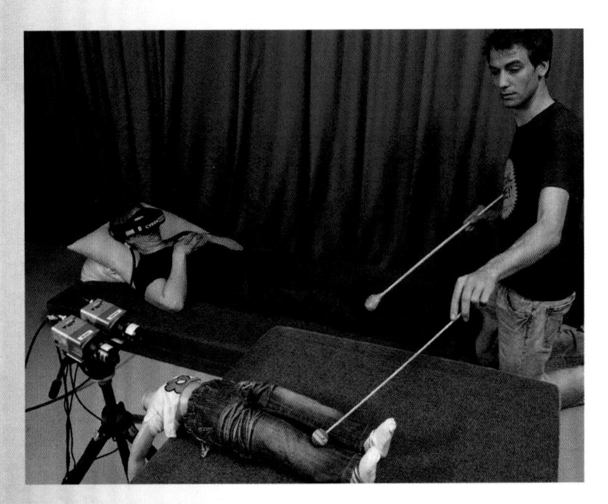

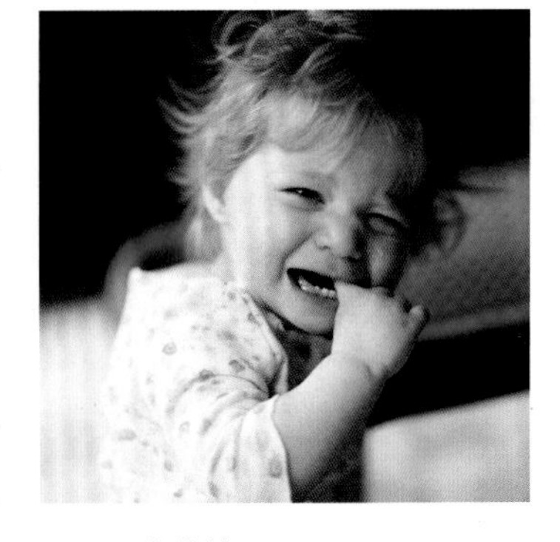

婴儿“身体地图”
直到婴儿的“身体地图”开始从外部世界获取信息之前，婴儿可能不能区分他们的身体和外物。

虚拟身体
人们可能会被愚弄“失去”他们的真实身体，并接纳另外一个身体。在一个实验中，受试者戴上虚拟现实头盔，将他们的腿部视图替换为相邻的玩具娃娃大小的人体模型。当模型被触碰时，受试者报告感到模型的肢体是他们的。他们还感觉到，相对于周围的环境，自己似乎缩小了。

失去自我

正常的意识活动包括在头脑中保持“自我”，至少是无意识的。这意味着我们从我们自己的、具体化的角度看这个世界，以我们自己为背景来丰富我们的感知和行为。但有时候，自我会暂时消失，如当我们进入“心流”或“失控”等精神状态时。这些状态既可以是快乐的，也可能是危险的经历。

心流	在这种愉悦状态下，我们变得如此专注于自己以外的事物，以至于自我意识消失了，随之而来的是自我抑制和干扰脑所做的任何其他事的倾向。这让我们更强烈地感受事物，并帮助我们表现得更好
失控	不能控制自己的情感是另一个失控的例子，但是与心流不同，这可能会产生不利的后果。脑成像研究显示，当脑前额区无法对前扣带回皮质（ACC）发送的警报做出充分反应时，人们就会“失去理智”。ACC监控个体的行为。在受到刺激的情况下，ACC记录到情感脑倾向于产生冲动行为，这通常会触发前额皮质的活动，以抑制这个反应。然而，当一个人异常紧张或疲惫时，前额皮质可能不会做出反应，所以情感会表现出来。在这种状态下的人经常报告说他们有被“接管”的感觉，就像他们被强行控制了

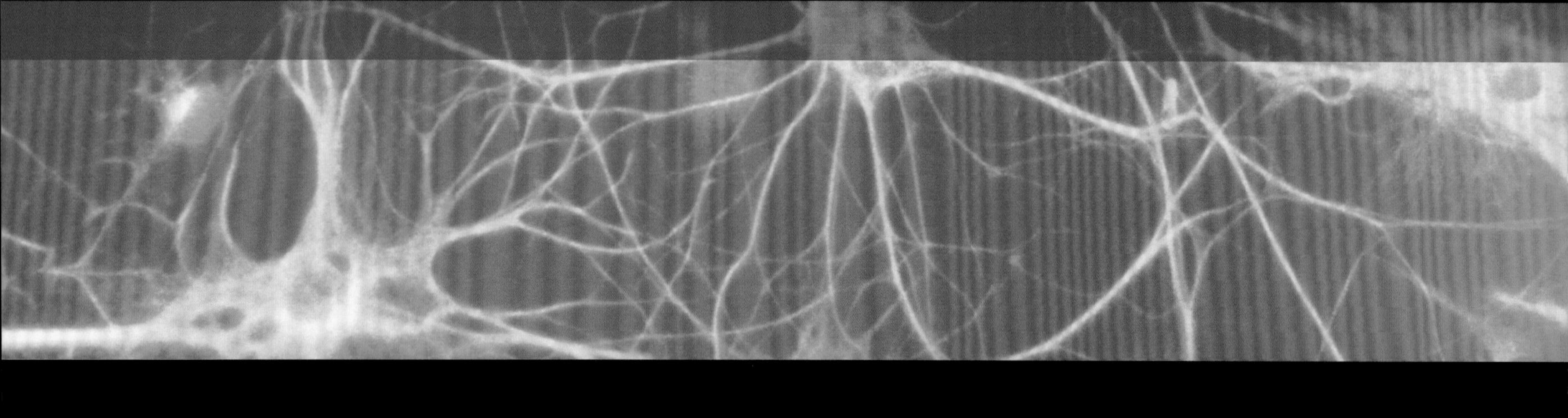

没有两个脑是完全一样的。尽管它们是按照同样的基因蓝图打造的，每一个脑都是由编码在一套独特基因里的指令产生的，这些基因与周围环境有复杂的相互作用。我们经常认为我们的个体化是通过我们的人格来表达的，但是最近的研究显示，人格是个可变现象。我们有很多微妙差异的人格，会在不同的情况下表现出来。

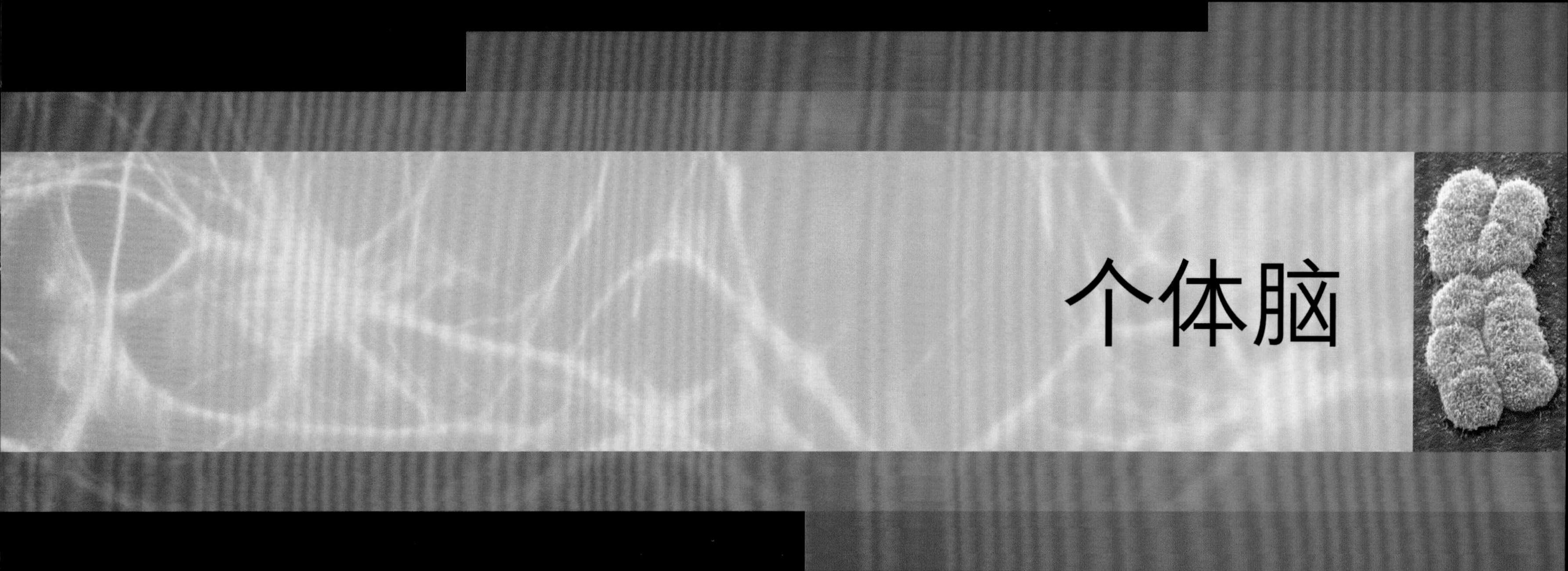

个体脑

先天与后天

先天与后天是塑造脑功能方式的两个因素。先天指个体的基因型，即继承父母的特定基因组。后天指的是个体在其一生中接触到的所有环境因素，脑会被后天所改变。

基因与环境

基因是与一个或多个身体特征（如眼睛的颜色）相关联的遗传信息的单位。全部基因共有约20 000个，存在于细胞核中，被称作基因组。基因排列在染色体上，健康人有22对常染色体，一对性染色体。基因是由DNA构成的，一些基因通过产生蛋白质而实现它们的效应。然而，99%的DNA是不编码的，其中一些DNA调节基因表达，而其他一些则没有已知的功能，有时被称作“垃圾”DNA。基因就像调光开关，它们的活动（表达）能被打开、关闭、上调或下调。在脑中，基因表达影响神经递质的水平，神经递质继而影响诸如人格、记忆和智力等复杂动能。然而，神经递质也影响基因表达。环境改变会影响基因表达的模式，因此脑功能还取决于饮食、地理环境、社交网络，甚至压力水平等因素。化学标签会贴在DNA上，并改变基因表达——这个过程被称为表观遗传变化。

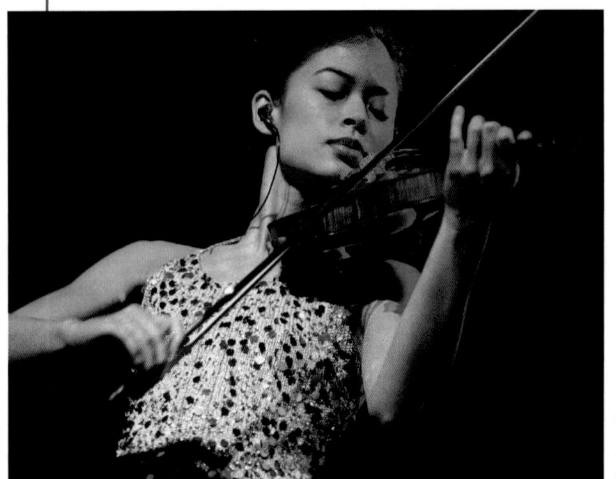

“音乐脑”
拥有一个“音乐脑”可能是在一个重视音乐的家庭长大和（或）遗传影响的结果。

DNA分子

除了红细胞之外，人体所有细胞的细胞核里都有DNA分子，它的形状像扭曲的梯子，即著名的双螺旋结构。螺旋的两条链被称作碱基的化学物质聚合在一起，碱基成对排列。总共有4种碱基，分别以字母A、C、G和T代表，而且它们总是以同样的组合配对（A与T配对，C与G配对）。碱基对的序列会被细胞读取，以作为制造蛋白质的指令。

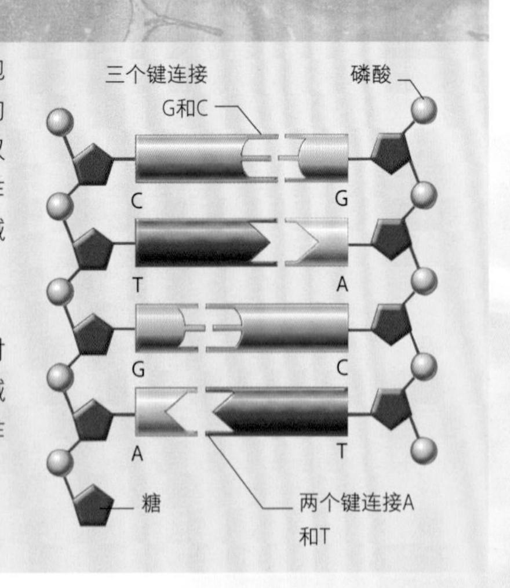

为速度而生
与身体表现的许多方面一样，短跑也受基因的影响。例如，胰岛素样生长因子（insulin-like growth factor, IGF）的基因会影响运动员的肌肉质量。虽然大多数成功的短跑运动员都有遗传优势，但仅有正确的基因是不够的。如果想要成为冠军，运动员必须努力训练，并且有获胜的欲望。

遗传学与脑

基因制造蛋白质，蛋白质在人体内有许多重要的作用。一些蛋白质形成毛发等结构，而其他的蛋白质，如酶，起调节作用。例如，基因组内的几个基因能编码合成5-羟色胺的蛋白质分子，5-羟色胺是与情绪有关的一种神经递质。这个基因的每一种变体会制造稍有不同的蛋白质分子，蛋白质分子的工作效率可能更高，也可能更低。因此，基因变异可能导致一个人有更高水平的5-羟色胺，而另一个人则更低。更低水平的5-羟色胺可能意味着一个人有抑郁的倾向或过度饮食的倾向。其他神经递质也是如此，如多巴胺，多巴胺的缺乏与冒险行为的增加有关。因此，基因型能影响脑的结构与功能，继而影响行为。基因改变行为的另一种方式是表观遗传变化。当基因激活的模式（而不是基因本身）被基因附近DNA的分子变化所改变时，表观遗传变化就会发生。这种改变可能在几代之间代代相传。创伤引起脑细胞的表观遗传变化，可能是由于应激激素水平的增加。研究发现，因童年有受虐待经历而自杀的人有更多的表观遗传变化影响在脑内作用的基因。他们的后代也表现出这种变化，而且比其他人更有可能自杀。研究人员正在寻找一种逆转表观遗传变化的方法。

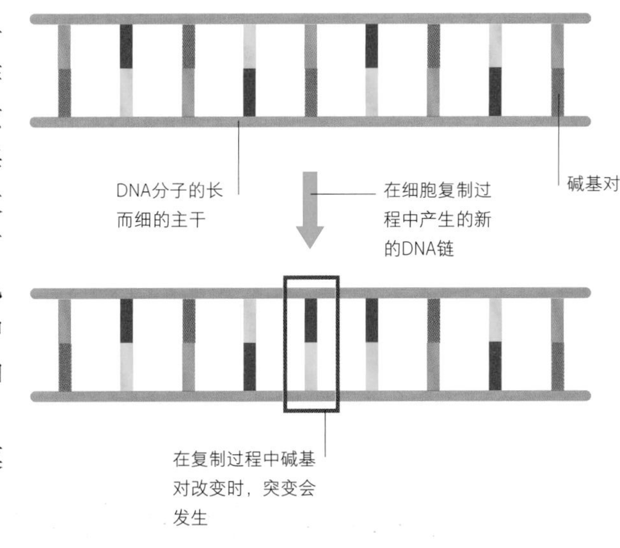

变异
基因是一系列的碱基对，连接在一起的分子形成了DNA分子中的阶梯（见下图）。鸟嘌呤（G）、胞嘧啶（C）、腺嘌呤（A）和胸腺嘧啶（T）的分子以G-C和A-T碱基对的形式结合。特定基因的碱基对序列在所有人中都很相似，但是这些序列内的变异使我们成为独一无二的个体。这些可能是在细胞复制过程中发生错误或突变的结果。

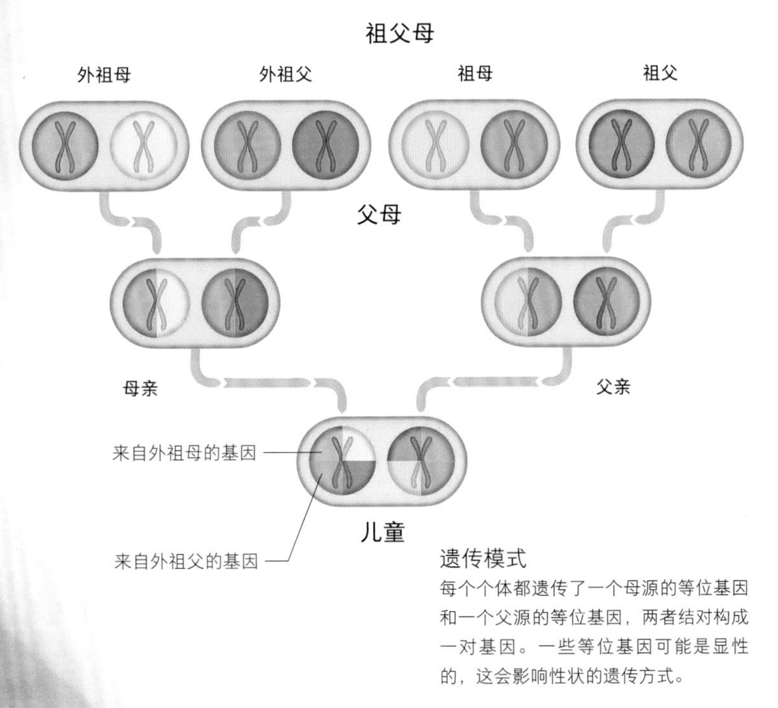

遗传模式
每个个体都遗传了一个母源的等位基因和一个父源的等位基因，两者结对构成一对基因。一些等位基因可能是显性的，这会影响性状的遗传方式。

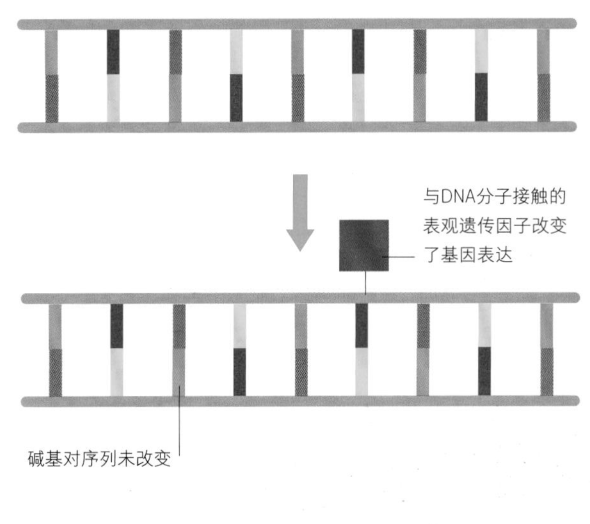

表观遗传变化
表观遗传变化改变了基因的工作方式，而实际上并没有改变碱基对。来自基因之外的分子称作表观遗传因子，其附着在DNA上并使一个或多个基因难以正常方式在体内发挥作用。表观遗传因子可以在几代之间遗传，但是与突变不同，它们最终会消失。

可塑的脑

脑曾经被认为从出生后就是一成不变的，它有一定数量的脑细胞和固定的神经回路。唯一被认为发生改变的是脑细胞丢失和脑容量减少。但是研究人员已经发现经验和学习可以重塑脑回路。这种神经可塑性的例子包括长时程增强，即记忆和学习产生新的回路（见第158页）；脑卒中或药物成瘾后的脑重塑以增强通路或制造新的回路；新的脑细胞的形成（神经发生）。脑似乎拥有一定的自我修复能力，并在一生中继续生长发育。

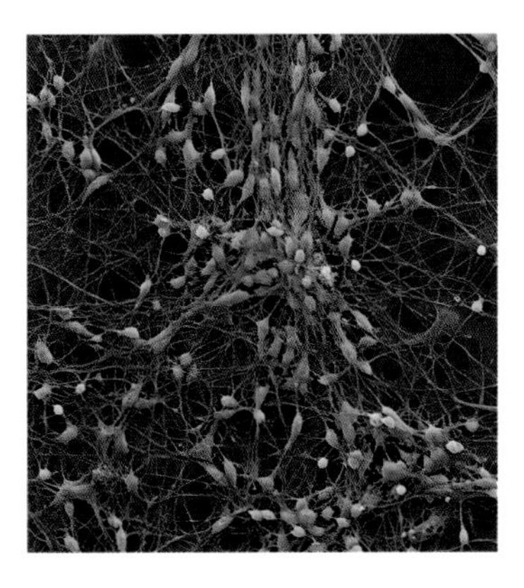

神经元的诞生
左侧这张彩色电子显微照片显示的是神经祖细胞。这些细胞位于干细胞与完全分化的细胞之间。它们能发育成神经元或其他神经元。

脑的影响因素

每个人的脑都不同，一些研究表明，性别和性取向反映了脑结构和功能的差异。“左撇子”和“右撇子”的脑结构不同，甚至社会与文化也会影响脑执行某些任务的方式。

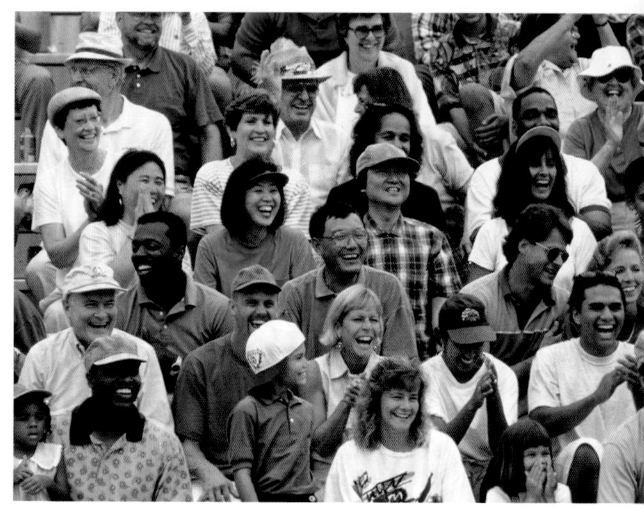

人群中的一员

就像这群人中每个人的面孔都是独一无二的，他们的脑也是如此。出生时的遗传差异只是脑差异的一个因素，生活中的文化和环境不同也会对其产生深远的影响。

男性与女性的脑

关于脑性别间差异的研究是有争议的。一些人认为这种差异是由文化而不是身体决定的。然而，很多研究已经发现在女性与男性脑之间存在结构差异。女性胼胝体和前连合（连接两侧半球）更大。这也许是女性更具情感意识的原因，其负责产生情感的右半球与负责分析的左半球之间的连接更密切。这种结构可能使情感更容易建立在思想和言语中。影像学研究可能反映了两性间的刻板差异，表现为不同性别的脑区连接差异——尽管这可能受文化影响。

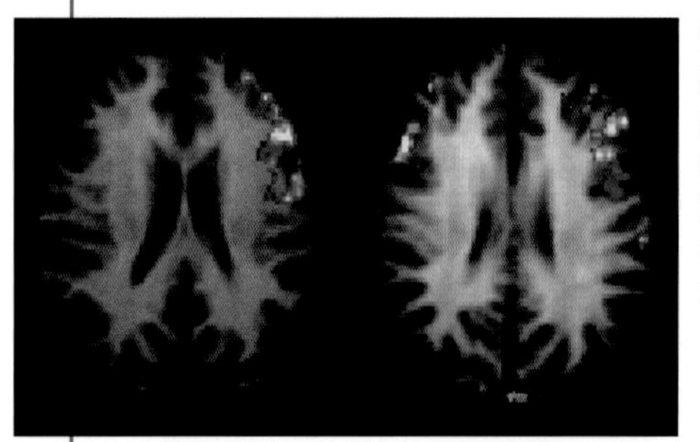

回应语言

左边fMRI扫描显示，当女性对语言做出反应时其两侧半球都有活动。然而，在男性中这种活动仅局限于左侧大脑半球。

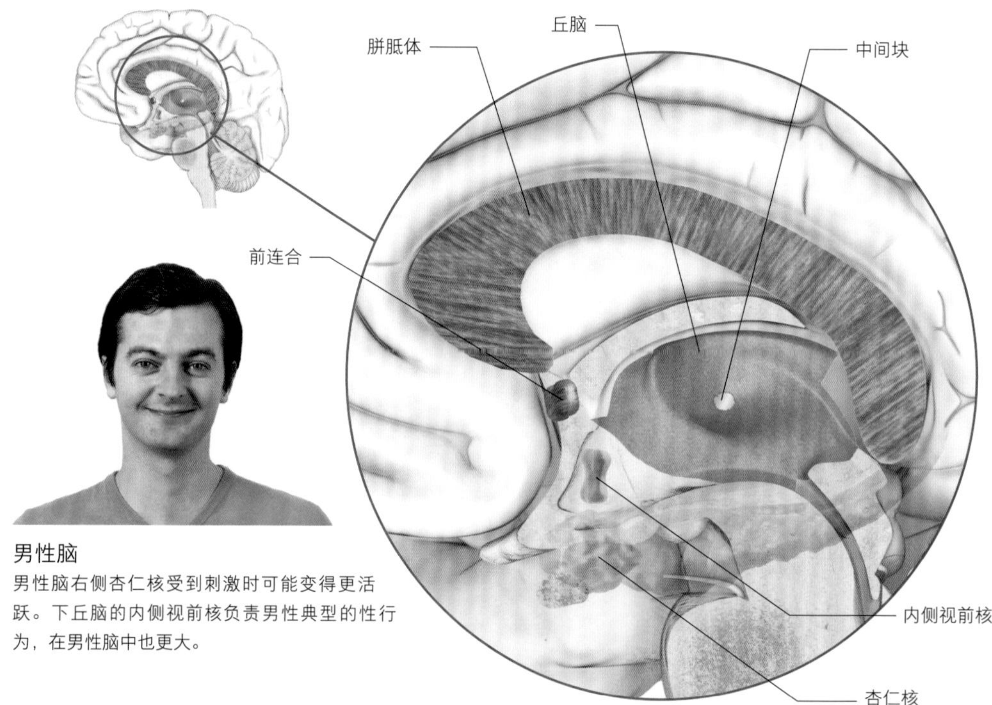

男性脑

男性脑右侧杏仁核受到刺激时可能变得更活跃。下丘脑的内侧视前核负责男性典型的性行为，在男性脑中也更大。

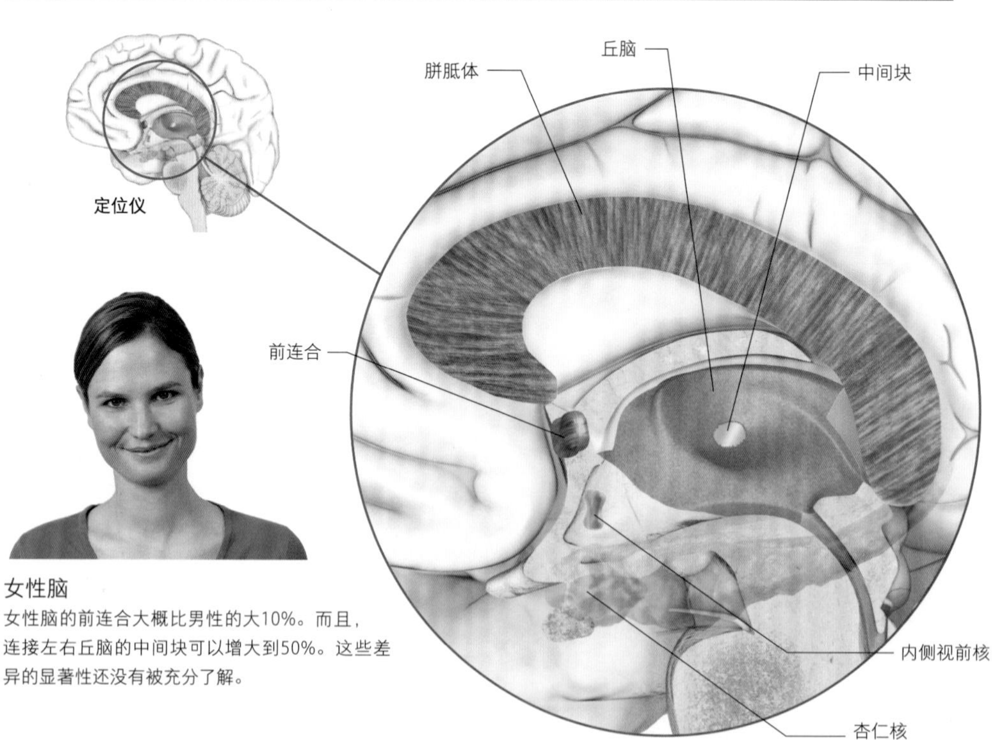

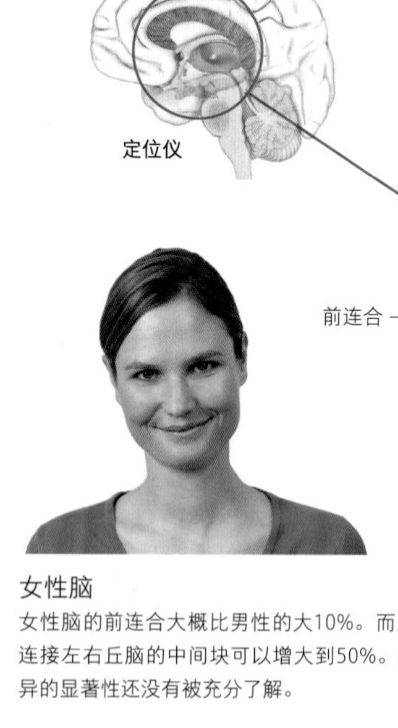

女性脑

女性脑的前连合大概比男性的大10%。而且，连接左右丘脑的中间块可以增大到50%。这些差异的显著性还没有被充分了解。

同性恋的脑

脑成像研究表明，在同性恋者中，参与情绪、情感、焦虑和攻击行为的重要脑结构往往与异性恋者的脑结构相似。异性恋男性的脑往往是不对称的（右半球相对稍大），这也是同性恋女性的共同特征。异性恋女性和同性恋男性的脑连接模式相似，尤其是与焦虑有关的脑区。

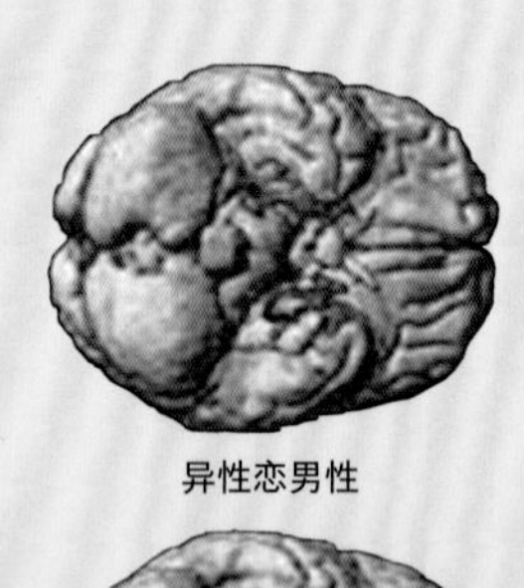

左手还是右手

大约88%的人是“右撇子”，他们习惯用右手而不是左手执行需要精细运动技能的任务，如签名。考古学的证据，如工具，证明了这种情况几百万年来一直如此。与“右撇子”一样，大约70%的“左撇子”的语言区位于左侧大脑半球，但是30%的“左撇子”语言区分布在两侧大脑半球之间。这种不寻常的分布可能帮助那些拥有这种能力的人比其他人更容易整合想法，但是几乎没有证据支持这一点。

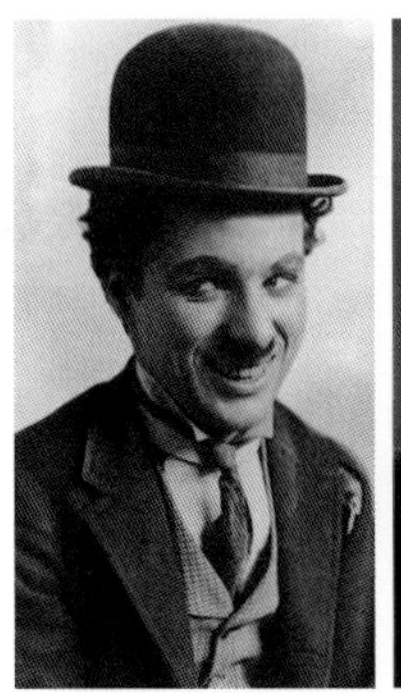

查理·卓别林

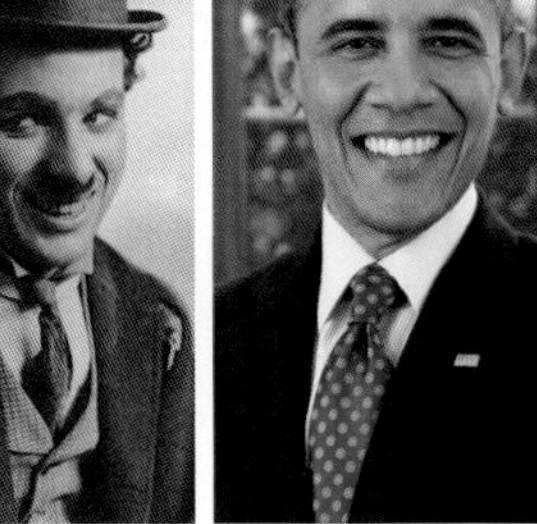

巴拉克·奥巴马

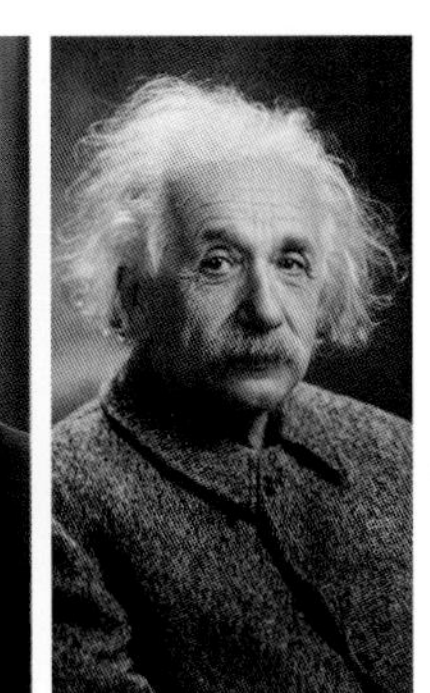

阿尔伯特·爱因斯坦

“左撇子”名人

很多有才华的和杰出的人士是或曾经是“左撇子”，这导致了一种普遍的观念，即“左撇子”特别有天赋。然而，统计分析表明，“左撇子”和“右撇子”在智商或其他认知技能上几乎没有或很少有一致的差异。

家庭效应

应激反应方式在一定程度上取决于早期的经历。在一项研究中，fMRI扫描了睡眠中婴儿的脑，结果显示愤怒的声音刺激了对情感做出反应的两个区域的活动。来自父母频繁争吵家庭的婴儿比那些来自平静家庭的婴儿脑中表现出更大的活动。研究表明，一个人对愤怒声音反应的能力在幼儿时便开始形成。

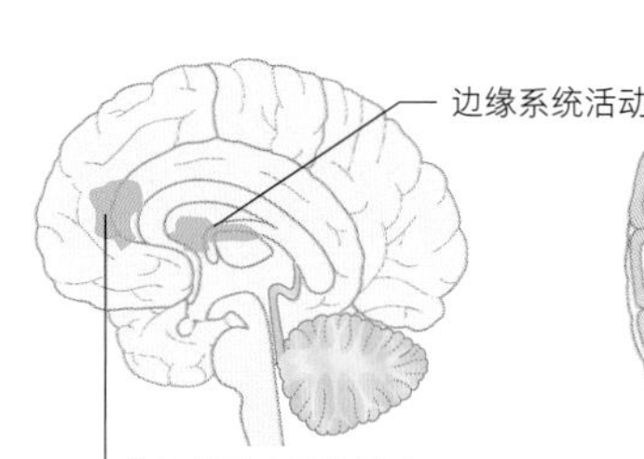

应激婴儿

在一项研究中，用愤怒的声音给睡眠中的婴儿朗读，同时对婴儿的脑进行成像，结果显示婴儿脑内调节情感和应激的区域出现活动。

双胞胎

对出生时即被分开并在不同家庭中长大的同卵双胞胎的研究表明，即使成年以后，他们在兴趣、性格和外表上都非常相似。这表明了基因如何在人的一生中发挥它们的效应，而且经常超越环境的影响。双胞胎胎儿（包括异卵双胞胎）有效地竞争各种激素，而胎儿在子宫中的位置会影响他们接收的激素。例如，在男性双胞胎中，一个胎儿可能会部分阻断另一个胎儿的睾酮摄取，从而减少后者脑雄性化的程度。男女双胞胎中的女孩可能会获得高于正常水平的睾酮，因为如果母亲怀有男孩，那么她释放的激素会增高。研究显示，男女双胞胎中的女孩比那些女性双胞胎中的女孩更有可能表现出“假小子”的行为。

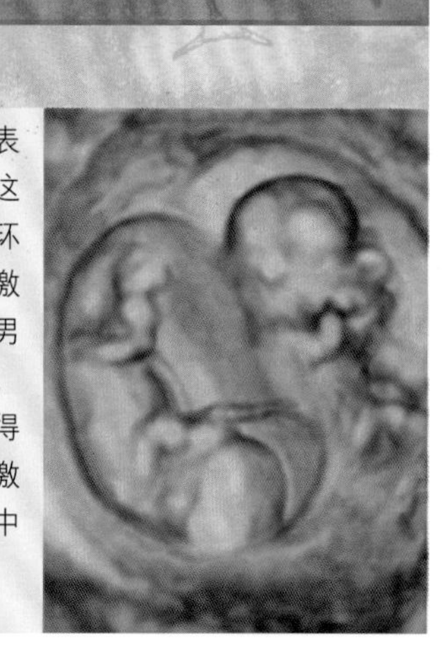

文化影响

研究表明，文化影响脑的工作方式。他们对在美国长大的人和在东亚长大的人进行了 fMRI 扫描测试，在测试中参与者做一个正方形内包含线条的拼图游戏（下图）。一般认为美国文化注重个人，而东亚文化更注重家庭和社区。美国参与者在相对任务时脑工作更费力，而东亚参与者在绝对任务时脑工作更费力。当参与者完成符合其文化认知的任务时，他们的脑活动减少。参与者还被问及他们对自己文化的认同程度，那些认同感最强的人在做与他们的文化认知“相反”的任务时，他们的脑工作最费力。

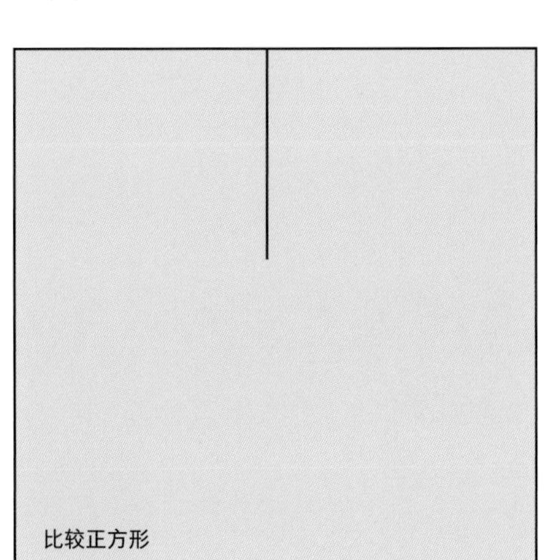

感知测试

如果与中间正方形内的线条长度相比，人们可能认为比较正方形内线条的长度会有不同。脑是否可以轻松判断线条的长度取决于测试的内容和文化背景。

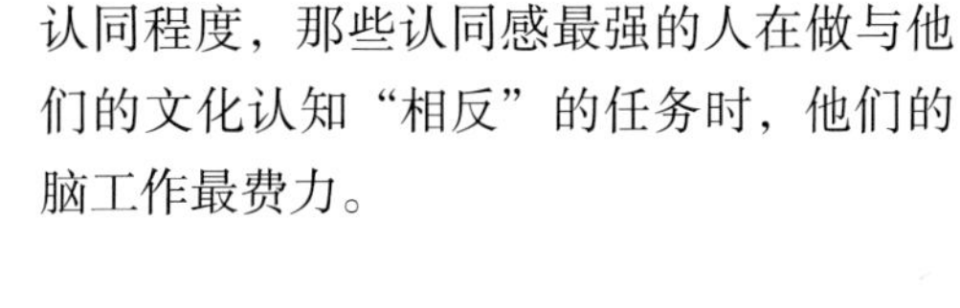

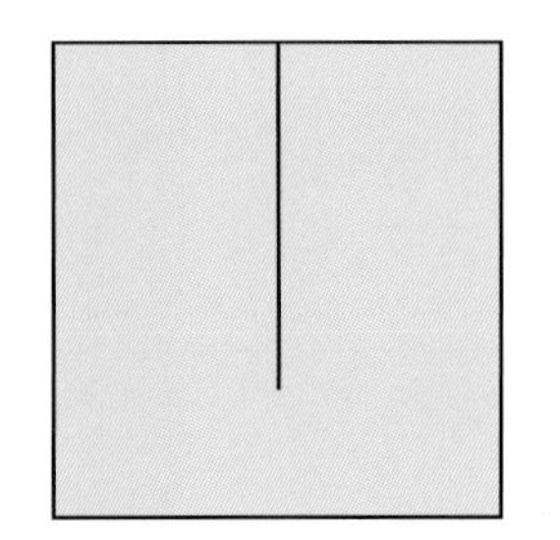

绝对任务与相对任务

在绝对任务中，将中间正方形内线条的长度与比较正方形内线条的长度相比较。在相对任务中，将右边正方形内线条的长度及其与正方形大小的关系与比较正方形内相应的内容相比较。

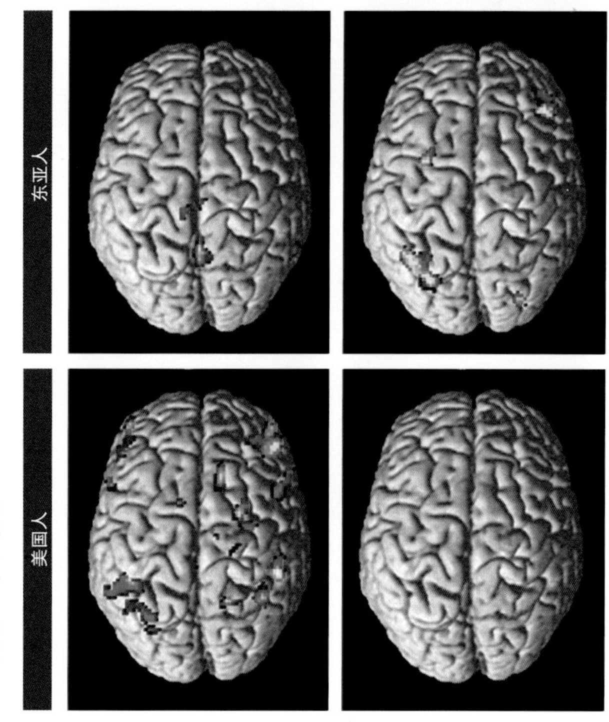

脑激活模式

东亚人的脑在相对线条感知任务中工作更少，而美国人正相反，他们在绝对任务中对脑的要求更少。这是因为当任务更符合文化规范时，这些测试“更容易”。

人格

人格一般被认为是个体展现出的一组行为特征。一些人在不同的情况和不同的时间会表现出相同的行为，而其他人则非常多变。

学习做我们自己

我们每个人都有一套基因蓝图，使我们具有不同的人格特征。尽管基因对我们人格的形成有很大的作用，但我们最终成为什么样的人也取决于我们的学习行为。人格可以被看作是习惯性反应的总和。这些可以通过模仿看护人甚至电视节目中的行为习得。如果一个反应被频繁地重复，它会被编码成记忆。此后，它与基因一样，也成为人的“一部分”。

模仿行为
很多构成我们人格的思维习惯最初是在婴儿期通过模拟那些照顾我们的成年人而习得的。

人格与脑

很多不同的人格特征与脑中特定的活动模式相关，其中一些与某些基因表达或特定的基因突变相关。例如，相对于那些需要大量刺激才能体验到相同水平兴奋的人，同等刺激下产生更多兴奋性神经递质的人更不可能有寻求惊险刺激的需要。

脑内的人格标记		
外向	外向的人在对刺激做出反应时，保持脑觉醒的神经回路的活动减少（如图所示）。因此，他们需要更多的环境刺激来保持精力充沛	前扣带回皮质；背外侧前额皮质；丘脑
充满攻击性	拥有一种曾被与冲动性暴力相关联的基因的人，其扣带回皮质的体积异常缩小，活动异常低下。扣带回皮质是与监控和引导行为有关的脑区	扣带回皮质
善于交际	与回避型的人相比，善于交际的人看到友善的人后在纹状体——与奖赏相关的脑区，会有更强烈的反应。回避型的人面对长相不友善的人时在杏仁核有更强烈的反应	纹状体；杏仁核
追求新奇	喜欢新奇的人可能在纹状体和海马之间有更好的连接。当海马鉴别一种新体验时，它发送信号到纹状体，以记录快感	纹状体；海马
善于与人合作	如果善于与人合作的人认为他们的待遇不公平，他们的岛叶的活动会增加。不善于与人合作的人不会表现出同等程度的不公平，这表明他们之间缺乏信任感	岛叶
乐观	相对于想象消极事件，当想象积极的未来事件时，乐观与杏仁核和前扣带回皮质激活增强有关	扣带回皮质；杏仁核

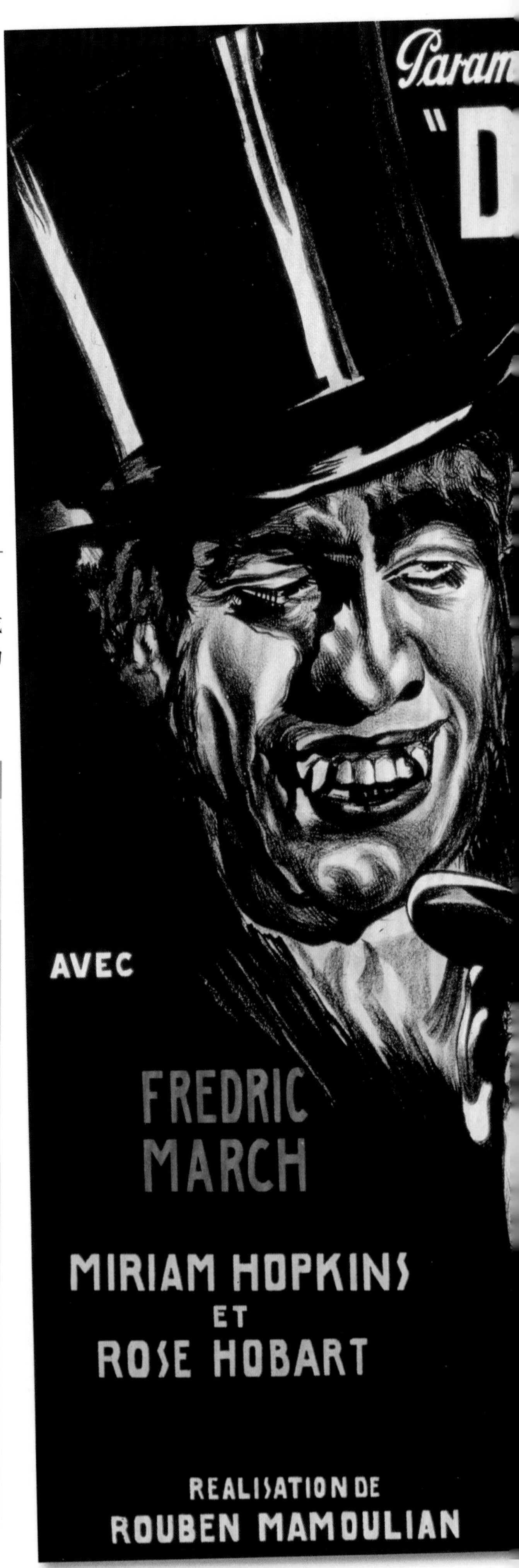

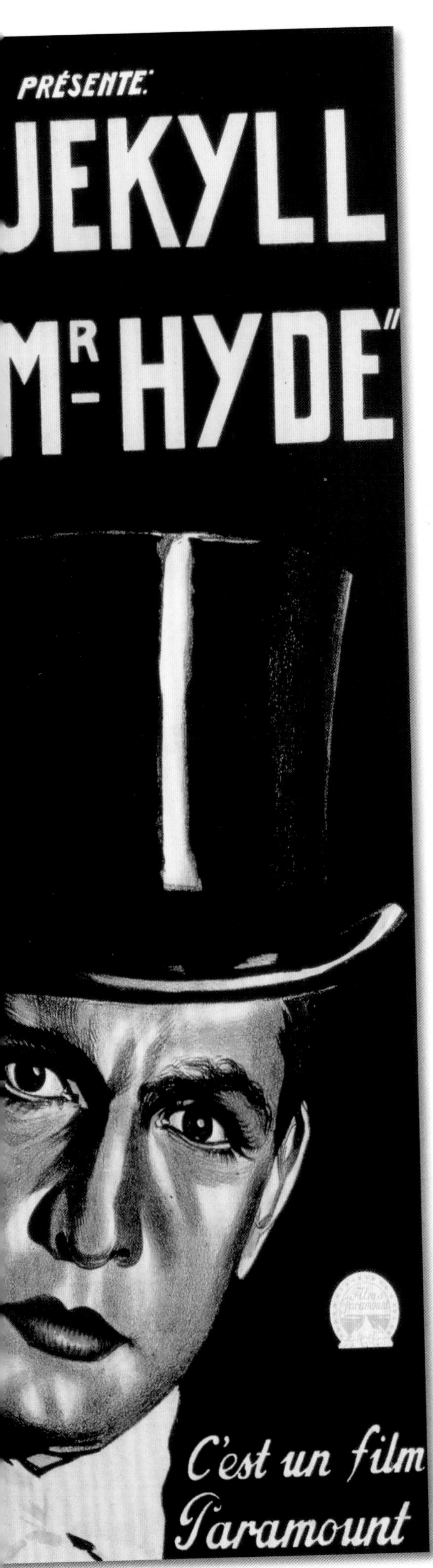

人格测试

人格测试有很多用途，如用来判断一个人是否适合某项工作或晋升。一些测试是标准化评估，需要人们回答关于典型行为的问题。结果被用来确定个体的人格特征。类型测试把人归入特殊的类别中。例如，迈尔斯-布里格斯测试根据某些重要的属性把人分成不同的类型。人格测试不把人划分为不同的类型，但是根据人们在多个维度上所处的位置来绘制轮廓。投射测试，如罗夏墨迹测试，通过人们对模糊刺激的回应，“揭示”他们人格的某些方面。

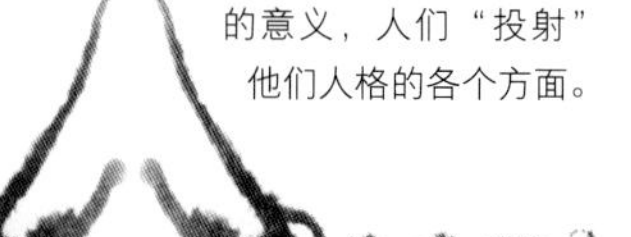

投射测试
通过在随机形状中“看到”的意义，人们“投射”他们人格的各个方面。

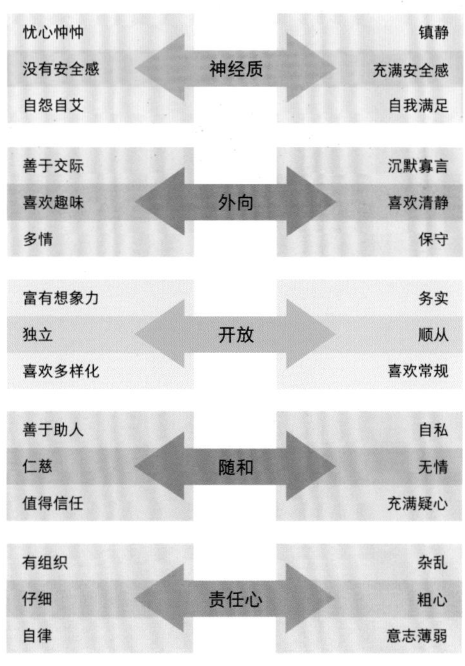

五大人格
根据这一人格测试模型，人格的基本差异能被“归结”为5个维度。人们可能处于每个维度的任意位置。

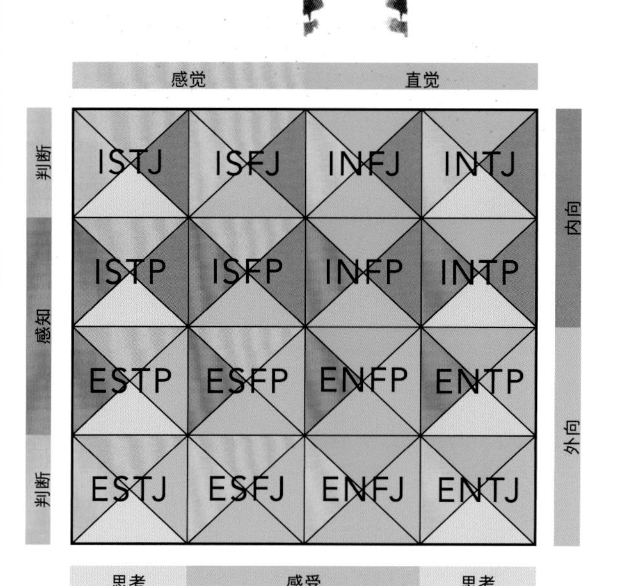

迈尔斯-布里格斯测试
迈尔斯-布里格斯测试向人们提出非常广泛的问题，并把人归入16种类型之中。尽管它被批评缺乏效力，但它仍是商业上应用最广泛的人格测试。

多重人格

像迈尔斯-布里格斯测试这样的类型测试会根据受试者的处境而有不同的结果。人格测试允许人们在不同时间有不同的表现，但是仍旧假设他们有一个比其他人更真实的“主要”人格。然而，一些证据表明，实际上每个人都有不只一种人格，而且很多人有多种人格。我们在某种情况下使用的记忆可能在另一种情况下不能被提取。在极端情况下，这会导致多重人格，但是在正常人身上，它仅仅表现为情绪变化、记忆障碍，以及技能、行为和看待世界的方式的不断变换。

杰基尔博士与海德先生
剧烈的人格变化，如人格分裂是恐怖电影和鬼故事的主要内容。它们反映了对那些看起来没有稳定人格的人的不信任。

多重人格

极端的多重性，即人格完全分裂，会导致一个人从一种人格转换到另一种人格，而不保留他们以前状态的任何记忆。根据他们不同的人格，他们可能有不同的行为，甚至可能为每一种人格的自己取一个不同的名字和编造一段不同的经历。因为他们没有对其他人格的记忆，每一种人格都可能有记忆空白。例如，从一些患有多重人格的人中发现，他们做自己并不认同的事，而这是属于另外一种人格的行为。

脑监控与刺激

现在可以通过外部显示器观察脑的活动，并有意改变它，这被称作神经反馈。通过颅骨或植入脑的电极发送的电输入能更直接地刺激脑活动。

神经反馈

脑活动不断被个体的感受、思想或感觉所改变。神经反馈过程通过把脑活动转化成外部刺激，使人们对它做出反应。例如，脑电图传感器可能被用来探测一个人的脑电波。不同的精神状态，如放松或焦虑，具有不同特征的波形，这些波形被转换成动态视觉图像显示。脑电图记录的活动随后被传送到一个设备上，然后被转换成一种人们容易理解和操作的形式。这可能和上下移动的线条或一个复杂的游戏一样。受试者试图通过使用他们的脑来改变屏幕上的信息。然后，受试者努力的结果被呈现出来，这样他们就会知道为了达到想要的效果要做什么。反复这样做会使他们越来越容易获得理想的精神状态，如放松或集中注意力。

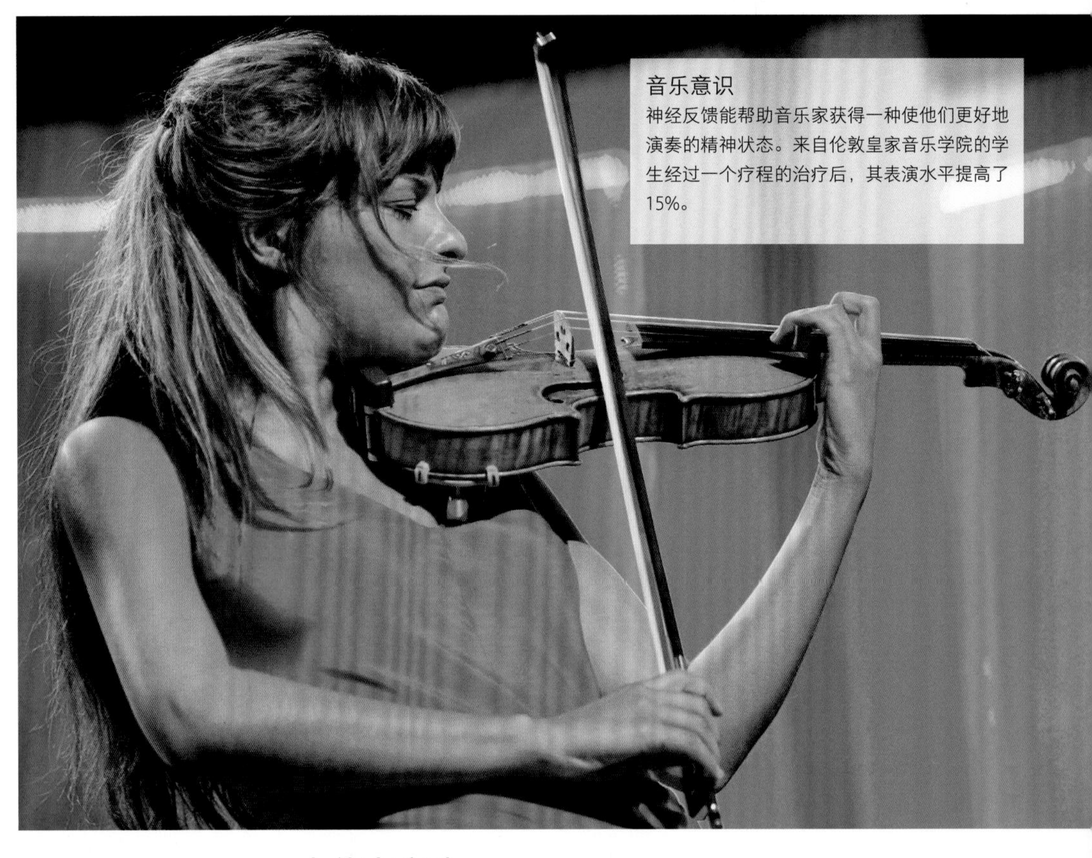

音乐意识

神经反馈能帮助音乐家获得一种使他们更好地演奏的精神状态。来自伦敦皇家音乐学院的学生经过一个疗程的治疗后，其表演水平提高了15%。

第一步 脑电图（或一个相似的脑“阅读”装置）记录人脑的神经活动，然后信息被传送到计算机上。

第二步 计算机把神经模式转换成动态视觉图像显示，例如一个有明确目标的互动游戏（如让屏幕上的物体移动）。

第三步 受试者通过改变他们的脑状态玩这个游戏。机器记录神经改变，如记录到那些标记放松的神经改变时，用赢得游戏来“奖赏”他们。

第四步 受试者把赢得游戏与某种脑状态相联。然后这个过程再次开始，通过重复，受试者学会更容易地赢得游戏。

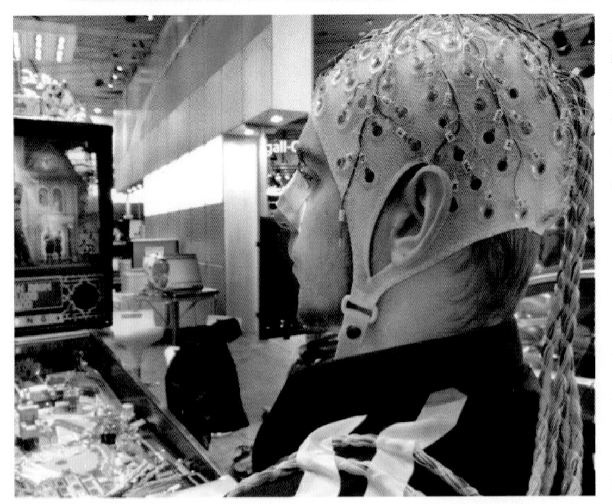

反馈环

神经反馈过程教人们改变他们的脑状态。一旦人们学会使用设备做这件事，他们就会发现更容易随心所欲地这样做。

精神控制

脑电图通常用于读取神经反馈。几十个安装在头皮上的电极接收神经元的振荡，并把它们转换成波。

电休克疗法

电休克疗法（electroconvulsive therapy，ECT）是一种通过向脑发送电流，直到神经元受到刺激而产生惊厥为止的方法（见第226页）。它被当作慢性抑郁症的最后疗法，它经常在药物和心理治疗都无效的情况下起作用。它的工作原理还不完全清楚，但是惊厥被认为会重置某些神经元的放电电位，使它们的敏感增加或减小。ECT引起的惊厥持续时间短且无害，治疗过程中可使用肌肉松弛剂来防止痉挛。然而，患者经常抱怨治疗后会产生记忆问题。

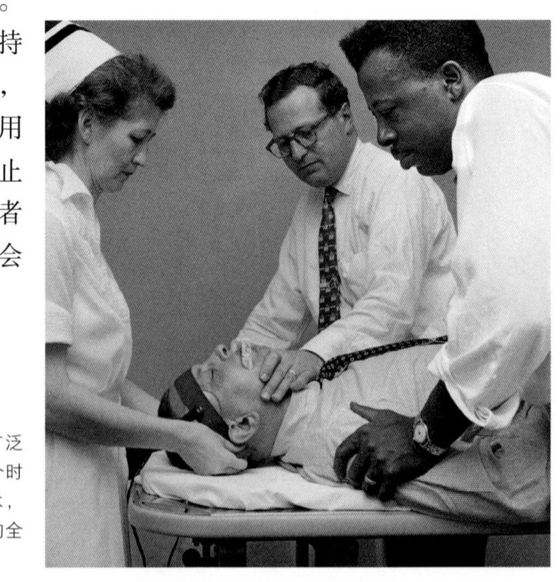

历史上的ECT

ECT在20世纪50年代被广泛应用于精神病院。在那个时期，ECT是种简略的技术，包括制造导致患者抽搐的全脑惊厥。

经颅磁刺激

经颅磁刺激（TMS）通过颅骨向脑发送磁脉冲，这个脉冲会暂时干扰脑下面部分的正常活动。反复刺激某一特定的区域会导致脑功能方式的长期改变。例如，TMS会增加抑郁症患者脑中不太活跃的部分区域的活动，或者减少强迫症患者脑中已知过度活跃区域的活动。重复TMS越来越多地用于治疗抑郁症、强迫症和其他疾病。

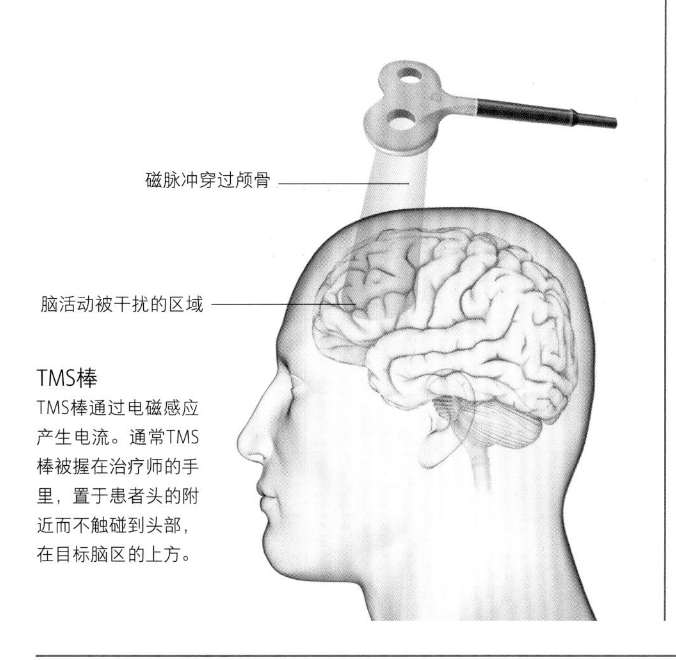

TMS棒
TMS棒通过电磁感应产生电流。通常TMS棒被握在治疗师的手里，置于患者头的附近而不触碰到头部，在目标脑区的上方。

深部脑刺激

在深部脑刺激中，通过外科手术将微小的电极植入脑中。电极辐射电流到附近的目标区域，激活原本迟钝的神经元，继而制造局部的脑化学改变。电极被连在非常细的导线上，再通过颅骨的小孔被插入脑的深部。根据被治疗的情况，电极位于不同的脑区，而且在每名患者中微电极被放置的位置也可能不同。在一些病例中，导线被连到外部的开关，允许患者根据需要打开和关闭电流。

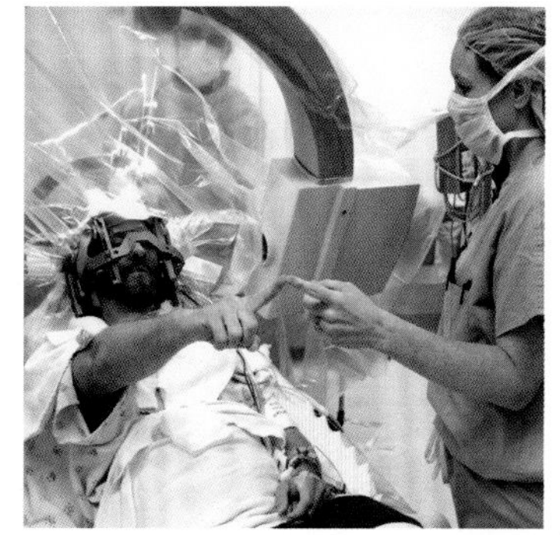

脑手术
患者在有意识的状态下接受手术，以便他们能够与人交流。患者的反应引导外科手术团队将电极植入正确的位置。

治疗脑卒中

神经刺激可能被用于帮助人们从脑卒中中恢复。脑的损伤区受到刺激以帮助邻近的神经元生长，并接管被杀死的细胞的工作。相反，抑制性刺激可能被应用于对应损伤区的对侧脑细胞，这会阻止对侧脑发挥代偿损伤区的功能，并干预它的恢复。

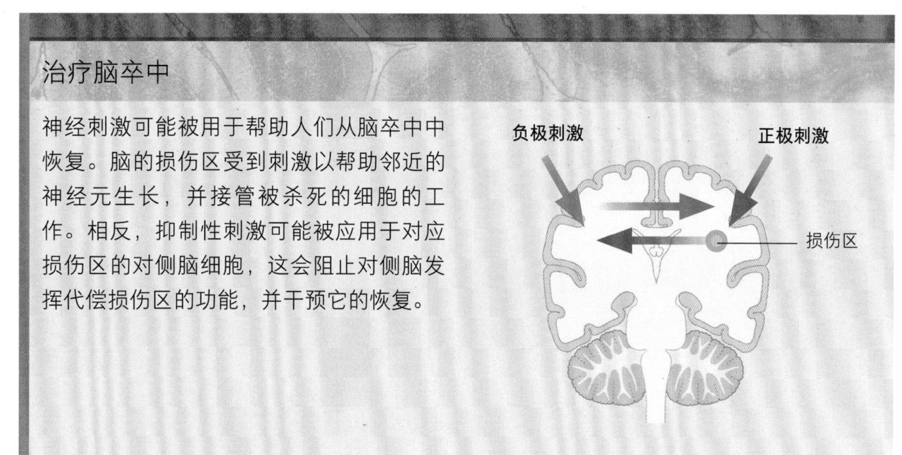

经颅直流电刺激

经颅直流电刺激（transcranial direct current stimulation，tDCS）是一种通过安装在头皮上的电极经皮质发送微电荷来刺激或抑制选定神经元的方法。所用电流低于2毫安——小到让多数人难以察觉。研究表明，它是安全的且可能减轻情感障碍、慢性疼痛、耳鸣、运动和语言障碍的症状。它也能增强健康人的脑功能，用它可以提高数学技能和创造力，从而更快捷地学习。

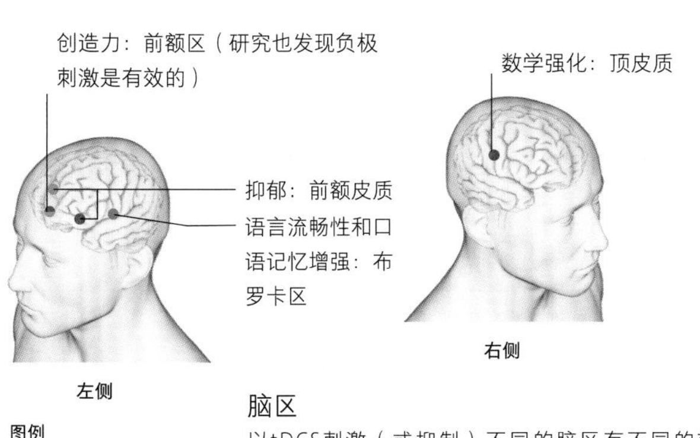

脑区
以tDCS刺激（或抑制）不同的脑区有不同的效果。图中所示区域是其中一些脑区，其中的正极刺激（红色）或负极抑制（蓝色）已被证明可以改变经验或增强特定技能。

光遗传学

光遗传学允许脑内特定的神经通路被光打开或关闭。目前它仅用于研究动物的脑回路图，但是最终有望用于医疗。光遗传学的第一个应用可能是修复已不再对光敏感的眼睛的视网膜细胞。这项技术包括从藻类中提取光敏感分子，然后把它们插入特定的脑细胞中。然后把一束光纤插入脑中，当灯被打开时，含有插入分子的细胞被激活。根据神经元的位置，这个刺激能改变行为，制造新的记忆和习惯。

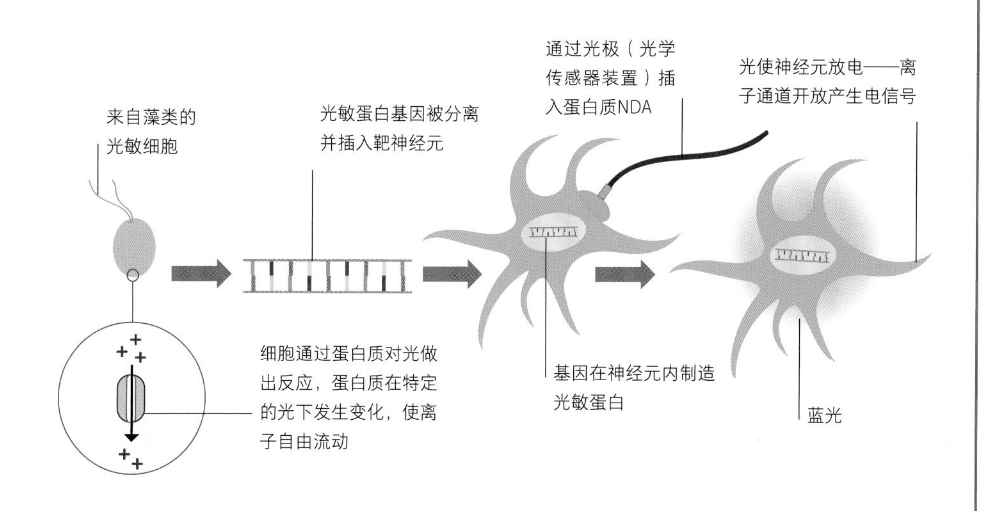

插入分子
有多种方法可以把光敏感分子插入脑细胞中。最常见的是用病毒作为载体靶向特异神经元。

奇怪的脑

从整体上看，脑之间非常相似，只是大小有所不同。然而，有些人的脑与正常人的脑有很大的不同，而且在很多情况下这种生理反常会产生不寻常的行为方式和观察世界的方式。

裂脑

胼胝体在两侧大脑半球之间传递信号。在罕见情况下，为防止癫痫发作的扩散，癫痫患者的这部分组织被手术切断。研究人员把图像分别投射到裂脑患者的每个半球（见裂脑实验）。正常情况下，两侧大脑半球会通过胼胝体分享信息，但是如果胼胝体被切断，每侧大脑半球只能识别传递到自己一侧的图像。患者可以识别主导语言的左侧大脑半球所识别的图像，但否认看到其他任何东西。然而，他们能用左手（被右半球控制）选择右侧大脑半球看到的物体。当被问到为什么选择那件物品时，他们却说不出来。这表明右侧大脑半球（惯用右手者）是无意识的，即使它所储存的信息会影响行为。

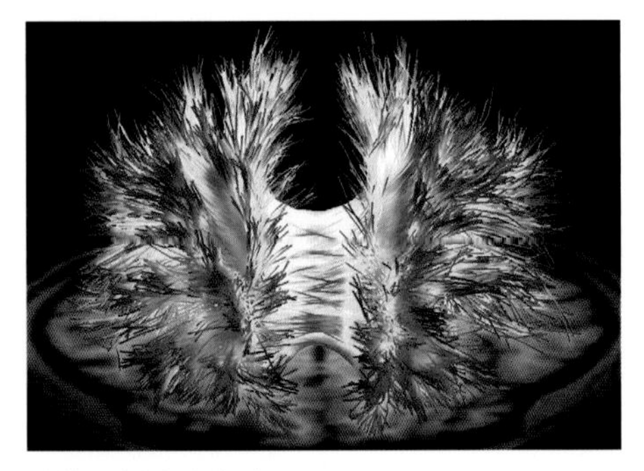

连接两侧大脑半球
上面这张扩散张量图像清晰地显示了构成胼胝体的宽纤维带，它连接着大脑的左、右半球。

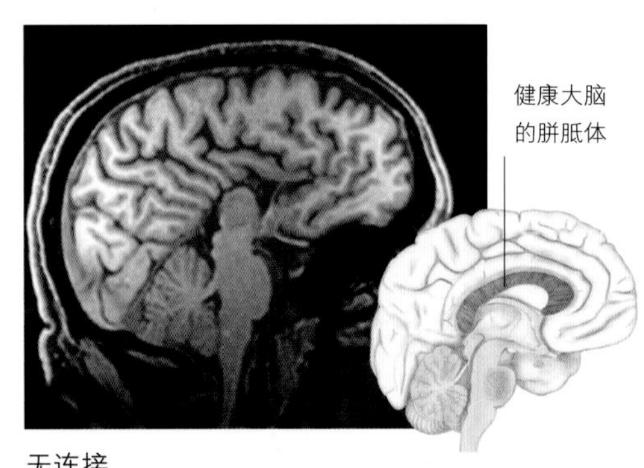

无连接
有胼胝体没有发育的病例，这种情况被称作胼胝体发育不全（上图MRI扫描显示），这会导致两侧大脑半球之间失去联系。

测试胼胝体

闭上眼睛，张开双手，手掌朝上。让别人触碰你的一个指尖，然后用你另一只手的大拇指去触碰该手相应的手指（下图）。如果信息在两侧半球间正常流动，你不需要睁开双眼就很容易做到这个动作。

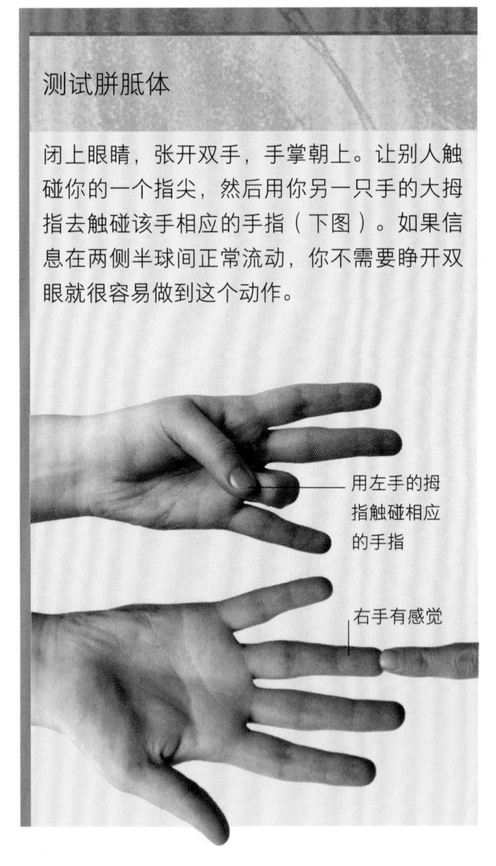

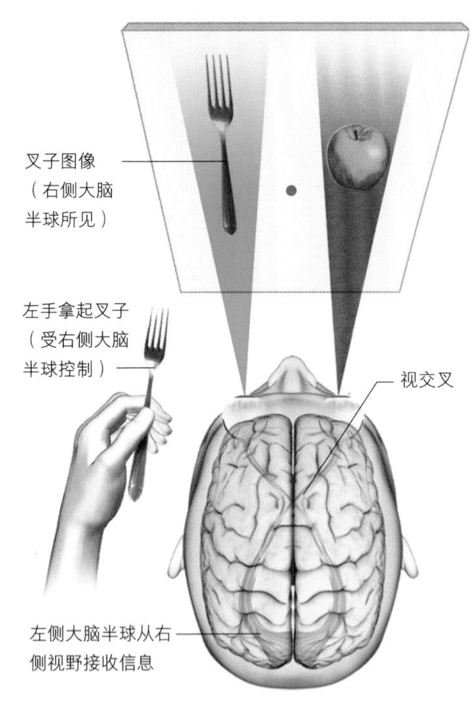

裂脑实验
在裂脑实验中，显示在右侧大脑半球的图像可以引导左手做选择物体的动作，即使这个人没有意识到看到了叉子，仅仅意识到看到的是苹果。

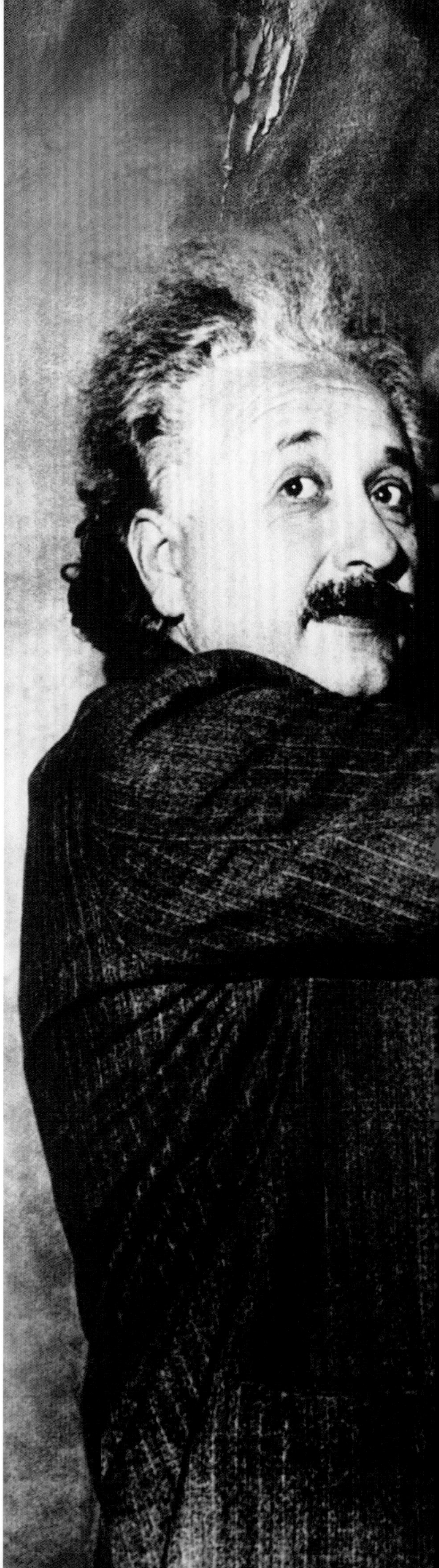

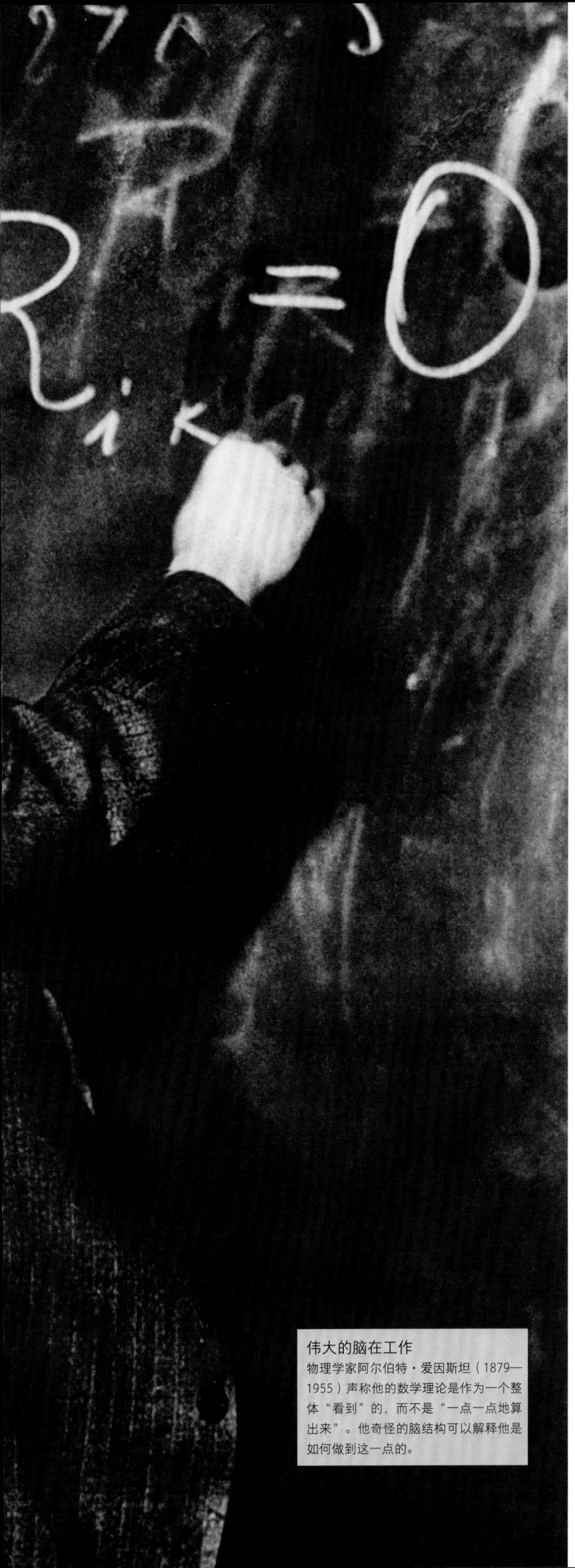

伟大的脑在工作
物理学家阿尔伯特·爱因斯坦（1879—1955）声称他的数学理论是作为一个整体“看到”的，而不是“一点一点地算出来”。他奇怪的脑结构可以解释他是如何做到这一点的。

怪异的脑

脑扫描已经揭示了一些惊人的身体异常，如一名女性缺少一侧大脑半球。如果这发生在生命的晚期，结果会是灾难性的。然而，几个病例已经曝光，在婴儿时期脑生长受到严重限制的患者之后过着接近正常人的生活，几乎没有任何不良症状。

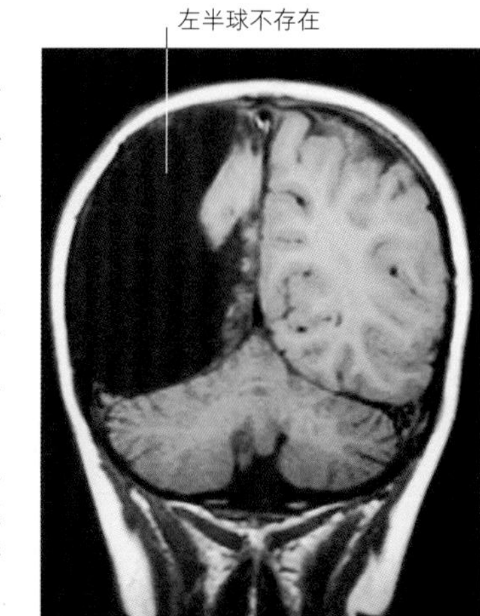

半脑
尽管被移除了一半大脑，这名女性还是学会了流利地讲两种语言。

脑的大小并不重要

通常脑的大小不会有很大的差异，而且几乎没有证据表明脑越大智商越高。一例除外，爱尔兰作家乔纳森·斯威夫特（1667—1754）在去世的时候其脑重达2 000克。1928年，莫斯科脑研究所开始收集和绘制俄罗斯名人的脑和脑图像，包括生理学家伊万·巴甫洛夫（1849—1936），他的脑仅重1 517克。

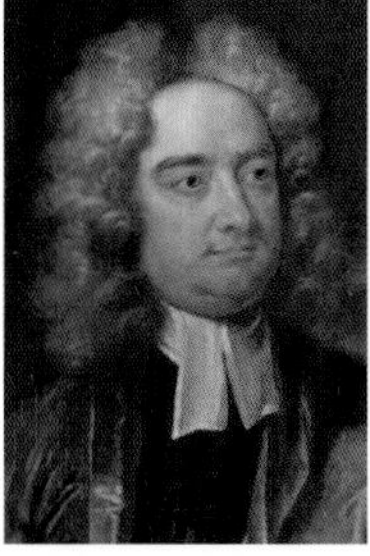
乔纳森·斯威夫特

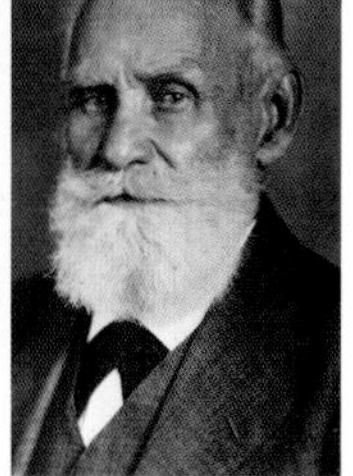
伊万·巴甫洛夫

变化的大小
著名知识分子的脑大小差异很大，所以智商与脑大小之间的联系还不清楚。

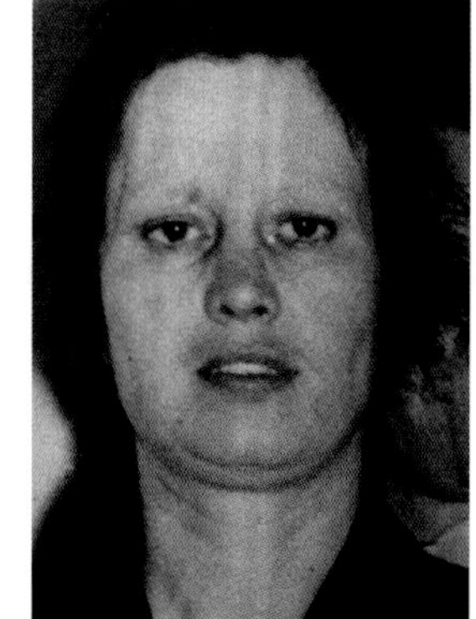

恐怖分子的脑

乌尔里克·迈因霍夫（1934—1976）是臭名昭著的巴德尔—迈因霍夫黑帮的成员，该团队在20世纪70年代的德国制造了多起杀戮、爆炸和绑架事件。她被捕后在监狱中自杀。在她死后，研究发现，她的暴力行为可能是由于既往纠正扩张血管的手术造成的脑损伤。

杀手的脸
左边这张罕见的迈因霍夫的照片是她在1972年被捕时拍摄的。在1962年的手术中，她的脑内被植入了一个金属夹，这帮助警察鉴定了她的身份。

爱因斯坦的脑

阿尔伯特·爱因斯坦的脑在他死后被摘除。很多年后，桑德拉·威特森医生检查了他的脑并与脑库中其他脑做了比较。它比正常脑更宽，且部分正常情况下穿过顶叶的沟消失了。受影响的脑区与数学及空间推理相关，而消失的沟使得那里的神经元更容易交流，赋予他以数学方式描述宇宙的非凡才能。

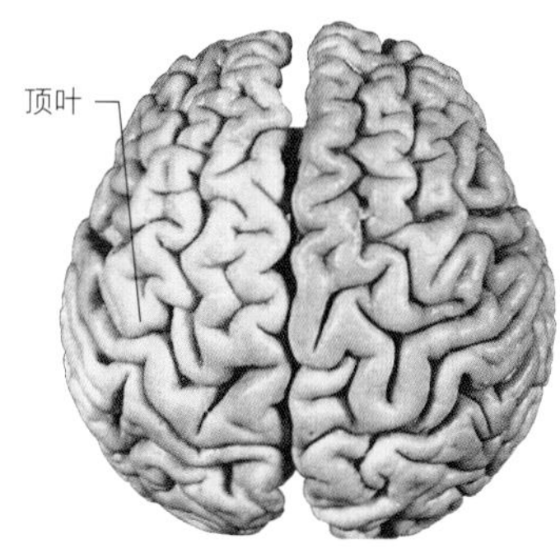

一个数学脑
爱因斯坦的脑比正常人的脑宽（右图），而且正常情况下位于顶叶的外侧沟部分明显消失了。

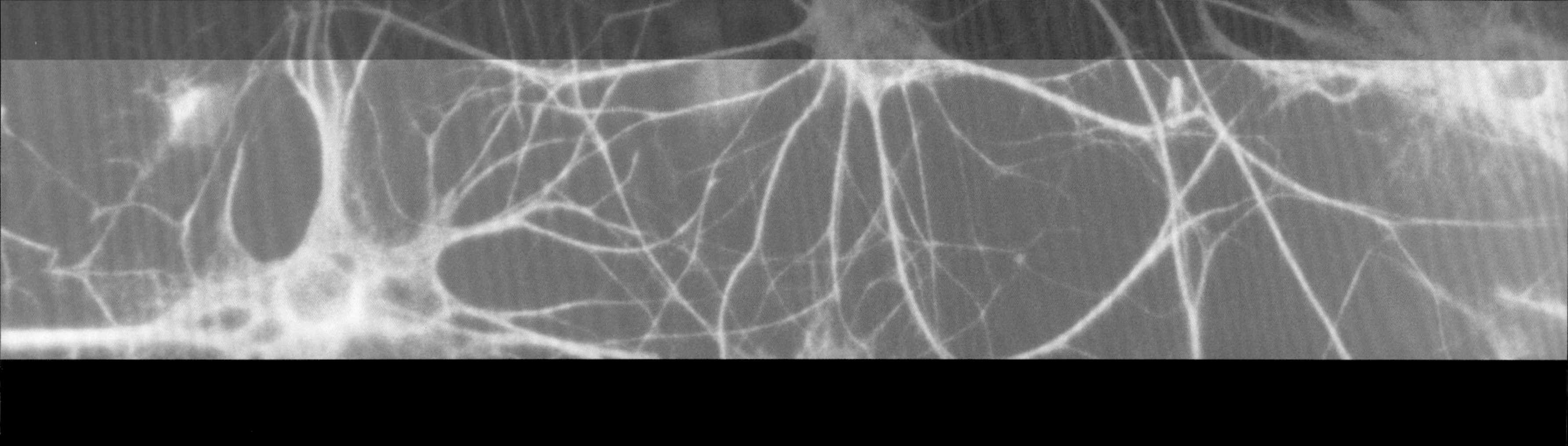

我们的脑在我们一生中都在变化，这对我们能做什么及我们怎样做有深远的影响。在妊娠几周后胚胎脑的发育就开始了，并且发育的速度非常快，每分钟都会产生成千上万个神经元。直到我们20多岁脑完全发育后，其发育速度才逐渐减慢。随着我们年龄的增长，自然的、不可逆的退化开始发生，但是脑有多种机制来代偿这

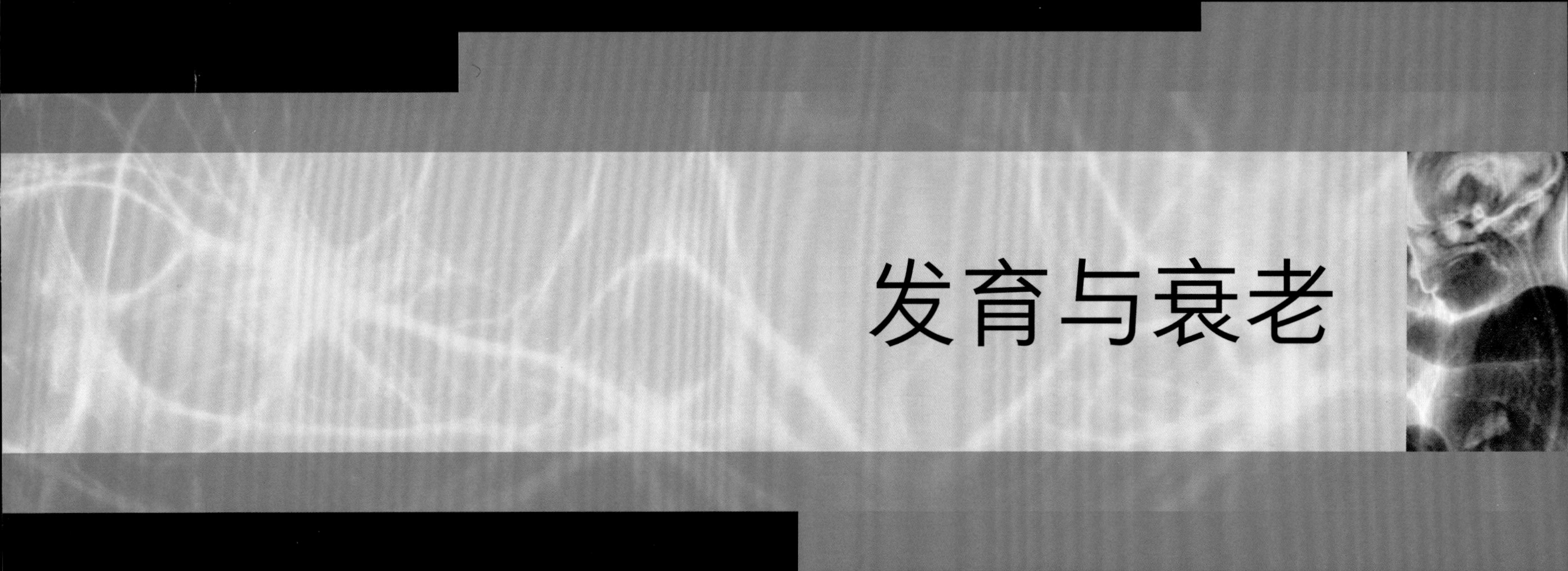

发育与衰老

婴儿时期的脑

人类的脑由发育胚胎的最外层组织形成，经过几次转型后成为可识别的器官。经过一段快速的细胞增殖时期之后，新生成的神经元四处移动形成脑的各部分。脑需要20多年的时间才能完全成熟。

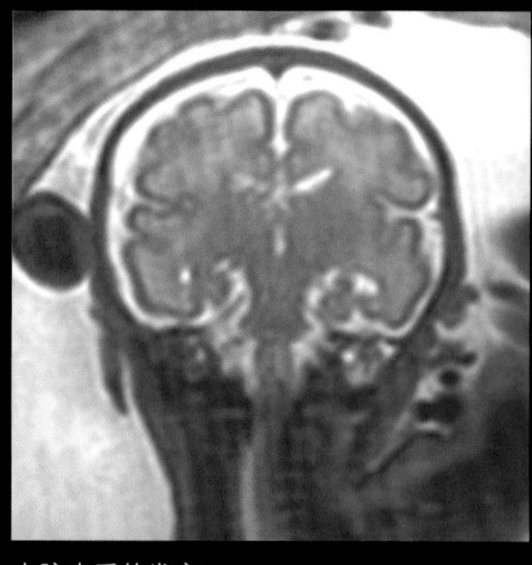

大脑皮质的发育

大脑皮质由前脑发育而来，前脑是由神经管形成的3个脑泡之一。额叶首先形成，然后是顶叶、颞叶和枕叶。

从妊娠到出生

妊娠几天时，胚胎只不过是个小细胞球。脑和神经系统的发育开始于妊娠第3周，此时细胞分化成3个胚层，其中最外层增厚变平在胚胎背部形成一个称作神经板的结构（下图）。神经板增宽折叠形成充满液体的神经管，进而发育成脑和脊髓。在大约妊娠第4周时，脑开始在神经管上端形成球茎样结构，而下端部分开始形成脊髓。脑的主要部分，包括大脑皮质，在妊娠7周内可见。在接下来的几周，脑生长、发育，并变得更复杂。

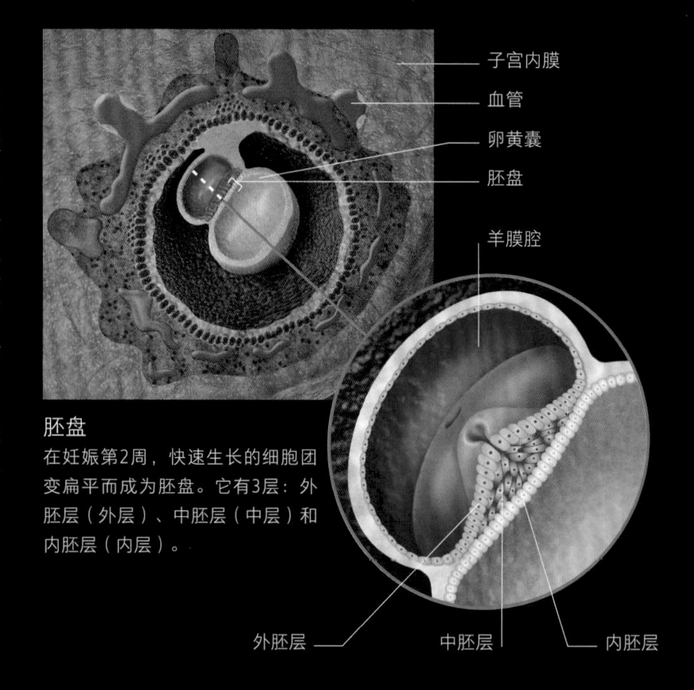

胚盘

在妊娠第2周，快速生长的细胞团变扁平而成为胚盘。它有3层：外胚层（外层）、中胚层（中层）和内胚层（内层）。

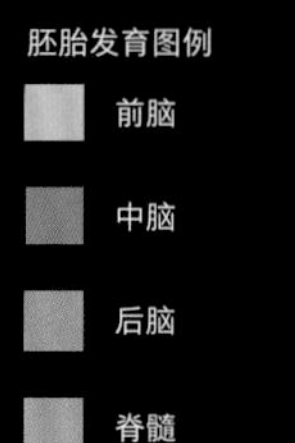

神经管形成

前脑凸出

妊娠第3周

妊娠3周内，神经管沿着胚胎背部发育良好，而且将发育成前脑的凸出已经轮廓分明了。

耳芽

眼芽

神经管

妊娠第5周

妊娠第5周时，可以清晰地看到前脑、中脑和后脑，而且基本的眼芽和耳芽出现。视神经、视网膜和虹膜开始形成。

脑神经

耳芽

眼芽

妊娠第7周

此时，胚胎长约2厘米，将要发育成为脑干、小脑和大脑的凸起现在清晰可见。脑神经和感觉神经也开始发育。

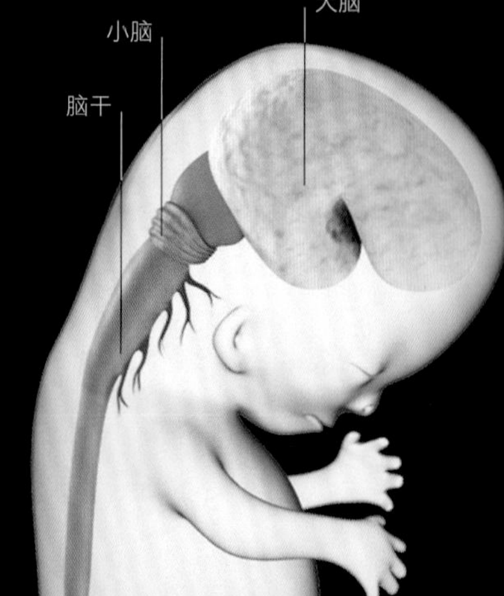

妊娠第11周

大脑增大，眼和耳成熟，并移动到适当位置。胎儿的头相对于身体来说仍然很大。后脑分为小脑和脑干。

神经管的形成

神经系统发育的关键是神经管的形成。这个过程也叫神经胚形成，当原始脊髓（脊索）向其上方的组织发送信号使其增厚并形成神经板时，这一过程就开始了。神经板向内折叠形成凹陷，称为神经沟。神经沟内的褶皱融合在一起，然后自身闭合形成神经管。一些神经褶皱组织被挤出形成神经嵴，后者将形成周围神经系统。

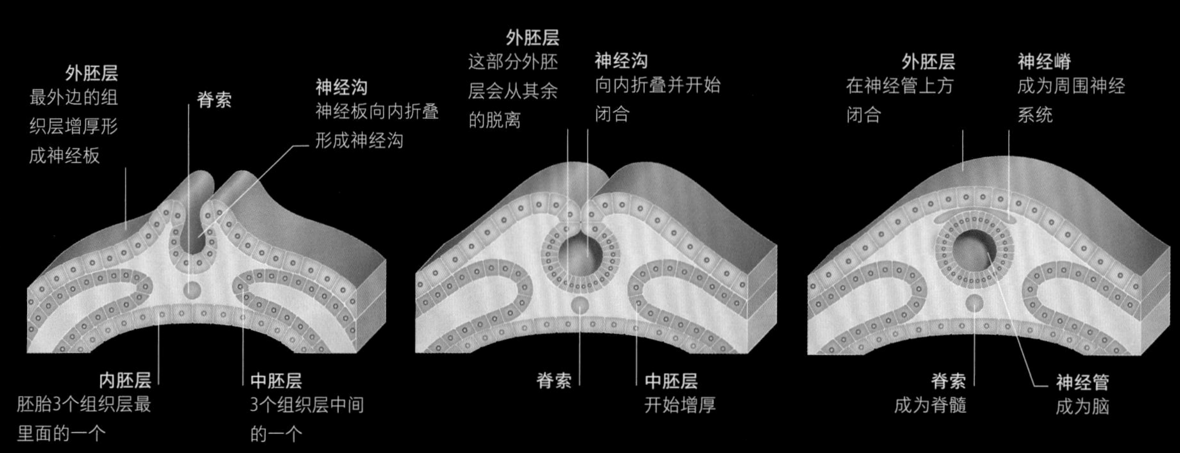

神经沟的形成　　神经沟的闭合　　神经管形成

神经生长和修剪

出生前只有1/6的脑发育完成，而且在生命最初3年内脑的发育速度是惊人的。然而，大多生长的是结缔组织，因为神经元之间形成了通路。到3岁时，这个致密的纤维网需要“修剪”，这一过程称作细胞凋亡。这种修剪使得保留的连接更有效地工作。它类似于可以从无线电信号中提取“噪声”，仅留下需要的内容而不产生干扰。

语言发育

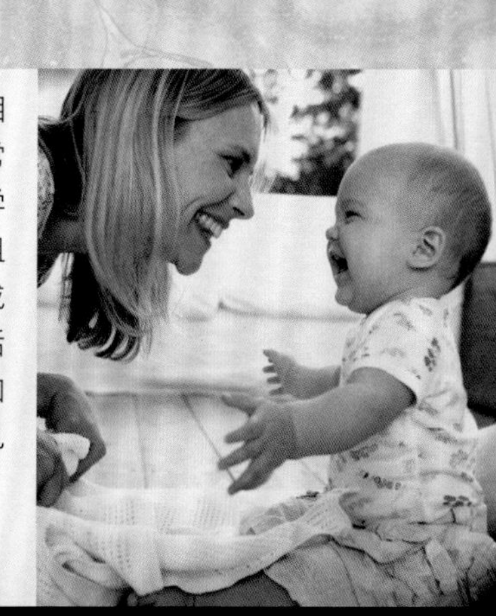

语言和其他一些高级功能与人的脑相连，但是需要适当的刺激帮助它正常发育。婴儿在6月龄左右开始咿呀学语，此时由具有简单的元音和辅音组合成的音节形成。“模仿儿语”是成年人对咿呀学语的普遍反应。它包括发出重复的像唱歌一样的声音，如“咕咕”和简单的词语。它帮助婴儿的语言能力发展，并促进亲子关系。

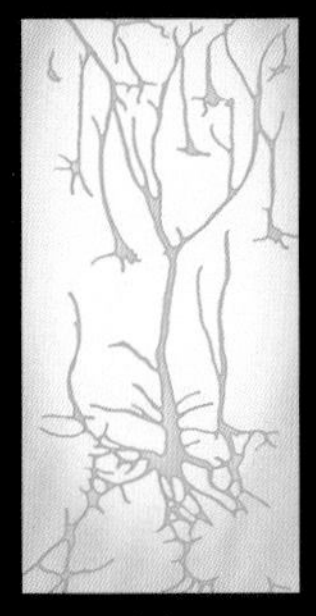

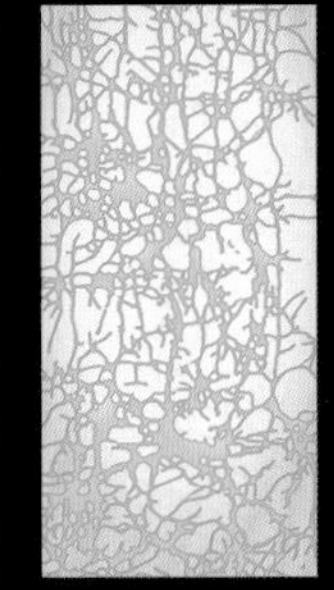

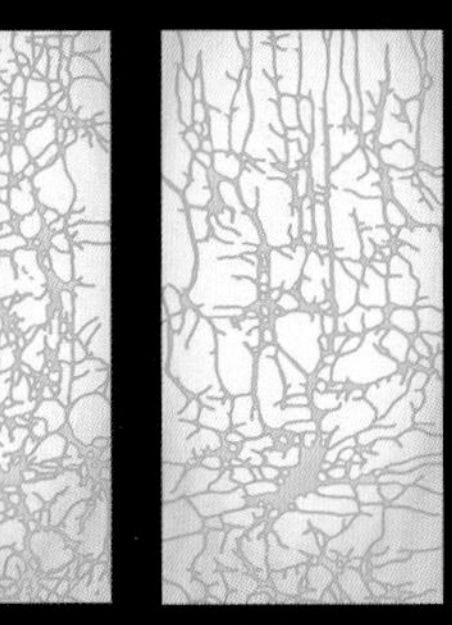

神经网络

在生命的最初几年里，脑的神经元之间形成了连接纤维的致密网络。到4岁时，这些连接已经被“修剪”了。

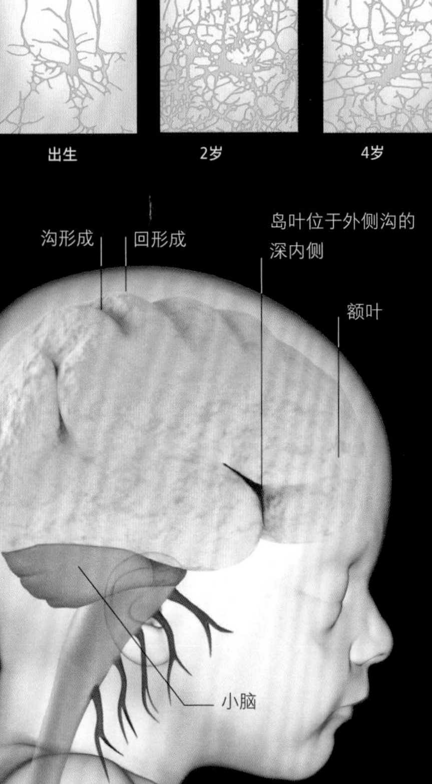

妊娠25周

现在大脑半球可以被清楚地剖析，形成凸起（回）和更深的凹槽（沟）正变得清晰可见。小脑被隐藏在大脑的下面。

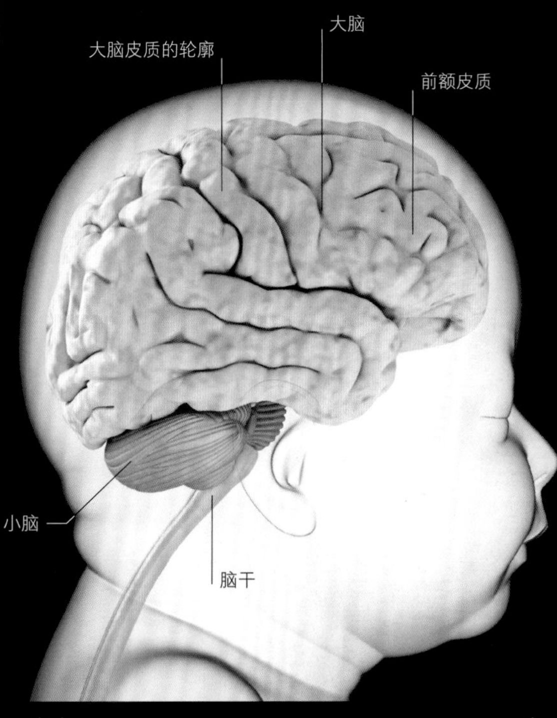

出生

大脑发育中，回和沟的复杂性增加。出生时，婴儿有1 000亿个神经元。多数神经元在妊娠的最初6个月形成，但是还没有成熟。

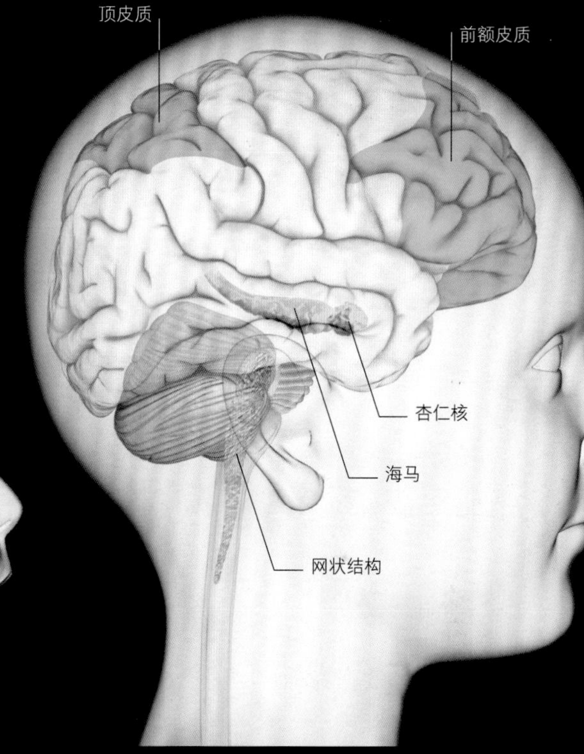

3岁

脑的某些部分，如前额皮质正在发育，但由于各区域之间的连接尚未形成或尚未被髓鞘包被，大部分区域处于离线状态，所以信号无法在这些区域之间稳定地传递。这限制了前脑思考和判断的能力。杏仁核与海马的生长使得记忆得以保留。

场景与人脸

脑的基本功能蓝图甚至在出生时就已经存在了。例如，脑的后部已经连接起来接收来自眼睛的信息并把它转化为视觉图像，记录“好”和“坏”事件的边缘系统已经在工作，甚至非常详细的脑区域已经被确定。

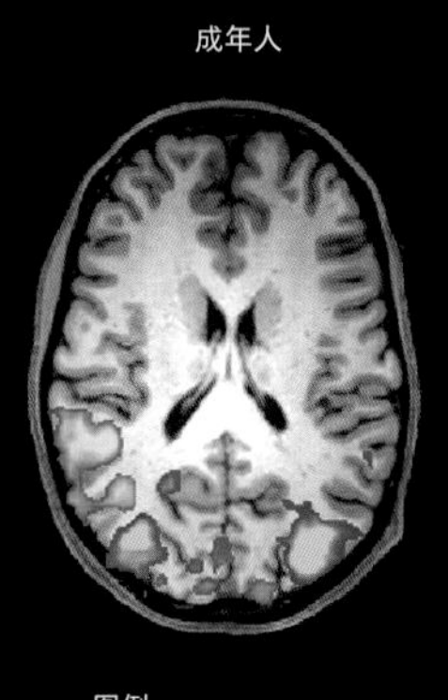

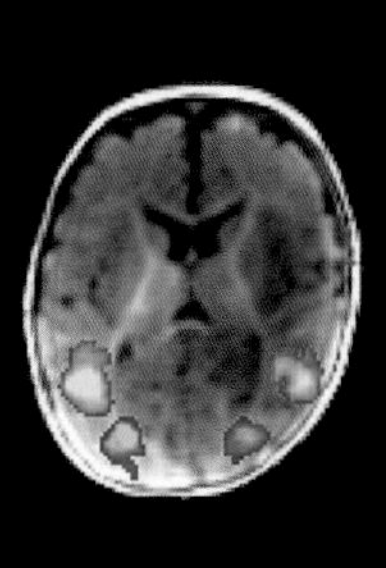

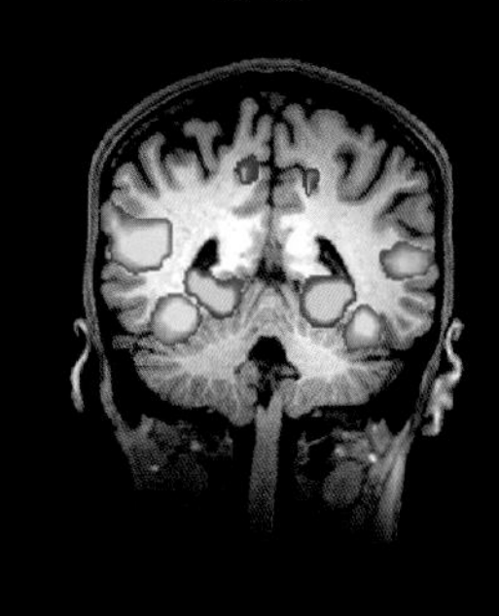

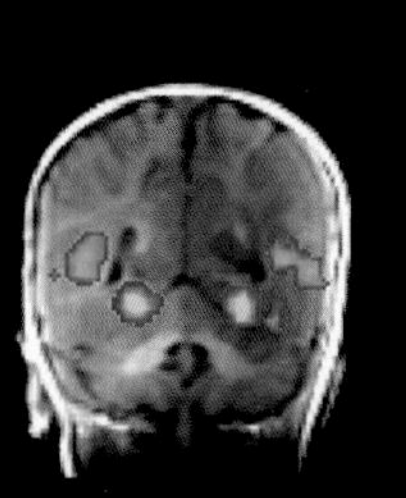

已经具备识别人脸的能力

6月龄婴儿的脑扫描显示，它们已经用不同于处理其他图像的脑区处理人脸，就像成年人一样。

童年与青少年时期的脑

脑发育的途径是通过创建越来越多的神经通路，这些通路把各个功能区连接起来。最早完全整合的部分与感知相关，紧接着是运动区。

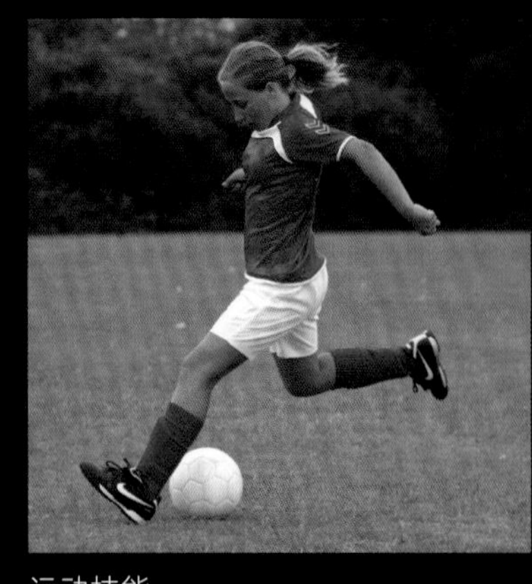

运动技能
身体灵活性发展得相当早，这时脑的感觉区和运动区连接起来。

童年时期的脑

脑在整个童年及青年时期逐渐发育成熟，这个过程直到一个人快30岁时才完成。在此期间，不同脑区相连，产生日益复杂和可控的行为。当神经元生长出轴突（与其他神经元相连的线），连接发生。轴突会被髓鞘覆盖，这使得电信号沿着轴突更快、更稳定地传递。

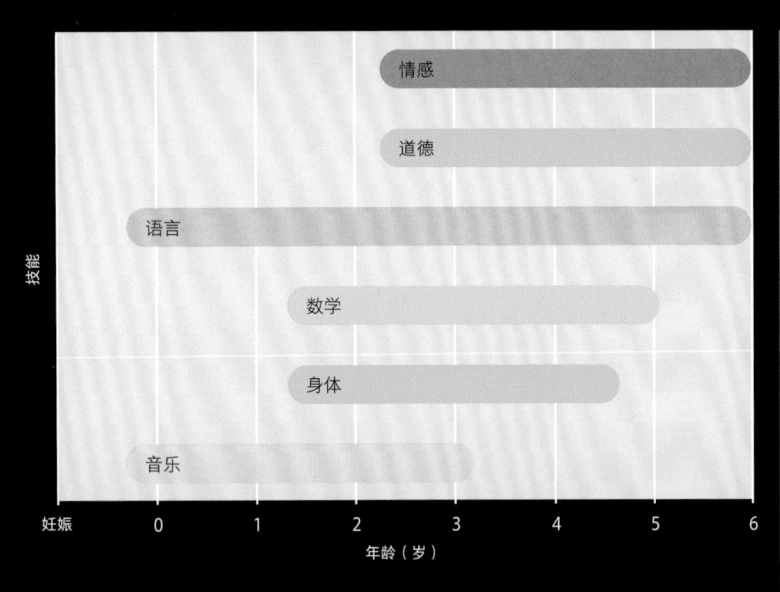

学习的窗口

随着脑相关部分的发育，人的技能和能力会不断发展。这个时间表受基因的控制，当儿童的脑尚未准备好获得的能力时，再多的教学灌输也无用。例如，幼儿在3岁之前不能做道德判断，因为做这种决定的前额皮质还没有发育完全。然而，当这个脑区成熟后，孩子会很容易和快速地学会相关技能。如果错过了学习的窗口，孩子以后就很难掌握这项技能。

改变连接

科学家通过对7~10岁的儿童进行200多次fMRI扫描设计了一张典型的人脑生长图。他们发现，在脑成熟过程中，连接外周脑区的纤维减少了，而那些连接边缘系统与额皮质的纤维增加了。

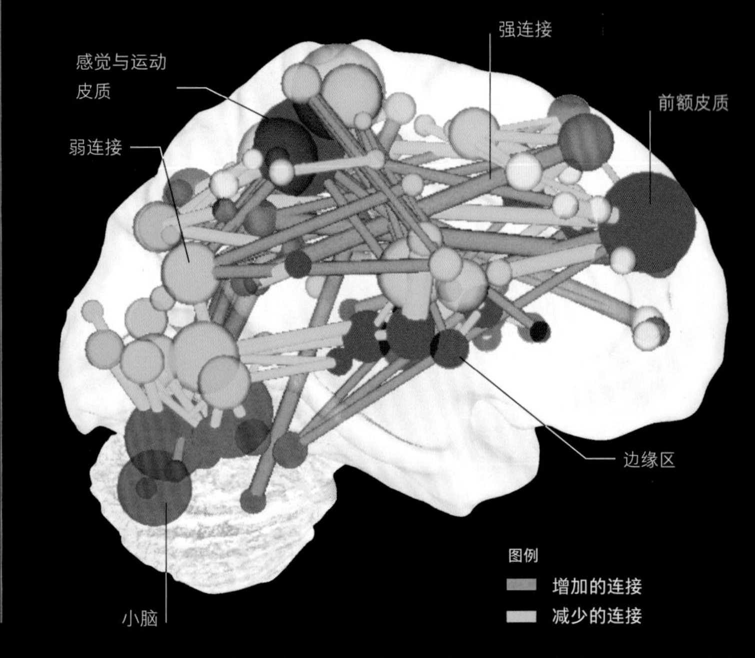

连接

为了能像成年人一样思考和行事，儿童的脑需要“连接”。连接使儿童理解自己的感知，充分考虑自己的行为。这种连接取决于一个称作髓鞘化的过程，在此期间，不同脑区之间的神经通路会被脂肪所覆盖，以允许电信号的传递。

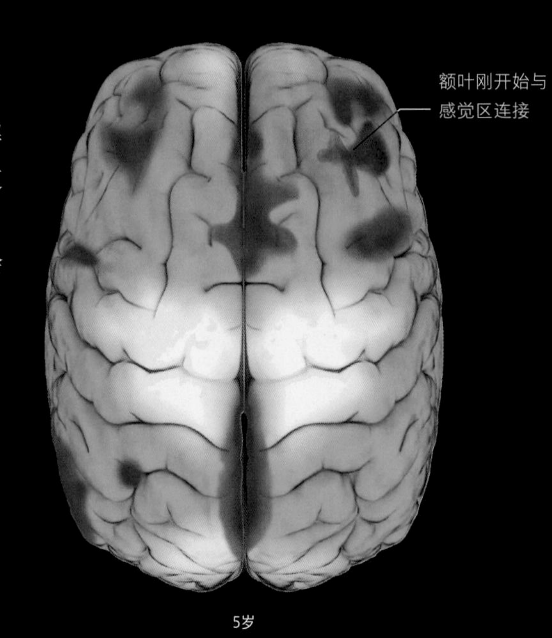

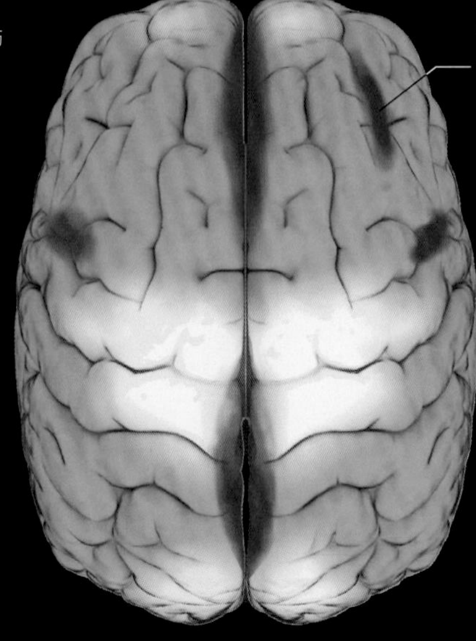

髓鞘化
右侧这两张扫描图显示了不同年龄之间的平均连接程度。黄色代表完全髓鞘化，绿色代表部分髓鞘化，而蓝色代表没有髓鞘化。

图例
完全髓鞘化
部分髓鞘化
无髓鞘化

青少年时期的脑

在青少年时期和成年早期之间，人脑会经历一次巨大的重构。这个过程通常反映为冲动和叛逆行为，以及人格的突然改变。当所有这些发生的时候，青少年时期的脑特别脆弱。人格特征，如喜欢冒险或悲观可能会被放大到导致身体出现异常的程度，如严重吸毒、鲁莽或犯罪行为、强烈焦虑或抑郁。在很多情况下，这些问题会随着脑的成熟而消失，但是有时它预示着一个严重的、长期的精神健康问题的开始。

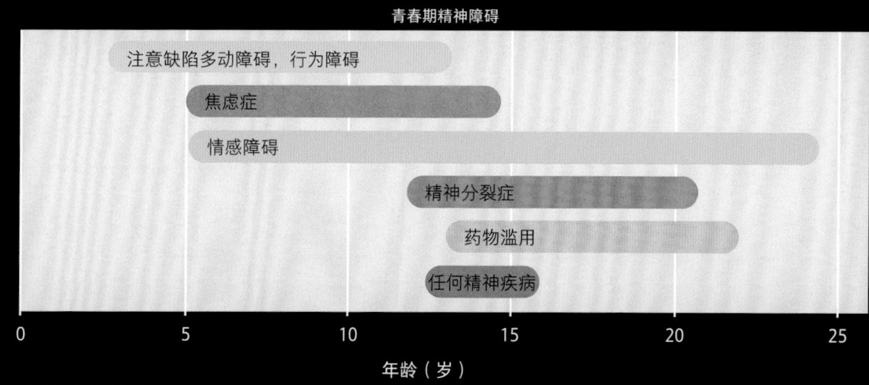

精神健康风险
青少年时期发生的巨大脑变化使青少年特别容易患精神疾病。1/5的青少年患有精神疾病，这种疾病将持续到成年。

脑改变

青少年脑的变化，无论男性还是女性都是由睾酮释放驱动的。这种激素使神经通路在一段时间内具有特别的可塑性，因此连接很容易建立和断开。这使得青少年能快速学习新事物，并形成新习惯和人格特征，如果这些习惯和人格特征对他们不利，将会被再次改变。青少年脑的不稳定性导致他们出现一些令人困惑的变化，以及冒险和产生叛逆行为的倾向。青少年脑的前额皮质仍在发育中，这被认为是青少年冲动和鲁莽决策的一个原因。前额皮质与在运动技能方面有重要作用的基底核密切相关。连接两侧大脑半球的纤维束——胼胝体增厚，使得信息处理技能增强。

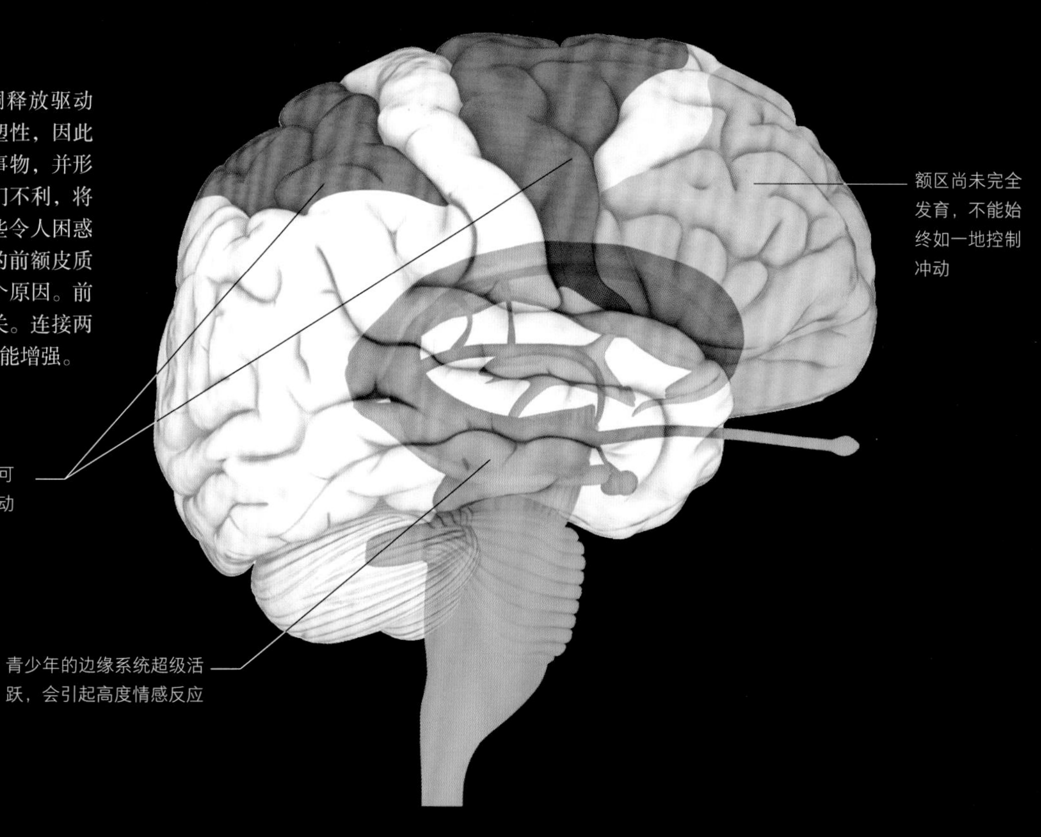

进展中的工作
很多不同脑区都会发生改变，每个都会导致青少年出现一个特定的、暂时的特征。

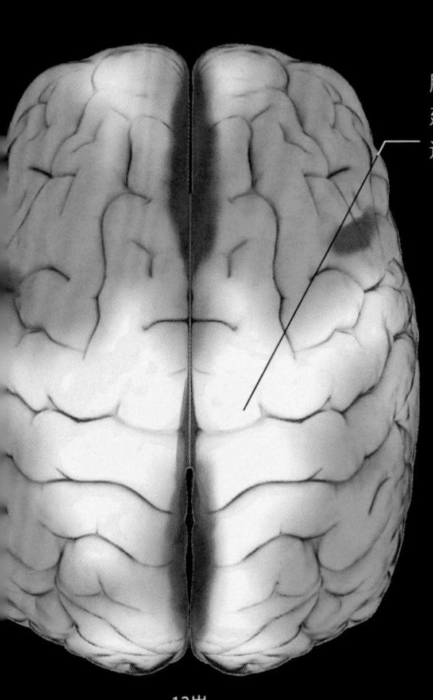

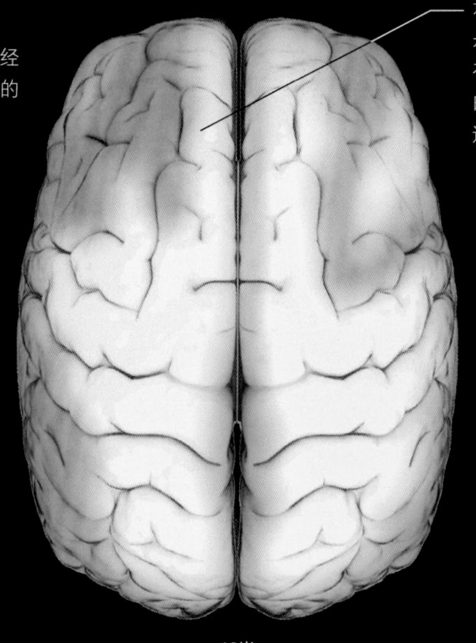

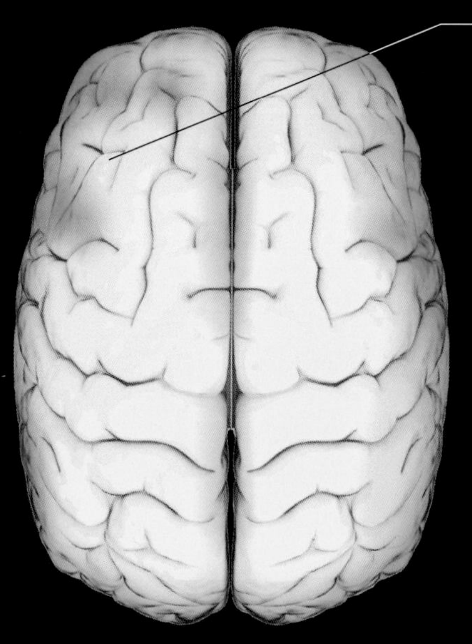

成年时期的脑

成年时期的脑并不会停止生长。与其他器官相比，成年时期的脑在之后的很长一段时间内仍不断地自我改造。新的脑细胞不断产生，脑的结构随着生活经历而不断变化。

达到成熟

人类的脑需要很长时间才能达到完全成熟。前额皮质是变得完全活跃和完全髓鞘化的最后一部分脑区，髓鞘化——神经元连接的护套，使信息在神经元之间自由传递，直到一个人在20多岁或30出头才会发生。一旦前额皮质完全成熟，它在有情感内容的情形下会更活跃。虽然青少年或儿童可能会被情感所控制，但是前额皮质在必要时会抑制情感，因此他们可以做出更周到、更深思熟虑的反应。

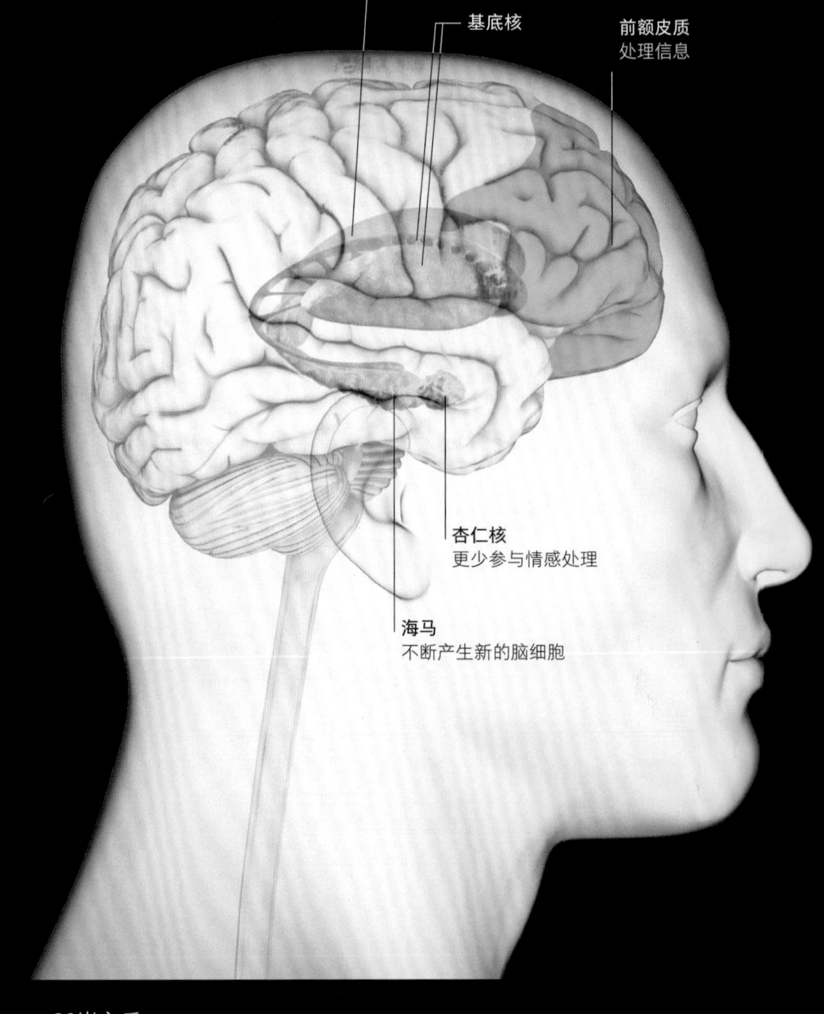

30岁之后
现在前额皮质已完全发育，使得执行功能增强。这也意味着脑对杏仁核处理情感信息的依赖程度降低了。在青少年时期仍在发育的其他脑区现在也已经成熟。

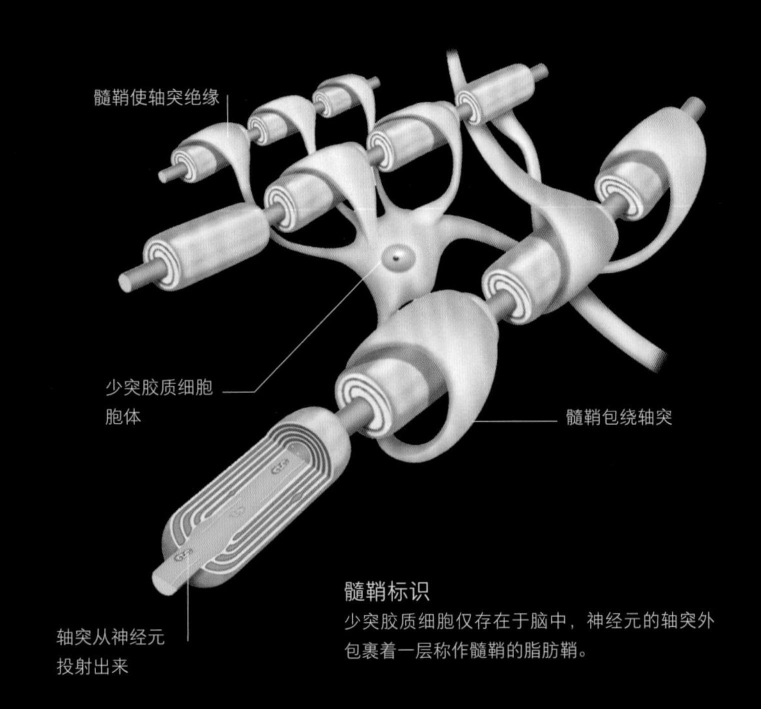

髓鞘标识
少突胶质细胞仅存在于脑中，神经元的轴突外包裹着一层称作髓鞘的脂肪鞘。

神经发生

通常认为成年人脑的脑细胞的数量在生命早期就已经固定了，新记忆的形成和学习新事物完全是通过改变现有的神经元及它们彼此之间的连接获得的。尽管这种再连接对学习是重要的，但现在我们知道成年人也能从新生脑细胞中受益。神经主要在海马齿状回产生，这里是对学习与记忆至关重要的脑区。成年人海马中约有1/3的神经元在人的一生中会被替换。

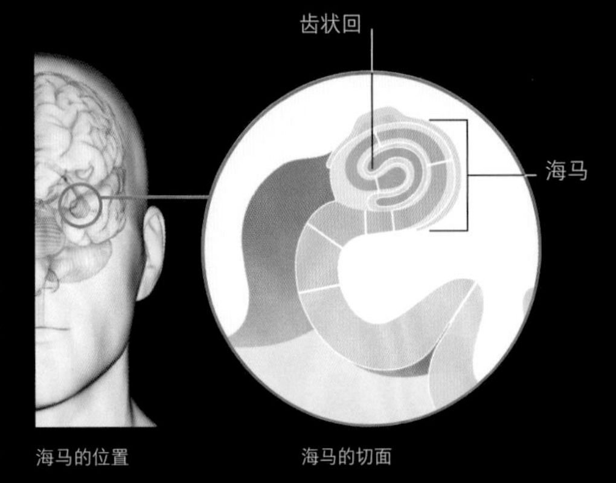

记忆标记
海马是脑的重要组成部分，它对记忆的形成和提取至关重要。在齿状回产生的神经帮助它编码新的信息。动物的神经产生是通过在它们脑内注射结合分裂细胞的放射性标记来测量的。在动物死后计数标记细胞可以显示有多少细胞扩增了。

高级功能

人的脑持续成熟，直到快30岁才结束。主要改变发生在脑高级功能区，如额皮质逐渐变得活跃——从脑的其他部分将信息汇集到一起并形成一个复杂、整体的世界观。直到那时脑的情感部分才和那些与思想、判断和行为抑制相关的脑区完全联系起来。当脑区之间的连接变得更稳固时，人们往往不那么情绪化和冲动地做出反应——而是更谨慎、深思熟虑，并做出更好的判断。

老年人的新记忆

新的脑细胞的产生使新的信息得以储存，但是它们破坏了现有的记忆，因为它们改变了脑的连接模式。大多数记忆在海马形成并被转移到其他脑区长期储存。在一段时间内，记忆同时存在于海马和其他区域。几年后，记忆从海马中被清除。在记忆被完全转移前，海马中新细胞的产生可能会减弱储存在那里的编码记忆的连接。这可能就是为什么我们很少能保留我们小时候的记忆。

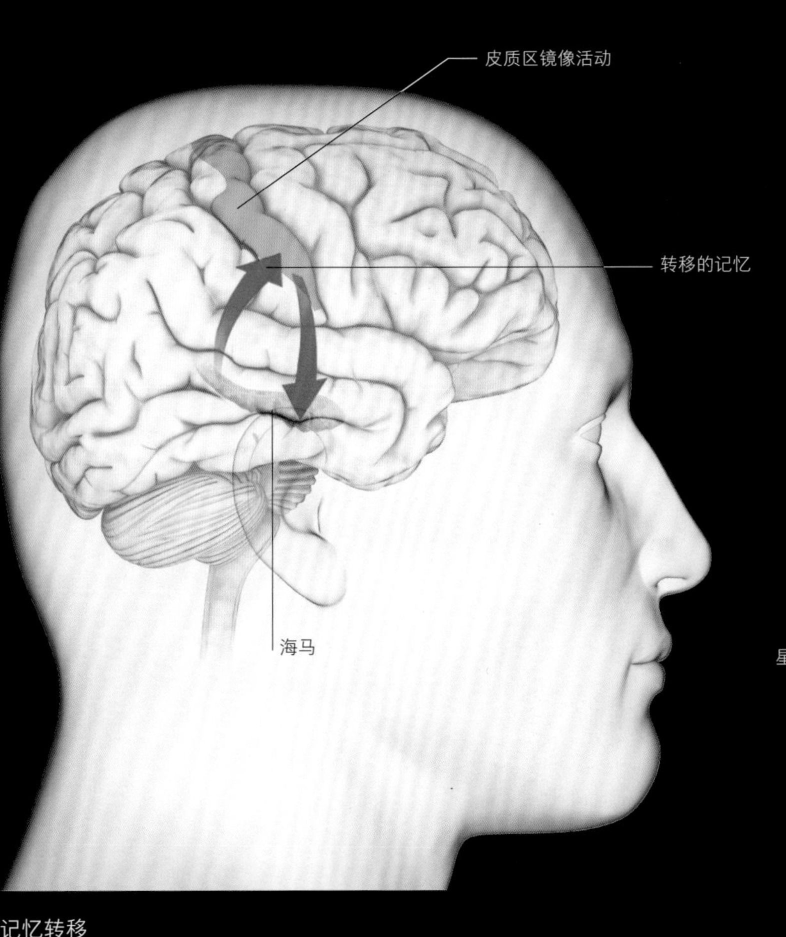

记忆转移
记忆最初以海马神经活动的模式形成，它继而在皮质区得以回应（见第160~161页）。

新细胞的位置
上面这张光学显微照片显示了海马的切面，它被放大并染色以显示齿状回的细胞，这里有新的神经元产生。

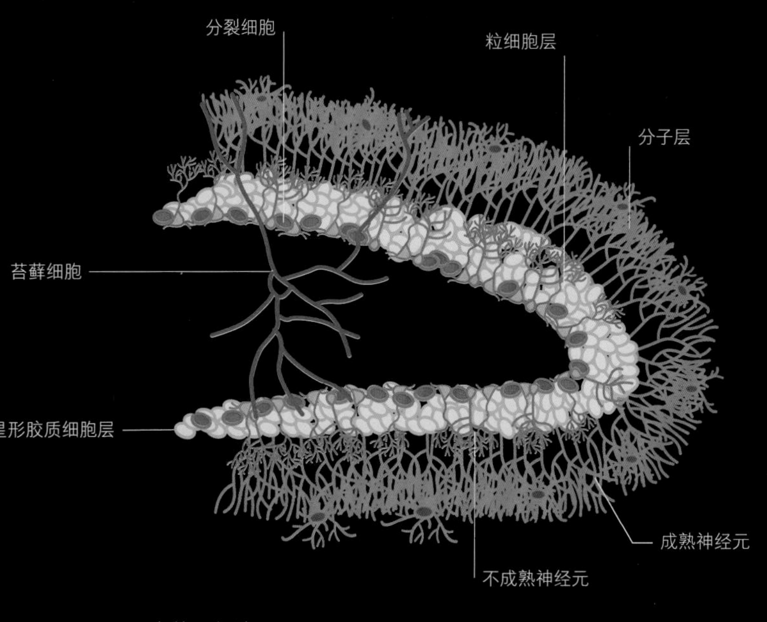

齿状回细胞
在成年人中，新的神经元仅在两个脑区产生——嗅皮质（负责记录气味的额皮质部分）和更常见的称作齿状回的海马部分。这个脑区的星形胶质细胞产生一种蛋白质而触发这个过程。细胞分裂并成熟，从齿状回的粒细胞层向上迁移到分子层。

父母

在大多数成年人的生活中，生儿育女是一件大事，通常会给他们带来深刻的行为改变。这些行为变化都伴随着父母脑的改变。父母双方的激素（尤其是催乳素和催产素）水平升高会使脑中与警报和行动相关的脑区（如杏仁核）敏感化，让他们对诸如哭声和表情等婴儿信号更敏感。男性的睾酮水平下降、催乳素水平上升，使他们的大脑暂时更像女性的大脑。

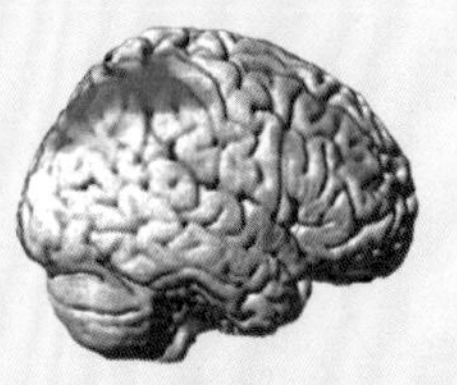

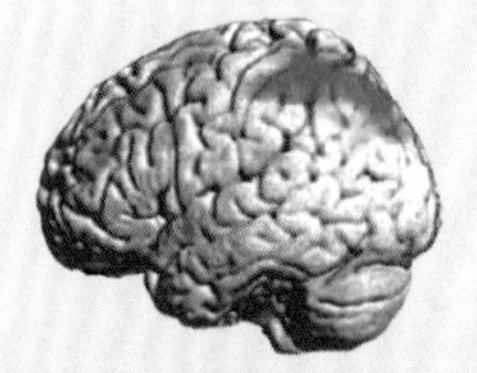

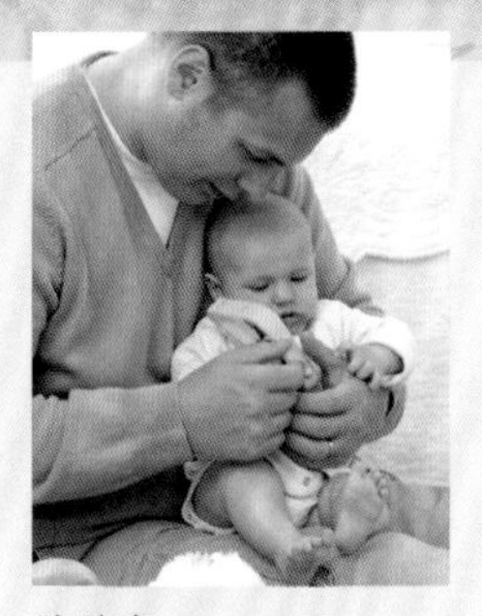

脑改变
研究表明，成为父母之后会产生一系列的神经。MRI研究显示刚成为母亲的脑的皮质厚度增加，在左边扫描图中为红色区域。

看到婴儿
父母看到自己孩子的脸的脑反应比看到其他孩子的脸的反应更强烈。母亲的反应强度，尤其是杏仁核，与母子间的亲密程度相关。与那些强烈依恋孩子的母亲相比，患有产后抑郁症的母亲杏仁核反应更少。影像研究显示，所有成年人看到婴儿脸的图像都有特别的反应。当他们看到一个婴儿而不是一个成年人的脸时，眶额皮质（与情感相关的脑区）的一点会变得活跃。这个“标志性”反应在男性与女性中都一样，在父母和非父母中也都一样。这表明，进化使我们与我们同类婴儿之间建立情感纽带。

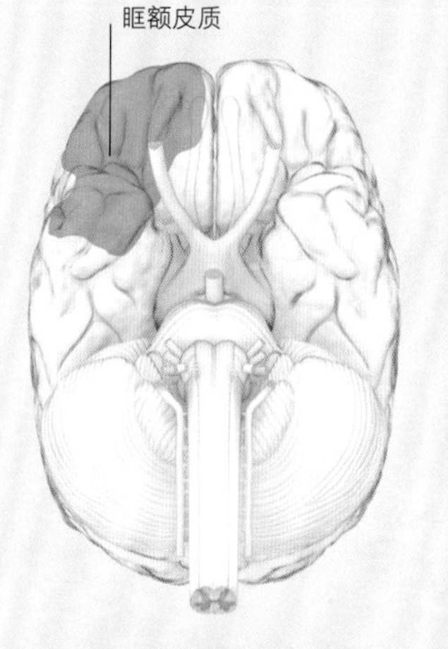

老年时期的脑

关于衰老的传统观点是脑和身体开始退化。因为随着年龄的增长，神经元逐渐丢失，而那些保留下来的神经元，神经冲动传递速度更慢。这会导致思维过程变慢、记忆和反射能力退化，从而导致平衡和运动方面的问题。

自然退化

在过去，人们很少能活到50岁以上，所以我们还没有进化出高龄用脑的能力。这使得脑老化在人类历史和进化上是个相对新的现象。脑和神经系统的自然退化不是由疾病引起的，所以不应该将其与痴呆的病理相混淆，痴呆与特定脑变化模式相关。最近的研究表明，直到人死亡之前，大多数神经元实际上都是健康的，但是在20~90岁，脑容量和大小会减少5%~10%。脑结构也有改变，脑沟变宽，纤维缠结和斑块（小的盘状生长物）形成。然而，这些缺陷的作用还不完全清楚。在健康人和阿尔茨海默病患者的脑内都有可能发生这种情况。

髓鞘包被的轴突

衰变的髓鞘

髓鞘衰变

绝缘神经元轴突的髓鞘对细胞之间有效地交流是至关重要的。这种基于蛋白质的结构随着年龄的增长而衰变，使得脑回路效率降低，导致平衡和记忆问题。在左图中，从皮质走行到脊髓的衰变的髓鞘呈蓝色和紫色，而健康的髓鞘呈绿色。

年龄与兴奋水平

多巴胺是一种能触发兴奋与快速决策的神经递质。脑成像研究显示，随着人们年龄的增长，多巴胺回路的活动减少。这可能表现为行为改变，因为多巴胺与寻求刺激和冒险相关。可能老年人比年轻人更喜欢安静的生活，因为老年人多巴胺的含量较少。

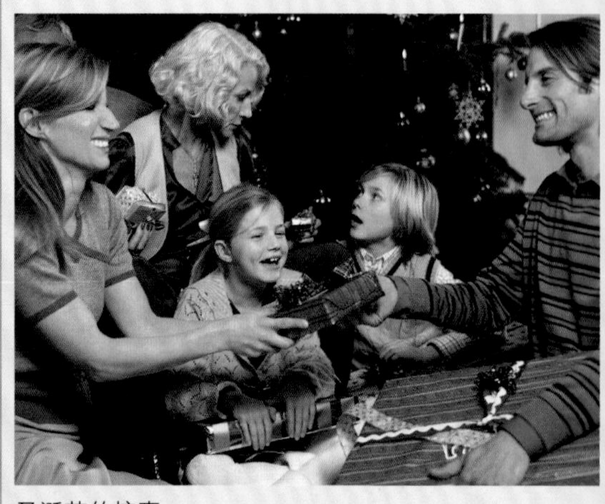

圣诞节的惊喜

收到礼物对儿童来说是非常令人兴奋的，但是对老年人来说就没那么兴奋，这是因为多巴胺的缘故，多巴胺被“奖赏”（在这里是指礼物）所触发，随着年龄的增长这种效应会越来越小。

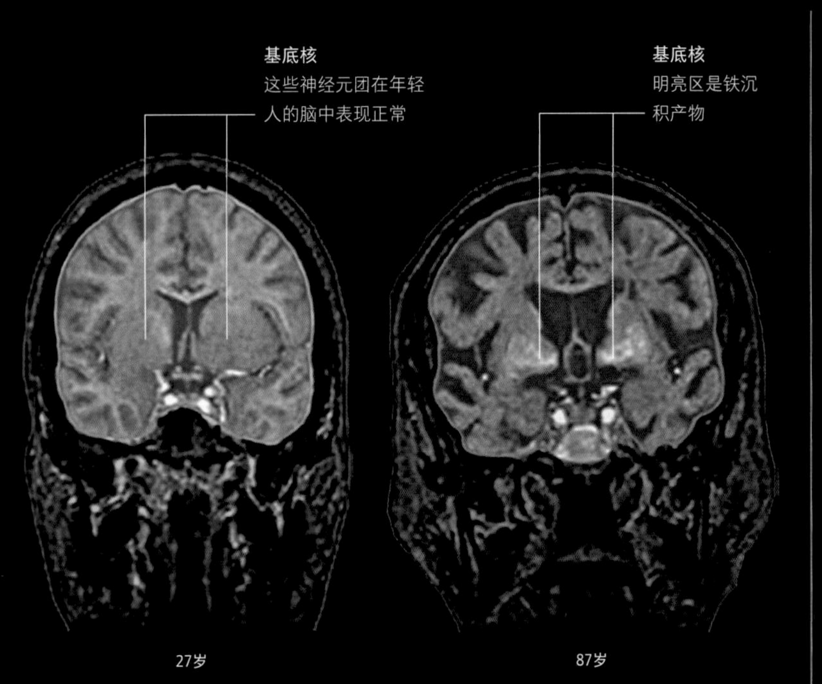

基底核

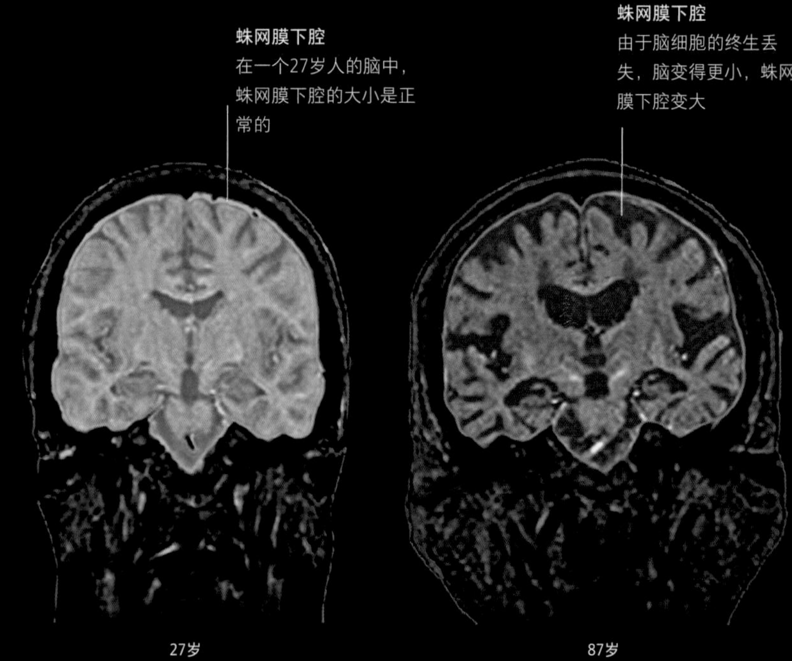

蛛网膜下腔

积极衰老

脑能代偿衰老带来的影响，而且精神功能甚至能随着年龄的增长而提高。在45~50岁的人群中，髓鞘在颞叶和额叶中增加可能使人们更好地管理他们的知识。此外，理解力研究表明高功能老年人同时用两侧半球，或者使用与年轻人或低功能老年人不同的半球。这可能是脑弥补功能衰退的方式，使思维和记忆过程更强。

年轻人（左半球） 年轻人（右半球）

老年人（左半球） 老年人（右半球）

脑激活对比

一项研究比较了年轻人（右上）与老年人（右下）在句子理解过程中脑活动的fMRI扫描结果。结果显示，理解力好的老年人会通过征募其他脑区来代偿语言区的缺陷。

蛋白质的积累

最近的一项研究检查了5名在记忆测试中表现出色的80多岁的老年人的脑，并与“正常”非痴呆的同龄老年人的脑做了比较，前者脑中由tau蛋白组成的纤维缠结更少。这些缠结在脑细胞内生长，被认为是最终杀死细胞的元凶。

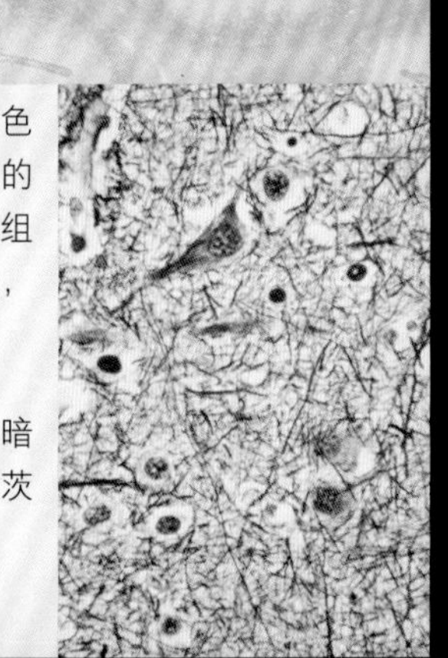

纤维缠结

大量纤维缠结（显示为暗色团块）通常见于阿尔茨海默病患者的脑内。

保持脑年轻

关于脑老化的新的研究表明，脑衰老的速度会因为某些健康生活方式如定期锻炼而减慢。研究还发现，减少食物摄入导致血糖水平降低可能会减慢脑衰老的速度，因为血糖能引起蛋白损伤。当然，血糖水平高的人，如那些1型糖尿病患者比没有糖尿病的人表现出更多脑衰老的迹象。

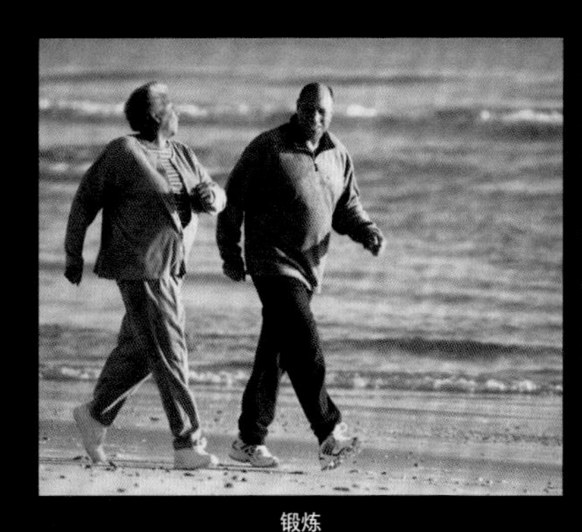

锻炼

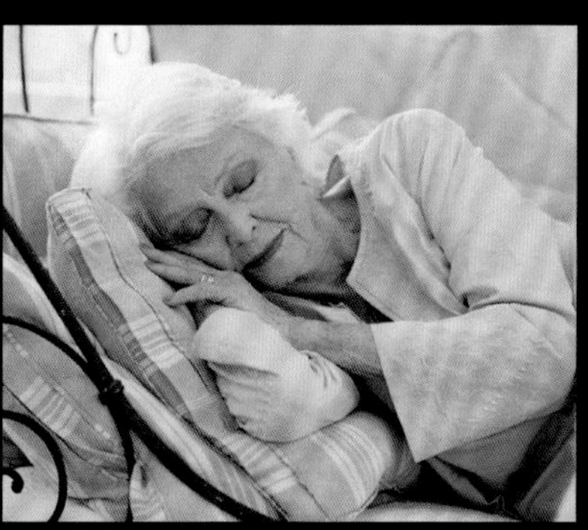

休息

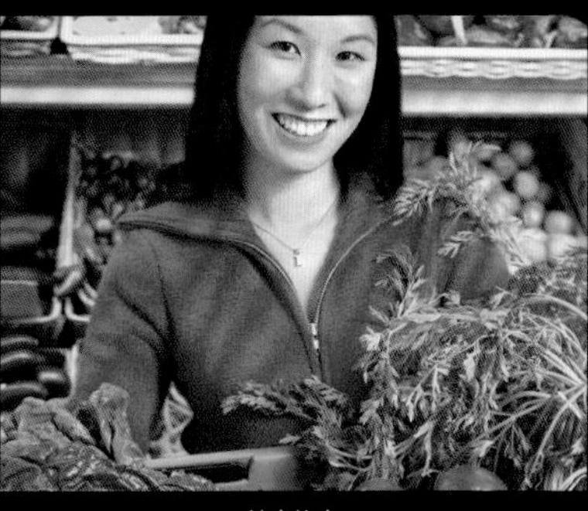

健康饮食

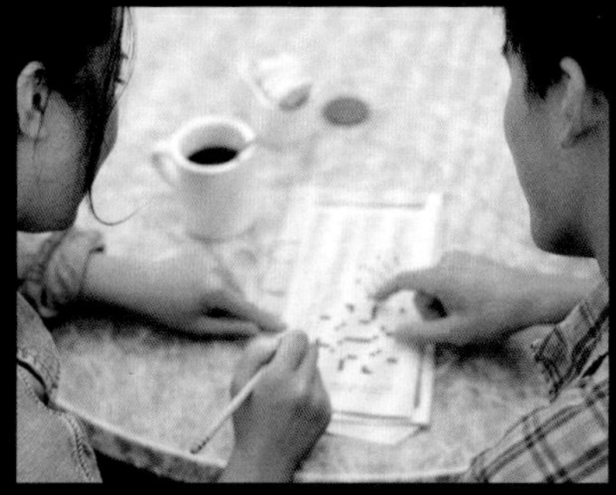

精神健康

健康生活方式的益处

一些生活方式因素可能有助于刺激神经组织的生长。轻度的有氧运动，如快步走、有规律的睡眠、良好的饮食以及脑力锻炼，有助于延迟与年龄相关的精神衰退，并防止与年龄相关的问题，如记忆力减退。

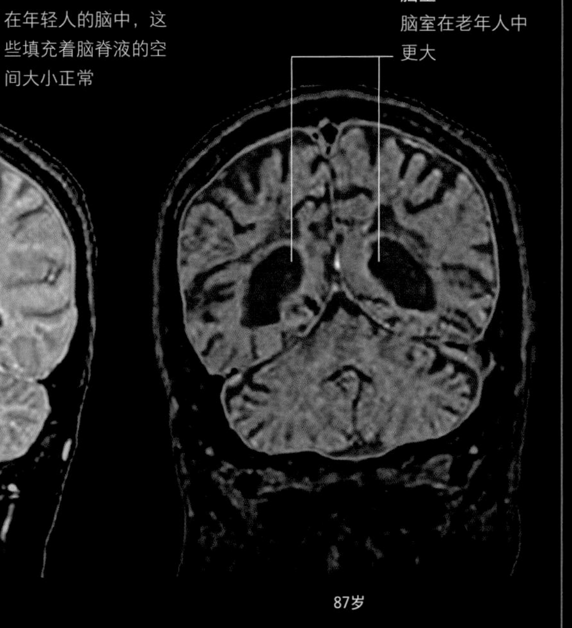

脑室

脑室含有脑脊液，脑脊液有多种功能，包括保护脑免受损伤和运输激素。脑室在脑老化后由于灰质的丢失而变得更大。

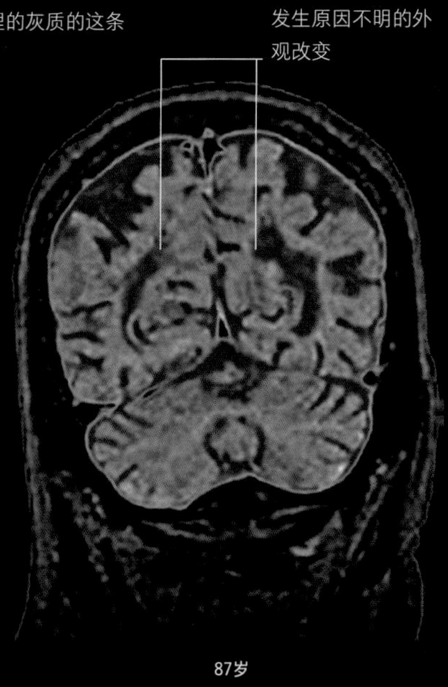

白质束

白质主要含有（支持）神经胶质细胞，用于支持神经元。脑老化后支持细胞减少，神经元的工作效率降低。

未来的脑

随着我们对脑工作机制的了解增加，改变它、增强它，以及开发人造脑的前景正快速成为现实而不是虚幻。读心术、思想控制和人工智能技术已经成为现实，而且每天都在变得更加复杂。

脑-机界面

当一个人在思考时，其脑会产生电信号。科学家已经发现了一种方法，可以让传感器接收电信号，并将其通过无线的方式发送到其他电子设备上，使人们仅凭思想就能移动或改变事物。这个领域的大多数研究旨在开发帮助人们在神经系统损伤后重新使用瘫痪肢体的设备。这项技术也被一些计算机游戏制造商所采用，它们制作出能用思维操控的游戏。

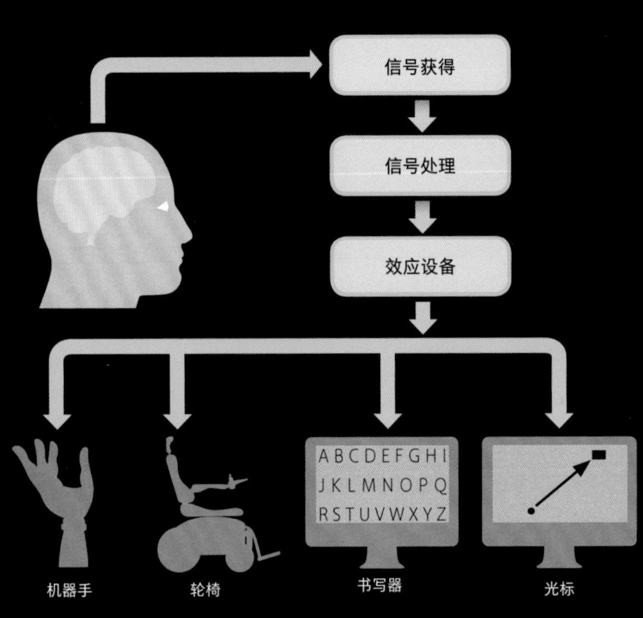

重获控制
思想控制技术使人们仅通过引导他们的思想来使用如假肢、轮椅和计算机这样的设备。来自脑的信号被接收、分析和编码后，作为指令传送到设备上。

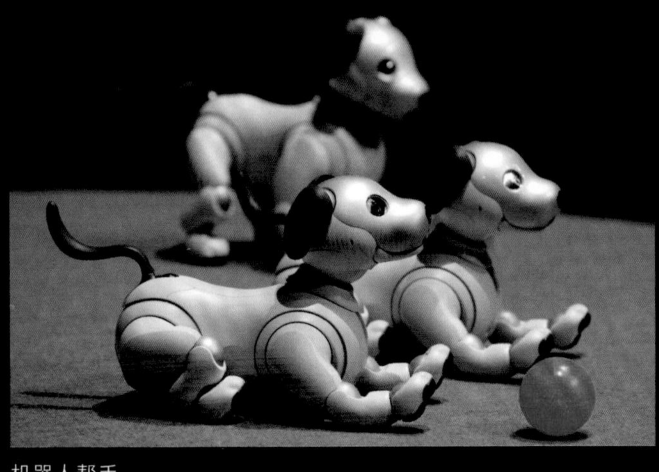

机器人帮手
现代机器人的设计目的是帮助人类，其具有广泛的功能。最新的机器人能做饭、做家务，在医院当护工，在战场上执行任务，甚至成为可爱而俏皮的宠物。

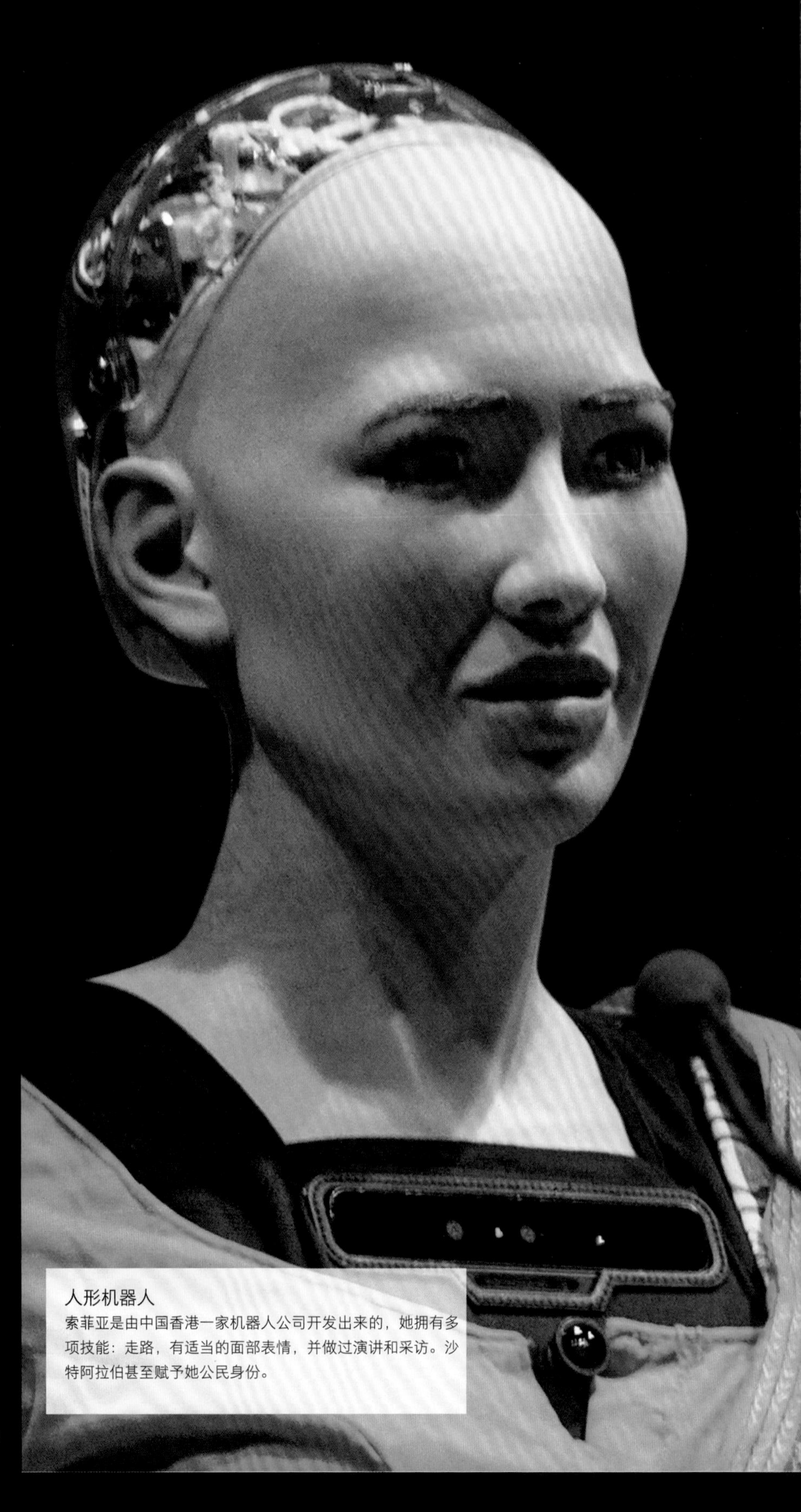

人形机器人
索菲亚是由中国香港一家机器人公司开发出来的，她拥有多项技能：走路，有适当的面部表情，并做过演讲和采访。沙特阿拉伯甚至赋予她公民身份。

读心术

由fMRI扫描产生的神经活动的"图像"对我们所见事物的精确呈现，在某种程度上也可以反映我们所想。为达到这个目的，一个人在观看特定的图像时，fMRI扫描的神经活动信息被精确的计算机软件处理并把活动模式转化成视觉"图像"。这种"读心术"成为可能的原因是视皮质中的神经元专门处理特定的刺激，如水平或垂直线，因此，神经元的放电模式表明其正在记录的视觉刺激类型。

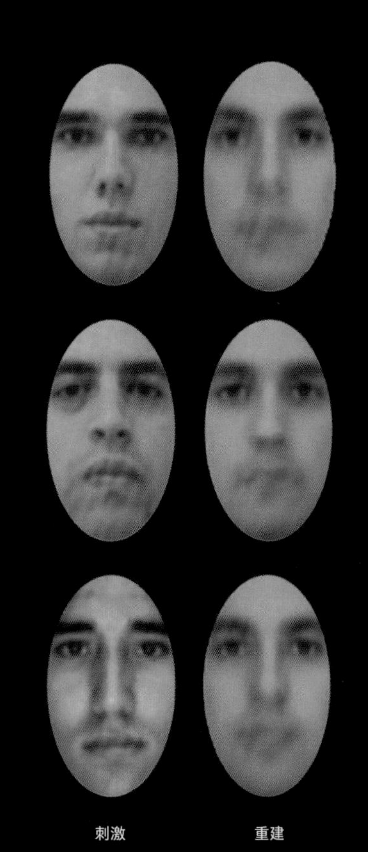

制造脸

人们在观看人脸时的脑电图扫描结果已经被加拿大科学家解码，然后输入计算机，计算机能重现这个人的所见。

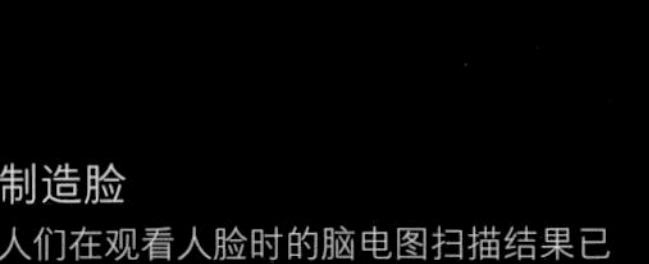

测谎

读心术并不限于揭示一个人正在观看什么。脑扫描研究已经显示，当一个人说谎时，他的脑会产生一种不同于与他说真话时的神经活动模式。这被用于开发一种"测谎仪"，它能分析被fMRI捕获到的脑活动。尽管这项技术仍在发展中，但据称其准确率已经达到90%，显著高于老式测谎仪的准确率。

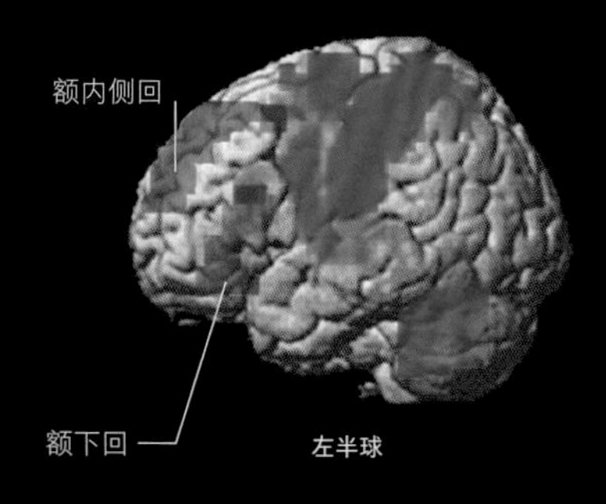

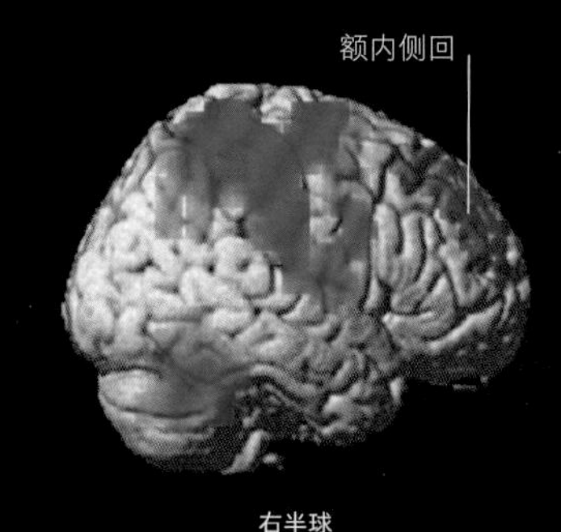

揭示真相

当某人在说真话和说谎时，脑的不同区域会被激活。在右图中，红色区域显示说谎时的脑活动，蓝色区域是说真话时的脑活动。

人工智能

几十年来，科学家一直致力开发智能非生物系统，并且成功地开发出能与人脑相匹敌，有时甚至超越人脑的计算机程序。例如，国际象棋程序现在与世界顶级象棋大师技术水平不相上下。然而，事实证明很难开发出具有类似人脑灵活度的系统，从而可以在构成"真实"生活的持续变化的环境中运行。为了克服这点，人工智能研究的重点最近已经从开发最先进的计算机转向创造具有"情感"的机器，这些机器能做出粗略但快速的"整体"或"直观"判断，而不依赖于巨大的计算能力。

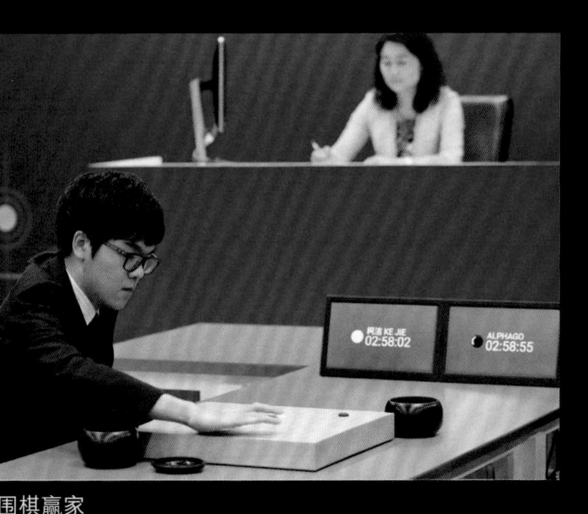

围棋赢家

在2017年围棋的未来峰会上，Alpha Go——由谷歌Deep Mind开发的程序击败了世界排名第一的围棋选手柯洁。围棋是一种古老的游戏，甚至比国际象棋更复杂。

恐怖谷

随着机器人被建造得更像人，人们发现自己变得越来越不舒服。像索菲亚这样的机器人，就落入了"恐怖谷"——这是一条与机器人有关的曲线图中的一个低陷。曲线图的纵轴表示机器人与人的亲密度，横轴表示机器人与人的相似度。虽然机械机器人并不会让人担心，一旦一个设备看起来像人却"不太对劲"，人们就会感到不安。

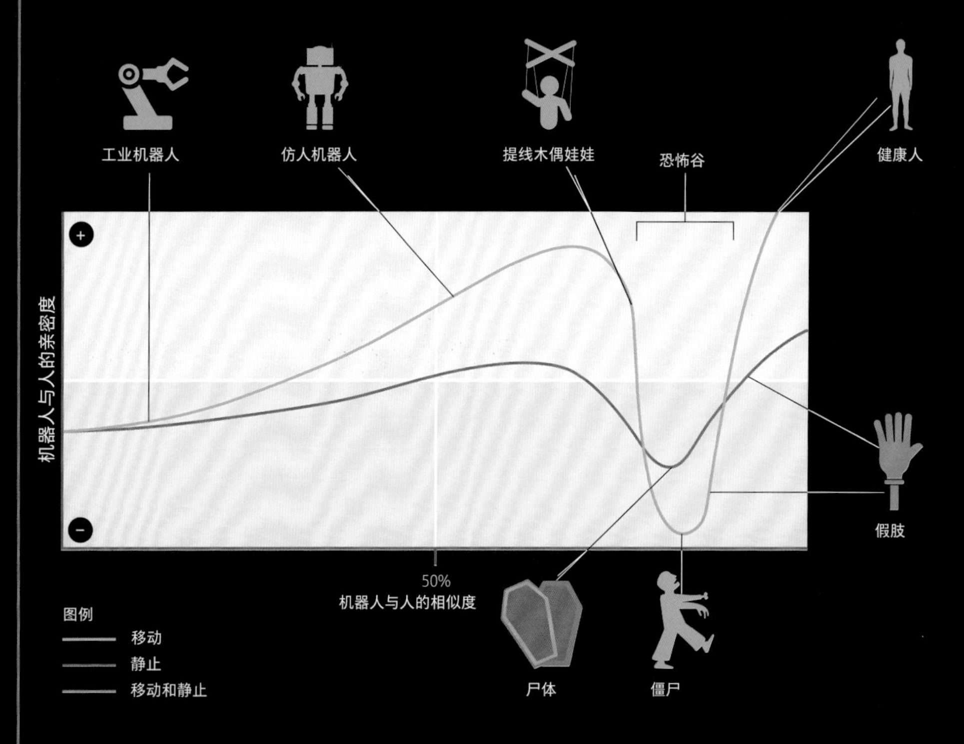

怪物还是机器人?

上图表示，尽管仿人机器人与人的亲密度要高于功能型工业机器人，但是有一个临界点，在这一点之后，与人类越来越相似的机器人，会导致人们对它不那么亲密。这就是"恐怖谷"。

技术王国

电极

近年来，生物技术的进展使人造假肢替换损伤肢体成为可能，这种假肢可以被思维控制，并基本上像原有肢体一样运作。另一个进展是通过植入电子起搏器改变脑功能。人造感觉器官，如仿生眼，已经在测试中。人造脑部分，如记忆插件和海马替代品在不久之后也将问世。

脑探针

左边这张X线照片显示，在一项深部脑刺激的技术中，一个电极被插入脑中。

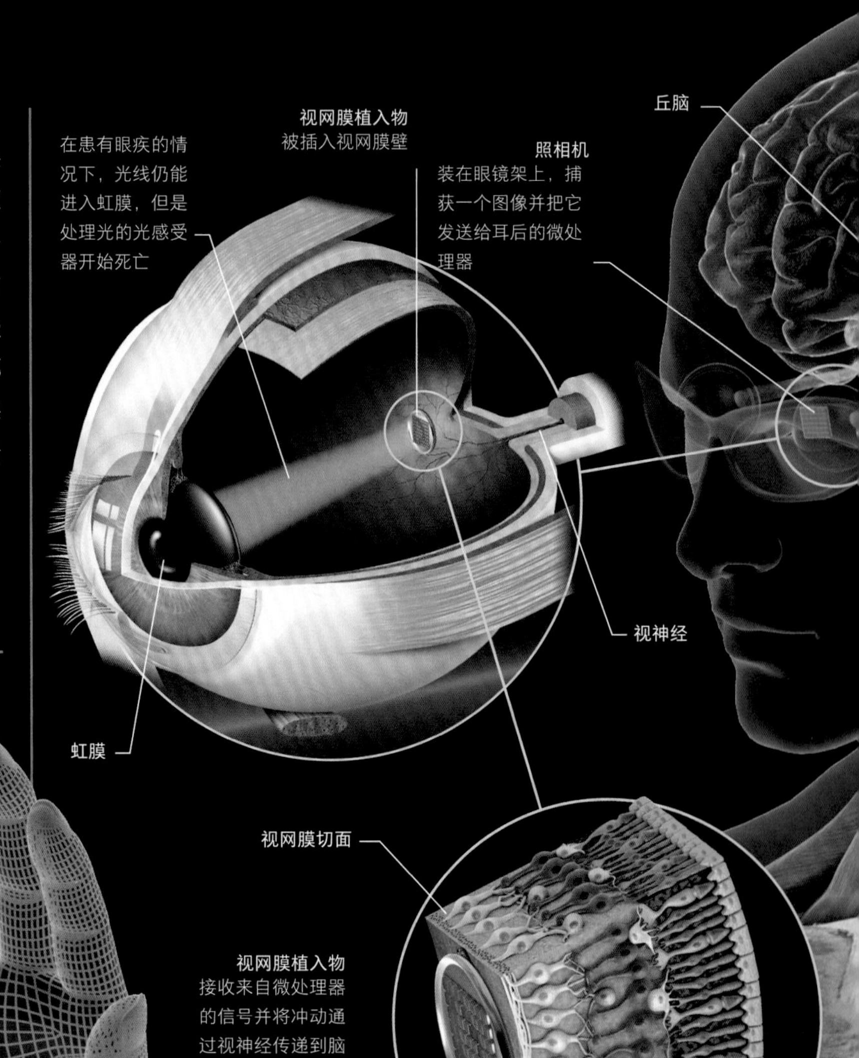

仿生眼

由于仿生眼的发展，因为眼疾（而不是视觉相关脑区的损伤）而失明的人可能很快就会重见光明。一个仿生眼的原型已经被制造出来，它包括位于人眼窝后面的计算机芯片，该芯片与一副内置于眼镜中的小型照相机相连。照相机拍摄的图像被传到芯片上，然后再转换成电冲动并通过视神经发送到视皮质。

伦理与技术

随着生物技术的进展，它产生了伦理和道德困境。脑技术尤其敏感，因为我们多数人把我们脑的产物——思想、感受、欲望当作我们“自我”的中心部分。干细胞是具有变成多种不同类型细胞潜能的不成熟体细胞，可能某一天会被用来修复损伤的神经元。它们在其他医学领域的应用已经引起了巨大的争论，因为最初干细胞必须从人类胎儿中获得，但是现在可以通过其他途径获得。

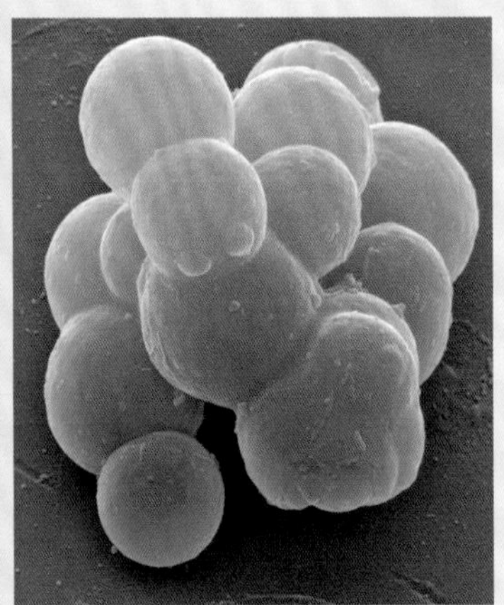

干细胞

这些干细胞现在可以从流经脐带的血液中提取。起初干细胞来自胎儿，引发了很多伦理争论。

纳米机器人

有朝一日，纳米机器人可能会重新改造我们的身体，使它更强壮、更聪明，同时更能对抗疾病，从而为我们提供新的生活选择。

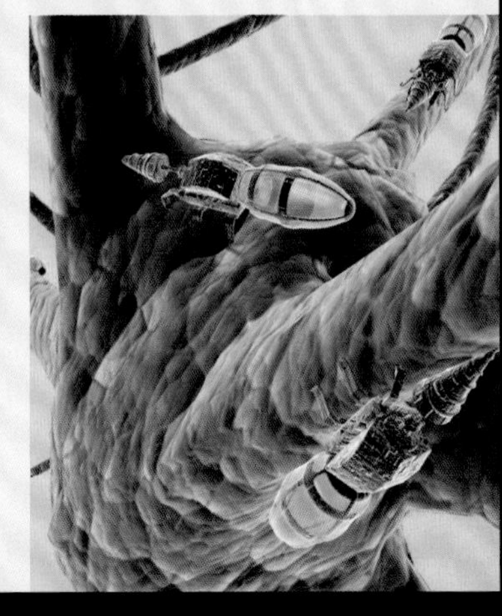

脑与身体强化

几乎身体的每一部分，包括感觉器官，会很快有人造替代物。其中一些已经在研发中，尽管在上面显示的那些人造替代物中只有迷走神经刺激仪被广泛用于临床。

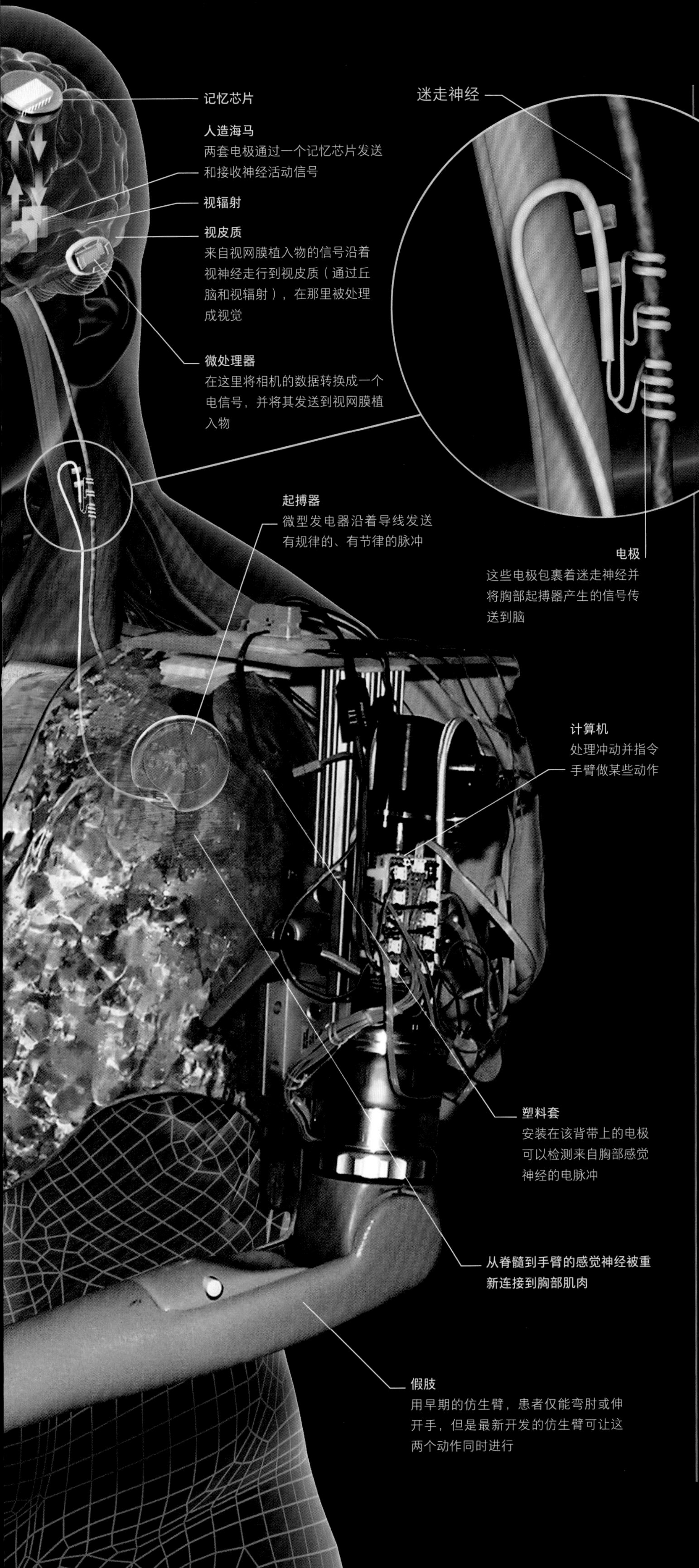

迷走神经刺激

迷走神经是从脑干走行到各个内脏器官的脑神经，在介导脑觉醒中有重要作用。一些不同类型的脑异常，如慢性癫痫和严重抑郁症会从刺激这个神经中受益。通过外科手术将一个装有由锂电池供能的微型发电器的小圆盘植入患者的胸部，这个小圆盘沿着一条与左迷走神经（右迷走神经走行到心脏）相连的导线发送有规律、有节律的脉冲。电脉冲的频率和强度可以根据疾病的严重程度改变。

仿生臂

仅由思维操控的仿生臂已经在应用中，现在正在开发的未来模型可能会更逼真、更灵活。目前版本的工作原理是原本从脑走行到手部的运动神经的路线，使运动神经终止于电极，与手臂内的计算机驱动的电机进行交流。传感器将感觉信息反馈回脑，所以用户能感知温度和压力。

未来

生物技术的迅猛进展引发了关于什么是人类的深刻问题。这对于影响人脑的技术来说尤其真实，因为在所有器官中，脑是与我们最密切相关的。对此提出的最常见的问题及对问题的回答如下。

问题	回答
如果科技以目前的速度发展，我们会看到我们脑的工作方式有什么样的改变？	“思想”装置使我们能仅通过意识就控制这个世界，合成的脑“模块”替换不工作的脑区，通过直接刺激相关脑区来有意识地控制情绪
这些事情不会改变成为人类的意义吗？它们是可接受的吗？	已经有很多以粗略的形式与我们同在的仿生装置了，并被证明是可以接受的。我们有仿生肢体、脑起搏器，甚至还有人造海马（见第161页）
还有哪些主要的技术问题需要解决？	主要问题是如何绘制地图，尽管过去10年取得进展，但脑不同区域间的复杂连接还是未知的
机器会有意识吗？	似乎没有说不的理由。最终的挑战可能根本不是技术问题，而是以非人类形式体现的人类意识的伦理启示

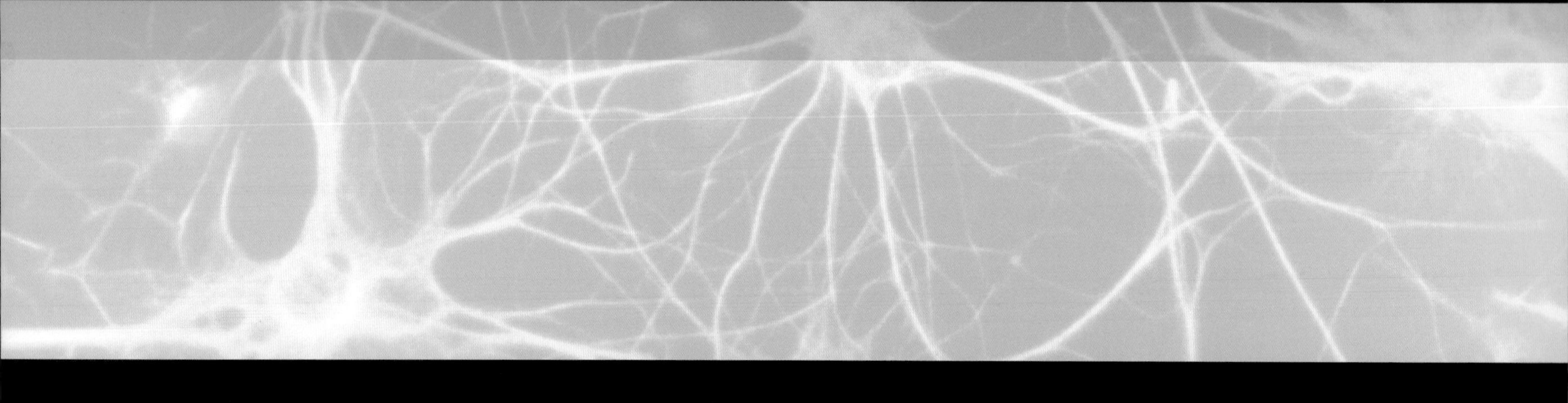

在人类历史的进程中，人们对脑异常及其病因的认识已经发生了深刻的改变。即使在今天，不同文化对正常与紊乱的精神状态之间的分界线持有明显不同的观点。然而，我们对脑哪个区域可能会出现异常的理解正如我们对脑如何工作的认识一样，正在进行一场革命。尽管如此，还是有很多疾病的原因不明。

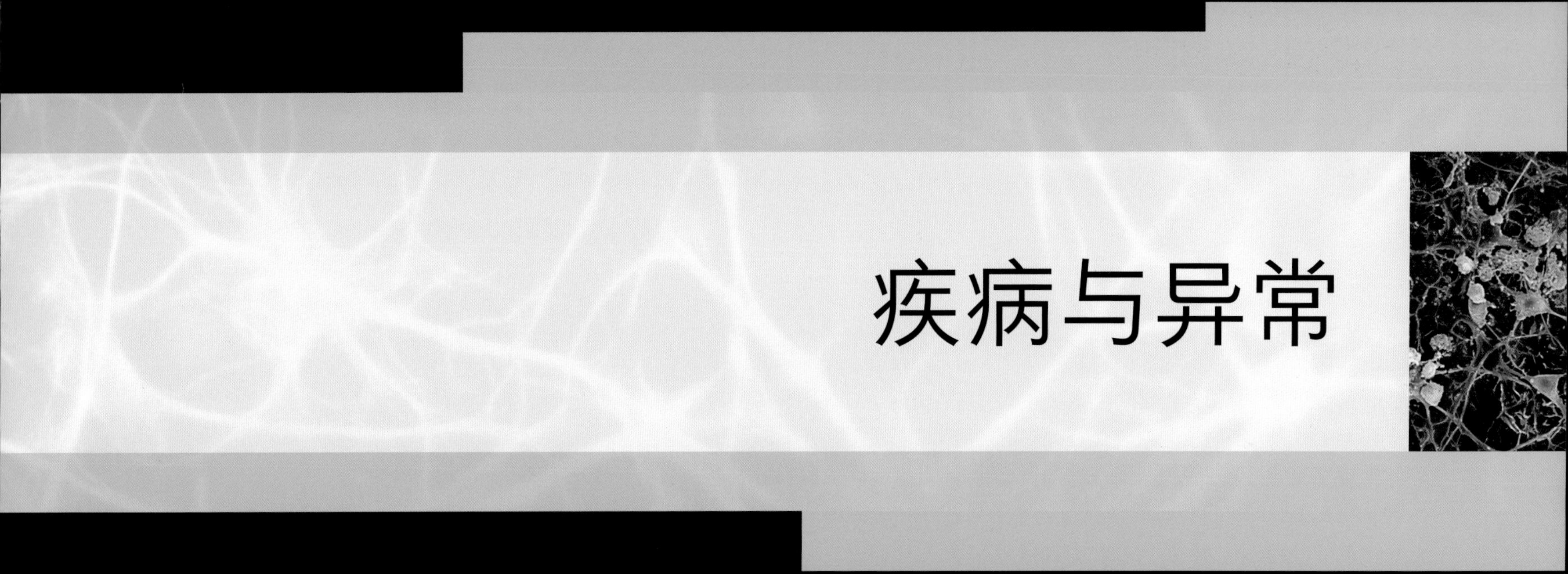

疾病与异常

异常的脑

每种精神状态都有一个相对应的脑状态，由特定的模式和神经过程序列构成。直到最近，这些过程中的大多数还不能被检测到，但是高科技成像技术的进展已经使它们可见，其结果是精神障碍越来越被认定为脑神经疾病。

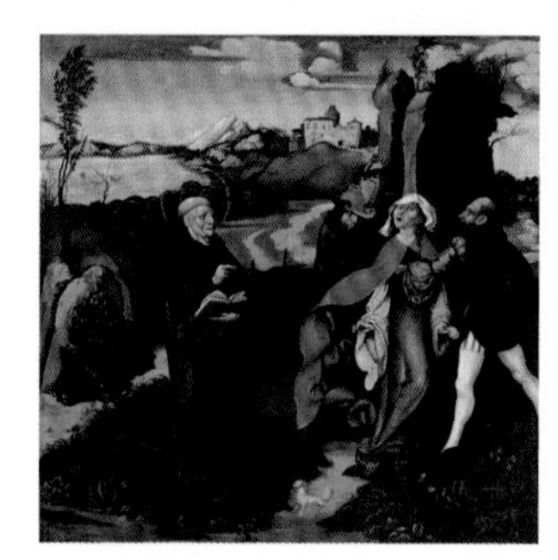

驱魔

驱魔是一种从活人身上驱除恶灵的仪式。它在中世纪非常普遍，那时恶魔附体通常被认为是精神疾病的原因。

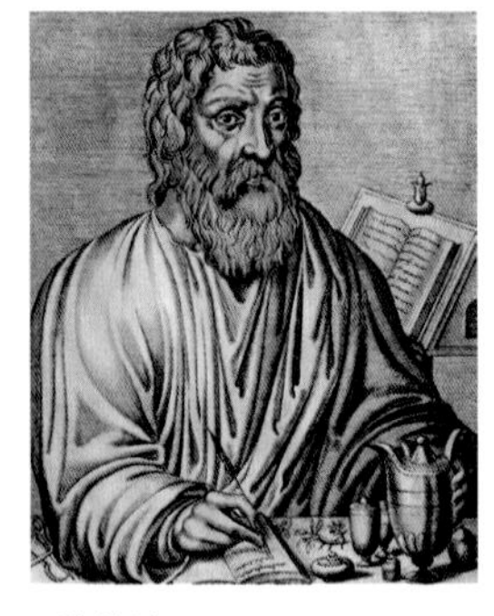

4种体液

希波克拉底提出了一种观点：疾病是4种体液——血液、痰液、黑胆汁和黄胆汁失衡的结果。

精神疾病的历史理论

在中世纪，精神疾病被认为是恶魔（邪灵）进入人体并使人们感到沮丧（精神不振）或精神失常。精神疾病的物理理论包括“4种体液”的不平衡，这4种体液被认为能决定一个人的总体情绪和健康，以及多种类型“力量”的波动或阻断。例如，19世纪，弗兰兹·梅斯默医生认为他发现了“动物磁力”，如果它被阻断，会导致身体出现包括精神失常在内的疾病。他控制磁流的有效方法是催眠。西格蒙德·弗洛伊德（见第189页）普及了无意识的概念，并认为被抑制的欲望会导致神经症。基于将隐藏的冲突带入意识的理念，他发展了精神分析理论。

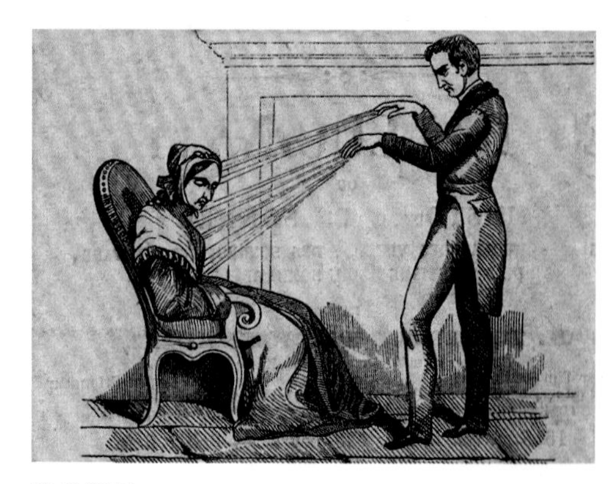

治愈能量

催眠师通过催眠来治愈焦虑的心灵，尽管在当时他们认为自己在使用动物磁力（能量流）。

什么是精神疾病

当一个人报告自己正在以一种完全不同于他人的方式体验这个世界或他的行为让他难以在社会中立足时，他通常会被诊断为精神疾病。精神疾病多变的性质使诊断变得异常困难。然而，标准诊断是重要的，因为有无精神疾病决定了一个人是否负刑事责任，是否适合从事特殊类型的工作，或是否有资格获得国家援助。医疗实践也使治疗前的诊断至关重要。最常用的精神障碍指南是美国精神医学学会出版的《精神障碍诊断与统计手册》（*The Diagnostic and Statistical Manual of Mental Disorders, DSM*）。

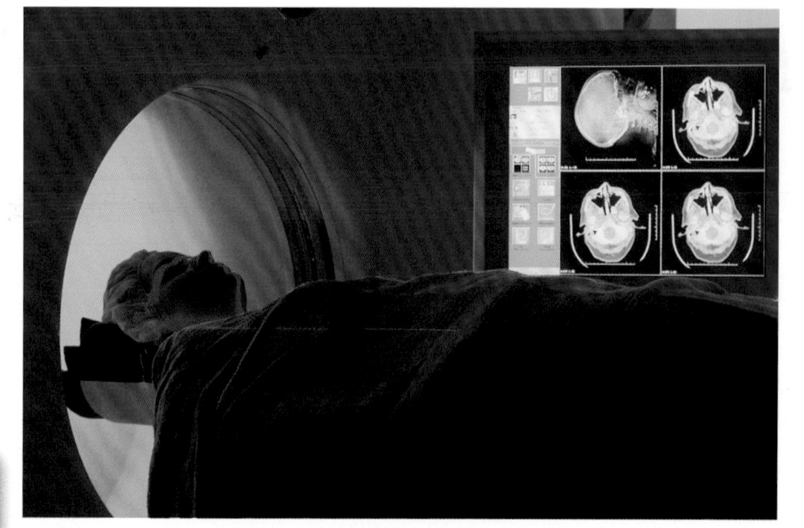

现代诊断工具

一些精神疾病可能通过脑成像来诊断，CT和MRI扫描可显示肿瘤和损伤区域。功能性脑成像可能用来探索异常脑模式，如癫痫患者的脑模式。

精神障碍诊断

第一版DSM在1952年出版。最新版DSM-5于2013年出版。DSM-5包括对某些疾病的新的诊断和分类标准。例如，阿斯伯格综合征现在是孤独症谱系的一部分，而不是一个独立的疾病。但是关于手册的修订是否已经充分反映脑研究进展的争论已经出现。诊断仍然坚定地基于行为测试而不是脑成像或生物标记物。DSM-5未能采用神经科学方法诊治精神疾病，导致美国最大的精神病学研究中心——国立精神卫生研究院拒绝使用该手册。

脑前部

脑后部

正常人的脑

脑前部

右侧额叶的异常活动

脑后部

抑郁症患者的脑

成像抑郁

脑成像能帮助诊断焦虑症和抑郁症等疾病。一种方法是用脑电图显示异常脑活动。例如，右下图显示的橙色区域代表过量的慢脑电波活动。这种模式与抑郁相关。

身体异常

所有精神疾病都是生理性的，因为与之相关的行为和经历都是由神经活动模式所造成的，但是只有明确与损伤相关的情况才被认为是生理性的。

发育性的 生长中的脑对环境冲击非常敏感，如缺氧。出生前或出生时出现的问题可能造成永久性伤害。

创伤性的 脑创伤可能源于外部事件，如导致头部受伤的事故，也源于脑的问题，如脑卒中和动脉瘤。

退行性的 脑像所有其他器官一样也会退化，这会导致精神问题如记忆丢失、认知障碍，严重情况下会导致痴呆。

精神疾病的根源

一些精神疾病是由身体的损伤造成的，如头部创伤或破坏正常脑功能的退化。另一些则是由“有缺陷的”基因或发育问题造成的，即在妊娠期或婴儿期出现的问题。在很多情况下，精神疾病的根本原因不能被追溯，而只是简单地表现为“功能”问题。功能障碍可能以脑功能异常为标志，但是通常不清楚这是疾病的原因还是结果。

很多原因

大多数精神疾病是由多种原因共同造成的，如维恩图所示。疾病的位置是变化的，因为很少病例有确切的致病因子。当我们对脑有更多的了解时，这些明显的原因可能会改变。

变性

阿尔茨海默病

帕金森病

运动神经元病

多发梗死性痴呆

脑卒中

肿瘤

多发性硬化

损伤、创伤、感染

癫痫

脑膜炎

脑炎

出血

脑积水

克-雅病

脓肿

昏迷

瘫痪

脑瘫

发育的/遗传的

嗜睡症

唐氏综合征

亨廷顿病

神经管缺陷

妄想症

抑郁症

孤独症谱系

发育迟缓

成瘾

发声和多种运动联合抽动障碍

人格障碍

焦虑症

饮食失调症

季节性情感障碍

强迫症

精神分裂症

躯体化障碍

慢性疲劳综合征

双相情感障碍

创伤后应激障碍

功能的

注意缺陷多动障碍

做作性障碍

恐惧症

品行障碍

躯体变形障碍

疑症

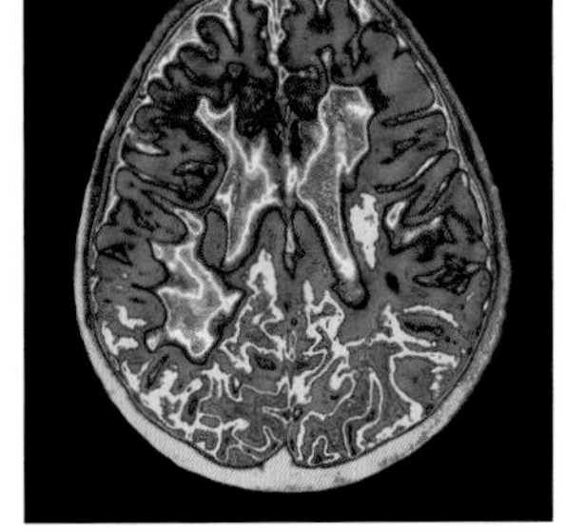

多发性硬化

左边这张MRI扫描图显示了一名多发性硬化（见第235页）患者的脱髓鞘病变（粉色）。它是神经变性引起的，而神经变性可能是因为遗传易感性或损伤导致的。

星座和光谱

很多传统上被认为彼此不相关的疾病现在被认为是相关的。例如，孤独症患者在理解他人的精神过程方面存在核心问题。围绕着这个核心有一系列症状，它们被分为3个相互重叠的行为“组件”。这些组件通常被看作不同类型的问题，但是它们与核心缺陷的共同关系表明，它们有共同的遗传基础。精神疾病的核心特征是对他人想法的过度解读。它也可以被视为重叠组件的核心症状。

孤独症谱系　平衡的　精神病谱系

认知任务表现

图例

机械的认知

精神的认知

孤独症–精神病连续性

相反的问题？

尽管孤独症谱系和精神病谱系看起来完全不同，但实际上二者可能是相关的。这两组症状可被设想为存在于一个单一谱系中（上图），中间为正常行为。

双相型抑郁症

单相型抑郁症

精神分裂症

精神病谱系核心

高度精神认知和行为，对他人过度敏感（甚至是妄想）

精神病谱系

兴趣狭窄、重复行为

社会交往问题

语言、交流困难

孤独症谱系核心

低度精神状态——理解他人的精神过程或反思自己身上存在的问题

孤独症谱系

行为组件

精神病谱系和孤独症谱系异常在这里被显示为单独的行为组件，共同的症状构成每个谱系的核心。

头痛与偏头痛

头痛是一种常见的症状，但是其发病机制尚不明确。脑本身没有对痛觉敏感的神经受体。在很多病例中，人们认为脑膜或头颈部血管或肌肉的紧张刺激了痛觉受体，痛觉受体再将冲动传送到脑的感觉皮质，引起头痛。然而，在某些类型的头痛中，如偏头痛，被认为是由于神经元的过度活动影响了脑的感觉皮质。

紧张性头痛

也叫应激性头痛，可能是最常见的头痛类型。

疼痛往往是持续的，尽管这种疼痛可能搏动，可能发生在前额或更普遍地发生在头部。这种疼痛可能伴有颈部肌肉紧张及眼后的压力感和（或）头部周围紧绷。紧张性头痛通常是由应激引起，它导致颈部和头皮肌肉紧张。继而刺激这些区域的痛觉受体，它们将“疼痛冲动”发送到感觉皮质。

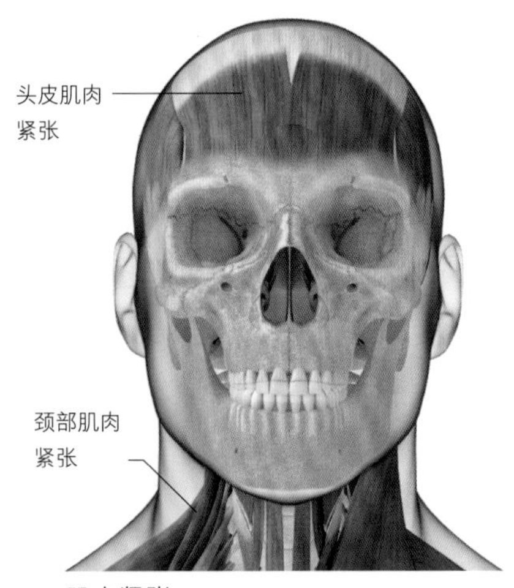

肌肉紧张
头皮和颈部肌肉的痛觉受体被肌肉紧张所刺激，导致产生紧张性头痛。

丛集性头痛

这些头痛是集群发生的相对短暂的严重发作，通常是剧烈的疼痛。

在丛集性头痛期间，每天有几次发作（通常是1~4次），通常持续几周到几个月，然后是无发作缓解期，可能持续几个月到几年，尽管一些人不会经历显著的缓解期。丛集性头痛的病因不明，但有证据表明，下丘脑的异常神经元活动可能与其有关。

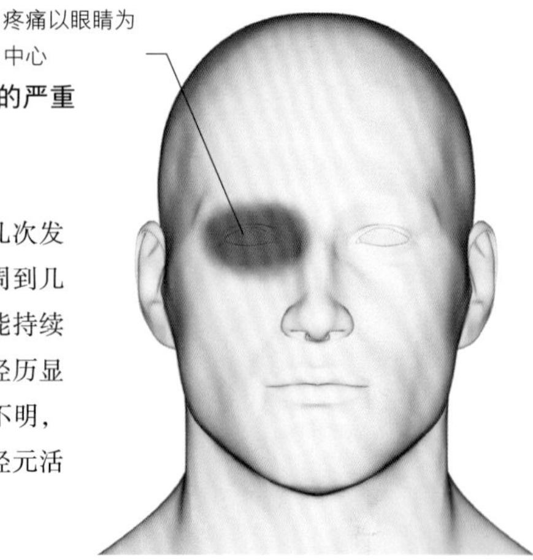

疼痛区域
丛集性头痛通常影响一侧头部且以眼睛为中心，而且眼睛可能会积水并发炎。

偏头痛

偏头痛是一种剧烈的搏动性头痛，会因运动而加剧，通常伴有感觉障碍和恶心。

偏头痛通常发生在头部的前部或一侧，尽管在发作时疼痛会转移。偏头痛分为两种类型：典型偏头痛和普通型偏头痛。典型偏头痛，在头痛前会有先兆，这是一组预警信号，包括视觉障碍（如闪光和所看到的物体变形）、身体僵硬、有刺痛或麻木感、说话困难、协调性差。普通型偏头痛没有先兆。两种类型的头痛都有早发阶段，即前驱症状，具有诸如注意力不集中、情绪变化、疲倦或精力过剩等特征。普通型偏头痛的前驱症状之后是头痛；典型偏头痛的前驱症状之后是先兆的出现，然后才是头痛。头痛在运动情况下加重并伴有恶心、呕吐，以及对声、光，有时还对气味的敏感性增加。头痛之后通常是一个后期症状阶段，在这个阶段可能会出现疲倦、注意力不集中和敏感性持续增加。

原因与诱因

偏头痛的根本原因尚不清楚，但是最近的研究显示，可能是由于神经元活动激增，波及部分脑，最终刺激感觉皮质，引起痛觉。然而，很多触发偏头痛发作的外部因素已被鉴定：饮食因素，如饮食不规律、特定的食物和脱水；身体因素，如疲劳和激素改变；情感因素，如应激或震惊；环境因素，如天气改变或闷热的空气。

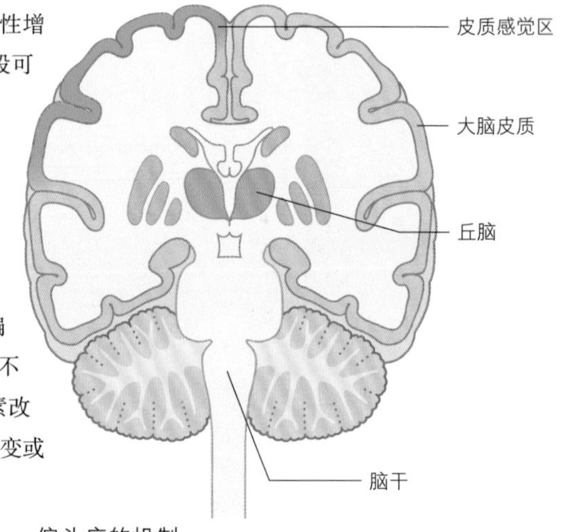

偏头痛的机制
导致偏头痛的神经通路尚不明确，但是可能涉及脑干、丘脑和感觉皮质强烈的神经元活动。

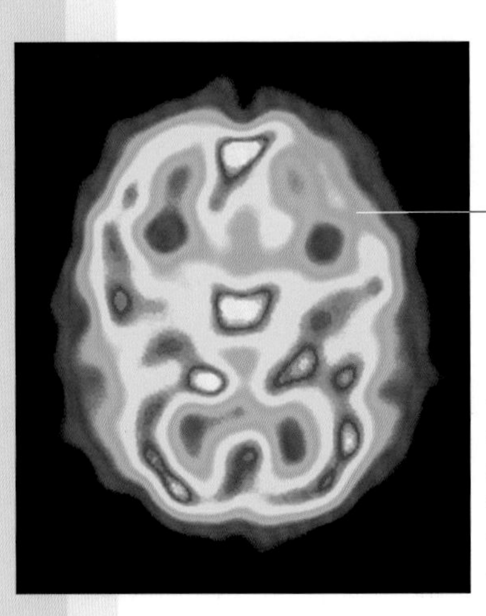

发作期间
左边这张SPECT扫描图显示，偏头痛时不同水平的脑活动：红色与黄色表示高度活动；绿色和蓝色表示低度活动。

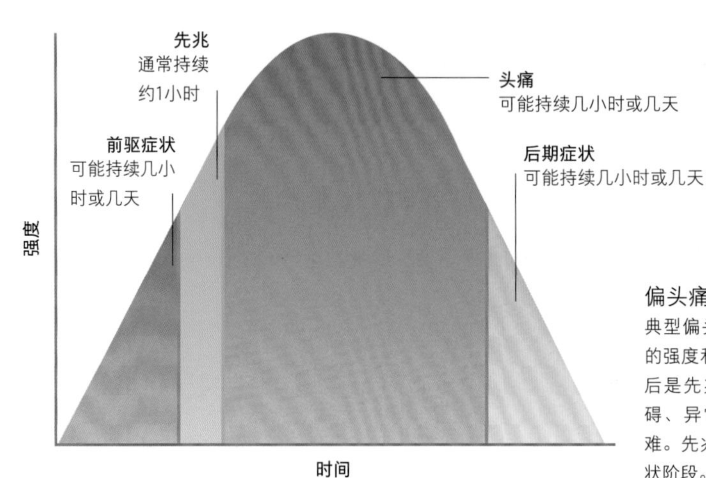

偏头痛发作的过程
典型偏头痛发作通常包括4个阶段，它们的强度和持续时间可能不同。前驱症状之后是先兆，此时有预警信号，如视觉障碍、异常感觉、协调性差，以及说话困难。先兆阶段之后是头痛，接着是后期症状阶段。

慢性疲劳综合征

慢性疲劳综合征也称为肌痛性脑脊髓炎（myalgic encephalormyelitis, ME），是一种复杂的疾病，它能导致长时间的极度疲劳。

慢性疲劳综合征的病因尚不明确。它可能在病毒感染或一段情绪应激后发生，但是在很多病例中都没有特殊的先兆。它的主要症状是持续性的、压倒性的疲倦，至少持续几个月。其他症状不同，但是通常包括注意力不集中、短期记忆受损、肌肉关节痛，甚至轻微劳累后感到不适和（或）非常疲惫。这种异常通常与抑郁或焦虑相关，但是不清楚它们是病因还是结果。慢性疲劳综合征通常是基于症状诊断的，尽管多种测试和心理评估可以被实施以排除其他可能的疾病。这是一种长期的疾病，虽然可能有一段时间的缓解，有时这种疾病会自动消失。

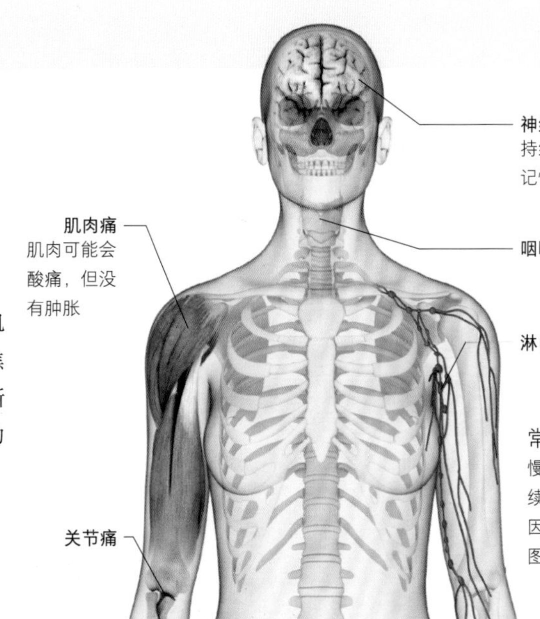

常见症状
慢性疲劳综合征的主要表现是持续的、压倒性的疲倦。其他症状因人而异，但是常见的症状见左图所示。

头部损伤

头部损伤的范围从没有长期效应的轻微碰撞到危及生命的脑创伤。

头部损伤通常分为闭合性头部损伤（颅骨没有破碎）和开放性头部损伤（颅骨断裂，导致脑组织暴露出来）。闭合性头部损伤可能引起间接的脑损伤。例如，没有造成颅骨骨折的头部打击可能在撞击部位造成脑损伤，因为颅骨的内侧撞击了脑组织。这样的创伤也可能导致在头的对侧造成脑损伤。开放性头部损伤是由尖锐的物体强烈撞击造成的，这种撞击会使颅骨断裂，并可能穿透脑，如刺伤。

效应

头部损伤可能使血管破裂，导致脑出血（见第229页）。轻微的头部损伤通常仅产生轻微、短暂的症状，如头部擦伤。在某些病例中，即使是相对轻微的损伤也可能引起暂时的脑功能障碍（脑震荡）。特别是如果损伤已经导致意识模糊，这可能会造成意识模糊、头晕和视物模糊，这种情况可能持续数天。脑震荡后也会发生失忆。反复的脑震荡最终会导致检测到的脑损伤，结果可能导致拳击手脑病综合征，其症状可能包括认知能力受损、进行性痴呆、帕金森病（见第234页）、震颤和癫痫。严重的头部创伤可能导致意识丧失或昏迷，并且通常有脑损伤，在特别严重的病例中其可能是致命的。在非致命的病例中，脑损伤的效应差异很大，取决于损伤的严重程度和位置。这些效应可能包括虚弱、瘫痪、记忆力和（或）注意力集中的问题、智力障碍，甚至人格改变。这种效应可能是长期的。

颅骨骨折
右边这张颅骨的三维CT扫描图显示了多处骨折，包括两处较大的凹陷性骨折，颅骨被向内推并碎片化。这种创伤通常是钝器强力打击的结果，在严重的病例中可能会导致脑损伤，甚至死亡。

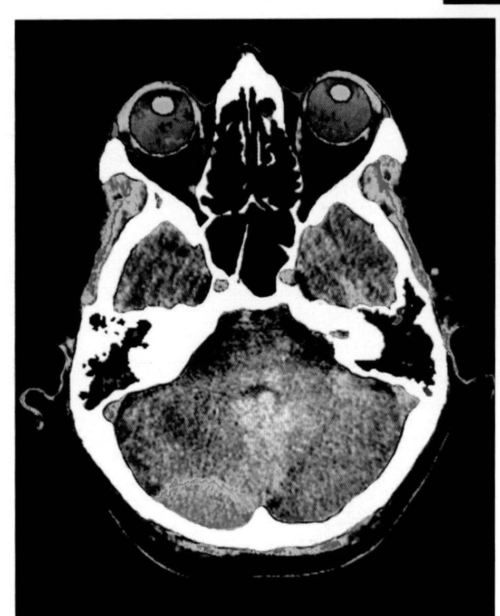

血肿
左边这张彩色增强的CT扫描图显示了一个大的硬脑膜外血肿（橙色）——由头部损伤引起的出血导致大量血凝块。如果不治疗，则会压迫脑，导致脑损伤或死亡。

移动的人

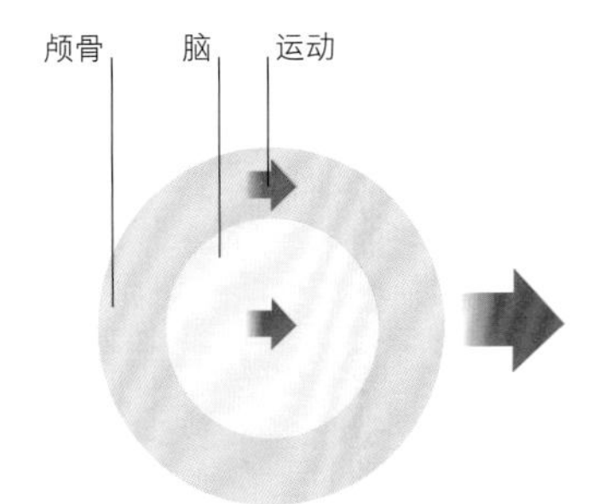

1 对于一个快速移动的人来说，例如当其坐在快速行驶的汽车内，其颅骨和颅骨内的脑以同样的速度移动。

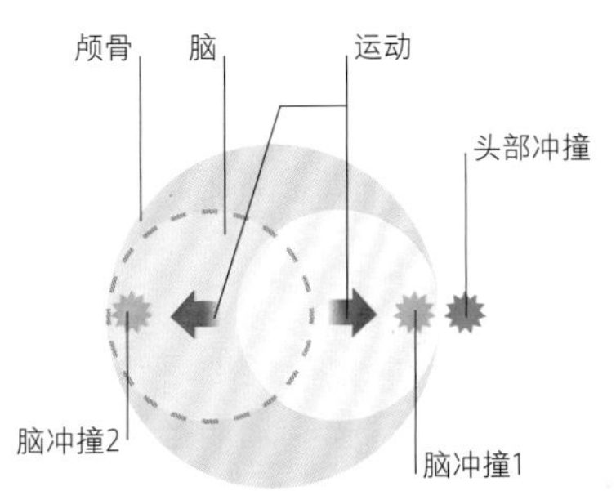

2 如果汽车受到撞击而突然停止行进，脑会撞击颅骨前部，当它反弹并撞击颅骨后部时会发生对侧损伤。

静止的人

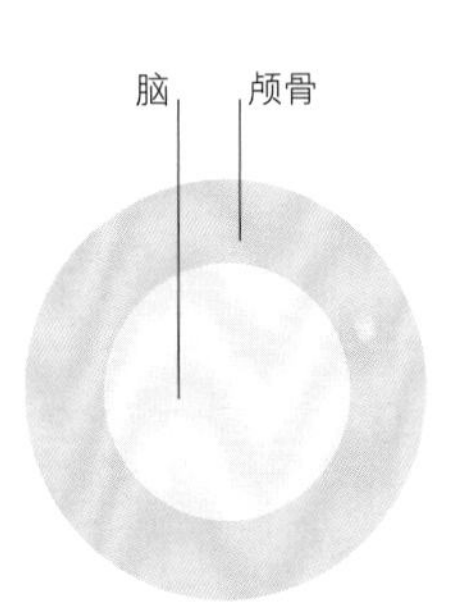

1 当一个人在静止的情况下，颅骨和颅骨内的脑都是不动的。

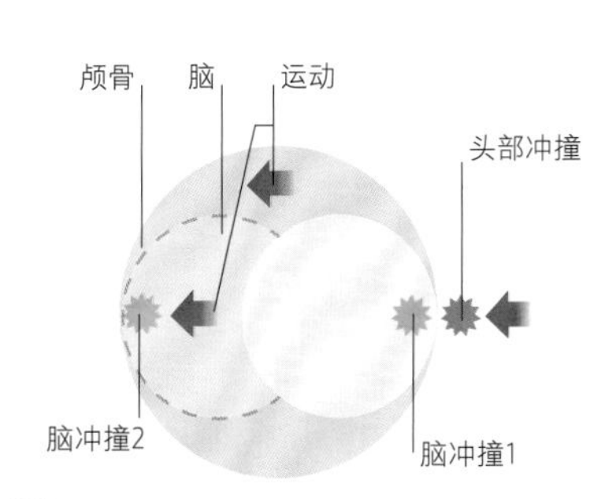

2 如果头部受到突然撞击，颅骨前部就会被推向脑，然后脑反弹并撞击颅骨后部，导致对侧损伤。

癫痫

癫痫是一种脑功能异常，表现为反复发作或周期性改变意识。

通常，脑的神经活动以受调控的方式发生。然而，在癫痫发作时，神经元开始以异常方式放电，破坏正常的脑功能。虽然抽搐是癫痫的典型特征，但癫痫发作的原因不一定是抽搐。癫痫发作的机制还不明确，但是它被认为与脑内化学物质失衡有关。正常情况下，神经递质γ-氨基丁酸（GABA）通过抑制脑内的神经元帮助调节脑活动。当GABA水平降得非常低时，可能是由于调节GABA水平的酶的数量异常，神经元不能被抑制，它们向脑发送大量电冲动，导致癫痫发作。癫痫可以有很多病因，尽管其发作通常原因不明。某些病例可能涉及遗传因素。其他病因包括头部创伤、产伤、脑膜炎或脑炎等感染、脑卒中、脑肿瘤，以及药物或酒精的滥用。很多人发现特定因素会触发癫痫发作。这些诱因包括应激、睡眠不足、发热，以及使用可卡因、安非他命、迷魂药和阿片类药物。一些患有癫痫的女性在月经开始前更有可能发作。从广义上讲，癫痫发作分为两大类：全身性癫痫发作和部分性癫痫发作（见下文）。癫痫发作通常起始于一个脑区，该区域可能有瘢痕组织或一些结构异常，然后扩散到脑的其他区域。有些人在癫痫发作前会感知到预警信号（称为先兆）。预警信号可能包括一种奇怪的气味或味道、一种不祥的预感、似曾相识的感觉和一种不真实的感觉。在大多数病例中，发作会自动停止。有时癫痫会持续发作，或者一次发作之后，紧接着又一次发作，而不会在两次发作之间恢复。这被称为癫痫持续状态，是一种医疗紧急情况。

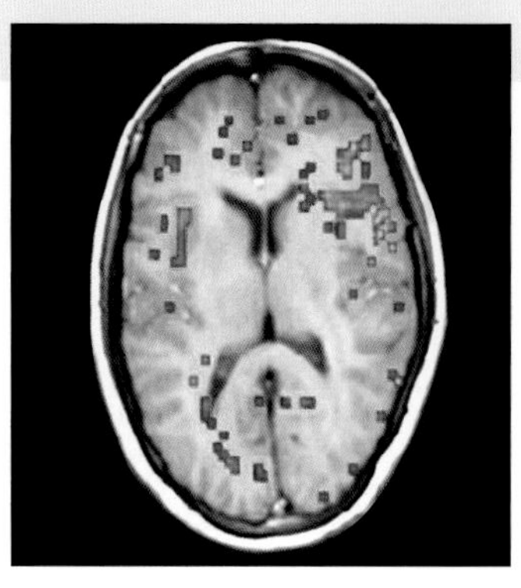

癫痫发作

这个彩色增强的癫痫患者的脑扫描图揭示了发作活动的焦点位于右侧额叶，如图像右上角的大橙色团所示。

癫痫持续状态

癫痫持续状态是指一种有潜在生命危险的状况。在这种状况下，癫痫发作持续时间较长或连续多次发作，而且发作之间没有恢复意识。癫痫持续状态的准确定义存在争议，但通常它指一次发作持续时间超过30分钟，或连续多次发作持续时间超过30分钟。在已知癫痫患者中，癫痫持续状态的多数常见诱因是未服用抗癫痫药物。在其他病例中，病因包括脑肿瘤、脑脓肿、脑损伤、脑血管疾病（如脑卒中）、代谢异常和药物滥用。癫痫持续状态是一种严重情况，如果不及时通过静脉注射药物治疗以控制癫痫发作，可能导致长期残疾，甚至死亡。

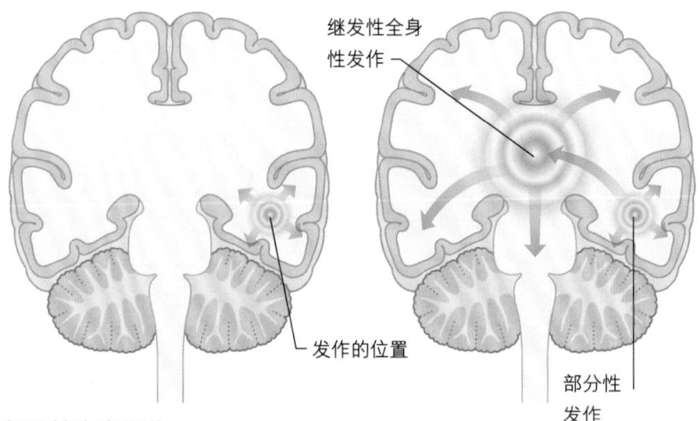

部分性癫痫发作

在部分性癫痫发作中，发作开始于脑，并影响部分脑（左上图）。有时，癫痫发作可能以部分性癫痫发作开始，然后变成全身性癫痫并扩散（右上图）。

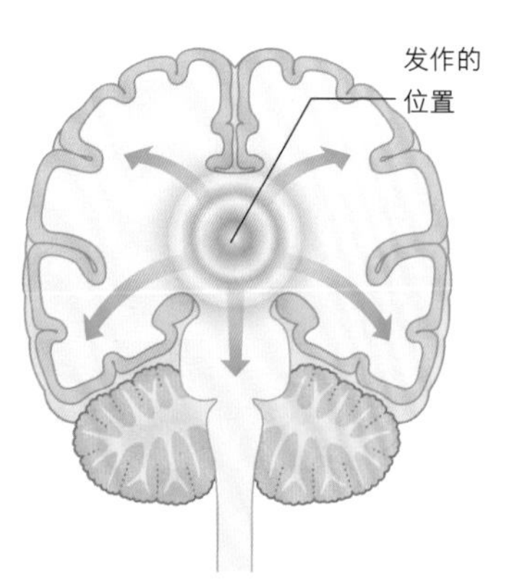

全身性癫痫发作

在全身性癫痫发作时，大部分或全部脑受到异常神经元活动的影响。

癫痫发作的类型

癫痫发作可以被分为部分性癫痫发作和全身性癫痫发作两大类，这取决于异常神经元活动影响到脑的程度。

部分性癫痫发作

在这种类型的发作中，异常神经元活动局限于相对小的脑区。它主要有两种亚型：单纯部分性发作和复杂部分性发作。

单纯部分性发作 在这种类型的发作过程中，身体的一侧可能会抽搐、有麻木或刺痛感，臂、腿和面部肌肉僵硬，出现幻觉，以及突然产生强烈的情感。患者会一直保持有意识的状态。

复杂部分性发作 在这种类型的发作过程中，患者意识模糊，没有反应；可能做出奇怪的、重复的、显然是无目的的运动；虽然发作时没有痛苦，但可能尖叫或哭喊。患者仍然有意识，但是通常对发作没有记忆。

全身性癫痫发作

在这种类型的发作中，异常神经元活动影响大部分或全部脑。它有6个主要亚型，描述如下。

强直性癫痫发作 在这种类型的发作过程中，肌肉突然变得僵硬，通常导致患者失去平衡并向后摔倒。强直性癫痫发作往往在没有预兆的情况下发生，通常短暂，患者会很快恢复。

阵挛性癫痫发作 这种类型的发作与肌阵挛性癫痫发作非常相似，导致肢体或身体抽搐，尽管前者持续时间更长，通常有两分钟。另外，阵挛性癫痫发作患者可能失去意识。

肌阵挛性癫痫发作 这种类型的发作通常在醒后不久发生。在发作期间，手臂、腿或身体抽搐。一次发作仅持续几分之一秒，但是有时几个发作会快速连续发生。肌阵挛性癫痫可能单独发生，但是通常与其他类型共同发生，如强直-阵挛性发作。

失张力性癫痫发作 这种类型的发作有时也被称作跌倒发作。在发作过程中，肌肉突然放松，患者变得松软，常常导致其失去平衡并向前摔倒。像强直性癫痫发作一样，失张力性癫痫发作没有预兆，短暂且在发作后迅速恢复。

强直-阵挛性癫痫发作 有时也称作大发作，这种类型的发作首先使身体变得僵硬，接着是不能控制的抽搐。患者会失去意识且经常小便失禁。通常发作在几分钟后自动结束，之后，患者可能会昏昏欲睡和神志不清。

失神性癫痫发作 有时称作小发作，这种类型的发作主要影响儿童。在失神性癫痫发作期间，患者失去了对周围环境的意识，似乎正茫然地凝视着前方。一次发作通常持续不到30秒，在一些病例中，一天内会发作好几次。

脑膜炎

脑膜炎是覆盖脑和脊髓表面的脑脊髓膜的炎症，它通常由病毒或细菌感染所引起。

通常，感染通过血液从身体其他部位到达脑膜，尽管其有时是由开放性头部损伤后脑膜直接感染所致。脑膜炎可能是其他各种疾病的并发症，包括莱姆病、脑炎、肺结核和钩端螺旋体病。病毒性脑膜炎可能由单纯疱疹病毒或水痘病毒等病毒引起。它的症状往往相对轻微，类似流行性感冒。它很少会导致严重的症状，如虚弱或瘫痪、语言障碍、视觉障碍、癫痫发作和昏迷。细菌性脑膜炎不如病毒性脑膜炎常见，但是它更严重而且会危及生命。它可能由多种细菌引起，但通常是由脑膜炎球菌或肺炎球菌感染引起。症状可能在短短几个小时之内快速发展，包括发热、颈部僵硬、严重头痛、恶心、呕吐、对光异常敏感、神志不清、嗜睡，而且有时伴有癫痫发作和意识丧失。在脑膜炎球菌感染引起的脑膜炎中，细菌可能在血液中繁殖，导致红紫色皮疹，按压时不会消失。如果不及时治疗，细菌性脑膜炎可进入脑脊液，引发免疫反应，导致颅内压升高，进而导致脑损伤。

脑膜炎细菌
右侧显微照片中的5个细菌细胞是脑膜炎奈瑟菌（也称为脑膜炎球菌），它是导致细菌性脑膜炎最常见的病因之一。

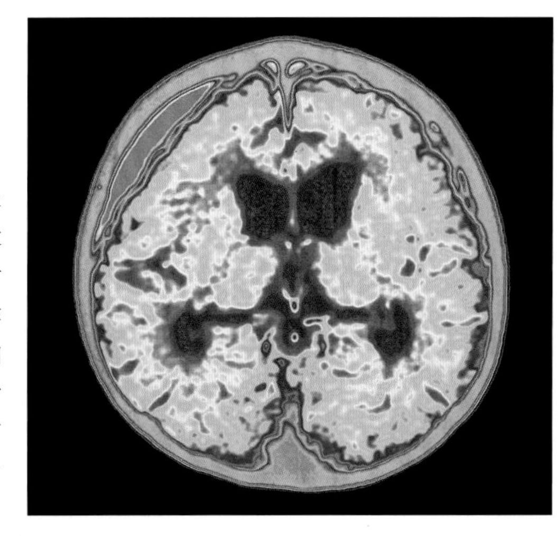

脑膜炎引起的脓肿
上面这张婴儿脑的彩色增强的MRI扫描图显示了因脑膜感染在硬脑膜与蛛网膜之间形成的一个大脓肿（橘色区域）。

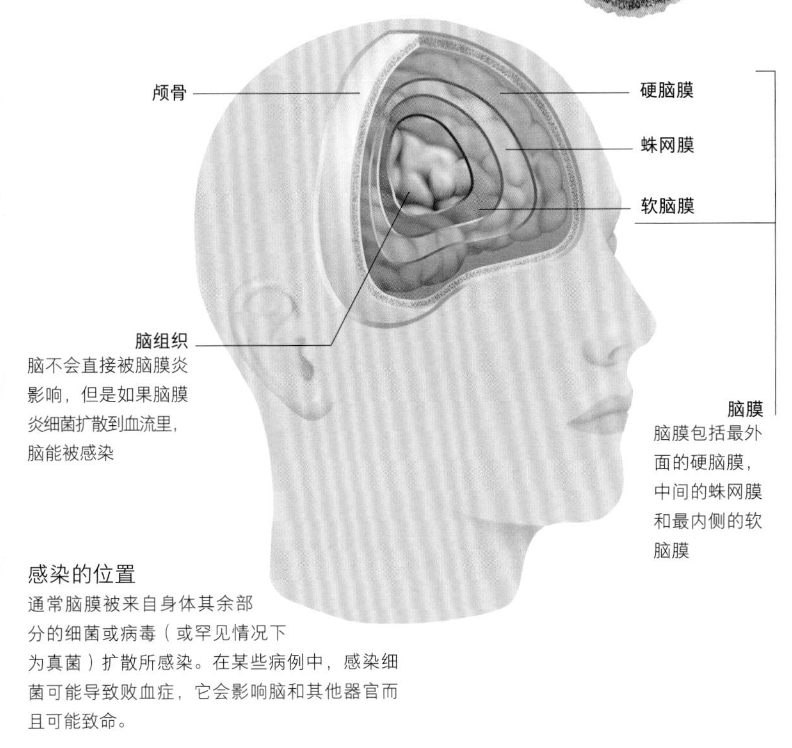

感染的位置
通常脑膜被来自身体其余部分的细菌或病毒（或罕见情况下为真菌）扩散所感染。在某些病例中，感染细菌可能导致败血症，它会影响脑和其他器官而且可能致命。

腰椎穿刺

腰椎穿刺是一个通过将空心针插入下背部的蛛网膜下腔以获取脑脊液样品的临床操作，有时也会通过腰椎穿刺注射药物或其他物质，如用于特殊扫描的染料。提取的脑脊液被用来检测脑膜炎或其他神经系统病变，如多发性硬化。这个手术在局部麻醉下进行，大约需要15分钟。除了偶尔的头痛外，通常没有后遗症。

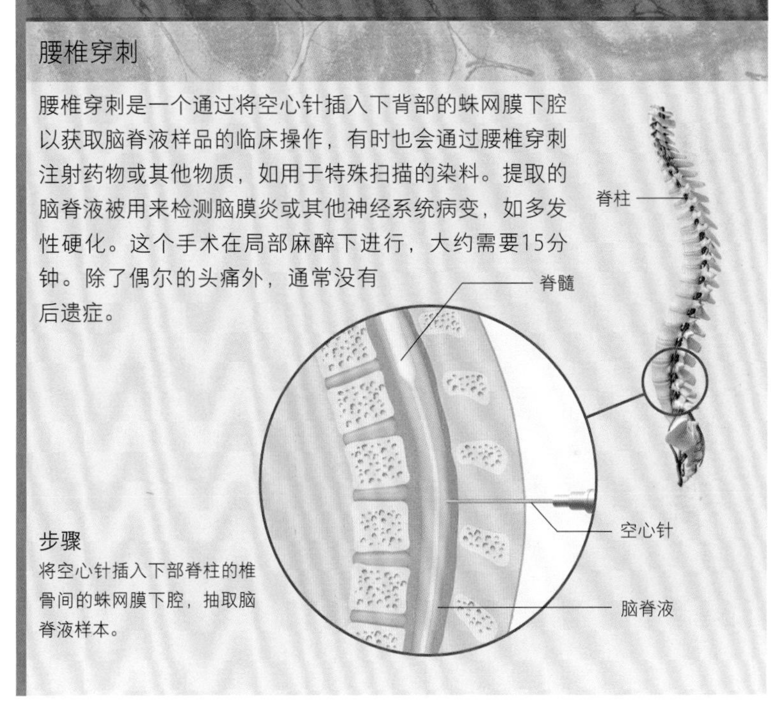

步骤
将空心针插入下部脊柱的椎骨间的蛛网膜下腔，抽取脑脊液样本。

脑炎

脑炎是脑的炎症，通常是由病毒感染或自身免疫反应引起。

脑炎是一种罕见病，其严重程度从轻微、不明显的的病症到可能危及生命的病症不等。仅有某些病毒能够进入中枢神经系统并影响神经，因此可能导致脑炎。这些病毒包括单纯疱疹病毒（也会引起唇疱疹）、水痘病毒和麻疹病毒。感染可能也影响脑膜，导致脑膜炎。在多数病例中，在病毒感染影响脑之前，免疫系统就已经处理了它们。然而，如果免疫系统受到了损害，就会有更大的风险发展为脑炎。随着脑炎的发展，感染会导致肿胀，在它压迫颅骨时，部分脑可能被损伤。脑炎很少由自身免疫反应引起，在这种反应中免疫系统攻击脑，导致炎症和脑损伤。轻微脑炎通常只引起些许发热和头痛。在更严重的病例中，可能还会有恶心和呕吐、虚弱和协调性差或瘫痪、对光异常敏感、言语丧失或损害、记忆力减退、异常行为、颈部和背部僵硬、嗜睡、神志不清、癫痫发作和昏迷。在非常严重的病例中，脑炎可造成永久性脑损伤，甚至可能致命。

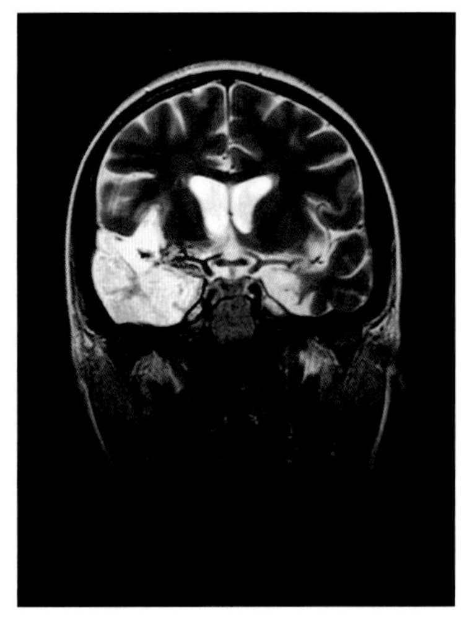

病毒性脑炎
左边这张关于脑的彩色增强的MRI扫描图显示颞叶中有一大片区域的异常组织（淡橘色区域），它是由单纯疱疹病毒感染引起的，单纯疱疹病毒是病毒性脑炎最常见的原因之一。

脑脓肿

脓肿是被炎性组织包绕的浓液集合。它可能在脑内或脑表面形成，而且可能同时形成几个。

脑脓肿可能源于细菌感染，或者罕见情况下源于真菌或寄生虫感染。真菌和寄生虫感染通常局限于免疫系统受损的人，如艾滋病患者、做化疗的人和使用免疫抑制剂的人。脑脓肿可能是由穿透性头部损伤或从身体其他部位扩散来的感染引起，如来自牙脓肿、中耳感染、鼻窦炎或肺炎。使用非无菌针头注射药物也可能引起脑脓肿。

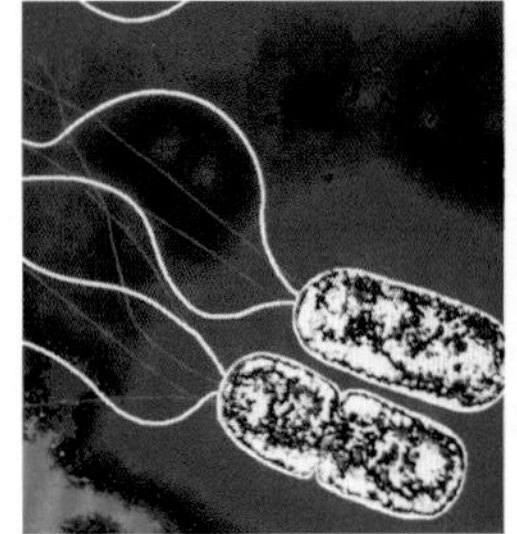

感染性细菌

脑脓肿可能由各种各样的细菌引起，最常见的包括假单胞菌（左上图）和链球菌（右上图）。

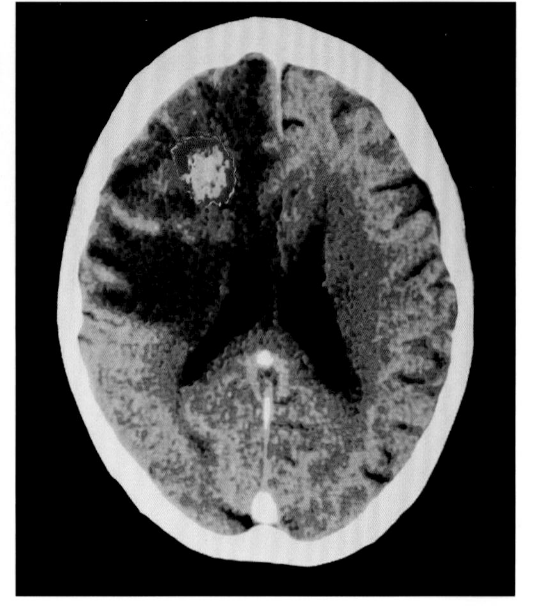

脑组织内的脓肿

上面这张彩色增强的CT扫描图显示一名艾滋病患者脑组织内的一个大脓肿（橙色区域）。有免疫缺陷的人，如艾滋病患者，尤其易于感染脓肿。

症状与效应

一旦脓肿已经形成，它周围的组织就会发炎，导致脑肿胀和颅骨内压力增加。症状可能持续几天或几周，时间长短取决于受影响的脑区。常见的一般症状包括头痛、发热、恶心和呕吐、颈部僵硬、嗜睡、神志不清和癫痫发作，甚至也可能会出现语言障碍、视力问题和四肢无力。脑脓肿可以通过扫描和测试来诊断，以鉴定感染的微生物。如果不进行治疗，脓肿可能导致意识丧失和昏迷（见第238页）。它也可能导致永久性损伤，在某些情况下可能致命。药物治疗可以消除感染并减轻脑肿胀，但可能需要做开颅手术（在颅骨上做一个小开口的手术）以从大脓肿中排出脓液。

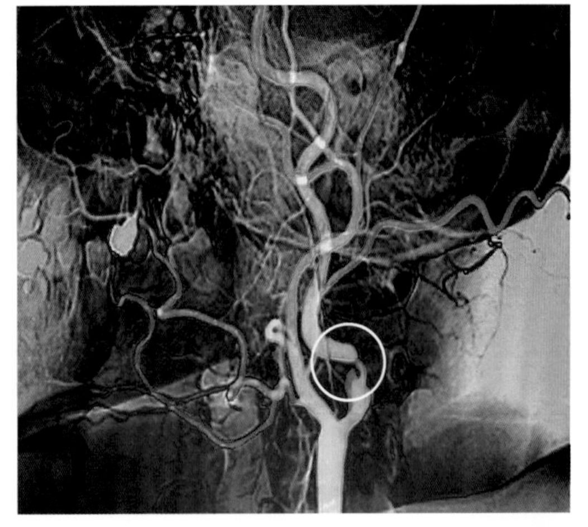

短暂性脑缺血发作

这是由于中断部分脑血供而导致脑功能暂时丧失的一个疾病。

短暂性脑缺血发作（transient ischemic attack，TIA）最常见的原因是血凝块暂时阻塞了向脑供血的动脉。它也可能由于动脉粥样硬化（动脉壁上沉积脂肪的积累）造成动脉过度狭窄。有多种风险因素能增加TIA的可能性，如糖尿病、既往心脏病发作、高血脂水平、高血压及吸烟。症状通常突然发生，并根据限制血流影响的脑部位的不同而变化，但是它们包括视觉障碍或一侧眼失明、言语或理解言语问题、神志不清、麻木、虚弱或一侧身体瘫痪、协调性差、头晕，以及短暂的昏迷。如果症状持续超过24小时，TIA就会被归类为脑卒中。曾经有过TIA意味着脑卒中的风险增加。TIA治疗的目标是预防脑卒中，治疗包括动脉内膜切除术（一种去除受动脉粥样硬化影响的动脉内膜的方法）、使用抗凝药物或阿司匹林。避免产生任何风险因素也是重要的，戒烟是必不可少的。

变窄的颈动脉

左边这张X线片显示颈动脉变窄的区域（画圈处）。如果一个栓子暂时拴在这里，它会导致TIA。

1 暂时阻塞

供应脑的动脉，如颈动脉可能暂时被栓子（来自身体其他部分的血凝块）或血栓（在动脉里形成的血凝块）所阻塞。暂时的动脉阻塞剥夺了脑的氧气和营养，产生TIA的症状。

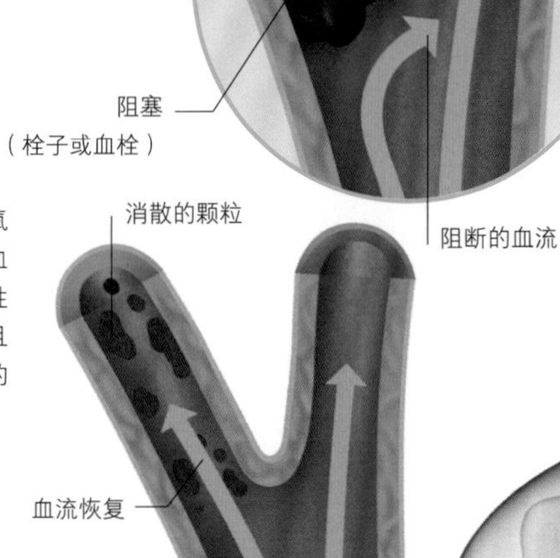

2 阻塞消散

当血流突破了阻碍，氧气和营养再次到达脑，脑的血供恢复并且症状消失。短暂性脑缺血发作往往会复发，并且一次或多次发作表明脑卒中的风险增加。

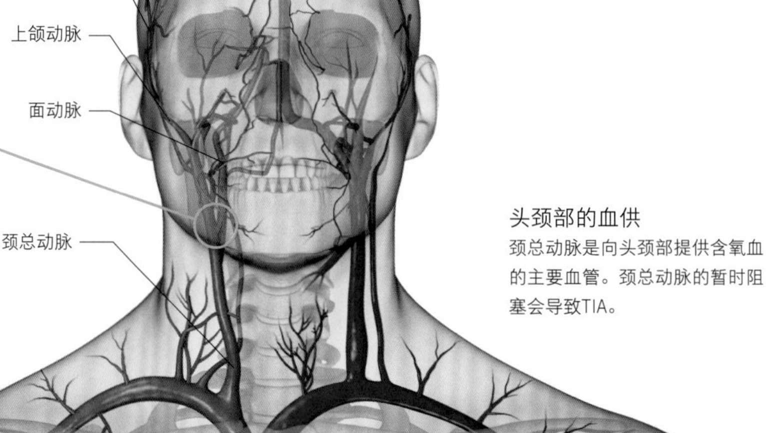

头颈部的血供

颈总动脉是向头颈部提供含氧血的主要血管。颈总动脉的暂时阻塞会导致TIA。

脑卒中

当某个脑区的血供中断时，这部分脑区就会发生损伤。

脑的血供中断可能由于脑内动脉阻塞（缺血性脑卒中）、脑内动脉破裂出血（出血性脑卒中）、脑血管出血（可能来自破裂的动脉瘤），或者蛛网膜下腔出血。风险因素包括年龄、高血压、动脉粥样硬化、吸烟、糖尿病、心脏瓣膜损伤，以及以前或最近的心脏病发作、血脂水平升高、某种心律异常和镰状细胞病。

症状和效应

症状突然出现，并根据受影响脑区的不同而变化，但是会包括突发头痛、麻木感、虚弱或瘫痪、视觉障碍、言语或理解言语问题、意识模糊、协调性差和头晕。如果情况严重，脑卒中会导致意识丧失、昏迷甚至死亡。治疗方法取决于病因，血凝块引起的脑卒中需要药物治疗，出血性脑卒中可能需要手术治疗。非致死性脑卒中能导致长期残疾或功能受损，因此可能需要康复治疗（如物理治疗和言语治疗）。

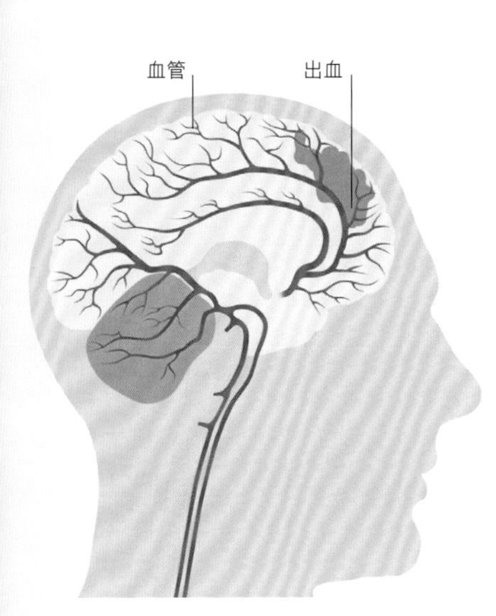

出血性脑卒中
出血性脑卒中是由来自破裂血管的血液进入脑内引起的。高血压是一个显著的风险因素，因为增高的血压使血管更容易破裂。

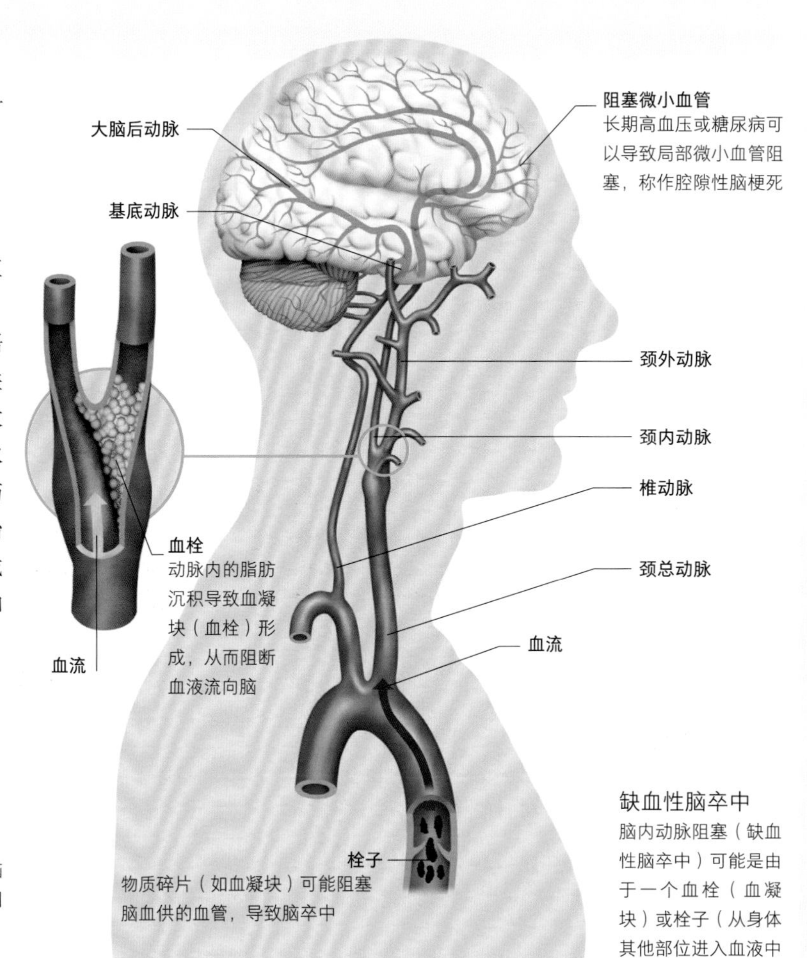

缺血性脑卒中
脑内动脉阻塞（缺血性脑卒中）可能是由于一个血栓（血凝块）或栓子（从身体其他部位进入血液中的物质碎片）。

硬脑膜下出血

破裂的血管会导致包裹脑的两个外层脑膜之间出血。

硬脑膜下出血的最常见原因是头部损伤，可能是小的创伤，尤其在老年人中发生最多。头部受到损伤后，如果是急性硬脑膜下出血，出血可能迅速（在几分钟内）发生，如果是慢性硬脑膜下出血，出血则在几天或几周内缓慢发生。血液在颅骨内形成血凝块，压迫脑组织并引起症状。症状是可变的，并且可能根据受影响的脑区域而波动。症状可能包括头痛、一侧瘫痪、神志不清、嗜睡及癫痫发作。在严重的病例中，患者可能会失去意识和昏迷。长期预后取决于出血的大小和位置。严重的硬脑膜下出血可能是致命的。硬脑膜下出血通常通过脑扫描（CT或MRI）诊断。如果怀疑颅骨骨折，可以拍X线片。小的出血可能不需要治疗，能自行清除，但是通常脑出血需要手术。

硬脑膜下血肿
CT扫描显示一个大的硬脑膜下血肿（橙色区域），它是由于硬脑膜下出血形成了一个固态块。

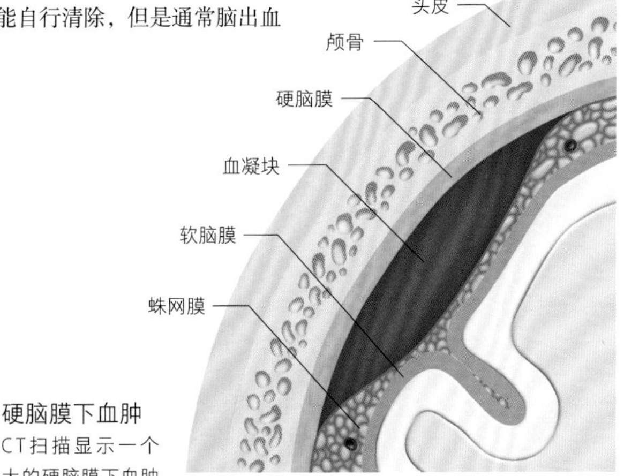

硬脑膜下出血的位置
硬脑膜下出血是由于出血进入硬脑膜（最外层脑膜）与蛛网膜（中间层脑膜）之间的空隙。

蛛网膜下腔出血

蛛网膜下腔出血是由出血进入脑周围两层脑膜间隙引起的。

这种类型的出血最常见的原因是浆果样动脉瘤破裂，罕见原因是动静脉畸形的破裂。高血压是一个显著的风险因素。症状突然发生，没有预兆，往往发展迅速（几分钟）。一些人能完全恢复，有些人会落下残疾，有些人会死亡。脑内的动脉可能收缩以减少失血，从而减少某个脑区的血供，并导致脑卒中。

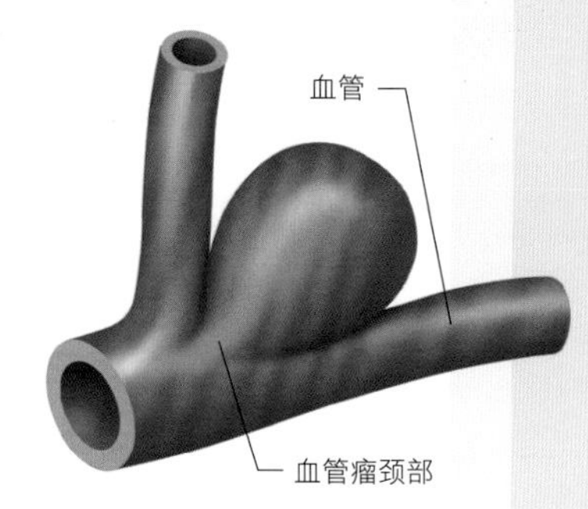

浆果样动脉瘤
浆果样动脉瘤是在血管的薄弱点发生的肿胀。它通常出生时就存在。

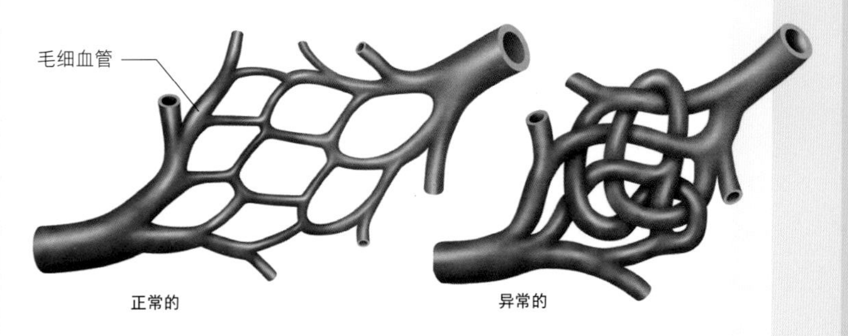

动静脉畸形
动静脉畸形是出生时就存在的脑表面血管的异常结节，它容易破裂导致蛛网膜下腔出血。

脑肿瘤

在脑内或覆盖脑和脊髓的膜中会有良性或恶性的肿瘤形成。

原发性脑肿瘤首先在脑内发生，可能是良性或恶性的。它们可以起源于各种脑细胞和脑的任何部位，但是成年人原发性肿瘤最常发生于大脑半球的前2/3。继发性肿瘤由身体其他部位的恶性肿瘤扩散而来，最常见的是肺、皮肤、肾脏、乳房或结肠。几种继发性肿瘤会同时发生而且大多数肿瘤的病因都不清楚。罕见情况下会有一些肿瘤可能与某些遗传因素相关。肿瘤会压迫脑组织并增加颅内压。因此，症状取决于肿瘤的大小和位置，但是可能包括严重、持久的头痛，视物模糊或其他感觉障碍、言语问题、头晕、肌肉无力、协调性差、精神功能受损、行为或性格改变和癫痫发作。如果不治疗，肿瘤会致命。脑肿瘤通过脑扫描和神经学测试来诊断。治疗可能包括手术切除（如果可能）、放疗和（或）化疗。有时也可以给予减轻脑肿胀的药物。

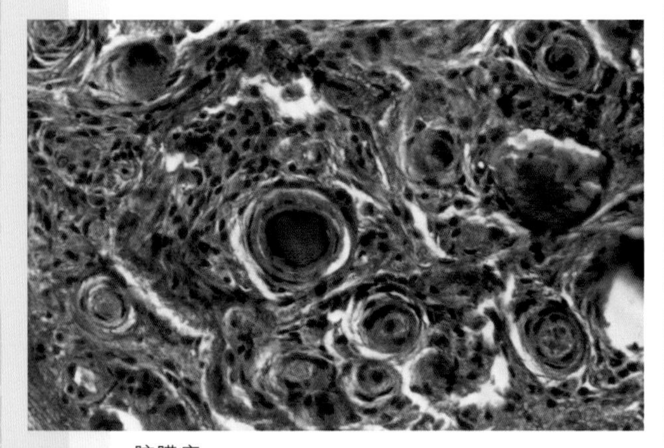

脑膜瘤

上面这张显微照片显示脑膜瘤的一个切面，脑膜瘤是一种在脑膜（覆盖脑和脊髓的膜）内形成的良性肿瘤。

垂体肿瘤

垂体是一个悬于脑基底部的豌豆大小的结构，通过神经纤维柄连接到上面的下丘脑。垂体肿瘤相对罕见，通常是良性的。然而，它们可能有广泛的效应。肿瘤会压迫附近的神经，尤其是直接通过其上方的视神经，导致出现视觉障碍和头痛等症状。在其他病例中，肿瘤会导致激素分泌不足或过量。

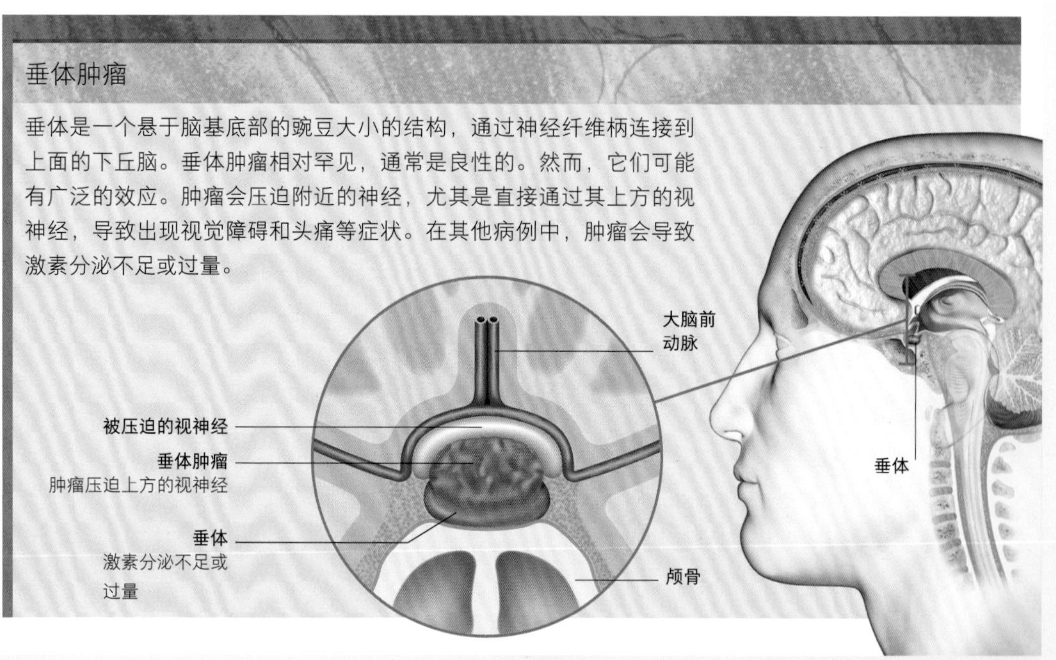

痴呆

这种疾病的特征是脑功能普遍衰退，产生记忆问题、意识模糊和行为变化。

痴呆是由脑的微小损伤引起的，这种损伤可导致脑萎缩。它可能由多种疾病引起，最常见的原因是阿尔茨海默病。另一个常见的原因是血管性痴呆，即减少或阻塞的血供导致脑细胞死亡。这会因为一次脑卒中而突然发生或因为一系列脑卒中而逐渐发生。其他原因包括路易体痴呆，即小的圆形结构出现在脑细胞中导致受累脑组织变性，以及与艾滋病、韦尼克–科尔萨科夫综合征、克–雅病（见下页）、帕金森病（见第234页）、亨廷顿病（见第234页）、头部损伤、脑肿瘤和脑炎（见第227页）相关的神经系统衰退。极少情况下因为维生素或激素缺乏或者某些药物的副作用而发生。痴呆很少是由遗传基因突变引起的。

症状和效应

痴呆的特征是渐进性记忆丢失、意识混乱和方向感丧失。它也会产生非典型的或令人尴尬的行为、人格改变、偏执、抑郁、妄想、异常烦躁和焦虑。痴呆患者可能会编造理由解释记忆空白或奇怪行为。随着病情加剧，痴呆患者可能对他人和外部事件变得冷漠，也不注重个人护理和卫生。在罕见病例中，痴呆可能是由可治疗的病症引起，如药物副作用和维生素缺乏，但是通常是无法治愈的。大多数形式的痴呆是进行性的，患者可能需要全面的护理。药物治疗可能减慢精神功能的恶化，改善行为症状。

痴呆患者的脑活动

上面两张PET扫描图分别显示在正常人脑（左侧）与痴呆患者脑（右侧）的代谢活动水平，黄色和红色区域表示高度活跃的区域，蓝色和紫色区域表示低度活跃区域，黑色区域表示最少或没有活动的区域。

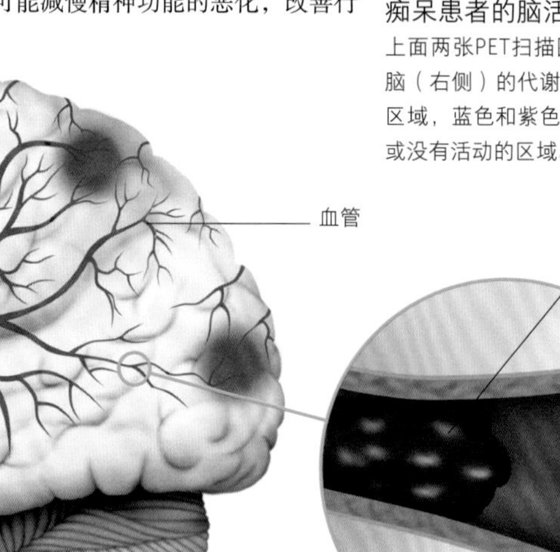

多发梗死性痴呆

血管性痴呆是由供应脑的一系列血管阻塞引起，通常是由血凝块导致的。每个血凝块都可以阻止含氧血液到达脑的一小块区域，导致受影响区域的组织死亡（梗死）。

阿尔茨海默病

该病是导致痴呆最常见的因素。该病是一种渐进性变性疾病，斑块沉积会造成脑组织破坏。

阿尔茨海默病在60岁之前少见，但是在60岁之后越来越常见。大多数病例的发生都没有确切的原因。然而，一些基因的突变与这种疾病有关，而且这些遗传成分在相对罕见的早发病例（症状发生在60岁之前）中作用尤其显著。在晚发性阿尔茨海默病中，与产生一种叫作载脂蛋白E血清蛋白有关的基因发生了突变。这些基因导致脑内一种斑块状蛋白质（β淀粉样蛋白）沉积，导致神经元死亡。阿尔茨海默病也与脑内神经递质乙酰胆碱的水平下降有关。此外，据认为控制钙离子流入神经元的机制可能受到干扰，引起神经元内钙离子过多，从而阻止它们接收来自其他脑神经元的冲动。症状可能因人而异，但通常阿尔茨海默病的进展分为3个阶段。阿尔茨海默病通常通过症状诊断，尽管也进行脑部扫描、血液检查和神经心理学测试。

阿尔茨海默病患者的脑　　健康人的脑

解剖改变
上面两张通过脑的垂直切面显示，与健康人的脑相比，阿尔茨海默病患者的脑的脑组织减少，表面褶皱增加。

阿尔茨海默病的阶段

阿尔茨海默病的症状和进展因人而异。然而，随着疾病的进展和更大的脑区受损，症状也越来越严重，尽管在某些病例中，患者会在一段时间内出现好转。一般来说，阿尔茨海默病的发展过程大致分为3个阶段。

阶段	症状
阶段1	越来越健忘，这些记忆问题可能导致焦虑和抑郁。然而，记忆力减退是衰老的正常特征，它本身并不足以证明患上了阿尔茨海默病
阶段2	严重的记忆丧失，尤其是近期记忆，伴随对时间和（或）地点的混淆；注意力下降；失语（找不到正确的词语）；焦虑，情绪不稳，以及人格改变
阶段3	意识混乱变得非常严重，并且可能存在精神病症状，如妄想或幻觉，也可能存在异常反射和大小便失禁

治疗

这种疾病的治疗目的是减缓变性，但并不能完全阻止衰退，最终需要完全护理。乙酰胆碱酯酶抑制剂可延缓阿尔茨海默病早期和中期疾病进展，而盐酸美金刚可延缓晚期进展。

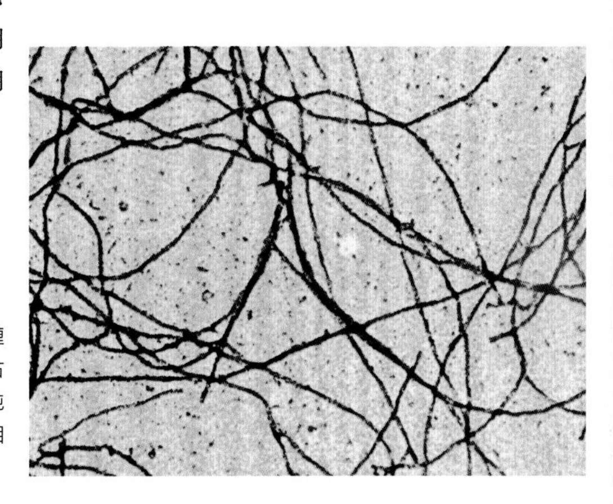

蛋白质纤维
阿尔茨海默病通常与缠结的蛋白质细丝（在右边这张显微照片中以纯化形式显示）的形成相关，它会发展成斑块。

克-雅病

痴呆可能是由一种异常的朊蛋白引起，这种蛋白在脑内积累并导致脑组织广泛破坏。

朊蛋白是脑内自然存在的蛋白质，但是其功能尚不清楚。这些蛋白可能异常变形，在脑内形成团块并破坏脑组织。这种组织损伤会在脑内留下孔洞，使其呈海绵样外观，并导致多种神经功能异常、痴呆，最终导致死亡。有4种主要类型的克-雅病（creutzfeldt-jakob disease, CJD）：散发型CJD、家族型CJD、医源型CJD和变异型CJD，这是由牛海绵状脑病（bovine spongiform encephalopathy, BSE）感染引起。初始症状包括记忆力减退、情绪变化和冷漠。这些之后可能是笨拙、意识混乱、情绪不稳定和言语障碍。在最后阶段，可能会出现无法控制的肌肉痉挛、四肢僵硬、视力受损、大小便失禁、进行性痴呆、癫痫发作和瘫痪。CJD是致命的。

变异型CJD和BSE

克-雅病以前是一种鲜为人知的疾病，在20世纪90年代，当一些人食用感染了BSE（俗称“疯牛病”）的牛肉后，患上了变异型CJD，从而引起了人们的关注。起初BSE被认为不能传染给人，但是事实证明这是错误的，于是采取了严格措施以防止受感染的肉类进入食品供应。结果，英国变异型CJD的死亡人数从2000年的28人降至2008年的1人。

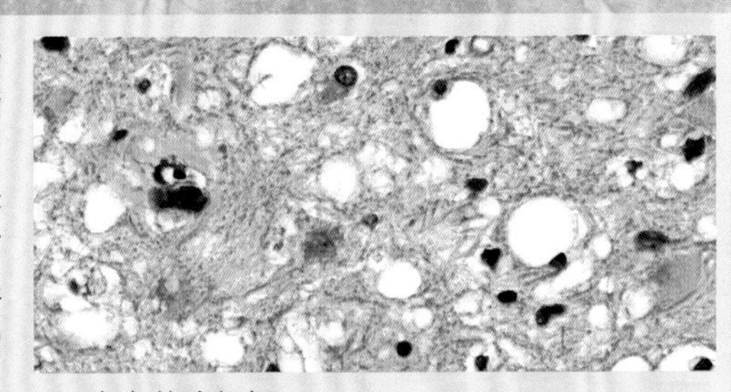

CJD患者的脑组织
上面这张来自一名变异型CJD患者的大脑皮质组织的显微照片显示了由神经元丢失导致的海绵状外观的特征。

CJD的类型

有4种类型的CJD。它们主要通过病因做鉴别诊断，尽管它们之间还有其他不同，如典型的发病年龄和通常的病程。

CJD类型	特征
散发型CJD	也称作经典或自发型CJD，这是最常见的一种CJD。它主要影响50岁以上的人，而且通常进展迅速（几个月的时期）
家族型CJD	这是一种遗传形式的CJD，由基因变异引起。它首先在20~60岁出现，通常有一个长病程，一般在2~10年
医源型CJD	这种罕见形式的CJD是因为在医疗过程中，如脑外科手术或某些激素治疗，而污染了已感染者的血液、组织或其他物质
变异型CJD	这种类型的CJD是由食用了被BSE感染的肉而造成的。通常，该疾病持续约一年后导致死亡。这种类型罕见的原因是可以采取措施防止受感染的肉类进入食品供应

脑外科手术

脑外科是神经外科的一个特殊领域，它通过颅骨上的开口（开颅手术）或者更罕见地通过鼻和鼻腔进行的脑或脑膜的手术。

脑外科手术的应用

脑外科手术可用于治疗多种疾病，包括脑或脑膜的肿瘤，由于出血、血肿或脑积水引起的颅内压升高，头部受伤等引起的外伤性脑损伤，动脉瘤等引起的血管异常，以及脑脓肿。手术也可用来治疗药物治疗无效的癫痫，以及获得活组织检查样本。有一种高度实验形式的脑外科手术称作深部脑刺激，需要将电极植入脑内，已被用于治疗一些运动障碍疾病，如帕金森病（见第234页）和发声和多种运动联合抽动障碍（见第243页）。

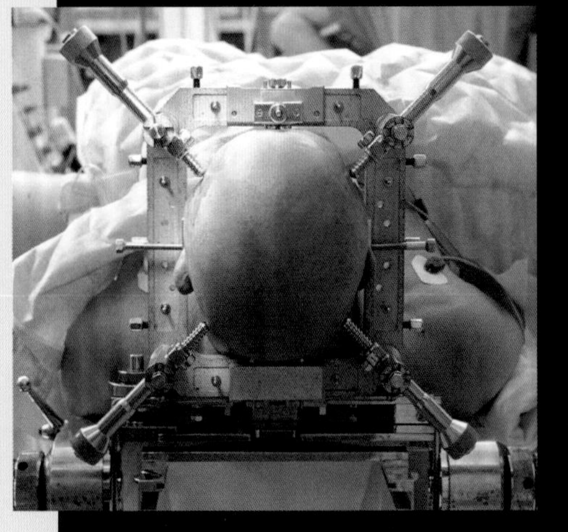

脑立体定向脑外科手术
对将要进行深部脑刺激的患者，首先在头皮上固定一个框架。这个框架能帮助外科医生精确定位患者脑中要植入电极的部位。

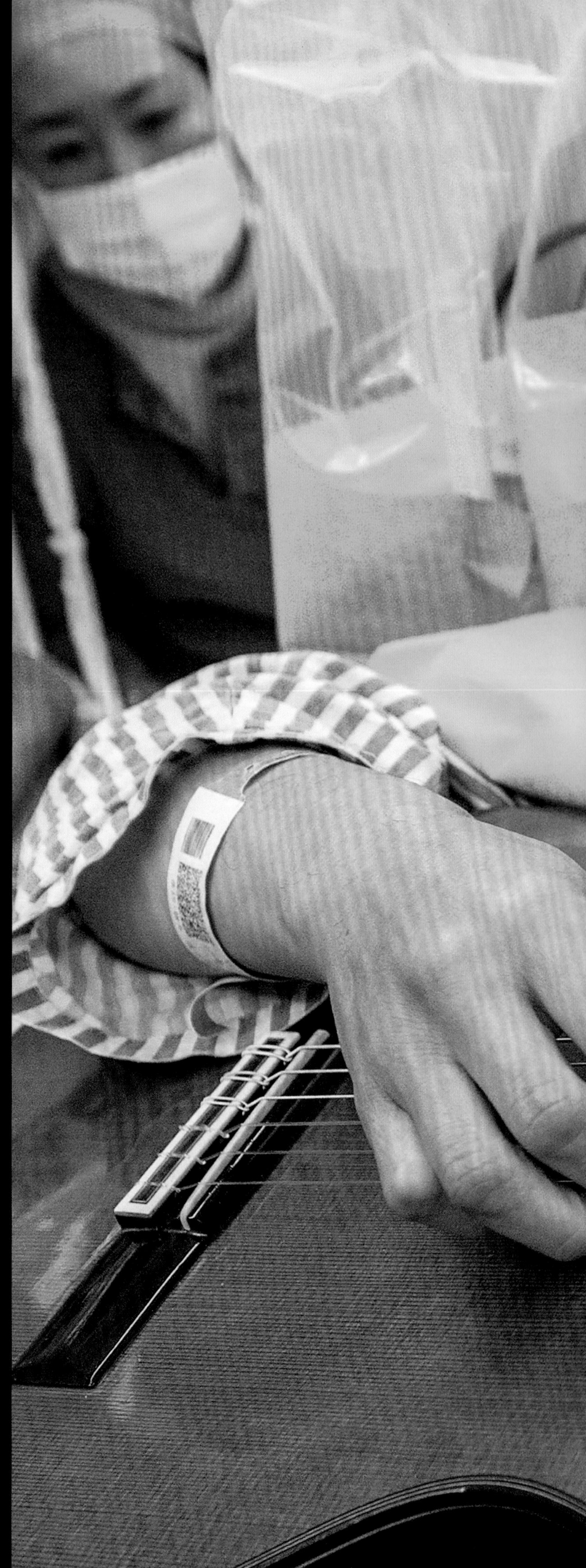

经鼻手术

经鼻手术是一种微创手术，包括通过鼻腔将内镜（观察管道）放置到脑的基底部。内镜使外科医生能看到手术部位，仪器可沿其进入以实施外科手术。这种类型脑外科手术的主要用途是移除垂体或脑基底部脑膜的肿瘤。它不会留下外部瘢痕，通常只需要短暂住院，并且术后引起的疼痛往往比传统手术更轻。

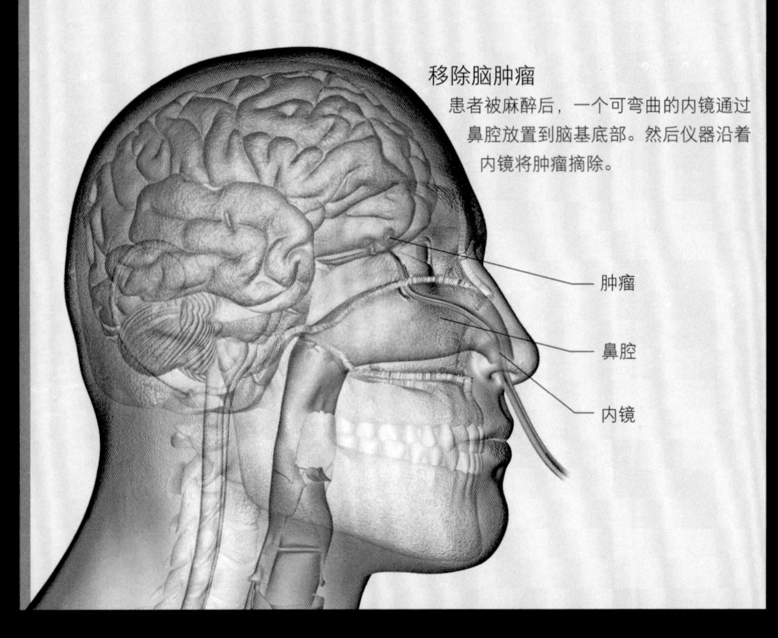

移除脑肿瘤
患者被麻醉后，一个可弯曲的内镜通过鼻腔放置到脑基底部。然后仪器沿着内镜将肿瘤摘除。

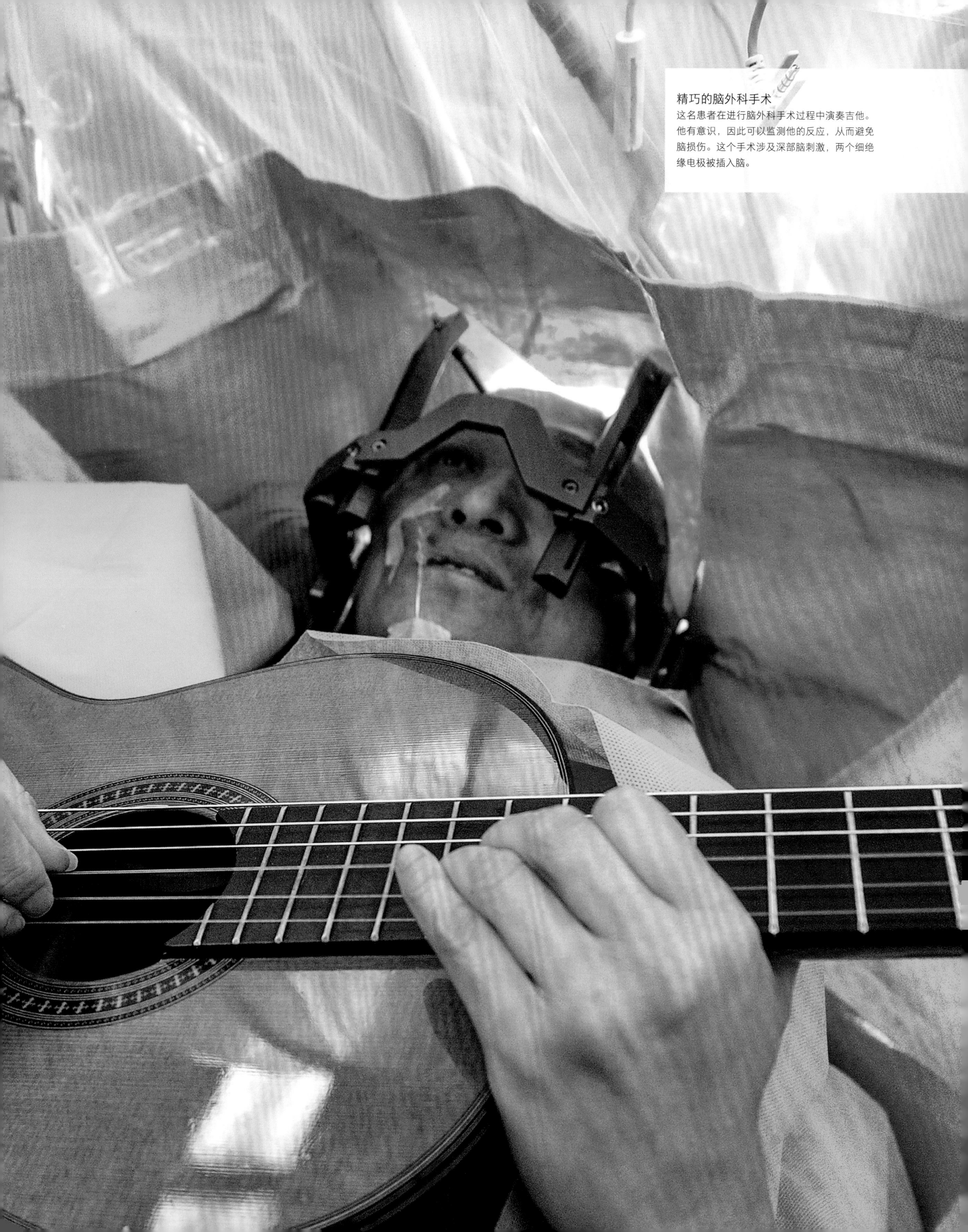

精巧的脑外科手术

这名患者在进行脑外科手术过程中演奏吉他。他有意识，因此可以监测他的反应，从而避免脑损伤。这个手术涉及深部脑刺激，两个细绝缘电极被插入脑。

帕金森病

这是一种进行性的脑异常，它能导致震颤、肌强直、运动障碍及难以保持平衡。

帕金森病是由中脑黑质核细胞变性引起的。这些细胞产生多巴胺——一种能帮助控制肌肉和运动的神经递质。细胞损伤会减少多巴胺产生，导致帕金森病典型的运动症状。在大多数病例中，其发病机制尚不清楚，尽管在非常少的病例中，特定的基因突变与帕金森病有关。疾病的症状通常是逐渐发展的（几个月或几年），通常以手、臂或腿的震颤开始，而且在静止时更严重。随着病情的加剧，患者变得难以进行自主运动；走路拖步——迈出第一步可能很困难，而且正常走路时的手臂摆动可能会减少或消失；肌肉僵硬；字迹小且难以辨认；变成弯腰姿势；丧失面部表情。在该病晚期，可能会出现言语问题、吞咽困难和抑郁症。尽管多巴胺消耗有可能导致痴呆症状，但患者的智商通常不受影响。

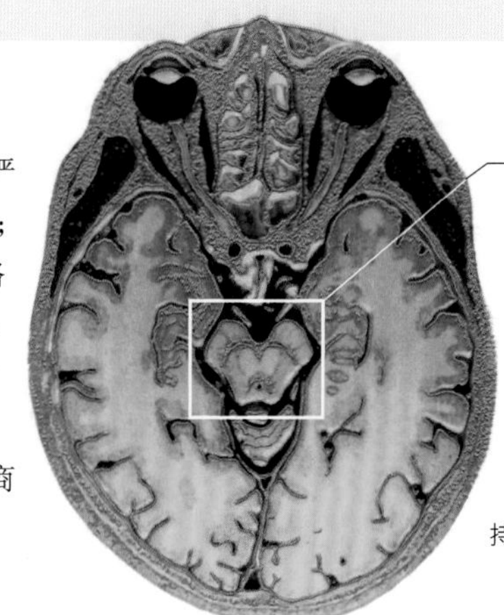

脑的深部
左边这张通过头部的水平切面的彩色增强MRI扫描图显示了黑质的位置。一个微小电极可以插入这里以维持神经元活动。

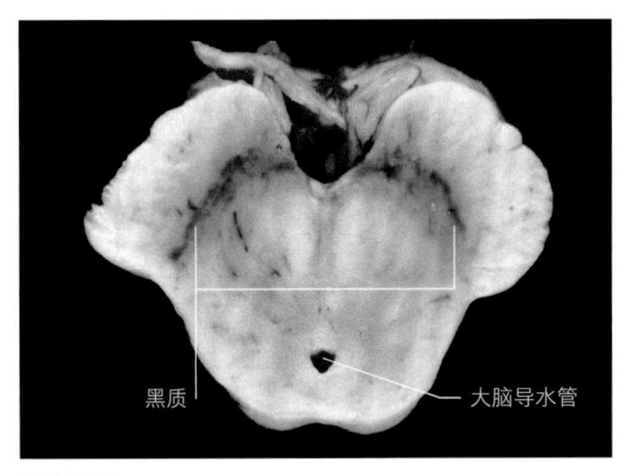

健康的脑
上面这张脑组织切面显示了健康脑内的黑质，黑质的色素区域清晰可见。

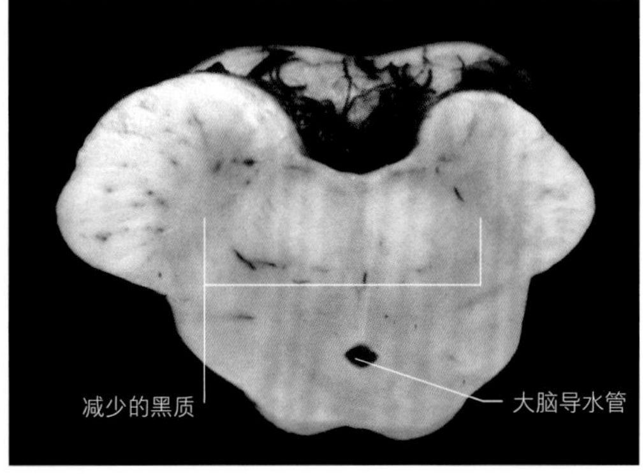

病变的大脑
上面这张帕金森病患者的脑组织切面显示，黑质内的色素神经元显著减少。

帕金森综合征

帕金森综合征指任何因多巴胺产生减少而导致的帕金森病患者出现的运动异常的情况（如震颤、肌强直、动作缓慢）。帕金森病是帕金森综合征的最常见病因，但不是每个患有帕金森综合征的人都患有帕金森病。其他原因包括脑卒中、脑炎、脑膜炎、头部损伤、长期接触除草剂和杀虫剂、其他神经变性疾病，以及某些药物，如某些抗精神病药物。

亨廷顿病

亨廷顿病是一种罕见的遗传病，患者脑内神经元变性导致抽动的、不受控制的运动和痴呆。

亨廷顿病的病因是一组DNA碱基对重复多次时发生的单基因异常。这个有缺陷的基因产生异常的亨廷顿蛋白，它在神经元内积累，导致基底核和大脑皮质的神经元变性。

效应

症状通常在35~50岁出现，尽管有时也会在童年时期开始。早期症状包括舞蹈病（抽动、快速、无法控制地运动）、笨拙和不自主的面部表情和抽搐。然后出现其他症状，包括言语问题、吞咽困难、抑郁、冷漠和痴呆，通常表现为注意力不集中、记忆力减退、人格和情绪变化（包括攻击性或反社会行为）。该病通常进展缓慢，在症状首次出现10~30年后最终导致死亡。亨廷顿病的诊断基于症状、脑部扫描，以及基因（检测异常基因）和神经心理学测试。亨廷顿病无法治愈，药物治疗只能减轻症状。建议保持身心活跃。

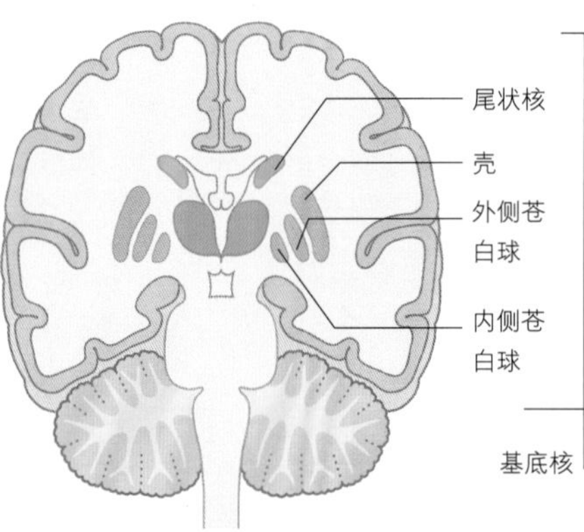

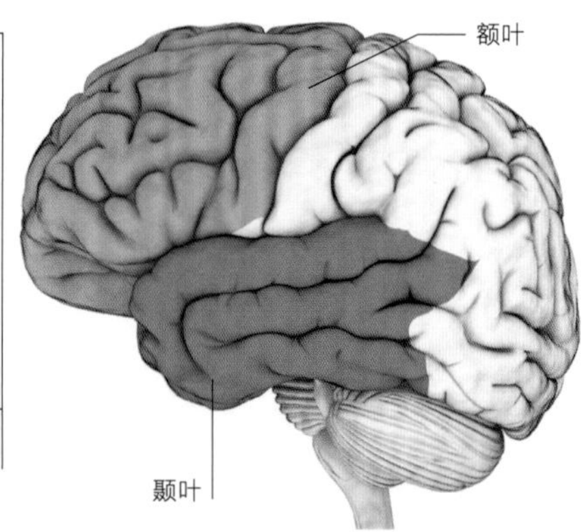

受累脑区
亨廷顿病导致基底核（主要在尾状核、壳和苍白球）的神经元变性。它也与额叶和颞叶的变性有关。

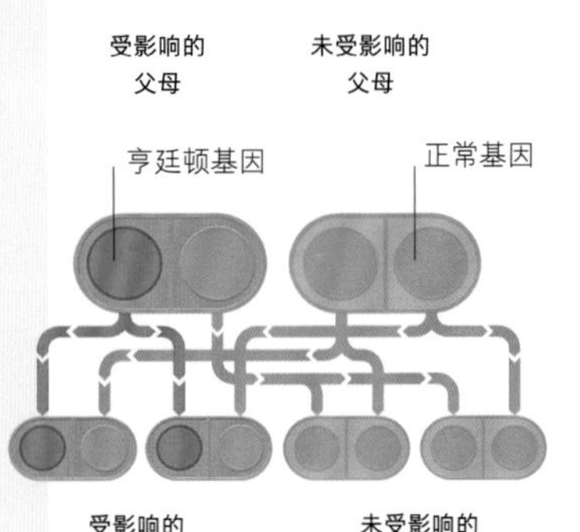

遗传模式
亨廷顿病是一种常染色体显性遗传病，这意味着如果父母一方有一个致病基因，那么每个孩子都有50%的概率遗传这个有缺陷的基因，从而在成年后患上这种疾病。

A C T G T T C A G C A G C A G

3次CAG

遗传缺陷
导致亨廷顿病的基因异常是4号染色体上的一段DNA序列中的一组碱基对（CAG）重复了多次。一个人是否患上这种疾病取决于CAG重复次数（见右表）。

亨廷顿病与CAG重复

重读次数	效应
0~15	没有副作用，亨廷顿蛋白功能正常
16~39	亨廷顿病可能发展或不发展
40~59	亨廷顿蛋白功能不正常，亨廷顿病最终会发展
≥60	亨廷顿蛋白功能不正常，亨廷顿病会早期发展

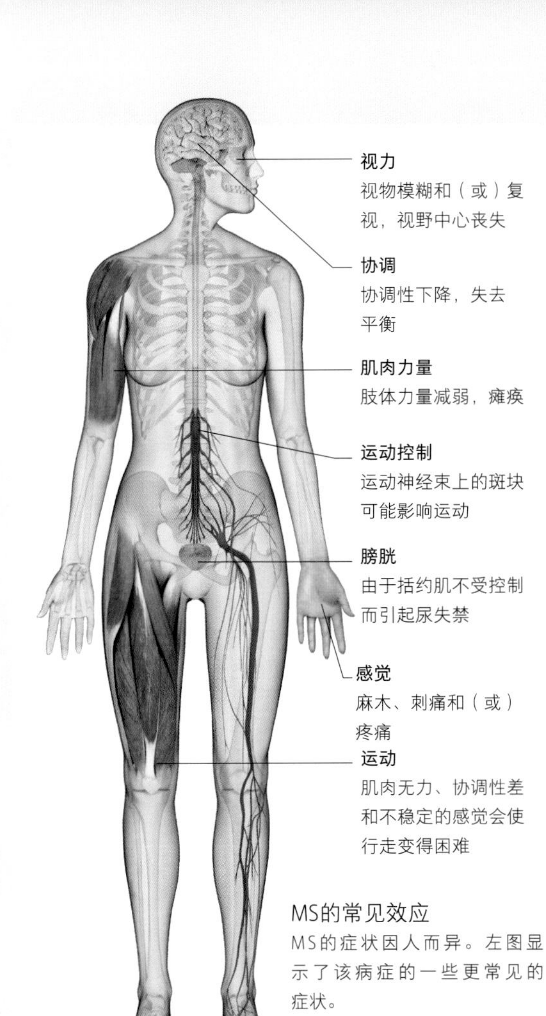

MS的常见效应
MS的症状因人而异。左图显示了该病症的一些更常见的症状。

多发性硬化

多发性硬化是一种进行性疾病，它会破坏脑和脊髓内包绕神经元的髓鞘。

多发性硬化（MS）被认为是一种自身免疫性疾病，患上这种疾病后身体的免疫系统破坏产生髓鞘的细胞，髓鞘围绕和隔离神经元。最终，硬化的瘢痕组织斑块在脱髓鞘区形成，神经元本身变性。这些改变的效应是削弱或阻断神经冲动。这种自身免疫反应的原因未知，但可能与遗传环境和（或）感染因素有关。MS的病程和症状因人而异。除了常见症状（左图），可能还会有精神改变，如焦虑和抑郁。最常见的类型是复发–缓解型MS，逐渐恶化的症状发作之后是一段时间的缓解。在进展型MS中，症状恶化后没有缓解。在多数情况下，复发–缓解型MS会发展为进展型MS。

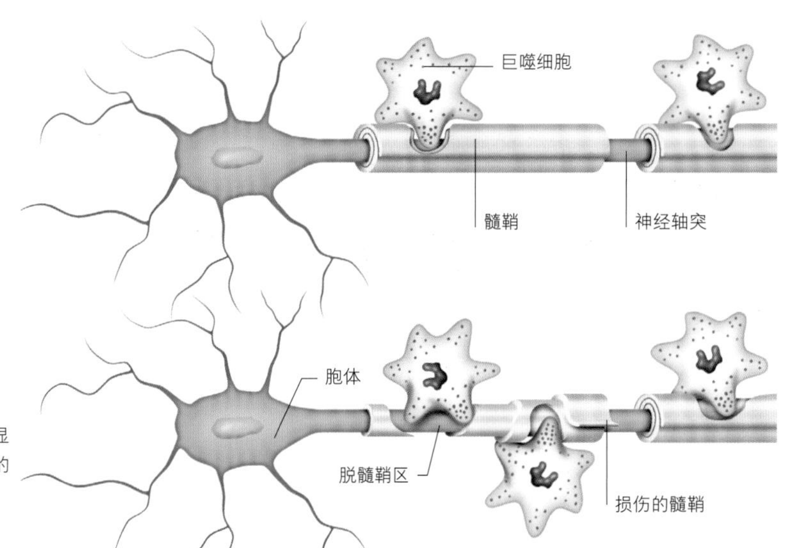

早期
在MS的早期阶段，包绕神经轴突的脂肪髓鞘被破坏。巨噬细胞——一种白细胞，清除受损区域，导致沿着轴突的斑块脱髓鞘而阻碍神经元传导。

晚期
随着病情的发展，髓鞘损伤越来越严重，更多神经受累，导致症状恶化。在脱髓鞘区域形成硬化斑块，最终导致神经元变性。

运动神经元病

在这类疾病中，运动神经元的逐步退化导致日渐虚弱和肌肉萎缩。

在大多数病例中，运动神经元病（motor neuron disease，MND）的病因不明。然而，遗传因素被认为是影响一个人对这种病易感性的重要因素。一些罕见类型的MND是遗传的。运动神经元病能影响上运动神经元（源于运动皮质或脑干）和（或）下运动神经元（位于脊髓和脑干，连接中枢神经系统和肌肉）。上运动神经元损伤表现为痉挛、肌肉无力和过度反射。下运动神经元损伤表现为肌肉衰弱、瘫痪和骨骼肌萎缩。除了肌肉症状外，有些人还有人格改变和抑郁，但是智力、视觉和听觉不会受到影响。有很多类型的运动神经元病，最常见的是肌萎缩侧索硬化和进行性延髓萎缩。这两种类型都影响上、下运动神经元。

口腔与喉
吞咽、言语和咀嚼困难

颈部
颈部肌肉力量减弱，导致头落向前方

胸和膈
参与呼吸的肌肉变弱，导致呼吸困难

腿、臂和手的肌肉
腿、臂和手的肌肉力量减弱、僵硬，肌肉可能偶尔会出现抽筋或痉挛，最终不能行走

受影响的区域
MND的效应取决于疾病的具体形式，不同个体之间也存在差异。在几乎所有病例中，疾病都是会加剧的并最终致命。这里显示的是这种病的主要类型的主要效应。

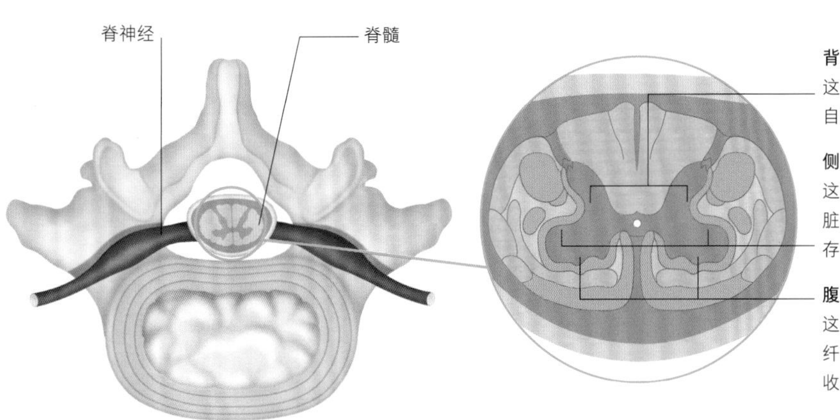

背角
这些角内的神经元接收来自身体周围的感觉信息

侧角
这里的神经元传递来往于内脏器官的信息。这些角并不存在于脊髓的所有节段

腹角
这里的神经元将运动神经纤维传送到骨骼肌，使其收缩

脊髓的神经束
脊髓的神经纤维根据神经冲动的类型传递的方向，集结成捆或束。MND可能影响脊髓腹角的下运动神经元。

上行传导束
这些神经纤维将感觉信息从身体传递到脑。

下行传导束
这些神经纤维将运动信息从脑传递到躯干和四肢的骨骼肌。

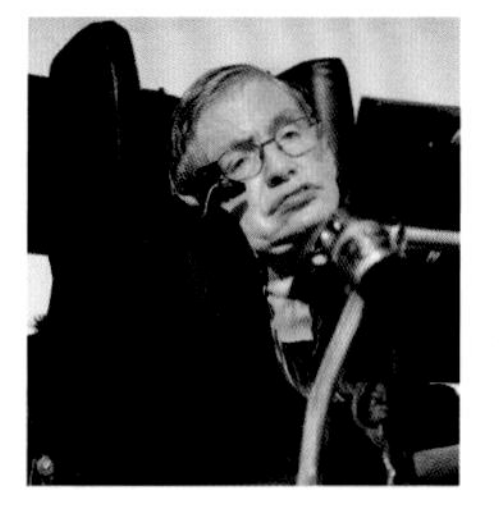

斯蒂芬·霍金
著名理论物理学家和宇宙学家斯蒂芬·霍金于2018年去世，享年76岁。很少有患有运动神经元病的人能活到这个年龄。霍金依靠他的天才大脑一直工作直到他的生命结束。

瘫痪

由于神经或肌肉受损，导致肌肉功能障碍，从而部分或完全丧失可控制的运动。

瘫痪可以影响一块小肌肉，也可以影响身体大部分主要肌肉。它根据受影响的身体部位分类。偏瘫是半个身体瘫痪；截瘫是双腿瘫痪，有时是部分躯干瘫痪；四肢瘫痪是四肢和躯干瘫痪。瘫痪还可以分为松弛性瘫痪（肌肉松弛）或痉挛性瘫痪（肌肉僵硬）。瘫痪可由任何影响运动皮质或运动神经通路的损伤或病症引起，运动神经通路从运动皮质通过脊髓和周围神经延伸到肌肉。它也可能由肌肉受损或重症肌无力（一种影响神经和肌肉之间接头的疾病）引起。受影响的部位有时会感觉麻木。

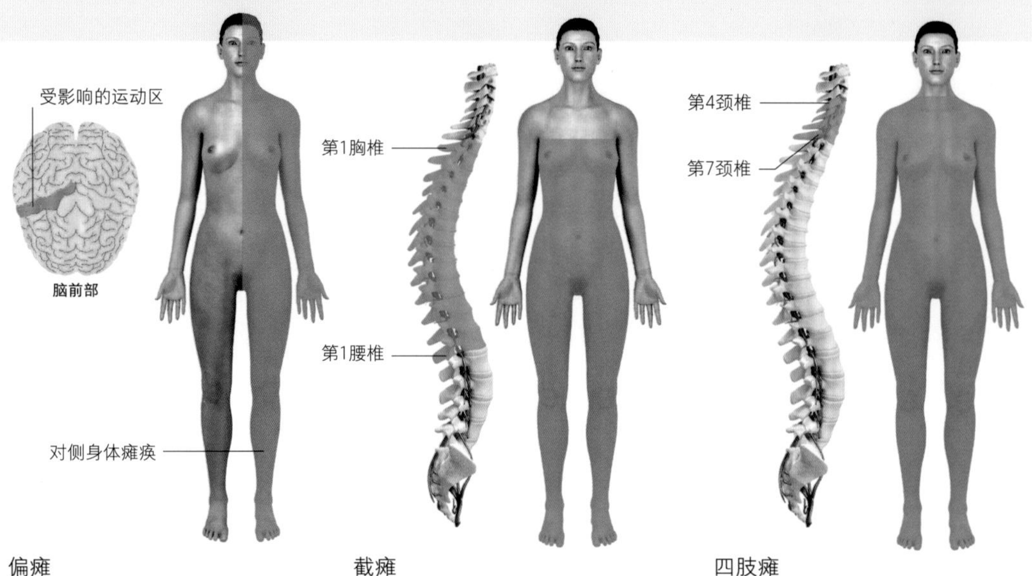

偏瘫
一侧身体瘫痪可能由对侧脑运动区的损伤造成。

截瘫
双腿和部分躯干可能因脊髓中下段的损伤而瘫痪。

四肢瘫
下颈部的运动神经损伤导致四肢瘫痪。颈部高位的损伤通常是致命的。

唐氏综合征

唐氏综合征也称作21三体综合征，是一种影响智力和身体发育的染色体异常疾病。

唐氏综合征是一种最常见的染色体异常疾病，通常是由多复制了一个21号染色体引起的。因此，唐氏综合征患者体细胞中都有47条染色体而不是46条。当21号染色体的一部分断裂后连到另一条染色体上时，也会导致唐氏综合征，这个过程叫作易位，所以细胞有正常数量的染色体，但是21号染色体大小异常。非常罕见的是唐氏综合征可能是嵌合体的结果，一些体细胞有47条染色体而另一些体细胞有46条染色体。这些异常究竟是如何产生唐氏综合征特有的精神和身体特征的，目前尚不清楚。在大多数病例中没有明确的染色体异常原因，尽管母亲的年龄是个风险因素，在30岁以后，生育患有唐氏综合征婴儿的概率显著增加。如果父亲年龄超过50岁，父亲的年龄也是个风险因素。已经有患有唐氏综合征孩子或自己的21号染色体异常的父母生育患有唐氏综合征的婴儿的风险则更高。

正常染色体组
这个核型（全套染色体的照片）显示一名正常男性的染色体组，包括46条染色体，即22对常染色体加上一对性染色体（X和Y）。

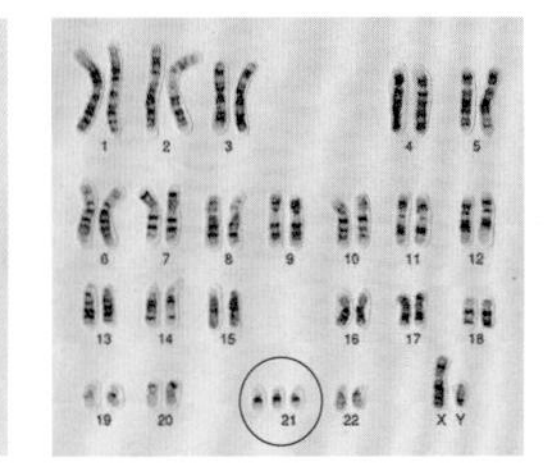

21三体
这个核型显示一名唐氏综合征男性患者的染色体组。他有3条21号染色体（因此称作“21三体”），而不是正常的2条，导致了唐氏综合征的典型症状。

症状

症状的严重程度差异很大，但是典型症状包括运动和语言发育迟缓，以及学习困难。身体症状可能包括小脸、眼睛向上倾斜，扁平的头后部，短颈，大舌头，手掌小并有一条单一横纹，身材矮小。唐氏综合征患者患各种疾病的风险也会增加，如心脏病（通常与先天性心脏病有关）、甲状腺功能减退、肠道狭窄、白血病，以及呼吸道和耳感染。成年人患眼疾的风险增加，如白内障。老年人患阿尔茨海默病的风险更高。唐氏综合征患者的预期寿命低于正常水平，但有些患者可以活到老年。

测试

如果孕妇生育唐氏综合征婴儿的风险高于正常水平，可以进行羊膜穿刺术——一种能检测到染色体异常和其他遗传疾病的诊断测试。具体操作是将穿刺针穿过母亲的腹部插入子宫抽取少量的羊水，然后将羊水送到实验室进行分析。羊膜穿刺术通常在妊娠14~20周进行。尽管它被认为是个安全的手术，但它的流产风险有大约1/300。流产可能由于子宫内感染，破水或诱发早产。在非常罕见的病例中，针头会碰到胎儿。可以通过使用超声波引导针头远离胎儿。当针进入皮肤和子宫时，母亲可能会感到剧烈的疼痛。手术后也可能出现腹部绞痛，或从穿刺部位漏出少量液体。羊膜穿刺术为父母提供了干预的机会，如进行胎儿脊柱裂手术，并在必要时计划生育一个有特殊需要的孩子。如果女性不想冒险生育唐氏综合征患儿，也可以选择流产。

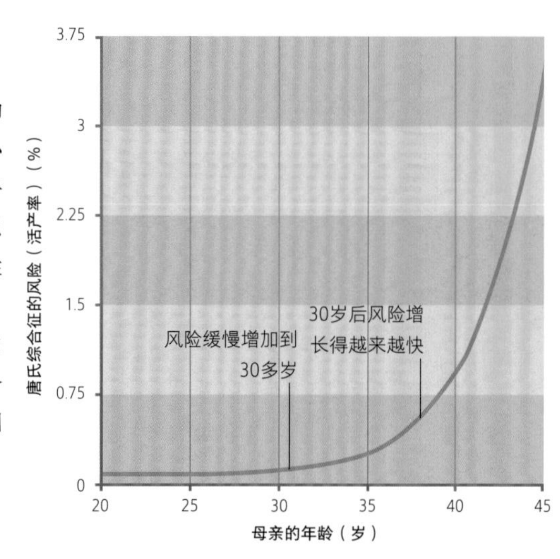

母亲年龄与唐氏综合征
生育唐氏综合征婴儿的风险跟母亲的年龄有关，它随着母亲年龄的增加而慢慢增长，30岁后会以更快的速度增长。

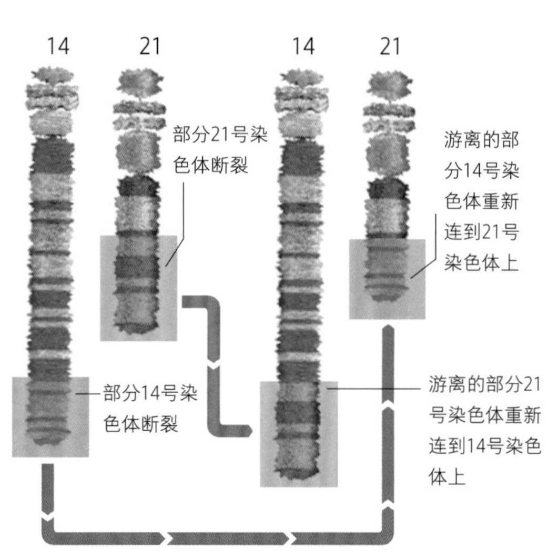

平衡易位
唐氏综合征可能由易位引起，部分21号染色体断裂后重新连到另一条染色体上。当另一条染色体的一部分又连到21号染色体时，平衡易位就发生了。

脑瘫的类型

主要基于运动异常的症状，脑瘫可以分为4种主要类型。

类型	特征
痉挛型脑瘫	过度反射，由于紧张、僵硬和虚弱的肌肉造成的运动困难
手足徐动型脑瘫	非自主扭动，特别是在脸部、手臂和躯干；难于维持一个姿势
共济失调型脑瘫	难以维持一个姿势，手脚不断颤抖；言语困难
混合型脑瘫	来自其他类型的症状组合，通常有肌肉紧张和不自主运动

脑瘫

脑瘫是指由于脑损伤或脑发育不正常而引起的一组影响运动和姿势的疾病。

尽管有很多原因都有可能导致脑瘫，但其确切原因尚不明确。通常脑损伤在出生前或出生期间发生。可能的原因包括早产、胎儿出生前或出生期间缺氧（低氧）、脑积水、母婴传播的感染，以及由母亲和胎儿之间的血液不相容造成的溶血性疾病。出生后，脑炎或脑膜炎、头部损伤或脑出血都可能导致脑瘫。除了运动和姿势异常，以及这些异常所引起的困难（如行走、说话和进食困难）外，脑瘫也可能产生各种其他问题，如视觉、听觉障碍和癫痫发作。脑瘫也可能导致学习困难。症状的严重程度因人而异，从轻微的笨拙到严重的残疾。脑瘫目前无法治愈，但治疗方法包括物理治疗、职业治疗和言语治疗。药物可用于控制肌肉痉挛和增加关节可动性。手术可以帮助矫正由肌肉异常发育造成的畸形。脑瘫不是进行性的。

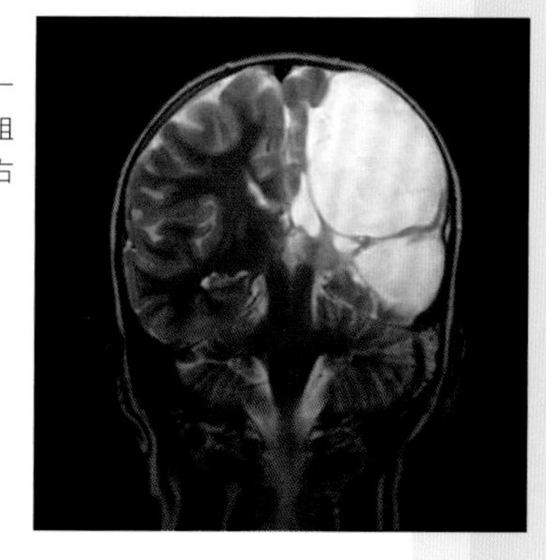

脑损伤

右侧这张MRI扫描图显示了一名脑瘫儿童的头部。异常脑组织（左侧脑，在这张图的右侧）导致右侧身体瘫痪。

脑积水

脑积水是由脑脊液在颅内过度积累造成的。

脑积水的发生要么是因为产生了过多的脑脊液，要么是因为脑脊液不能正常排出。液体积聚在颅内，压迫脑，导致脑损伤。这种情况可能在出生时出现，通常与其他异常有关，如神经管缺损。脑积水的主要症状是头部异常大并继续快速增长。如果不治疗，会发生严重的脑损伤，导致脑瘫或其他身体或精神残疾，甚至会致命。由于头部损伤、脑出血、感染或脑肿瘤等，脑积水也可能在生命的后期发生。一旦得到治疗，脑积水通常就会消失。

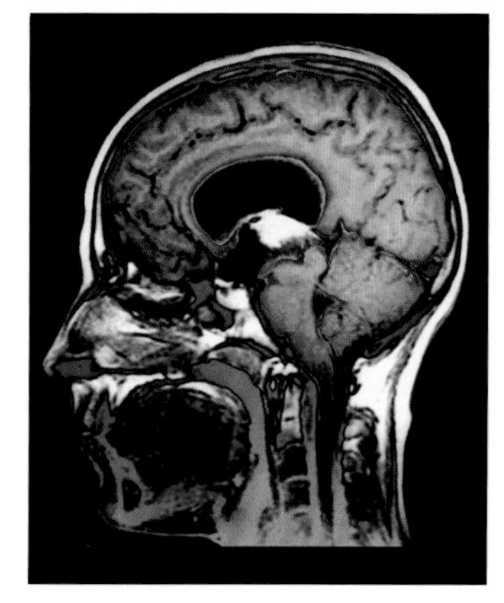

扩大的脑室

在上面这张通过头部中心的MRI扫描图中，脑室（脑中部的黑色区域）因脑积水而扩大。异常积累的脑脊液已经压迫到脑。

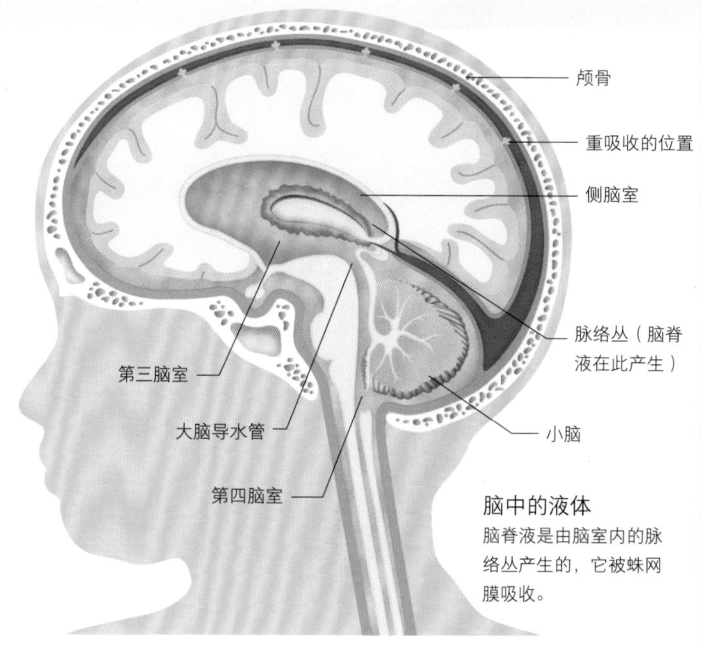

脑中的液体

脑脊液是由脑室内的脉络丛产生的，它被蛛网膜吸收。

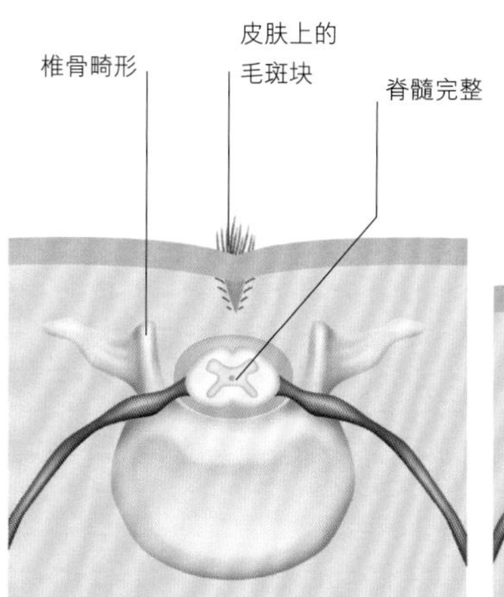

隐性脊柱裂

在隐性脊柱裂中，仅有的缺陷是一个或多个椎骨畸形，脊髓没有损伤。在脊柱底部可能有毛簇、凹陷或脂肪块。

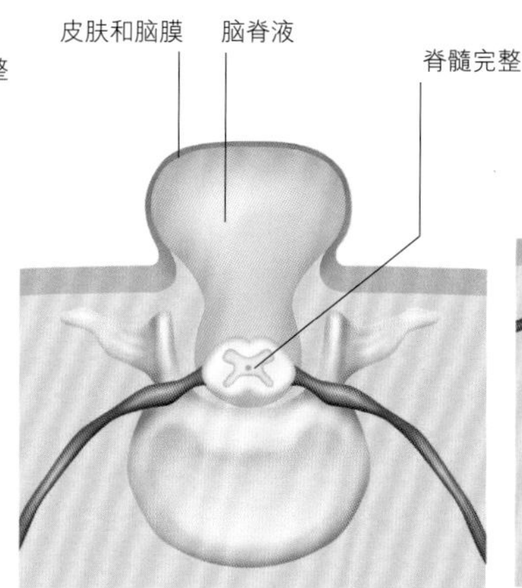

脊膜膨出

在脊膜膨出中，脊膜凸出于畸形的椎骨，形成一个充满脑脊液的囊，被称作脊膜膨出。在这种类型的缺陷中，脊髓没有损伤。

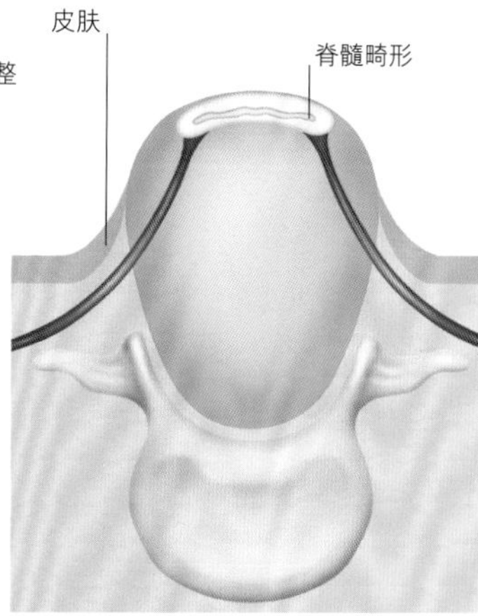

脊髓脊膜膨出

这是最严重的一种脊柱裂，脊髓畸形，被包含于脑脊液的囊里，通过皮肤的缺损凸出。

神经管缺陷

当神经管不能正常形成时，脑或脊髓的发育会发生异常。

导致神经管缺陷的原因尚不明确，但是其可能是家族遗传，并已被发现与妊娠期间服用某些抗惊厥药物有关。妊娠早期缺乏叶酸也与此缺陷有关。最常见的类型是无脑和脊柱裂。无脑是大脑完全缺失，这通常是致命的。脊柱裂是脊髓周围的椎骨不能完全闭合。最严重的一种脊柱裂称作脊髓脊膜膨出，脊髓是畸形的，可能会导致腿部瘫痪和膀胱失去控制。

嗜睡症

嗜睡症是一种神经系统疾病，其特征是慢性嗜睡和白天反复出现突然的睡眠。

这种疾病被认为是由脑内促食欲素的蛋白质水平异常低下造成的。由下丘脑细胞分泌的促食欲素有助于调节睡眠和觉醒。在嗜睡症患者中，这些细胞被破坏了。破坏的原因不明，但是它可能是由感染引发的一种自身免疫反应。这可能与遗传因素有关，因为这种疾病往往在家族中遗传。嗜睡症的主要症状有极度嗜睡和无法控制的睡眠冲动。嗜睡症患者可能在任何时间和地点没有征兆地就睡着了。其他常见症状包括在清醒时肌肉突然失去张力（猝倒），以及在睡眠开始或结束时出现幻觉。

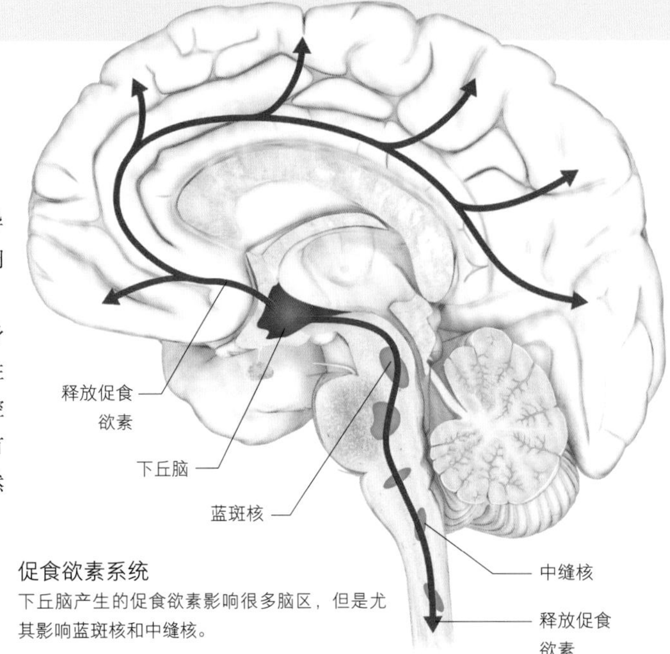

促食欲素系统
下丘脑产生的促食欲素影响很多脑区，但是尤其影响蓝斑核和中缝核。

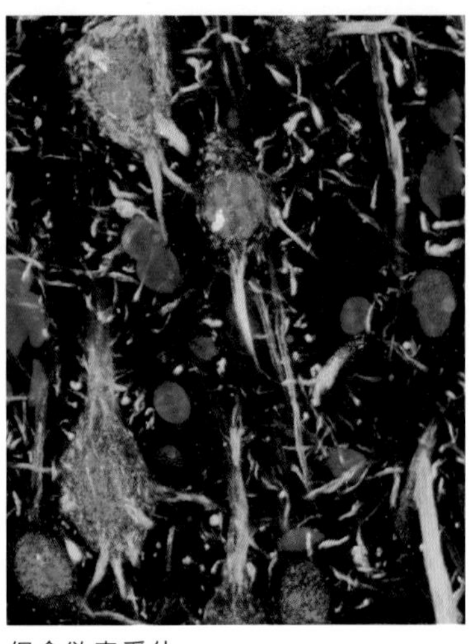

促食欲素受体
上面这张脑组织的显微照片显示有大量神经元表达促食欲素受体（红色）。

昏迷

一种对内部和外部的刺激缺乏反应的无意识状态被称作昏迷。

昏迷是由脑中负责维持意识或意识活动的部分区域，尤其是边缘系统和脑干受到损害或干扰造成的。很多问题都能导致昏迷，包括头部损伤；脑供血不足可能在心脏病发作或脑卒中之后发生；感染，如脑炎和脑膜炎；毒素，如一氧化碳或药物过量；长时间高血糖或低血糖，如糖尿病中可能出现的情况。

症状

有不同程度的昏迷。在不严重的情况下，患者可能对某些刺激做出反应，并自发地做出小的运动。在被称为持续植物人的状态下，可能会有睡眠–觉醒周期、眼睛和四肢的运动，甚至说话，尽管患者似乎对任何刺激都没有反应。在深度昏迷的状况下，患者对任何刺激都没有反应，也不会做任何运动，尽管会保持像眨眼和呼吸等自主反应。在下部脑干损伤的严重病例中，呼吸等重要功能受损或丧失，生命支持是必要的。完全或不可逆的脑干功能丧失被归类为脑死亡。当一个人持续保持无意识并对刺激没有反应时就被诊断为昏迷。这是一个紧急情况，需要立即治疗。

1 **意识清醒** 对声、光、痛和方向等刺激［能及时回答有关姓名、日期、时间和（或）地点的问题］有正常反应。

2 **意识模糊** 患者能意识到但是意识模糊和迷失方向［不能及时回答有关姓名、日期、时间和（或）地点的问题］。

3 **意识不清** 患者迷失方向、焦躁不安，表现出明显的注意力不集中，可能有幻觉或妄想。

4 **迟钝** 患者昏昏欲睡，对周围事物明显缺乏兴趣，对刺激的反应非常慢。

5 **昏睡** 睡眠状态，很少或没有自发活动；通常患者只对痛刺激做出反应（通过走开）或表情痛苦。

6 **昏迷** 患者不能被叫醒且对任何刺激都没有反应，即使是痛刺激；没有呕吐反射，瞳孔对光可能也没有反应。

意识的水平
有多种系统被用于意识水平的分类，其中一种在这里被概述。昏迷的深度也可以用一个标准来评估，最常见的是格拉斯哥昏迷量表。

脑死亡

脑死亡是指脑功能尤其是脑干的功能不可逆地丧失。脑干负责维持呼吸和心跳等重要功能。如果脑干没有活动且受到严重不可逆的破坏，那么这些重要功能没有生命支持系统的帮助是不能独立运作的，这种情况下患者会被诊断为脑死亡。为确定诊断，需要两位有经验的资深医生进行一系列的测试。这些测试包括检查对刺激的反应，检查脑干控制的功能，测试没有生命支持呼吸机帮助的呼吸能力。只有当两位医生都认为脑干和脑功能已经不可逆转地丧失时才能确诊为脑死亡。

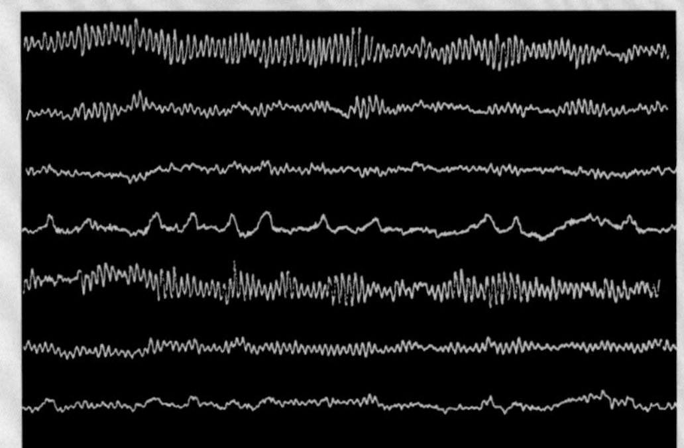

正常脑电图
脑活动可以通过脑电图（EEG）来评估，在EEG中，电极被固定在头皮上并连接到记录脑电活动水平的机器上。

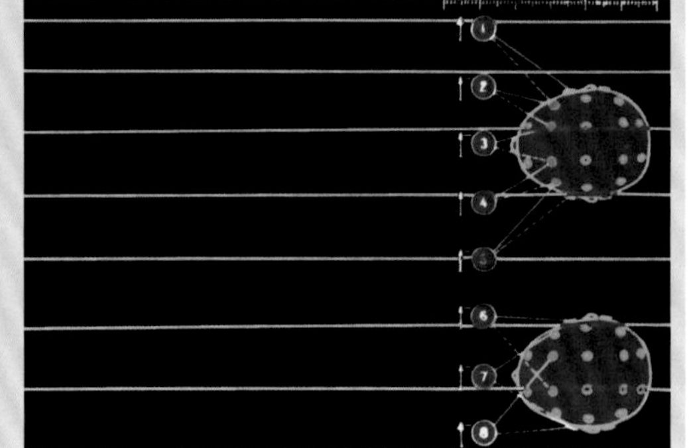

没有活动
EEG可以用来帮助诊断脑死亡。如果EEG中的线是平的，就像上图的记录一样，则意味着脑内没有活动，这是诊断脑死亡的一个标准。

抑郁症

抑郁症的特征是持续感受到强烈的悲伤、绝望和对生活失去兴趣，以至于影响日常生活。

在很多病例中，抑郁症的发生没有显著的原因。很多因素都有可能引发抑郁症，如身体的疾病；激素异常或妊娠期间（产前抑郁症）、分娩后（产后抑郁症）激素的改变；经历痛苦的事，如丧亲之痛。它也可能由某些药物的副作用而引发，如口服避孕药。抑郁症在女性中更常见，它往往是家庭遗传，多种基因突变都与其有关。在抑郁症患者的脑中发现了各种生物学异常，如神经递质5-羟色胺水平下降，单胺氧化酶水平升高，海马（参与情绪和记忆的脑区）细胞丢失，杏仁核和部分前额皮质的神经活动异常。然而，这种生物学异常导致抑郁症的发病机制尚不清楚。

季节性情感障碍

季节性情感障碍（seasonal affective disorder, SAD）是一种情绪随季节改变而改变的抑郁症。SAD的病因尚不清楚，尽管人们认为日光的变化可能会导致影响情绪的脑化学物质的变化。通常冬天会导致人们抑郁、疲倦、精力不足、渴望甜食和淀粉类食物、体重增加、焦虑和烦躁，以及逃避社交活动。随着春天的来临，这些症状会自然消失。SAD通常可以通过日常光疗（坐在特殊灯箱前面，通过类似日光的强光照射）或服用抗抑郁药来治疗。

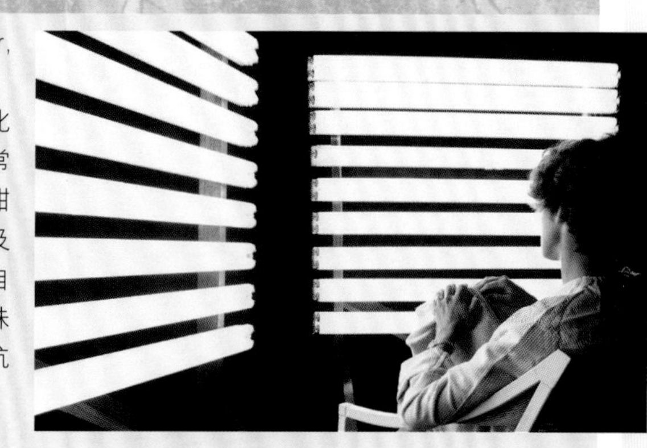

症状和治疗

不同抑郁症患者的症状和严重程度差异很大。大多数患者会经历以下几种情况：大多数时间感觉不快乐、失去对生活的兴趣和乐趣、难以应对和做出决定、注意力受损、持续的疲倦、焦虑不安、食欲和体重的变化、打乱睡眠模式、对性失去兴趣、丧失自信心、易怒，以及有自杀的想法或企图。一些患者抑郁症的发作与极度兴奋交替出现（躁狂发作），这被称为双相情感障碍。通常抑郁症是通过谈话疗法、抗抑郁药物或两者结合来治疗。使用深部脑刺激（植入的电极刺激脑区域）的实验治疗也在研究中。

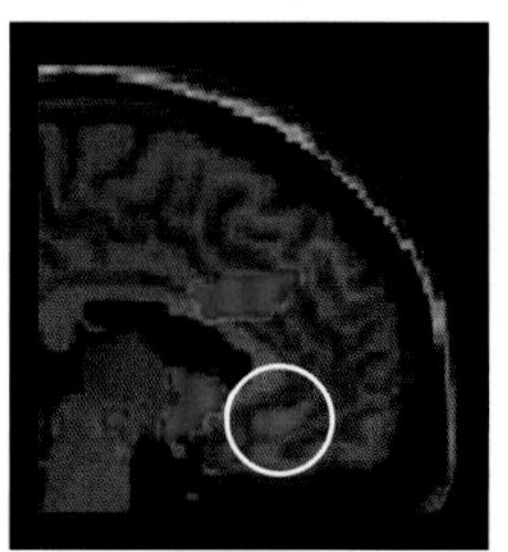

治疗前　　治疗后

深部脑刺激

在上图左侧的PET扫描中，一名抑郁症患者的扣带回皮质（圈出部分）表现出过度活动。经过6个月的深部脑刺激后，这个区域（显示在右侧的扫描中）的活动减少，症状改善。

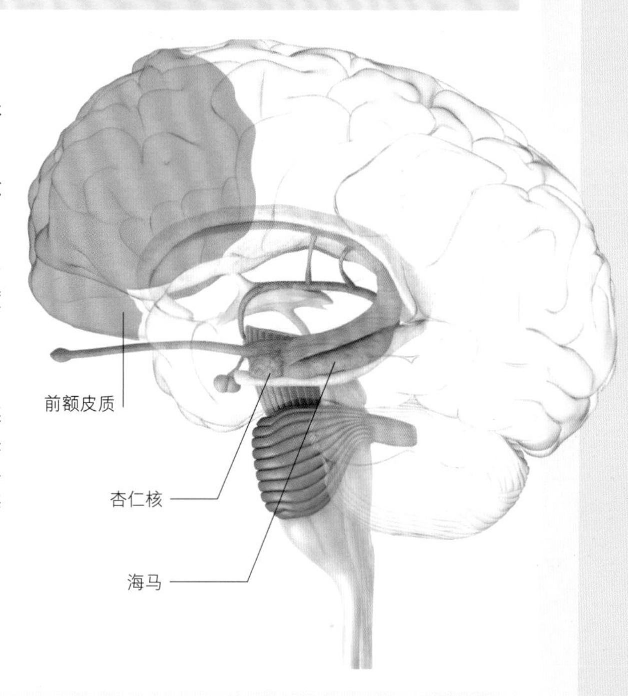

脑区

抑郁症的生物学基础还没有被充分了解，但是几个脑区被认为参与其中，包括前额皮质、海马和杏仁核。

双相情感障碍

双相情感障碍是一种情绪疾病，以情绪在抑郁与躁狂之间波动为特征。

双相情感障碍（有时称作躁狂-抑郁病）的确切病因不明，被认为是生化、遗传和环境因素共同作用的结果。脑内某些神经递质的水平，如去甲肾上腺素、5-羟巴胺和多巴胺可能起一定作用。双相情感障碍往往在家族中遗传，并有很强的遗传成分。然而，环境因素，如生活中的大事件，可能成为触发因素。

症状

通常，抑郁与躁狂的症状交替出现，每个症状发作持续一段不可预测的时期。在情绪波动之间，患者的情绪和行为通常是正常的。抑郁发作的症状可能包括感到绝望、睡眠不安、食欲和体重变化、疲倦、对生活失去兴趣、失去自信心，也可能有自杀企图。躁狂发作的症状可能包括极度乐观、精力充沛、干劲十足、自尊心膨胀、高速思维和冒险行为。

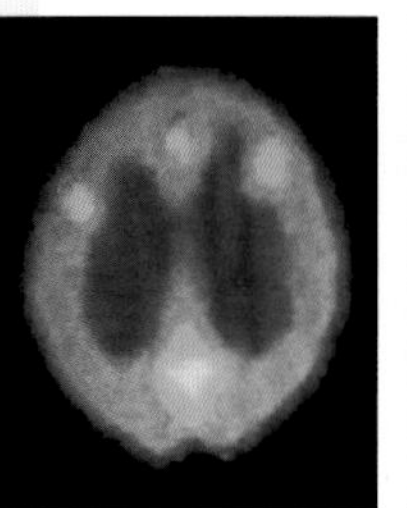

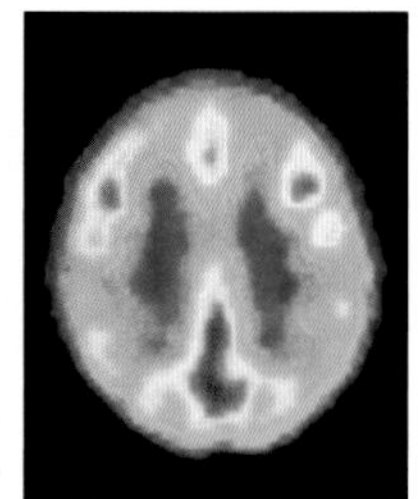

双相情感障碍的脑活动

上面两张PET扫描图显示正常期（左）的脑活动和躁狂期（右）增加的脑活动水平。

创造力与双相情感障碍

生物学研究表明，双相情感障碍在成功的艺术家中比在普通人群中更常见，而且有些艺术家似乎能利用躁狂时期激发创造力。下图展示了德国作曲家罗伯特·舒曼（1810—1856）的躁狂发作和他创作的作品数量之间的关系。他在躁狂期最有效率，而在抑郁期效率最低。然而，他的作品质量并没有受其情绪的影响。

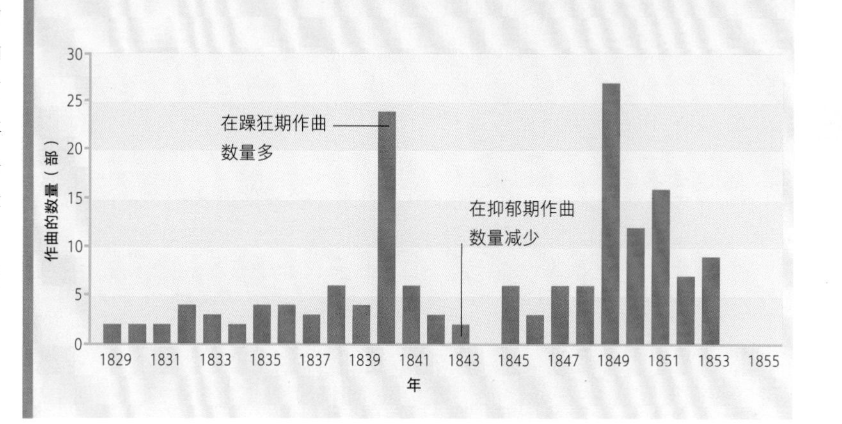

焦虑症

在这组异常中，患者经常感到焦虑和（或）恐慌而导致日常生活出现问题。

在应激的情况下，感到暂时的紧张、忧虑，甚至恐慌是正常与适当的。然而，当这些焦虑反应在正常情况下频繁发生并扰乱正常活动时就被认为是异常了。在少数情况下，可能存在身体原因，如甲状腺疾病或药物滥用导致持续焦虑，有时在生活压力，如丧亲之痛后，会出现广泛性焦虑。尽管焦虑症的家族史会增加患病的风险，但在大多数情况下，焦虑症的病因不明。尽管额叶或边缘系统的神经递质破坏可能与焦虑症有关，但它的脑病理机制也不清楚。不管它的根本原因是什么，其结果都是破坏了身体对应激反应——“战斗或逃跑”反应的正常控制。在焦虑症中，要么是应激反应不能被关闭，要么是应激反应在不适当的时候被激活。有几种形式的焦虑症，最常见的一种是广泛性焦虑症，其特征是过度、不恰当的焦虑至少持续6个月。另一种形式的焦虑症是恐慌症，其特征是突然、意外地产生强烈焦虑或恐惧。

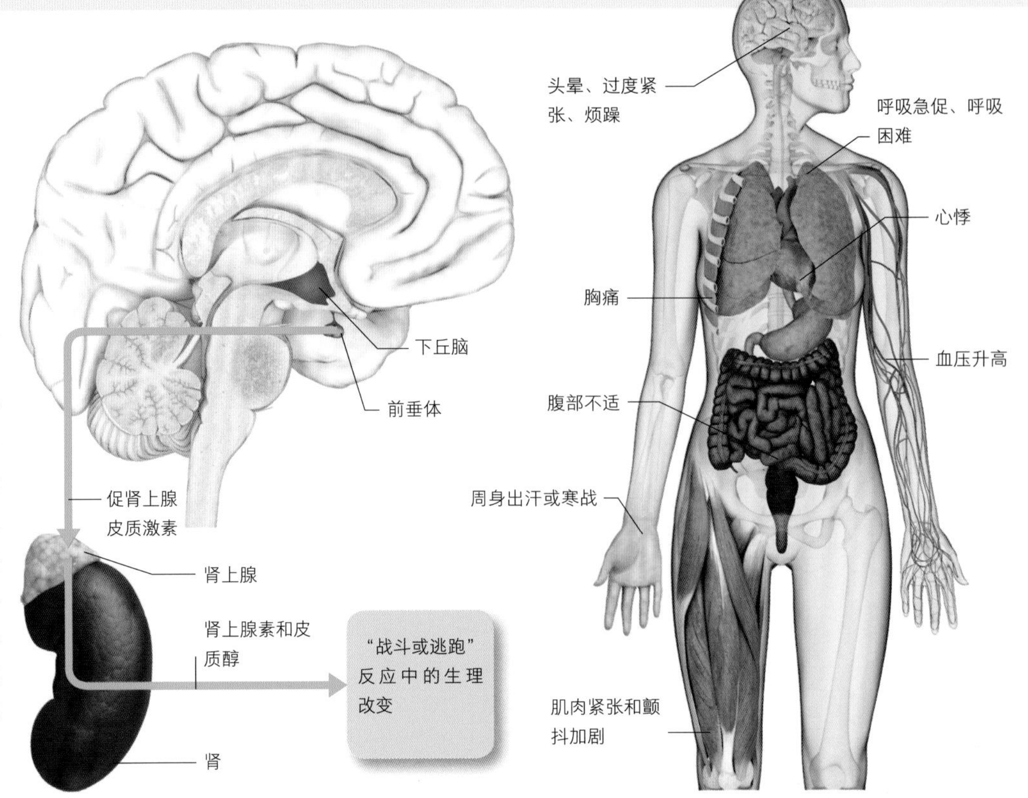

应激反应

在机体对应激做出反应时，下丘脑刺激垂体产生促肾上腺皮质激素。促肾上腺皮质激素刺激肾上腺产生肾上腺素和皮质醇，这些激素会产生“战斗或逃跑”的反应。

焦虑的身体效应

激活身体的“战斗或逃跑”反应会对身体产生广泛的效应。正常情况下，当应激消失时，这个反应会关闭，但是在异常焦虑情况下，应激反应可能过度敏感或无法关闭。

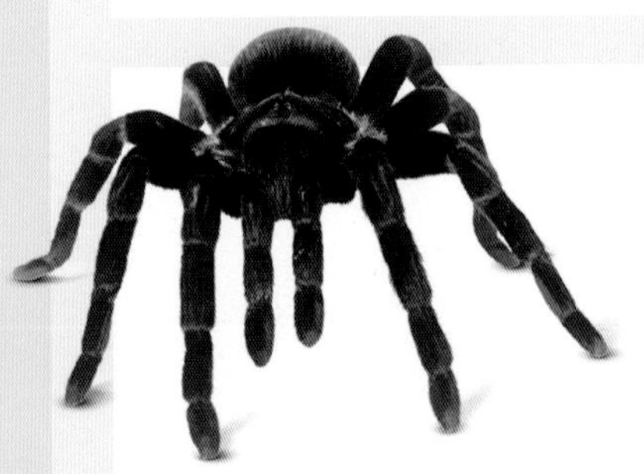

蜘蛛恐惧症

蜘蛛恐惧症是最常见的一种恐惧症。患者可能会因为看到一只蜘蛛而感到焦虑，即使很少能看见一只蜘蛛。

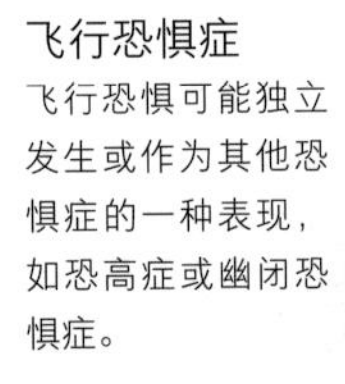

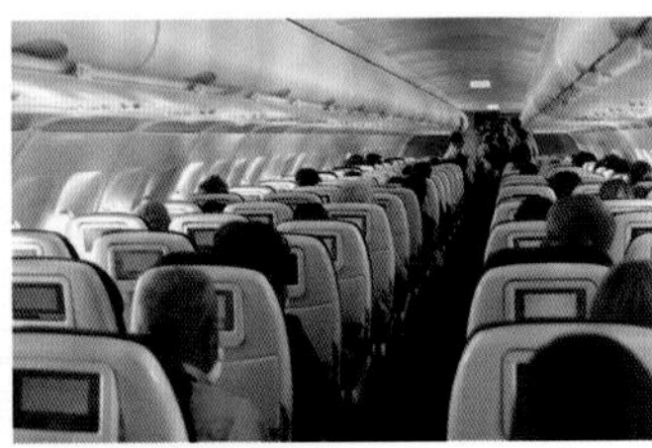

飞行恐惧症

飞行恐惧可能独立发生或作为其他恐惧症的一种表现，如恐高症或幽闭恐惧症。

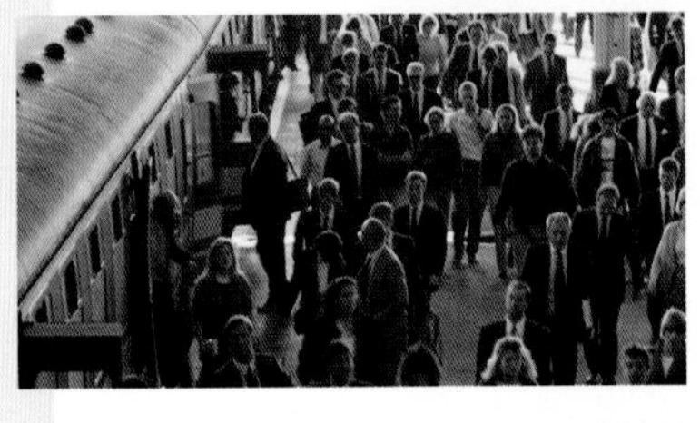

人群恐惧症

又称广场恐惧症，它可能与其他恐惧相关联，如害怕感染疾病或被踩踏。

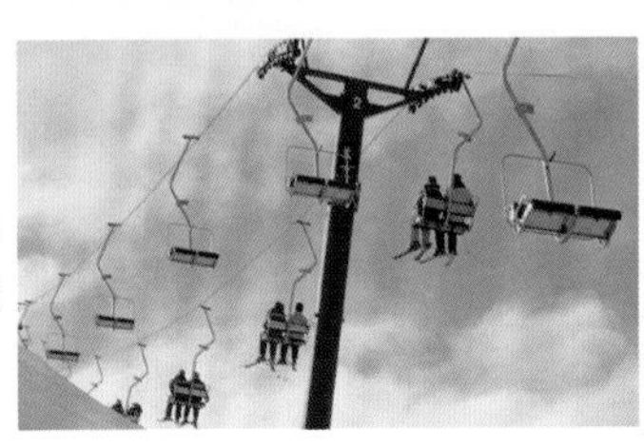

恐高症

恐高是对位于高处，甚至是建筑物高层等封闭空间的一种普遍恐惧。

恐惧症

当对特定事物、活动或情境的持久、非理性的恐惧扰乱了正常生活时出现的异常被认为是恐惧症。

有很多不同形式的恐惧症，但是它们可以被分为两大类：简单型和复杂型。简单型恐惧症是对特定事物或情境的恐惧，如蜘蛛（蜘蛛恐惧症）或封闭的空间（幽闭恐惧症）。复杂型恐惧症更普遍，包括几种焦虑。例如，广场恐惧症可能包括对人群和公共场所的恐惧，或对乘坐飞机、公共汽车或其他形式的公共交通工具的恐惧，还包括对无法逃到安全的地方，通常是家里的焦虑。社交恐惧症（也称为社交焦虑症）是另一种复杂的恐惧症，患者由于害怕在公众面前尴尬或丢脸而对社交或表演场合（如公开演讲）产生的强烈焦虑。

病因和效应

恐惧症的病因尚不明确，一些恐惧症往往在家族里发生，这可能是孩子从父母那里习得的某种特定恐惧的结果。在其他情况下，恐惧症可能是由于受到创伤性事件或情境的影响而发展的。恐惧症的主要症状是，在面对恐惧的事物或情境时，患者产生一种强烈的、不能控制的焦虑。仅仅设想会遇到恐惧的物体或情境就能导致焦虑。在严重情况下，当实际遇到恐惧的物体或情境时，可能有恐慌发作的症状，如出汗、心悸、呼吸困难和颤抖。通常患者有强烈的欲望避免遇到恐惧的事物或情境，甚至会采取极端措施。这些效应会严重限制正常的日常活动，有时恐惧症患者可能会尝试使用药物或酒精来减少焦虑。

常见恐惧症

名称	描述
雷电恐惧症	对雷和电的恐惧
癌症恐惧症	对癌症的恐惧
幽闭恐惧症	对封闭空间的恐惧
恐犬病	对狗的恐惧
污秽恐惧症	对细菌污染的恐惧
死亡恐惧症	对死亡和死亡物品的恐惧
疾病恐惧症	对患某种病的恐惧
黑夜恐惧症	对黑暗的恐惧
恐蛇症	对蛇的恐惧
晕针症	对注射和医用针的恐惧

创伤后应激障碍

在一个人参与或目睹了一件痛苦或威胁生命的事件后，会发生严重的焦虑反应。这些事件可以是恐怖主义的暴行、自然灾害、强暴或身体暴力、严重的身体伤害或战争。

创伤后应激障碍（PTSD）的外因是创伤经历。PTSD患者脑内与记忆、应激反应和情感处理等相关的多个区域存在异常。杏仁核（参与记忆和情感处理）在对创伤事件的记忆做出反应时过度活跃，而前额皮质对恐惧刺激的反应不足，这可能导致它不能抑制杏仁核，从而抑制创伤性记忆。丘脑也可能参与其中，有些人具有与丘脑增大相关的基因结构，这可能继而导致对恐惧记忆的过度反应，以及对PTSD的敏感性增加。

记忆分数（0–25）：立即回忆、延迟回忆

图例

PTSD患者

正常人

记忆功能受损

在PTSD患者与正常人（对照）都读一段文字后，要求他们立即回忆并在晚些时候再回忆这段文字。PTSD患者在两项测试中得分都比正常人低。

症状和治疗

PTSD的症状可能在创伤事件后即刻出现或几个月后才会出现。症状可能包括闪回或噩梦，触发与最初感受同样强烈的恐惧；情感麻木；丧失对通常令人愉快的活动的乐趣；记忆问题；高度警觉和过度的惊吓反应；睡眠问题；易怒。

弹震症

对战争创伤的应激反应——弹震症，在第一次世界大战期间被广泛认识。今天，“弹震症”一词被归类为“战斗应激反应”，指的是一系列短暂的身心症状，如疲惫和过度警惕。如果症状长期存在，通常被归类为创伤后应激障碍。

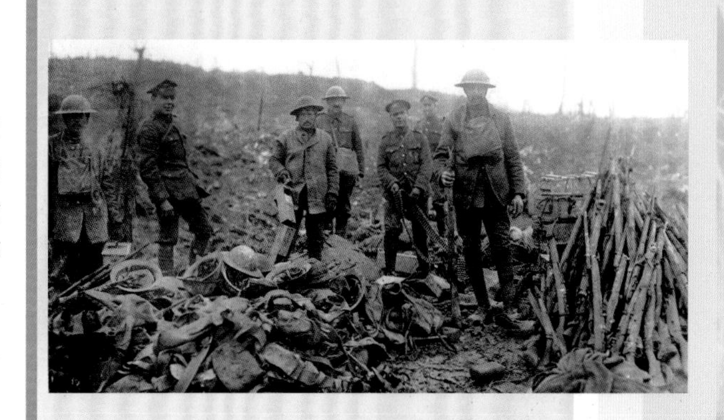

强迫症

强迫症（obsessive compulsive disorder, OCD）的特征是导致焦虑的想法重复出现，和（或）因试图缓解焦虑而执行重复的行为或仪式的强烈欲望。

OCD的确切病因不明，但是通常它被认为是由多种因素共同导致的。OCD往往在家族里发生，因此在某些病例中可能与遗传有关。它还与童年链球菌感染有关。脑成像研究发现眶额皮质、尾状核和丘脑之间的通路中存在异常的生理连接，这种生理连接涉及神经递质5-羟色胺。此外，人格类型可能是一个病因，因为完美主义者似乎更容易患OCD。

症状

症状通常在青少年时期或成年早期出现，可能包括强迫观念、强迫行为，或两者兼有。强迫观念是不自主地反复出现并引起焦虑的思想、感受或图像。例如，患者可能对尘土有过度恐惧，这种恐惧可能太强烈，导致他或她害怕离开家以防受到尘土的污染。强迫行为是患者为了避免焦虑而不得不反复进行的行为，如反复检查门锁。患者可能意识到强迫观念和（或）强迫行为是不合理的，但无法控制它们。

诊断和展望

要被诊断为OCD，症状必须引起焦虑，必须在2周内的大多数时间里出现症状，并且必须严重干扰日常生活。尽管症状可能在压力下复发，但大多数人在治疗后可以康复。深部脑刺激是针对这种疾病的一个有希望的新治疗手段，它利用植入脑内的微电极来调节神经元活动。

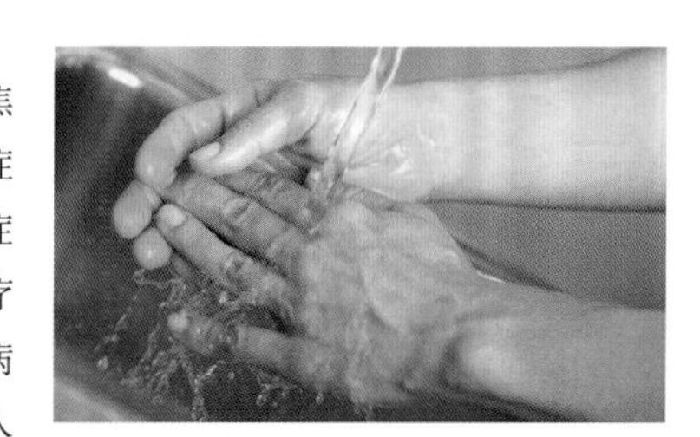

强迫行为

强迫行为，如不停地洗手，是一个人觉得不得不重复执行的行为。

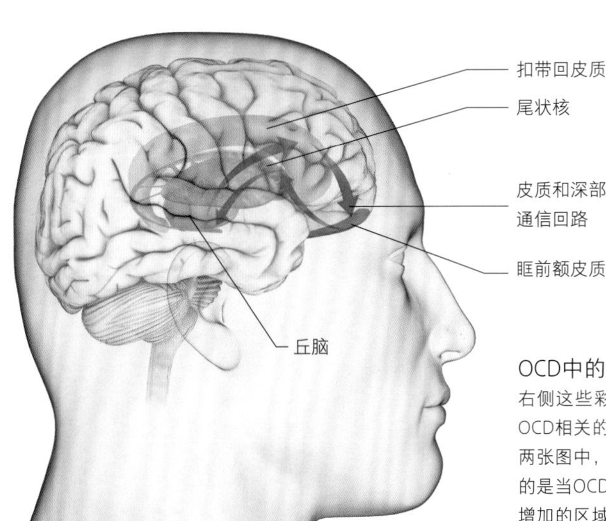

OCD中的脑回路

这种疾病可能与眶前额皮质和深部脑结构之间的通信回路的异常有关。

OCD中的脑活动

右侧这些彩色PET扫描显示与OCD相关的脑活动模式。上面两张图中，有颜色的部分显示的是当OCD症状加重时脑活动增加的区域。下面两张图有颜色的部分显示的是当症状加重时脑活动减少的区域。

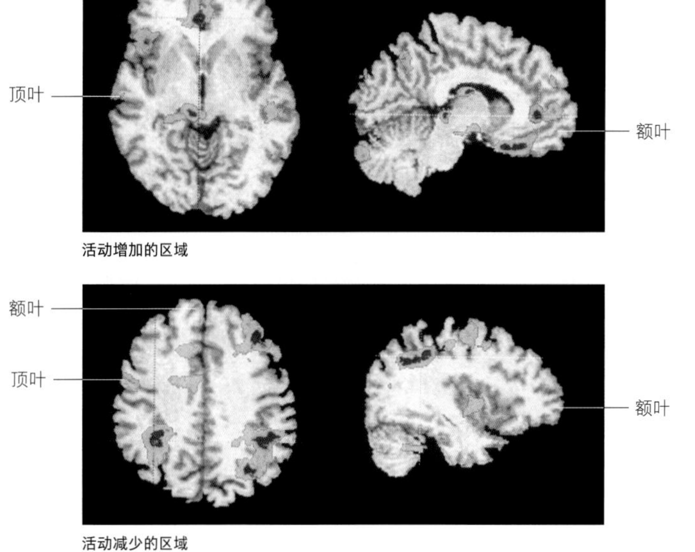

躯体变形障碍

躯体变形障碍（body dysmorphic disorder, BDD）是一种精神健康问题，是指患者过度关注自己外表上的缺陷，而且这种对身体形象的关注导致患者极度痛苦。

导致BDD的病因不明，尽管它被认为是多种因素综合作用的结果，可能包括低水平的5–羟色胺。它可能与其他异常并发，如饮食障碍、强迫症和广泛性焦虑症，尽管还不清楚它们之间是否存在因果关系。很多人都对自己外表的某些方面不满，但是BDD患者执着于一个或多个他们感知到的缺陷。BDD的典型症状包括拒绝拍照，试图用衣服或化妆品来掩盖自己的“缺陷”，不停地照镜子，经常将自己的外表与其他人的外表进行比较，经常寻求对自己外表的肯定，经常触及感知到的缺陷，抚摩皮肤使其光滑。此外，由于自己感知到的缺陷，一个人可能会在其他人面前感到焦虑和不舒服，并且可能避免会被注意到的社交场合。在某些情况下，患者会寻求医学治疗来纠正所感知到的缺陷。

诊断

躯体变形障碍通过精神评估来诊断。要被确诊为这种疾病，对外表的专注必须对其造成相当大的痛苦并干扰其日常生活。

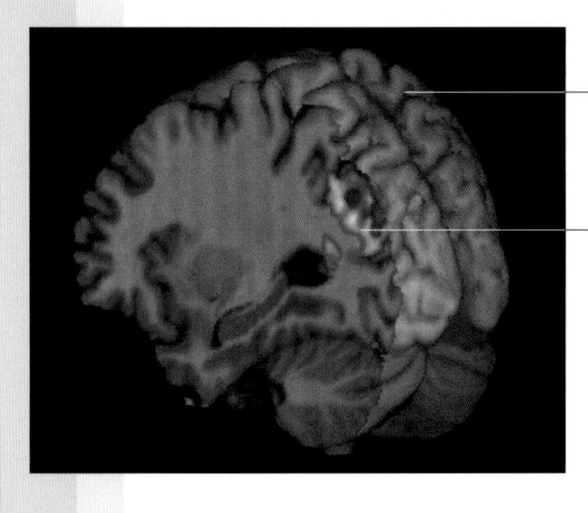

右侧大脑半球

在左侧大脑半球的活跃区

处理脸部图像使用的脑

对BDD患者的研究表明，他们倾向于用正常情况下处理复杂细节的左侧脑来处理脸部图像。正常人通常用右侧脑，除非他们正在仔细观察一张面孔。

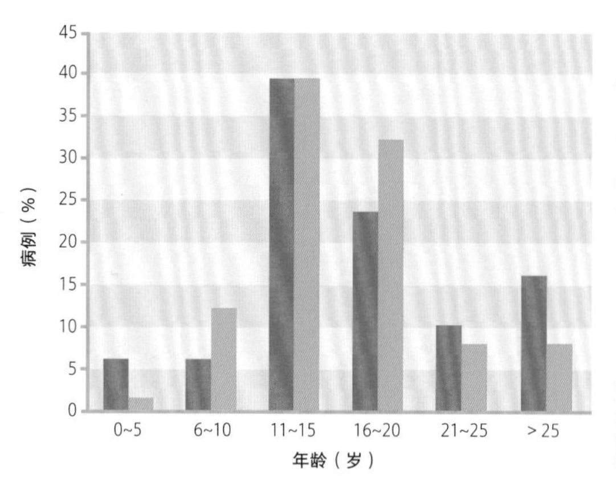

图例
女性
男性

出现的年龄

躯体变形障碍通常在青春期或成年早期首次出现。发病高峰年龄在男性和女性中都是11~15岁，约40%的病例开始于这个年龄段。

躯体化障碍

在这种慢性心理问题中，患者诉求找不到潜在生理原因的身体症状。

患有这种疾病的人通常会经历几种持续多年的躯体症状。这些症状不是有意产生的，往往严重到足以干扰日常生活，但是不能确定任何生理原因。这些症状可能影响身体的任何部位，但是最常见的是影响消化、神经和生殖系统。如果症状影响自主中枢神经系统，如瘫痪，这种情况有时被归类为游离转换障碍。躯体化障碍的病因不明。在某些病例中，它可能被与其他异常，如焦虑症和抑郁症相关，但是还不清楚这些异常之间是否存在因果关系。

游离转换障碍

游离转换障碍是由子宫紊乱引起的医学疾病。奥地利精神分析学派创始人西格蒙德·弗洛伊德（见第189页）认为游离转换障碍是潜意识试图保护患者免受压力。虽然它在日常生活中仍然被用来指一种无法控制的情绪过度状态，但这个术语在精神病学已不再被普遍使用。

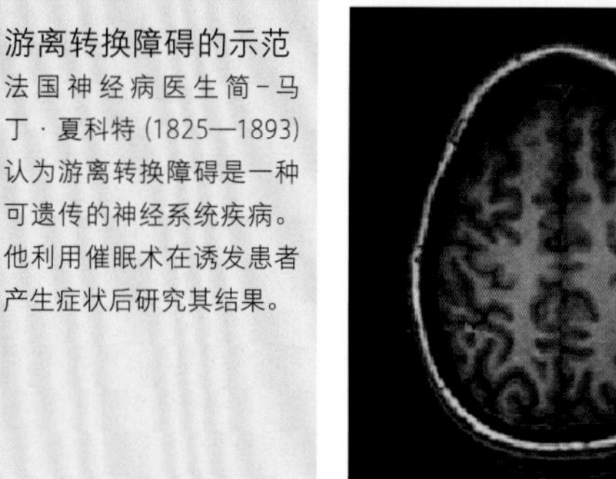

游离转换障碍的示范

法国神经病医生简–马丁·夏科特（1825—1893）认为游离转换障碍是一种可遗传的神经系统疾病。他利用催眠术在诱发患者产生症状后研究其结果。

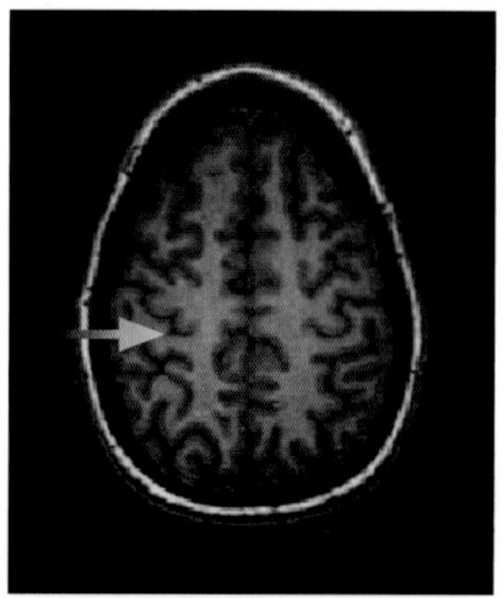

左手被刺激

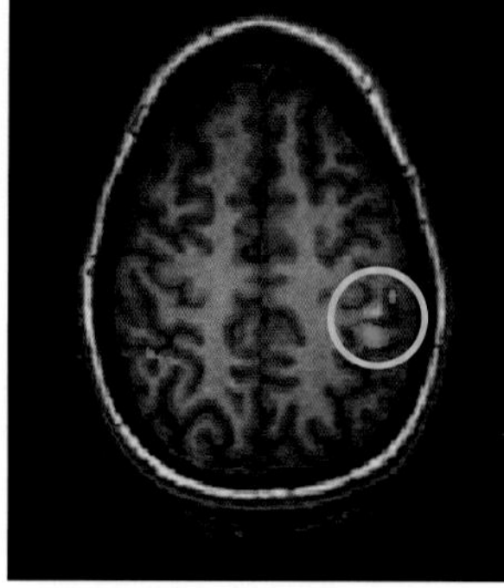

右手被刺激

脑活动

在某些躯体化障碍的病例中能检测到异常的脑活动模式。这些MRI扫描显示左手失去知觉（右侧大脑在图像的左侧）的患者大脑。扫描显示当患者左手被刺激时，其右侧躯体感觉皮质脑活动消失（箭头所示）。当未受影响的右手被刺激时，脑活动正常（圆圈处）。

疑病症

这种异常的特征是对患有严重疾病的过度、不切实际的焦虑。

在疑病症中，轻微的症状具有不切实际的重要性。症状是真实存在的，如咳嗽或头痛，但是疑病症患者真的很担心，他们认为这些症状预示着严重的疾病，如肺癌或脑瘤。在轻微的情况下，患者可能只是一直担心。在更严重的病例中，疑病症会严重干扰患者的日常生活，患者会经常去看医生并进行检查。即使检查结果呈阴性，他们可能仍然相信他们患有严重的疾病，并经常寻求其他医学意见。此外，患者可能在他们听说某种特殊的疾病后就相信他们患上了这种病。例如，在听说阿尔茨海默病后，一时的健忘可能导致患者相信他们患有这种疾病。很多疑病症患者同时也有其他精神异常，如抑郁症、强迫症、恐惧症或广泛性焦虑症。

做作性障碍

做作性障碍有时也被称作医院成瘾综合征，是一种罕见的精神疾病，患者经常因为伪装的或自我诱发的疾病症状而寻求医疗照顾。

做作性障碍患者知道他们在伪装症状，不像那些疑病症患者真相信自己患有某种疾病。他们并不会假装生病以获得实际利益（如经济利益）。相反，他们的动机似乎是要获得医务人员的调查、治疗和关注。做作性障碍患者通常有良好的医学知识，并能为他们伪装的疾病找到合理的症状和解释，这使得诊断做作性障碍异常困难。除了在症状上说谎，他们还可能努力操纵检查结果，如通过往尿样里加血，甚至造成症状，如他们可能伤害自己。通常，他们经常去多家不同的医院反复以相同的症状就诊。在一个称作“代理做作性障碍”或“捏造和诱发疾病”的相关疾病中，人们可能会在别人身上捏造或诱发症状。这通常涉及父母假装或诱发他们的孩子出现症状。诊断很困难，需要进行各种检查以排除潜在的疾病。如果真正的病因没有被找到，可通过精神评估做出诊断。

装病

很多人在他们人生的某个阶段都会装病，但是在大多数情况下，它只是偶尔发生，例如，逃避工作或去学校。然而，一些人伪造疾病是个病理问题。右边总结了装病的分类方式。

非病理性

这种形式的装病通常包括使用轻微症状作为避免或引起注意的手段。这种装病往往只是偶尔发生，没有实际收益。

病理性

病理性装病不像非病理性，往往会反复发生，并且通常是装病者为了获得显著的实际利益而装病，如经济回报。

装病

这是有意图地以假的或夸大的症状获取显著的利益，如经济补偿或同情。它本身不是病，但是它可能意味着有精神问题。

人为疾病

人为疾病包括有意地伪造疾病以获得情感上的好处，如同情、关注和照顾。人为疾病的极端形式包括做作性障碍。

发声和多种运动联合抽动障碍

发声和多种运动联合抽动障碍是一种神经系统疾病，其特征是突然、重复、非自主的运动（运动性抽搐）和噪声或话语（发声性抽搐）。

在多数病例中，发声和多种运动联合抽动障碍在家族里发生，因此可能与遗传因素有关，尽管相关基因和遗传方式还没有被鉴定出来。在某些称作散发型发声和多种运动联合抽动障碍的病例中，没有明显的遗传联系。该病包括多种脑异常，如基底核、丘脑和额皮质的功能故障，以及5-羟色胺、多巴胺和去甲肾上腺素等神经递质水平的异常，尽管它们与发声和多种运动联合抽动障碍之间的因果关系还没有被证实。环境因素也可能在发声和多种运动联合抽动障碍的发展上有作用。

症状与效应

发声和多种运动联合抽动障碍的典型症状是运动性抽搐，如眨眼、面部抽搐、耸肩和头部抽搐，以及发声性抽搐，如咕噜声或重复的话。不自主地发出骂人的话（秽语）是一个众所周知的特征，但是相对少见。其他心理健康问题，如抑郁或焦虑等异常也会出现。通常情况下，症状最初出现在童年时期，并在青少年时期变得严重，但之后有所改善。然而，在某些病例中，病情会恶化并在整个成年期持续。

诊断

对于发声和多种运动联合抽动障碍的诊断，必须同时存在运动性和发声性抽搐，并且不是由其他疾病、药物或其他物质引起。它们必须在长时间内每天发生几次或间歇发作一年以上。

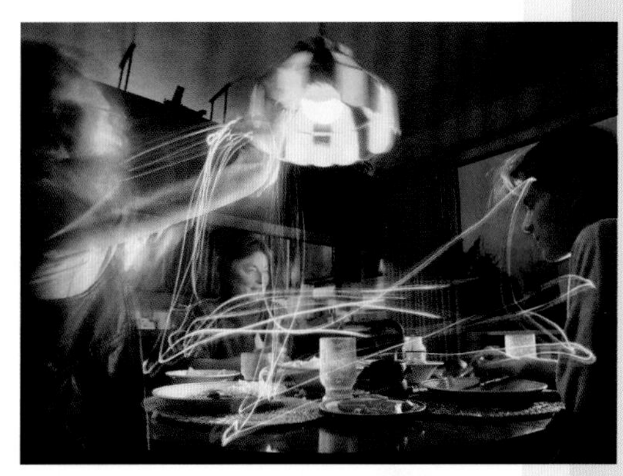

发声和多种运动联合抽动障碍的运动性抽搐
上面这张长曝光照片显示了发声和多种运动联合抽动障碍的重复运动特征。图中右边坐的是发声和多种运动联合抽动障碍患者，他的手指上绑着灯以显示他的手部运动。

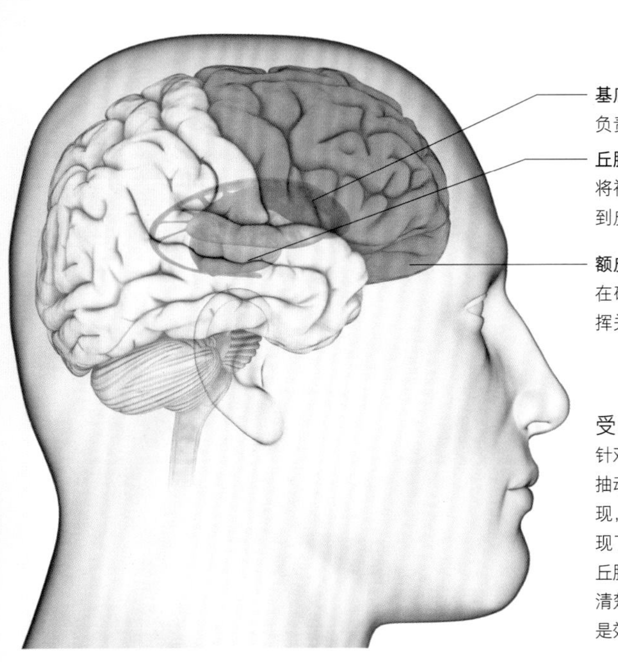

受累的脑区
针对发声和多种运动联合抽动障碍患者脑的研究发现，他们脑的某些区域出现了异常，包括基底核、丘脑和额皮质，但是还不清楚这些是疾病的原因还是效应。

实验治疗

多数发声和多种运动联合抽动障碍患者学会忍受这种疾病，不需要治疗。在严重的病例中，通常主要通过药物治疗以帮助控制抽搐，虽然谈话疗法也可能有用，尤其是如果还有其他问题，如焦虑症和强迫症。在一些非常严重而使人精神衰弱且对其他治疗没有反应的病例中，深部脑刺激已经被尝试。然而，这个治疗方法仍然处于高度实验性阶段，目前尚不清楚其益处是否大于风险。

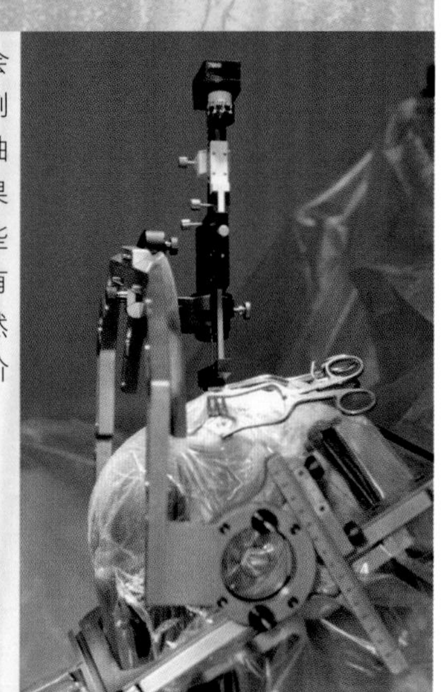

深部脑刺激
该过程是通过手术将称为脑起搏器的装置植入脑（如右图所示）。起搏器将电信号传送到特殊的脑区，从而控制它们的活动。

精神分裂症

精神分裂症是一种严重的精神健康疾病，它的特征是思维、现实感知、情感表达、社会关系和行为上的扭曲。

与人们普遍认为的相反，精神分裂症不是一种“分裂的人格”，而是一种精神异常，患者不能区分什么是真实与想象。精神分裂症的病因不明，尽管其被认为是遗传和环境因素综合作用的结果。精神分裂症在家族内发生，一个与患有该病的家庭成员有密切关系的人患该病的风险会增加。然而，人们认为仅凭遗传易感性不足以导致精神分裂症，环境因素也是必要的。可能涉及的环境因素包括出生前接触感染或营养不良、应激性生活事件。过高的多巴胺水平也可能与其相关，因为所有抗精神病药物都会阻断多巴胺，而释放多巴胺的药物可以引发精神分裂症。精神分裂症患者已经被鉴定有多种脑异常，包括异常低水平的谷氨酸受体和某些脑区域的灰质减少，特别是海马、额叶和颞叶。然而这些异常在精神分裂症中的意义还没有被确定。

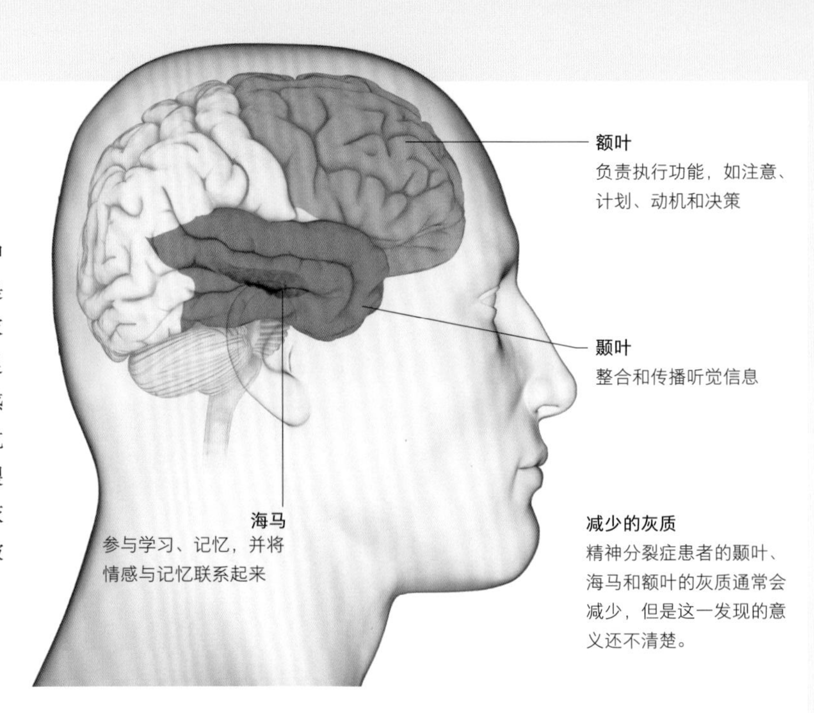

减少的灰质
精神分裂症患者的颞叶、海马和额叶的灰质通常会减少，但是这一发现的意义还不清楚。

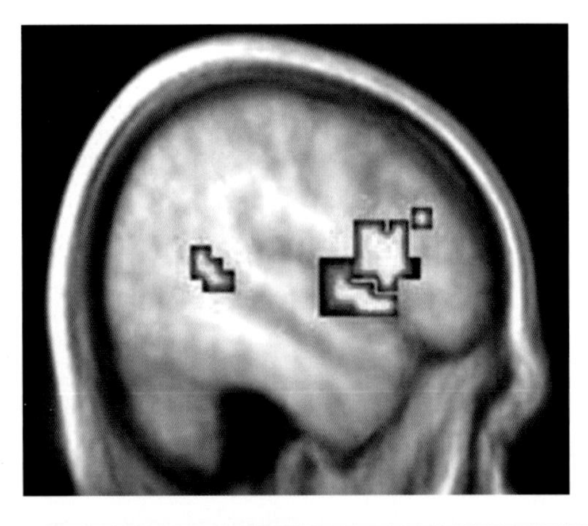

听到声音
在出现幻听时，fMRI扫描显示脑活动主要位于右侧大脑半球语言区，而不是左侧大脑半球中产生语言时通常活跃的区域。这可以解释为什么患者错误地把它们归咎于外部来源。

精神分裂症的类型

类型	描述
偏执型精神分裂症	妄想（尤其是被迫害的妄想）和幻觉存在，但是思维、言语和情感通常相对正常
混乱型精神分裂症	思维和言语混乱和无序，情感可能是平淡或不恰当的；行为混乱，经常扰乱日常活动，如做饭或洗衣服
紧张型精神分裂症	对周围事物缺乏反应是典型特征；在某些病例中，患者可能表现出奇怪的姿势或无目的的动作，或重复听到的话
未分化型精神分裂症	偏执型、混乱型或紧张型精神分裂症的一些症状存在，但是症状模式不能明确地归入上诉任何一种类型
残留型精神分裂症	精神分裂症的症状存在，但是症状没有最初诊断的时候严重

症状与治疗

精神分裂症可以有多种形式。症状通常在男性的青春期或成年早期出现，在女性中要晚4~5年。不同个体可能有不同的症状，并且严重程度不同。然而，它们通常可能包括妄想；幻觉，特别是幻听；混乱，语无伦次的言语（所谓的“单词沙拉”）；缺乏情感或不适当的情感，如听到坏消息感到好笑；混乱的想法；笨拙；非自主或重复的动作；社会孤立；忽视个人健康和卫生；行为反应迟钝（紧张型精神分裂症）。精神分裂症是根据症状诊断出来的，但是通常也要进行多种测试以排除其他可能导致异常行为的原因。治疗方法包括药物治疗，如抗精神病药物，以及谈话治疗。大约1/5的人可以完全康复，但对于其余的人来说，精神分裂症是终生的。

脑组织丢失
右侧这两张对一双胞胎的MRI扫描图显示，右侧患有精神分裂症的婴儿的脑室（箭头所示）扩大了，这表明脑组织的丢失，而左侧婴儿没有受到影响。

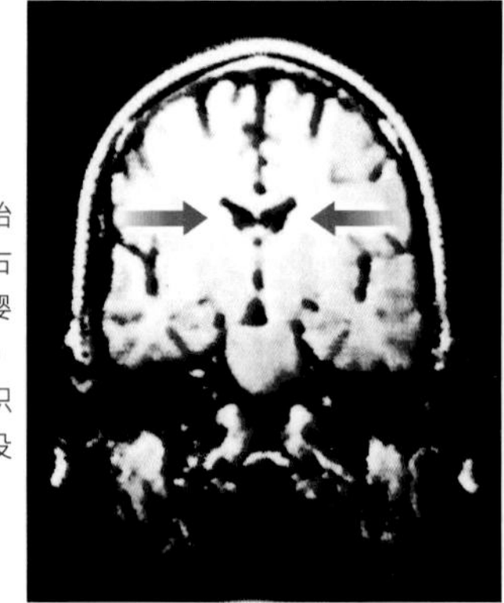

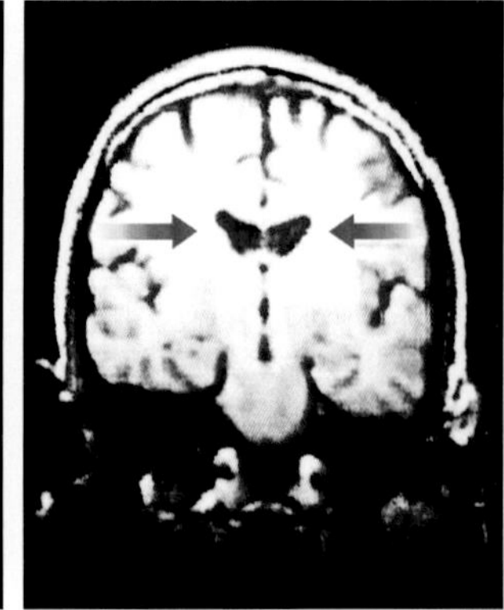

妄想症

这个异常是一种精神疾病，其特征是持续存在的非理性的信念，而这些信念不是由其他精神障碍引起的。

在妄想症中，妄想是“非奇异的”（包括可能性范围内的事物）。除了妄想和与之相关的行为外，患有这种疾病的人通常还能正常工作，虽然他们可能变得过于专注于妄想以至于日常生活被打乱。妄想症的病因不明，但是它在家庭成员患有这种病或者精神分裂症的人群中更常见。社会孤立的人往往更容易受到影响，在某些情况下，妄想症也可能是由压力引发的。妄想症有几种类型：嫉妒型（伴侣不忠的妄想）、迫害型（认为某人正在追捕或试图伤害他们）、被爱妄想型（有人——通常是名人爱上他们）、浮夸型（夸大的价值感、权利、才能或知识）、躯体型（他们有身体缺陷或医疗问题的错觉）、混合型（两种或多种其他妄想类型）。

De Clerambault's综合征
De Clerambault's综合征也叫被爱妄想症，是一种罕见的妄想症，患者认为另一个人爱上了他自己。这种异常是英国小说家伊恩·麦克尤恩的《永恒的爱》（*Enduring Love*）的核心主题。

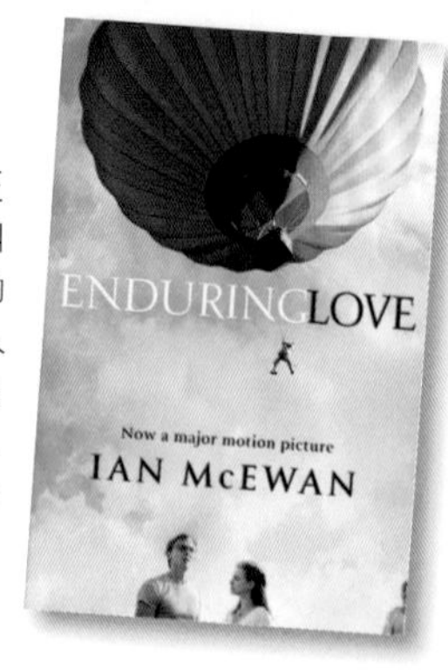

成瘾

成瘾是一种高度依赖某物的状态，以至于在任何时期都很难或不能没有它。

人们可能对任何事物成瘾，但是不管什么样的成瘾，人们都无法控制它。成瘾物质或活动会影响脑，通过增加神经递质多巴胺的释放，使脑产生与愉悦体验相同的反应。虽然人们认为遗传易感性和环境因素都可能对成瘾起作用，但是目前还不清楚为什么有些人似乎比其他人更容易成瘾。例如，在有吸毒或酗酒的家庭中长大的孩子更容易成瘾。虽然某些症状是成瘾物质或活动特有的，但在所有成瘾中都会出现几个普遍的症状，包括当成瘾物质出现耐受时需要增加用量以达到预期效果；当成瘾物质或活动停止时，产生令人不快的身体和（或）心理的戒断症状；继续使用该物质或从事该活动，即使它可能对身体或精神健康或人际关系有害。

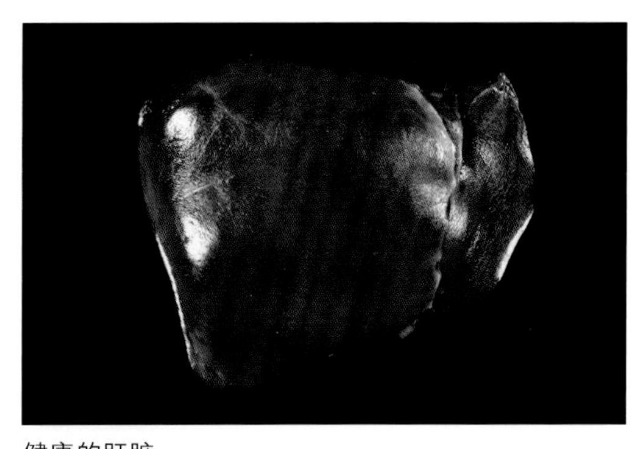

健康的肝脏
健康的肝脏是暗红色的，有平滑的表面，没有团块或瘢痕组织，并且没有变色区域。

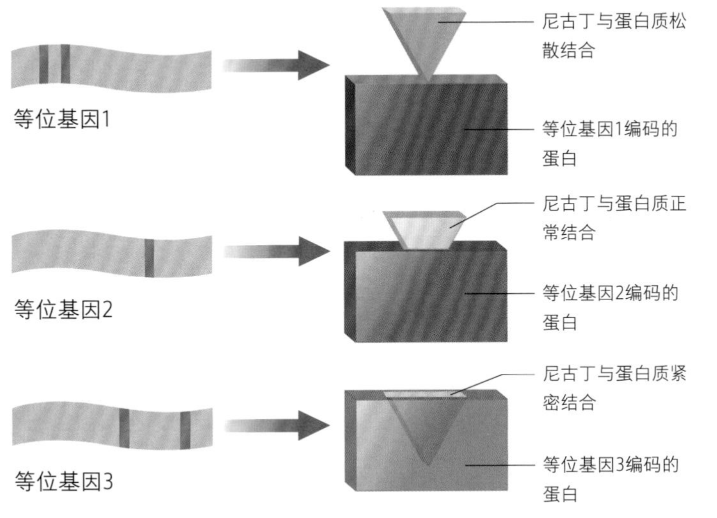

基因与尼古丁成瘾
研究表明，某些成瘾可能与遗传因素有关。在携带一种特定等位基因的人中，这个等位基因可能编码一种仅与尼古丁松散结合的蛋白质。携带其他等位基因的人，等位基因编码的蛋白质可能与尼古丁正常或紧密结合。这种结合的紧密度改变了尼古丁对身体的影响，进而可能影响尼古丁成瘾的易感性。

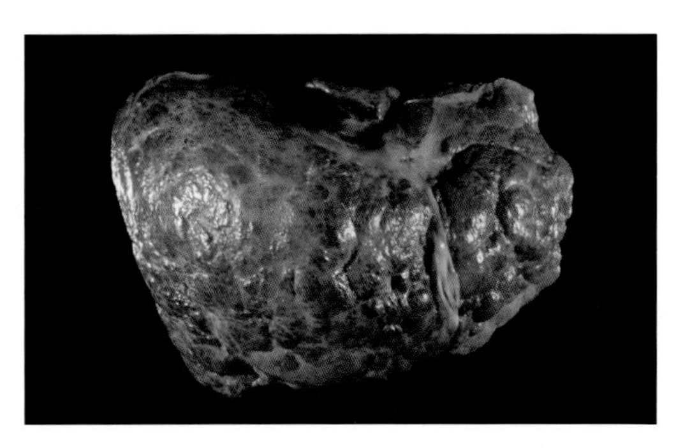

硬化的肝脏
上图显示的这个肝脏有大片区域的瘢痕组织，表面粗糙不平，基本全部变色，为肝硬化晚期。肝硬化是酒精成瘾的一种可能并发症。

人格障碍

在这组异常中，一个人的习惯行为和思维模式导致日常生活中反复出现问题。

人格障碍的原因不明，但其被认为是遗传与环境影响共同作用的结果。可能增加患人格障碍风险的因素包括：有这种异常或其他精神疾病的家族史，童年时期受过虐待，童年时期不正常的家庭生活，童年时期有品行障碍（见第248页）。人格障碍有多种类型，总的来说，无论哪种情况，患者的特征都是具有僵化的思维和行为方式。症状往往在青春期或成年早期出现，并且严重程度可能有所不同。通常人格障碍患者意识不到他们的行为和思维模式是不合适的，但他们可能意识到个人、社会或工作关系的问题，而这些问题可能会使他们感到痛苦。具体症状取决于一个人的人格障碍类型。

人格障碍的类型

根据患者表现出的行为特征和思维模式，人格障碍被分为3大类，即3个集群。

集群A 该类别人格障碍的特征是奇怪或古怪的行为和（或）思维。

偏执型 具有偏执型人格障碍的人怀疑和不信任他人，认为他人正在试图伤害自己，并且往往充满敌意和情感分离。

类精神分裂型 具有这种异常的人对社会关系不感兴趣，性格内向和喜欢独处，且情感表达有限；通常，他们似乎不能识别正常的社交信息。

分裂型 具有这种异常的人在社会和情感上是分离的，他们表现出行为和思维的特殊性，如“神奇”的思维（相信他们的思想会影响他人）。

集群B 该类别人格障碍的特征是戏剧性的、不稳定的或过度情绪化的思维和行为。

反社会型 具有这种人格障碍的人总是忽视他人的感受、权利和安全，他们也可能持续撒谎、偷窃或表现得有侵犯性。

边缘型 具有边缘型人格障碍的人有自我认同问题，并且害怕孤独，但往往有不稳定的人际关系；他们会有冲动或冒险的行为，且往往情绪不稳定。

表演型 具有表演型人格障碍的人高度情绪化且不断寻求他人的关注，往往对他人的意见非常敏感并过分关注自己的外貌。

自恋型 具有自恋型人格障碍的人相信自己优于他人，但是仍不断寻求他人的赞同；他们往往夸大自己的成就，表现出明显缺乏同理心。

集群C 该类别人格障碍的特征是习惯性的焦虑、恐惧或压抑的思维或行为模式。

回避型 具有回避型人格障碍的人感到自己的能力不足，并对批评或拒绝过于敏感；他们在社交场合胆怯且极度害羞，这可能导致社会孤立。

依赖型 具有这种类型人格障碍的人非常依赖和顺从他人；他们感到无法独自应对日常生活，并且常常感觉迫切需要与他人建立关系。

强迫型 具有这种类型人格障碍的人严格遵守规则和道德准则，缺乏灵活性，往往想要控制局面；往往也是完美主义者。这与强迫症（OCD）（见第241页）不同，后者是一种焦虑障碍。

进食障碍

进食障碍是一种对食物和（或）体重的极度关注和饮食行为紊乱的状态。

进食障碍的病因不明，但其被认为是生物、遗传、心理和社会因素共同作用的结果。来自社会和同伴的瘦身压力可能是一个促成因素。它也可能与对体型的焦虑、自卑及抑郁有关。

类型

进食障碍最常见于青春期少女和年轻女性，但是也会影响老年女性和男性。最常见的类型是神经性厌食症、神经性贪食症和暴食症。神经性厌食症的特征是自我饥饿和过度减重。它的主要特征是非常害怕发胖或体重增加；抗拒维持正常体重；否认低体重的危害。它可能是致命的。神经性贪食症的特征是暴饮暴食，然后反复采取补偿措施以防止体重增加，如自我诱发呕吐、应用泻药或利尿剂、过度运动或禁食。由于电解质紊乱，它会导致危及生命的心脏异常。暴食症与神经性贪食症类似，但没有补偿措施来对抗暴饮暴食，这可能导致肥胖。

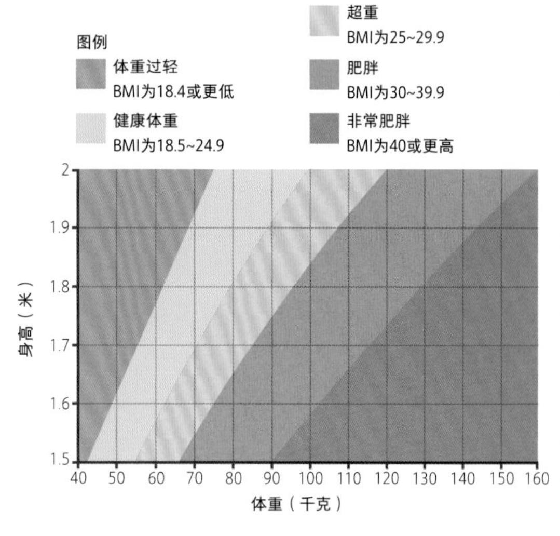

身体质量指数
身体质量指数（BMI）是指一个人的体重是否在健康的范围内。患有神经性厌食症的成年人的BMI为17.5或更低。

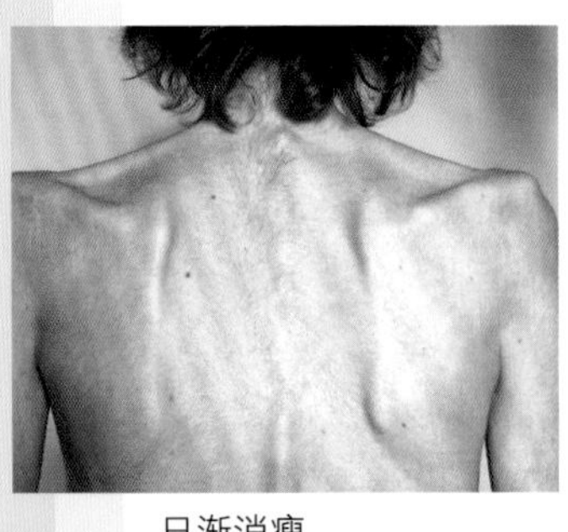

日渐消瘦
与神经性厌食症相关的极度减重会导致身体组织消耗，这在患有这种疾病的人身上表现得很明显。

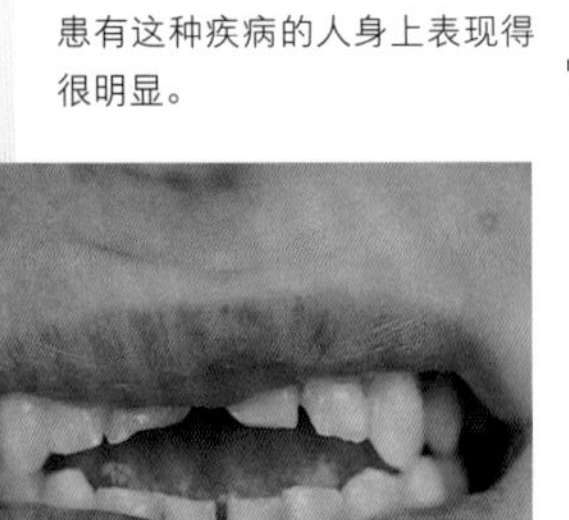

牙齿侵蚀
神经性贪食症的自我诱发呕吐导致牙釉质被胃酸侵蚀，可能引起牙齿脱落。

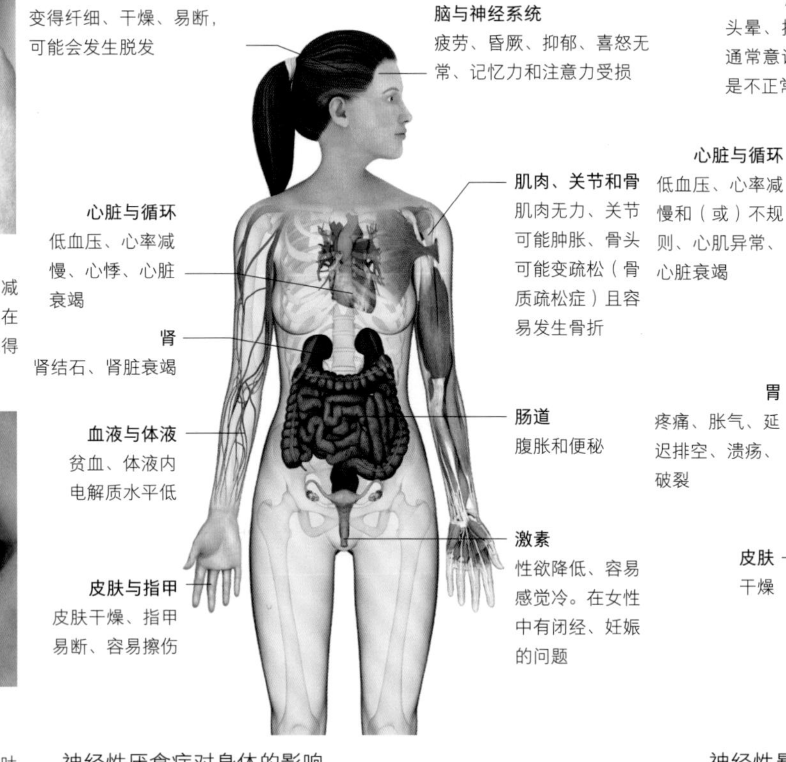

神经性厌食症对身体的影响
神经性厌食症对身体最明显的影响是体重极度减轻。然而，它还会对身体有其他一些影响，这些影响甚至可能是致命的。

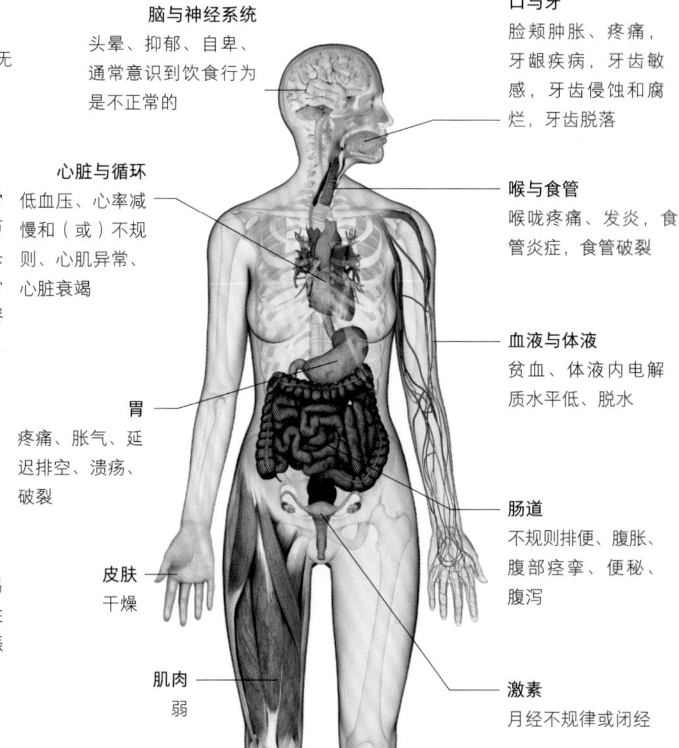

神经性暴食症对身体的影响
神经性暴食症往往没有神经性厌食症那么明显的外部影响，因为患者体重通常是正常的。然而，反复的暴饮暴食和催吐可能会对身体产生广泛的影响。

注意缺陷多动障碍

注意缺陷多动障碍（ADHD）是童年时期最常见的一种行为异常。

ADHD的特征是难以持续集中注意力和（或）过度活跃。它在儿童中最常见，但是也可能持续到成年。ADHD往往在家族内发生且在多数病例中可能与许多基因有关，基因遗传被认为是最可能的潜在原因。然而，这种遗传易感性与多种其他因素相互作用，例如，出生前接触某些毒素（如尼古丁和酒精），出生前或生命早期的脑损伤，以及食物过敏。没有证据表明育儿问题会导致ADHD，但其可能会影响ADHD的严重程度和儿童的应对策略。一些脑异常已经在患有ADHD的儿童中发现了，包括多巴胺水平低。增加脑内多巴胺水平的药物，如利他林，可能会减轻症状。症状通常出现在儿童早期，当儿童开始上学后可能会变得更严重。由于各种与ADHD相关的问题，ADHD 患儿也可能难以结交朋友、自卑、焦虑或抑郁。

ADHD的类型
根据所表现出的主要行为类型，ADHD可以分为3大类。

注意力不集中 症状包括注意力持续时间短，注意力不集中，执行指令有困难，经常改变活动。

多动/冲动 坐立不安，过度活动，不假思索地行事，过度交谈，经常打断别人说话。

综合症状 包含两种类型的症状，如注意力持续时间短，过度活动，不假思索地行事。

发育延迟

发育延迟是指儿童没有获得通常在特定年龄段应获得的技能和能力。

在生命的最初几年里，有一些重要的阶段——发育里程碑，在这些阶段中，儿童通常被期望获得某些基本的身体、心理、社交和语言技能。评估儿童发育的几个领域，包括身体和运动发育，视觉、听觉、语言和智力发育，社交和情感发育。

一般或特殊的发育延迟

延迟的严重程度不同，并可能影响一个或多个发育领域。一般延迟影响大多数发育领域，可能是由多种因素造成的，如严重的视觉或听觉障碍；脑损伤；学习困难；唐氏综合征；严重的长期疾病，如心脏病、肌肉疾病或营养障碍；缺乏身体、情感、精神刺激。发育延迟也可能只发生在特定部位。运动和行走延迟很常见，而且随着年龄的增长，儿童通常会赶上。然而，可能存在严重的潜在原因，如肌营养不良、脑瘫或神经管缺陷（见第237页）。言语和语言发育延迟可能有多种原因，包括缺乏刺激、听力问题，或更少见的孤独症。例如，可能由脑瘫引起的影响说话的肌肉控制困难也会导致言语和语言发育延迟。

独立行走

能在没有帮助的情况下行走是关键的发育里程碑之一。通常，孩子在10~19个月可以做到。

诊断与治疗

通常，儿童的发育延迟首先是由父母发现的，但在常规发育检查中也可以被发现。如果怀疑儿童发育有问题，需要进行全面的发育评估，并且可以将其转介给专科医生。治疗取决于延迟的严重程度和类型，可能包括眼镜或助听器等物理辅助设备、语言治疗等治疗，以及可能的特殊教育帮助。

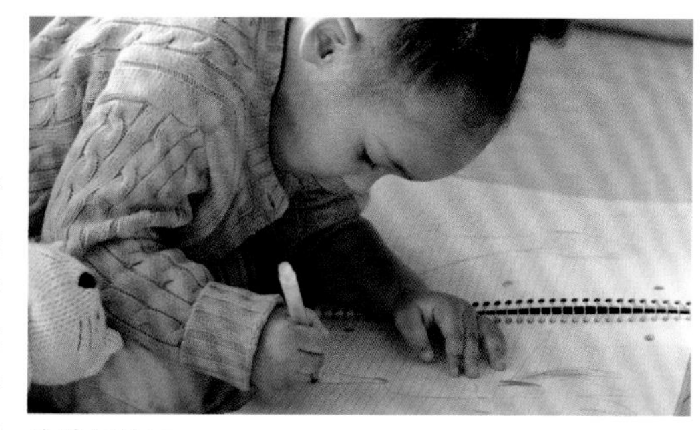

涂鸦与绘画

通常，儿童从大约1岁开始喜欢涂鸦，大多数儿童大约3岁时都能画出一条直线。

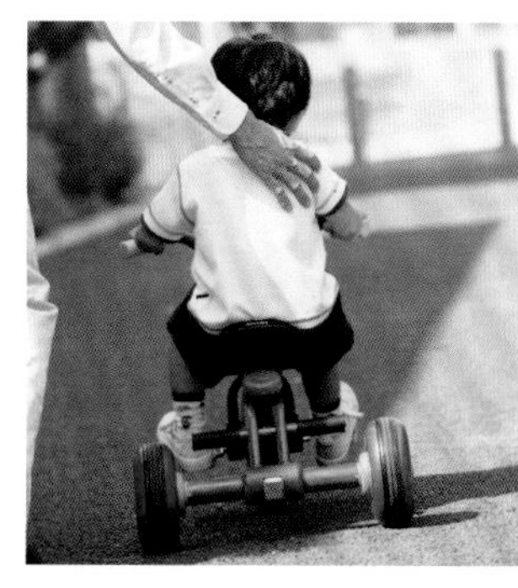

骑三轮车

骑三轮车的能力是运动技能和身体发育的指标。通常，这种技能在2~3岁发展。

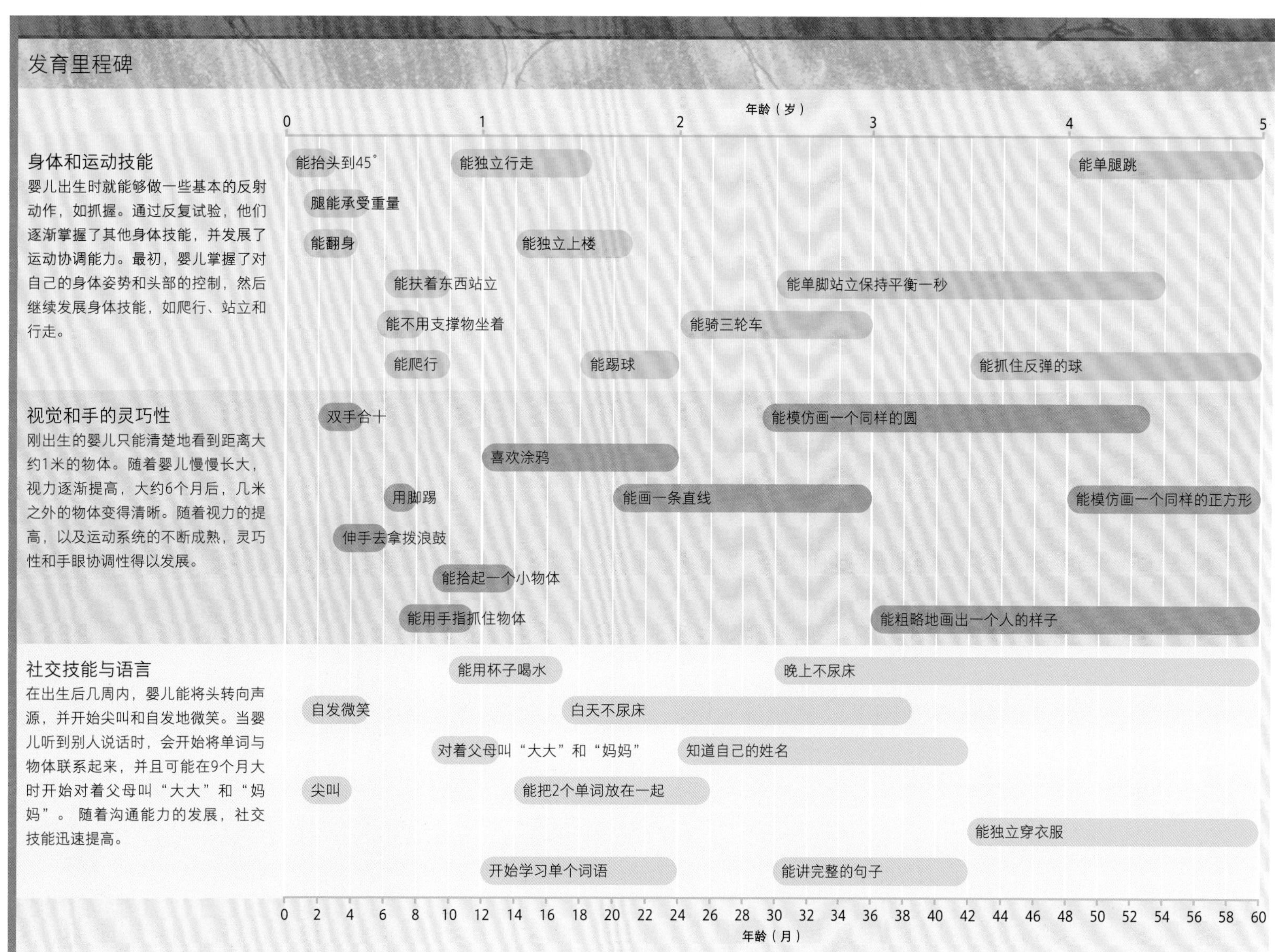

学习障碍

学习障碍是指在理解、记忆、应用或回应信息方面的问题。

关于“学习障碍”一词所涵盖的内容，人们有不同的看法，但总的来说，它适用于存在发育延迟的情况。容易混淆的是学习困难也可能涉及特定的困难，如阅读或写作障碍。

左侧颞顶皮质

左侧颞下皮质

正常读者的脑

左侧额下回

阅读障碍者的脑

阅读障碍者的脑

这两张图像分别显示了正常人（左侧）和有阅读障碍的人（右侧）阅读时的活跃脑区。阅读障碍者只有左侧额下回是活跃的，而正常读者其他脑区也是活跃的。

类型

学习障碍通常分为一般学习障碍和特殊学习障碍。一般学习障碍影响全部或几乎全部智力，导致发育延迟。除了低于平均水平的智力外，一般学习障碍者还可能存在行为问题，严重情况下，还存在身体发育问题，从而损害运动技能和协调能力。特殊学习障碍仅影响精神功能的一个或几个领域，在许多情况下，智力不会受到损害。有学习障碍的人也可能有各种相关疾病，如ADHD、孤独症或癫痫。

病因

学习障碍有多种病因，包括基因异常，如威廉姆斯综合征，或染色体异常，如唐氏综合征和脆性X染色体综合征。其他因素包括出生前或出生期间的脑发育问题，可能是由于在子宫内接触酒精或毒品等毒素、缺氧、早产或产程延长；或者幼年时头部受伤、营养不良或接触环境毒素（如铅）。如果怀疑有学习障碍，应进行发育评估。还应进行听觉、视觉及其他医学和基因测试，以检查学习困难的潜在身体原因。

计算障碍

数学困难——计算障碍是阅读障碍在数字上的异常。它通常在学龄初期表现出来，儿童在学习数字事实和加减法等计算方面存在问题。

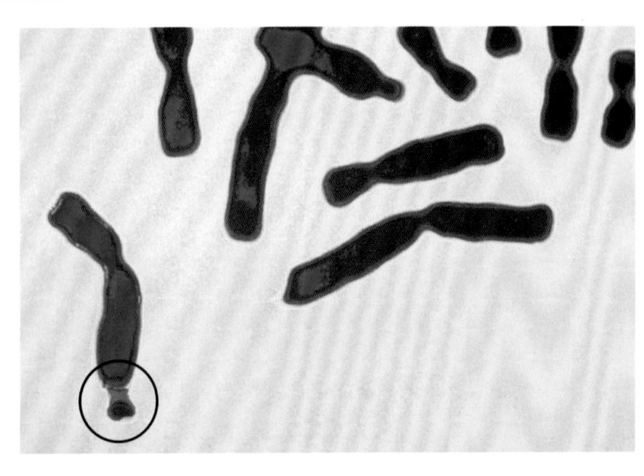

脆性X染色体综合征

这种综合征是男孩严重学习障碍的一个主要病因。它是由X染色体末端附近的收缩（圆圈）引起的，使其容易断裂。

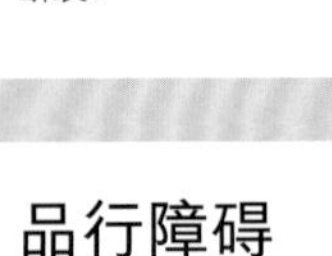

常见特殊学习障碍

类型	描述
阅读障碍	学习阅读和（或）写作的能力受损。阅读和拼写较差，排序可能也有困难，如日期顺序，组织思想方面也存在问题
计算障碍	难以进行数学计算，在学习数量和位值等数学概念及组织数学方面有困难
失乐感症	通常称为音调失聪，一个有正常听力的人不能识别音符、节奏或音调，或者不能重现它们
运用障碍	无法精确地做出熟练的动作。它可能导致建立空间关系发生困难，如准确定位物体
特殊语言障碍	没有听力或言语障碍和普遍的发育延迟的儿童理解和（或）表达口头语言有困难

品行障碍

品行障碍是一种行为异常，儿童或青少年反复持续地以一种反社会的方式行事。

多种因素都会增加儿童患品行障碍的风险，包括遗传因素、不稳定的和（或）暴力的家庭生活、缺乏监护、虐待和欺凌。学习障碍、ADHD及精神健康问题，如抑郁症，也会增加患病风险。患有品行障碍的儿童往往对奖赏和惩罚有异常的反应。

症状与效应

症状因人而异，但包括侵犯性行为、身体虐待、盗窃或持续撒谎、蓄意破坏财产以及违反规定，如逃学。在某些情况下，儿童也可能酗酒或滥用药物。许多儿童有时以反社会或破坏性的方式行事，但是在患有品行障碍的儿童中，这种行为在几个月或更长时间内反复发生。由于这种行为，儿童可能会很难交到朋友，缺乏自尊心，在学校表现差。

诊断通常是基于儿童行为模式的精神评估。品行障碍通过认知行为疗法等谈话疗法来治疗会很困难，但是早期治疗可能更有效。父母参与治疗是很重要的。

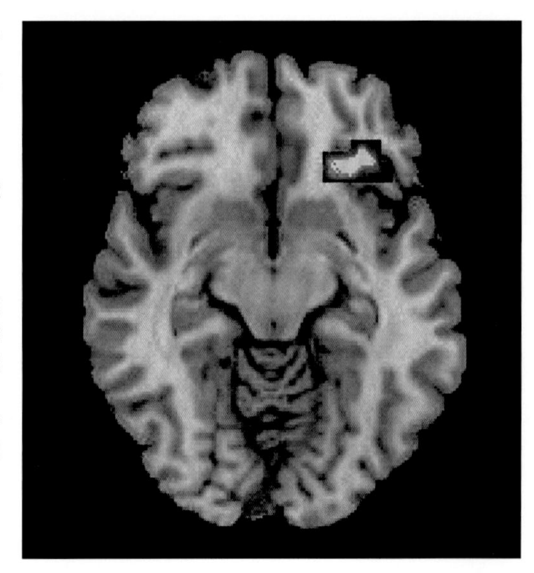

减少的脑活动

当完成一项任务受到奖赏时，有品行障碍的儿童右侧眶额皮质（在右图的fMRI扫描中为橙色区域）内的脑活动往往会减少。这支持了这样一种观点，即这种障碍是由对通常塑造行为的奖励和惩罚的异常反应引起的。

孤独症谱系障碍

这是一组以沟通、社会关系和重复行为等问题为特征的发育障碍。

有几种类型的孤独症谱系障碍，但是主要是孤独症（有时被称为“典型”孤独症）和高功能孤独症。孤独症通常在童年早期——大约3岁之前出现。它在3个主要发育领域产生问题：社交能力受损、沟通受限和行为受限。通常，儿童对他们自己的名字或针对他们的其他言论没有反应；避免眼神交流；抵制身体接触；开始说话的时间晚，并以异常的语调或节奏说话；对社交信息如面孔和声音表现出异常反应；重复某个动作，如摇摆；制定特别的日常活动，并在其被改变时感到不安；可能对声音、光线和触摸异常敏感，但有时会忽略感觉信号。大概有半数的孤独症儿童有学习障碍且一些会有癫痫发作。然而，一些孤独症儿童在某个领域具有很高的能力，如机械式记忆或阅读早慧，而且很少有儿童在特定领域，如数学具有特殊能力（称为学者综合征）。患有高功能孤独症的儿童往往有类似的症状，但症状较轻。很多儿童的智力达到平均或高于平均水平，并且在正常时间发展言语和语言技能。然而，他们的兴趣非常狭窄，很难与同龄人进行社交互动，而且他们的行为死板、日常活动缺乏灵活性。孤独症谱系障碍无法治愈，治疗是基于支持性教育，以帮助儿童发挥自己的潜能。

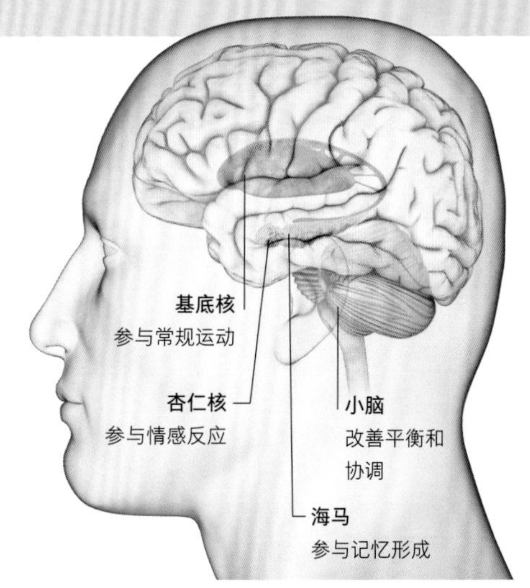

受影响的脑区
孤独症与很多脑区（包括上图显示的）的异常相关，但是它们与孤独症的因果关系还不清楚。

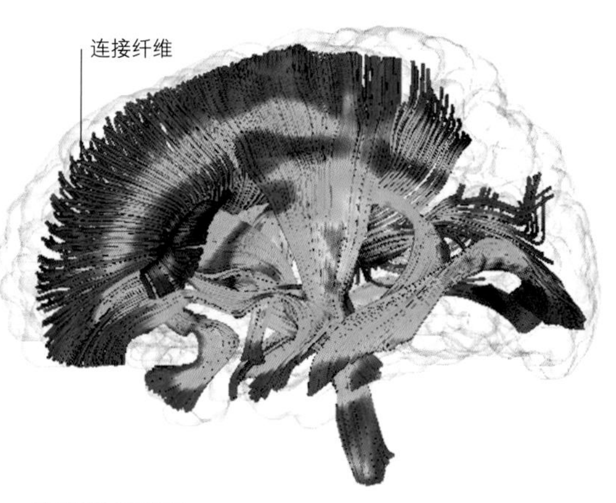

有组织的连接
这个扩散张量扫描显示了6月龄健康婴儿脑内清晰的、有组织的连接组织束。这些纤维在孤独症患者中变得杂乱无章。

罕见的孤独症谱系障碍

类型	描述
雷特综合征	这种孤独症谱系障碍几乎仅影响女性，且由单一基因突变引起。通常，在一段时期的正常发育后，孤独症样症状开始出现，通常在出生后6~18个月。症状表现为儿童的发育倒退：回避社交联系，不再回应父母。如果儿童已经能说话，开始停止说话，双脚失去协调性，双手反复扭动，不恰当地突然大哭或大笑
儿童崩解症	这种非常罕见的孤独症谱系障碍主要影响男性。像雷特综合征一样，在一段时期的正常发育后，开始出现孤独症样症状和发育倒退。症状通常在3~4岁出现，但最早可以在2岁时出现。以前习得的社交、语言和运动技能广泛且严重丧失，并且还可能丧失膀胱和肠道控制的能力，有重复的、刻板的行为模式，癫痫发作和严重的智力障碍

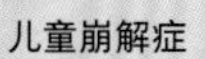

对脸的反应
在右侧MRI扫描中，黄色和红色区域显示了受试者看到人脸时的脑活动区域。正常人的颞叶的梭状回有活动（圆圈），但在孤独症患者的脑中没有相应的活动。

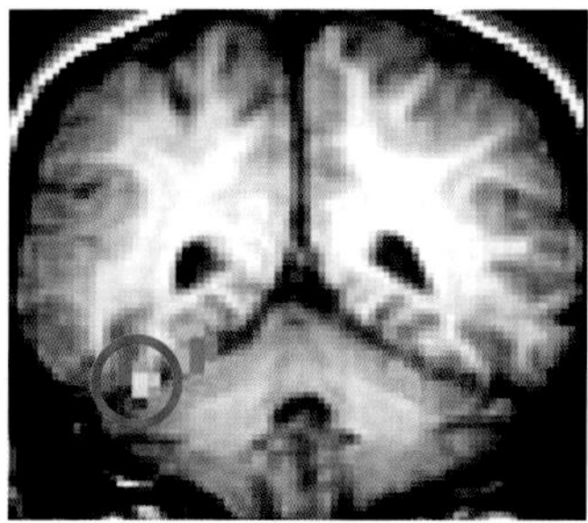
正常人的脑

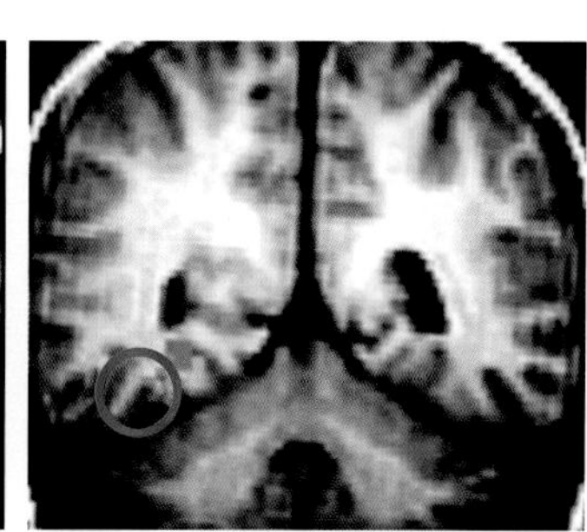
孤独症患者的脑

对声音的反应
右侧两张图像显示了正常人和孤独症患者在听到人声时的脑活动。正常人的颞上回是活跃的（黄色和红色区域），而孤独症患者的这个脑区则没有活动。

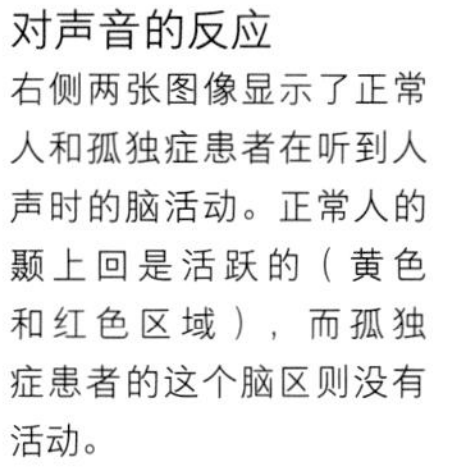

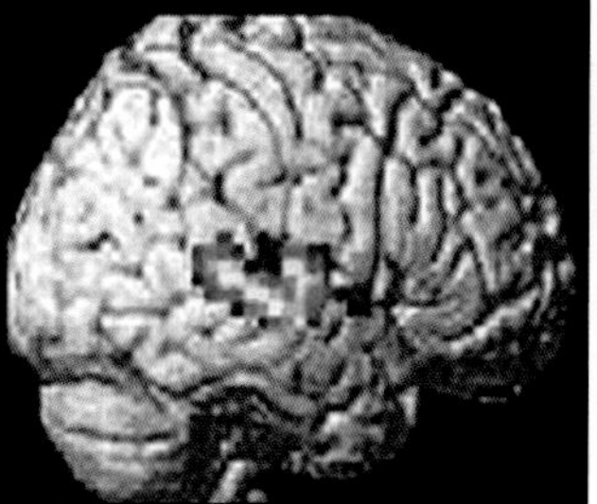
正常人的脑

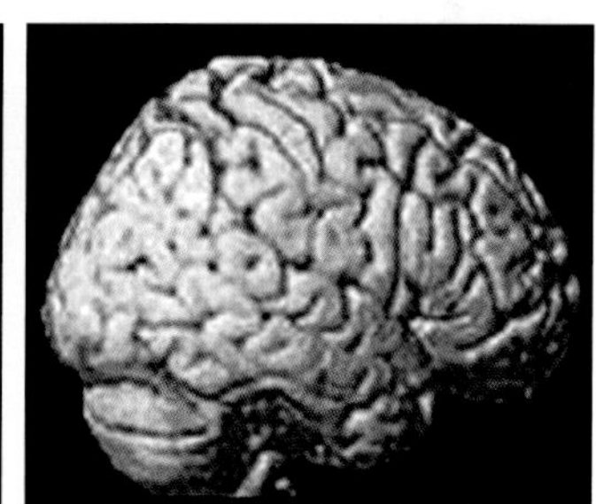
孤独症患者的脑

天宝·葛兰汀

最著名的孤独症作家之一——天宝·葛兰汀本身是一位高功能孤独症患者，她生动地描述了孤独症的症状。她于1947年出生于美国，3岁时被诊断患有孤独症。在接受了支持性的早期教育之后，她上了普通学校，并因为与众不同而在学校里经常被戏弄。然而她大学毕业后成为一名杰出的动物科学和动物福利领域的研究员，以及孤独症患者教育的倡导者。在动物福利领域，她认为她对刺激的过度敏感和不寻常的视觉思维过程是一个优势，使她对牲畜受到的压力有独特的洞察力。由于她早年的经历，葛兰汀成为了一名孤独症早期干预和支持性教育制度的倡导者，旨在帮助引导孤独症儿童向积极方向发展。尽管孤独症影响到她的每个方面，但天宝·葛兰汀表示她不会支持治愈所有孤独症谱系障碍。

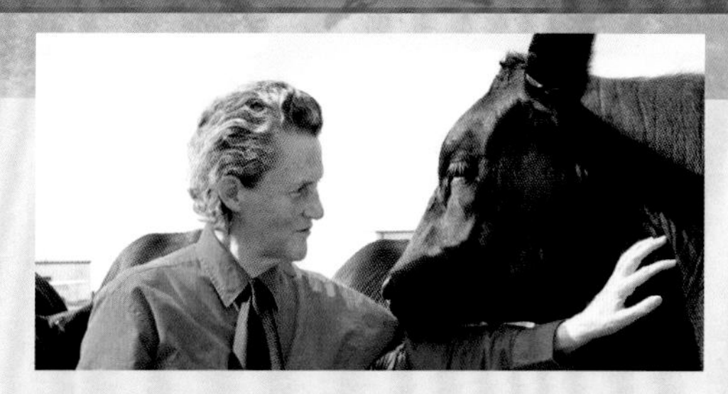

独特的洞察力
天宝·葛兰汀具有理解动物思想的能力，并利用她的洞察力来改善动物的生活。如今，她帮助孤独症谱系障碍患者更加适应这个世界。

词汇表

（以汉语拼音排序）

5-羟色胺 一种神经递质，具有调节包括情绪、食欲和感觉在内的许多功能。

γ-氨基丁酸（GABA） 脑中主要的抑制性神经递质。

Geschwind's区 脑中与语言有关的区域。

A

阿片 从罂粟籽中提取出来的一种物质，能使人放松、产生强烈的欣快感并缓解疼痛。

B

白质 一种由密集的轴突组成、能够向其他神经元传递信号的脑组织。它与胞体相比颜色较浅。白质通常位于构成皮质的灰质之下。

半球 两侧脑各一。

胞体 神经元的中央结构，也被称为神经元胞体。

背侧 位于或朝向（上）背部。

背侧通路 视觉系统中连接视皮质和顶叶的通路。

背角 位于脊髓后部（横切面），以携带痛觉的纤维为典型的神经纤维，在此与脊髓融合，并向上延伸到脑。

背外侧前额皮质 额叶中与计划、组织和各种其他认知执行功能有关的区域。

被盖 中脑的下后部。

本体感觉 与身体在空间中平衡和位置有关的感觉信息。

边缘系统 位于大脑皮质内边缘的一组脑结构，对情感、记忆和调节意识至关重要。

布罗德曼分区 由神经学家科比尼安·布罗德曼（1868—1918）绘制的显微镜下清晰可见的皮质区域。

布罗卡区 一个额叶脑区，与发声言语有关。

C

苍白球 基底核的一部分，参与运动控制。另见“基底核”。

长期记忆 记忆的最后阶段，在这一阶段中，信息存储可能持续数小时甚至一生。

长时程增强 神经元的一种变化，增加了它与之前同步放电的神经元一起放电的可能性。

程序记忆 一种与习得运动有关的内隐记忆，如骑自行车。

痴呆 由于年龄增长的退行性变或脑累积损伤而导致的大脑功能的丧失。

齿状回 海马的一部分，包含接收嗅皮质输入信息的神经元。

初级皮质 脑中最先接收来自器官的感觉信息的区域，如初级视皮质。

传出 从某处引导出来，另见“传入”。

传入 传向或进入，另见“传出”。

垂体 下丘脑的一个核团，分泌包括催产素在内的激素。

磁共振成像（MRI） 一种提供高分辨率的脑结构图像的脑成像技术。

催产素 与社会联系有关的神经递质。

错觉 一种错误的感知或感觉的扭曲，常由无意识的脑活动引起。

D

大发作 详见“癫痫发作”。

大脑 脑的主要部分，不包括小脑和脑干。

大脑半球 大脑的两半。

大脑皮质 大脑半球的外部，有褶皱的“灰色”部分。

单侧 身体的一侧。另见“双侧”。

单光子发射计算机断层成像（SPECT） 一种成像过程，测量脑中放射性示踪剂释放出的具有一定能量的单个光子，用来测量神经活动。

胆碱能系统 由神经递质——乙酰胆碱激活的神经通路。

岛叶 也被称为岛皮质，位于颞叶和额叶之间深凹处的脑区。

癫痫 以反复发作的抽搐为特征的疾病。

癫痫发作 正常神经活动发生中断。癫痫大发作涉及大面积神经元同步放电，导致神志不清。

顶叶 大脑皮质的顶背部，主要与空间计算、身体定位和注意力有关。

动作电位 一种由神经元产生，可以向邻近细胞传导的短暂电流脉冲。

端脑 脑最大的部分。另见“大脑和前脑”。

短期记忆 使有限数量的信息保存几秒到几分钟的记忆阶段。另见“工作记忆”。

对侧 在身体或脑的另一侧。脑的损伤常常会导致对侧身体出现障碍。另见“同侧”。

多巴胺 一种神经递质，能产生动力和强烈的、愉悦的期待感。

E

额叶 大脑前部负责思考、判断、计划、决策和意识情感的区域。

耳蜗 内耳中螺旋形的骨道，含有传递声音的毛细胞。

F

伏隔核 边缘系统的一个神经核团，负责处理与动机和奖赏有关的信息。

辅助运动皮质 运动皮质前部的一个区域，负责计划在内部控制下的行动，如根据记忆而不是当前感觉所做的行动。

副交感神经系统 自主神经系统的一个分支，与身体能量守恒有关。抑制交感神经系统。

腹侧 朝向下面（如动物的腹部）。

腹侧被盖区 一组含有多巴胺的神经元，构成脑奖赏系统的关键部分。

腹侧通路 视觉系统中连接视皮质和颞叶的通路，与识别物体和面孔有关。

腹内侧前额皮质 前额皮质中与情感和判断有关的部分。

G

工作记忆 信息作为活跃的神经网络信息被“记住”，直到被遗忘或编码进长期记忆中的过程。

弓状束 连接布罗卡区和韦尼克区的神经纤维束。

功能成像 使神经活动可以测量并显示为视觉图像的一系列技术。

功能性磁共振成像 用来测量与神经活动有关的血液性质变化的磁共振脑成像技术。另见“磁共振成像”。

共济失调 一种神经系统紊乱的症状，患者难以保持平衡和协调运动。

谷氨酸 脑中最常见的兴奋性神经递质。

关联区 脑中把不同类型的信息组合在一起形成“完整”体验的区域。

冠状面 通过脑的垂直“切面”，与双肩所在平面平行。

H

海马 边缘系统的一部分，位于每侧颞叶内面。对于空间导航、编码和检索长期记忆至关重要。

海马锥体神经元 一种有特殊三角形胞体的兴奋性神经元，存在于皮质、海马和杏仁核中。

后部 接近后部或尾端。也称为“尾部”。

后脑 脑后部与脊髓相连的部分，包括小脑、脑桥和延髓。

幻觉 在没有任何感官刺激的情况下产生的一种错误的感知。

幻肢 一个不存在的肢体（通常被截肢），仍被感觉为身体的一部分。

灰质 脑中较暗的组织，由密集排列的胞体组成，在皮质中可见。

J

基底核 前脑底部的一束神经核团，包括纹状体和苍白球。主要与选择和协调介导的运动有关。

激素 内分泌腺分泌的调节靶细胞活动的化学信使。在性发育、新陈代谢、生长和许多其他生理过程中发挥作用。

计算机断层扫描（CT） 利用低水平的X线产生大脑和身体图像的一种扫描技术。

计算障碍 在没有其他智力问题的情况下，学习简单算术运算有困难的一种状态。

交叉 神经纤维的交叉，如视神经交叉。

交感神经系统 自主神经系统的一部

分，在受到刺激时会产生心率加速反应等。另见“副交感神经系统”。

角回 顶叶新皮质的一个脊，位于颞叶和枕叶旁边。它与身体在空间中的位置，以及将声音与意义联系起来有关。

经颅磁刺激（TMS） 一种用磁场影响脑电活动的方法，通常由接在头皮上的磁棒产生。

精神病 一种与现实失去联系的状态。

精神分裂症 以间歇性精神病为特征的疾病。

精神衰弱 患者对消极刺激的敏感性增加，导致慢性焦虑的状态。

K

科尔萨科夫综合征 一种与慢性酒精中毒有关的脑部疾病。症状包括精神错乱、失眠、幻觉和长期失忆。

壳 纹状体的一部分，本身也是基底核的一部分，主要与调节运动和程序学习有关。

可塑性 脑改变其结构和功能的能力。

扣带回皮质 构成纵裂两侧的皮质区域。它与下层的边缘系统和大脑皮质区域紧密相连，整合“自上而下”和“自下而上”的信息，从而指导行动非常重要。

快速眼动睡眠 以快速眼球运动和生动梦境为特征的睡眠阶段。

L

裂 脑表面的裂缝或沟。

颅窝 颅骨中各种碗状的空腔。颅后窝容纳脑干和小脑。

M

盲视 尽管由于视皮质受损而失明，但仍有对视觉刺激做出反应的能力。

面孔失认症 不能识别面孔。

N

脑磁图（MEG） 一种非侵入性脑功能成像技术，对脑活动的快速变化敏感。记录装置测量与大脑皮质神经活动相关的较小的磁波动，并以视觉形式呈现出来。

脑电波 神经元有规律地振动（放电）。不同的放电速率表示不同的精神状态。另见“脑电图”。

脑电图 通过在头皮上贴附电极来获取脑电波，从而记录脑电活动的图像。

脑啡肽 一种内啡肽。

脑干 脑的下部，延续为脊髓。

脑沟 脑表面的沟状凹陷（与脑回相反）。

脑回 脑表面的隆起组织。

脑脊液（CSF） 脑室中的液体，将营养物质输送到脑，并将废物排出脑。

脑膜 位于脑和颅骨之间的3层保护组织。

脑桥 位于小脑前面的部分后脑。

脑神经 由脑干发出的12对神经，其中包括向脑传递有关嗅觉信息的嗅神经和携带有关视觉信息的视神经。

脑室 脑内含有脑脊液的腔。

脑炎 脑发生的炎症。

脑震荡 一种脑外伤，通常由头部受外部撞击而导致的暂时失去意识。

内侧 在中间。

内啡肽 脑内产生的一组化学物质，其作用效果与阿片类似。

内嗅皮质 信息进入海马的主要路线。

内隐记忆 无法被有意识地检索的记忆，但是它可以作为特定技能或动作，或者与一个无法有意识产生的事件相关的情感形式被激活。内隐记忆是学习身体技能的基础，如打球或系鞋带。另见“程序记忆”。

颞叶 大脑皮质上位于头部侧方的部分，与听觉、语言和记忆有关。

P

帕金森病 以颤抖和行动迟缓为特征的疾病，被认为是由产生多巴胺的细胞退行性变引起的。

皮质 见“大脑皮质”。

偏瘫 半侧身体瘫痪的状态。

胼胝体 连接大脑左右半球并在两者之间传递信息的粗带状神经组织。

胼胝体切除手术 切除胼胝体的手术。

Q

前侧 前方的或向前方的。

前额皮质 大脑额皮质的最前区，与计划和其他高级认知有关。

前脑 脑的主要部分，包括大脑、丘脑和下丘脑。

前运动皮质 额皮质与计划运动有关的部分。

穹窿 在边缘系统中从海马一端到乳头体一端传送信号的一种拱形神经组织带。

丘脑 位于脑干和大脑之间，大的成对灰质块，是感觉信息传入大脑的关键中转站。

躯体感觉皮质 大脑中负责接收和处理如疼痛和触摸等身体感觉信息的区域。

去甲肾上腺素 一种兴奋性神经递质，也称为正肾上腺激素。可参见“肾上腺素”。

R

认知 有意识和无意识的脑活动，如感知、思考、学习和记忆信息。

乳头体 边缘系统中与情感和记忆有关的小核团。

软脑膜 脑膜最内层，覆盖脑表面的薄而有弹性的组织。

S

上 朝向或在上部。

上丘 中脑中负责传递视觉信息的成对神经核结构。

神经递质 神经元分泌的一种化学物质，通过突触在神经元之间传递信号。

神经发生 脑中新神经元的产生。

神经核 具有特定功能的一簇或一组神经元。

神经胶质细胞 这种脑细胞通过在脑中执行各种“管家”功能来支持神经元。它们也在神经元之间传递信号。

神经节 一簇相互作用的神经核。

神经系统 连接脑并延伸到整个身体的神经元的集合，分为中枢神经系统（CNS）和周围神经系统（PNS）。

神经元 也称为神经细胞，一种通过产生和传递电信号向其他细胞发送信号的脑细胞。

肾上腺素和去甲肾上腺素 由肾上腺分泌的激素。

生存价值 有利于个体生存和繁殖，由特定的生理或行为特征所赋予。

失忆 记忆缺陷的通称。

矢状面 从前到后穿过脑的垂直平面。正中矢状面或正中面将脑分成左右半球。

视杆细胞 位于视网膜外缘的一种感觉神经元。对低强度光敏感，专用于夜视。

视交叉 双眼的视神经交叉点。另见“交叉”。

视皮质 处理视觉信息的枕叶表层。

视神经 将来自视网膜神经节细胞的信号传送到脑进行处理的神经纤维束。

视网膜 眼睛中含有部分感光细胞，它向脑的视觉区域发送电信号，以处理成视觉图像。

视锥细胞 视网膜上的一种对颜色敏感的受体细胞，主要用于感受白天的视觉。

嗜睡症 一种以不受控制的睡眠为特征的疾病。

树突 从神经元胞体向外延伸并接收其他神经元信号的分支。

双侧 身体两侧，如两侧大脑半球。

双相情感障碍 一种以剧烈的情绪波动为特征的疾病。

松果体 位于丘脑附近的豌豆大小的腺体，产生褪黑素，调节睡眠–觉醒周期。

髓鞘 包围和隔离某些神经元轴突的脂质物质。

梭状回 颞叶下部的长条状皮质隆起，对物体和人脸识别有重要作用。另见“腹侧通路”。

T

肽 氨基酸链，可以作为神经递质或激素起作用。

听皮质 脑中负责接收和处理与声音有关信息的区域。

通感 对一种刺激产生两种或两种以上的感觉“混合”的体验，例如，一个形状可以被品尝到，也可以被看到，或者一个声音可以被看到，也可以被听到。

同侧 在身体相同侧发生某种情况。另见“对侧”。

痛觉缺失 由于神经损伤而意识不到的自身缺陷，如瘫痪及失明等。

突触 由神经递质连接的两个神经元之间的空隙。

突触后神经元 从另一个神经元接收信息的神经元。另见“突触前神经元”。

突触前神经元 一种释放神经递质的神经元，将信号通过突触传送到另一个神经元。参见“突触后神经元”。

褪黑素 一种由松果体产生的有助于调节睡眠-觉醒周期的激素。

W

外侧 在一边或侧面。

外侧膝状体核 丘脑中的一个核，在视觉通路中起中转站作用。

网状结构 脑干中包含各种神经核的一个复杂区域，影响觉醒、感觉、运动功能和植物性功能，如心跳和呼吸。

韦尼克区 颞叶中与理解有关的区域，是主要的语言区。大多数人的韦尼克区位于左半球靠近顶叶的交界处。

尾部 接近尾端。另见“后部”。

尾状核 纹状体的一部分。

纹状体 由尾状核和壳核组成的基底核结构。

吻侧 朝向或在身体的前面。

X

下丘 听觉通路的主要中脑核团。

下丘脑 控制很多身体功能的神经核团，包括进食、饮水，并释放许多激素。

小脑 大脑后部的“小的脑”，帮助调节姿势、平衡和协调。

小脑脚 小脑的短的、茎状的延伸，连接脑干。

心理治疗 用心理方法而不是药物方法治疗精神异常。

新皮质 褶皱的大脑外层，也称为大脑皮质。

星形胶质细胞 为脑细胞提供营养和隔离的一种支持细胞。

兴奋性神经递质 一种能促使神经元兴奋放电的神经递质。另见“抑制性神经递质”。

杏仁核 位于颞叶边缘区域的神经核团，对情绪至关重要。

嗅神经/系统 对气味分子做出反应的神经/身体系统。

Y

延髓 位于脑桥和脊髓之间的脑干部分。它负责维持重要的身体过程，如呼吸和心跳。

叶 按功能划分的大脑4个主要区域之一（枕叶、颞叶、顶叶和额叶）。

乙酰胆碱 一种在学习、记忆以及从运动神经向内脏肌肉传递信息方面起着重要作用的神经递质。

抑郁症 一种以强烈和长期的情绪低落及精力低下为特征的常见疾病。

抑制性神经递质 一种阻止神经元放电的神经递质。另见“兴奋性神经递质”。

意识 包括思想、感情、信念、意愿等，这些都是由大脑活动产生的。

硬脑膜 脑和颅骨之间的3层膜状组织中最上面的组织。另见“脑膜”。

运动皮质 包含直接或间接向肌肉发送信号的神经元的大脑区域。它像爱丽丝束发带一样在大脑中展开。

运动神经元 一种渗入肌肉并引起其收缩或舒展的神经元。

Z

枕叶 在大脑的后部，主要负责视觉处理。

振荡 神经元有节律地放电。

正电子发射断层成像（PET） 一种功能成像技术，通过检测活体中少量的、与特定神经活动相关的放射性化学物质的位置和浓度来测定脑功能。

智商 一种基于一系列测试的评分，代表一个人相对智力。

中缝核 主要释放5-羟色胺的脑干核，对精神功能有广泛的影响。

中间神经元 连接传入和传出神经元的“桥梁”神经元。

中脑 详见“间脑”。

中枢神经系统（CNS） 脑和脊髓。

中央凹 位于视网膜的中央，由密集的视锥细胞组成，是视网膜上视觉最敏锐的区域。

中央裂 也叫中央沟。一条贯穿脑的长而深的裂缝将顶叶和额叶分开。

周围神经系统（PNS） 神经系统的一部分，包含除脑和脊髓以外的所有神经结构和神经组织。

轴突 神经元的纤维状延伸，将电信号传送到其他细胞。大多数神经元只有一个轴突。

昼夜节律 在24小时内行为或生理性变化周期。

蛛网膜 3层脑膜（覆盖脑的3层组织）中间的一层。

注意缺陷多动障碍（ADHD） 一种学习和行为问题的综合征，其特征是注意力集中时间短，经常表现为异常精力充沛或疯狂的活动。它通常最先发生在童年早期。

自上而下 用于区分“处理过”的信息或用于解释“原始”感觉数据的知识的短语。

自下向上 通常是指来自脑的初级感觉区域相对“原始”的信息，而不是来自与思考、想象或创造预期有关的区域。

自主神经系统 周围神经系统的一个组成部分，负责调节内部器官的活动。它包括交感神经系统和副交感神经系统。

纵裂 也被称为纵沟，标志着两个大脑半球分裂的深沟。

索引
（以汉语拼音排序）

注：加粗的页码表示主题的扩展。

E

F

G

H

Y

Z

致谢

DK感谢Dharini Ganesh的编辑协助，Pooja Pipil和Garima Agarwal的设计协助，Helen Peters编写索引，Jamie Ambrose的校对。

出版商感谢以下人士同意复制他们的照片

The publisher would like to thank the following for their kind permission to reproduce their photographs:
(Key: a-above; b-below/bottom; c-centre; f-far; l-left; r-right; t-top)

Edward H. Adelson: 87cr; **Alamy Images:** Alan Dawson Photography 146bl, Alan Graf / Image Source Salsa 173br, allOver photography 45tr, Bubbles Photolibrary 186cr, Mary Evans Picture Library 174br, Photo by M. Flynn / © Salvador Dali, Gala-Salvador Dali Foundation, DACS, London 2009 191t, Paul Hakimata 200tl, Barrie Harwood 202cr, Hipix 10bc, Kirsty McLaren 130c, Mira 44bc, 115cr, Robin Nelson 179c, Old Visuals 92cra, Photogenix 122tl, Pictorial Press 200-201, Stephanie Pilick / dpa picture alliance archive 181b, Simon Reddy 116t, Supapixx 153tr, Tetra Images 123tl, vario images GmbH & Co. KG 190cr; ZUMA Press, Inc. 135br; **Arionauro Cartuns:** 171cr; **Helen Dr Jason J.S. Barton:** 85cr; **George Bartzokis, M.D, UCLA Neuropsychiatric Hospital and Semel Institute:** 214cl; **Dr Theodore W Berger, University of Southern California:** 161tl; **Blackwell Publishing:** European Journal of Neuroscience Vol 25, Issue 3, pp863-871, Renate Wehrle et al, Functional microstates within human REM sleep: first evidence from fMRI of a thalamocortical network specific for phasic REM periods. © 2007 John Wiley & Sons / Image courtesy Renate Wehrle 189cr; © **EPFL / Blue Brain Project:** 74cb, 75c, Thierry Parel 75cr; **The Bridgeman Art Library:** Archives Charmet 8ftl, 10cl, Biblioth è que de l' Institut de France 7tl, The Detroit Institute of Arts, USA / Founders Society purchase with Mr & Mrs Bert L. Smokler & Mr & Mrs Lawrence A. Fleischman funds 189bc, Maas Gallery, London 134c, Peabody Essex Museum, Salem, Massachusetts, USA 172bl, Royal Library, Windsor 174tr; **Vergleichende Lokalisationslehre der Grosshirnrinde, Dr K Brodmann:** 1909, publ: Verlag von Johann Ambrosius Barth, Leipzig 67bc; **Dr Peter Brugger:** 173tr; **Caltech Brain Imaging Center:** J. Michael Tyszka & Lynn K. Paul 204ca; **Center for Brain Training (www.centerforbrain.com):** 222bl; **Copyright Clearance Center - Rightslink:** Brain 2008 131(12):3169-3177; doi:10.1093 / brain / awn251, Iris E. C. Sommer et al, Auditory verbal hallucinations predominantly activate the right inferior frontal area. Reprinted by permission of Oxford University Press 193cra, Brain Lang 80: 296-313, 2002, Murray Grossman et al, Sentence processing strategies in healthy seniors with poor comprehension: an fMRI study (c) 2002 with permission from Elsevier 215tl, Brain Vol 125, No 8, 1808-1814, Aug 2002, Sterling C. Johnson et al, Neural correlates of self-reflection (c) 2002. Reprinted with permission of Oxford University Press 192bl, Brain, Vol. 122, No. 2, 209-217, Feb 1999, Noam Sobel et al, Blind smell: brain activation induced by an undetected air-borne chemical © 1999 by permission of Oxford University Press 98bl, Current Biology, Vol. 13, December 16, 2003, Nouchine Hadjikhani and Beatrice de Gelder, Seeing Fearful Body Expressions Activates the Fusiform Cortex and Amygdala, 2201-2205, Fig. 1, © 2003, with permission from Elsevier Science Ltd. 144br, Int J Dev Neurosci. 2005 Apr-May;23(2-3):125-41, Robert Schultz, Developmental deficits in social perception in autism: the role of the amygdala and fusiform face area © 2005, with permission from Elsevier 249cr, International Journal of Psychophysiology, V63, No 2 Feb 2007 p214-220, Michael J Wright & Robin C. Jackson, Brain regions concerned with perceptual skills in tennis, An fMRI study (c) 2007 with permission from Elsevier 121, Journal of Neurophysiology 96: 2830-2839, 2006; doi:10.1152 / jn.00628.2006, Arthur Wingfield & Murray Grossman, Language and the Aging Brain: Patterns of Neural Compensation Revealed by Functional Brain Imaging © 2006 The American Physiological Society 215, Journal of Neurophysiology Vol 82 No 3 Sept 1999 1610-1614, 128cl, Journal of Neuroscience, Aug 27, 2008 Vol 28 p8655-8657, Duerden & Laverdure-Dupont, Practice makes cortex, (c) The Society of Neuroscience 157tr, Journal of Neuroscience, May 28, 2008, 28(22):5623-5630. Todd A. Hare et al, Dissociating the Role of the Orbitofrontal Cortex and the Striatum in the Computation of Goal Values and Prediction Errors © 2008. Printed with permission from The Society for Neuroscience 169t, Journal of Neuroscience, Nov 7, 2007, 12190-12197; Hongkeun Kim, Trusting our memories: Dissociating the Neural Correlates of Confidence in Veridical versus Illusory Memories, © 2007, Society for Neuroscience 164c, Michael S Beauchamp & Tony Ro; Adapted with permission from Figure 1, Neural Substrates of Sound-Touch Synesthesia after a Thalamic Lesion; Journal of Neuroscience 2008 28:13696-13702 78bl, The Journal of Neuroscience, December 7, 2005 · 25(49):11489 - 11493, Peter Kirsch et al, Oxytocin Modulates Neural Circuitry for Social Cognition and Fear in Humans 127tc, Reprinted from The Lancet, Volume 359, Issue 9305, Page 473, 9 February 2002, Half a Brain, Johannes Borgstein & Caroline Grootendorst, © 2002, with permission from Elsevier 205tr, Nature 373, 607-609 (Feb 16, 1995), Bennett A. Shaywitz et al Yale, Sex differences in the functional organization of the brain for language. Reprinted by permission from Macmillan Publishers Ltd 198cl, Nature 415, 1026-1029 (28 Feb 2002), Antoni Rodriguez-Fornells et al Brain potential and functional MRI evidence for how to handle two languages with one brain © 2002. Reprinted by permission of Macmillan Publishers Ltd 149tr, Nature 419, 269-270 (Sept 19, 2002), Olaf Blanke et al, Neuropsychology: Stimulating illusory own-body perceptions (c) 2002. Reprinted by permission from Macmillan Publishers Ltd 173cr, Nature Neuroscience 7, 801-802 (18 July 2004) | doi:10.1038 / nn1291, H é l è ne Gervais et al, Abnormal cortical voice processing in autism © 2004 Reprinted by permission from Macmillan Publishers Ltd / image courtesy Mônica Zilbovicius 249crb, Nature Neuroscience Vol 10, 1 Jan 2007 p119 Figure 3, Yee Joon Kim et al, Attention induces synchronization-based response in steady-state visual evoked potentials © 2007. Reprinted by permission from Macmillan Publishers Ltd. 183tr, Nature Reviews Neuroscience 4, 37-48, Jan 2003 | doi:10.1038 / nrn1009; Arthur W. Toga & Paul M Thompson, Mapping brain asymmetry © 2003. Reprinted by permission from Macmillan Publishers Ltd / image courtesy Dr Arthur W. Toga, Laboratory of Neuro Imaging at UCLA 57cr, Nature Reviews Neuroscience 7, 406-413 (May 2006) | doi:10.1038 / nrn1907, Usha Goswami, Neuroscience and education: from research to practice? © 2006. Reprinted by permission from Macmillan Publishers Ltd / courtesy Dr Guinevere Eden, Georgetown University, Washinton DC 248t, redrawn by DK courtesy Nature Reviews Neuroscience 3, 201-215 (March 2002), Maurizio Corbetta & Gordon L. Shulman, Control of goal-directed and stimulus-driven attention in the brain © 2002 Reprinted by permission from Macmillan Publishers Ltd. 183cb, NeuroImage 15: 302-317, 2002 Murray Grossman et al, Age-related changes in working memory during sentence comprehension: an fMRI study (c) 2002 with permission from Elsevier 215ftl, Neuron 6 March 2013, 77(5): 980-991, fig 6; Charles E. Schroeder et al, "Mechanisms Underlying Selective Neuronal Tracking of Attended Speech at a Cocktail Party" © 2013 with permission from Elsevier (http: // dx.doi.org / 10.1016 / j.neuron.2012.12.037) 92tr, Neuron Vol 42 Issue 4, 27 May 2004, p687-695, Jay A. Gottfried et al, Remembrance of Odors Past: Human Olfactory Cortex in Cross-Modal Recognition Memory; with permission from Elsevier 162tr, Neuron, Vol 42, Issue 2, 335-346, Apr 22, 2004, Christian Keysers et al, A Touching Sight (c) 2004 with permission from Elsevier 122bl, Neuron, vol 45 issue 5, 651-660, 3 March 2005, Helen S. Mayberg et al Deep Brain Stimulation for Treatment-Resistant Depression (c) 2005 with permission from Elsevier Science & Technology Journals 239cl, Neuron, Vol 49, Issue 6, 16 Mar 2006, p917-927, Nicholas B Turke-Browne, Do-Joon Yi & Marvin M. Chun, Linking Implicit and Explicit Memory: Common Encoding Factors and Shared Representations © 2006 with permission from Elsevier 159crb, Psychiatric Times Vol XXII No 7, May 31, 2005, Dean Keith Simonton, PhD, Are Genius and Madness Related: Contemporary Answers to an Ancient Question, (c) 2005 CMPMedica, reproduced with permission of CMPMedica 170br, Science 2010: 329 (5997): 1358-1361 "Prediction of Individual Brain Maturity Using fMRI", fig. 2, Nico U.F. Dosenbach et al (c) 2010 The American Association for the Advancement of Science - Reprinted with permission from AAAS 210cr, Science Feb 20, 2004; © 2004 The American Association for the Advancement of Science, T. Singer, B. Seymour, J. O' Doherty, H. Kaube, R.J. Dolan, C.D. Frith, Empathy for Pain involves the affective but not sensory components of pain 138br, Science, 13 July 2007, Vol 317. No. 5835, pp.215-219, fig 2, Brendan E. Depue et al, Prefrontal regions orchestrate suppression of emotional memories via a two-phase process. Reprinted with permission from AAAS 158cl, Science, Oct 10, 2003, Vol 302, No 5643 p290-292, Naomi I. Eisenberger et al, Does Rejection Hurt? An fMRI Study of Social Exclusion © 2003 The American Association for the Advancement of Science 139tl, Science, Vol 264, Issue 5162, 1102-1105 (c) 1994 by American Association for the Advancement of Science / H. Damasio, T. Grabowski, R. Frank, A.M. Galaburda & A.R. Damasio, "The return of Phineas Gage: clues about the brain from the skull of a famous patient" / Dept of Image Analysis Facility, University of Iowa 141cr, Trends in Cognitive Sciences, Vol 11 Issue 4, Apr 2007 p158-167 Naotsugu Tsuchiya & Ralph Adolphs, Emotion & consciousness © 2007 Elsevier Ltd / image: Ralph Adolphs 128tr; **Corbis:** Alinari Archives 6tl, Steve Allen 39bc, The Art Archive 8tl, 8cb, Bettmann 6tc, 6tr, 7tc, 8tc, 8bl, 8bc, 9ca, 9br, 11tr, 75br, 136cl, 136c, 136fcl, 173cra, 187br, 204-205, 205cra, Blend Images 215c, Bloomimage 186bl, Keith Brofsky 144tr, Fabio Cardoso 157c, Peter Carlsson / Etsa 96br, Christophe Boisvieux 118bl, Gianni Dagli Orti 85bl, Kevin Dodge 140l, Ecoscene / Angela Hampton 39cr, EPA 186tl, 190t, 248cla, ER Productions 222cr, Fancy / Veer 159tc, Peter M. Fisher 179tr, Robert Garvey 134tl, Rune Hellestad 196cl, Hulton Collection 99cr, Hutchings Stock Photography 104c, Image 100 157bl, Tracy Kahn 168c, Ed Kashi 151tr, Helen King 183cr, 183cr (Man using computer), Elisa Lazo de Valdez 180tl, Walter Lockwood 182cra, Tim McGuire 39t, MedicalRF.com 9tr, Mediscan 199cr, Moodboard 38br, 123tr, 157br, 182cr, Greg Newton 186fbr, Tim Pannell 186br, PoodlesRock 7tr, Premium Stock 157cr, Louie Psihoyos 99bl, Radius Images 185b, Redlink 182tr, Reuters 196-197, Lynda Richardson 159cl, Chuck Savage 138bc, 198tr, Ken Seet 135t, Sunset Boulevard 57t, Sygma 84br, 180bc, Tim Tadder 38tr, 39bl, William Taufic 172tl, 184c, 189br, TempSport 118-119, Thinkstock 38c, Visuals Unlimited 213tr, Franco Vogt 193c, Zefa 101br, 182ftr, 186bc, 192r, 214cr; **Luc De Nil, PhD:** & Kroll, R. (2000). Nieuwe inzichten in de rol van de hersenen tijdens het stotteren van volwassenen aan de hand van recent onderzoek met Positron Emissie Tomography (PET). Signaal 32, 13-20. 149cr; **Dr Jean Decety:** Neuropsychologia, Vol 46, Issue 11, Sep 2008, 2607-2614, Jean Decety, Kalina J. Michalska & Yoko Akitsuki, Who caused the pain? An fMRI investigation of empathy and intentionality in children. © 2008 with permission from Elsevier. 140tr; **Dr Jos é Delgado**: 10bl; **Brendan E. Depue:** 164b; **DACS (Design And Artists Copyright Society):** 191; **Dorling Kindersley:** Bethany Dawn 138clb, Colin Keates / Courtesy of the Natural History Museum, London 49cr; **Dreamstime.com:** Sean Pavone 175cl; Photoeuphoria 152tl; **Henrik Ehrsson et al:** Neural substrate of body size: illusory feeling of shrinking of the waist; PLoS Biol 3(12): e412, 2005 174cr; **© 2012 The M.C. Escher Company - Holland. All rights reserved. www.mcescher.com:** 175br; **Henrik Ehrsson et al:** Staffan Larsson 193bl; **Explore-At-Bristol:** 87c; **eyevine:** 11cl; **Dr Anthony Feinstein, Professor of Psychiatry, University of Toronto:** 242crb; **Professor John Gabrieli:** Stanford Report, Tuesday February 25, 2003, Remediation training improves reading ability of dyslexic children 153clb; **Getty Images:** AFP 145t, 202bl, The Asahi Shimbun 216bl, Assembly 187t, John W. Banagan 240fbl, Blend Images 247t, The Bridgeman Art Library / National Portrait Gallery, London 205cla, Maren Caruso 100cr, Pratik Chorge / Hindustan Times 216r, Comstock Images 134tr, Digital Vision 144tc, ElementalImaging 116-117, 153cr, 170bl, 185cr, Gazimal 182crb, Tim Graham 162br, Louis Grandadam 153cr, Hulton Archive 11bl, 93cr, 129b, 160-161 (girls icecream), 162-163t, 190b, 201tr, 202br, 205c, 222tl, 222tr, 242bl, International Rescue 105, Lifestock 144cb, Tanya Little 184br, Don Mason 135cb, Victoria Pearson 215tr, Peter Ginter 243t, Hulton Archive /Stringer 199fcl, Photo and Co 127cra, Photodisc 215cr, 241cr, Popperfoto 241tr, Louie Psihoyos 239tr, Purestock 215tc, Juergen Richter 175tr, Charlie Schuck 162bl, Chad Slattery 131, Henrik Sorensen 189bl, Sozaijiten / Datacraft 247cr, Tom Stoddart 119br, David Sutherland 191b, Time & Life Pictures 8crb, VCG 217bl, Bruno Vincent 235bc; WireImage 240clb, Elis Years 240bl; **Jordan Grafman PhD:** 141tl; **Dr Hunter Hoffman, U.W.:** 109t, 109c, 109cr; **Courtesy of the Laboratory of Neuro Imaging at UCLA and Martinos Center for Biomedical Imaging at MGH, Consortium of the Human Connectome Project - www.humanconnectomeproject.org ; Courtesy of the Laboratory of Neuro Imaging at UCLA and Martinos Center for Biomedical Imaging at MGH, Consortium of the Human Connectome Project - www.humanconnectomeproject.org ; Courtesy of the Laboratory of Neuro Imaging at UCLA and Martinos Center for Biomedical Imaging at MGH, Consortium of the Human Connectome Project - www.humanconnectomeproject.org** ; : 74r; **Imprint Academic:** The Volitional Brain: Towards a neuroscience of free will, Ed Benjamin Libet, Anthony Freeman & Keith Sutherland © 1999 / Cover illustration by Nicholas Gilbert Scott, Cover design by J.K.B. Sutherland 11cr; **Photographic Unit, The Institute of Psychiatry, London:** 247cl; **iStockphoto.com:** 175c, Jens Carsten Rosemann 85t, Kiyoshi Takahase Segundo 181cr; **Frances Kelly** : Lorna Selfe 174tc; **Pilyoung Kim et al:** Fig. 1 from "The Plasticity of Human Maternal Brain: Longitudinal Changes in Brain Anatomy During the Early Postpartum Period", Behavioural Neuroscience 2010, Vol 124, No. 5 695-700 (c) 2010 American Psychological Association DOI: 10.1037 / a0020884 213bl; © **2008 Little et al. This is an open-access article distributed under the terms of the Creative Commons Attribution License, which permits unrestricted use, distribution, and reproduction in any medium, provided the original author and source are credited (see http://creativecommons.org/licenses/by/2.5/).**; : Little AC, Jones BC, Waitt C, Tiddeman BP, Feinberg DR, et al. (2008) Symmetry Is Related to Sexual Dimorphism in Faces: Data Across Culture and Species. PLoS ONE 3(5): e2106. doi:10.1371 / journal.pone.0002106 134bl; **Ian Loxley / TORRO / The Cloud Appreciation Society:** 172-173t; **Library of Congress, Washington, D.C.:** Official White House photo by Pete Souza. 199cl, Orren Jack Turner, Princeton, N.J. 199c; **Mair é ad MacSweeney:** Brain. 2002 Jul;125(Pt 7):1583-93, B Woll, R Campbell, PK McGuire, AS David, SC Williams, J Suckling, GA Calvert, MJ Brammer; Neural systems underlying British Sign Language & audio-visual English processing in native users © 2002. Reprinted by permission of Oxford University Press 78cl; **Rogier B. Mars:** Rogier B. Mars, Franz-Xaver Neubert, MaryAnn P. Noonan, Jerome Sallet, Ivan Toni and Matthew F. S. Rushworth, On the relationship between the 'default mode network' ' and the 'social brain'; Front. Hum. Neurosci., 21 June 2012 | doi: 10.3389 / fnhum.2012.00189 184bl; **Mediscan:** 246tl; **Pierre Metivier:** 178tc; **Massachusetts Institute of Technology (MIT):** Ben Deen / Rebecca Saxe / Department of Brain and Cognitive Sciences and the McGovern Institute, MIT / Nat Comm 8, Article number: 13995 (2017) 209bc; **MIT Press Journals:** Journal of Cognitive Neuroscience Nov 2006, Vol 18, No 11, p1789-1798, Angela Bartolo et al, Humor Comprehension and Appreciation: A FMRI study, © 2006 Massachusetts Institute of Technology 171crb, Journal of Cognitive Neuroscience, Fall 1997, V9; No 5 p664-686, D. Bavelier et al, Sentence reading: a functional MRI study at 4 Tesla, © 1997 Massachusetts Institute of Technology 146br; **The National Gallery, London:** Applied Vision Research Unit / Professor Alastair Gale, Dr David Wooding, Dr Mark Mugglestone & Kevin Purdy with support of Derby University / Telling Time exhibition at National Gallery 86-87; **The Natural History Museum, London:** 103cr; **Neuramatix (www.neuramatix.com):** 75bl;-**Oregon Brain Aging Study, Portland VAMC and Oregon Health & Science University:** 214-215b; **Oxford University Press:** 78; **Professor Eraldo Paulesu:** 153cla; **Pearson Asset Library:** Pearson Education Ltd / Jules Selmes 122br; **Pearson Group:** © 1991 Pearson Assessment. Reproduced with permission. 85br; **Jack Pettigrew, FRS:** 87br; **(c) Philips:** Philips Design concept dress 'Bubelle' 129cl, 129c; **Photolibrary:** David M. Dennis 8t; **PLoS Biology:** Cantlon JF, Brannon EM, Carter EJ, Pelphrey KA (2006) Functional Imaging of Numerical Processing in Adults and 4-y-Old Children. PLoS Biol 4(5): e125 doi:10.1371 / journal.pbio.0040125 169b, Gross L (2006) Evolution of Neonatal Imitation. PLoS Biol 4(9): e311, Sept 5, 2006 doi:10.1371 / journal.pbio.0040311. © 2006 Public Library of Science 11br; **PNAS, Proceedings of the National Academy of Sciences:** Based on Fig. 4 from https: // doi.org / 10.1073 / pnas.0903627106 147bc, Based on Fig. 3.from https: // doi.org / 10.1073 / pnas.0402680101 Copyright (2004) National Academy of Sciences, U.S.A. 210-211b, 103, 15623-15628, Oct 17 2006, Jordan Grafman et al, Human fronto - mesolimbic networks guide decisions about charitable donation © 2006 National Academy of Sciences, USA 141tc, June 16, 2008 (DOI: 10.1073 / pnas.0801566105) Ivanka Savic & Per Lindström, PET and MRI show differences in cerebral asymmetry and functional connectivity between homo- and heterosexual subjects © 2008 National Academy of Sciences, USA 198bl, March 19, 2002 V99, No 6 4115-4120, Jeremy R. Gray et al, Integration of emotion & cognition in the lateral prefrontal cortex © 2002 National Academy of Sciences, USA 169c, Vol 105 no. 39 15106-15111, Sept 30, 2008, Jean-Claude Dreher et al, Age-related changes in midbrain dopaminergic regulation of the human reward system, © 2008 National Academy of Sciences, USA 130bl; **Press Association Images:** 182b, **Public Health Image Library:** Sherif Zaki, MD, PhD; Wun-Ju Shieh, MD, PhD, MPH 231b; **Marcus E. Raichle, Department of Radiology, Washington University School of Medicine, St. Louis, Missouri:** 148bl; **The Random House Group Ltd:** Vintage Books, Ian McEwan, Enduring Love, 2004 244br; **Courtesy of the Rehabilitation Institute of Chicago:** 218-219b; **M. Reisert:** University Medical Center Freiburg; based on the algorithm in M. Reisert et al, Global fiber reconstruction becomes practical, NeuroImage Volume 54, Issue 2, 15 January 2011 pages 955-962 (http: / / www.ncbi.nlm.nih.gov / pubmed / 20854913) 204cl; **Courtesy of Professor Katya Rubia:** based on data published in the American Journal of Psychiatry, 2009; 166: 83-94 248b; **Kosha Ruparel & Daniel Langleben, University of Pennsylvania:** 217cra; Rex by Shutterstock: Imaginechina 232-233; **Science Photo Library:** 12c, 14, 16, 17, 18, 19, 20, 21, 22, 23, 24, 25, 26, 27, 28, 29, 30, 31, 32, 33, 34, 35, 51r, 113cl, 125r, 126cl, 174cl, 215cl, 228tr, 238bc, AJ Photo / Hop American 193cla, Anatomical Travelogue 177r, Tom Barrick, Chris Clark, SGHMS 13tr, 75cla, Dr Lewis Baxter 239bl, David Becker 81tl, Tim Beddow 244cl, Juergen Berger 218bl, Biophoto Associates 68bc, Dr Goran Bredberg 90br, BSIP VEM 238br, BSIP, Asteier-Chru, Lille 232cl, BSIP, Ducloux 96cl, BSIP, SEEMME 12br, Oscar Burriel 188cr, 187bc, Scott Camazine 12bc, CNRI 230l, 245tr, 245cr, Custom Medical Stock Photo 248cl, Thomas Deerinck, Ncmir 59, 68fbl, 126bc, 155r, Steven Needell 141crb, 141br, Department of Nuclear Medicine, Charing Cross Hospital 224bl, Eye of Science 71c, 197bc, 218bc, Don Fawcett 111r, 119tl, Simon Fraser 146tr, 237t, Simon Fraser / Royal Victoria Infirmary, Newcastle Upon Tyne 9tc, 207r, Dr David Furness, Keele University 69bl, GJLP 7bl, Pascal Goetgheluck 104br, Steve Gschmeissner 58l, 61cr, 68bl, 96t, 107bl, C.J. Guerin, PhD, MRC Toxicology Unit 57br, 60l, 63cr, 65cr, 238t, Dr M O Habert, Pitie-Salpetriere, ISM 181cl, Prof J J Hauw 234cl, Innerspace Imaging 9bl, 9-241 (sidebar), ISM 46, Nancy Kedersha 4-5, 8-256 (sidebar), 36-37, 50-51, 76-77, 110-111, 124-125, 132-133, 142-143, 154-155, 166-167, 176-177, 194-195, 206-207, 220-221, Nancy Kedersha / UCLA 68cl, James King-Holmes 91c, 109b, Mehau Kulyk 223cl, 227tr, Living Art Enterprises, LCC 12bl, 44br, 126br, Dr Kari Lounatmaa 227tl, 228tc, Dr John Mazziotta Et Al / Neurology 12tr, 93cl, Duncan Shaw 100tl, Medi-mation 232b, MIT AI Lab / Surgical Planning Lab / Brigham & Women' s Hospital 10br, Hank Morgan 12cr, 181fcl, 189cl, 189cr, 189fcl, John Greim 112cr, Paul Parker 81br, Prof. P. Motta / Dept. of Anatomy / University 'La Sapienza', Rome 81bl, 91tr, National Institutes of Health 230r, National Library of Medicine 9cr, Susumu Nishinaga 94br, David Parker 77r, Alfred Pasieka 61cl, 80t, 133r, 135bc, 167r, 231t, 234t, Pasieka 170cla, Alain Pol, ISM 47, Dr Huntington Potter 231cr, C. Pouedras 58cr, Philippe Psaila 7br, 107tl, John Reader 100tr, Jean-Claude Revy ISM 12cl, Sovereign, ISM 6bl, 6bc, 6br, 13cra, 13c, 37r, 62l, 64t, 208t, Dr Linda Stannard 228tl, Andrew Syred 195r, Sheila Terry 102l, 153cb, Alexander Tsiaras 7bc, 13br, US National Library of Medicine 10tr, Wellcome Dept. of Cognitive Neurology 57bl, 127cr, 143r, 241br, Professor Tony Wright 91bc, Dr John Zajicek 71cr, 221r, Zephyr 13cr, 57bc, 119crb, 218tl, 225cra, 225cb, 227br, 228cl, 229bl, 237c; **seeingwithsound.com:** Peter B L Meijer 89br; **Roger Shepard:** Adapted from L' egs-istential Quandry, 1974, pen and ink; Published in artist' s book, Mind Sights, 1990 W.H. Freeman 175bc; **Society for Neuroscience:** Fig. 8 / Nemrodov et al., "The Neural Dynamics of Facial Identity Processing: Insights from EEG-Based Pattern Analysis and Image Reconstruction" 217tc; **Stephen Wiltshire Gallery, London:** Stephen Wiltshire, Aerial view of Houses of Parliament and Westminster Abbey, 23 June 2008 164-165; © **2009 Michael J Tarr:** 83cra; **Taylor & Francis Books (UK):** Riddoch MJ, Humphreys GW. Birmingham Object Recognition Battery (BORB). Lawrence Erlbaum Associates, 1993 85crb; **The Art Archive:** Mus é e Cond é Chantilly / Gianni Dagli OrtiAA 11tl; **Thanks to Flickr user Reigh LeBlanc for the use of this image:** 69bc; **TopFoto.co.uk:** 173bl, Imageworks 83bl; **Peter Turkeltaub, MD, PhD:** 152cr; **UCLA Health:** 203t; **Dept of Neurology, University Hospital of Geneva** : paper, ref: Seeck et al (1998) Electroeneph 226t; **University of California, Los Angeles:** 242tl; **Dr Katy Vincent, University of Oxford:** 108c; **Image: Tor Wager:** from H. Kober et al, Neuroimage 2008 Aug 15;42(2): 998-1031, Functional grouping and cortical-subcortical interactions in emotion: a meta-analysis of neuroimaging studies, fig. 7 (http: // www.ncbi.nlm.nih.gov / pubmed / 18579414) 127cla; **Wellcome Images:** 222cra, Wellcome Photo Library 91br, Wessex Reg. Genetics Centre 236bl, 236bc; **Susan Whitfield-Gabrieli, McGovern Institute for Brain Research at MIT:** 185cl; **Wikimedia Commons:** Thomasbg 243br, Van Gogh, Starry Night, MoMA, New York 170-171t; **Wikipedia:** 10c, Histologie du Systeme Nerveux de l' Homme et des Vertebretes, Vols 1 & 2, A. Maloine. Paris 1911 9c, Sternberg, Robert J. (1986). "A triangular theory of love", Psychological Review 93 (2): 119 - 135, doi:10.1037 / 0033-295X.93.2.119 134ca; **John Wiley & Sons Ltd:** Chris Frith, Making up the Mind - How the brain creates our mental world, 2007 Blackwell Publishing © 2007 John Wiley & Sons Ltd / image courtesy Chiara Portas 13bc, Psychological Science, Vol 19 Issue 1, p12-17, Trey Hedden et al, Cultural Influences on Neural Substrates of Attentional Control, © 2009 Association of Psychological Science 199br, **David Williams, University of Rochester:** 81tr; **Dr Daniel R. Winberger:** 244cb; **Adapted with permission of S.F. Witelson:** Reprinted from The Lancet, Vol 353 Issue 9170, p2150, (19 June 1999), Sandra F. Witelson et al, The exceptional brain of Albert Einstein, (c) 1999 with permission from Elsevier & S.F. Witelson 205br; **Rosalie Winard / Temple Grandin:** 249br, **Jason Wolff, PhD, UNC:** 249tr; **Professor Michael J Wright:** International Journal of Psychophysiology, V63, No 2 Feb 2007 p214-220, Michael J. Wright & Robin C. Jackson, Brain regions concerned with perceptual skills in tennis, An fMRI study © 2007 with permission from Elsevier 121t; **Professor Semir Zeki:** 128br

前、后封页：Science Photo Library: Innerspace Imaging

其他图片© Dorling Kindersley
更多图片见：www.dkimages.com

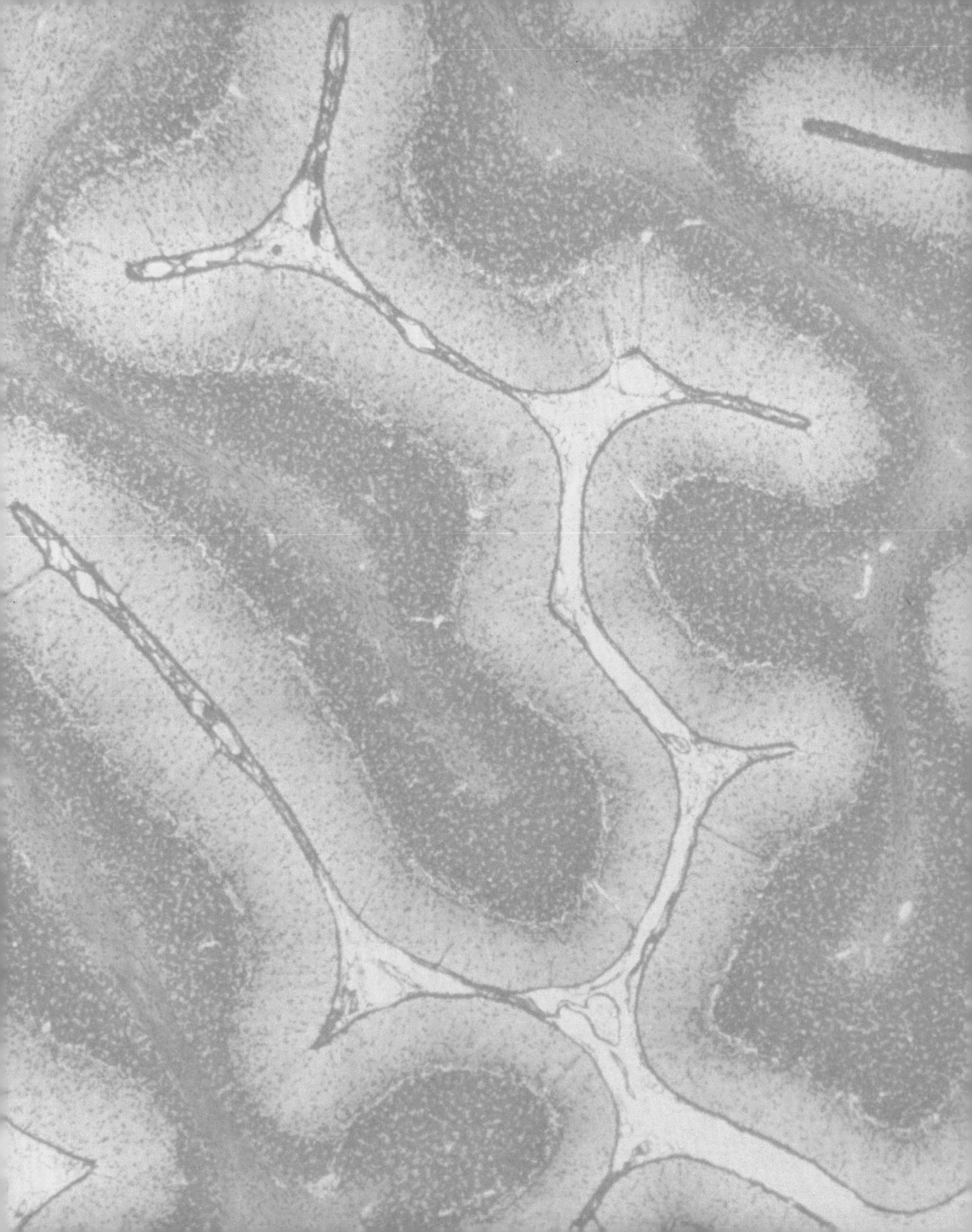